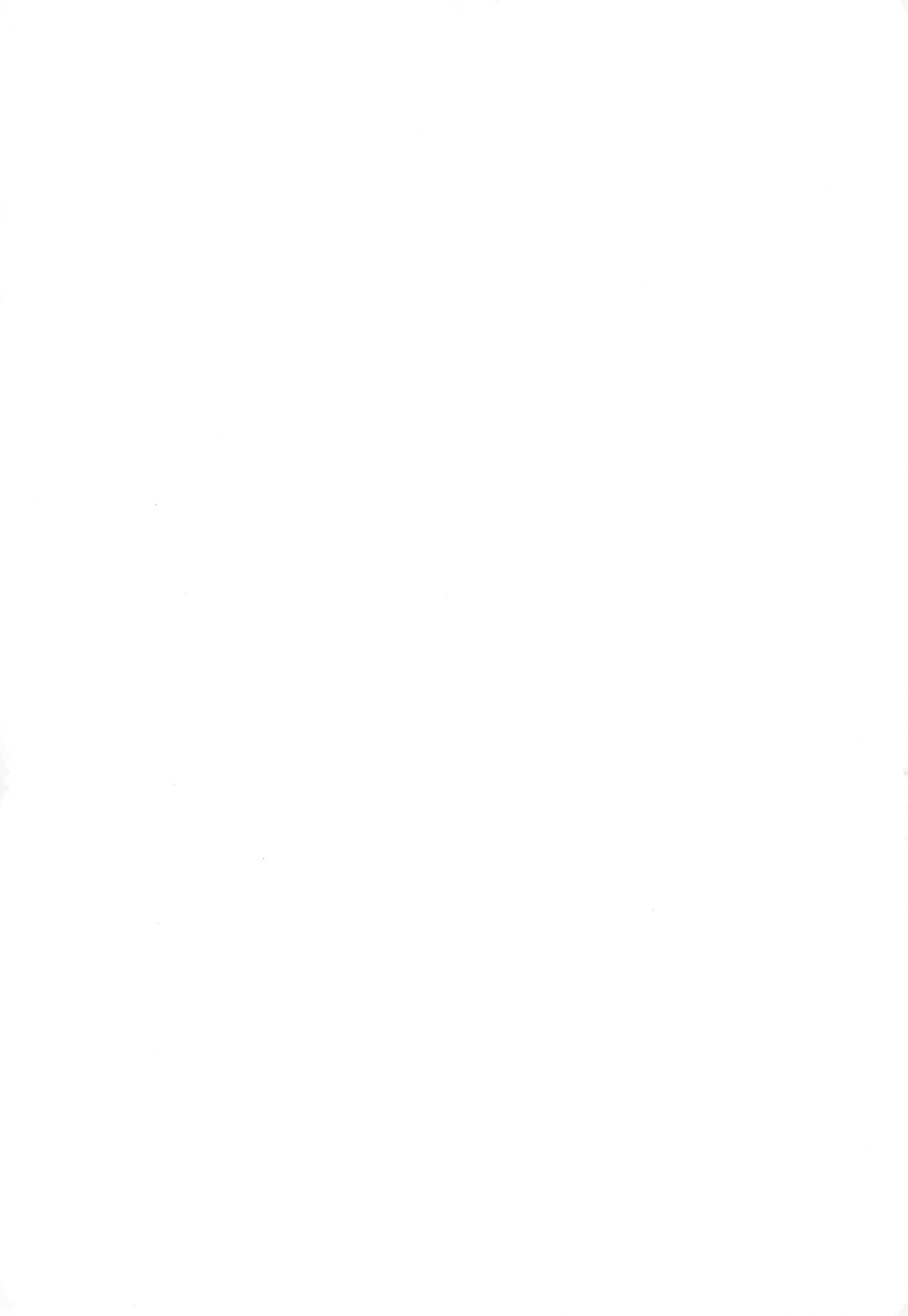

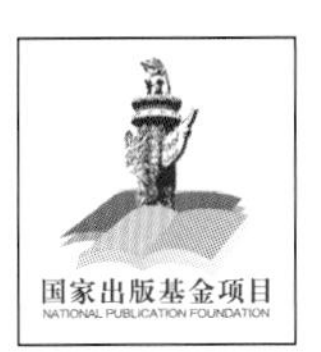

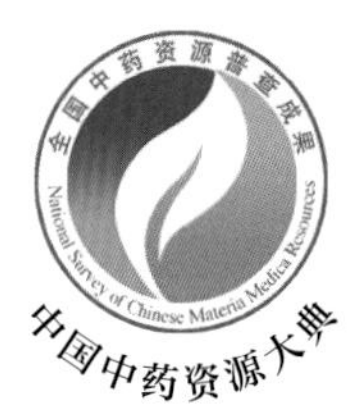

"十三五"国家重点图书出版规划项目
国家新闻出版改革发展项目
国家出版基金项目
全国中药资源普查项目
云南省基础研究专项重大项目

横断山三江并流区中药资源图志

第四卷

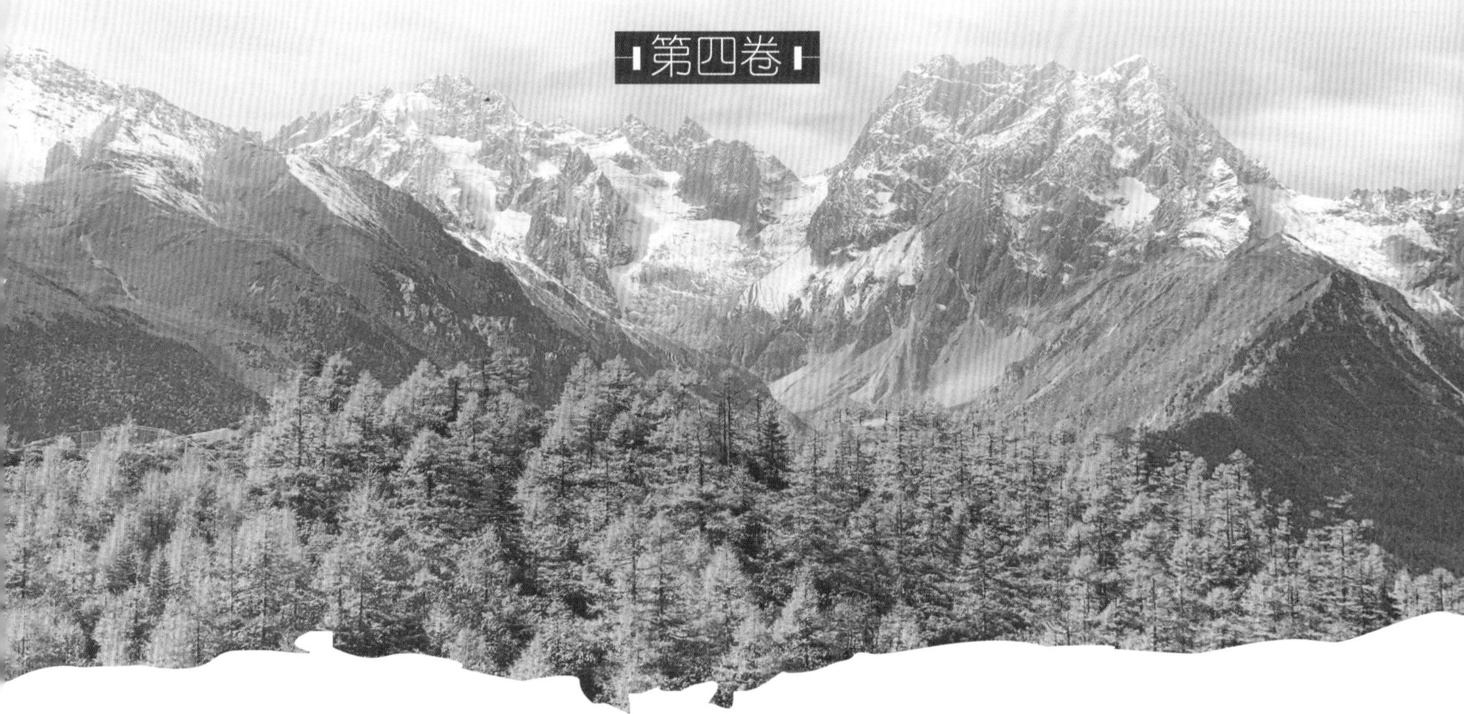

主　编
李国栋　钱子刚

海峡出版发行集团 THE STRAITS PUBLISHING & DISTRIBUTING GROUP | 福建科学技术出版社 FUJIAN SCIENCE & TECHNOLOGY PUBLISHING HOUSE

目录

第四卷

菊科 /1481

刺苞果 /1481
高山蓍 /1482
云南蓍 /1482
和尚菜 /1483
下田菊 /1484
藿香蓟 /1485
贡山蓟 /1486
光叶兔儿风 /1487
长穗兔儿风 /1488
宽叶兔儿风 /1489
云南兔儿风 /1490
铺散亚菊 /1491
二色香青 /1491
旋叶香青 /1492
淡黄香青 /1493
珠光香青 /1494
尼泊尔香青 /1495
香青 /1496
黄绿香青 /1497
云南香青 /1498
牛蒡 /1499
黄花蒿 /1500
艾 /1501
臭蒿 /1502
牡蒿 /1503
野艾蒿 /1504
白叶蒿 /1505
白莲蒿 /1505
猪毛蒿 /1506
大籽蒿 /1507
南艾蒿 /1508
小舌紫菀 /1509
星舌紫菀 /1509
耳叶紫菀 /1510
巴塘紫菀 /1511
重冠紫菀 /1512
萎软紫菀 /1513
须弥紫菀 /1514
等苞紫菀 /1514
狗舌紫菀 /1515
缘毛紫菀 /1516
钻叶紫菀 /1517
密毛紫菀 /1518
云南紫菀 /1519
婆婆针 /1519
柳叶鬼针草 /1520
鬼针草 /1521
节节红 /1522
六耳铃 /1523
柔毛艾纳香 /1524
节毛飞廉 /1525
丝毛飞廉 /1526
天名精 /1526
烟管头草 /1527
高原天名精 /1528
小花金挖耳 /1529
葶菊 /1530
矢车菊 /1531
红花 /1532
茼蒿 /1532
菊苣 /1533
灰蓟 /1534
丽江蓟 /1535
牛口刺 /1536
藤菊 /1537
熊胆草 /1538
小蓬草 /1539
白酒草 /1540

苏门白酒草 /1541
野茼蒿 /1541
狭叶垂头菊 /1542
钟花垂头菊 /1543
车前状垂头菊 /1544
矮垂头菊 /1545
方叶垂头菊 /1546
长柱垂头菊 /1547
紫茎垂头菊 /1548
藏滇还阳参 /1549
绿茎还阳参 /1550
芜菁还阳参 /1551
万丈深 /1552
还阳参 /1553
大丽花 /1554
鱼眼草 /1555
小鱼眼草 /1556
菊叶鱼眼草 /1557
菜木香 /1558
平苞川木香 /1558
灰毛川木香 /1559
翼柄厚喙菊 /1560
鳢肠 /1561
小一点红 /1562
一点红 /1562
短葶飞蓬 /1563
多舌飞蓬 /1564
多须公 /1565
异叶泽兰 /1566
飞机草 /1567
牛膝菊 /1567
钩苞大丁草 /1568
白背大丁草 /1569
毛大丁草 /1570
鼠麴草 /1571
秋鼠麴草 /1572
白菊木 /1572
木耳菜 /1573
菊三七 /1574
狗头七 /1575
菊芋 /1576
泥胡菜 /1577
阿尔泰狗娃花 /1578
圆齿狗娃花 /1579
山柳菊 /1579
川滇女蒿 /1580
羊耳菊 /1581
旋覆花 /1582
显脉旋覆花 /1583
翼茎羊耳菊 /1584
绢叶旋覆花 /1585
中华小苦荬 /1585
细叶小苦荬 /1586
苦荬菜 /1587
马兰 /1588
翅果菊 /1589
六棱菊 /1590
翼齿六棱菊 /1591
松毛火绒草 /1592
美头火绒草 /1592
戟叶火绒草 /1593
坚杆火绒草 /1594
火绒草 /1595
华火绒草 /1596
黄亮橐吾 /1597
密花橐吾 /1598
舟叶橐吾 /1599
网脉橐吾 /1600
大黄橐吾 /1601
鹿蹄橐吾 /1602
洱源橐吾 /1602
黑苞橐吾 /1603
莲叶橐吾 /1604
侧茎橐吾 /1605
苍山橐吾 /1606
棉毛橐吾 /1607
圆舌粘冠草 /1608
多裂紫菊 /1609

栌菊木 /1610
轮叶蟹甲草 /1611
翠雀叶蟹甲草 /1612
掌裂蟹甲草 /1612
五裂蟹甲草 /1614
苇谷草 /1615
针叶帚菊 /1615
毛裂蜂斗菜 /1616
滇苦菜 /1617
毛连菜 /1618
橙舌狗舌草 /1619
川西小黄菊 /1620
秋分草 /1621
百裂风毛菊 /1622
柱茎风毛菊 /1623
云木香 /1624
鼠麹雪兔子 /1625
禾叶风毛菊 /1625
长毛风毛菊 /1626
绵头雪兔子 /1627
丽江风毛菊 /1627
水母雪兔子 /1628
苞叶雪莲 /1629
东俄洛风毛菊 /1630
小花风毛菊 /1631
水龙骨风毛菊 /1632
美丽风毛菊 /1632
槲叶雪兔子 /1633
星状雪兔子 /1634
钻叶风毛菊 /1634
唐古特雪莲 /1635
川滇风毛菊 /1636
三指雪兔子 /1637
毡毛雪莲 /1638
菊状千里光 /1639
蕨叶千里光 /1640
千里光 /1641
欧洲千里光 /1641
豨莶 /1642
腺梗豨莶 /1643
耳柄蒲儿根 /1644
蒲儿根 /1645
花叶滇苦菜 /1646
苦苣菜 /1646
苣荬菜 /1647
绢毛苣 /1648
皱叶绢毛苣 /1648
肉菊 /1649
翅柄合耳菊 /1650
密花合耳菊 /1650
红缨合耳菊 /1651
锯叶合耳菊 /1652
山牛蒡 /1653
万寿菊 /1654
孔雀草 /1654
华蒲公英 /1655
大头蒲公英 /1656
川甘蒲公英 /1656
蒲公英 /1657
锡金蒲公英 /1658
藏蒲公英 /1659
肿柄菊 /1659
羽芒菊 /1660
斑鸠菊 /1661
麻叶蟛蜞菊 /1662
山蟛蜞菊 /1663
苍耳 /1664
黄缨菊 /1664
长裂黄鹌菜 /1665
异叶黄鹌菜 /1666
黄鹌菜 /1667
百日菊 /1668
泽泻科 /1669
泽泻 /1669
水鳖科 /1670
海菜花 /1670
眼子菜科 /1671
眼子菜 /1671

穿叶眼子菜 /1672
小眼子菜 /1673
百合科 /1674
无毛粉条儿菜 /1674
少花粉条儿菜 /1675
粉条儿菜 /1676
朴花韭 /1676
葱 /1677
梭沙韭 /1678
宽叶韭 /1679
三柱韭 /1680
大花韭 /1681
薤白 /1681
滇韭 /1682
卵叶韭 /1683
太白韭 /1684
高山韭 /1685
多星韭 /1685
芦荟 /1686
天门冬 /1687
羊齿天门冬 /1688
多刺天门冬 /1688
石刁柏 /1689
大理天门冬 /1690
大百合 /1690
狭叶吊兰 /1691
七筋姑 /1692
散斑竹根七 /1693
深裂竹根七 /1693
长蕊万寿竹 /1694
短蕊万寿竹 /1695
鹭鸶草 /1696
小鹭鸶草 /1697
独尾草 /1698
川贝母 /1699
梭砂贝母 /1700
西南萱草 /1701
萱草 /1702
紫萼 /1703
山慈菇 /1704
金黄花滇百合 /1705
野百合 /1706
川百合 /1707
宝兴百合 /1708
卷丹 /1709
尖被百合 /1710
小百合 /1711
紫花百合 /1711
大理百合 /1712
黄花百合 /1713
滇蜀豹子花 /1714
豹子花 /1715
假百合 /1715
沿阶草 /1716
间型沿阶草 /1717
麦冬 /1718
七叶一枝花 /1719
宽瓣重楼 /1720
毛重楼 /1721
卷叶黄精 /1722
垂叶黄精 /1723
滇黄精 /1724
康定玉竹 /1725
点花黄精 /1726
格脉黄精 /1726
窄瓣鹿药 /1727
紫花鹿药 /1728
菝葜 /1728
托柄菝葜 /1729
长托菝葜 /1730
凹脉菝葜 /1730
无刺菝葜 /1731
防己叶菝葜 /1732
抱茎菝葜 /1733
穿鞘菝葜 /1733
劲直菝葜 /1734
叉柱岩菖蒲 /1735
岩菖蒲 /1736

延龄草 /1736
橙花开口箭 /1737
开口箭 /1738
剑叶开口箭 /1739
齿瓣开口箭 /1740
蒙自藜芦 /1741
大理藜芦 /1742
百部科 /1743
云南百部 /1743
石蒜科 /1744
龙舌兰 /1744
剑麻 /1745
文殊兰 /1746
大叶仙茅 /1747
仙茅 /1747
小金梅草 /1748
忽地笑 /1749
韭莲 /1750
薯蓣科 /1751
参薯 /1751
黄独 /1752
叉蕊薯蓣 /1753
光叶薯蓣 /1754
粘山药 /1755
高山薯蓣 /1756
黑珠芽薯蓣 /1757
穿龙薯蓣 /1758
薯蓣 /1759
小花盾叶薯蓣 /1760
毛胶薯蓣 /1761
毡毛薯蓣 /1762
雨久花科 /1763
鸭舌草 /1763
鸢尾科 /1764
射干 /1764
雄黄兰 /1765
番红花 /1766
西南鸢尾 /1767
金脉鸢尾 /1768
高原鸢尾 /1769
扁竹兰 /1770
矮紫苞鸢尾 /1771
鸢尾 /1772
灯心草科 /1773
葱状灯心草 /1773
走茎灯心草 /1774
雅灯心草 /1775
多花灯心草 /1776
灯心草 /1777
野灯心草 /1778
锡金灯心草 /1778
单叶灯心草 /1779
多花地杨梅 /1780
鸭跖草科 /1781
饭包草 /1781
鸭跖草 /1782
节节草 /1783
地地藕 /1783
大苞鸭跖草 /1784
蓝耳草 /1785
紫背鹿衔草 /1786
水竹叶 /1787
竹叶吉祥草 /1788
竹叶子 /1789
禾本科 /1790
看麦娘 /1790
燕麦 /1791
薏苡 /1792
青稞 /1793
白茅 /1794
淡竹叶 /1795
高粱 /1796
玉蜀黍 /1797
棕榈科 /1798
董棕 /1798
天南星科 /1799
菖蒲 /1799
尖尾芋 /1800

滇磨芋 /1801
旱生南星 /1802
象南星 /1803
一把伞南星 /1804
象头花 /1805
花南星 /1805
岩生南星 /1806
山珠南星 /1807
野芋 /1808
麒麟叶 /1809
曲苞芋 /1810
半夏 /1810
爬树龙 /1811
西南犁头尖 /1812
莎草科 /1814
十字薹草 /1814
香附子 /1815
砖子苗 /1816
水葱 /1817
姜科 /1818
艳山姜 /1818
草果 /1819
大苞姜 /1820
距药姜 /1821
舞花姜 /1822
红姜花 /1823
姜花 /1824
黄姜花 /1825
草果药 /1826
滇姜花 /1827
高山象牙参 /1828
早花象牙参 /1829
双唇象牙参 /1830
象牙参 /1830
藏象牙参 /1831
姜 /1832
美人蕉科 /1833
美人蕉 /1833
兰科 /1834
筒瓣兰 /1834
小白及 /1835
白及 /1836
大苞石豆兰 /1837
密花石豆兰 /1837
泽泻虾脊兰 /1838
虾脊兰 /1839
肾唇虾脊兰 /1840
密花虾脊兰 /1841
叉唇虾脊兰 /1841
三棱虾脊兰 /1842
头蕊兰 /1843
眼斑贝母兰 /1844
流苏贝母兰 /1844
长鳞贝母兰 /1845
莎草兰 /1846
兔耳兰 /1847
黄花杓兰 /1848
紫点杓兰 /1849
西藏杓兰 /1850
束花石斛 /1851
长距石斛 /1852
细茎石斛 /1853
石斛 /1853
火烧兰 /1854
大叶火烧兰 /1855
足茎毛兰 /1856
禾叶毛兰 /1857
毛萼山珊瑚 /1858
天麻 /1859
大花斑叶兰 /1860
小斑叶兰 /1861
斑叶兰 /1862
手参 /1863
西南手参 /1864
落地金钱 /1865
长距玉凤花 /1866
厚瓣玉凤花 /1867
粉叶玉凤花 /1868

宽药隔玉凤花 /1869
坡参 /1870
棒距玉凤花 /1871
心叶舌喙兰 /1872
舌喙兰 /1873
扇唇舌喙兰 /1873
叉唇角盘兰 /1874
角盘兰 /1875
镰翅羊耳蒜 /1876
羊耳蒜 /1877
短柱对叶兰 /1878
二叶兜被兰 /1878
广布红门兰 /1879
二叶红门兰 /1880
短梗山兰 /1881
龙头兰 /1882
凸孔阔蕊兰 /1883
节茎石仙桃 /1883
二叶舌唇兰 /1884
小舌唇兰 /1885
独蒜兰 /1886
疣鞘独蒜兰 /1887
云南独蒜兰 /1888
缘毛鸟足兰 /1889
绶草 /1890

参考文献 …… 1891
附录一 横断山三江并流区药用动物资源名录 …… 1892
附录二 横断山三江并流区药用矿物资源名录 …… 1895
附录三 横断山三江并流区怒族药资源名录 …… 1896
附录四 横断山三江并流区藏药资源名录 …… 1899
附录五 横断山三江并流区傈僳族药资源名录 …… 1901
中文名笔画索引 …… 1905
拉丁学名索引 …… 1973

菊 科

刺苞果 刺苞菊

Acanthospermum australe (L.) Kuntze

【标本采集号】5329320664

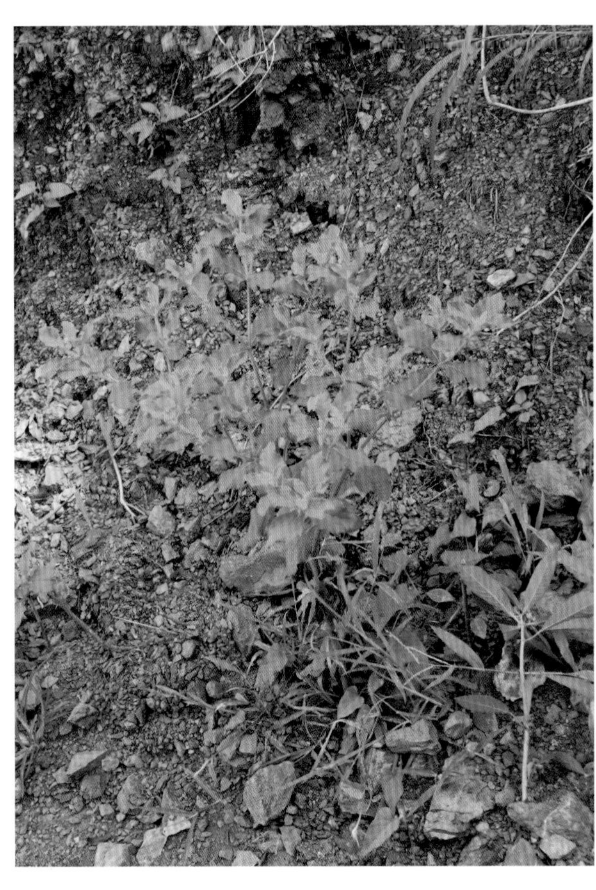

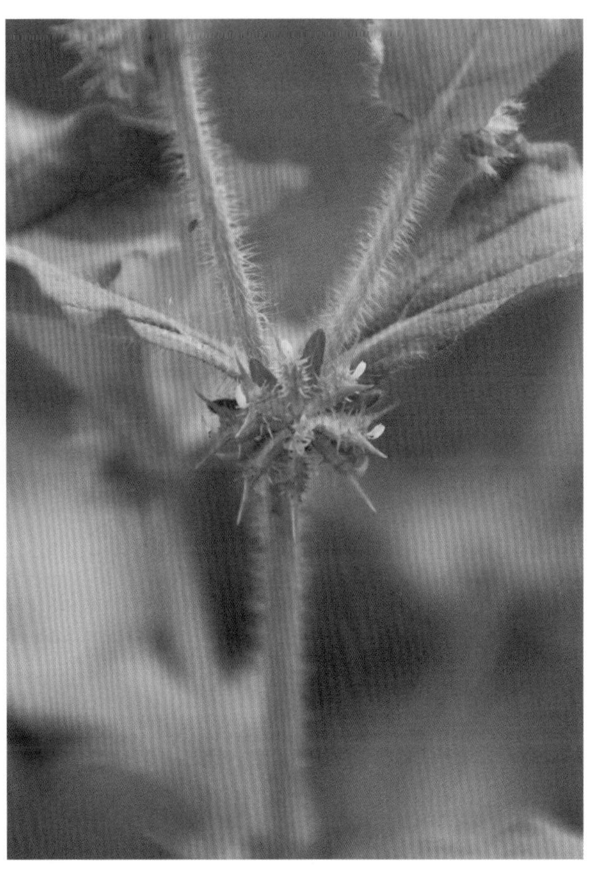

【形态特征】一年生草本。具纺锤状根。茎直立，中空或具白色髓部。叶中部以上有锯齿，两面及边缘被密刺毛。头状花序小，顶生或腋生；总苞钟形；总苞片2层，外层5个，草质，外面及边缘被白色长柔毛，内层基部紧密包裹雌花，顶端具2直刺，花后增厚包围瘦果；托片膜质，包围两性花，顶端不规则撕裂；花冠舌状，舌片小，淡黄色，兜状椭圆形。瘦果长圆形，压扁，藏于增厚变硬的内层总苞片中；成熟瘦果倒卵状长三角形，有2个不等长的开展的硬刺，周围有钩状刺。花期6~7月，果期8~9月。

【适宜生境】生于海拔350~1900m的平坡及河边沟旁。

【资源状况】分布于玉龙。偶见。

【入药部位】根（刺苞果）。

【功能主治】利尿。用于肾病。

高山蓍 羽衣草、蚰蜒草、锯齿草

Achillea alpina L.

【标本采集号】5334210801

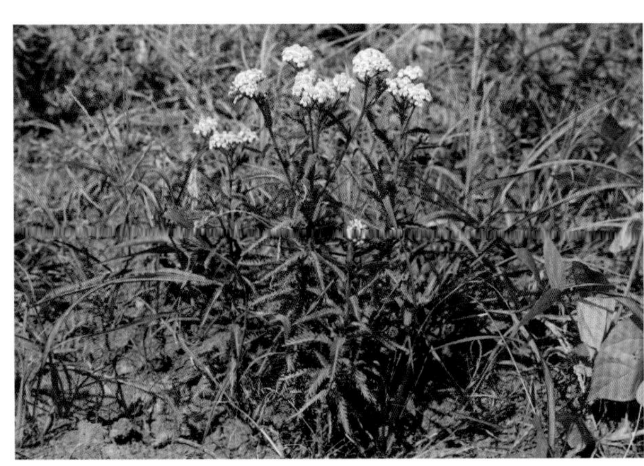

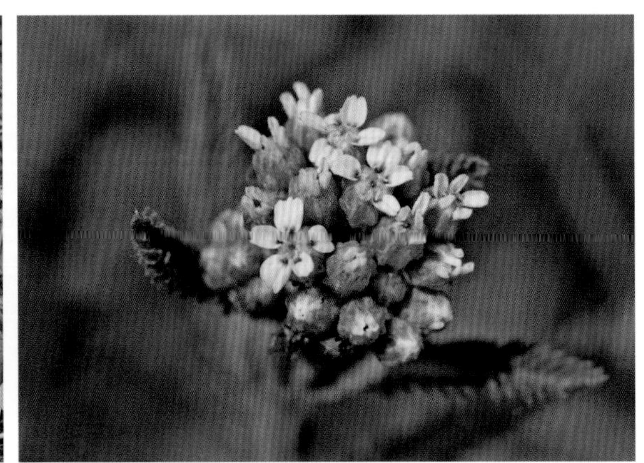

【形态特征】多年生草本。具短根状茎；茎直立，有不育枝，在花序或上半部有分枝。叶无柄，条状披针形，篦齿状羽状浅裂至深裂。头状花序多数，集成伞房状；舌片白色，宽椭圆形。瘦果宽倒披针形。花、果期 7~9 月。

【适宜生境】生于山坡草地、灌丛间、林缘。

【资源状况】分布于香格里拉。偶见。

【入药部位】全草（高山蓍）、果实（蓍实）。

【功能主治】全草：有小毒。破痈疽，消肿，止痛。用于痈疽，外伤，关节肿痛，发热。果实：益气，明目。用于气虚体弱，视物昏花。

云南蓍 一支蒿、蓍草

Achillea wilsoniana Heimerl ex Hand.-Mazz.

【标本采集号】5329320665

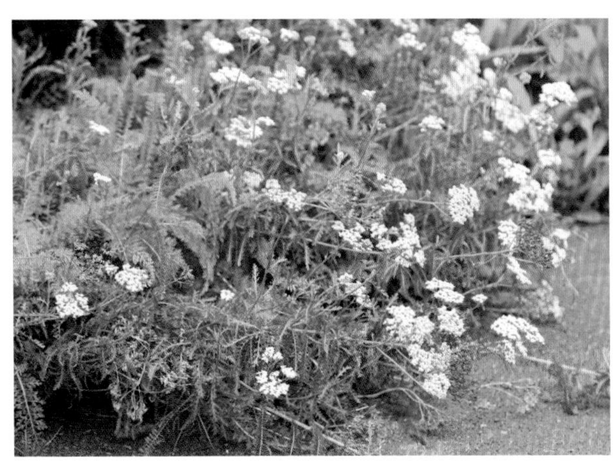

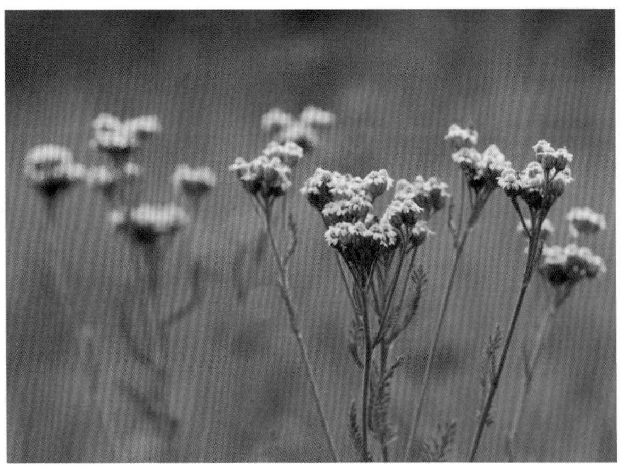

【形态特征】多年生草本。具短的根状茎；茎下部变无毛，中部以上被较密的长柔毛，叶腋常有不育枝。叶无柄；下部叶在花期凋落，中部叶二回羽状全裂；叶轴全缘或上部裂片间有单齿。头状花序，集成复伞房花序；总苞宽钟形或半球形，总苞片3层，覆瓦状排列；托片披针形，舟状，具稍带褐色的膜质透明边缘，背部稍带绿色，被少数腺点，上部疏生长柔毛；舌片白色，偶有淡粉红色边缘，顶端具深或浅的3齿，管部与舌片近等长，翅状压扁，具少数腺点；管状花淡黄色或白色。瘦果矩圆状楔形，具翅。花、果期7~9月。

【适宜生境】生于山坡草地或灌丛中。

【资源状况】分布于香格里拉、维西等地。

【入药部位】全草（土一枝蒿）。

【功能主治】有毒。解毒消肿，活血祛风，止痛，祛瘀，愈疮。用于牙痛，风湿关节痛，跌扑瘀肿，疮疖。

和尚菜 腺梗菜

Adenocaulon himalaicum Edgew.

【标本采集号】5334211119

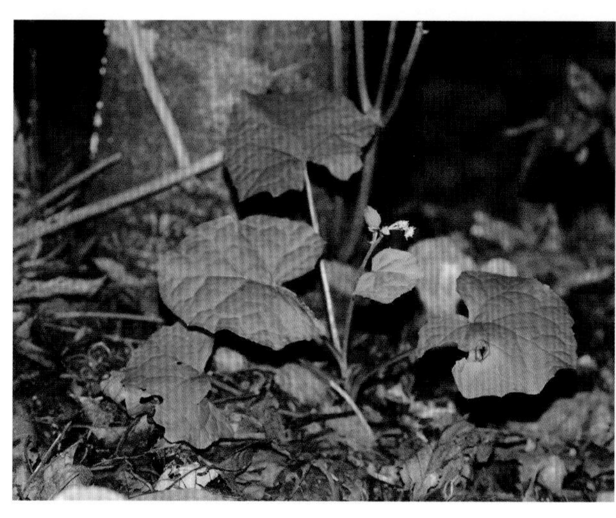

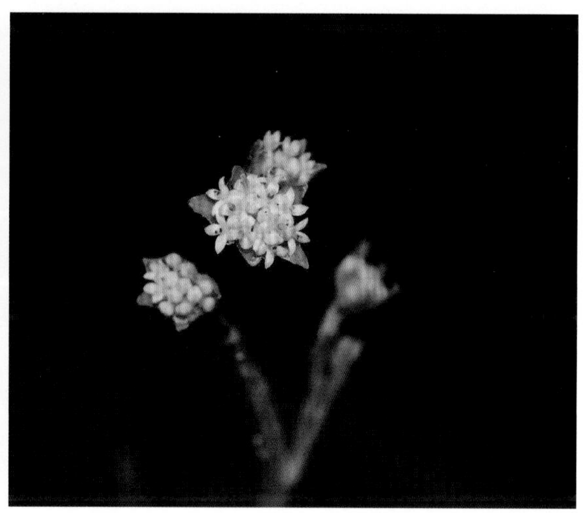

【形态特征】多年生草本。根状茎匍匐；茎直立，中部以上分枝，被蛛丝状绒毛。下部茎叶肾形或圆肾形，边缘有不等形的波状大牙齿，齿端有突尖，叶上面沿脉被尘状柔毛，下面密被蛛丝状毛，基出三脉，叶柄有狭或较宽的翼；中部茎叶三角状圆形。头状花序排成圆锥状，花梗短，被白色绒毛，花后花梗密被稠密头状具柄腺毛；总苞半球形，全缘，果期向外反曲。瘦果棍棒状。花、果期6~11月。

【适宜生境】生于海拔3400m以下的山地、河岸、湖旁、峡谷、阴湿密林下。

【资源状况】分布于德钦、维西、贡山、兰坪、玉龙等地。少见。

【入药部位】根及根茎（葫芦叶）。

【功能主治】止咳平喘，调气利水，逐瘀生新。用于水肿，喘咳，劳伤，骨折。

下田菊 猪耳朵叶、白龙须、胖婆娘

Adenostemma lavenia (L.) O. Kuntze

【标本采集号】533324180829565LY

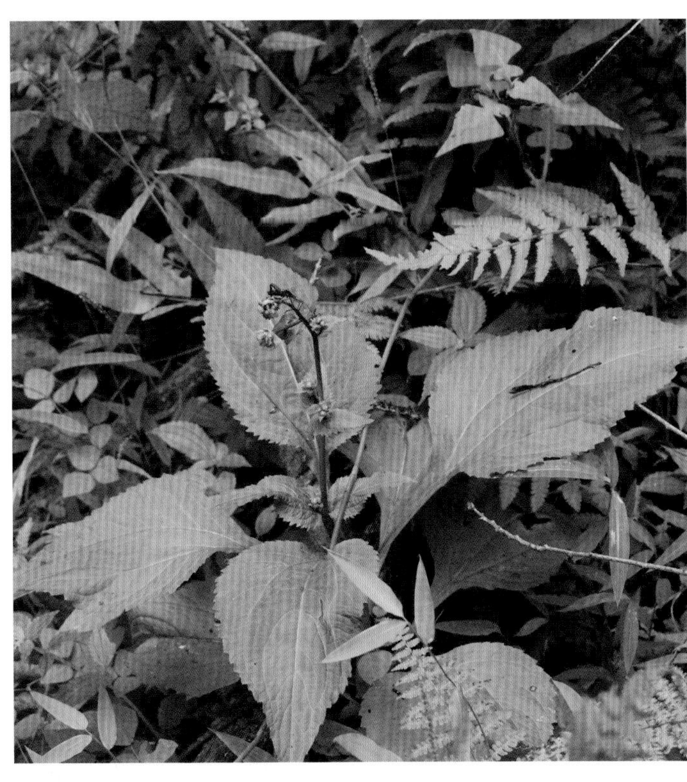

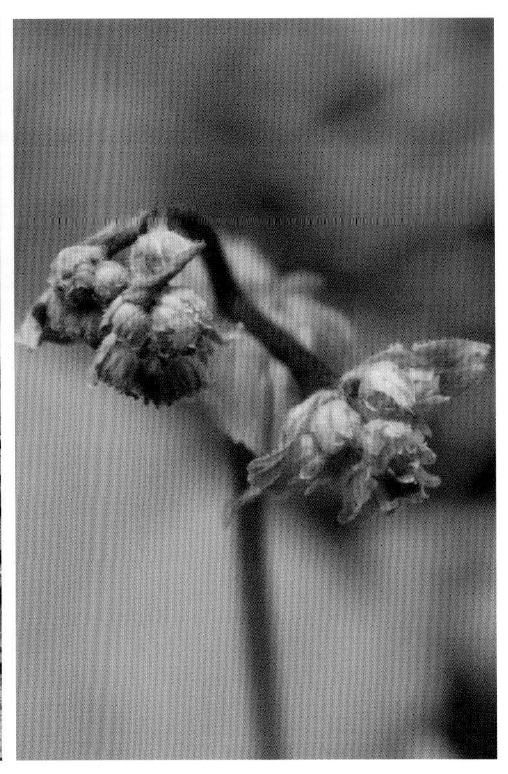

【形态特征】一年生草本。茎坚硬，通常自上部叉状分枝，被白色短柔毛，下部或中部以下光滑无毛。基部的叶花期生存或凋萎；中部的茎叶较大，长椭圆状披针形，叶柄有狭翼，边缘有圆锯齿，叶两面有稀疏的短柔毛或脱毛；上部和下部的叶渐小，有短叶柄。头状花序小，少数稀多数在假轴分枝顶端排列成松散伞房状或伞房圆锥状花序；花序梗被灰白色或锈色短柔毛；总苞片2层，质地薄，几膜质，绿色，顶端钝，外层苞片大部合生，外面被白色稀疏长柔毛，基部的毛较密；花冠下部被黏质腺毛，上部扩大，有5齿，被柔毛。瘦果倒披针形，顶端钝，基部收窄，被腺点，熟时黑褐色；冠毛棒状，基部结合成环状，顶端有棕黄色的黏质的腺体分泌物。花、果期8~10月。

【适宜生境】生于海拔460~2000m的水边、路旁、柳林沼泽地、林下及山坡灌丛中。

【资源状况】分布于贡山、福贡等地。偶见。

【入药部位】全草（风气草）。

【功能主治】清热利湿，解毒消肿。用于风湿关节痛，咳嗽痰喘，咽喉肿痛，黄疸，痈疖疮疡。

藿香蓟 胜红蓟
Ageratum conyzoides L.

【标本采集号】5333241812051257LY

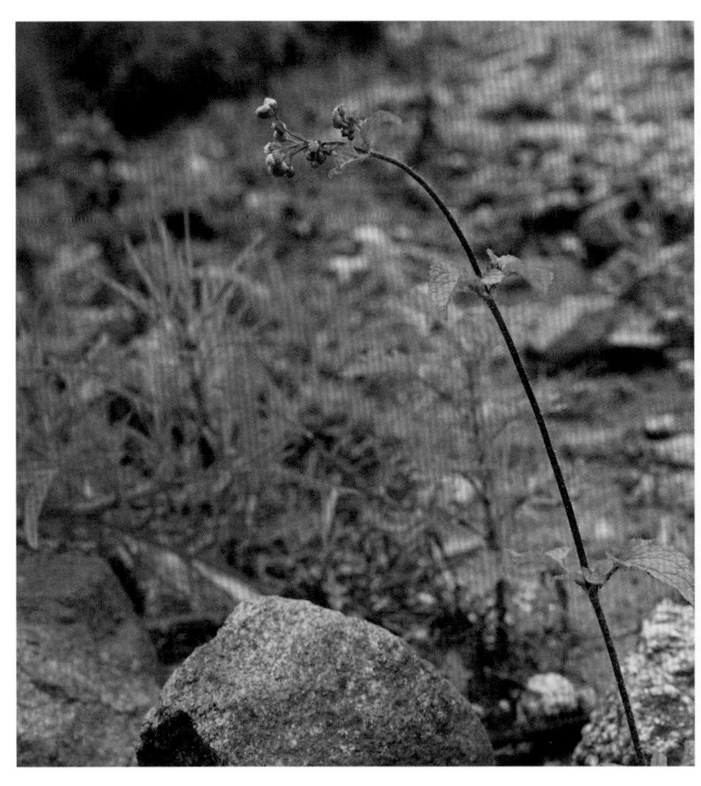
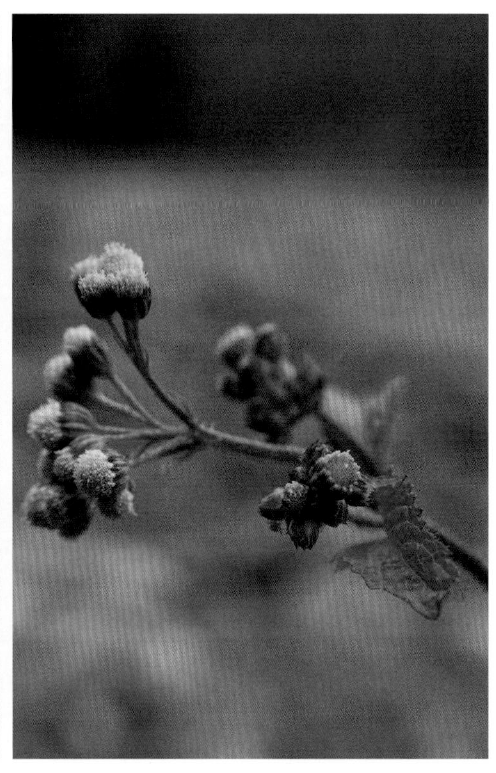

【形态特征】一年生草本。无明显主根。茎粗壮，全部茎枝淡红色，或上部绿色，被白色尘状短柔毛或上部被稠密开展的长绒毛。全部叶基部钝或宽楔形，基出三脉或不明显五出脉，顶端急尖，边缘圆锯齿，两面被白色稀疏的短柔毛且有黄色腺点，上面沿脉处及叶下面的毛稍多有时下面近无毛；上部叶的叶柄或腋生幼枝及腋生枝上的小叶的叶柄通常被白色稠密开展的长柔毛。头状花序在茎顶通常排成紧密的伞房状花序；花梗被尘状短柔毛；总苞片2层，长圆形或披针状长圆形，外面无毛，边缘撕裂；花冠外面无毛或顶端有尘状微柔毛，檐部5裂，淡紫色。瘦果黑褐色，5棱，有白色稀疏细柔毛。花、果期全年。

【适宜生境】生于海拔2800m以下的地区。

【资源状况】广泛分布于横断山三江并流区。常见。

【入药部位】全草（胜红蓟）。

【功能主治】祛风清热，止痛，止血，排石。用于咽喉痛，泄泻，胃痛，崩漏，肾结石，湿疹，鹅口疮，疮痈肿毒，下肢溃疡，中耳炎，外伤出血。

贡山蓟 毛头蓟、藏大蓟、大刺儿菜

Cirsium eriophoroides (Hook. f.) Petrak

【标本采集号】533324180819377LY

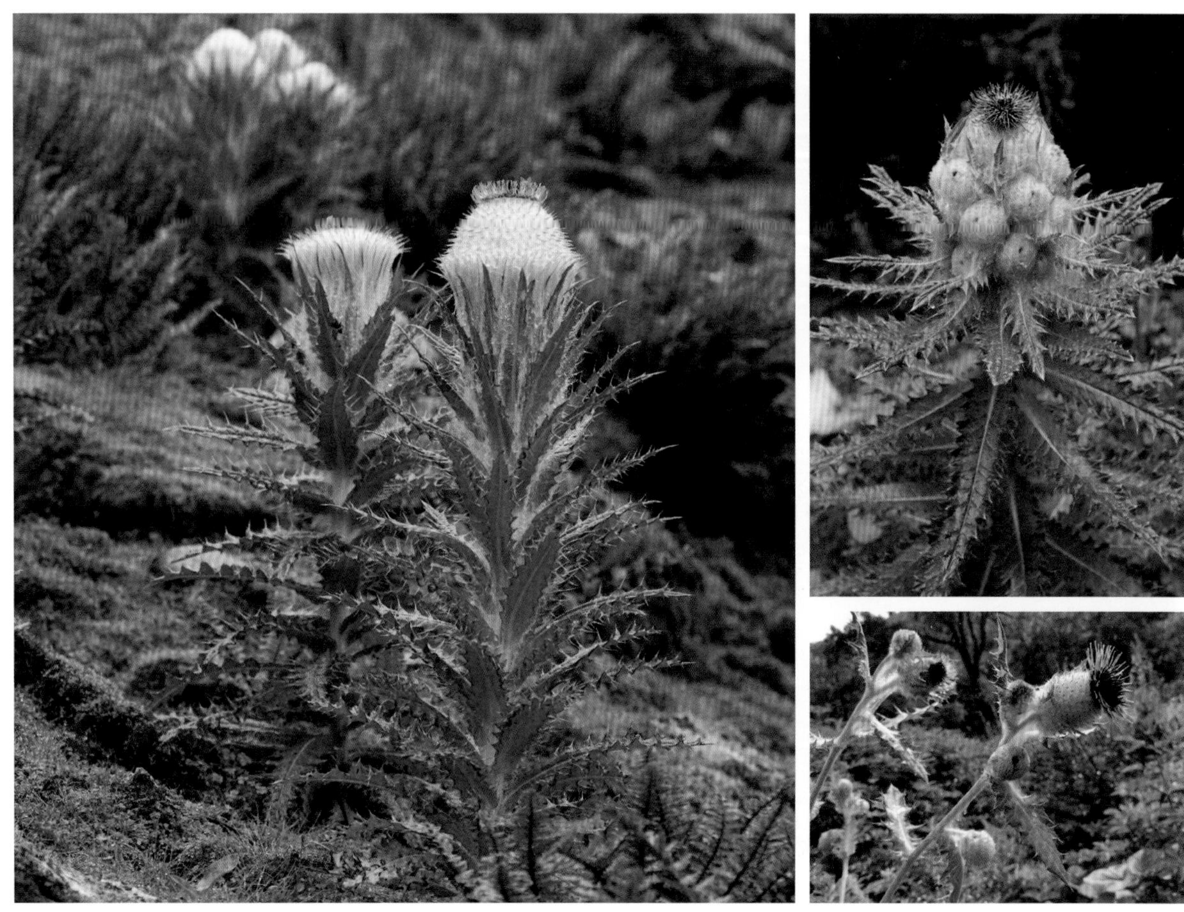

【形态特征】多年生高大草本。茎被稀疏的多细胞长节毛及蛛丝毛，上部分枝。中下部茎叶长椭圆形，羽状浅裂、半裂或边缘大刺齿状，叶柄宽扁，边缘有刺齿或针刺；全部茎叶质地薄，纸质，上面被稀疏的针刺或几无针刺，下面无毛至沿脉有多细胞长或短节毛并兼被稀疏蛛丝毛，极少叶上面既无针刺下面亦无蛛丝毛者。头状花序下垂或直立，在茎枝顶端排成伞房状花序；总苞球形，被稠密而蓬松的棉毛，基部有苞片，苞片边缘有长针刺，总苞片近 6 层，镊合状排列或至少不为明显的覆瓦状排列，中外层披针状钻形或三角状钻形，背面有刺毛；内层及最内层线状披针状钻形至线钻形；小花紫色，不等 5 浅裂。瘦果倒披针状长椭圆形，黑褐色，顶端截形。花、果期 7~10 月。

【适宜生境】生于海拔 2080~4100m 的山坡灌丛中或山坡草地、草甸、河滩地或水边。

【资源状况】分布于德钦、贡山、福贡、玉龙等地。常见。

【入药部位】全草（大刺儿菜）。

【功能主治】凉血，止血，散瘀消肿。用于吐血，鼻衄，尿血，崩漏，黄疸，疮痈。

光叶兔儿风 血筋草、散血草、心肺草

Ainsliaea glabra Hemsl.

【标本采集号】2353290302

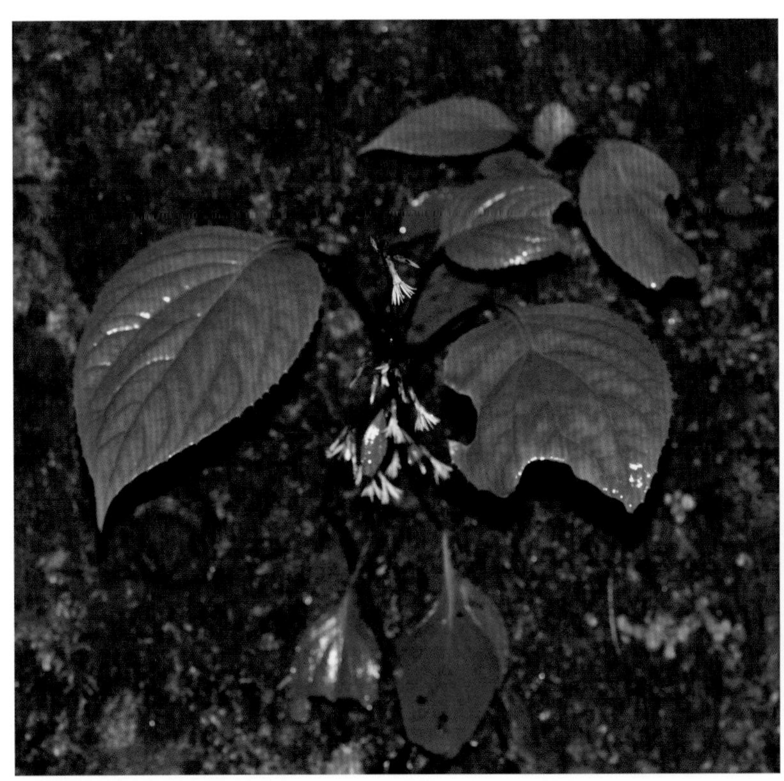

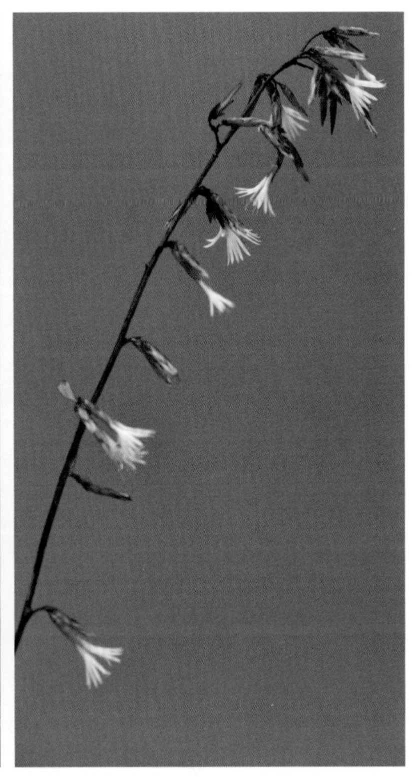

【形态特征】多年生草本。根状茎粗短，簇生细弱的须根，根颈被黄褐色绵毛；茎通常粗壮，常呈紫红色，花序之下不分枝。发育正常的叶集生于茎的中部以下，互生；叶片纸质，卵状披针形、长圆状披针形或有时近椭圆形，基部稍下延，边缘有胼胝体状的细齿，上面绿色，通常无毛或极少有糙伏毛，下面于脉上呈紫红色。头状花序，极多数，于茎顶排成开展的圆锥花序，花序轴无毛，末次分枝和头状花序梗被短柔毛；总苞片约 5 层，全部无毛，背部具 1 条明显的脉；花全为两性，花冠细管状，深藏于冠毛之中。瘦果纺锤形，具 10 纵棱，干时黄褐色，无毛或顶部有时被疏毛；冠毛黄白色，羽毛状，基部稍联合。花、果期 7~9 月。

【适宜生境】生于海拔 800~1200m 的林缘或林下阴湿草丛中。

【资源状况】分布于贡山。少见。

【入药部位】全草（兔儿风）。

【功能主治】养阴润肺，凉血利湿。用于风湿痛，跌打损伤，虚劳咳嗽，肺痨咯血。

长穗兔儿风

二郎箭、滇桂兔儿风

Ainsliaea henryi Diels

【标本采集号】5333241812021089LY

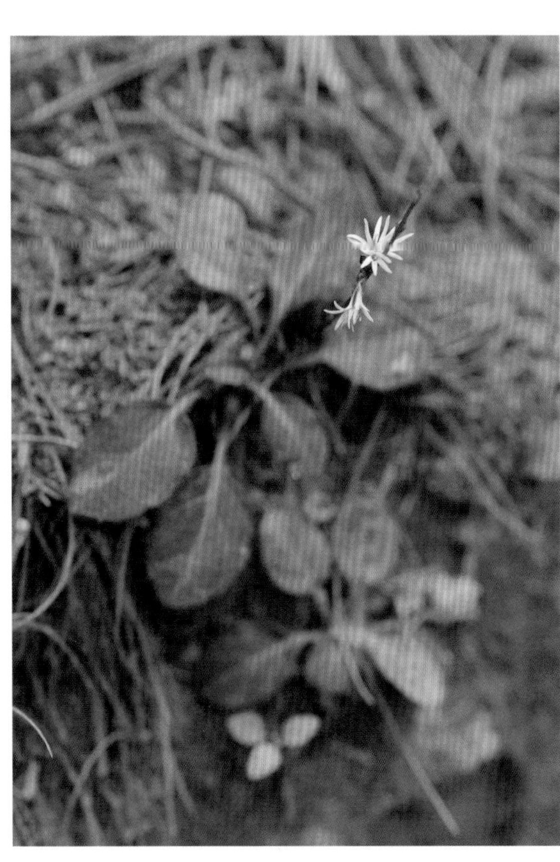

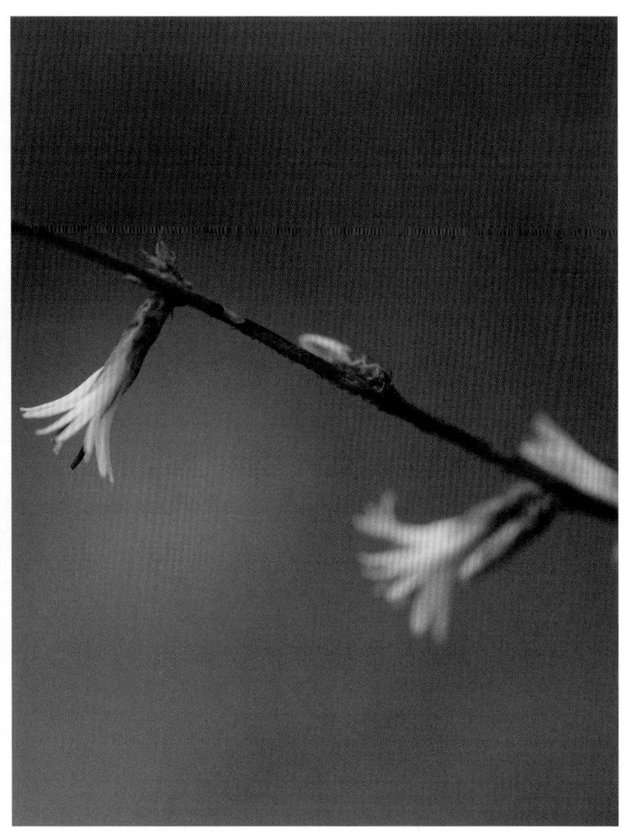

【形态特征】多年生草本。根颈密被黄褐色绒毛。根状茎粗短或伸长而微弯曲；茎不分枝，常呈暗紫色，开花期被毛。叶基生，密集，呈莲座状，叶片稍厚，长卵形或长圆形；叶柄被柔毛，上部具阔翅，翅向下渐狭；茎生叶极少而小，苞片状，卵形，被柔毛。头状花序，常聚集成小聚伞花序，于茎顶复作长的穗状花序排列，花序轴被柔毛；总苞片约 5 层，顶端具长尖头，外层卵形，有时呈紫红色，中层卵状披针形，最内层线形，上部常带紫红色；花全部两性，闭花受精的花冠圆筒形，隐藏于冠毛之中；花柱分枝顶端钝。瘦果圆柱形，有粗纵棱；冠毛污白色至污黄色，羽毛状。花、果期 7~9 月。

【适宜生境】生于海拔 700~2070m 的坡地或林下沟边。

【资源状况】广泛分布于横断山三江并流区。常见。

【入药部位】全草。

【功能主治】清热解毒，毒蛇咬伤，凉血，利湿。用于咳嗽痰喘，小儿疳积。

宽叶兔儿风

刀口箭、大叶一枝箭、三花兔儿风

Ainsliaea latifolia (D. Don) Sch.-Bip.

【标本采集号】533324180421064LY

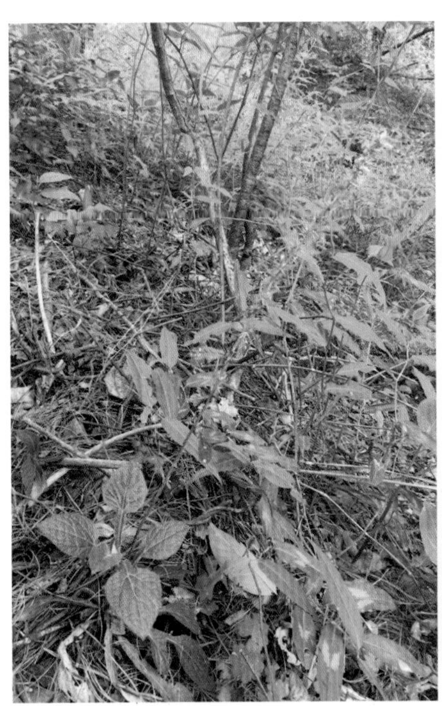
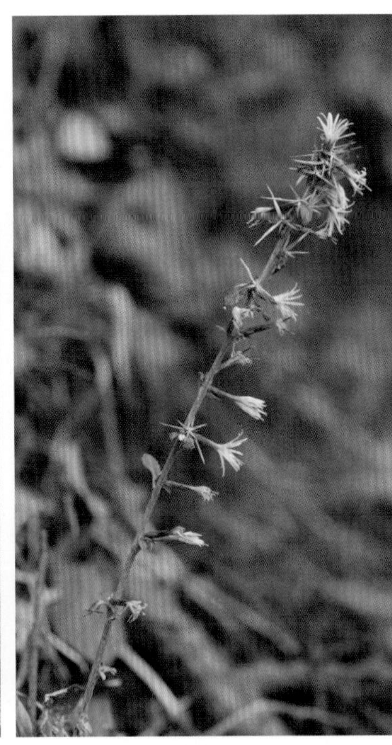
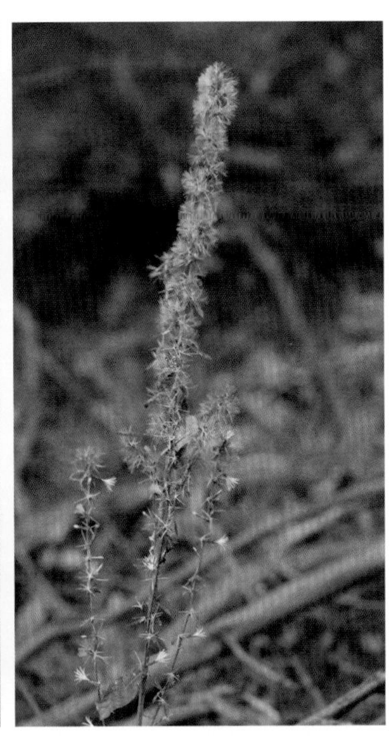

【形态特征】多年生草本。根颈密被污黄色或黄白色绵毛；根簇生，细弱，纤维状。根状茎粗壮；茎不分枝，薄或密被蛛丝状白色绵毛。叶聚生于茎基部的呈莲座状，叶片薄纸质，卵形或狭卵形，基部缢缩下延于叶柄成阔翅，边缘有胼胝体状细齿，上面疏被长柔毛，下面密被白色绒毛和杂以同色、稍硬的长毛；基出三脉。头状花序，花序轴粗挺，被蛛丝状绵毛；总苞片约5层，背部多少被毛，外层的卵形，顶端钝，具1脉，中层长卵形，顶端钝或有带紫红色短尖头，最内层椭圆形，具3脉，顶端渐尖，尖头常呈紫红色，边缘薄，近膜质；花全部两性；花冠管状，檐部5深裂；花柱分枝扁，顶端钝圆。瘦果近纺锤形，具8条粗纵棱，密被倒伏的绢质长毛；冠毛棕褐色，羽毛状，基部联合。花期4~10月，果期11月至翌年5月。

【适宜生境】生于海拔1300~3500m的山地林下或路边。

【资源状况】广泛分布于横断山三江并流区。常见。

【入药部位】全草（倒赤伞）。

【功能主治】止血生肌，祛风散寒。用于刀伤，外伤出血，跌打损伤，中耳炎，乳痈，风寒感冒，肠炎痢疾。

云南兔儿风 羊耳草、双股箭、铜脚威灵

Ainsliaea yunnanensis Franch.

【标本采集号】5334211158

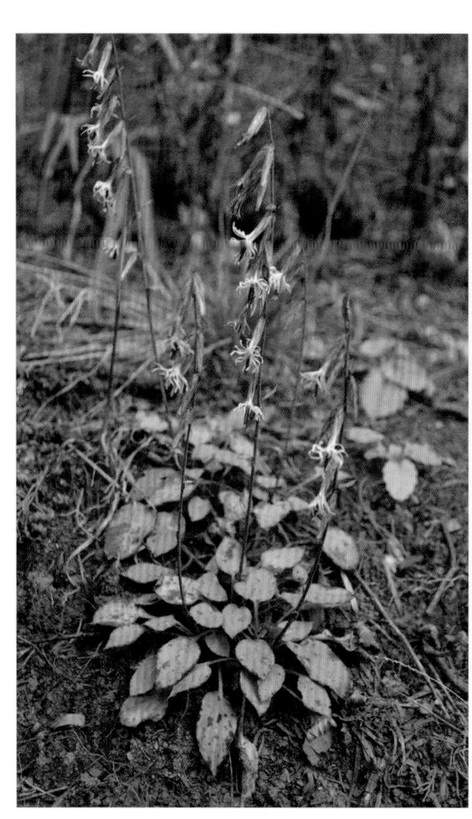

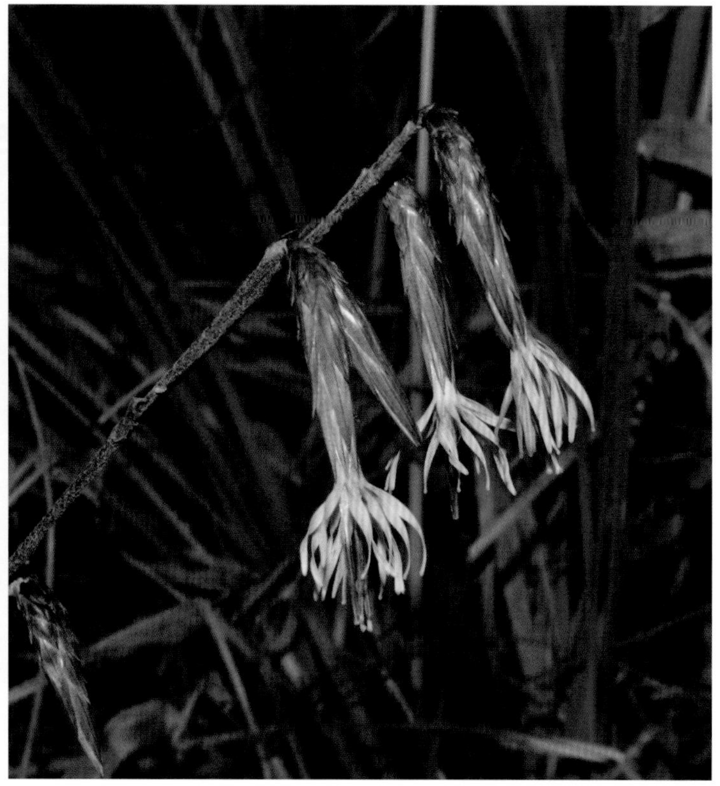

【形态特征】多年生草本。根颈密被绵毛；根状茎圆柱形。茎不分枝，花葶状。叶基生，呈莲座状，叶片革质，卵形、卵状披针形或披针形，边缘有胼胝体状细齿，上面被具疣状基部的糙毛，但在花期多数毛脱落而仅存粗糙的疣状突起，下面被糙伏状长柔毛。头状花序；总苞片5~6层，边缘和顶部带紫红色，背部均具1脉，多少被疏柔毛；花淡红色，全部两性，花冠管向上略增大，管口上方处5深裂，裂片偏于一侧，长圆形，顶部卷曲；花药外露，顶端圆，基部的尾挺直；花柱分枝略伸出于药筒之外，头状，内侧略扁。瘦果近纺锤形，无明显纵棱。花、果期9月到翌年1月。

【适宜生境】生于海拔1700~2700m的林下、林缘或山坡草地上。

【资源状况】分布于玉龙。偶见。

【入药部位】全草（燕麦灵）。

【功能主治】散瘀清热，止咳平喘，舒筋接骨，祛风湿。用于跌打损伤，血瘀肿痛，毒蛇咬伤，肺热咳嗽，哮喘。

铺散亚菊 *Ajania khartensis* (Dunn) Shih

【标本采集号】ZM0104

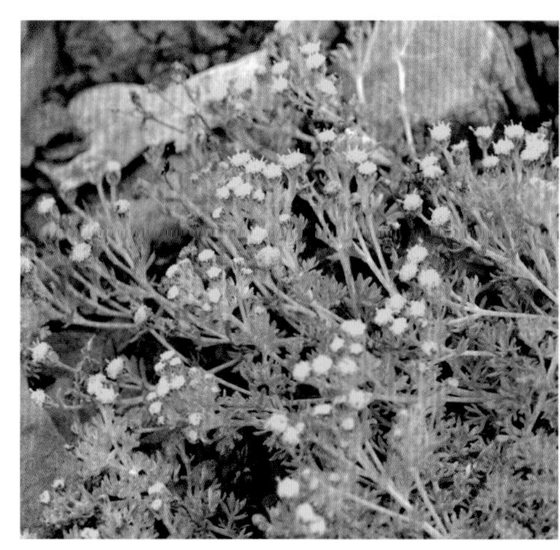

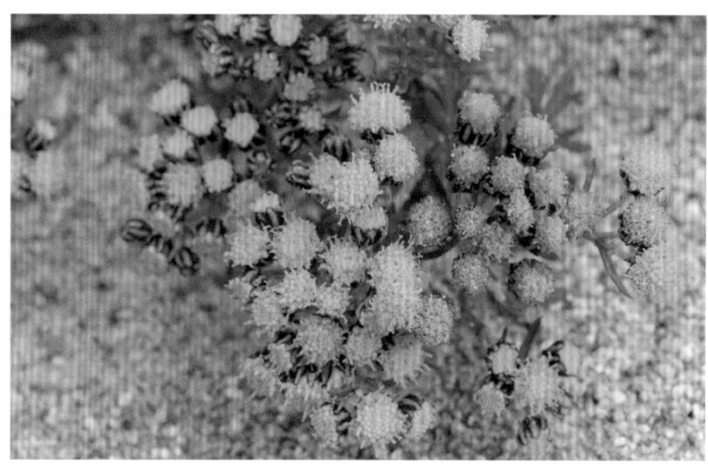

【形态特征】多年生铺散草本，植物体多处被顺向贴伏的柔毛。须根系。花茎和不育茎多数。叶圆形、半圆形、扇形或宽楔形，掌状全裂。头状花序在茎顶排成伞房花序；总苞宽钟状，总苞片 4 层；边缘为雌花。瘦果。花、果期 7~9 月。

【适宜生境】生于海拔 2500~5300m 的山坡。

【资源状况】分布于香格里拉、德钦、贡山等地。少见。

【入药部位】地上部分（铺散亚菊）。

【功能主治】杀虫，干“黄水”，合溃疡。用于虫病，咽喉病，炭疽，溃疡病。

二色香青 三轮蒿、白头蒿 *Anaphalis bicolor* (Franch.) Diels

【标本采集号】5334210482

【形态特征】多年生草本。根出条被褐色鳞片，有顶生的莲座状叶丛，与花茎密集丛生。根状茎细或粗壮，稍木质；茎从膝曲的基部直立，被棉毛及头状具柄腺毛，全部有密生的叶。下部叶在花期枯萎；中部和上部叶线形或长圆状线形，被厚棉毛及头状具柄腺毛。头状花序在茎和枝端密集成复伞房花序；总苞钟状，总苞片 5~6 层；雌株头状花序外围有多层雄花，中央有雄花；

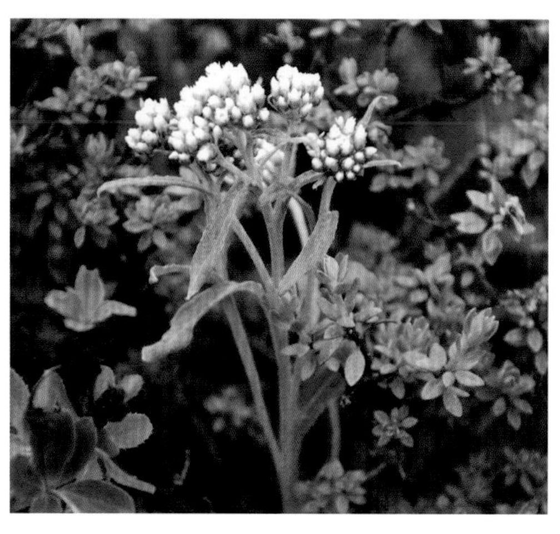

雄株头状花序全部有雄花。瘦果长圆形。花期 7~10 月，果期 9~11 月。

【适宜生境】生于高山至低山的草地、荒地、灌丛及针叶林下。

【资源状况】分布于兰坪、玉龙等地。少见。

【入药部位】全草、根（三轮蒿）。

【功能主治】消暑，镇痛，补虚。用于肺痨，痧气，腹痛。

旋叶香青 松毛火草、火草

Anaphalis contorta (D. Don) Hook. f.

【标本采集号】533324180827481LY

【形态特征】多年生草本。根状茎木质，有根出条及花茎；茎直立或斜升，下部木质，被白色棉毛，全部有密集的叶。下部叶在花期枯萎，叶开展或平展，线形，向茎中或上部渐大，基部常宽大而有抱茎的小耳，边缘反卷；顶部叶较细短；全部叶下面被白色密棉毛；根出条有长圆状披针形或倒披针形的叶，被长棉毛。头状花序在茎和枝端密集成复伞房状；总苞钟状，总苞片 5~6层；雌株头状花序外围有多层雌花，中央有雄花；雄株头状花序全部有雄花。瘦果长圆形，具小腺体。花、果期8~10月。

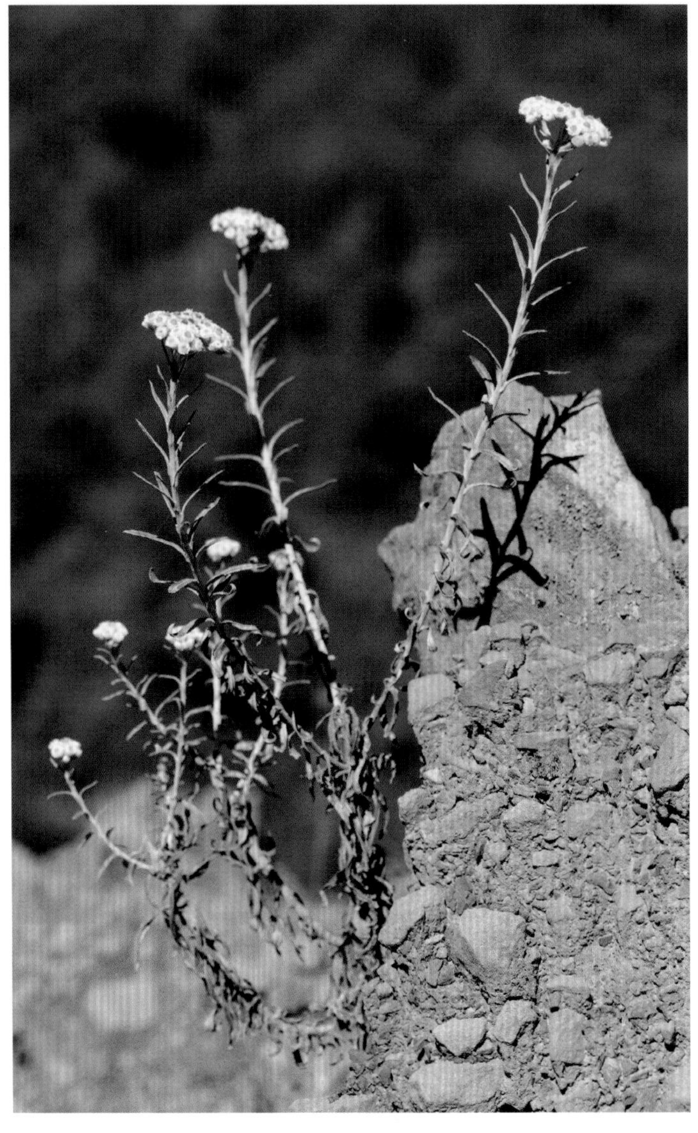

【适宜生境】生于海拔1700~3500m的干燥或湿润山坡草地。

【资源状况】分布于德钦、贡山等地。常见。

【入药部位】全草（旋叶香青）。

【功能主治】祛风止咳，清热利湿，清肝明目，止血，止痛。用于劳伤咳嗽，肝阳头痛，风火眼痛，外伤出血。

淡黄香青

铜钱花、清明菜

Anaphalis flavescens Hand.-Mazz.

【标本采集号】5334210453

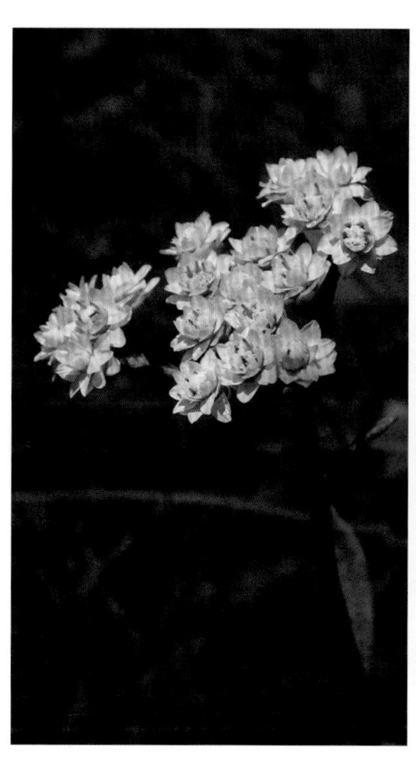

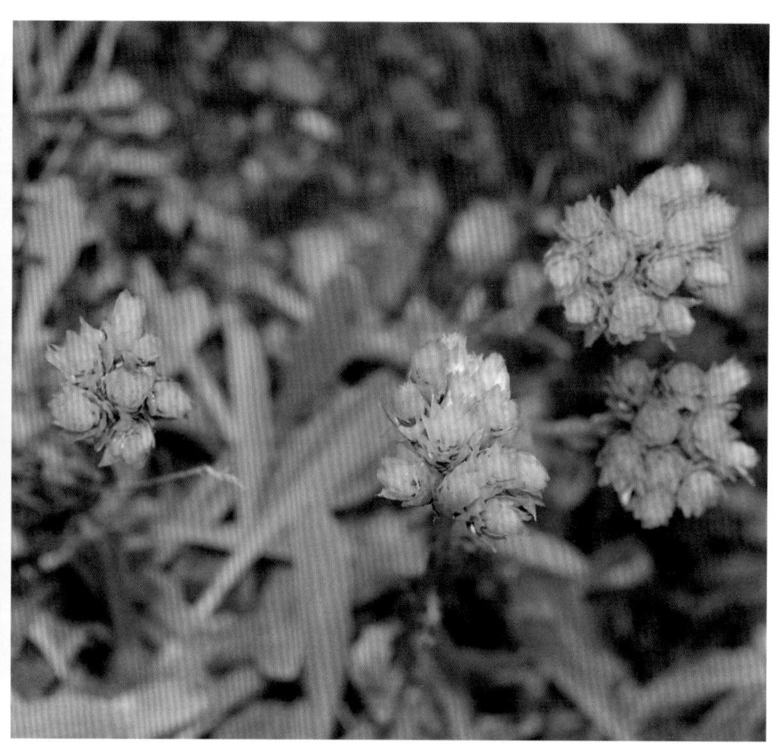

【形态特征】多年生草本。根状茎木质；匍枝有膜质鳞片状叶及顶生的莲座状叶丛；茎从膝曲的基部直立或斜升，被蛛丝状棉毛，下部有较密的叶。莲座状叶倒披针状长圆形；基部叶在花期枯萎；下部及中部叶长圆状披针形或披针形；上部叶较小，狭披针形；全部叶被蛛丝状棉毛或厚棉毛，离基三出脉。头状花序密集成伞房或复伞房状；总苞宽钟状，总苞片 4~5 层；雌株头状花序外围有多层雌花，中央有雄花；雄株头状花序有多层雄花。瘦果长圆形，密被乳头状突起。花期 8~9 月，果期 9~10 月。

【适宜生境】生于海拔 2800~4700m 的高山、亚高山坡地、坪地、草地及林下。

【资源状况】分布于香格里拉。偶见。

【入药部位】全草（淡黄香青）。

【功能主治】解毒，止咳。用于疮癣。

珠光香青

山荻

Anaphalis margaritacea (L.) Benth. et Hook. f.

【标本采集号】5329261048

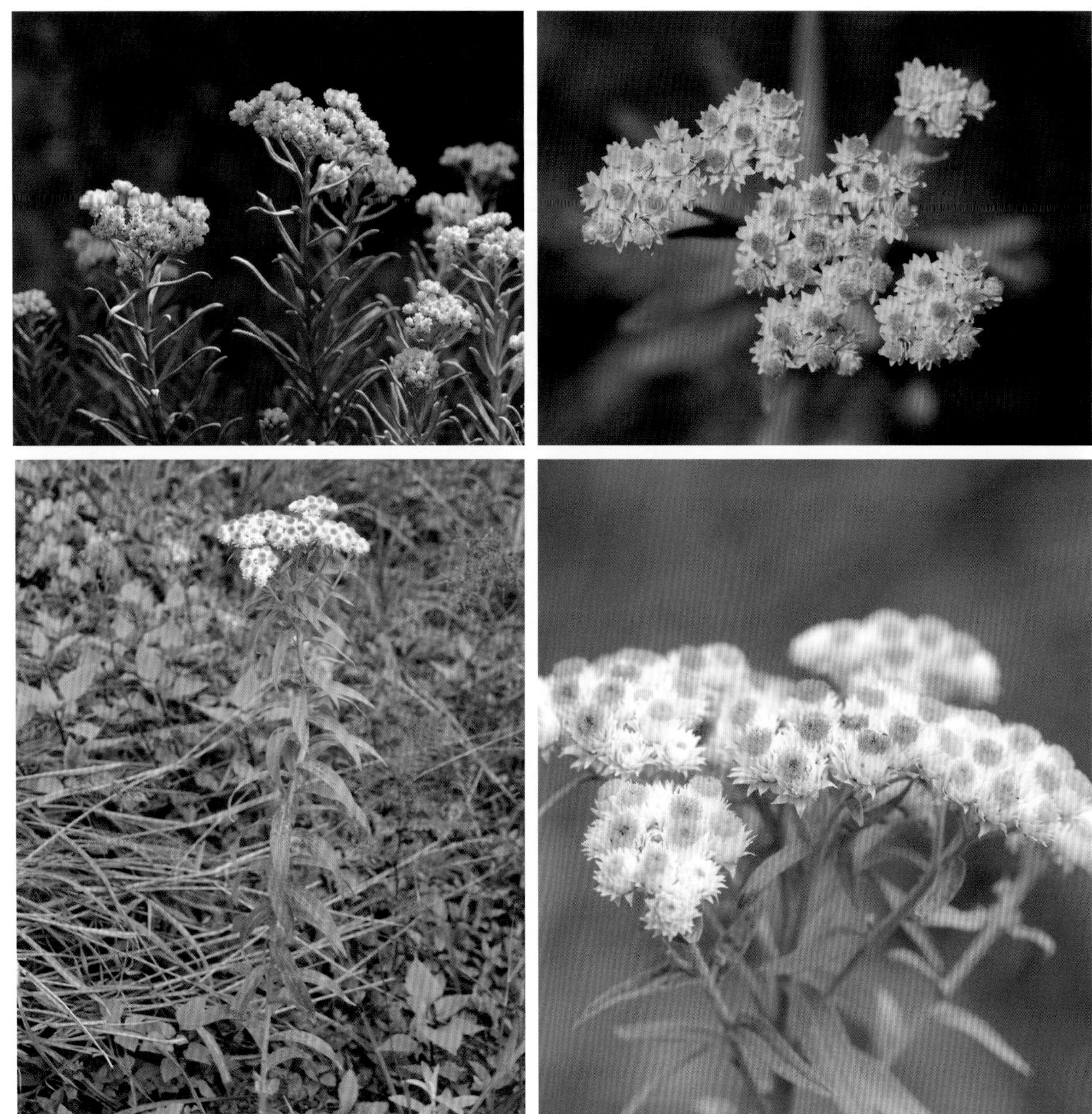

【形态特征】多年生草本。根状茎横走或斜升；茎直立或斜升，单生或少数丛生，常粗壮，被棉毛。下部叶在花期常枯萎；中部叶开展，线形或线状披针形，基部多少抱茎；全部叶上面被蛛丝状毛，下面被厚棉毛。头状花序在茎和枝端排列成复伞房状；总苞宽钟状或半球状，总苞片 5~7 层；雌株头状花序外围有多层雌花，中央有雄花，雄株头状花全部有雄花或外围有极少数雌花。瘦果圆柱形。花、果期 8~11 月。

【适宜生境】生于海拔 300~3400m 的高山干燥石砾坡地。

【资源状况】广泛分布于横断山三江并流区。常见。

【入药部位】全草（大叶白头翁）。

【功能主治】清热解毒，祛风通络，驱虫，燥湿。用于牙痛，吐血，痢疾，乳痈，风湿关节痛，跌打损伤。

尼泊尔香青　打火草、清明草

Anaphalis nepalensis (Spreng.) Hand.-Mazz.

【标本采集号】5334210351

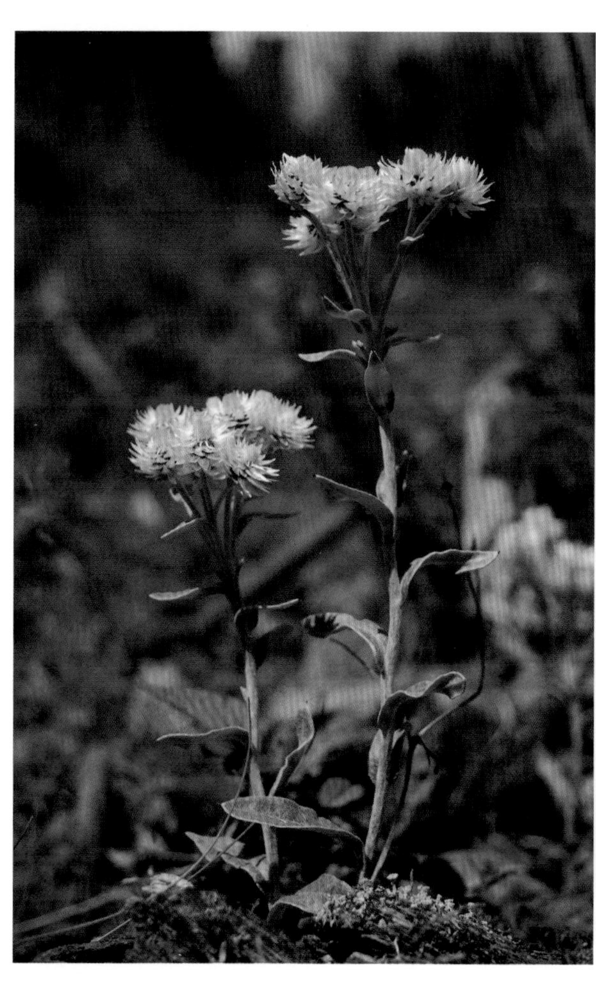

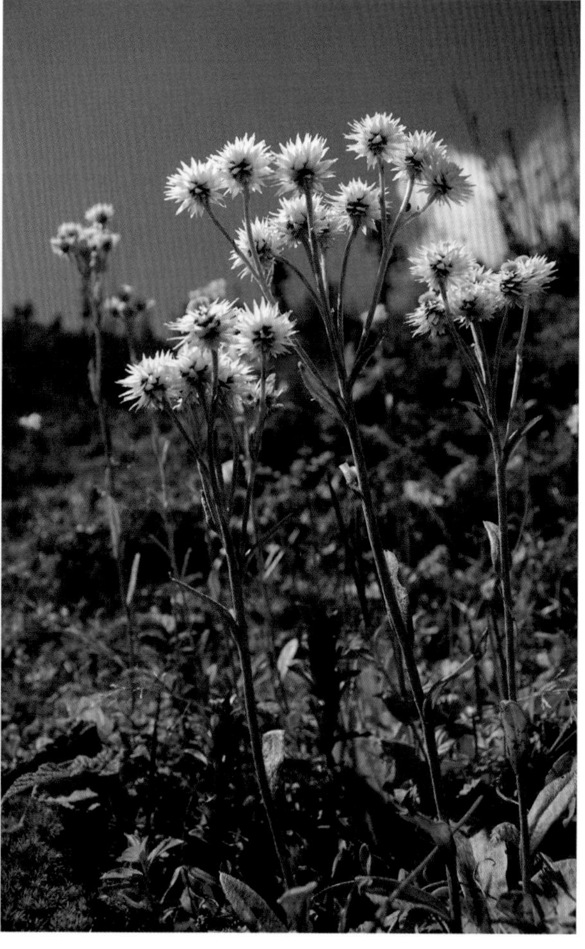

【形态特征】多年生草本。根状茎上有细匍枝，匍枝上有叶，顶生莲座状叶丛；茎直立或斜升，被白色密棉毛。下部叶在花期生存，与莲座状叶同形，匙形、倒披针形或长圆披针形；中部叶长圆形或倒披针形；全部叶被白色棉毛并杂有腺毛，1脉或离基三出脉。头状花序；总苞球状，总苞片8~9层；雌株头状花序外围有多层雌花，中央有雄花；雄株头状花序全部有雄花。瘦果圆柱形。花期6~9月，果期8~10月。

【适宜生境】生于海拔2400~4500m的高山或亚高山草地、林缘、沟边及岩石上。

【资源状况】广泛分布于横断山三江并流区。常见。

【入药部位】全草（打火草）。

【功能主治】清热平肝，止咳定喘。用于感冒咳嗽，支气管炎，风湿腿痛，高血压。

香　青　通肠香、萩、籁箫

Anaphalis sinica Hance

【标本采集号】3229010847

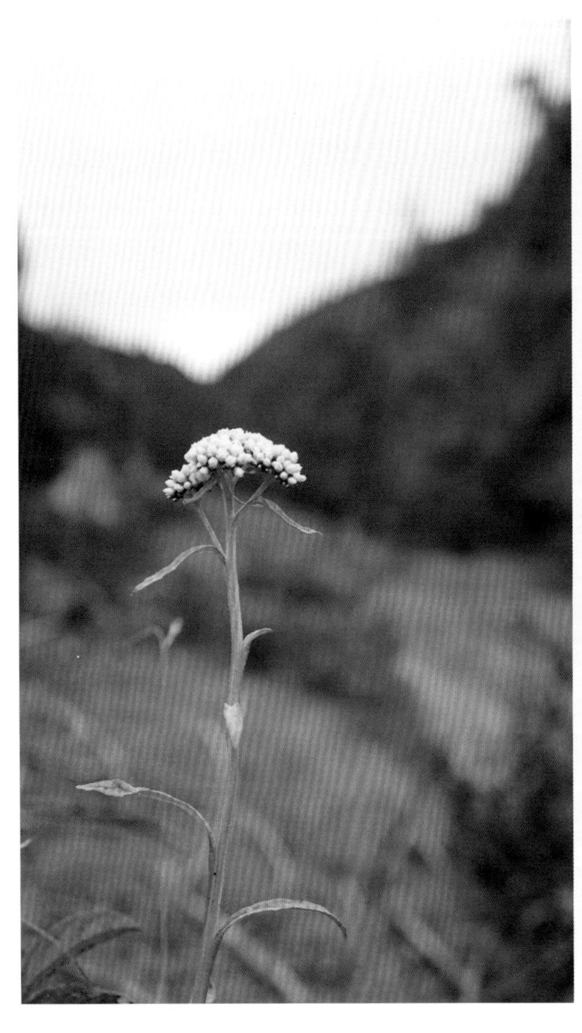

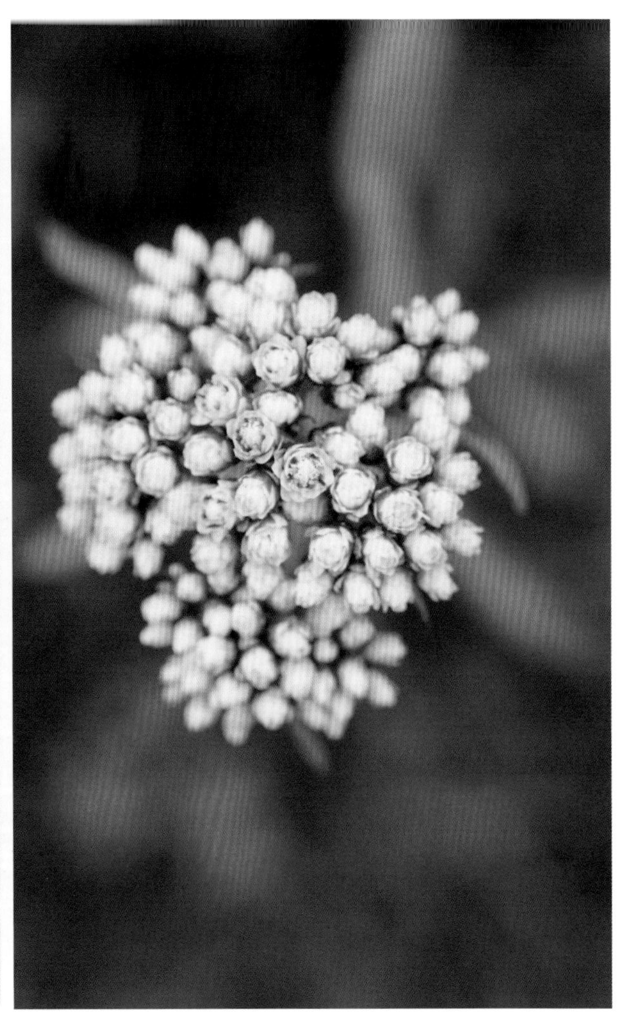

【形态特征】多年生草本。根状茎木质，有细匍枝；茎直立，被白色或灰白色棉毛，全部有密生的叶。下部叶在花期枯萎；中部叶长圆形、倒披针状长圆形或线形，基部下延成翅；上部叶披针状线形或线形；全部叶上面被蛛丝状棉毛，下面或两面被厚棉毛，常兼有腺毛，离基三出脉；莲座状叶被密棉毛。头状花序密集成复伞房状或多次复伞房状；总苞钟状或近倒圆锥状，总苞片 6~7 层；雌株头状花序有多层雌花，中央有少数雄花；雄株头状花序全部有雄花。瘦果被小腺点。花期 6~9 月，果期 8~10 月。

【适宜生境】生于海拔 400~2000m 的低山或亚高山灌丛、草地、山坡和溪岸。
【资源状况】分布于德钦。偶见。
【入药部位】全草（香青）。
【功能主治】解表祛风，消肿止痛，消炎祛痰，镇咳平喘。用于感冒头痛，急、慢性支气管炎，咳嗽痰喘，泄泻，吐泻。

黄绿香青　*Anaphalis virens* Chang

【标本采集号】5334210839

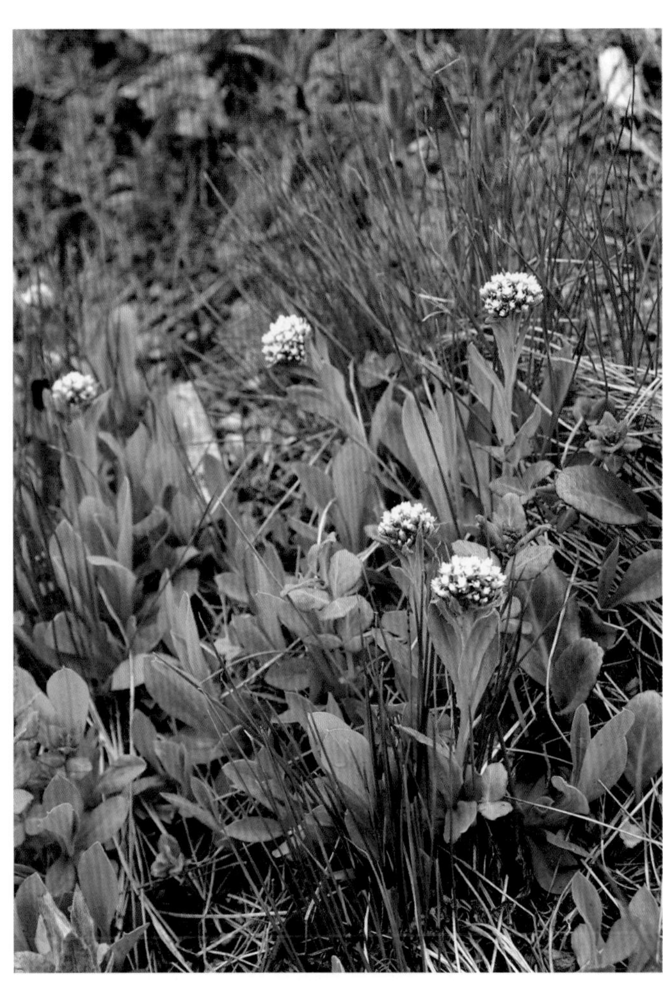

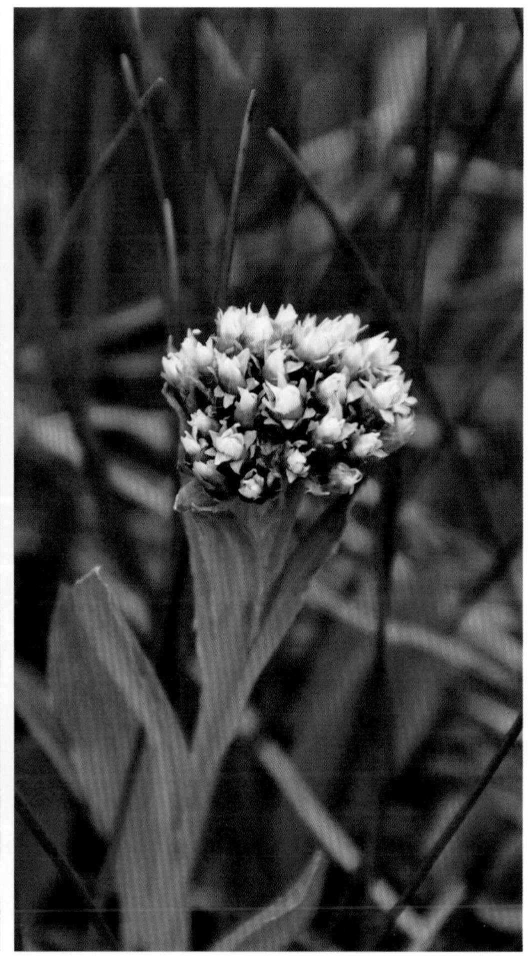

【形态特征】多年生草本。根状茎粗壮，木质，上端有密集的枯叶，有莲座状叶丛和密集丛生的花茎和不育茎；茎下部木质，被具柄腺毛，全部有密集的叶。莲座状叶倒卵圆形或长圆形，两面被密棉毛；茎下部叶在花期枯萎；中部叶长圆状或线状披针形；上部叶渐小，披针状线形；全部叶两面被具柄腺毛，离基三出脉。头状花序在茎或枝端密集成复伞房状；总苞宽钟形，总苞片 4~5 层；雌株头状花序外围有多层雌花，中央有少数雄花；

雄株头状花序全部有雄花。瘦果长圆形，有疏乳头状突起。花、果期 7~9 月。

【适宜生境】生于海拔 1800~3600m 的亚高山和低山草地或岩石间。

【资源状况】分布于香格里拉。偶见。

【入药部位】全草（黄绿香青）。

【功能主治】解毒，止咳。用于疮癣。

云南香青 *Anaphalis yunnanensis* (Franch.) Diels

【标本采集号】5334210412

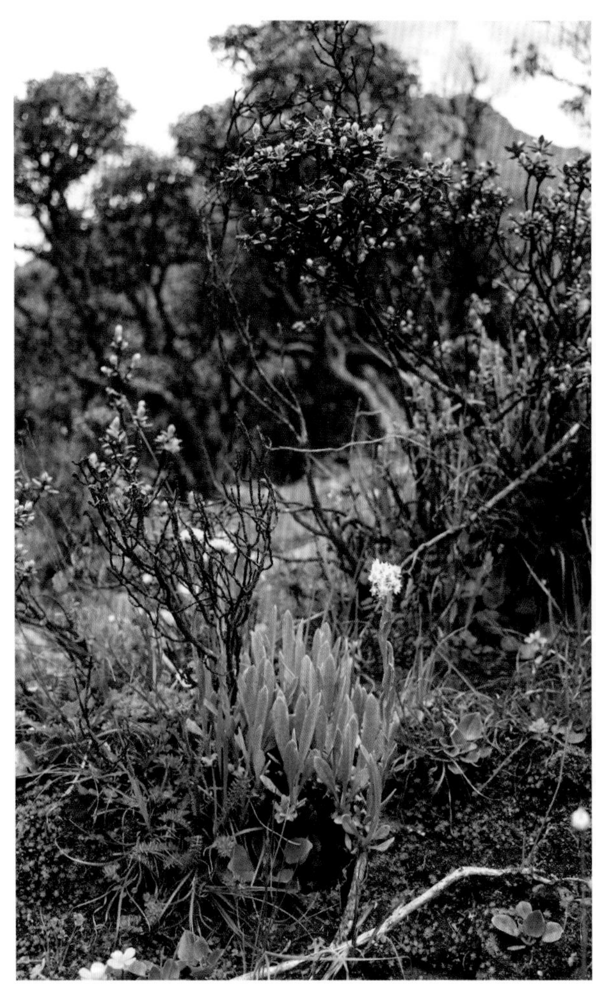

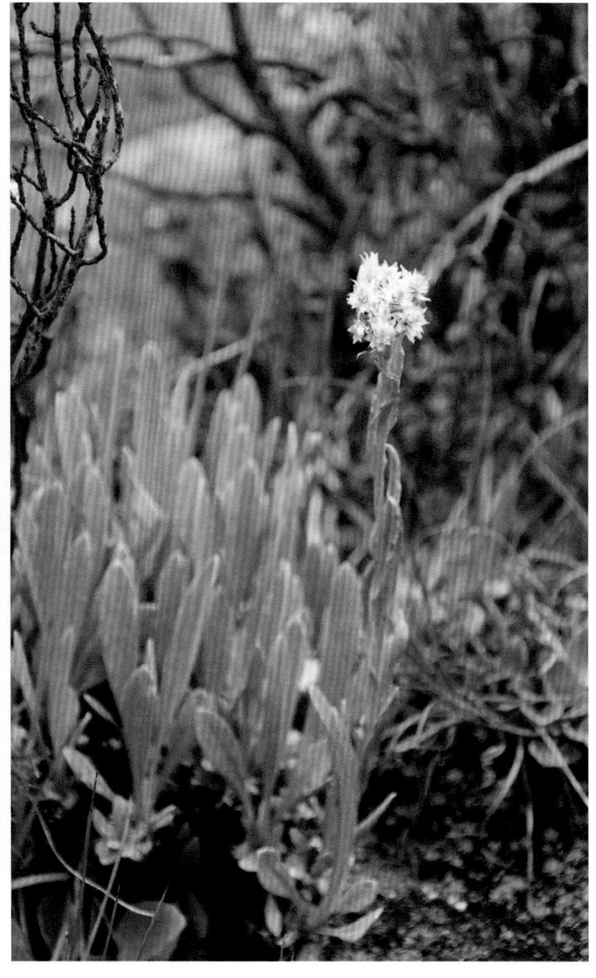

【形态特征】多枝亚灌木。根状茎粗壮，扭曲，有宿存叶和花茎；花茎直立，被蛛丝状棉毛。基部叶和根出条顶生叶匙形至匙状长圆形；下部和中部叶长圆状匙形；全部叶两面被密棉毛，1 脉或离基三出脉。头状花序密集成复伞房状；总苞宽钟状，总苞片约 5 层；雌株头状花序外围有多层雌花，中央有少数雄花。瘦果长圆形，被密乳头状突起。花期 7~9 月，果期 8~9 月。

【适宜生境】生于海拔 2800~4000m 的亚高山及高山草地、林缘、湖岸及岩石上，常成片生长。

【资源状况】分布于香格里拉、维西、贡山、玉龙等地。常见。

【入药部位】全草（云南香青）。

【功能主治】清热泻火，燥湿。

牛 蒡 恶实、大力子

Arctium lappa L.

【标本采集号】5334210331

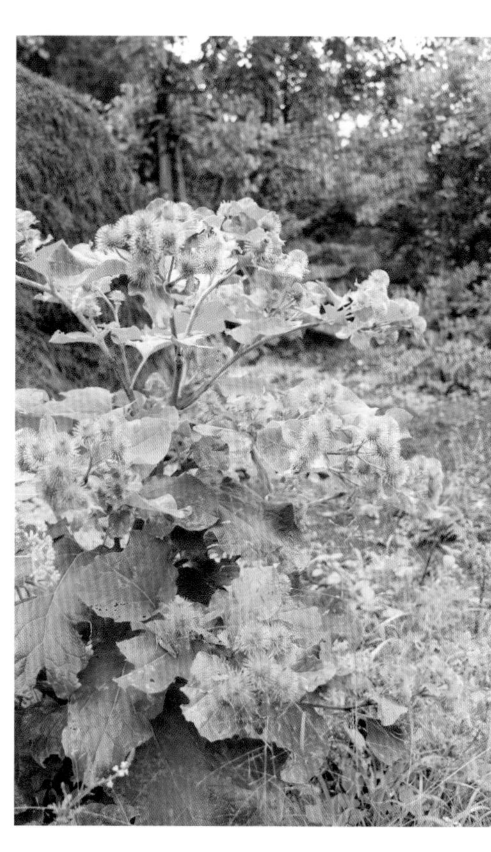

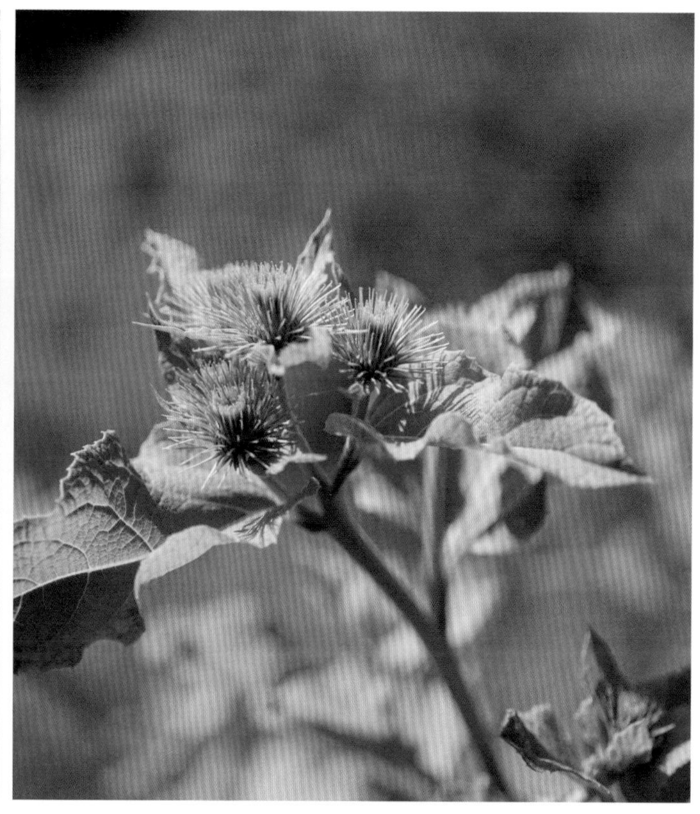

【形态特征】二年生草本。具粗大的肉质直根。茎直立，通常带紫红色或淡紫红色，全部茎枝被短毛、长蛛丝毛并混杂以小腺点。基生叶宽卵形；茎生叶和基生叶同形及具等样毛被；接花序下部的叶小。头状花序在茎枝顶端排成疏松的伞房花序或圆锥状伞房花序；总苞卵形或卵球形，总苞片多层；小花紫红色。瘦果倒长卵形或偏斜倒长卵形，浅褐色；冠毛浅褐色，刚毛糙毛状。花、果期 6~9 月。

【适宜生境】生于海拔 750~3500m 的山坡、山谷、林缘、林中、灌木丛中、河边潮湿地、村庄路旁或荒地。

【资源状况】广泛分布于横断山三江并流区。常见。

【入药部位】根（牛蒡根）、果（牛蒡子）、叶（牛蒡叶）。

【功能主治】根：祛风热，消肿毒。用于风毒面肿，头晕，咽喉热肿，牙痛，咳嗽，消渴，痈疽疮疥。果实：疏散风热，宣肺透疹，解毒利咽。用于风热感冒，咳嗽痰多，麻疹，风疹，咽喉肿痛，痄腮丹毒，痈肿疮毒。叶：通经络，破痞结。用于妇科炎症，神经痛，硬包块，结石病。

黄花蒿

草蒿、廪蒿、茵陈蒿

Artemisia annua Linn.

【标本采集号】5307210557

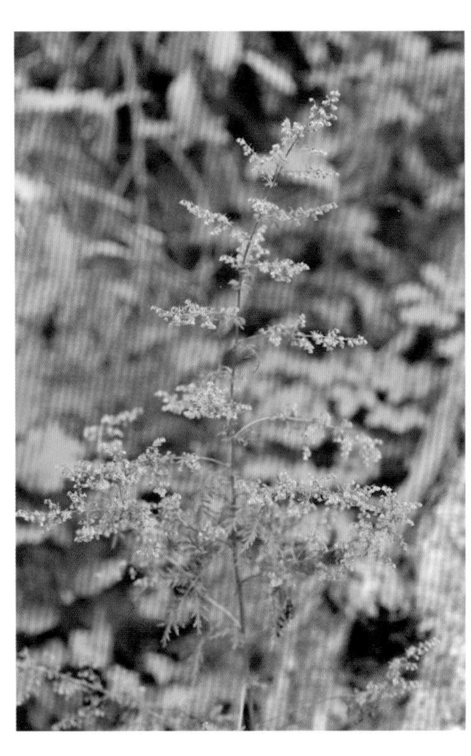

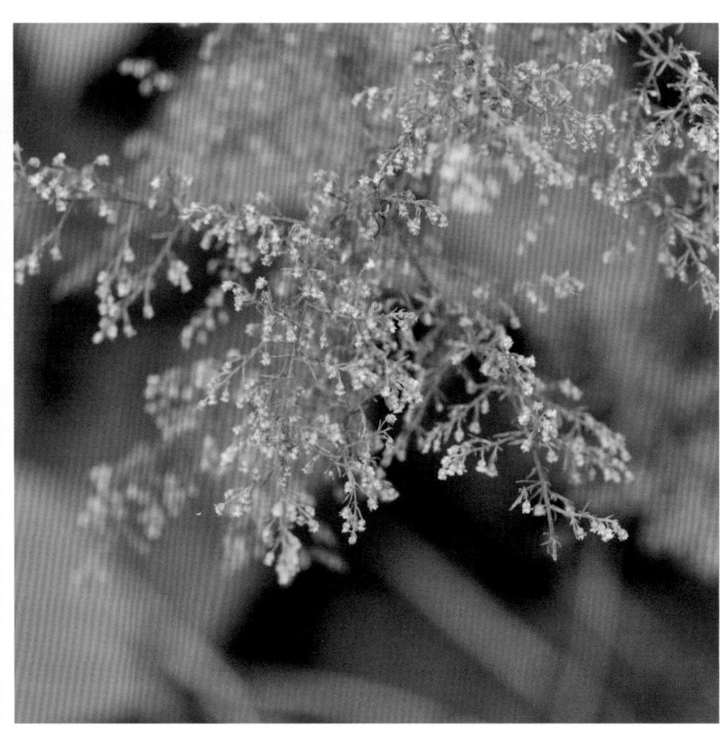

【形态特征】一年生草本，植株有浓烈香气。茎单生，多分枝。叶纸质；茎下部叶宽卵形或三角形状卵形，两面具白色腺点和凹点；全部叶与苞片叶栉齿状羽状深裂。头状花序球形，在茎上组成开展、尖塔形的圆锥花序；总苞片3~4层；花深黄色，有雌花和两性花之分。瘦果小，椭圆状卵形。花、果期8~11月。

【适宜生境】生于海拔3650m以下的山坡、路边庭院。

【资源状况】分布于德钦、玉龙等地。偶见。

【入药部位】地上部分（青蒿）、根（青蒿根）、果实（青蒿子）。

【功能主治】地上部分：除骨蒸，解暑热，截疟，退黄。用于温邪伤阴，夜热早凉，阴虚发热，骨蒸劳热，暑邪发热，疟疾寒热，湿热黄疸。根：用于劳热骨蒸，关节酸痛，大便下血。果实：清热明目，杀虫。用于劳热骨蒸，痢疾，恶疮，疥癣。

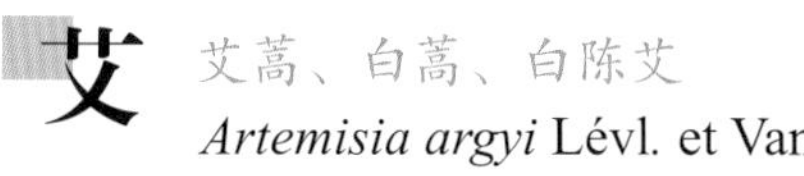

艾　艾蒿、白蒿、白陈艾

Artemisia argyi Lévl. et Van.

【标本采集号】5329320673

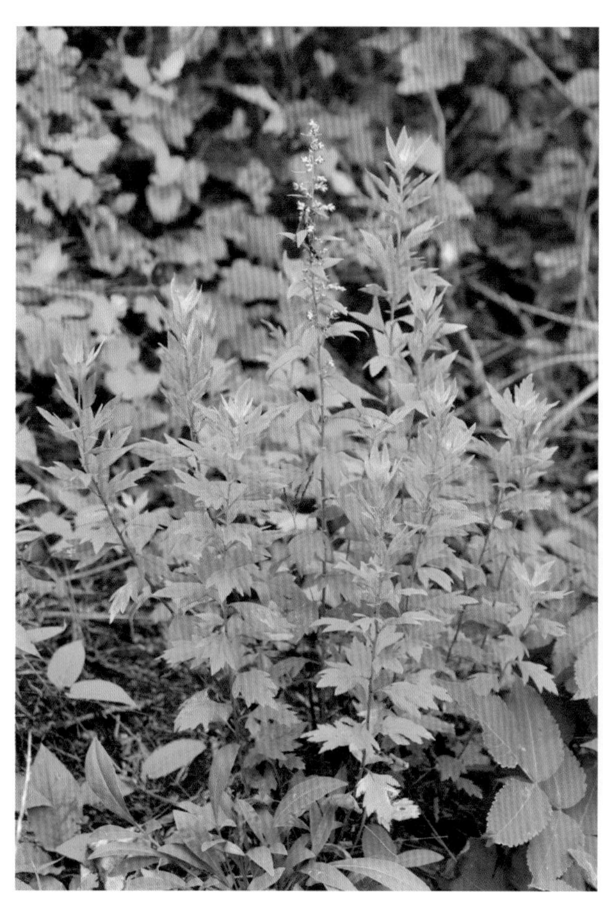

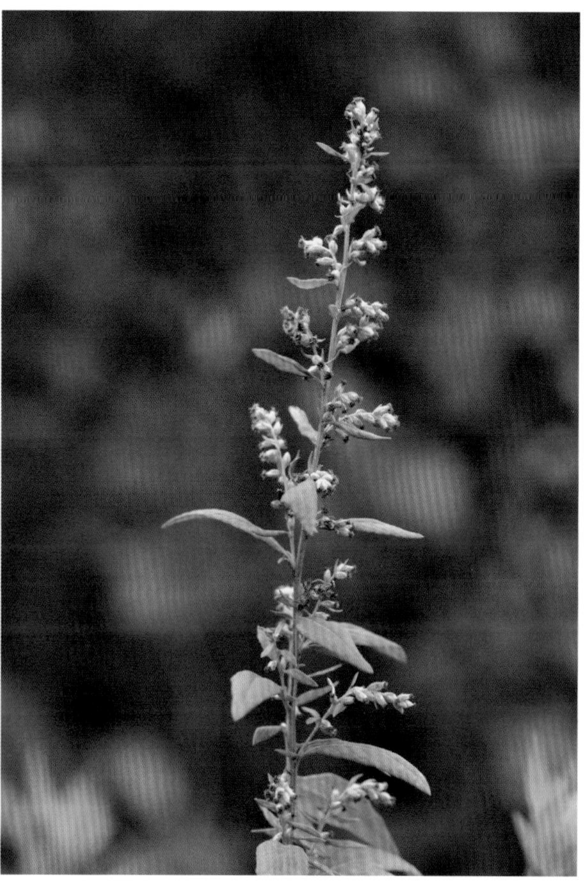

【形态特征】多年生草本或半灌木状，植株有浓香。主根明显，常有根状茎和营养枝。茎单生或少数，有明显纵棱；茎、枝均被灰色蛛丝状柔毛。叶厚纸质，上面被灰白色柔毛，兼有白色腺点与小凹点，背面密被蛛丝状密绒毛；基生叶花期萎谢；茎下部叶近圆形或宽卵形，羽状深裂；中部叶卵形、三角状卵形或近菱形，羽状深裂至半裂；上部叶变化较大。头状花序在茎上常组成尖塔形窄圆锥花序；总苞片3~4层；花冠紫色，有雌花和两性花之分。瘦果长卵圆形或长圆形。花、果期7~10月。

【适宜生境】生于低海拔至中海拔地区的荒地、路旁河边及山坡等地，也见于森林草原及草原地区，局部地区为植物群落的优势种。

【资源状况】广泛分布于横断山三江并流区。常见。

【入药部位】叶（艾叶）、果实（艾实）。

【功能主治】叶：散寒止痛，除湿，温经，止血，安胎。用于崩漏，先兆流产，痛经，月经不调，湿疹，皮肤瘙痒；外用于关节酸痛，腹中冷痛，湿疹，疥癣。果实：明目，壮阳，利腰膝，暖宫胞。

臭 蒿 海定蒿、牛尾、乌母黑－沙里尔日

Artemisia hedinii Ostenf. et Pauls.

【标本采集号】530828031701368LY

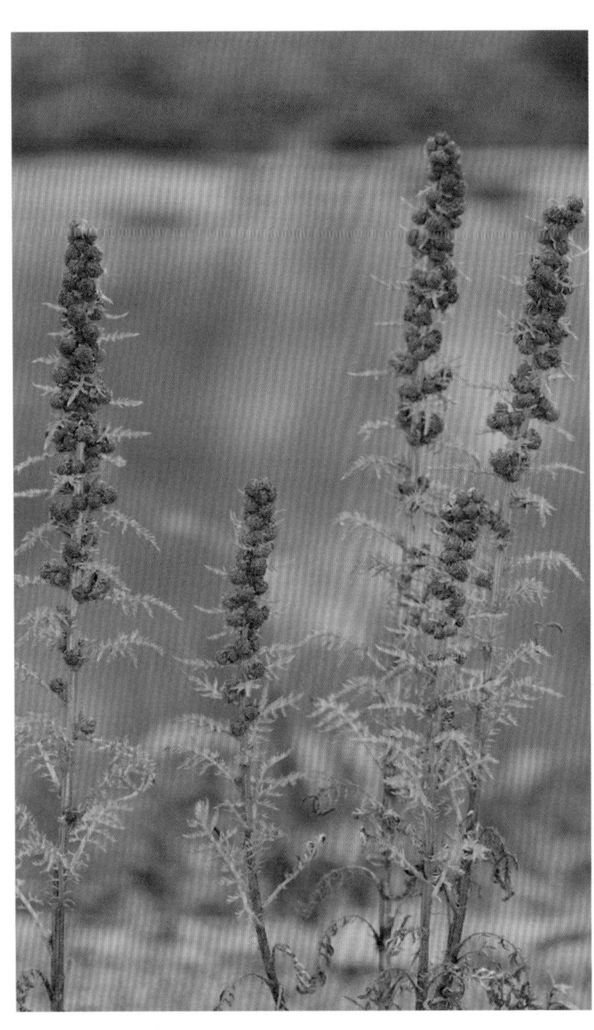

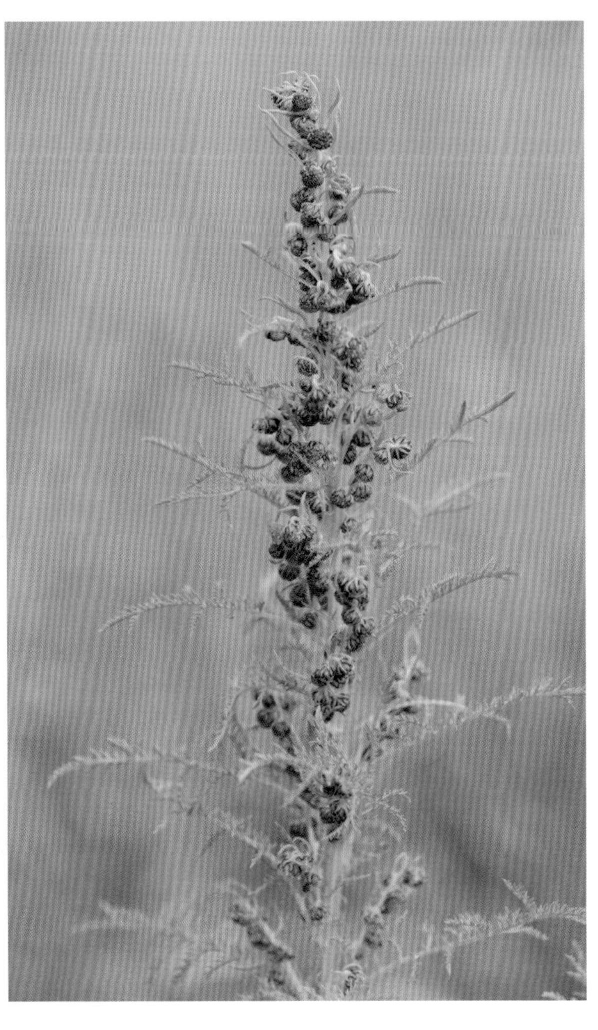

【形态特征】一年生草本，植株有浓烈臭味。根单一，垂直。茎单生，基部紫红色，具纵棱。基生叶莲座状，长椭圆形，栉齿状羽状分裂；茎下部与中部叶长椭圆形，栉齿状羽状分裂；上部叶与苞片叶渐小。头状花序半球形或近球形，在茎上组成密集、狭窄的圆锥花序；总苞片3层；有雌花和两性花之分。瘦果长圆状倒卵形。花、果期7~10月。

【适宜生境】生于海拔2000~4800m的湖边草地、河滩、砾质坡地、田边、路旁、林缘等。

【资源状况】分布于香格里拉、德钦、玉龙等地。常见。

【入药部位】全草（臭蒿）。

【功能主治】清热凉血，消炎，退黄，杀虫。用于肺热咳嗽，黄疸性肝炎。

牡　蒿

蔚、牡菣、齐头蒿

Artemisia japonica Thunb.

【标本采集号】5329320674

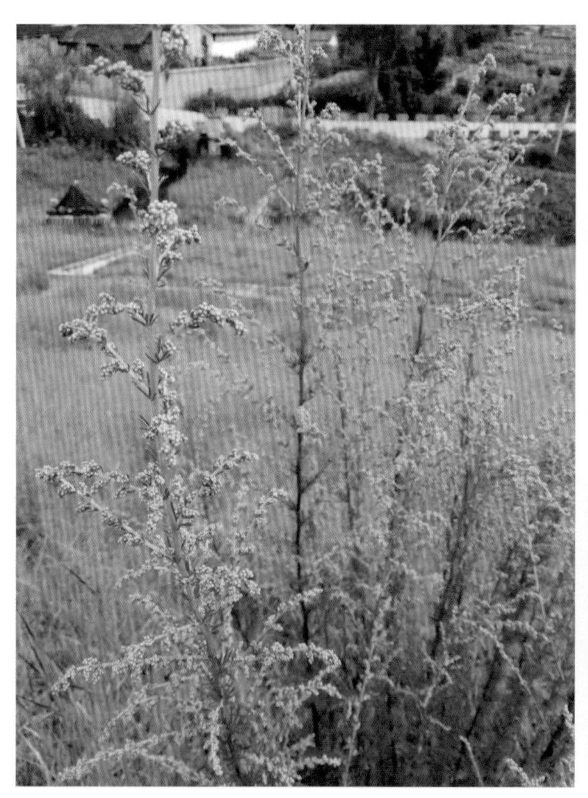

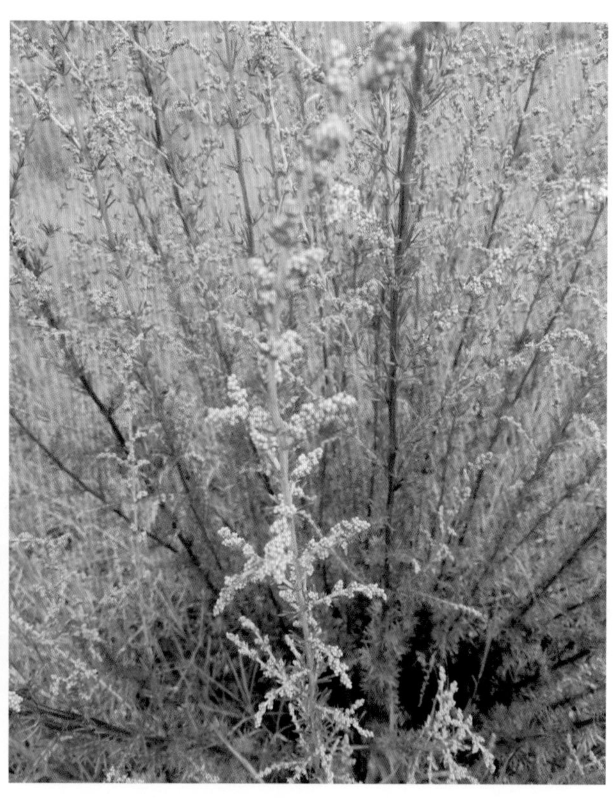

【形态特征】多年生草本，植株有香气。主根稍明显，常有块根。茎单生或少数，有纵棱，紫褐色或褐色。叶纸质，基生叶与茎下部叶倒卵形或宽匙形，花期凋谢；中部叶匙形；上部叶小。头状花序在茎上组成狭窄或中等开展的圆锥花序；总苞片 3~4 层；有雌花和两性花之分，后者不孕育。瘦果小，倒卵形。花、果期 7~10 月。

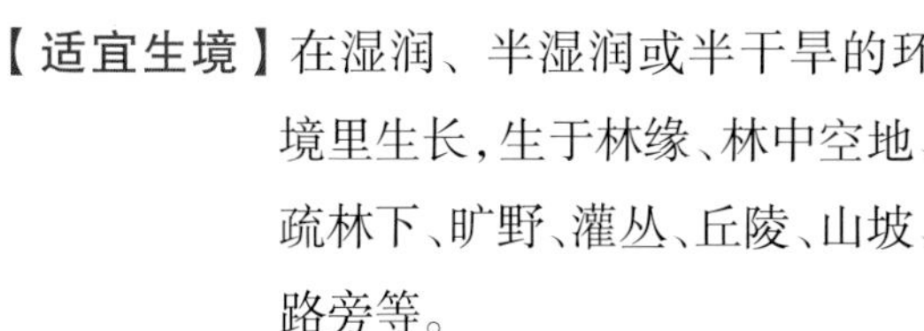

【适宜生境】在湿润、半湿润或半干旱的环境里生长，生于林缘、林中空地、疏林下、旷野、灌丛、丘陵、山坡、路旁等。

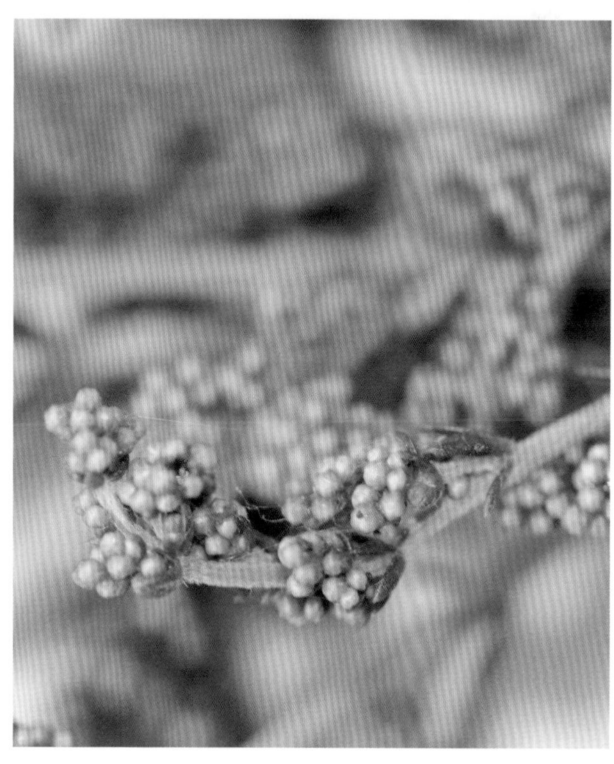

【资源状况】分布于德钦、贡山、福贡等地。偶见。

【入药部位】全草（牡蒿）。

【功能主治】清热凉血，解暑。用于感冒发热，中暑，疟疾，肺痨潮热，高血压，创伤出血，疔疖肿毒。

野艾蒿 荫地蒿、野艾、小叶艾

Artemisia lavandulaefolia DC.

【标本采集号】5334210928

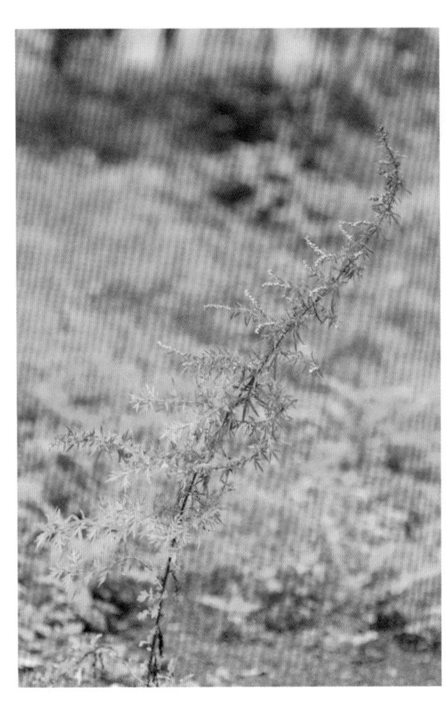

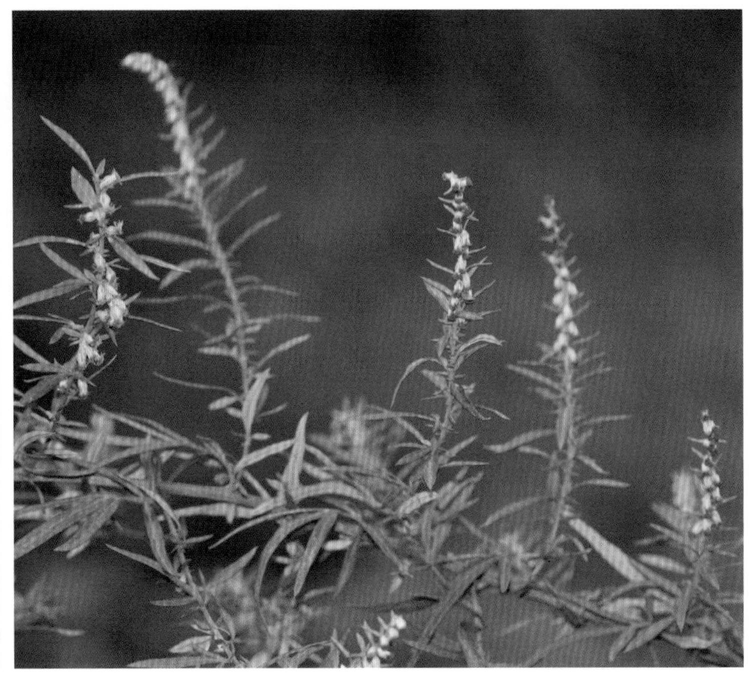

【形态特征】多年生草本，有时半灌木状，植株有香气。主根稍明显，侧根多。根状茎稍粗，常匍地；茎呈小丛，具纵棱；茎枝被蛛丝状短柔毛。叶纸质，上面具白色腺点及小凹点，下面密被绵毛。基生叶与茎下部叶宽卵形或近圆形，羽状全裂；中部叶卵形、长圆形或近圆形，羽状全裂；上部叶羽状全裂。头状花序在茎上组成狭长或中等开展的圆锥花序；总苞片3~4层；小花紫红色，有雌花和两性花之分。瘦果长卵形或倒卵形。花、果期8~10月。

【适宜生境】生于低海拔或中海拔地区的路旁、林缘、山坡、草地、山谷、灌丛及河湖滨草地等。

【资源状况】广泛分布于横断山三江并流区。常见。

【入药部位】全草（野艾蒿）。

【功能主治】温经散寒，止血，安胎，破瘀散血。用于崩漏，先兆流产，痛经，月经不调，湿疹，皮肤瘙痒，血瘤，血瘕。

白叶蒿 白毛蒿、白蒿、朝鲜艾

Artemisia leucophylla (Turcz. ex Bess.) C. B. Clarke

【标本采集号】5334210925

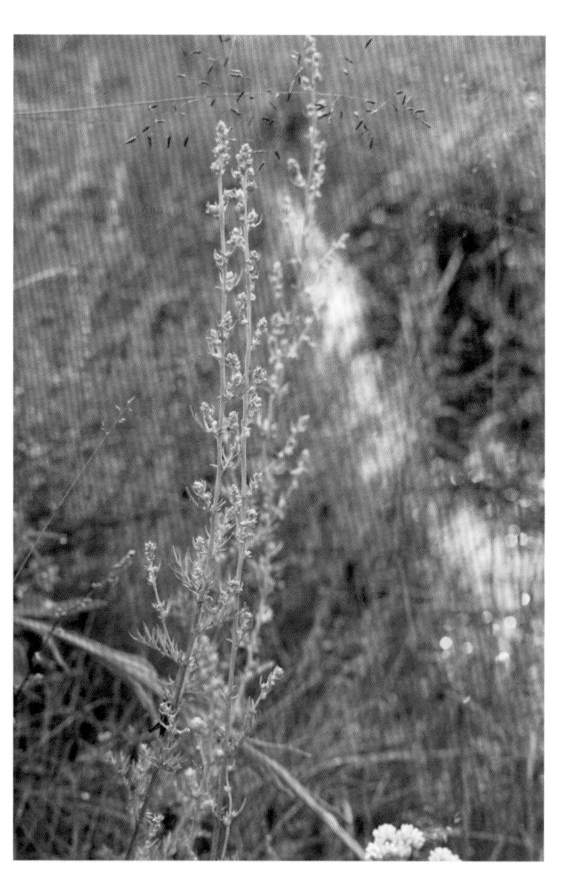

【形态特征】多年生草本，植物体多处被蛛丝状毛。主根稍明显。根状茎稍粗，常有营养枝；茎常成丛，有纵棱。叶薄纸质或纸质，上面稀疏有腺点；茎下部叶椭圆形或长卵形，羽状深裂或全裂；中部与上部叶羽状全裂；苞片叶全裂或不裂。头状花序宽卵形或长圆形，在茎上半部组成狭窄且略密集的圆锥花序；总苞片 3~4 层；小花红褐色，有雌花和两性花之分。瘦果倒卵形。花、果期 7~10 月。

【适宜生境】生于海拔 3000~4000m 的山坡、路边、林缘、草地、河湖岸边、砾质坡地。

【资源状况】分布于泸水、福贡、贡山等地。偶见。

【入药部位】叶（白叶蒿）。

【功能主治】散寒，祛湿，温经，止血。用于皮疹，疥疮。可做“艾”的代用品。

白莲蒿 白蒿、万年蒿、香蒿

Artemisia sacrorum Ledeb.

【标本采集号】533324180917896LY

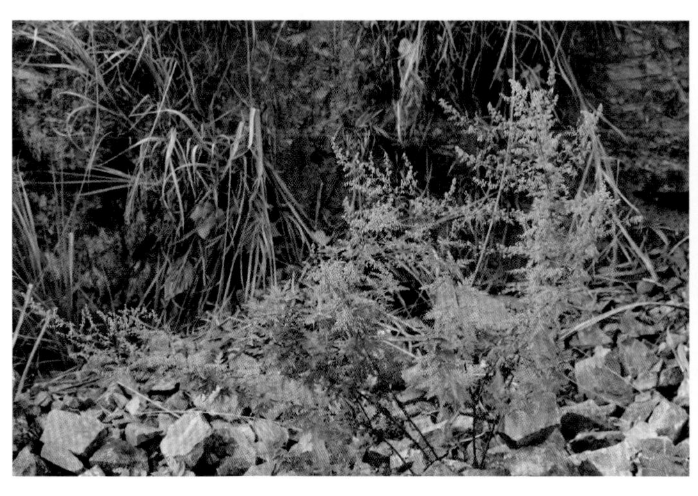

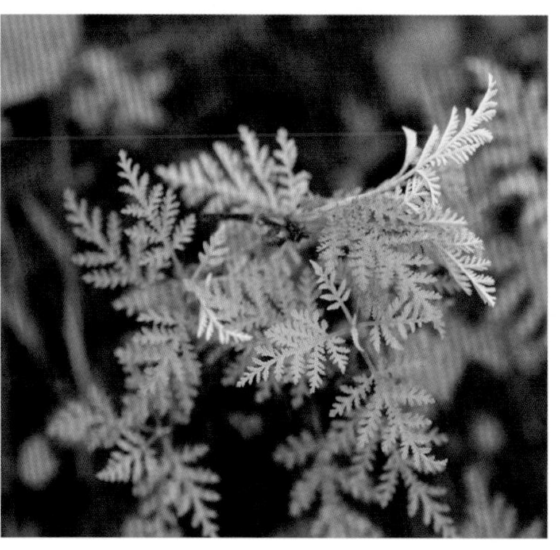

【形态特征】半灌木状草本。根稍粗大，木质。根状茎粗壮，常有营养枝；茎多数，呈小丛，褐色或灰褐色，具纵棱，皮常剥裂或脱落。茎下部与中部叶长卵形、三角状卵形或长椭圆状卵形，栉齿状羽状分裂；上部叶略小。头状花序近球形，下垂，在茎上组成密集或略开展的圆锥花序；总苞片 3~4 层；有雌花和两性花之分。瘦果狭椭圆状卵形或狭圆锥形。花、果期 8~10 月。

【适宜生境】生于中、低海拔地区的山坡、路旁、灌丛地及森林草原地区，在山地阳坡局部地区常成为植物群落的优势种或主要伴生种。

【资源状况】分布于贡山。常见。

【入药部位】全草（万年蒿）。

【功能主治】清热解毒，凉血止血。用于肝炎，肠痈，小儿惊风，阴虚潮热，创伤出血。

猪毛蒿

石茵陈、山茵陈、西茵陈

Artemisia scoparia Waldst. et Kit.

【标本采集号】532924181029516LY

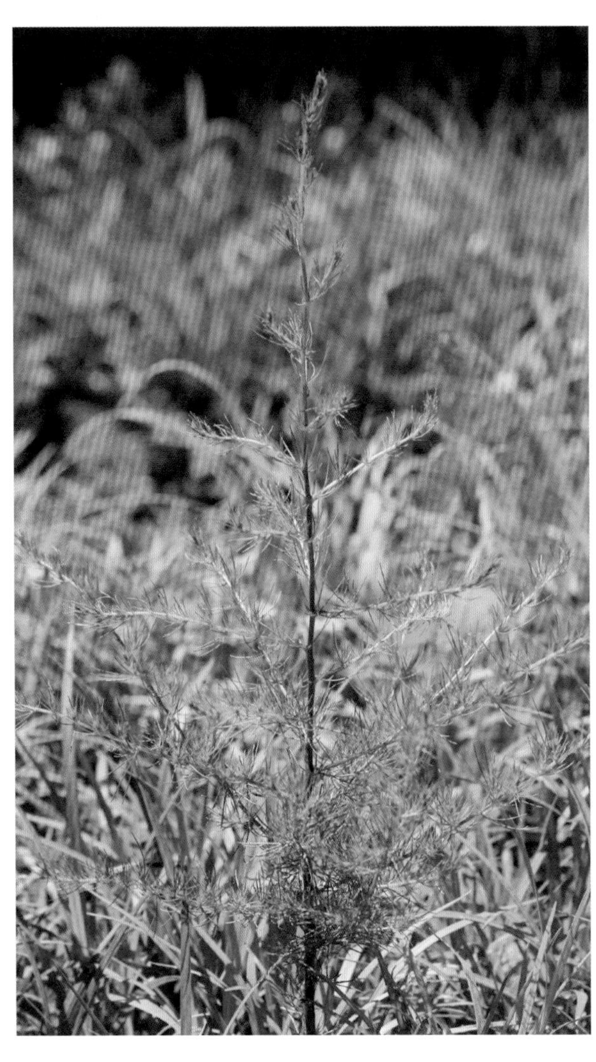

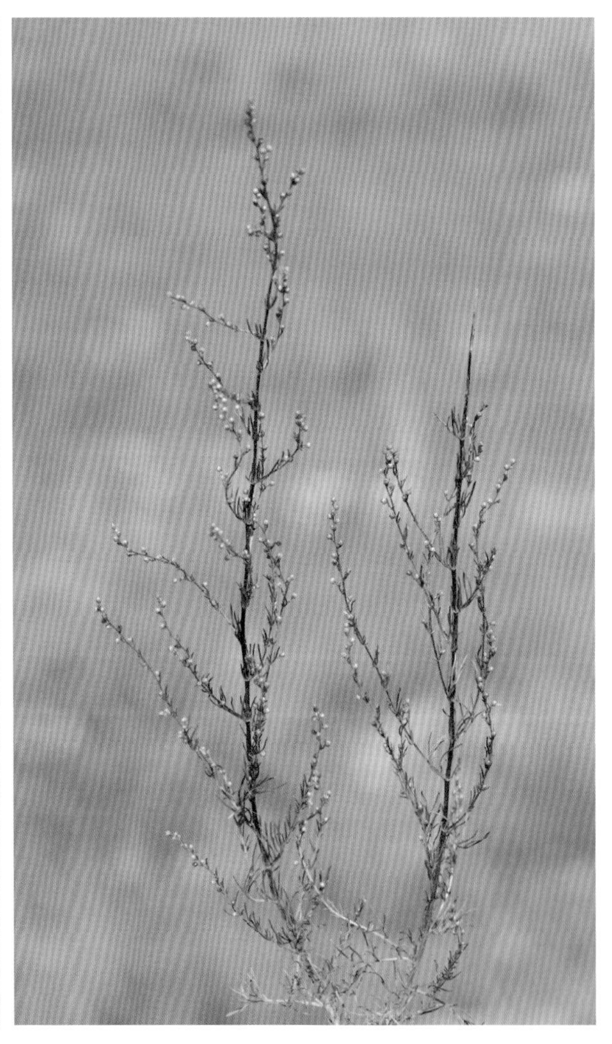

【形态特征】多年生草本或近一、二年生草本，植株有浓烈的香气，多处密被绢质柔毛。主根单一，半木质或木质化。根状茎粗短，半木质或木质，常有营养枝，枝上密生叶；茎常单生，红褐色或褐色，有纵纹。叶近圆形、长卵形，羽状全裂，花期凋谢；中部叶长圆形或长卵形，羽状全裂。头状花序近球形，在茎上组成大型开展的圆锥花序；总苞片 3~4 层；小花有雌花和两性花之分，后者不孕育。瘦果倒卵形或长圆形，褐色。花、果期 7~10 月。

【适宜生境】生于海拔 2800~3800m 的山坡、林缘、路旁、草原等地。

【资源状况】分布于玉龙。常见。

【入药部位】地上部分（茵陈）。

【功能主治】清利湿热，利胆退黄。用于黄疸尿少，湿温暑湿，湿疮瘙痒。

大籽蒿 山艾、白蒿、大白蒿

Artemisia sieversiana Ehrhart ex Willd.

【标本采集号】ZM581

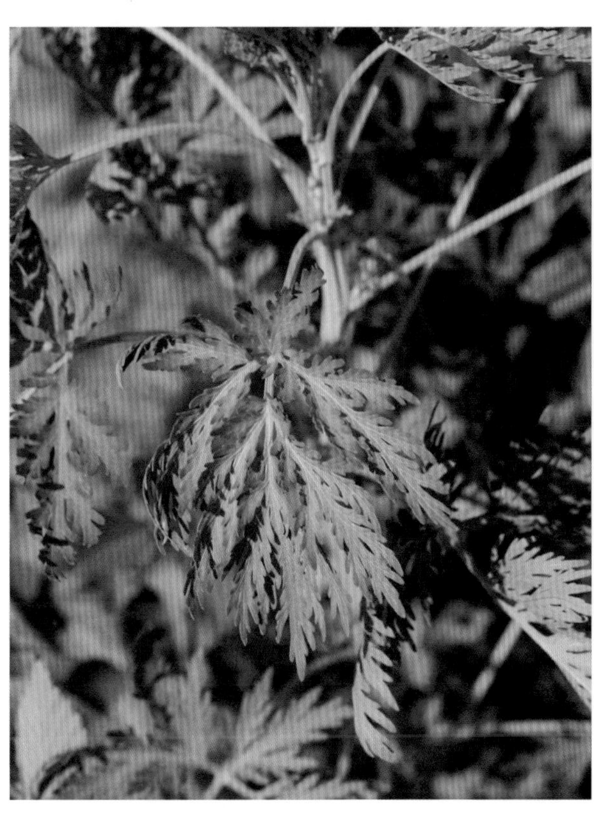

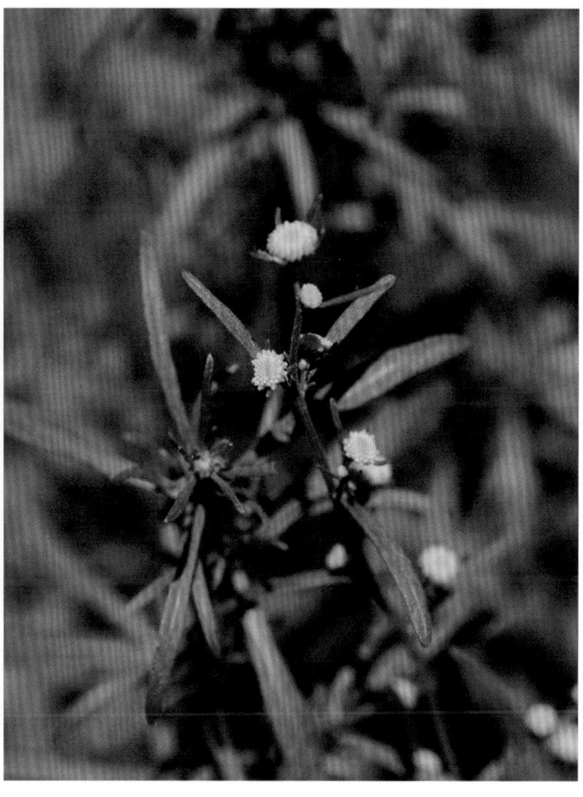

【形态特征】一年生或二年生草本。主根单一，垂直，狭纺锤形。茎单生，直立，纵棱明显；茎枝被灰白色微柔毛。下部与中部叶宽卵形或宽卵圆形，羽状全裂；上部叶及苞片叶椭圆状披针形或披针形，羽状全裂或不裂。头状花序半球形或近球形，在茎上组成开展或略狭窄的圆锥花序；总苞片 3~4 层；有雌花和两性花之分。瘦果长圆形。花、果期 6~10 月。

【适宜生境】生于海拔 500~4200m 的路旁、荒地、河漫滩、草原、森林草原、干山坡或林缘等。

【资源状况】分布于德钦。偶见。

【入药部位】全草（白蒿）、花（白蒿花）。

【功能主治】全草：清热利湿，凉血止血。用于肺热咳嗽，咽喉肿痛，湿热黄疸，热痢，淋病，风湿痹痛，吐血，咯血，外伤出血，疥癞恶疮。花：清热解毒，收湿敛疮。用于痈肿疔毒，湿疮，湿疹。

南艾蒿

白蒿、大青蒿、苦蒿

Artemisia verlotorum Lamotte

【标本采集号】3229010964

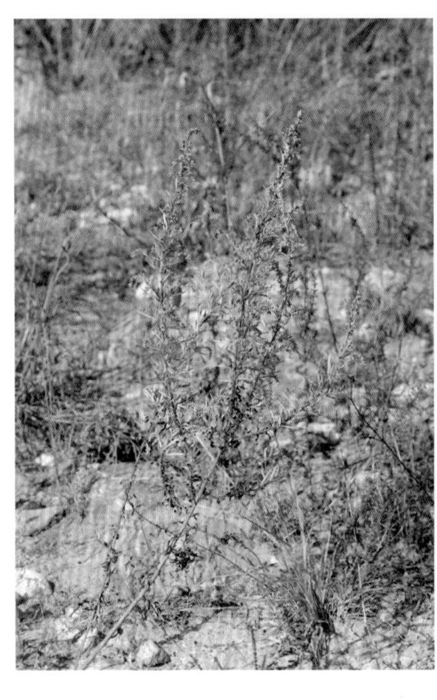

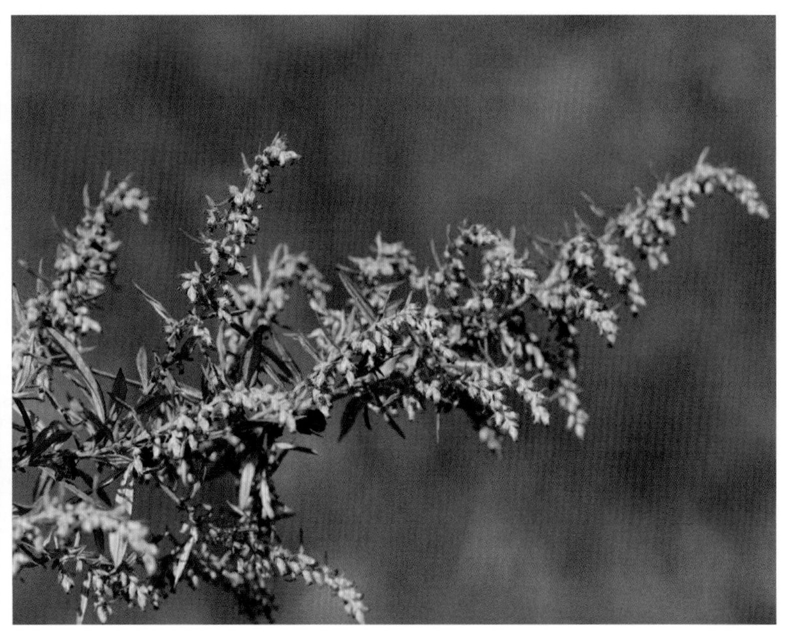

【形态特征】多年生草本，植株有香气。主根稍明显。根状茎常具匍匐枝，并有营养枝；茎具纵棱。叶纸质，被腺点及小凹点，干后常呈黑色，背面密被灰白色绵毛；基生叶与茎下部叶卵形或宽卵形，羽状全裂，花期均萎谢；中部叶卵形或宽卵形，羽状全裂，边反卷；上部叶全裂或深裂；苞片叶不分裂。头状花序椭圆形或长圆形，在茎上组成狭而长或为中等开展的圆锥花序；总苞片 3 层；小花紫色，有雌花和两性花之分。瘦果小，倒卵形或长圆形，稍压扁。花、果期 7~10 月。

【适宜生境】生于低海拔至中海拔地区的山坡、路旁、田边等地。

【资源状况】分布于玉龙。偶见。

【入药部位】根（南艾蒿）。

【功能主治】散寒，止痛，止血。用于淋证。

小舌紫菀 白背紫菀

Aster albescens (DC.) Hand.-Mazz.

【标本采集号】ZM732

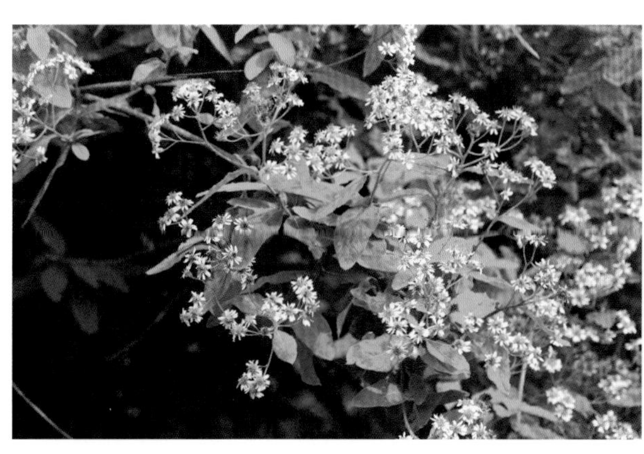
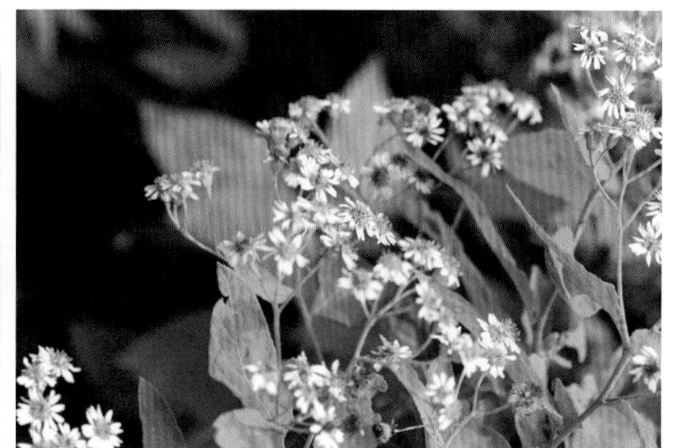

【形态特征】灌木。多分枝；老枝褐色，有圆形皮孔；当年枝被柔毛和具柄腺毛。叶卵圆形、椭圆形或长圆状、披针形；上部叶小，多少披针形；全部叶近纸质，被毛并杂有腺点。头状花序在茎和枝端排列成复伞房状；总苞倒锥状，总苞片3~4层；舌状花舌片白色、浅红色或紫红色；管状花黄色；冠毛污白色，后红褐色，有微糙毛。瘦果长圆形，被白色短绢毛。花期6~9月，果期8~10月。

【适宜生境】生于海拔500~4100m的低山至高山林下及灌丛中。

【资源状况】分布于德钦、贡山等地。罕见。

【入药部位】花（小舌紫菀花）、全草（小舌紫菀）。

【功能主治】花：清热解毒，解痉，除脓血。用于流行热症，邪热，痉挛，中毒症，疮疡。全草：利湿消肿，解毒，杀虫，止咳。

星舌紫菀 块根紫菀

Aster asteroides (DC.) O. Ktze.

【标本采集号】ZM882

【形态特征】多年生草本。根状茎短；茎常单生，纤细，紫色或下部绿色，被开展的毛和紫色腺毛，中部以上或上部常无叶。基部叶密集，在花期生存，倒卵圆形或长圆形；中部叶长圆形或长圆状匙形，顶端钝或渐尖，无柄；上部叶线形；全部叶上面被疏或密的长毛。头状花序在茎端单生。瘦果长圆形，被白色疏毛或绢毛。花、果期6~8月。

【适宜生境】生于海拔3200~3500m的高山灌丛、湿润草地或冰碛物上。

【资源状况】分布于玉龙。偶见。

【入药部位】花（星舌紫菀）。

【功能主治】清热解毒，解痉，除脓血。用于流行热症，邪热，痉挛，中毒症，疮疡。

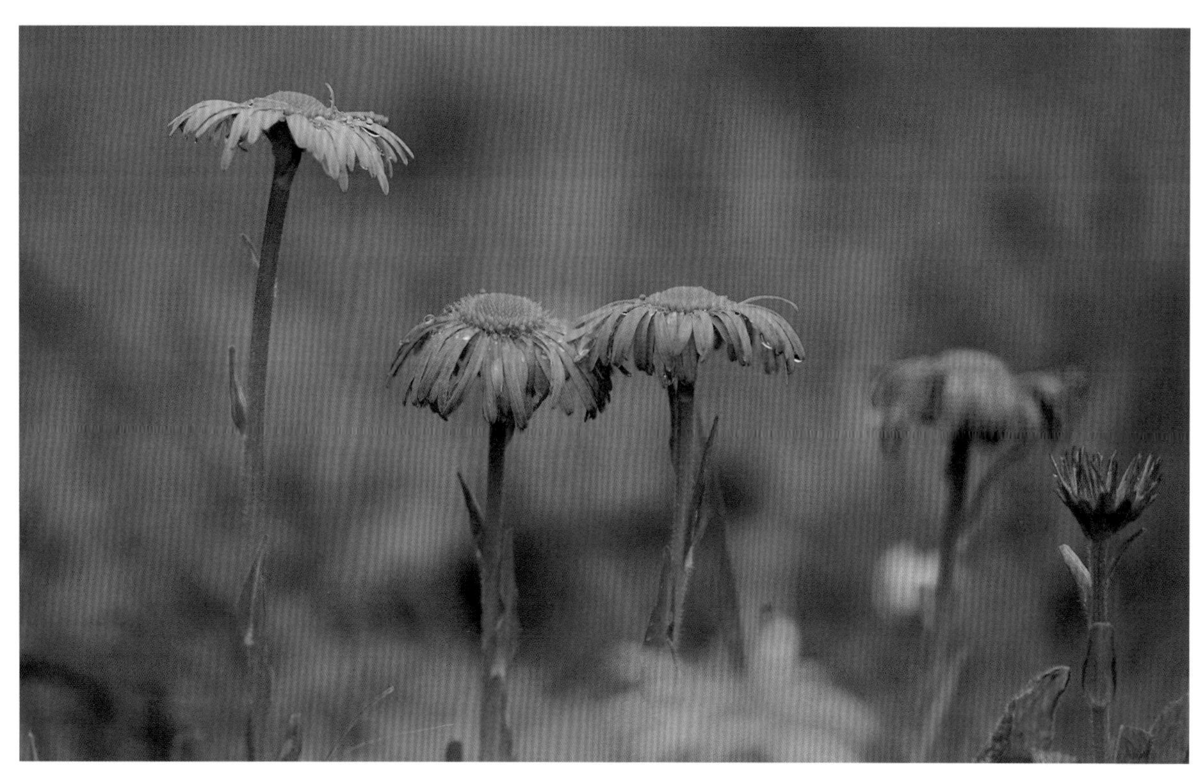

耳叶紫菀

银钱菊

Aster auriculatus Franch.

【标本采集号】5329320937

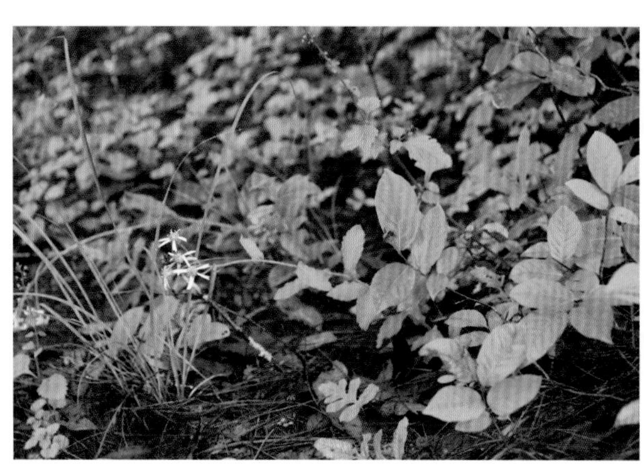

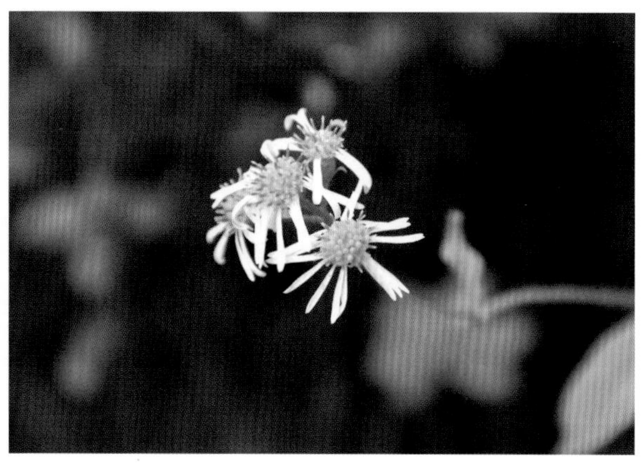

【形态特征】多年生草本。根状茎粗壮；茎直立，被长粗毛，常有腺，下部有较密生的叶。下部叶在花期枯萎，倒卵圆形至长圆形；中部叶长圆形或狭椭圆形，基部耳状抱茎；上部叶小；全部叶被密糙毛，下面有腺和长粗毛。头状花序在茎和枝端排列成圆锥伞房状或伞房状；总苞半球状，总苞片 3 层；舌状花舌片白色；管状花黄色；冠毛白色或稍红色，有糙毛。瘦果狭倒卵圆形，被疏短毛。花、果期 4~8 月。

【适宜生境】生于海拔 1500~3000m 的疏林下、灌丛及草地。

【资源状况】广泛分布于横断山三江并流区。常见。

【入药部位】根（耳叶紫菀）。

【功能主治】祛风散寒，止咳平喘。用于风寒表实证，咳嗽哮喘，毒蛇咬伤。

巴塘紫菀 万年青

Aster batangensis Bur. et Franch.

【标本采集号】5334210489

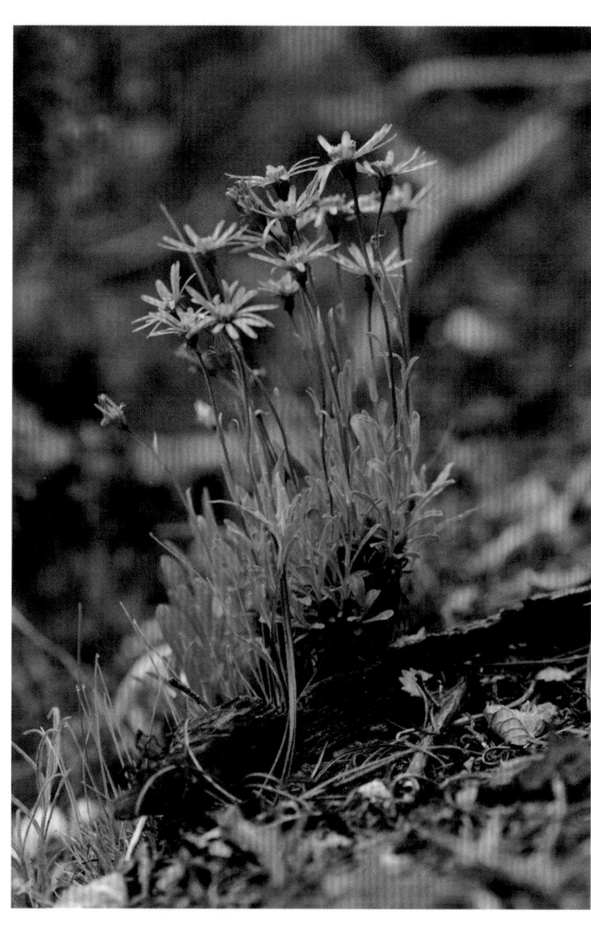

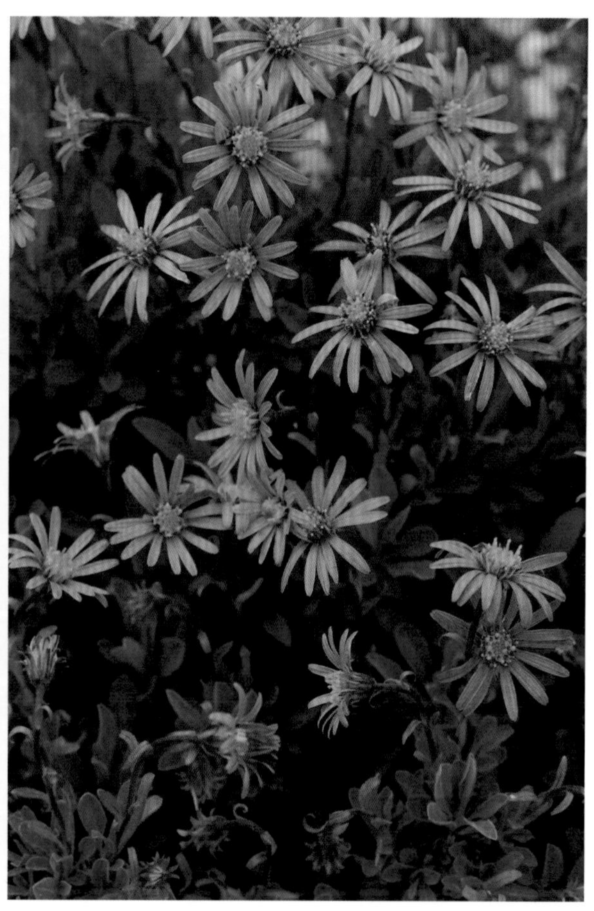

【形态特征】亚灌木。根状茎（或茎）平卧或斜升，多分枝，木质，常扭曲，外皮撕裂或缝裂；枝端有密集丛生的基出条和花茎。基出条有密集的叶和顶生的莲座状叶丛，叶匙形或线状匙形；花茎下部有密生的叶，下部叶线状匙形或线形；上部叶苞叶状；全部叶质较厚。头状花序单生；总苞半球状，总苞片约2层；舌状花舌片紫色；管状花黄色；冠毛白色或稍红色，外层有毛，内层有微糙毛。瘦果长圆形。花期5~9月，果期9~10月。

【适宜生境】生于海拔3400~4400m的森林和灌丛边缘、开旷草地或石砾地。

【资源状况】分布于香格里拉、玉龙等地。偶见。

【入药部位】全草（万年青）、根（万年青根）。

【功能主治】全草：清热解毒，止痛。根：解毒。用于伤寒。

重冠紫菀 大阳花

Aster diplostephioides (DC.) C. B. Clarke

【标本采集号】5334210417

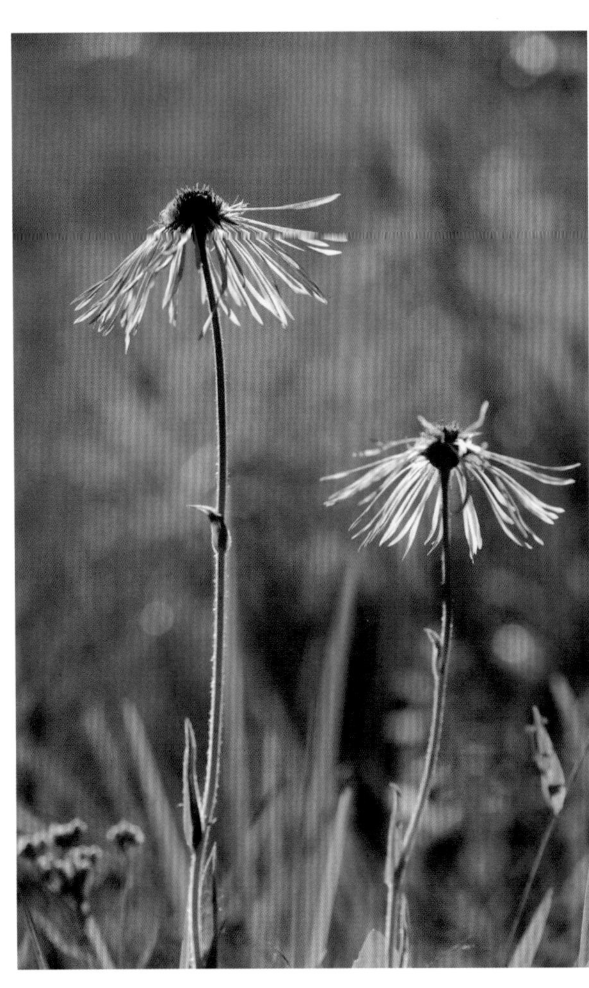
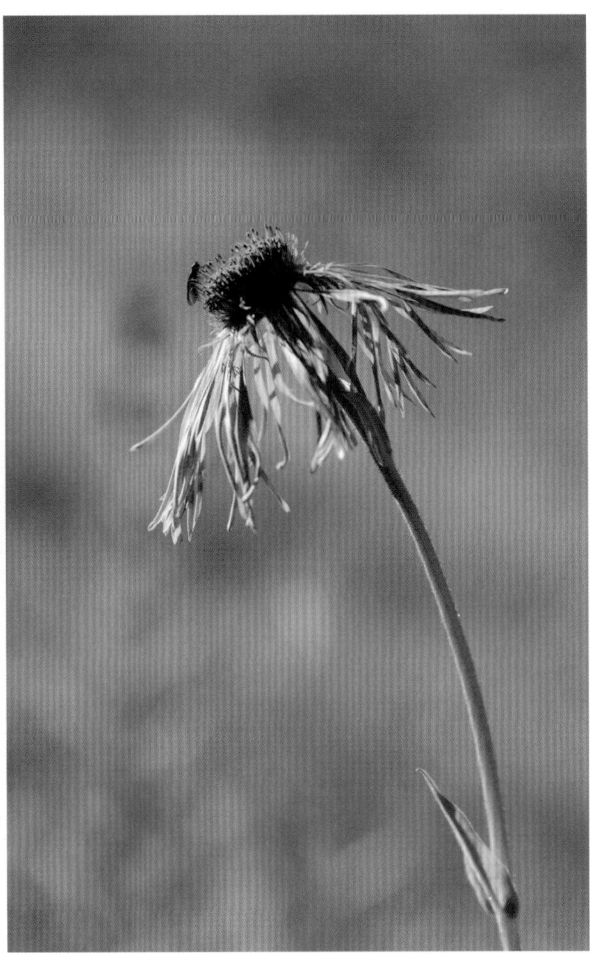

【形态特征】多年生草本。根状茎粗壮，有顶生的茎或莲座状叶丛；茎直立，粗壮，下部为枯叶残存的纤维状鞘所围裹，被柔毛和具柄腺毛；下部叶与莲座状叶长圆状匙形或倒披针形，叶柄宽鞘状；中部叶长圆状或线状披针形；上部叶渐小；全部叶质薄，离基三出脉。头状花序单生；总苞半球形，总苞片约 2 层；舌状花舌片蓝色或蓝紫色；管状花上部紫褐色或紫色，后黄色；冠毛 2 层，外层白色，膜片状，内层污白色。瘦果倒卵圆形，被黄色密腺点及疏贴毛。花期 7~9 月，果期 9~12 月。

【适宜生境】生于海拔 2700~4600m 的高山及亚高山草地及灌丛中。

【资源状况】分布于德钦、维西、玉龙等地。偶见。

【入药部位】根茎、花（土紫菀）。

【功能主治】润肺，下气，消炎，止咳。用于流行性感冒，发热，食物中毒，疮疖。

萎软紫菀 太白菊、肺经草

Aster flaccidus Bge.

【标本采集号】5334210607

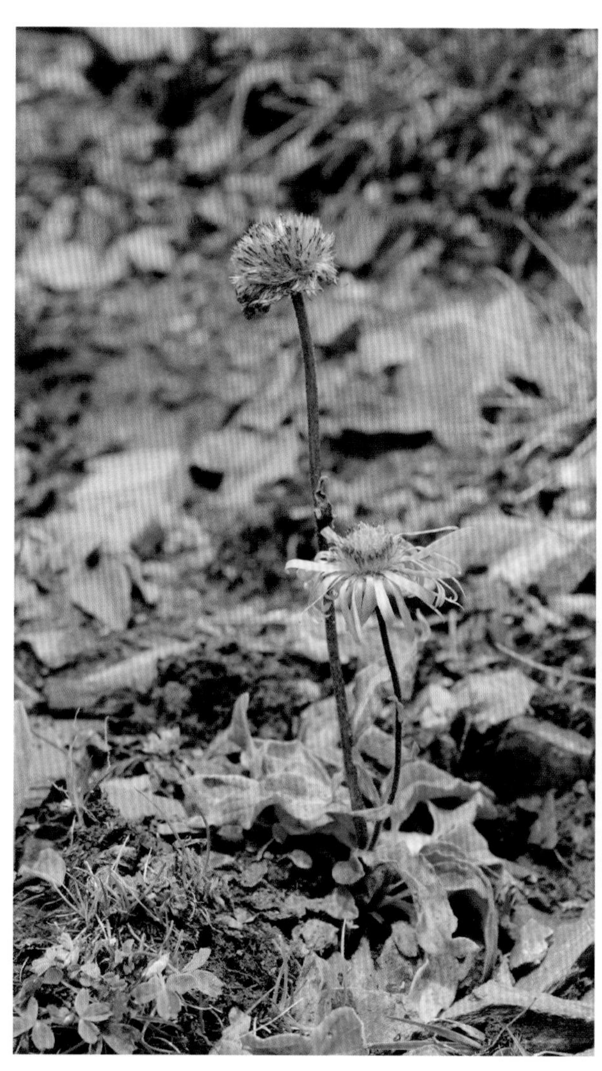

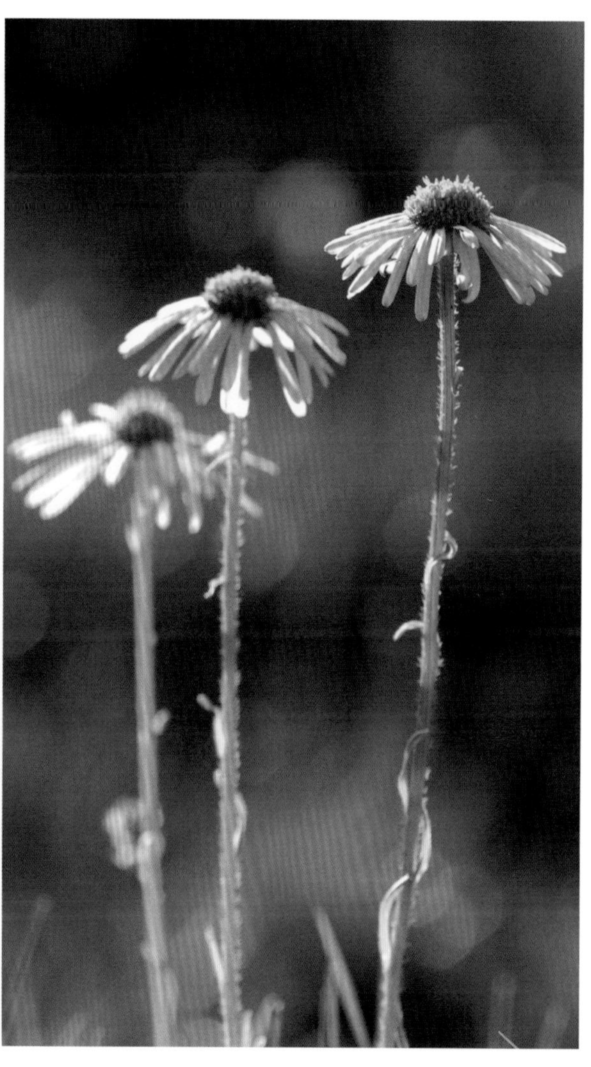

【形态特征】多年生草本。根状茎细长；茎直立，被长毛，杂有具柄腺毛，下部有密集的叶。基部叶及莲座状叶匙形；茎部叶长圆形，常半抱茎；上部叶小；全部叶质薄，两面被毛或具腺，离基三出脉。头状花序在茎端单生；总苞半球形，总苞片2层；舌状花舌片紫色；管状花黄色；冠毛白色，外层膜片状，内层有糙毛。瘦果长圆形。花、果期6~11月。

【适宜生境】生于海拔3200~4879m的高山草地及石砾地。

【资源状况】分布于香格里拉、德钦等地。偶见。

【入药部位】全草（萎软紫菀）。

【功能主治】清热解毒，止咳，明目。用于肺痈，肺结核，百日咳，目疾。

须弥紫菀 喜马拉雅紫菀 *Aster himalaicus* C. B. Clarke

【标本采集号】5334210499

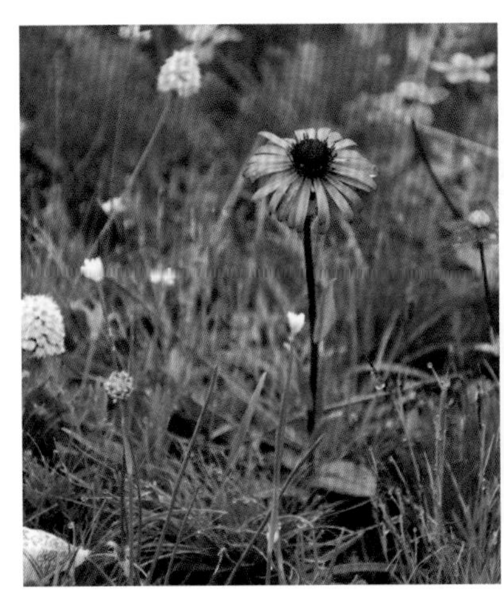

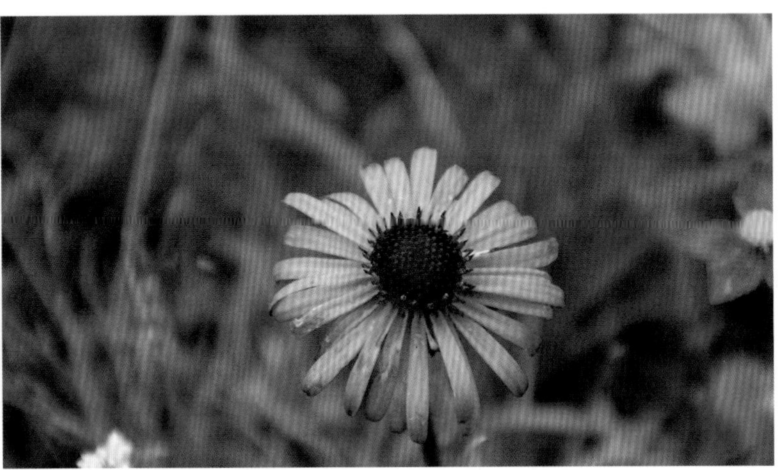

【形态特征】多年生草本。根状茎粗壮，被枯叶残片；茎下部弯曲，被长毛和腺毛。莲座状叶倒卵形、倒披针形或宽椭圆形，柄具宽翅；茎基部叶在花期枯萎；下部叶倒卵圆形、长圆形，半抱茎；全部叶质薄，两面或下面有开展的长毛和腺毛，离基三出脉。头状花序在茎端单生；总苞半球形；总苞片 2 层；舌状花舌片蓝紫色；管状花紫褐色或黄色；冠毛白色，有微糙毛。瘦果倒卵圆形，褐色，被绢毛。花、果期 7~8 月。

【适宜生境】生于海拔 3000~4800m 的高山草甸、针叶林下、溪边。

【资源状况】分布于香格里拉、维西等地。偶见。

【入药部位】全草（须弥紫菀）。

【功能主治】用于时疫热证。

等苞紫菀 *Aster homochlamydeus* Hand.-Mazz.

【标本采集号】5334210799

【形态特征】多年生草本。根状茎长；茎直立，上部密被伏毛，下部有密集的叶。基部叶在花期枯萎，与下部叶同形，叶片卵圆形；中部叶卵圆或长圆状披针形；上部叶小；全部叶常质薄，上面被短糙毛，下面被短伏毛。头状花序排列成伞房状；总苞倒锥形，

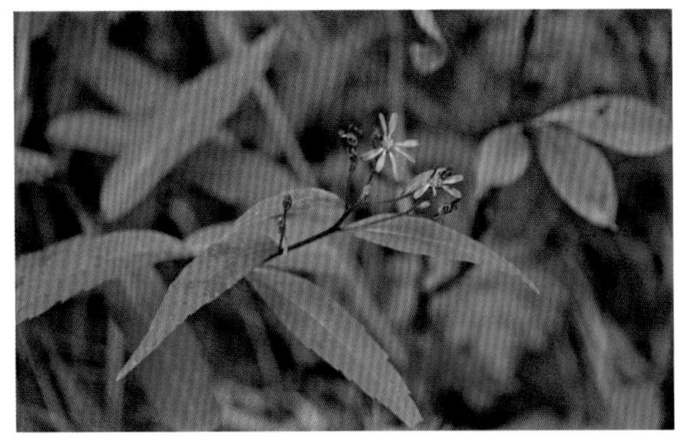

总苞片 2~3 层；舌状花舌片白色或紫色；管状花黄色；冠毛稍红色，有微糙毛。瘦果长圆形或倒卵圆形，被短粗毛。花期 4~8 月，果期 7~9 月。

【适宜生境】生于海拔 3000~3300m 的高山及亚高山杂木林中。

【资源状况】分布于香格里拉、玉龙等地。偶见。

【入药部位】根（等苞紫菀）。

【功能主治】温肺消痰，止咳平喘，下气降逆。

狗舌紫菀 黑根药

Aster senecioides Franch.

【标本采集号】5329320677

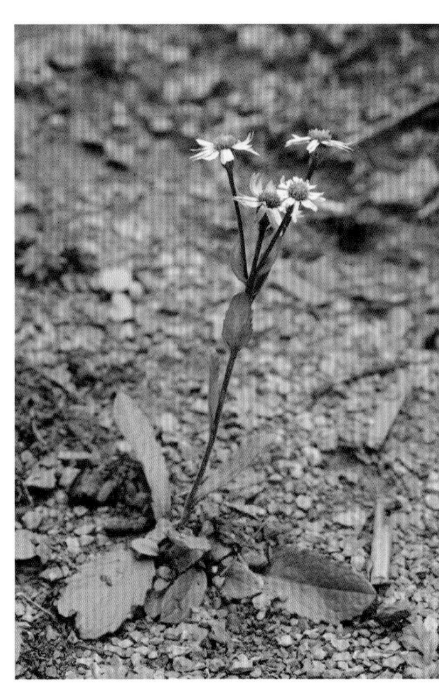

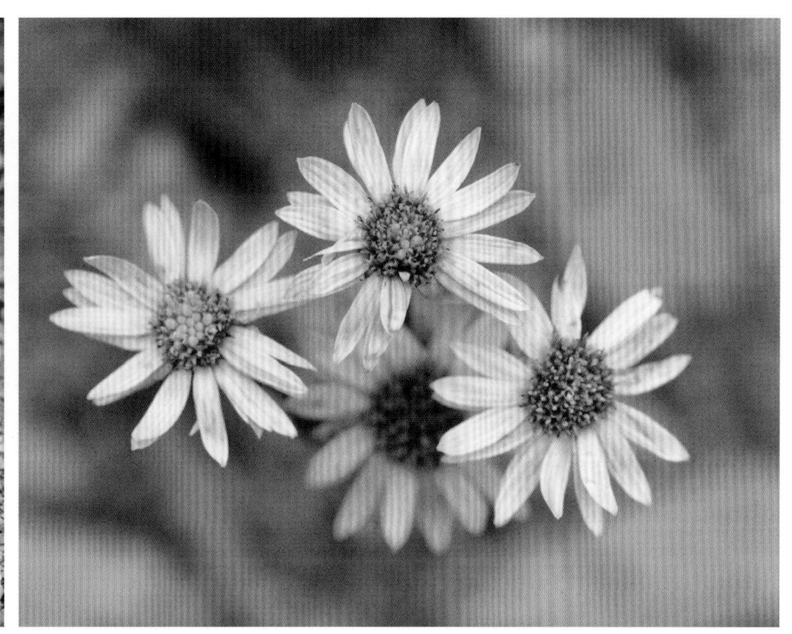

【形态特征】多年生草本。根状茎粗壮；茎直立，常单生，有棱，被长粗毛，上部有花枝及较疏的叶。基部叶较小；下部叶在花期生存，椭圆形或长圆状匙形；中部及上部叶长圆形或线状披针形，基部半抱茎；全部叶质稍厚，两面被密糙毛，下面沿脉密被长毛。头状花序伞房排列；总苞半球形，总苞片2~3层；舌状花舌片淡黄色；管状花黄绿色；外层冠毛白色，内层浅红褐色。瘦果长圆形，稍扁。花期8~9月，果期9~10月。

【适宜生境】生于海拔 2100~3000m 的高山山谷坡地、针叶林下及山顶石砾地。

【资源状况】分布于香格里拉、玉龙等地。偶见。

【入药部位】根（黑根药）。

【功能主治】祛风除湿，散寒止痛。用于风寒感冒。

缘毛紫菀 西藏紫菀

Aster souliei Franch.

【标本采集号】ZM299

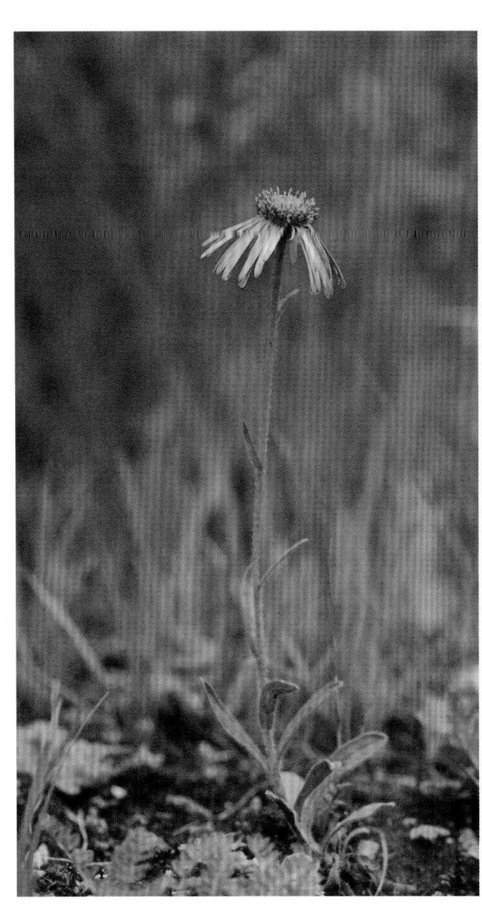

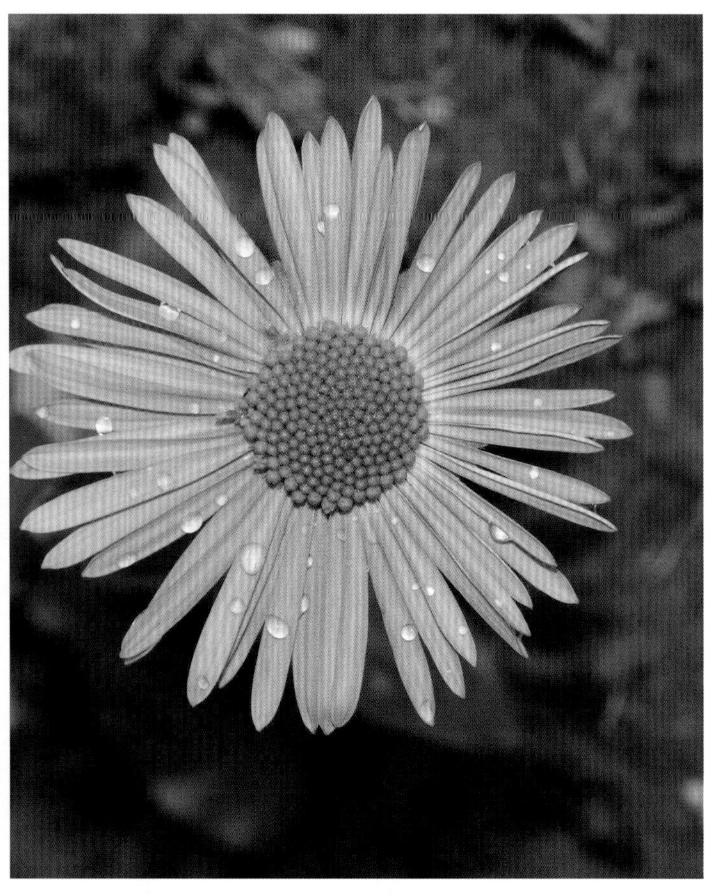

【形态特征】多年生草本。根状茎粗壮，木质；茎单生或与莲座状叶丛丛生，直立，被长粗毛，下部有密生的叶。莲座状叶与茎基部的叶倒卵圆形、长圆状匙形或倒披针形，全缘；下部及上部叶长圆状线形；全部叶有离基三出脉。头状花序在茎端单生；总苞半球形，总苞片约 3 层；舌状花舌片蓝紫色；管状花黄色；冠毛紫褐色，有糙毛。瘦果卵圆形，稍扁，被密粗毛。花期 5~7 月，果期 8 月。

【适宜生境】生于海拔 2700~4000m 的高山针林外缘、灌丛及山坡草地。

【资源状况】分布于德钦。偶见。

【入药部位】根（缘毛紫菀）。

【功能主治】清热解毒，止咳化痰。

钻叶紫菀

钻形紫菀

Aster subulatus Michx.

【标本采集号】5329320678

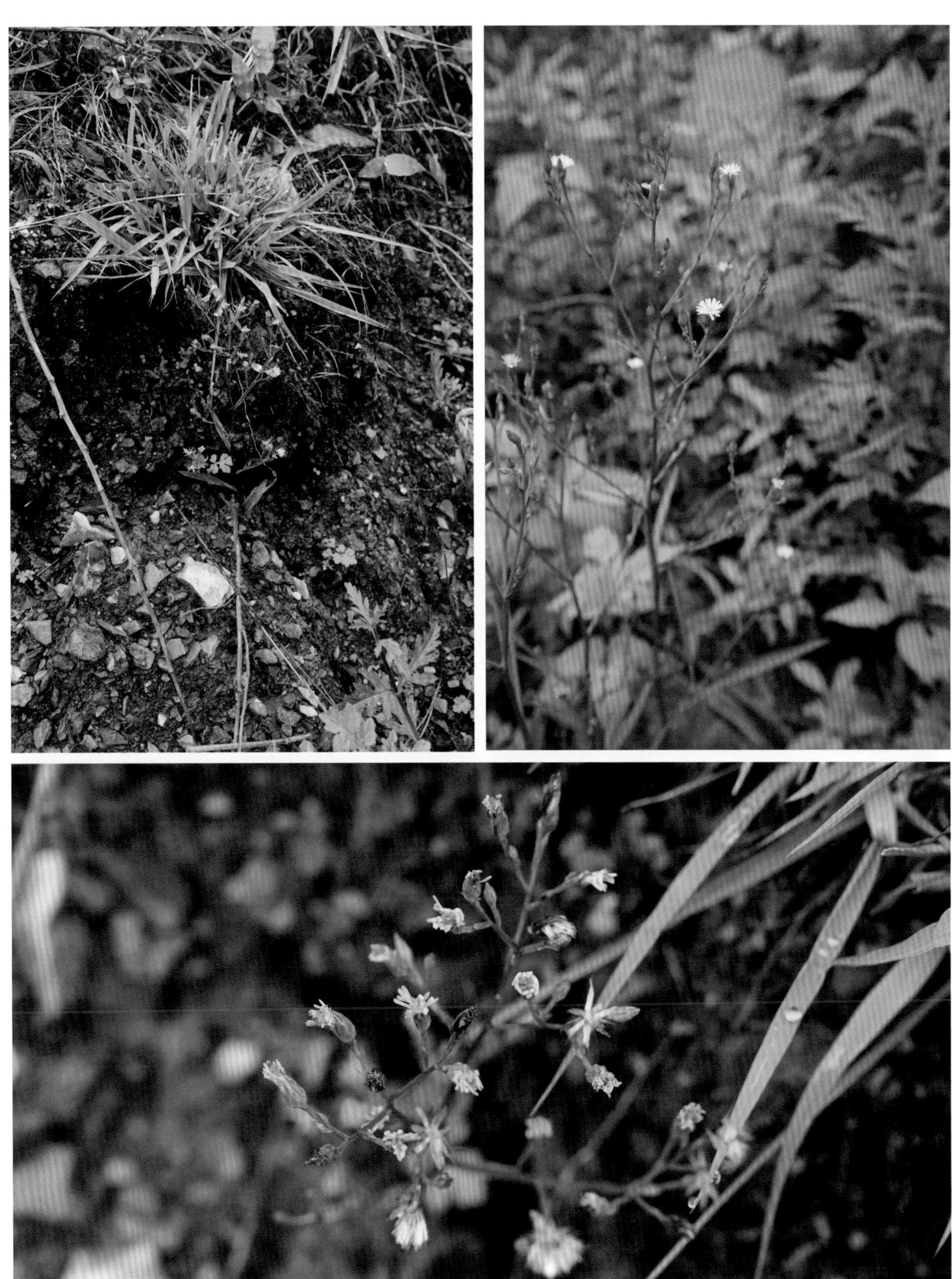

【形态特征】一年生草本。主根圆柱状。茎单一，直立，有粗棱，稍肉质，基部或下部或整个带紫红色。基生叶花期凋落；茎生叶多数，叶片披针状线形，两面光滑；上部叶渐小，近线形；全部叶无柄。头状花序在茎顶端排成疏圆锥状；总苞钟形，总苞片 3~4 层；雌花花冠舌状，舌片淡红色、红色、紫红色或紫色，线形；两性花花冠管状；冠毛淡褐色，细而软。瘦果长圆形或椭圆形。花、果期 6~10 月。

【适宜生境】生于海拔 1100~1900m 的山坡灌丛中、草坡、沟边、路旁或荒地。

【资源状况】分布于泸水。常见。

【入药部位】全草（钻叶紫菀）。

【功能主治】清热解毒。用于湿疹，肿毒。

密毛紫菀

烧盏花

Aster vestitus Franch.

【标本采集号】5334210883

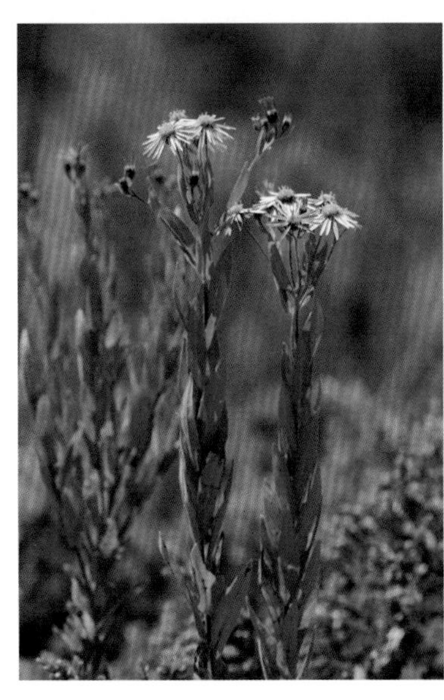

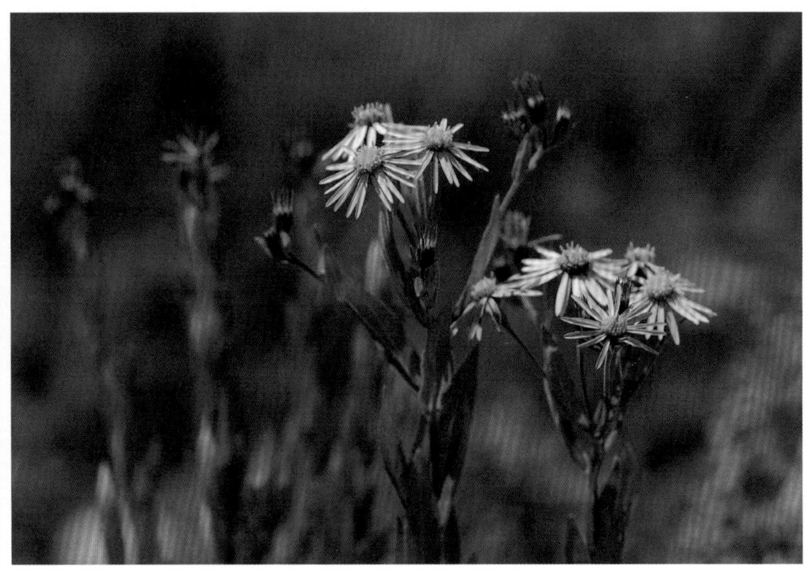

【形态特征】多年生草本。根状茎粗壮；茎直立，单生，粗壮，被长密毛，杂有腺毛。叶密集；下部叶在花期枯落；中部叶长圆披针形；上部叶小；全部叶被密腺毛，下面被长毛，离基三出脉。头状花序排列成复伞房状；总苞半球状，总苞片约 3 层；舌状花的舌片白色或浅紫红色；管状花黄色；冠毛污白色或稍红色。瘦果倒卵形。花、果期 9~12 月。

【适宜生境】生于海拔 2200~3200m 的高山及亚高山林缘、草坡、溪岸等地。

【资源状况】分布于维西、玉龙等地。偶见。

【入药部位】全草（密毛紫菀）。

【功能主治】祛风除湿，行气止痛。

云南紫菀 *Aster yunnanensis* Franch.

【标本采集号】5334210495

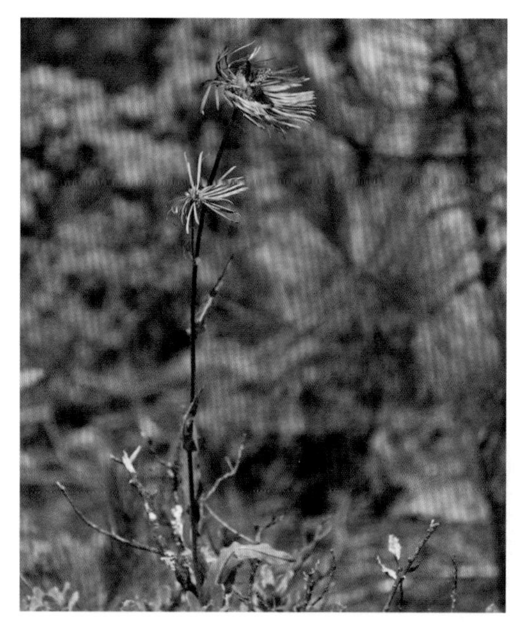

【形态特征】多年生草本，植物体多处被柔毛及腺毛。茎直立，单生或与莲座状叶丛丛生，粗壮，下部为枯叶残存的纤维状鞘所包围，茎上部有疏生的叶。基部叶在花期枯萎；下部叶及莲座状叶长圆形、倒披针状或匙状长圆形；中部叶长圆形，半抱茎；上部叶小，卵圆形或线形；全部叶离基三出脉。头状花序在茎和枝端单生；总苞半球形，总苞片2层；舌状花舌片蓝色或浅蓝色；管状花上部黄色；冠毛2层，外层膜片状，白色，内层微糙毛。瘦果长圆形，被绢毛，上部有黄色腺点。花期7~9月，果期9~10月。

【适宜生境】生于海拔 2500~4500m 的高山及亚高山草地。

【资源状况】分布于玉龙。偶见。

【入药部位】根（云南紫菀）、花（云南紫菀花）。

【功能主治】根：温肺消炎，止咳平喘，下气降逆。花：用于温病时疫，癣证，痉挛。

婆婆针 三叶鬼针草 *Bidens bipinnata* L.

【标本采集号】5329320680

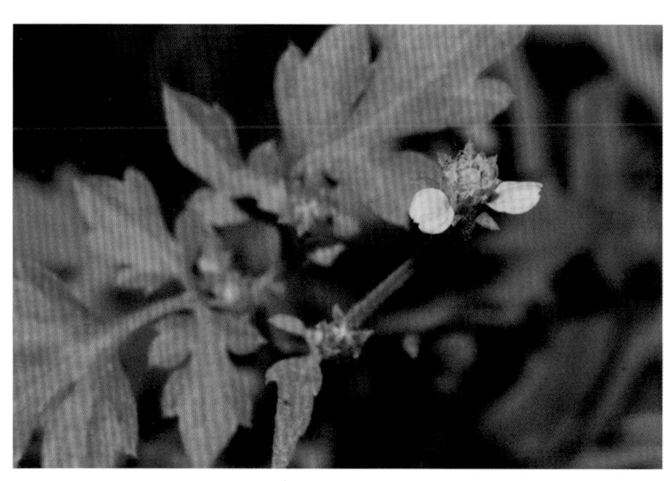

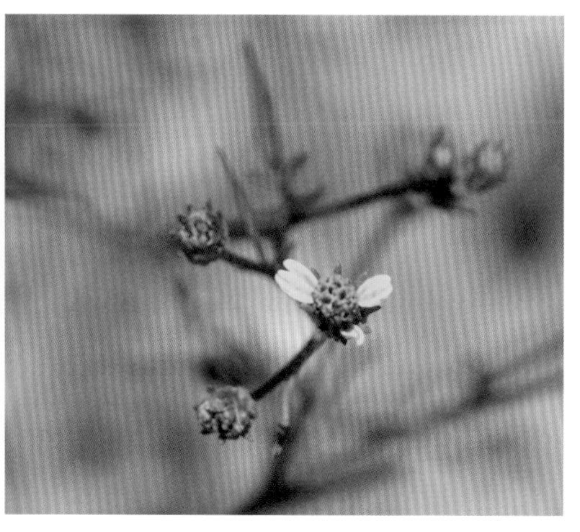

【形态特征】一年生草本。茎直立，下部略具 4 棱。叶对生，二回羽状分裂。头状花序；总苞杯形，总苞片 2 层；舌状花不育，舌片黄色；盘花筒状，黄色。瘦果黑色，条形，略扁，具棱，具瘤状突起及小刚毛，顶端芒刺 3~4 枚，具倒刺毛。花、果期 8~12 月。

【适宜生境】生于村旁、路边及荒地中。

【资源状况】广泛分布于横断山三江并流区。常见。

【入药部位】全草（刺针草）。

【功能主治】解热，利尿，消炎。用于慢性阑尾炎，肾炎，痢疾。

柳叶鬼针草 *Bidens cernua* L.

【标本采集号】5334210932

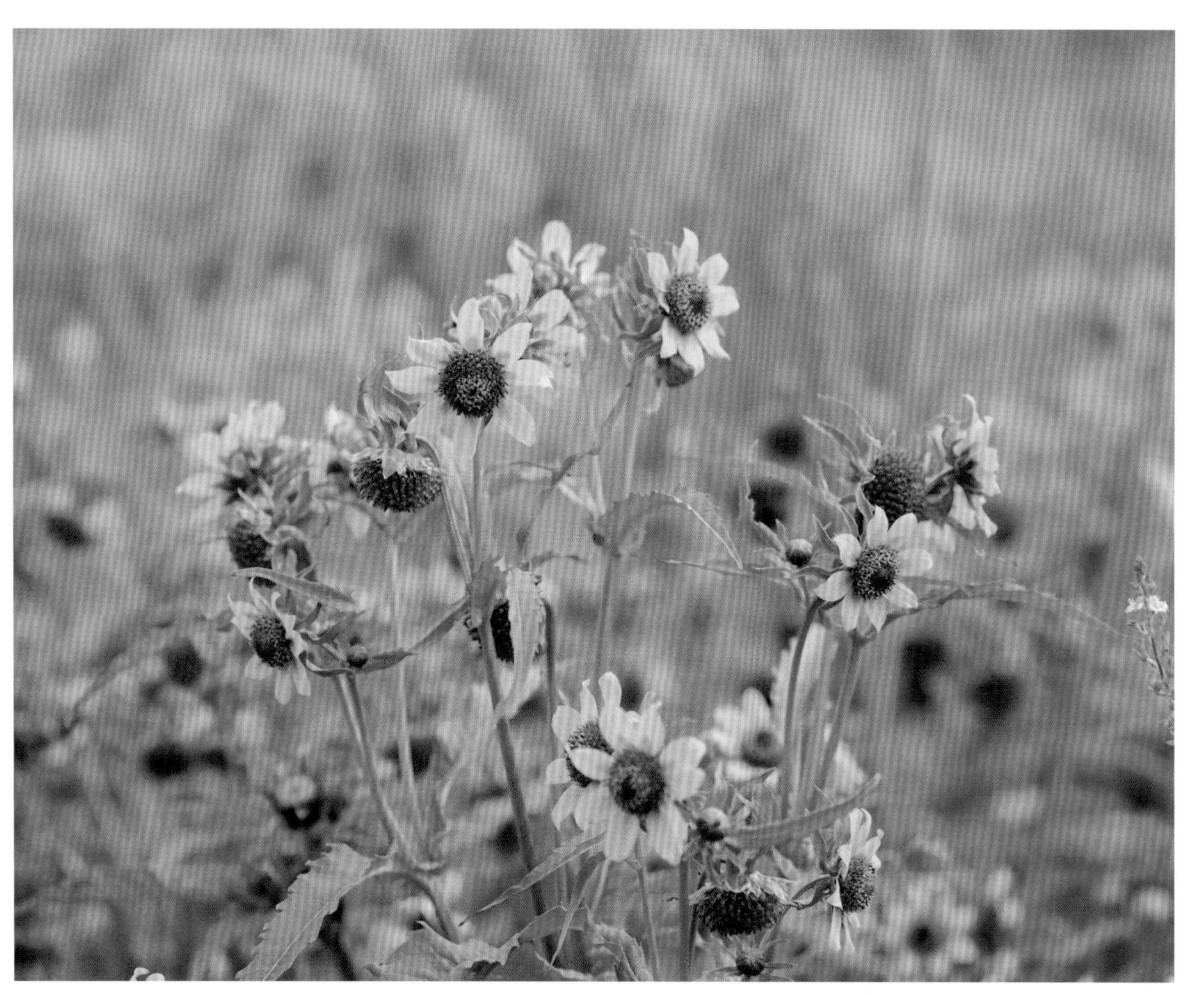

【形态特征】一年生草本。生于岸上的有主茎，中上部分枝，节间较长；生于水中自基部分枝，节间短，主茎不明显。茎直立，近圆柱形，麦秆色或带紫色。叶对生，极少轮生，通常无柄，披针形至条状披针形，两面稍粗糙。头状花序单生茎、枝端，开花时下垂；总苞盘状，苞片 2 层；舌状花中性，舌片黄色；盘花两性，筒状。瘦果狭楔形，棱上有倒刺毛，顶端芒刺 4 枚，有倒刺毛。花、果期 7~10 月。

【适宜生境】生于草甸及沼泽边缘，有时沉生于水中。

【资源状况】广泛分布于横断山三江并流区。常见。

【入药部位】全草（柳叶鬼针草）。

【功能主治】清热解毒，活血，利血，利尿。用于腹泻，痢疾，咽喉肿痛，跌打损伤，风湿痹痛，痈肿疮毒，小便淋痛。

鬼针草 三叶鬼针草、虾钳草、蟹钳草

Bidens pilosa L.

【标本采集号】5334210634

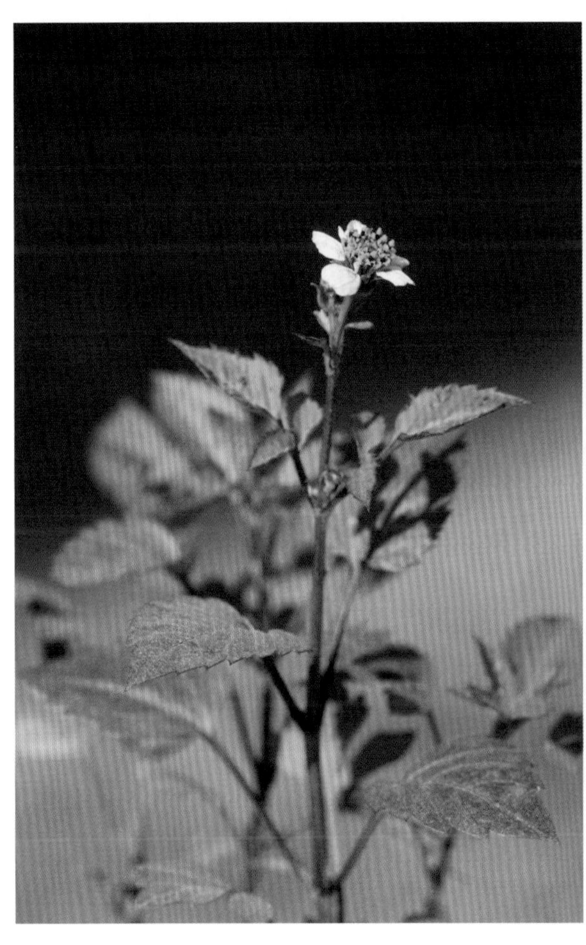

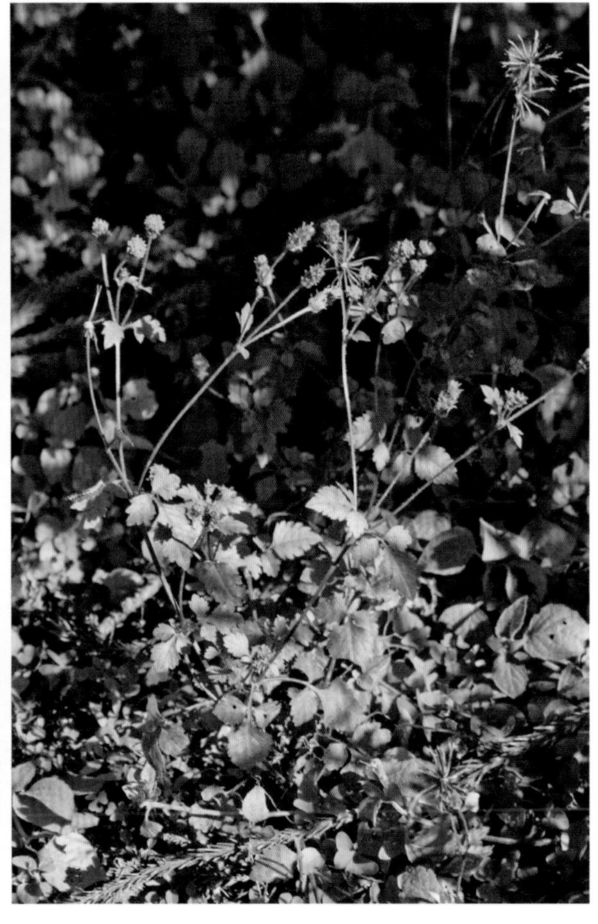

【形态特征】一年生草本。茎直立，钝四棱形。茎下部叶较小，通常在开花前枯萎；中部叶三出，小叶 3 枚或羽状复叶；上部叶条状披针形。头状花序；总苞片 7~8 枚；无舌状花，盘花筒状。瘦果黑色条形，略扁，具棱，上部具瘤状突起及刚毛，顶端芒刺 3~4 枚，具倒刺毛。花、果期 8 月至翌年 5 月。

【适宜生境】生于海拔 2800m 以下的村旁、路边及荒地中。

【资源状况】广泛分布于横断山三江并流区。常见。

【入药部位】全草（鬼针草）。

【功能主治】清热解毒，散瘀活血。用于上呼吸道感染，咽喉肿痛，急性阑尾炎，急性黄疸性肝炎，胃肠炎，风湿关节疼痛，疟疾；外用于疮疖，毒蛇咬伤，跌打肿痛。

节节红 聚花艾纳香

Blumea fistulosa (Roxb.) Kurz

【标本采集号】3229010169

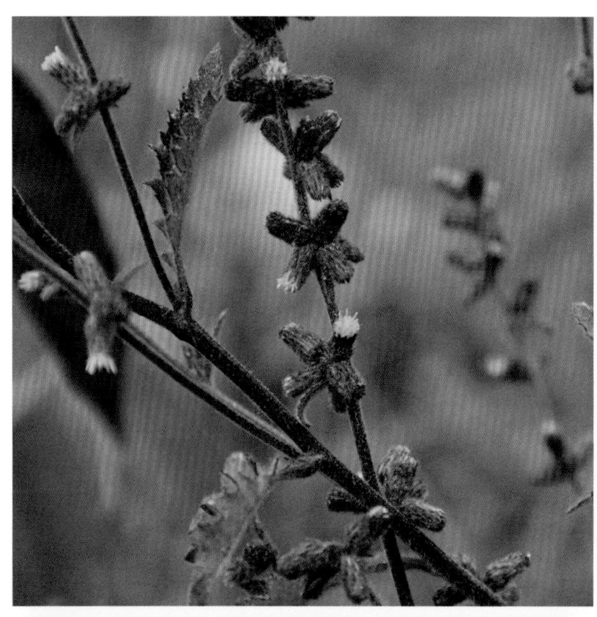

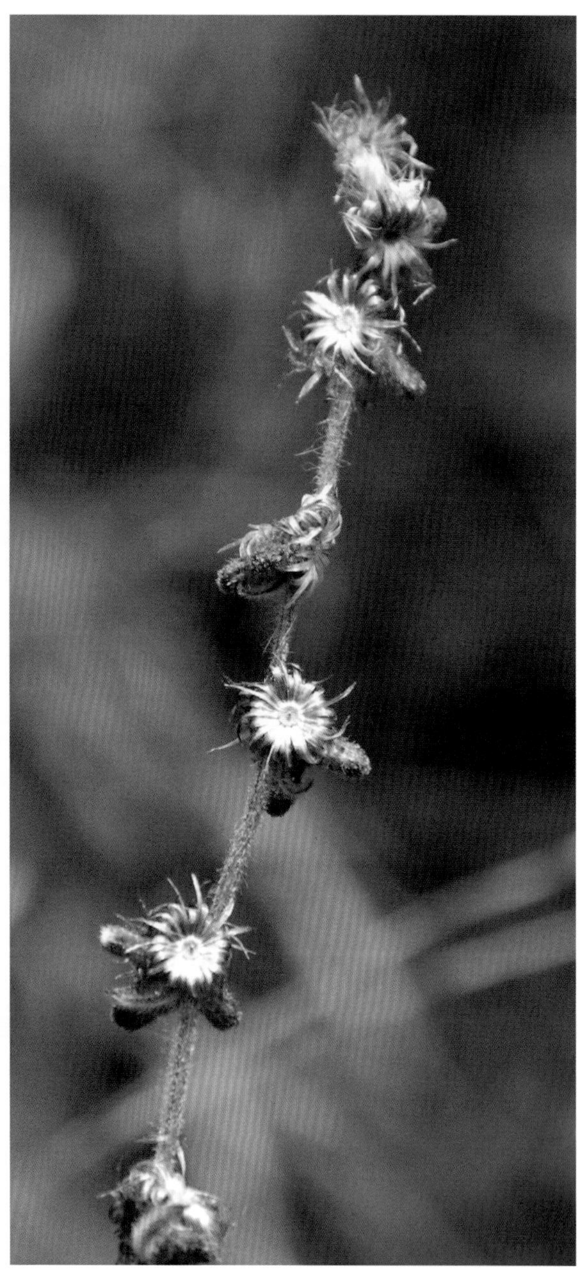

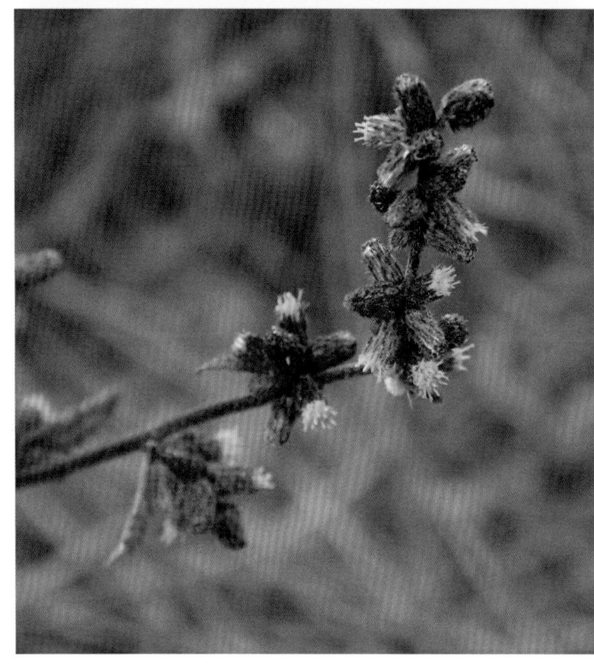

【形态特征】草本。茎直立，具条棱，紫红色。下部叶片倒卵形至倒披针形，两面被长柔毛；上部叶小，倒卵形或倒卵状长圆形，基部下延成翅状。头状花序排列成穗状圆锥花序；总苞圆柱形或近钟形，总苞片约 5 层；花黄色；雌花多数，细管状；两性花略少数，花冠管状。瘦果圆柱形，具棱。冠毛白色，糙毛状，易脱落。花期 12 月至翌年 4 月。

【适宜生境】生于海拔 300~1900m 的山坡林缘、空旷草地或溪边。

【资源状况】分布于兰坪。偶见。

【入药部位】全草（节节红）。

【功能主治】用于身体虚弱。

六耳铃 波缘艾纳香、吊钟黄

Blumea laciniata (Roxb.) DC.

【标本采集号】2353290052

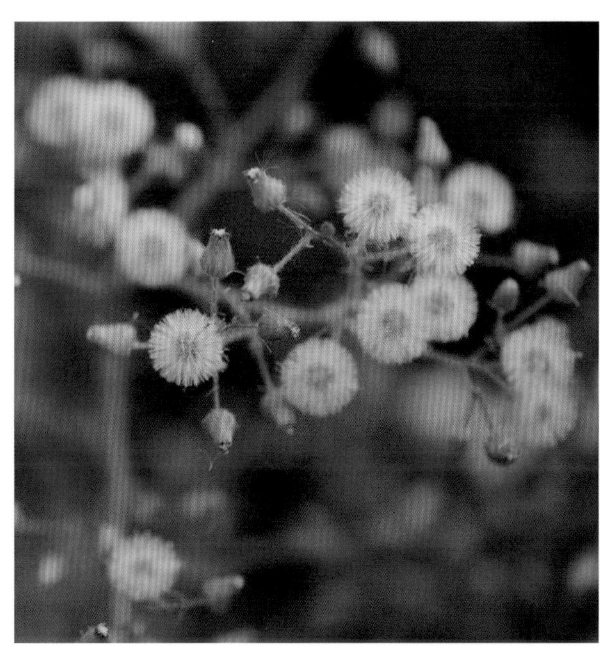

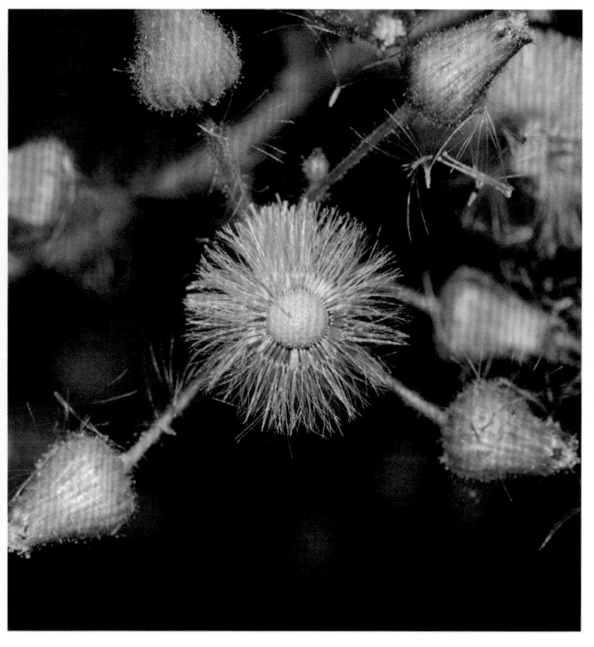

【形态特征】粗壮草本。主根肥大。茎直立，有条棱，上部被长柔毛并杂有具柄腺毛。基生叶花期生存；下部叶叶片倒卵状长圆形或倒卵形，基部下延成翅，下半部琴状分裂，上面被糙毛；中部叶与下部叶同形；上部叶极小。头状花序排列成顶生长圆形的大圆锥花序；总苞圆柱形至钟形，总苞片 5~6 层；花黄色；雌花多数，花冠细管状；两性花花冠管状。瘦果圆柱形，具棱，被疏毛。冠毛白色，糙毛状，不易脱落。花期 10 月至翌年 5 月。

【适宜生境】生于海拔 400~800m 的田畦、草地、山坡及河边、林缘。

【资源状况】分布于玉龙等地。偶见。

【入药部位】全草（走马风）。

【功能主治】祛风除湿，通经活络。用于风湿痹痛，头痛，跌打肿痛，湿疹，毒蛇咬伤。

柔毛艾纳香

那猪草、红头小仙、紫背倒提壶

Blumea mollis (D. Don) Merr.

【标本采集号】5329320681

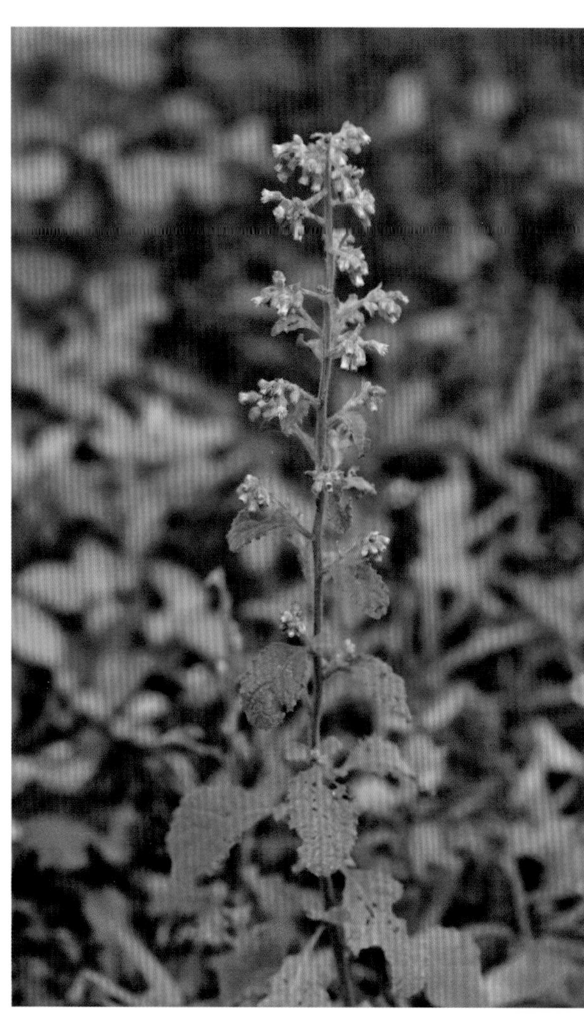

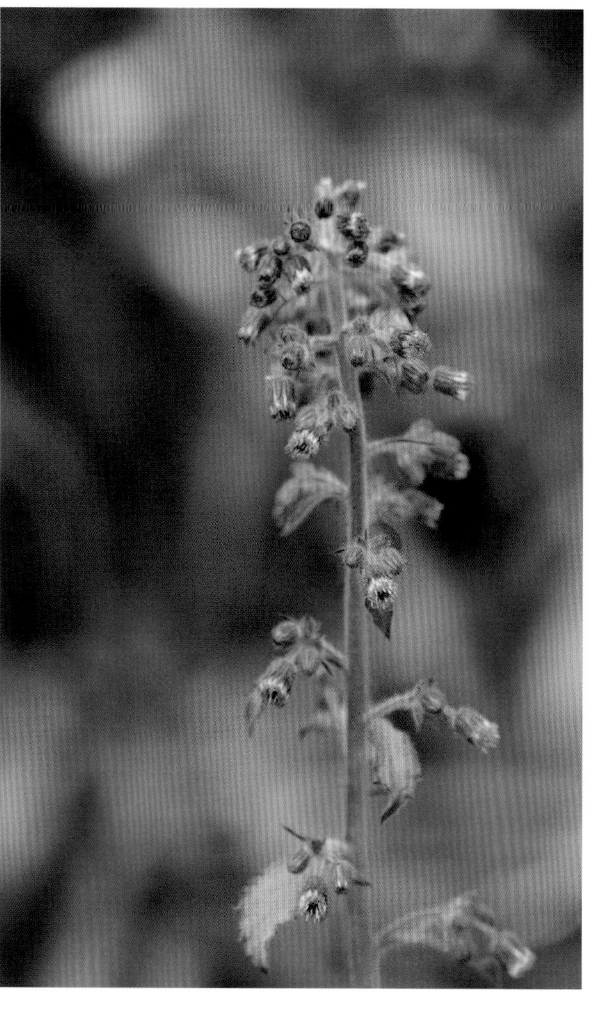

【形态特征】草本。主根粗直。茎直立，具沟纹，被长柔毛并杂有具柄腺毛。下部叶倒卵形，两面被绢状长柔毛；中部叶倒卵形至倒卵状长圆形；上部叶渐小。头状花序密集成聚伞状花序，再排成大圆锥花序；总苞圆柱形，总苞片近 4 层；花紫红色或花冠下半部淡白色；雌花多数，花冠细管状；两性花花冠管状。瘦果圆柱形，被短柔毛；冠毛白色，糙毛状。花期几乎全年，果期 11 月至翌年 6 月。

【适宜生境】生于海拔 400~2000m 的田野或空旷草地。

【资源状况】分布于玉龙。常见。

【入药部位】全草（红头小仙）。

【功能主治】消肿，止咳，解热。用于风热咳喘，咳嗽痰喘，乳痈。

节毛飞廉 刺飞廉

Carduns acanthoides L.

【标本采集号】5329230692

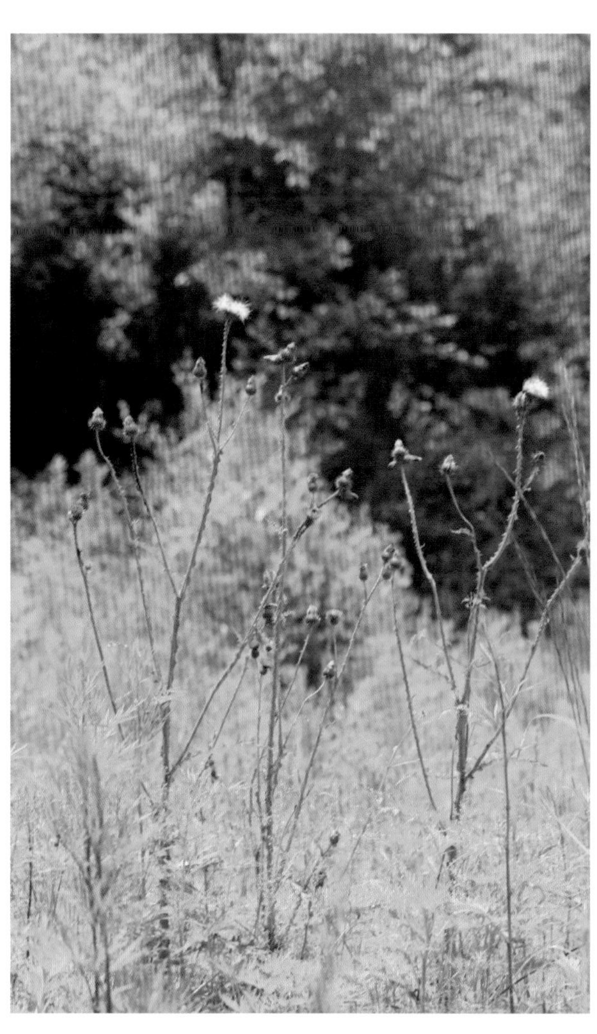
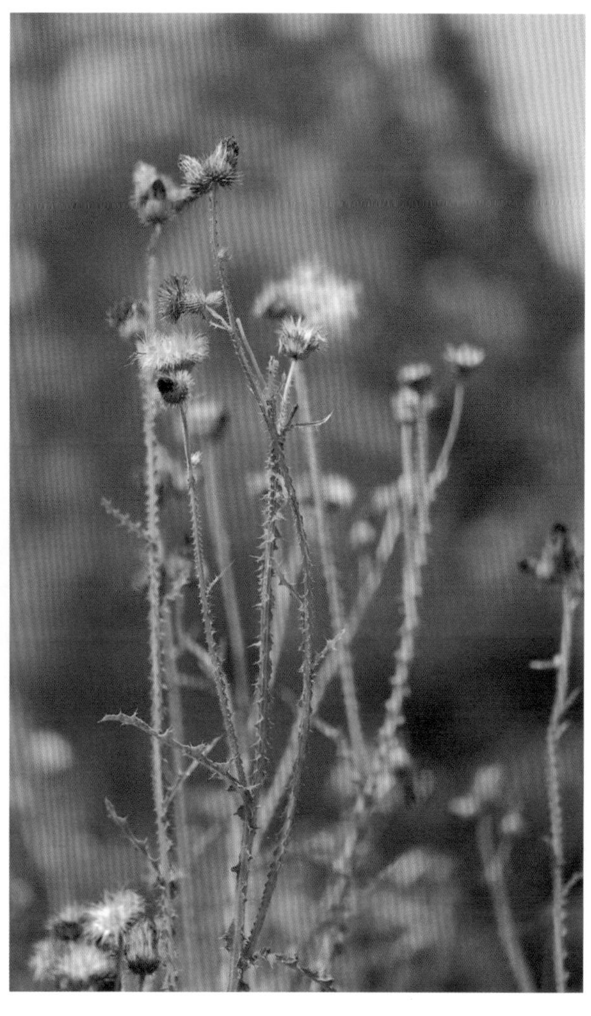

【形态特征】二年生或多年生草本。茎单生，有条棱，茎枝被多细胞长节毛。基部及下部茎叶长椭圆形或长倒披针形，羽裂；向上叶渐小，与基部及下部茎叶同形并等样分裂；全部茎叶沿脉有多细胞长节毛，两侧沿茎下延成茎翼。头状花序排列于茎顶或枝端；总苞卵形或卵圆形，总苞片多层；小花红紫色。瘦果长椭圆形，浅褐色，有蜡质果喙；冠毛白色或浅褐色，刚毛锯齿状。花、果期 5~10 月。

【适宜生境】生于海拔 260~3500m 的山坡、草地、林缘、灌丛中、山谷、山沟、水边或田间。

【资源状况】分布于德钦、维西、玉龙等地。偶见。

【入药部位】根（飞廉）。

【功能主治】托引“培根”病，消肿催吐。用于“培根”病，疮疖，水肿。

丝毛飞廉 小蓟、红马羊刺、飞廉

Carduus crispus L.

【标本采集号】5329320682

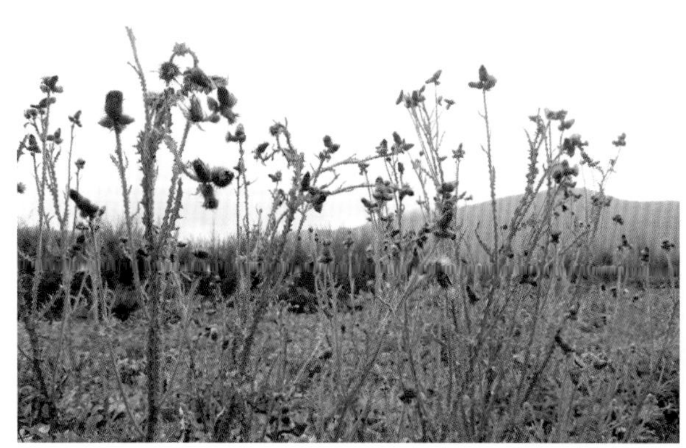

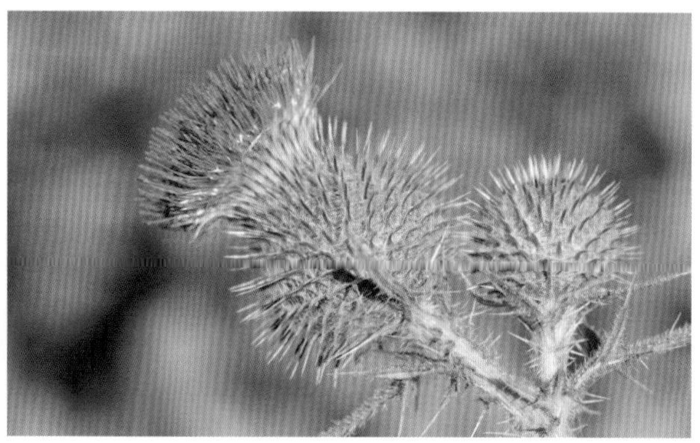

【形态特征】二年生或多年生草本。茎直立，有条棱，被多细胞长节毛，上部有蛛丝状毛。下部茎叶全形椭圆形、长椭圆形或倒披针形，羽裂或不裂；中部茎叶渐小；最上部茎叶线状倒披针形；全部茎叶两面被多细胞长节毛，下面被蛛丝状薄绵毛，基部两侧沿茎下延成茎翼。头状花序集生于分枝顶端或茎端，或头状花序单生分枝顶端形成伞房花序；总苞卵圆形，总苞片多层；小花红色或紫色。瘦果楔状椭圆形；冠毛多层，白色或污白色，刚毛锯齿状。花、果期 4~10 月。

【适宜生境】生于海拔 400~3600m 的山坡草地、田间、荒地河旁及林下。

【资源状况】分布于德钦、维西等地。偶见。

【入药部位】全草（飞廉）。

【功能主治】祛风，清热，利湿，凉血散瘀。用于风热感冒，头风眩晕，风热痹痛，皮肤刺痒，尿路感染，乳糜尿，尿血，带下病，跌打瘀肿，疔疮肿毒，烫伤。

天名精 鹤虱、天蔓青、地菘

Carpesium abrotanoides L.

【标本采集号】5326270040

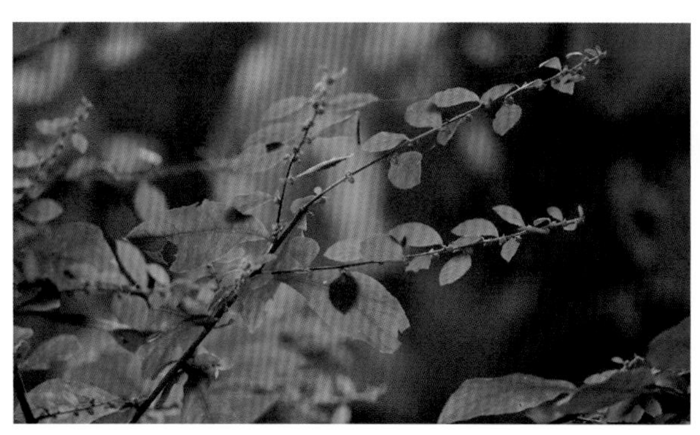

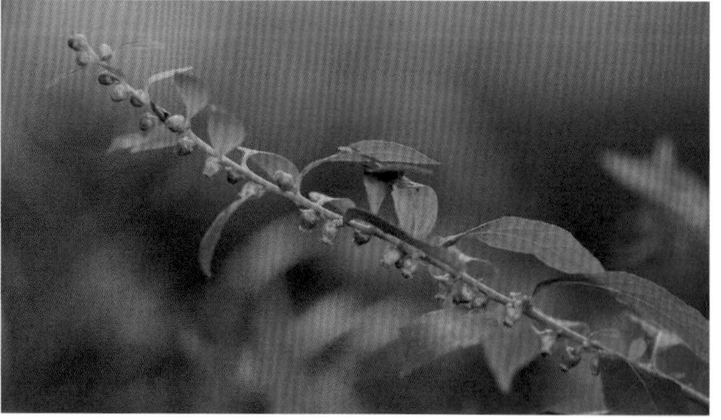

【形态特征】多年生粗壮草本。茎圆柱状，下部木质，上部密被短柔毛，有明显的纵条纹。基生叶于开花前凋萎；茎下部叶广椭圆形或长椭圆形，叶上面粗糙，下面有小腺点；茎上部叶较密，长椭圆形或椭圆状披针形。头状花序多数，生于茎端及叶腋，呈穗状花序式排列；总苞钟球形，总苞片 3 层；雌花狭筒状；两性花筒状。瘦果圆柱形，具纵棱。花、果期 8~11 月。

【适宜生境】生于海拔 2000m 左右的村旁、路边荒地、溪边及林缘。

【资源状况】广泛分布于横断山三江并流区。常见。

【入药部位】全草（天名精）、果实（鹤虱）。

【功能主治】全草：清热化痰，解毒，杀虫，破瘀，止血。用于乳蛾，喉痹，急、慢惊风，牙痛，疔疮肿毒，毒蛇咬伤，虫积，吐血，衄血，血淋，创伤出血。果实：杀虫消积。用于蛔虫病，绦虫病，蛲虫病，钩虫病，小儿疳积。

烟管头草

杓儿菜、烟袋草

Carpesium cernuum L.

【标本采集号】5307210335

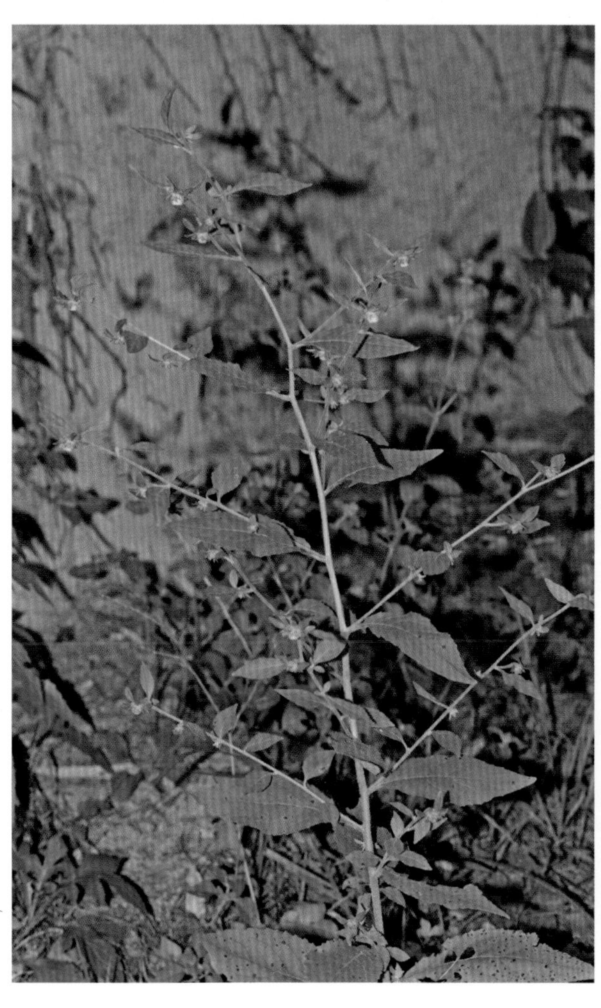

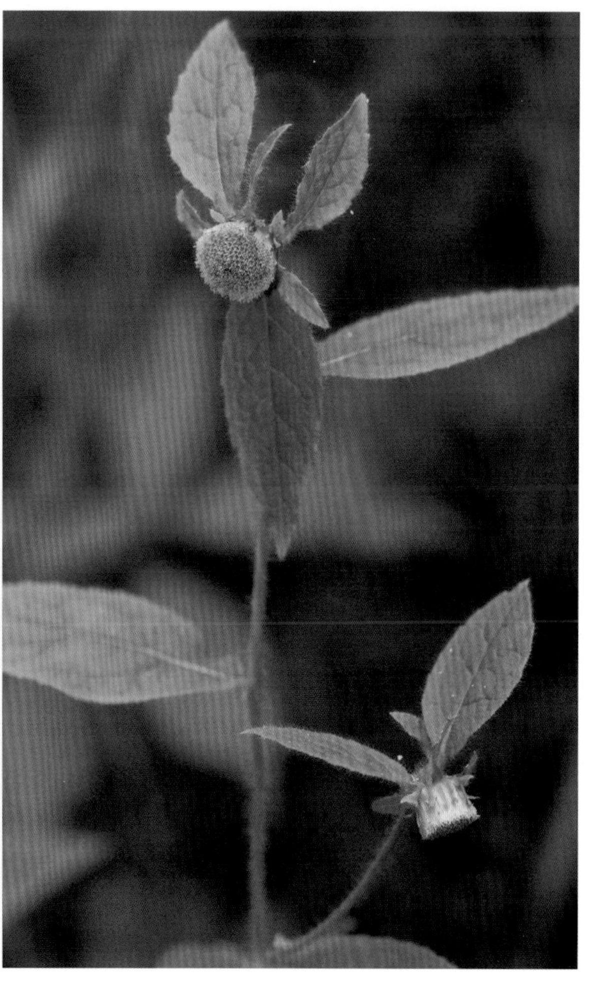

【形态特征】多年生草本。茎下部密被白色长柔毛及卷曲的短柔毛，有纵条纹。基生叶于开花前凋萎；茎下部叶较大，下部具狭翅，叶片长椭圆形或匙状长椭圆形，上面被倒伏柔毛，下面被白色长柔毛，两面均有腺点；上部叶椭圆形至长椭圆形。头状花序单生茎端及枝端，开花时下垂；苞叶多枚；总苞壳斗状，苞片4层；雌花狭筒状；两性花筒状。瘦果圆柱形，具细纵棱，常被白色半透明的腺体。花、果期6~11月。

【适宜生境】生于路边荒地及山坡、沟边等处。

【资源状况】广泛分布于横断山三江并流区。常见。

【入药部位】全草（杓儿菜）。

【功能主治】清热解毒，消炎止痛。用于乳蛾，痄腮，风火牙痛，痈肿疮毒，疟疾。

高原天名精

高山金挖耳、贡布美多露米

Carpesium lipskyi Winkl.

【标本采集号】5334210808

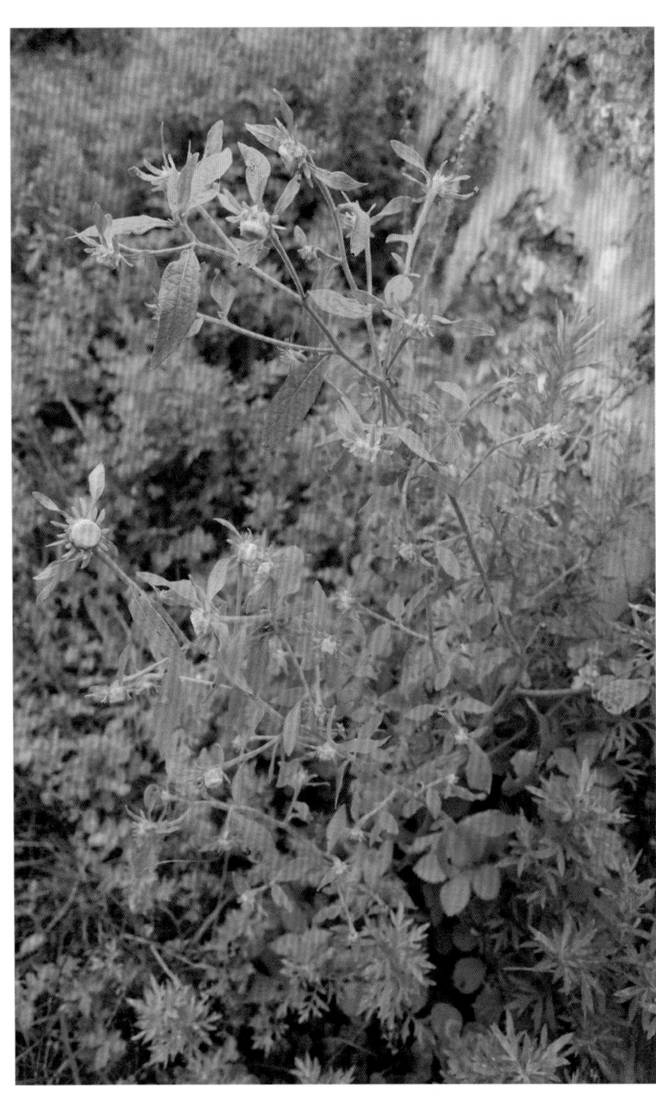

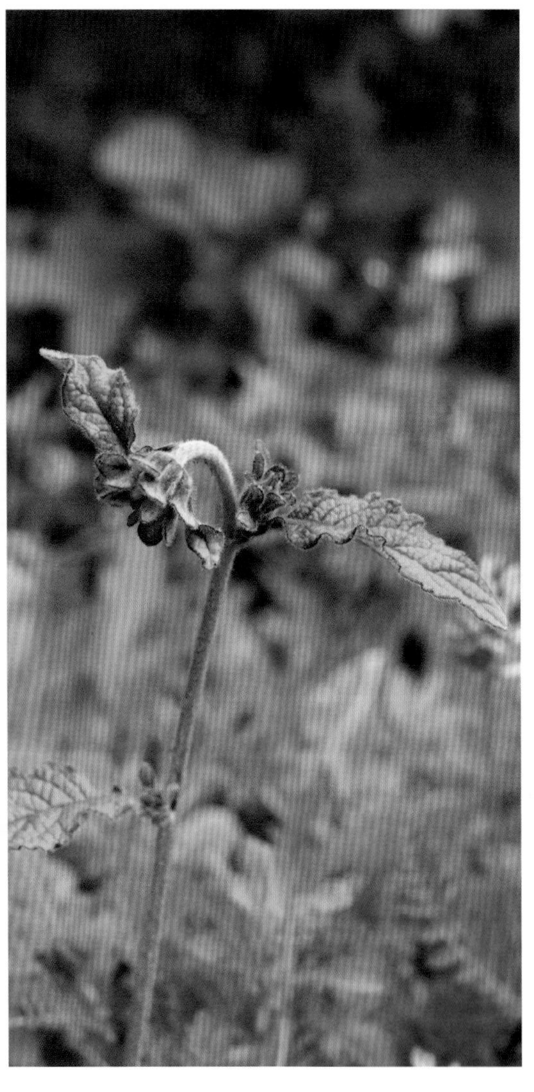

【形态特征】多年生草本。根状茎粗短，横生；茎直立，具纵条纹，上部分枝。基生叶于开花前凋萎；茎下部叶片椭圆形或匙状椭圆形，上面被基部膨大的倒伏柔毛，下面被白色疏长柔毛，两面均有腺点；上部叶椭圆形至椭圆状披针形。头状花序单生茎枝端或腋生，开花时下垂；总苞盘状，苞片4层；两性花筒部细窄；雌花狭漏斗状。瘦果圆柱形，具纵棱。花、果期7~8月。

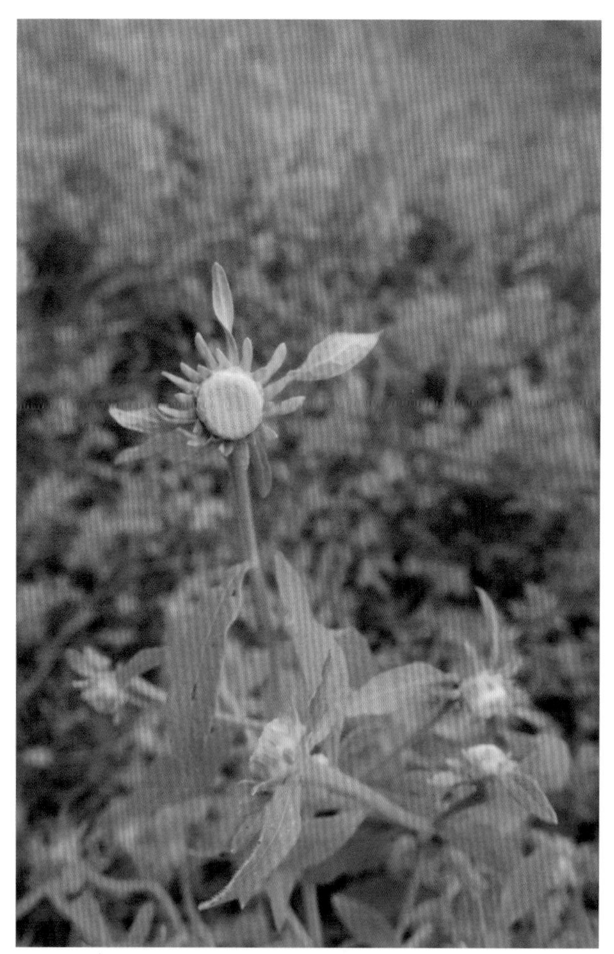

【适宜生境】生于海拔2000~3500m的林缘及山坡灌丛中。

【资源状况】分布于德钦、维西、玉龙等地。偶见。

【入药部位】全草（挖耳子草）。

【功能主治】清热解毒，消肿。用于咽喉肿痛，疮肿。

小花金挖耳

散血草、茄叶细辛、止血药

Carpesium minum Hemsl.

【标本采集号】5334210516

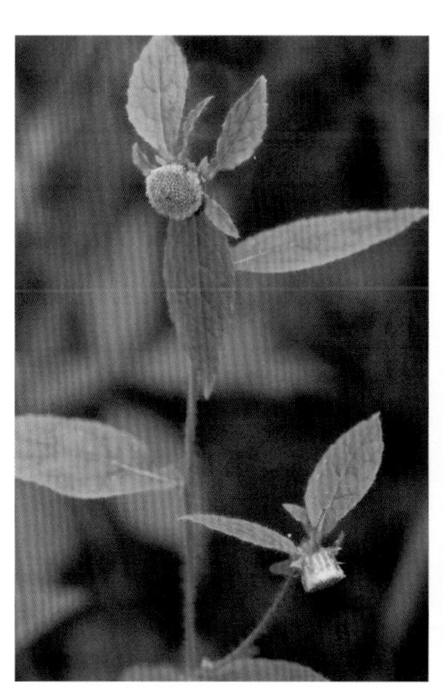

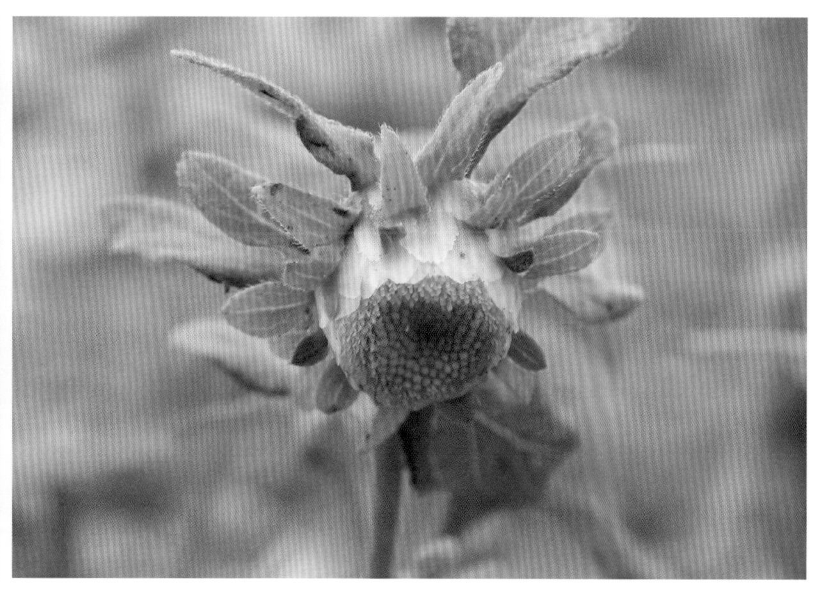

【形态特征】多年生草本。茎直立，基部常带紫褐色，密被卷曲柔毛。叶稍厚，下部的椭圆形或椭圆状披针形，两面粗糙；上部叶披针形或条状披针形。头状花序单生茎枝端，直立或下垂；总苞钟状，苞片 3~4 层；雌花狭筒状；两性花筒状。瘦果圆柱形，具细棱。花、果期 9~12 月。

【适宜生境】生于海拔 800~1000m 的山坡草丛中及水沟边。

【资源状况】分布于香格里拉、贡山等地。偶见。

【入药部位】全草（小花金挖耳）。

【功能主治】消炎，消肿。用于狗咬伤，蛇咬伤，腮腺炎。

葶　菊 *Cavea tanguensis* (Drumm.) W. W. Smith et J. Small

【标本采集号】ZM375

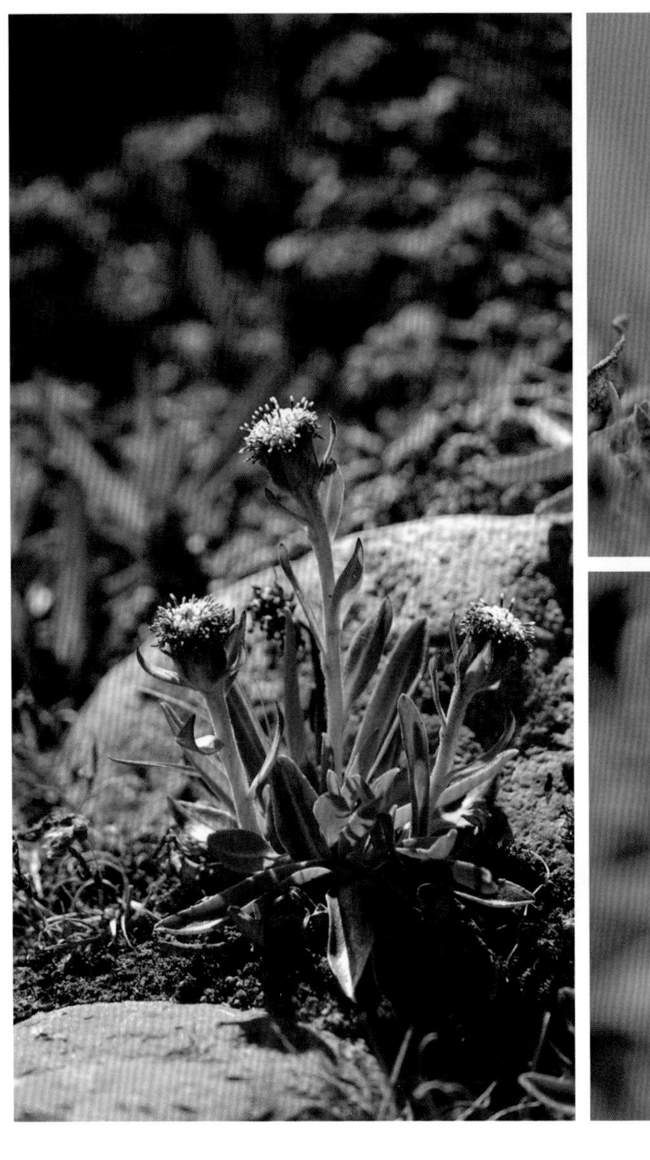

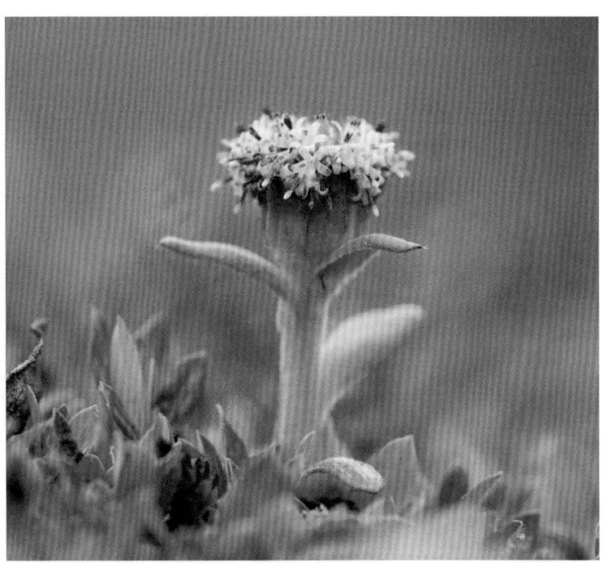

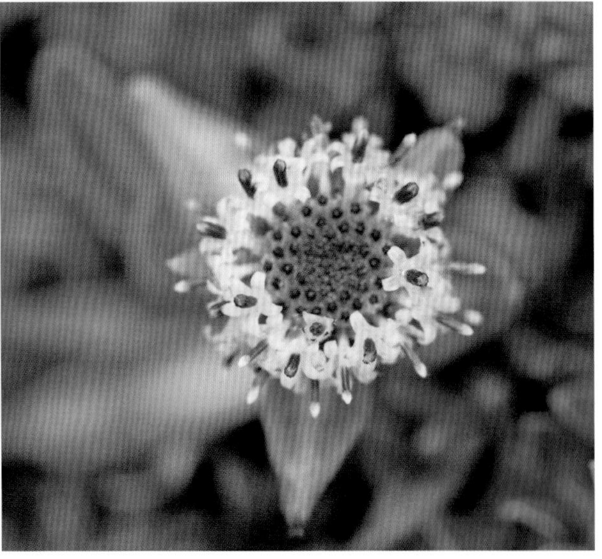

【形态特征】多年生草本。根状茎粗厚，近木质；茎基粗壮，有花茎和莲座状基叶束簇生，有时茎短，雄株几无茎；花茎常粗壮，被褐色短腺毛。基叶束的叶长匙形或倒卵圆形；茎生叶卵圆状披针形至长圆状匙形；上部叶长圆状披针形；顶部叶近轮生，并渐转变为苞叶状。头状花序单生于茎端，近球形；总苞半球形，总苞片4~5层；小花紫色；两性花不育；雌花细管状。瘦果不明显四角形，被黄白色绢状密毛。花期5~7月，果期8月。

【适宜生境】生于海拔 3960~5080m 的高山近雪线地带的砾石坡地、干燥沙地和河谷或灌丛间。

【资源状况】分布于德钦。偶见。

【入药部位】花（葶菊）。

【功能主治】清热解毒。用于时疫热证，肝痛，胃痛，背痛，恶心呕吐。

矢车菊　蓝芙蓉、车轮花

Centaurea cyanus L.

【标本采集号】5329290400

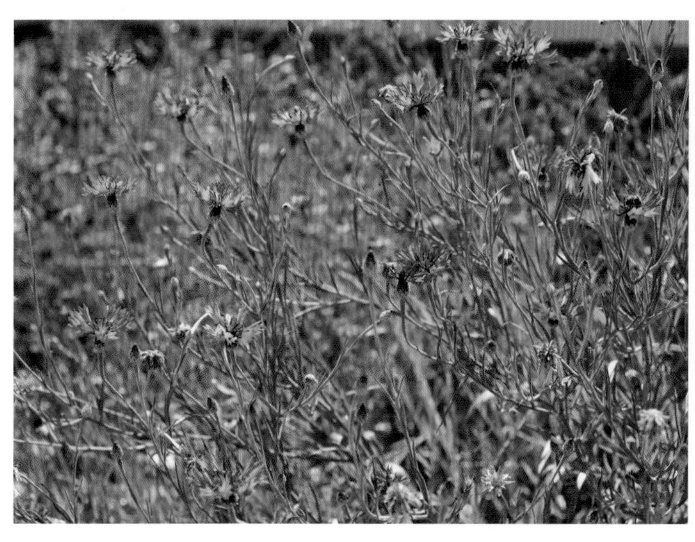
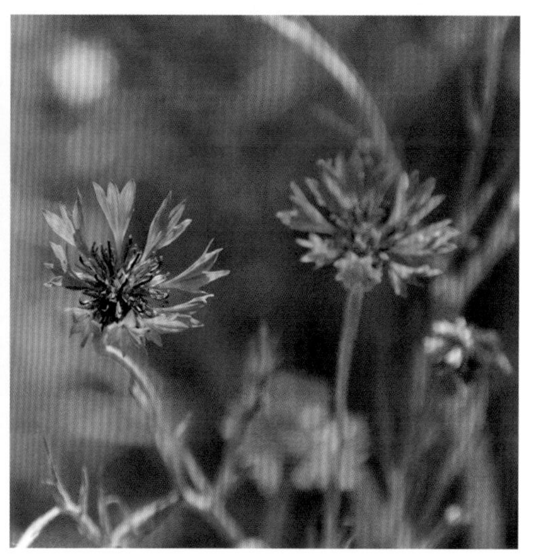

【形态特征】一年生或二年生草本。主根圆锥状。茎单一，直立，具纵棱，被灰白色蛛丝状毛。基生叶数枚，叶片长椭圆状倒披针形或披针形，大头羽状分裂；茎下部叶同基生叶；中部叶和上部叶披针状线形至线形；全部叶下面被灰白色蛛丝状毛。头状花序单生于茎枝顶端，排成伞房状；总苞宽钟形或狭钟形，总苞片数层；外围小花远长于中央小花，花冠蓝色、红色、紫色或白色；中央小花花冠蓝色或红色，管状。瘦果短圆柱形，有细条纹；冠毛白色或褐色，刚毛状。花、果期 5~8 月。

【适宜生境】生于山坡、田野、水畔、路边、房前屋后。

【资源状况】分布于玉龙。多为栽培。

【入药部位】全草（矢车菊）。

【功能主治】清热解毒，消肿活血。

红　花 红蓝花、刺红花

Carthamus tinctorius L.

【标本采集号】5308270627

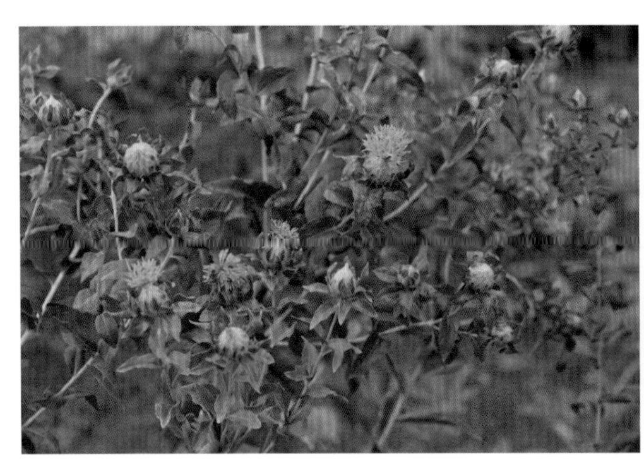

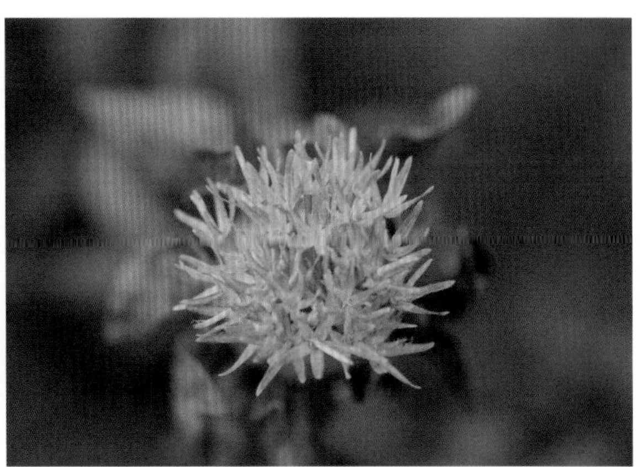

【形态特征】一年生草本。茎直立，全部茎枝光滑。中下部茎叶披针形或长椭圆形；向上的叶披针形；全部叶质地坚硬，革质，基部半抱茎。头状花序在茎枝顶端排成伞房花序，为苞叶所围绕；总苞卵形，总苞片 4 层；小花红色、橘红色，全部为两性。瘦果倒卵形，乳白色，有棱。花、果期 5~8 月。

【适宜生境】生于横断山三江并流区干暖河谷荒坡。

【资源状况】分布于香格里拉、德钦、玉龙等地。多为栽培。

【入药部位】花（红花）。

【功能主治】活血调经，散瘀止痛。用于痛经，经闭，恶露不行，冠心病，心绞痛，跌打损伤，瘀血作痛。

茼　蒿 艾菜

Chrysanthemum coronarium L.

【标本采集号】5329290205

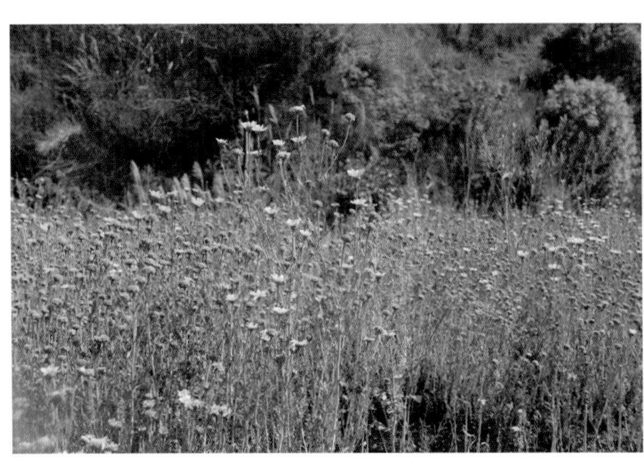

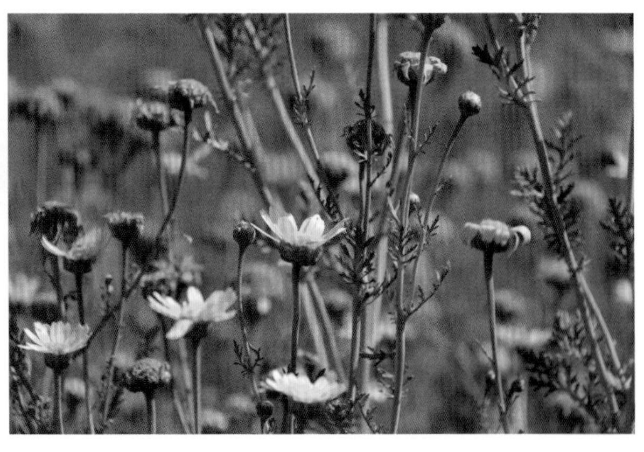

【形态特征】一年生草本，光滑无毛或几光滑无毛。基生叶花期枯萎；中下部茎叶长椭圆形或长椭圆状倒卵形，羽状分裂；上部叶小。头状花序单生茎顶或少数生于茎枝顶端，不形成明显的伞房花序；总苞片 4 层。舌状花瘦果有突起的狭翅肋，管状花瘦果有椭圆形突起的肋。花、果期 6~8 月。

【适宜生境】海拔 3500m 以下的大部分地区均适宜栽培。

【资源状况】广泛分布于横断山三江并流区。多为栽培。

【入药部位】全草（茼蒿）。

【功能主治】清热利湿，散瘀消肿。用于炎症，痢疾，病毒性肝炎，胆囊炎；外用于牛皮癣，跌打损伤，疮疖肿毒，风湿骨痛，外伤出血。

菊　苣

毛菊苣

Cichorium intybus L.

【标本采集号】53342107500

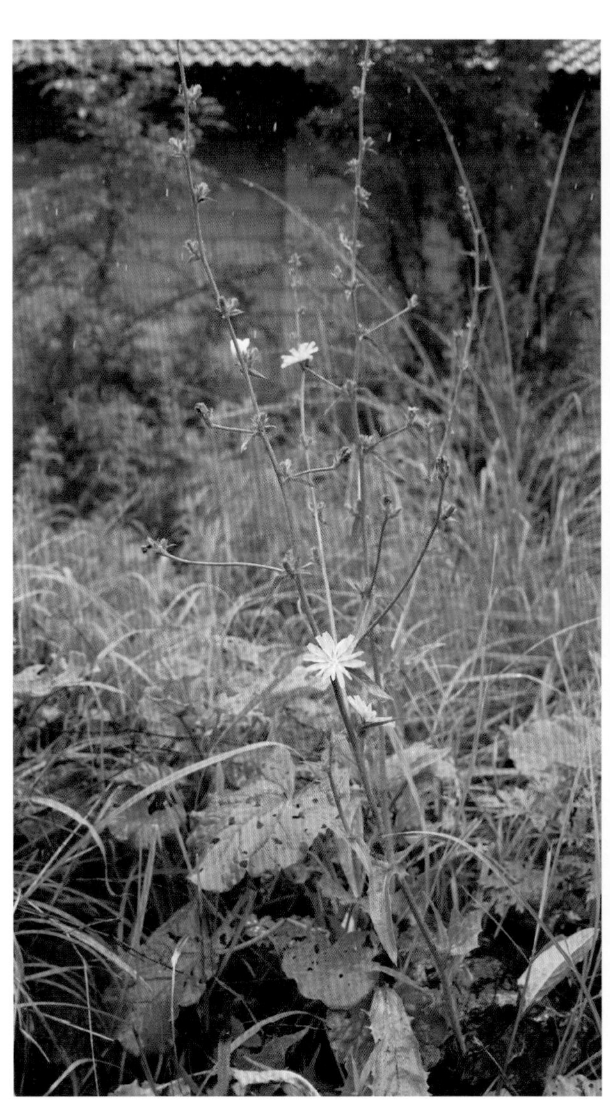

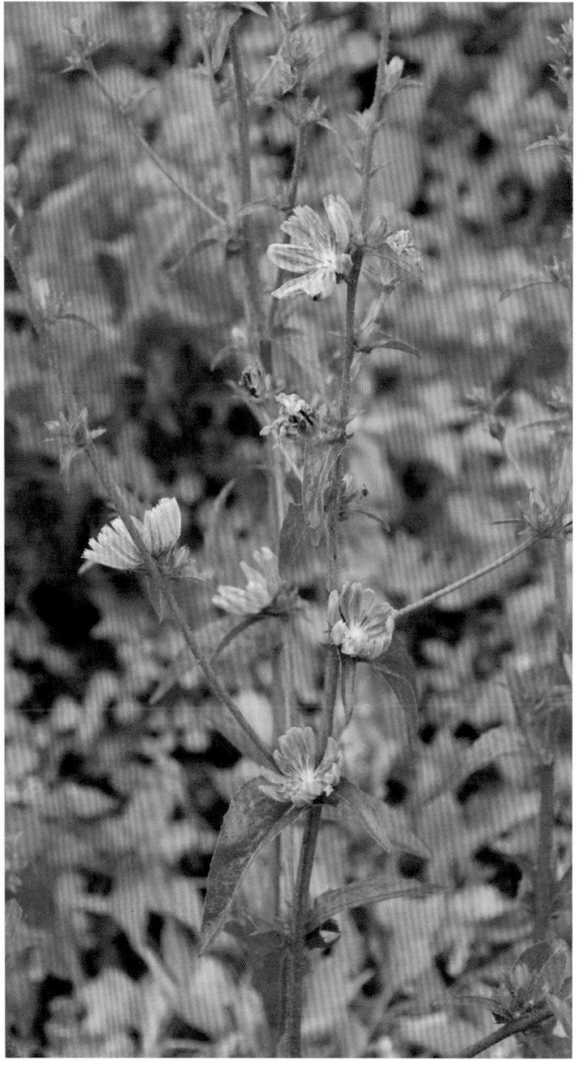

【形态特征】多年生草本。茎单生，分枝，有条棱。基生叶莲座状，花期生存，倒披针状长椭圆形；茎生叶卵状倒披针形至披针形，基部半抱茎；全部叶质地薄，两面被多细胞长节毛。头状花序单生或集生于茎顶或枝端，或排列成穗状花序；总苞圆柱状，总苞片 2 层；舌状小花蓝色，有色斑。瘦果倒卵状、椭圆状或倒楔形，褐色，有棕黑色色斑；冠毛膜片状。花、果期 5~10 月。

【适宜生境】生于河谷荒地、河边、水沟边或山坡。

【资源状况】分布于香格里拉、德钦等地。偶见。

【入药部位】根茎（菊苣）。

【功能主治】清热凉血，接骨。用于热病，肠热泻血，跌打骨伤。

灰　蓟

小蓟、鸡刺根、喜阳蓟、总状蓟、大蓟

Cirsium griseum Lévl.

【标本采集号】530702281

【形态特征】多年生草本。块根纺锤状或萝卜状。茎直立，全部茎枝被稠密的多细胞长节毛并混生蛛丝毛。下部和中部茎生叶全形披针形或卵状披针形，羽裂，基部耳部扩大抱茎；向上的叶与中下部茎叶同形并等样分裂，花序下部的叶常针刺化；全部叶质地坚硬，上面被稠密的贴伏针刺，下面密被绒毛。头状花序在茎枝顶端排成总状或总状伞房花序；总苞宽钟状，总苞片 7 层；小花白色、黄白色。瘦果压扁，楔状倒披针形；冠毛浅褐色，基部联合成环，整体脱落。花、果期 5~9 月。

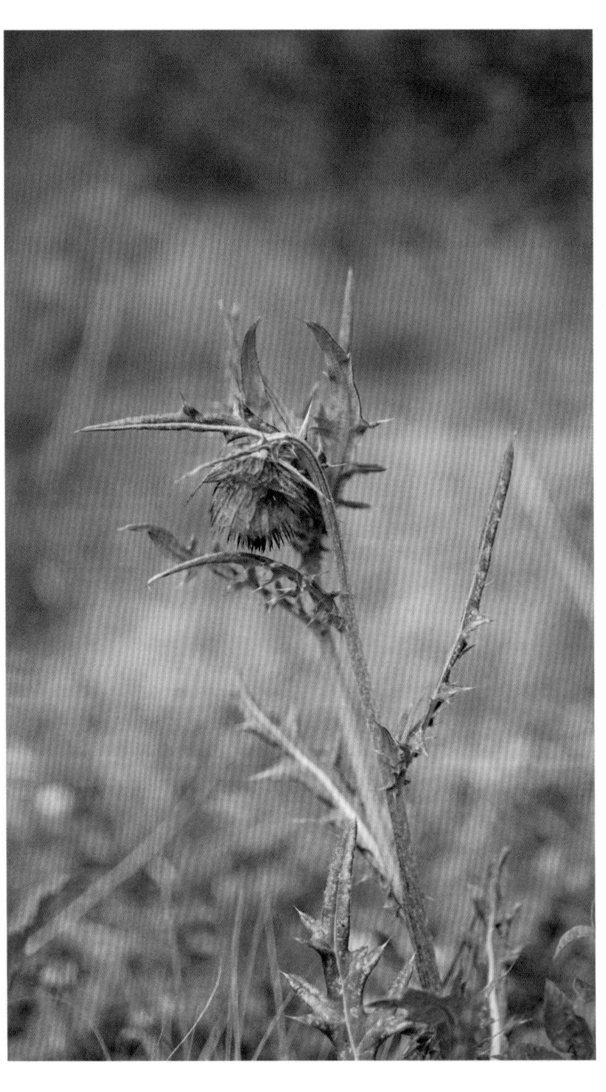

【适宜生境】生于海拔2800~3000m的山谷或山坡草地。

【资源状况】分布于玉龙。常见。

【入药部位】根（灰蓟）。

【功能主治】清热凉血，调经。用于乳腺癌，烧伤，月经不调。

丽江蓟 *Cirsium lidjiangense* Petrak ex Hand.-Mazz.

【标本采集号】2353290193

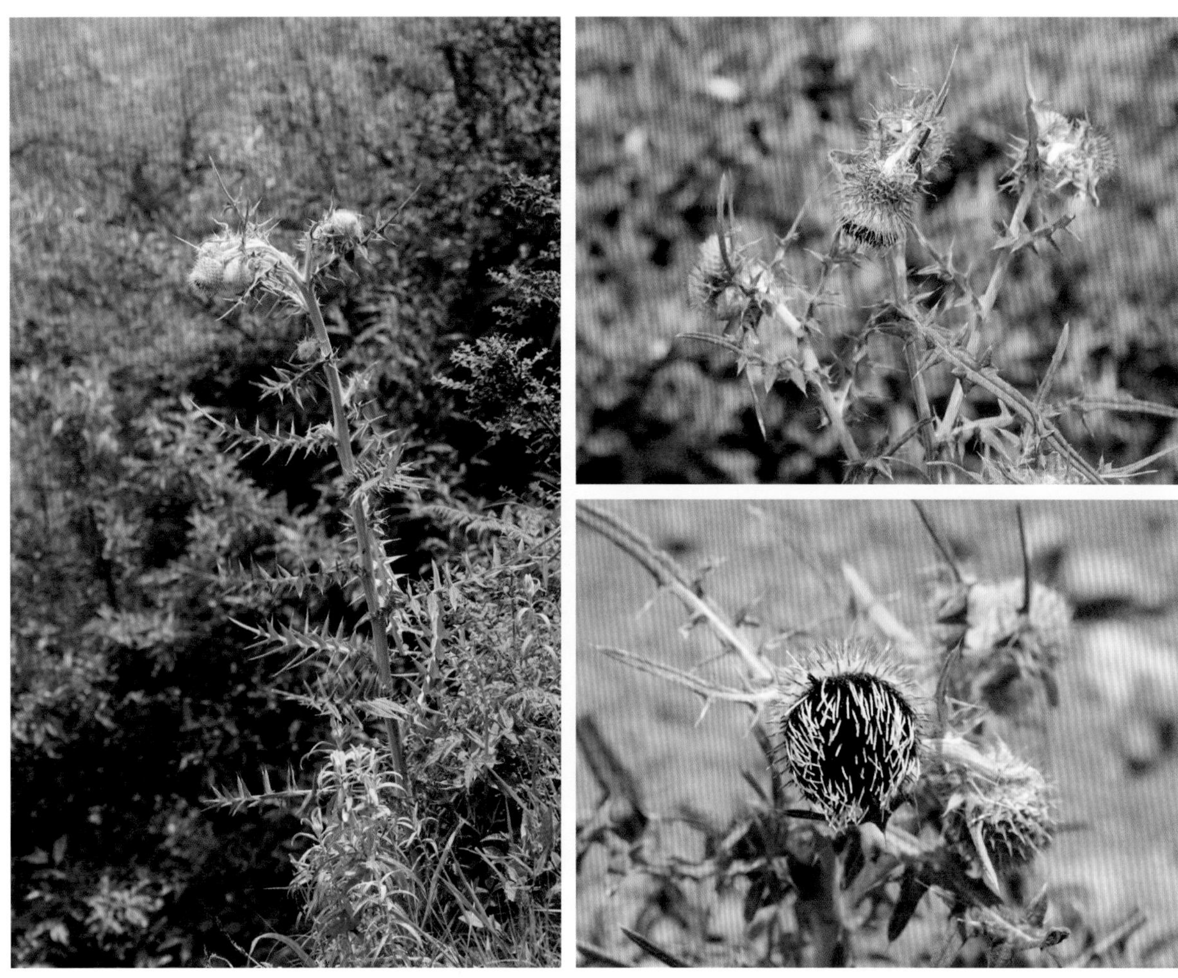

【形态特征】多年生草本。上部分枝，全部茎枝有条棱，被蛛丝毛或多细胞长节毛。下部茎叶大，全形椭圆形，羽裂；向上的叶羽状半裂，基部耳状半抱茎；全部叶上面被贴伏的针刺，下面被密厚的绒毛。头状花序棉球状，下垂，在茎枝顶端排成总状或总状圆锥花序；总苞片约 7 层；小花红紫色。瘦果褐色，楔状长椭圆形；冠毛浅褐色，基部联合成环，整体脱落，刚毛长羽毛状。花、果期 6~8 月。

【适宜生境】生于草甸。

【资源状况】分布于维西、玉龙等地。偶见。

【入药部位】全草（丽江蓟）。

【功能主治】凉血，止血，散瘀消肿。用于吐血，鼻衄，尿血，崩漏，黄疸，疮痈。

牛口刺 大刺儿菜、牛口蓟
Cirsium shansiense Petrak

【标本采集号】5334210907

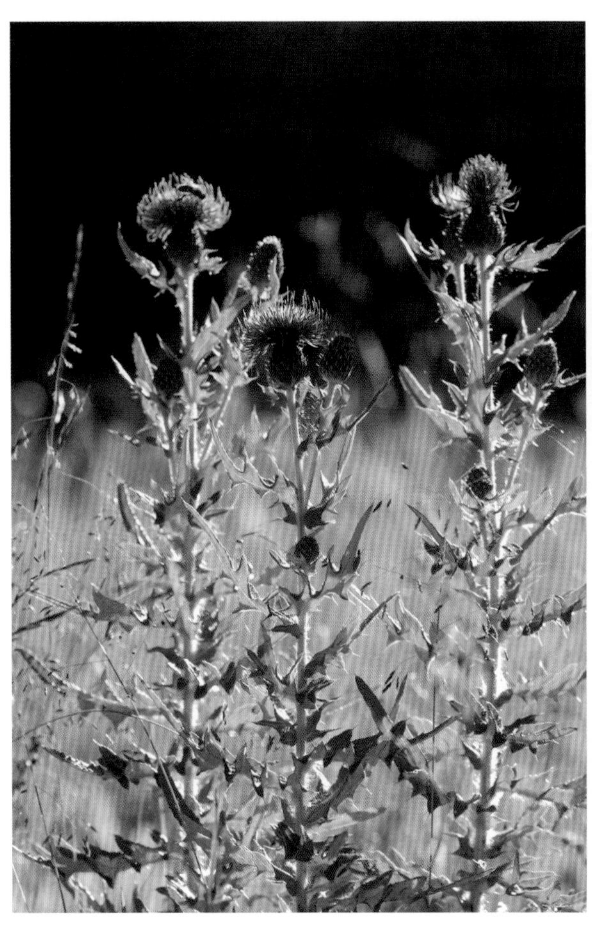
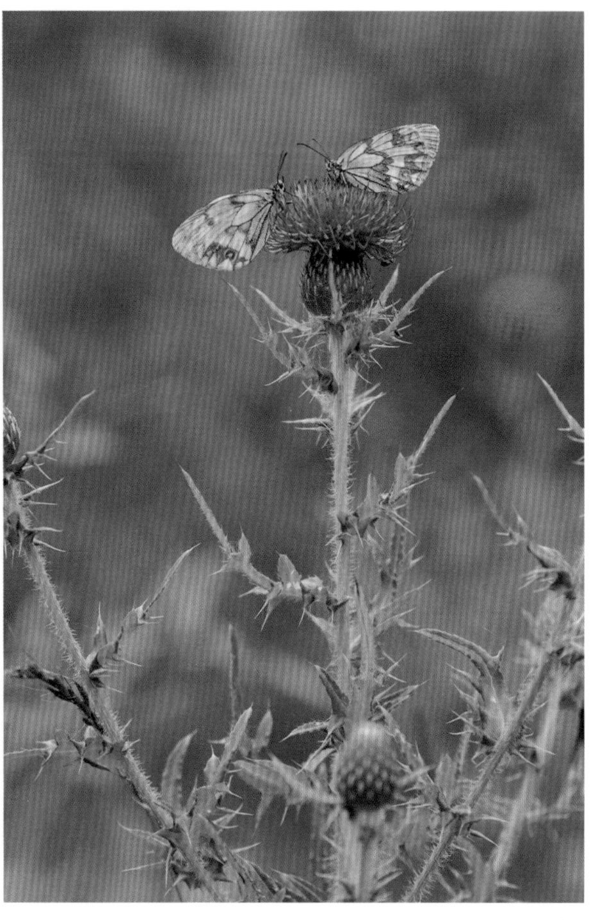

【形态特征】多年生草本。根直伸。茎直立，全部茎枝有条棱，中部以上有稠密的绒毛。中部茎叶卵形、披针形、长椭圆形、椭圆形或线状长椭圆形，羽裂；自中部向上的叶，与中部茎叶同形并等分裂；全部茎叶上面被多细胞节毛，下面被密厚的绒毛。头状花序在茎枝顶端排成伞房花序；总苞卵形或卵球形，总苞片7层；小花粉红色或紫色。瘦果偏斜椭圆状倒卵形；冠毛浅褐色，长羽毛状，基部联合成环，整体脱落。花、果期5~11月。

【适宜生境】生于海拔 1300~3400m 的山坡、山顶、山脚、山谷林下或灌木林下、草地、河边湿地、溪边和路旁。

【资源状况】广泛分布于横断山三江并流区。常见。

【入药部位】根（牛口刺）。

【功能主治】凉血止血，解毒消肿。用于尿血，血淋，咳血，吐血，便血，痢血，崩中漏下，外伤出血，痈疽肿毒。

藤 菊

滇南千里光

Cissampelopsis volubilis (Bl.) Miq.

【标本采集号】5333241812021080LY

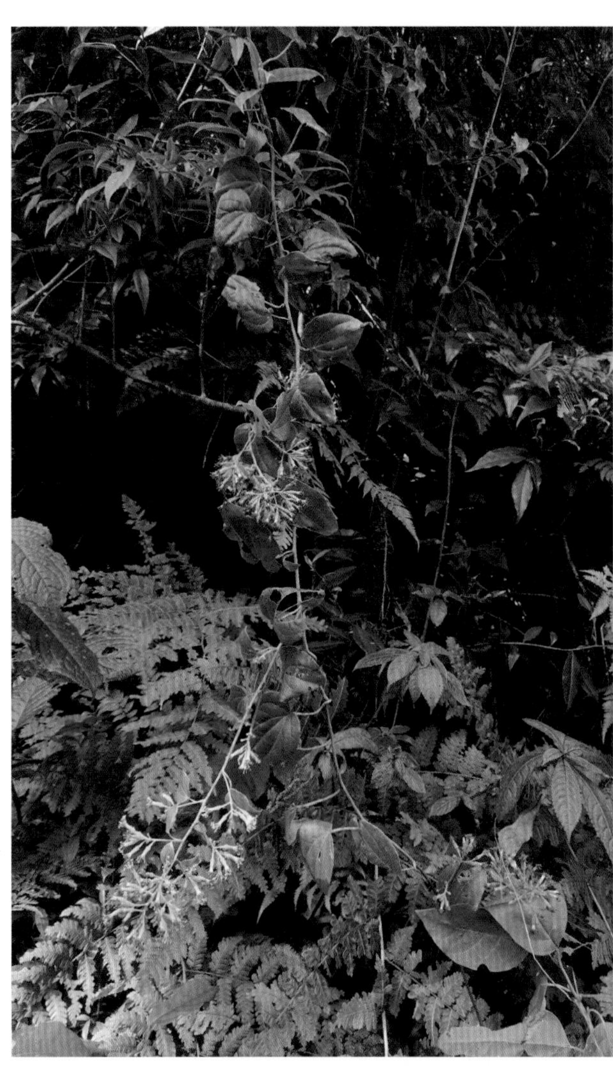

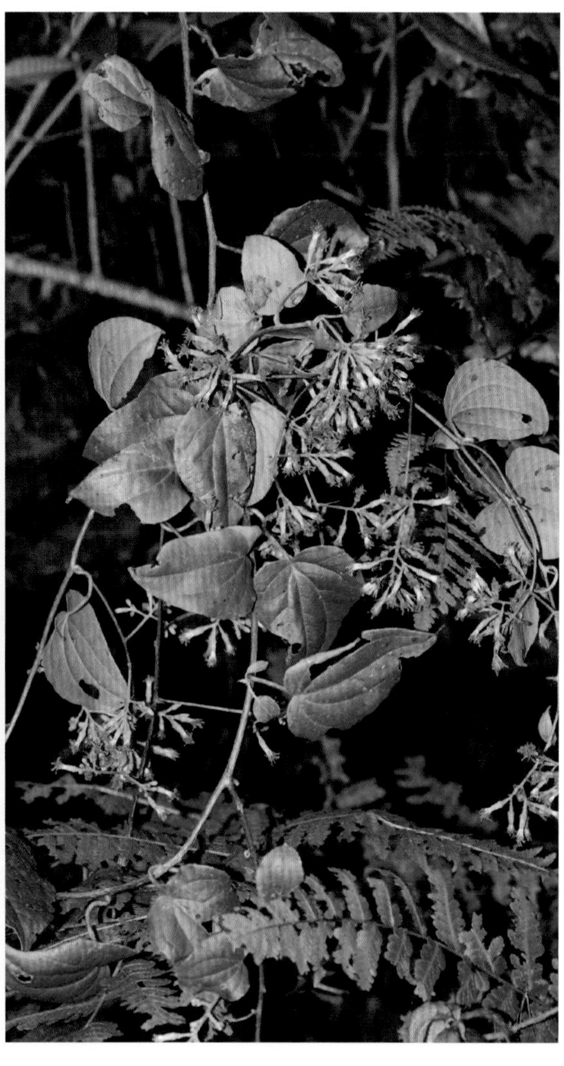

【形态特征】大藤状草本或亚灌木。茎老时变木质，疏被蛛丝状绒毛或细刚毛。叶卵形或宽卵形，纸质或近革质，下面被棉状绒毛或细刚毛；上部及花序枝上叶较小。头状花序盘状，排成顶生及腋生复伞房花序；总苞圆柱形，总苞片约 8；花冠白色、淡黄色或粉色。瘦果圆柱状；冠毛白色。花、果期 10 月至翌年 1 月。

【适宜生境】生于海拔 780~2000m 的林中乔木及灌木上。

【资源状况】分布于贡山、福贡等地。偶见。

【入药部位】茎叶（藤菊）。

【功能主治】祛风除湿，活血止痛。用于风湿骨痛，跌打损伤。

熊胆草

苦蒿尖、苦龙胆、苦蒿

Conyza blinii Lévl.

【标本采集号】5329320686

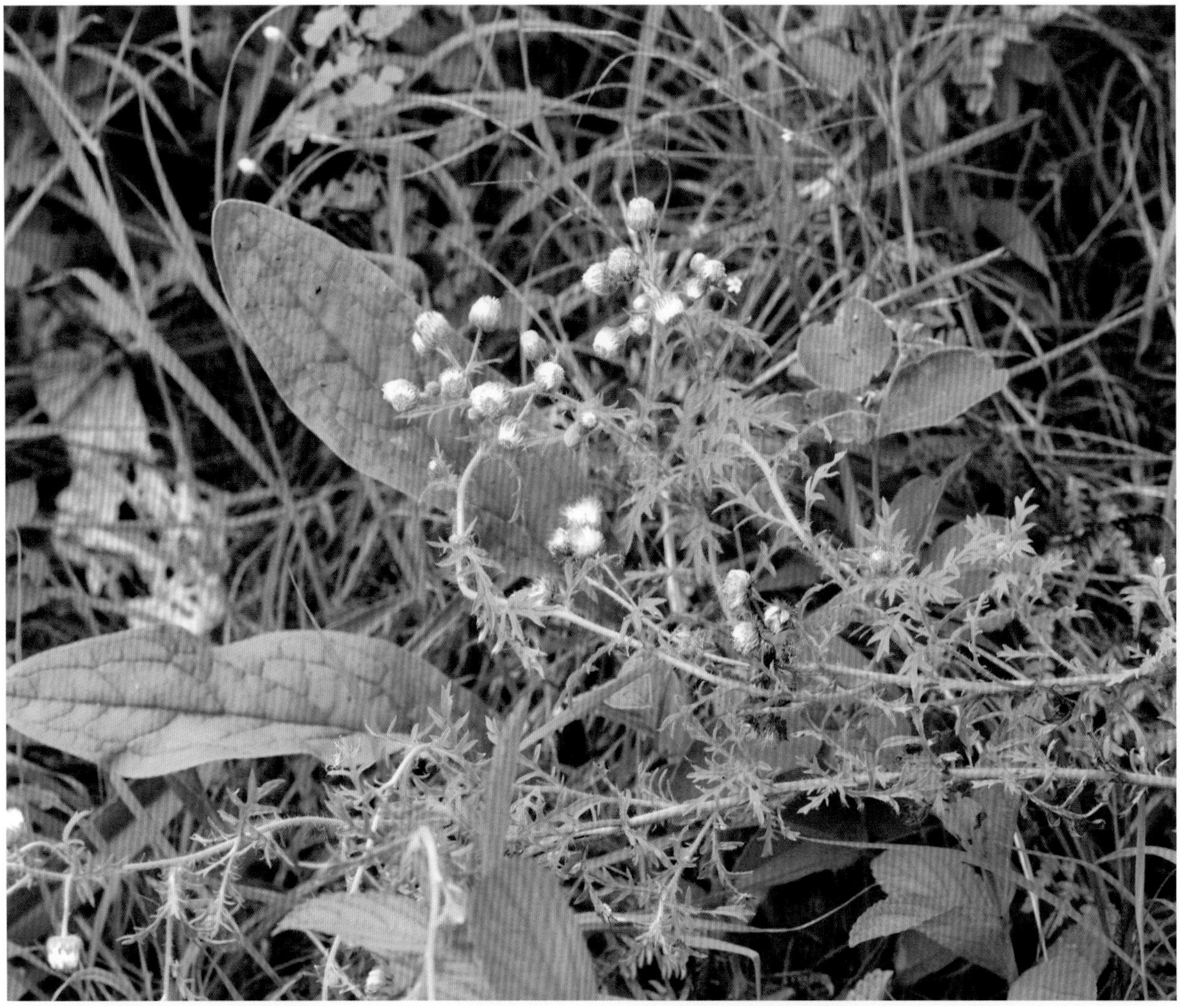

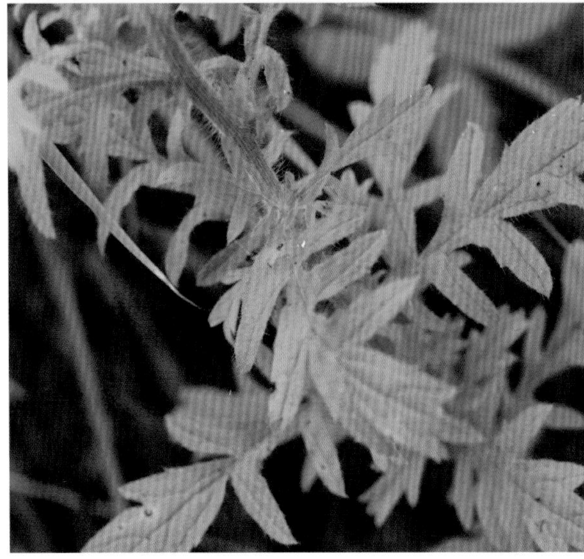

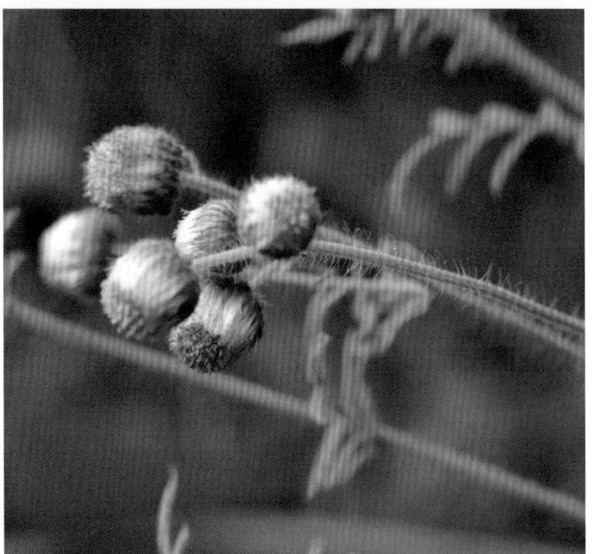

【形态特征】一年生草本。主根圆柱状。茎直立，有条纹，全株被白色开展的长毛和密腺毛。下部叶花期常枯萎；中部及上部叶卵形或卵状长圆形，纸质，羽裂，两面被长毛和密腺毛。头状花序在茎和枝端排成狭而短的圆锥状花序；总苞半球状钟形，总苞片 3~4 层；花黄色，全部结实，外围雌花，中央两性花。瘦果长圆形，扁压，两面被微毛；冠毛污白色，糙毛状。

【适宜生境】生于海拔 1800~2600m 的山坡草地、荒地路旁或旷野。

【资源状况】分布于玉龙。常见。

【入药部位】全草（矮脚苦蒿）。

【功能主治】清热解毒，凉血消肿。用于感冒发热，肺热咳嗽，喉痛，急性结膜炎，肠炎，痢疾，蛇咬伤，跌打损伤，疮痈肿毒，乳腺炎，湿疹。

小蓬草 加拿大蓬、飞蓬、小飞蓬

Conyza canadensis (L.) Cronq.

【标本采集号】5333241812021148LY

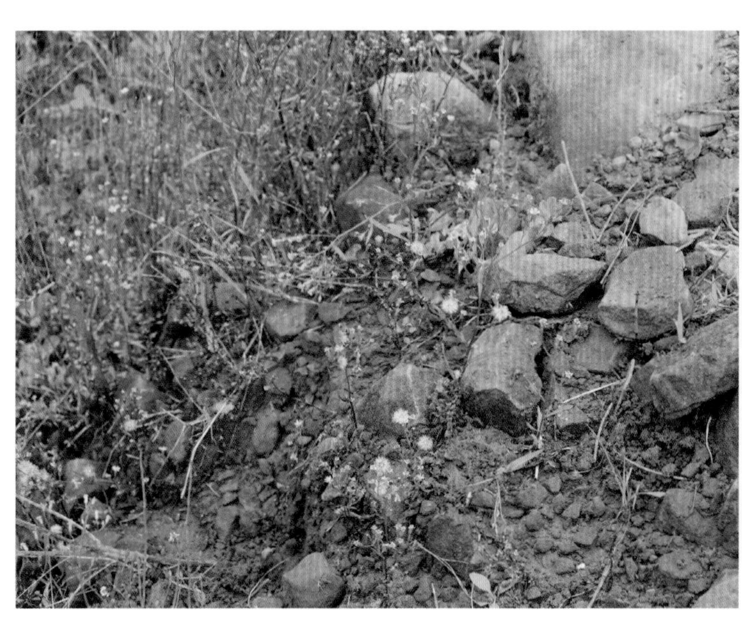

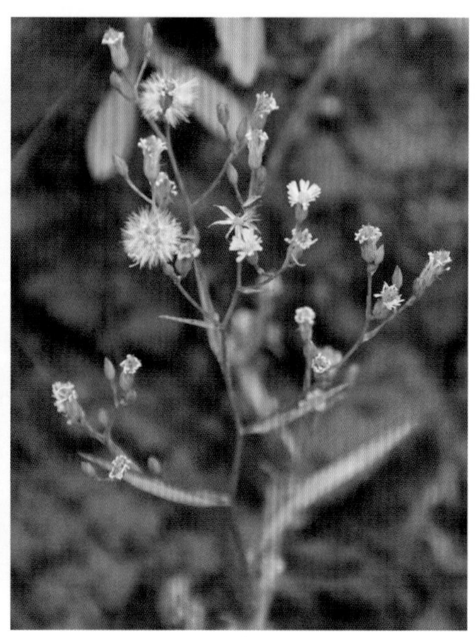

【形态特征】一年生草本。根纺锤状。茎直立，具棱和条纹。叶密集，基部叶花期常枯萎；下部叶倒披针形；中部和上部叶线状披针形或线形，两面被疏短毛。头状花序排列成顶生多分枝的大圆锥花序；总苞近圆柱状，总苞片 2~3 层；雌花舌状，白色；两性花淡黄色。瘦果线状披针形；冠毛污白色，糙毛状。花期 5~9 月，果期 8~9 月。

【适宜生境】生于旷野、荒地、田边和路旁，为一种常见的杂草。

【资源状况】广泛分布于横断山三江并流区。常见。

【入药部位】全草（祁州一枝蒿）。

【功能主治】清热解毒，祛风止痒。用于口腔破溃，中耳炎，目赤，风火牙痛，风湿骨痛。

白酒草 假蓬、山地菊

Conyza japonica (Thunb.) Less.

【标本采集号】530724180510169LY

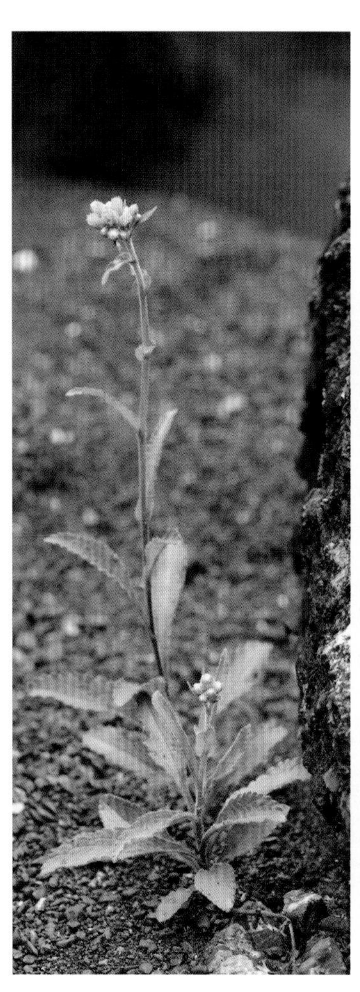

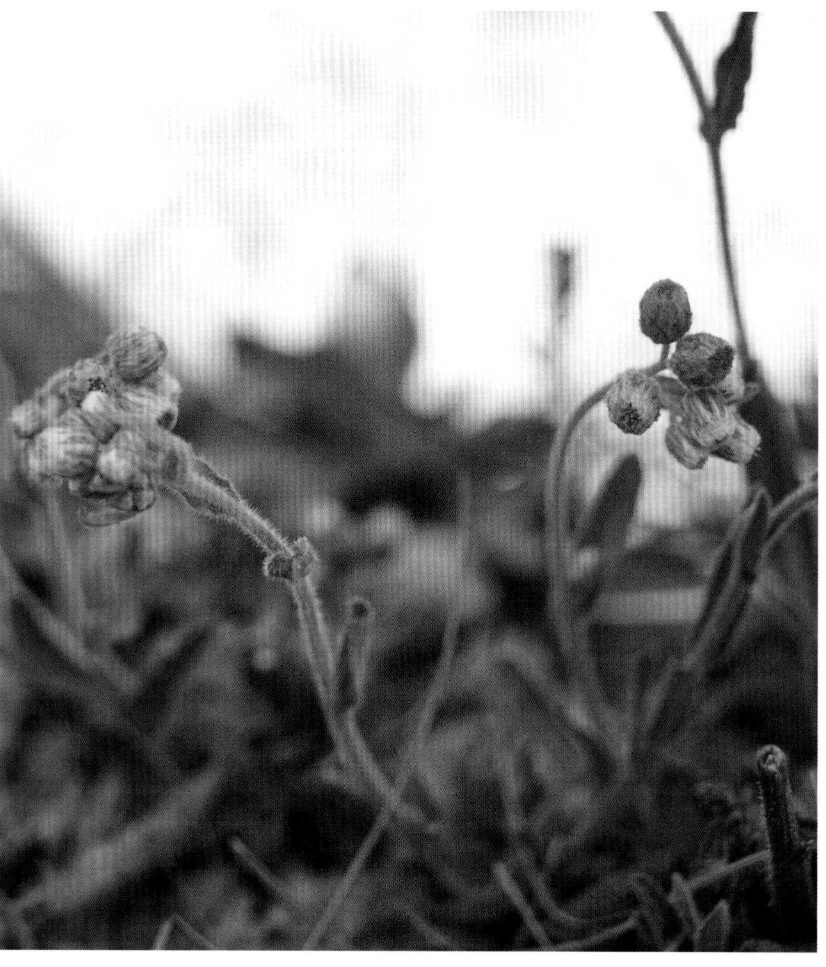

【形态特征】一年生或二年生草本，全株被白色长柔毛或短糙毛。茎直立，有细条纹。叶呈莲座状，基部叶倒卵形或匙形；较下部叶长圆形或椭圆状长圆形，叶柄具宽翅；中部叶疏生，倒披针状长圆形或长圆状披针形，基部半抱茎。头状花序密集成球状或伞房状；总苞半球形，总苞片3~4层；花全部结实，黄色；雌花在外围；两性花在中央。瘦果长圆形，黄色，有微毛；冠毛污白色或稍红色，糙毛状。花期5~9月。

【适宜生境】生于海拔700~2500m的山谷田边、山坡草地或林缘。

【资源状况】广泛分布于横断山三江并流区。常见。

【入药部位】全草（白酒草）。

【功能主治】消炎止痛，清热解毒。用于感冒，胸膜炎，疮毒，头痛，小儿肺炎。

苏门白酒草 竹叶艾
Conyza sumatrensis (Retz.) Walker

【标本采集号】5329320687

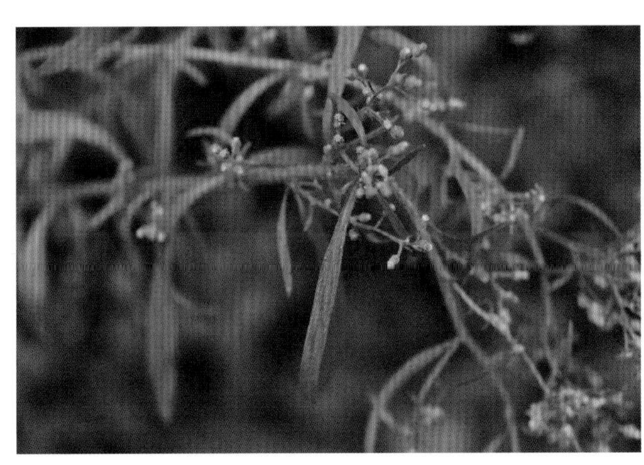
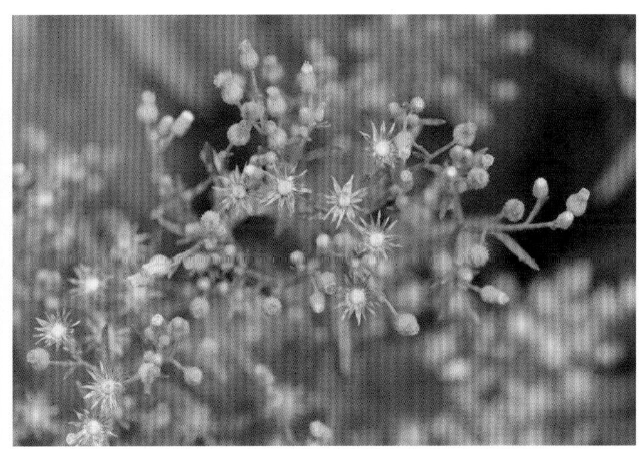

【形态特征】一年生或二年生草本。根纺锤状，直或弯。茎粗壮，直立，具条棱，被上弯糙短毛，杂有疏柔毛。叶密集，基部叶花期凋落；下部叶倒披针形或披针形，两面被密糙短毛。头状花序在茎枝端排列成大而长的圆锥花序；总苞卵状短圆柱状，总苞片 3 层；雌花舌片淡黄色或淡紫色；两性花花冠淡黄色。瘦果线状披针形，扁压；冠毛初时白色，后变黄褐色。花期 5~10 月，果期 9 月至翌年 1 月。

【适宜生境】生于山坡草地、旷野、路旁，是一种常见的杂草。

【资源状况】分布于贡山、福贡等地。常见。

【入药部位】全草（竹叶艾）。

【功能主治】祛风通络，润肺止咳，温经止血，利尿。用于风湿关节痛，麻木不仁，咳嗽，气喘，胸满胁痛，崩漏，子宫出血，小便不利，淋漓不尽。

野茼蒿 革命菜
Crassocephalum crepidioides (Benth.) S. Moore

【标本采集号】5329320688

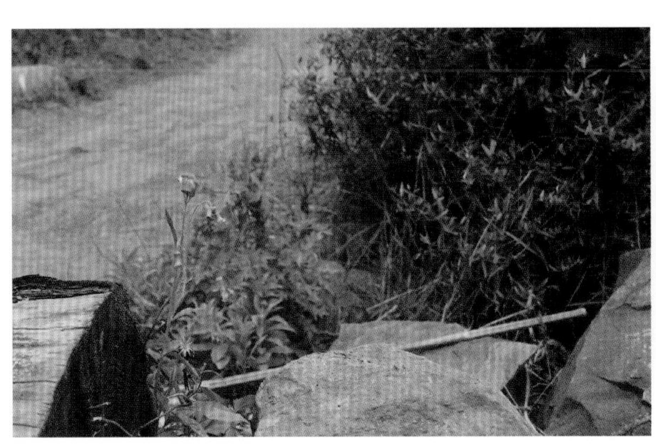
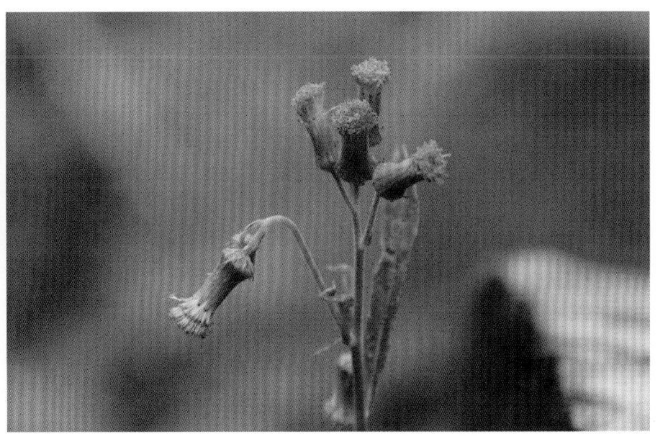

【形态特征】直立草本。茎有纵条棱。叶膜质，椭圆形或长圆状椭圆形，有时基部羽裂。头状花序在茎端排成伞房状；总苞钟状，总苞片1层；小花全部管状，两性，花冠红褐色或橙红色。瘦果狭圆柱形，赤红色，有肋，被毛；冠毛极多数，白色，绢毛状，易脱落。花期7~12月，果期9月至翌年1月。

【适宜生境】生于海拔300~1800m的山坡路旁、水边、灌丛中。

【资源状况】广泛分布于横断山三江并流区。常见。

【入药部位】全草（野木耳菜）。

【功能主治】清热解毒，调和脾胃。用于感冒，腹泻，痢疾，口腔炎，乳腺炎，消化不良。

狭叶垂头菊 垂头菊

Cremanthodium angustifolium W. W. Smith

【标本采集号】ZM604

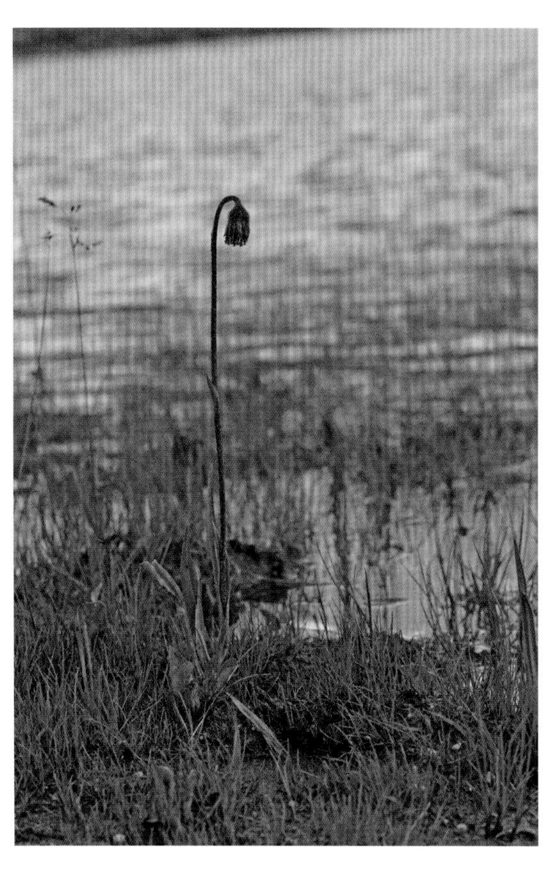

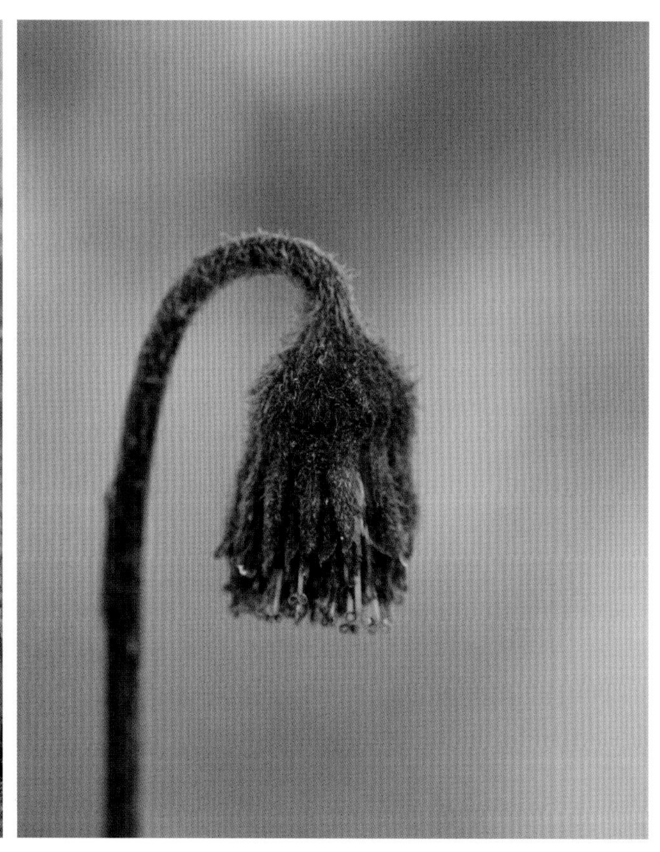

【形态特征】多年生草本。根肉质，多数。茎单生，直立，紫红色，被紫褐色有节长柔毛，具枯叶柄纤维。丛生叶和茎下部叶披针形至狭披针形，全缘，基部渐狭成翅状柄；茎中上部叶狭披针形至线形，基部无鞘，半抱茎。头状花序单生，下垂，盘状；总苞半球形，总苞片2层；小花多数，全部管状，黄色；冠毛白色。瘦果圆柱形，光滑，具肋。花、果期7~10月。

【适宜生境】生于海拔 3200~4800m 的灌丛中、草坡、河边、高山沼泽旁。

【资源状况】分布于香格里拉、德钦、玉龙等地。偶见。

【入药部位】花序（狭叶垂头菊）。

【功能主治】清热解毒，止痛。用于疔疮，肿痛。

钟花垂头菊 *Cremanthodium campanulatum* (Franch.) Diels

【标本采集号】53342103390

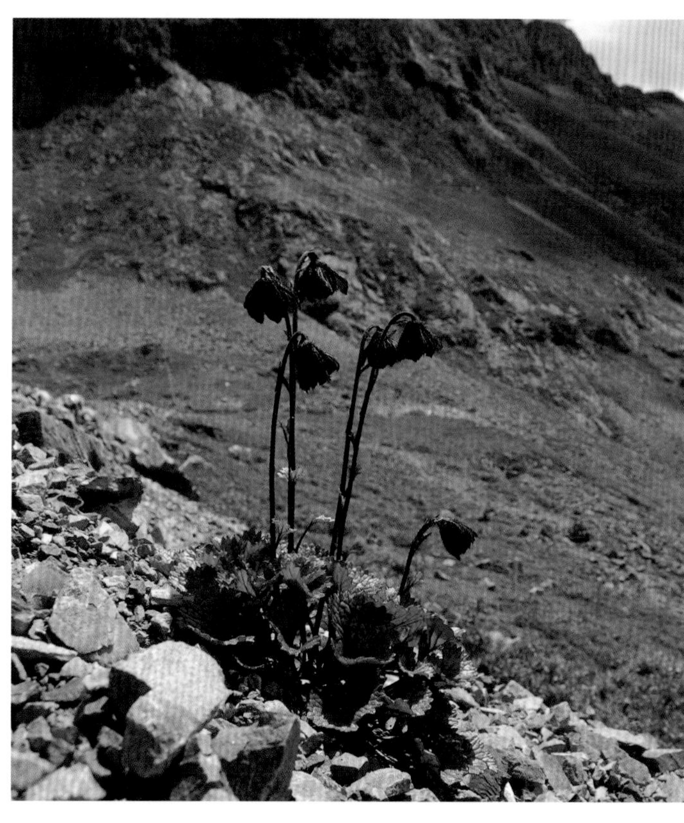

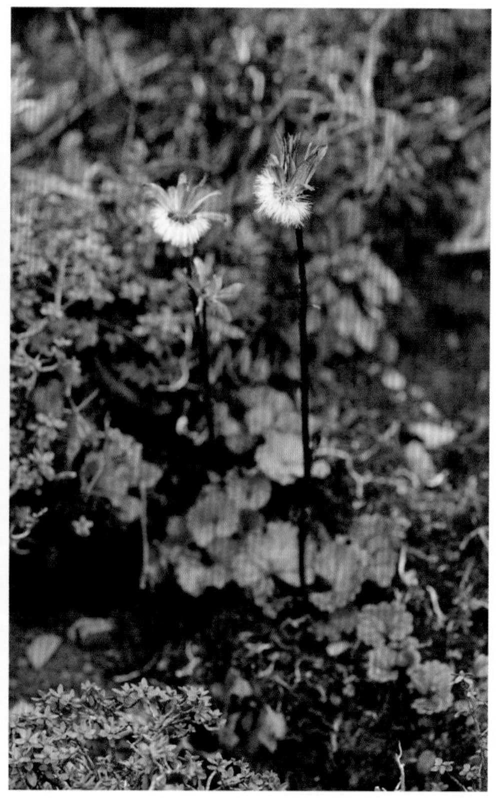

【形态特征】多年生草本。根肉质，多数。茎单生，紫红色，被紫色有节柔毛。丛生叶和茎基部叶具柄，基部鞘状，叶片肾形，两面光滑，下面紫色，叶脉掌状；茎中部叶肾形，较小；上部叶卵形或披针形。头状花序单生，盘状，下垂；总苞钟形，总苞片 2 层；小花全部管状，花冠紫红色；冠毛白色。瘦果倒卵形，略扁平。花、果期 5~9 月。

【适宜生境】生于海拔 3200~4800m 的林中、林缘、灌丛中、草坡、高山草甸及高山流石滩。

【资源状况】分布于香格里拉、德钦、维西、贡山、福贡、玉龙等地。偶见。

【入药部位】全草（钟花垂头菊）。

【功能主治】养骨，补骨，接骨。用于骨折。

车前状垂头菊 俄尕

Cremanthodium ellisii (Hook. f.) Y. Kitam.

【标本采集号】ZM629

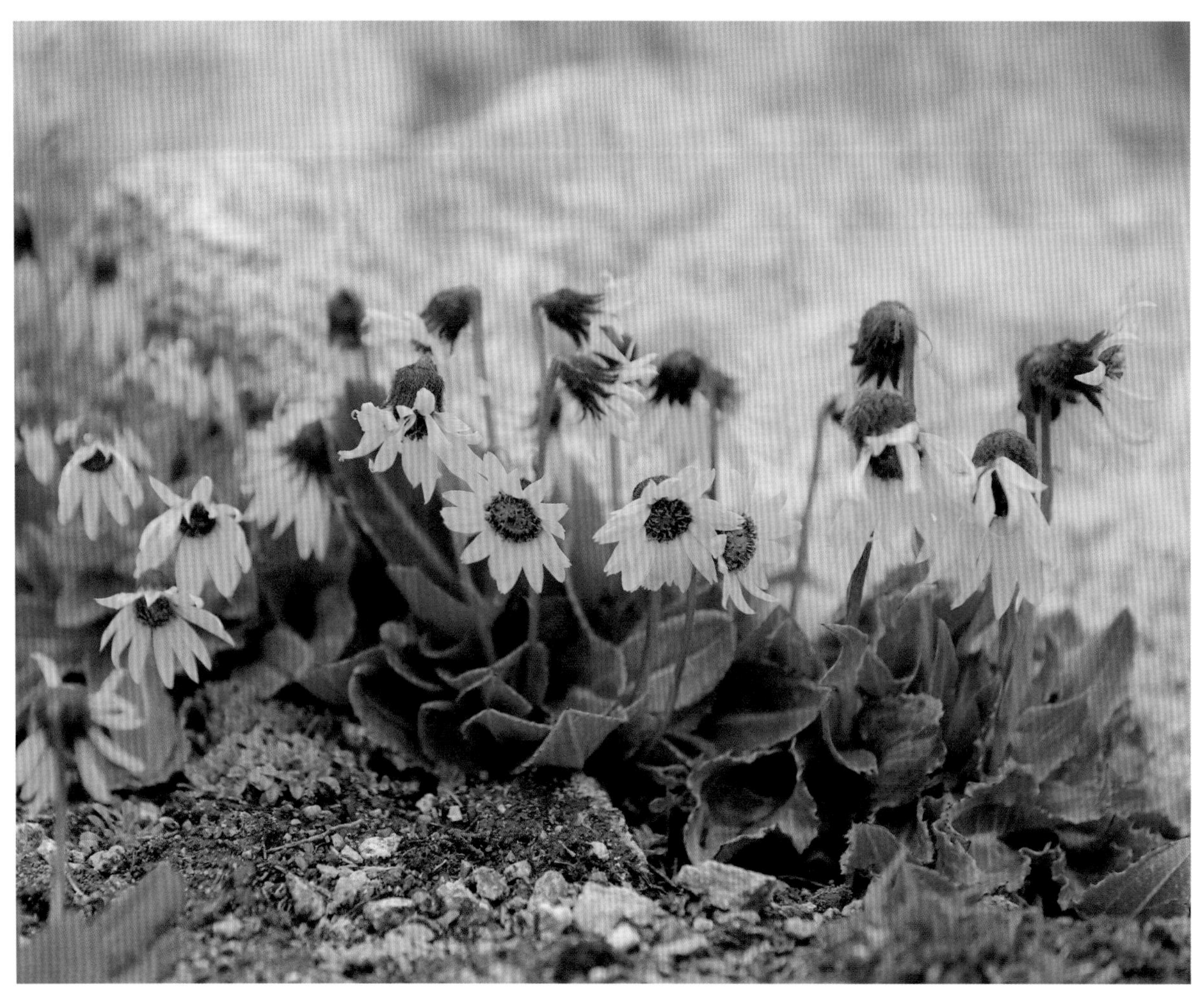

【形态特征】多年生草本。根肉质，多数。茎直立，单生，被密的铁灰色长柔毛，紫红色，有条棱，基部被厚密的枯叶柄纤维。丛生叶具宽柄，常紫红色，基部有筒状鞘，叶片卵形、宽椭圆形至长圆形，叶脉羽状；茎生叶卵形、卵状长圆形至线形，半抱茎。头状花序单生或排列成伞房状总状花序，下垂，辐射状；总苞半球形，总苞片2层；舌状花黄色，舌片长圆形；管状花深黄色；冠毛白色。瘦果长圆形，光滑。花、果期7~10月。

【适宜生境】生于海拔3400~5600m的高山流石滩、沼泽草地、河滩。

【资源状况】分布于德钦。偶见。

【入药部位】全草（车前状垂头菊）。

【功能主治】祛痰止咳，宽胸利气。用于咳喘，劳伤，虚弱。

矮垂头菊

小垂头菊、芒尖赛保

Cremanthodium humile Maxim.

【标本采集号】5334211048

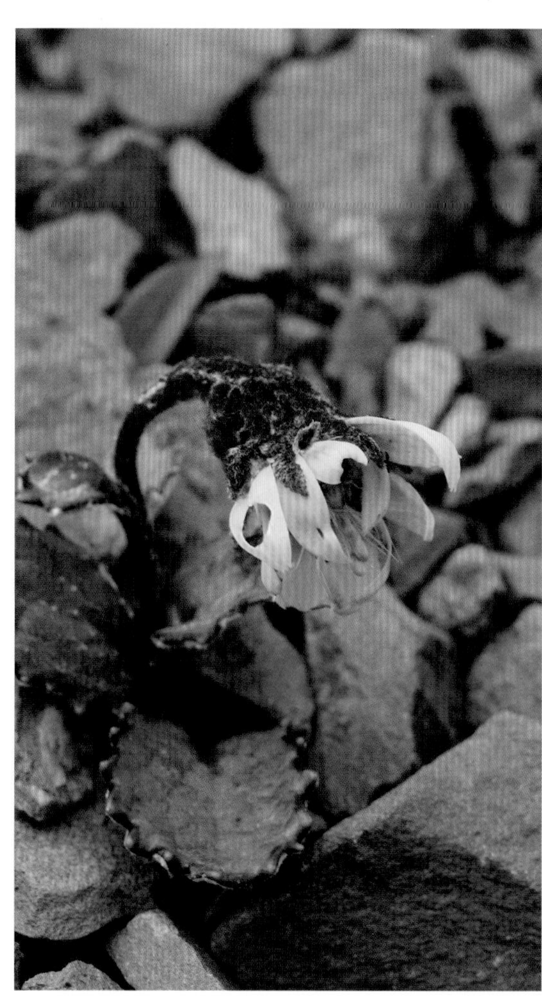

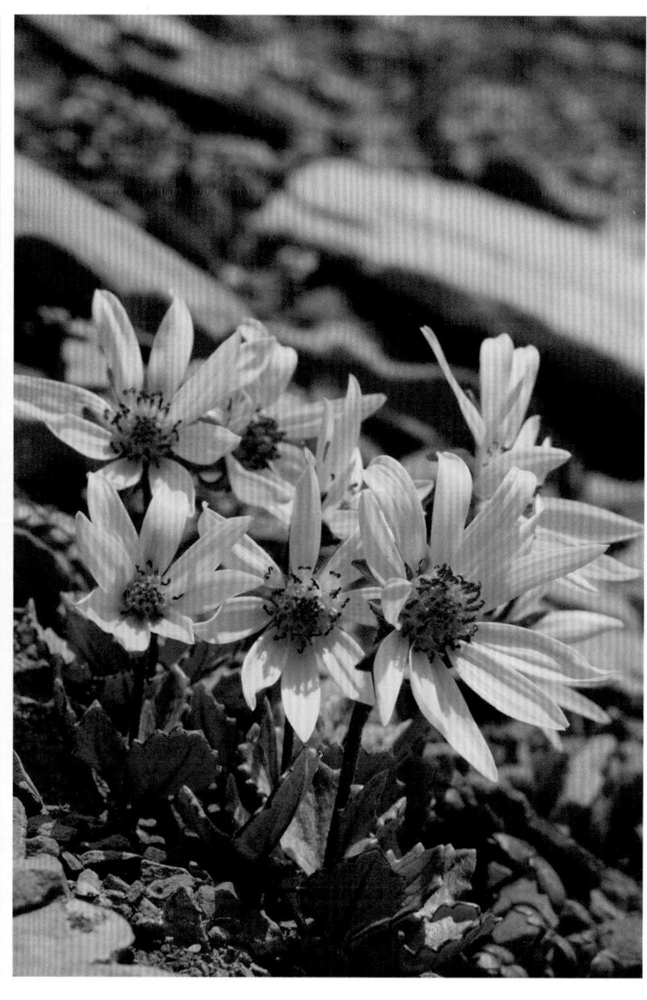

【形态特征】多年生草本。根肉质。地上部分的茎直立，单生，被有节长柔毛；地下部分的茎横生或斜生。无丛生叶丛；茎下部叶具柄，基部略呈鞘状，叶片卵形或卵状长圆形；茎中上部叶卵形至线形；全部叶下面密被白色柔毛。头状花序单生，下垂，辐射状；总苞半球形，总苞片 1 层；舌状花和管状花均为黄色；冠毛白色。瘦果长圆形，光滑。花、果期 7~11 月。

【适宜生境】生于海拔 3500~5300m 的高山流石滩。

【资源状况】分布于德钦。偶见。

【入药部位】全草（矮垂头菊）。

【功能主治】疏风清热，利水消肿。用于感冒发热，小便不利，身肿。

方叶垂头菊

王子垂头菊、石膏垂头菊

Cremanthodium principis (Franch.) Good

【标本采集号】5334210363

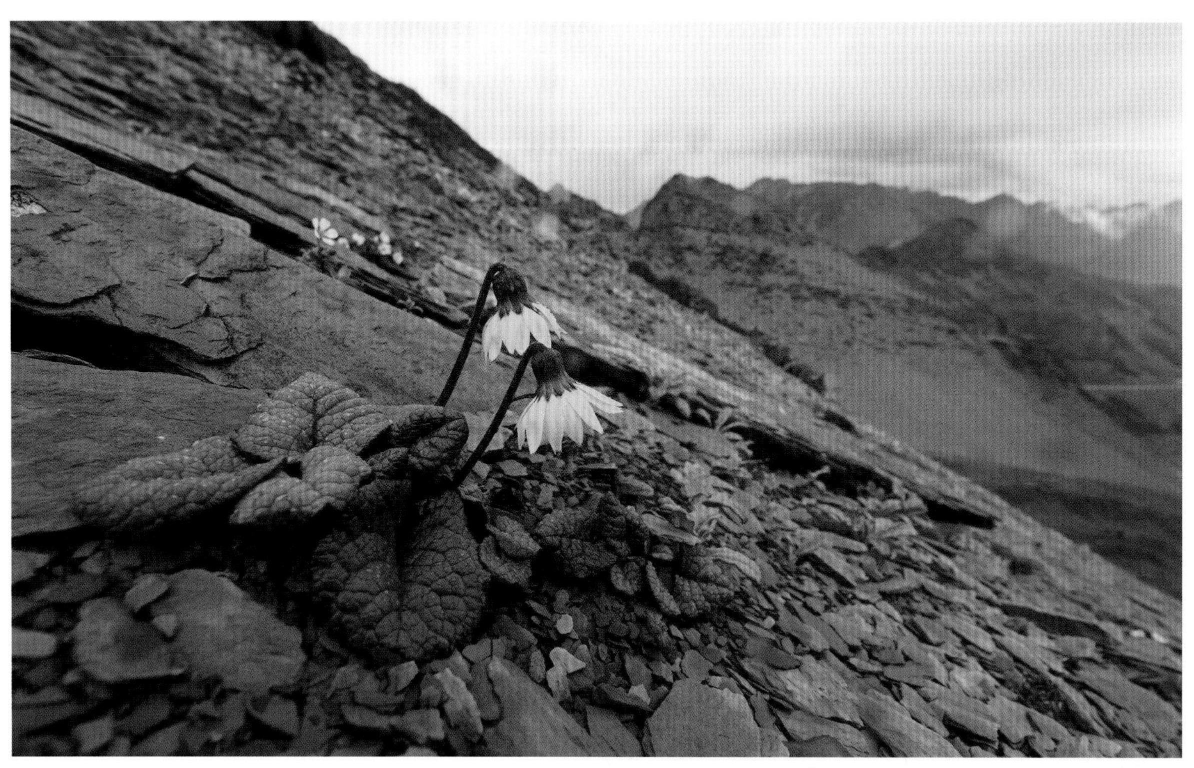

【形态特征】多年生草本。根肉质，多数。茎直立，单生，被白色柔毛，基部被厚密的枯叶柄纤维包围。丛生叶及茎下部叶基部鞘状，叶片长圆形、四方形或近圆形，叶脉羽状；茎中上部叶少，苞叶状，四方形至线形。头状花序单生，下垂，辐射状；总苞半球形，总苞片2层；舌状花和管状花均为黄色；冠毛褐色。瘦果圆柱形，光滑。花、果期6~7月。

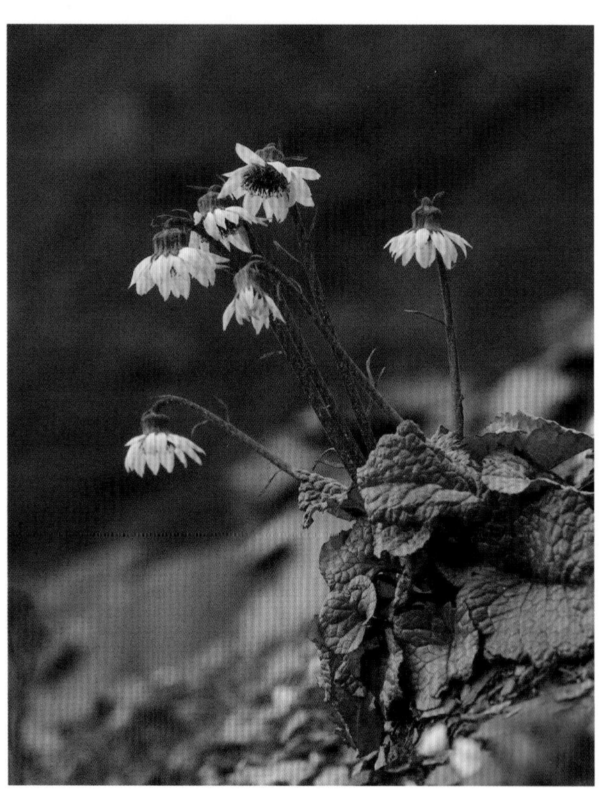

【适宜生境】生于海拔3600~4600m的高山灌丛中、高山草地和砾石地。

【资源状况】分布于香格里拉。偶见。

【入药部位】全草（方叶垂头菊）。

【功能主治】养骨，补骨，接骨。用于骨折。

长柱垂头菊 红头垂头菊

Cremanthodium rhodocephalum Diels.

【标本采集号】ZM640

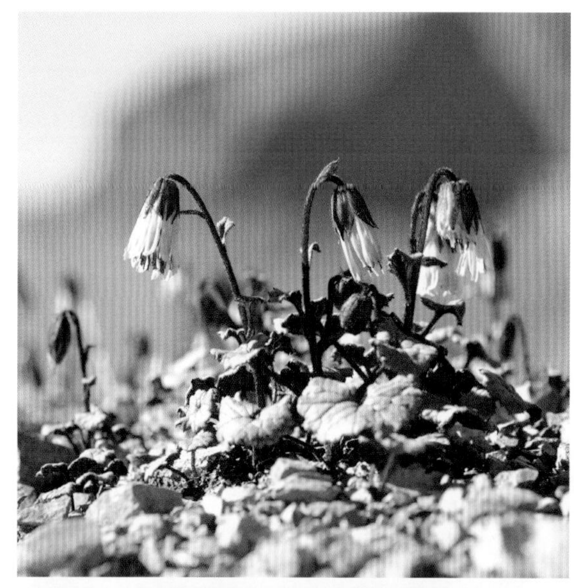

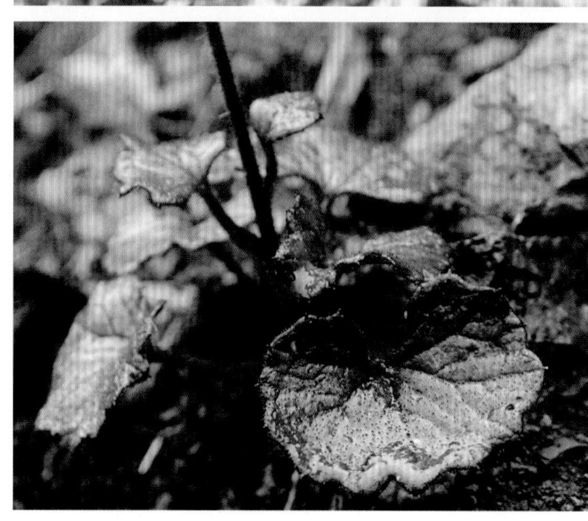

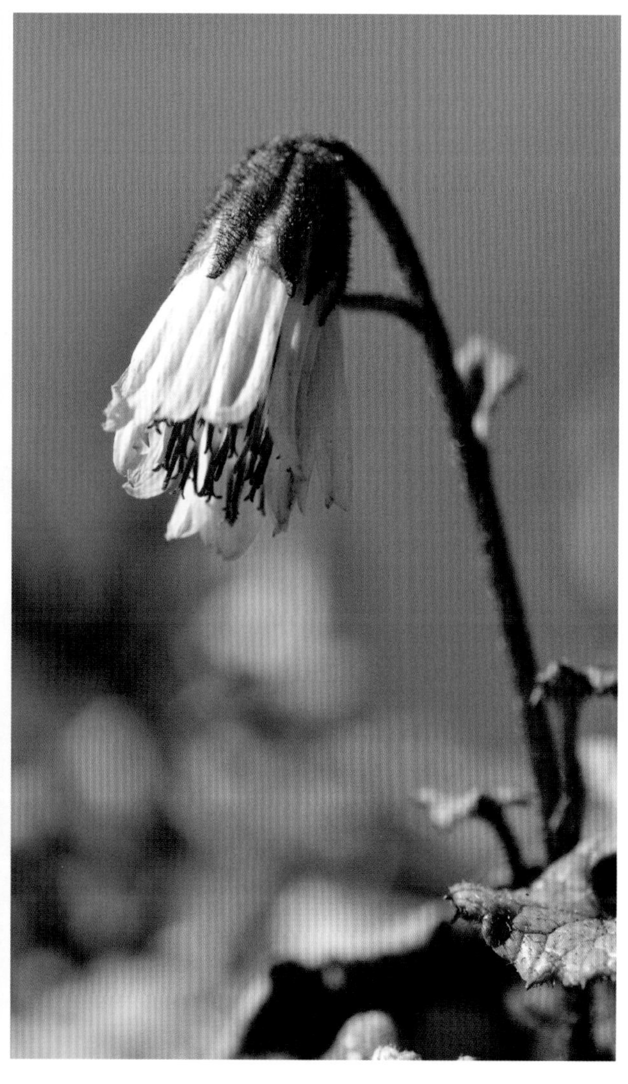

【形态特征】 多年生草本。根肉质，多数。地上部分的茎常直立，单生，密被紫红色有节柔毛；地下部分的茎呈根茎状。茎生叶集生于茎的中下部，基部半抱茎，叶片圆肾形，下面紫红色；茎中上部叶圆肾形至线形。头状花序常单生茎顶，辐射状；总苞半球形，总苞片 2 层；舌状花和管状花均为紫红色；冠毛白色。瘦果长圆形，光滑。花、果期 6~9 月。

【适宜生境】 生于海拔 3000~4800m 的林缘、山坡草地、高山草甸、高山流石滩。

【资源状况】 分布于德钦、贡山、玉龙等地。偶见。

【入药部位】 全草（长柱垂头菊）。

【功能主治】 养骨，补骨，接骨。用于骨折。

紫茎垂头菊 *Cremanthodium smithianum* (Hand.-Mazz.) Hand.-Mazz.

【标本采集号】5334210399

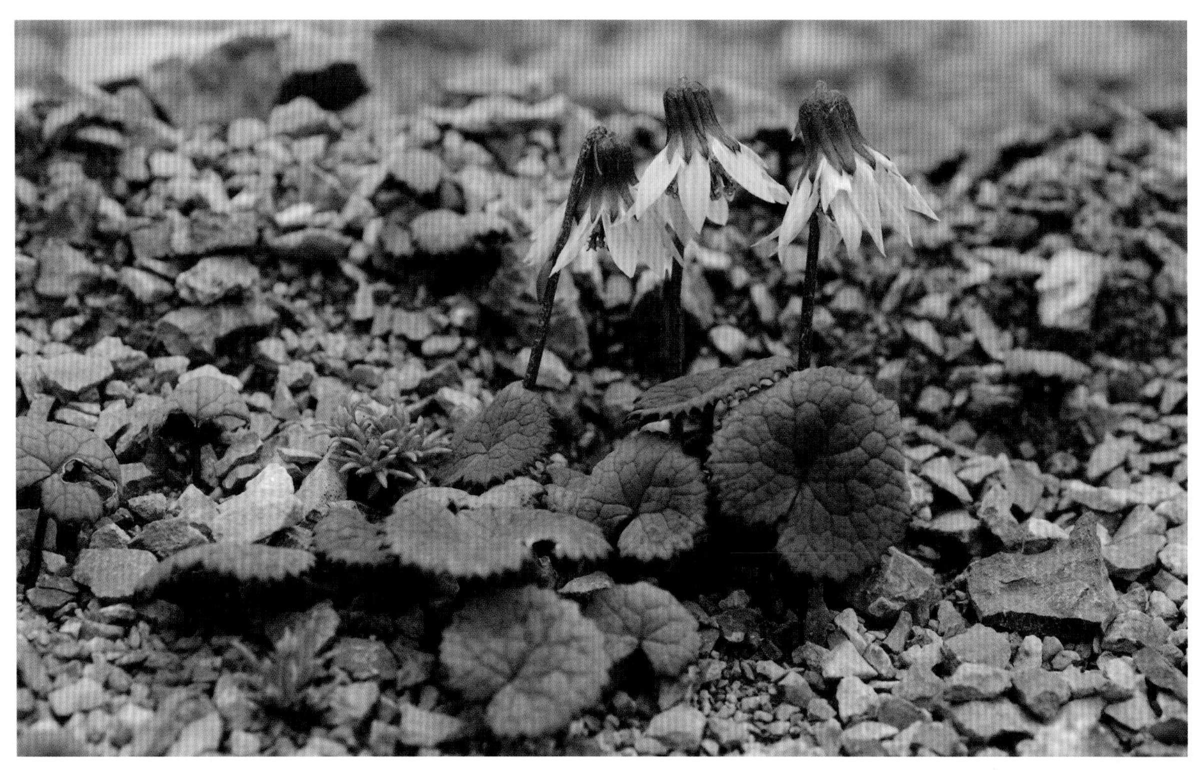

【形态特征】多年生草本。根肉质，多数。茎直立，单生，常紫红色，被短柔毛。丛生叶和茎下部叶具柄，叶片肾形，紫红色，脉掌状；茎中上部叶小，肾形至线状披针形。头状花序单生，辐射状；总苞半球形，总苞片 2 层；舌状花和管状花均为黄色；冠毛白色。瘦果倒披针形，光滑。花、果期 7~9 月。

【适宜生境】生于海拔3000~5200m的山坡草地、水边、高山草甸、高山流石滩。

【资源状况】分布于德钦、玉龙等地。偶见。

【入药部位】全草（紫茎垂头菊）。

【功能主治】养骨，补骨，接骨。用于骨折。

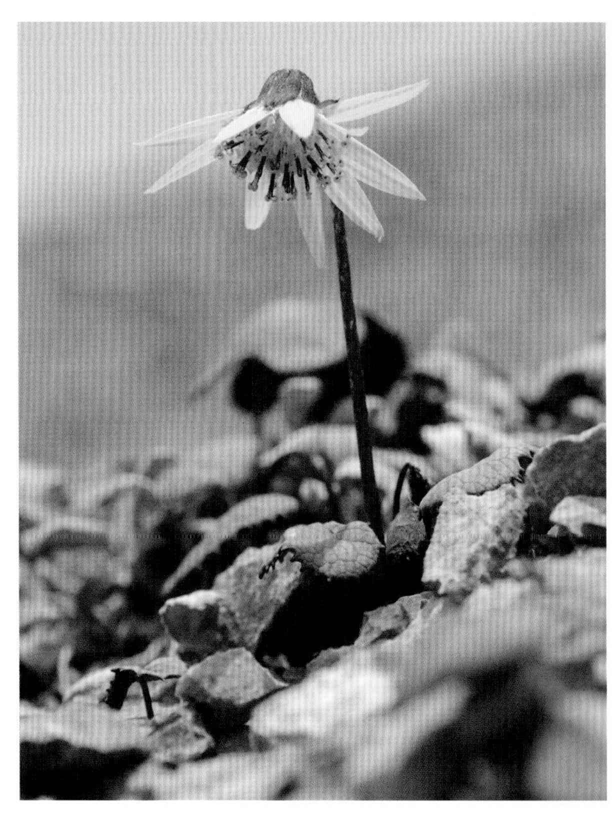

藏滇还阳参 长茎还阳参

Crepis elongata Babcock

【标本采集号】5334210255

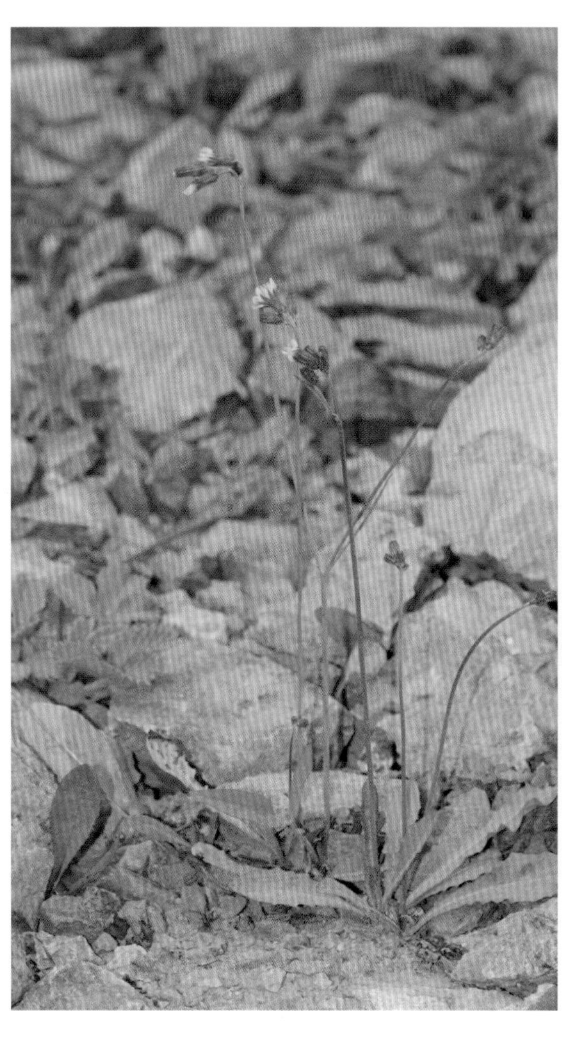

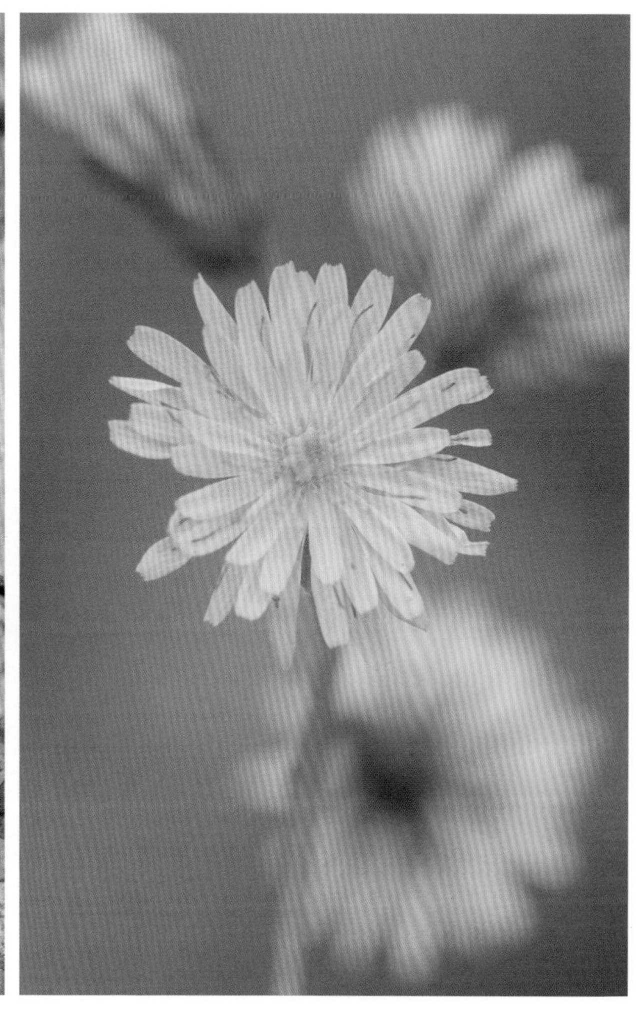

【形态特征】多年生草本。根状茎短；茎直立，单生或簇生，全部分枝被多细胞节毛。基生叶全形倒披针形、长椭圆形、长椭圆状倒披针形或匙形；茎无叶或茎叶 1~2 片，下部的茎叶与基生叶同形并等样分裂，上部的茎叶线形；全部叶两面及叶柄被白色短柔毛。头状花序在茎枝顶端排成不规则的伞房花序或伞房圆锥花序；总苞钟状，总苞片 4 层。瘦果纺锤形，深褐色；冠毛白色。花、果期 6~8 月。

【适宜生境】生于海拔 2600~4200m 的山坡草地、灌丛、林缘及草甸。

【资源状况】分布于维西。偶见。

【入药部位】根。

【功能主治】润肺止咳，清热解毒，祛风散寒。用于感冒，支气管炎。

绿茎还阳参

马尾参、铁扫把、一丈深

Crepis lignea (Vaniot) Babcock

【标本采集号】5334210208

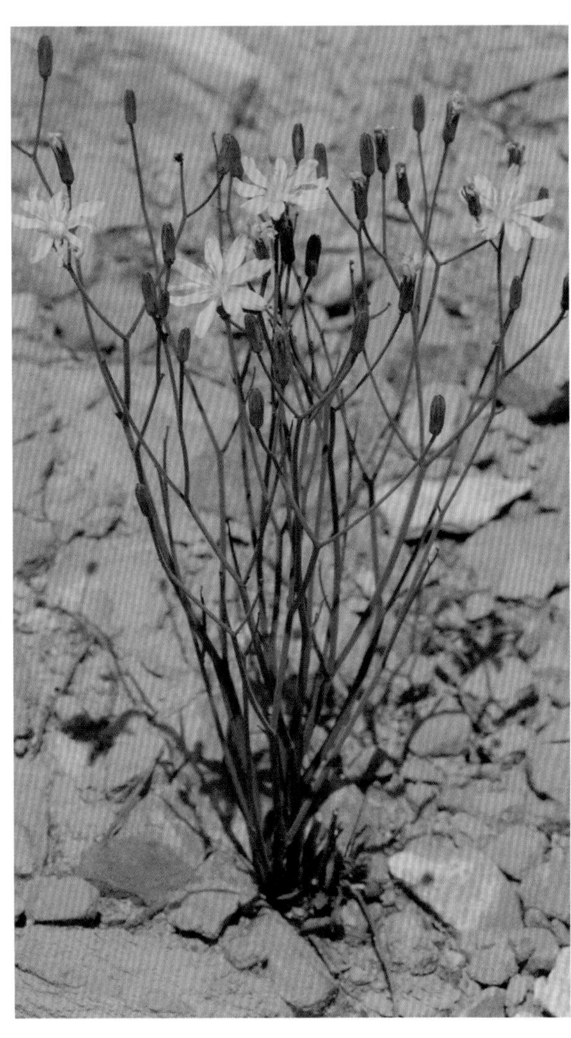

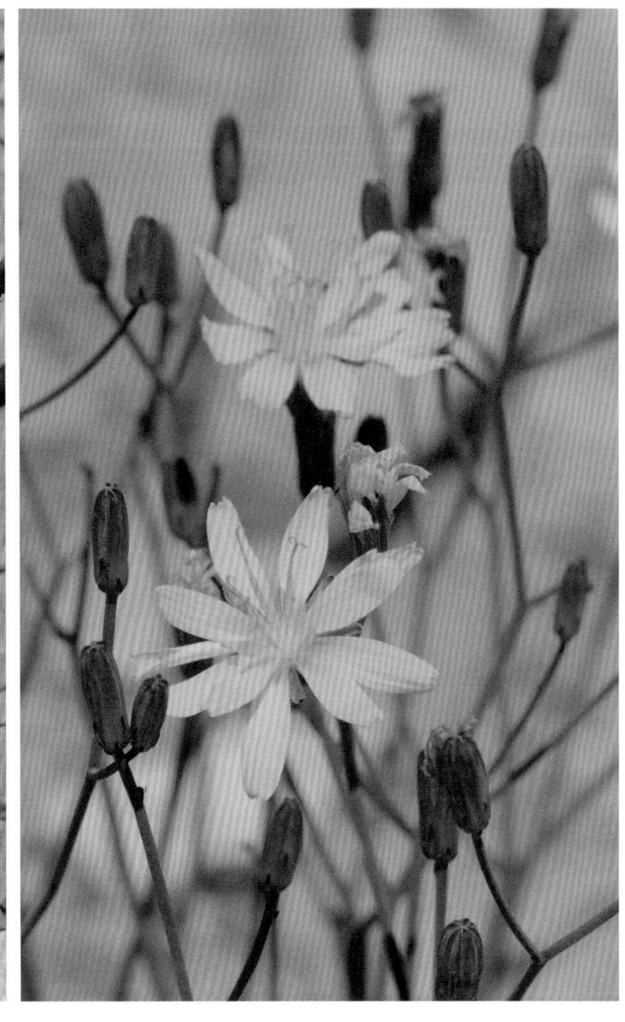

【形态特征】多年生草本。根木质，弯曲或扭曲。茎直立，黑绿色或灰绿色，基部或下部木质。基生及下部茎叶不明显，三角形，苞片状；中部茎叶丝形；最上部叶钻线形，苞片状；全部茎叶无毛。头状花序在茎枝顶端排成伞房状花序；总苞钟状至圆柱状，总苞片4层；舌状小花黄色。瘦果纺锤形，褐色；冠毛白色，微粗糙。花、果期4~8月。

【适宜生境】生于海拔 1580~2700m 的向阳山坡。

【资源状况】分布于玉龙。偶见。

【入药部位】根。

【功能主治】清热解毒，润肺止咳，消食理气，催乳。用于支气管炎，肺炎，痈疽，小儿疳积，乳汁不足。

芜菁还阳参

肉根还阳参、丽江一支箭、大一支箭

Crepis napifera (Franch.) Babcock

【标本采集号】5307241809081052LY

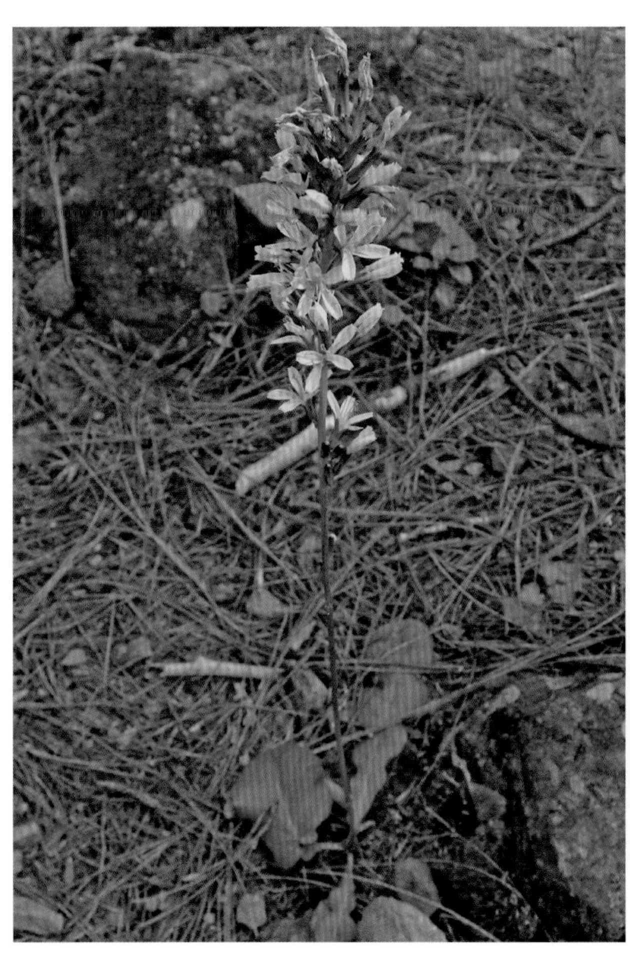

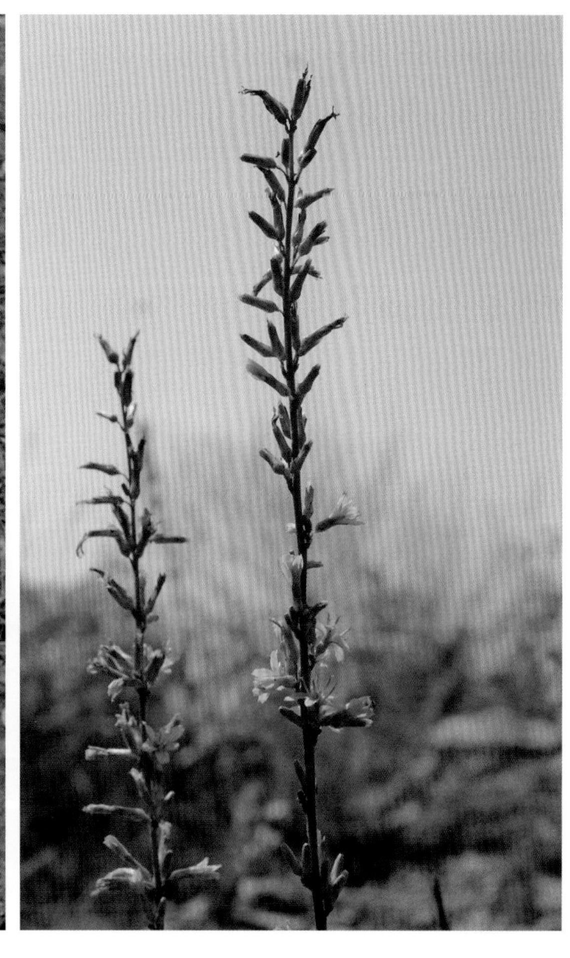

【形态特征】多年生草本。根粗壮，圆柱状或芜菁状。茎直立，茎基粗厚，全部茎枝被糙毛。基生叶莲座状，长椭圆形、倒披针形或倒卵形；最下部茎叶与基生叶同形并等样分裂；中上部茎叶无或极少，苞片状或线钻形；全部茎叶两面及叶柄被短糙毛。头状花序排成狭总状花序或狭总状圆锥花序；总苞圆柱状，总苞片 4 层；舌状小花黄色。瘦果浅黑褐色，近圆柱状；冠毛污黄色。花、果期 6~10 月。

【适宜生境】生于海拔 1400~3300m 的山坡及河谷林下。

【资源状况】分布于维西、兰坪、玉龙等地。偶见。

【入药部位】根（肉根还阳参）。

【功能主治】润肺止咳，解毒消炎，健胃消食，接骨生肌，祛寒，止血。用于夜盲症，肺热咳嗽，痰喘，顿咳，百日咳，支气管炎，虚劳发热，小便不利，咳血，痈疖疮毒。

万丈深 奶浆参

Crepis phoenix Dunn

【标本采集号】5334210521

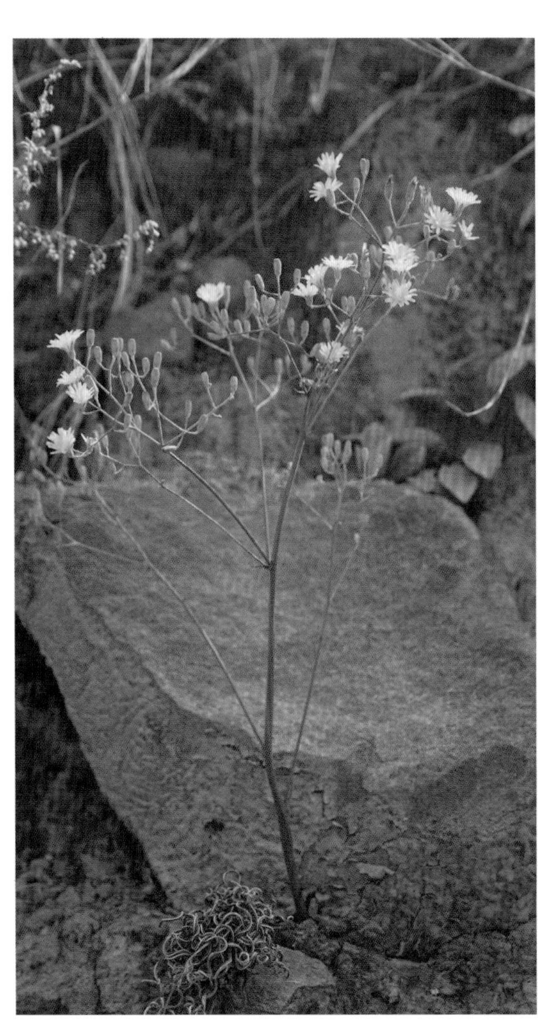

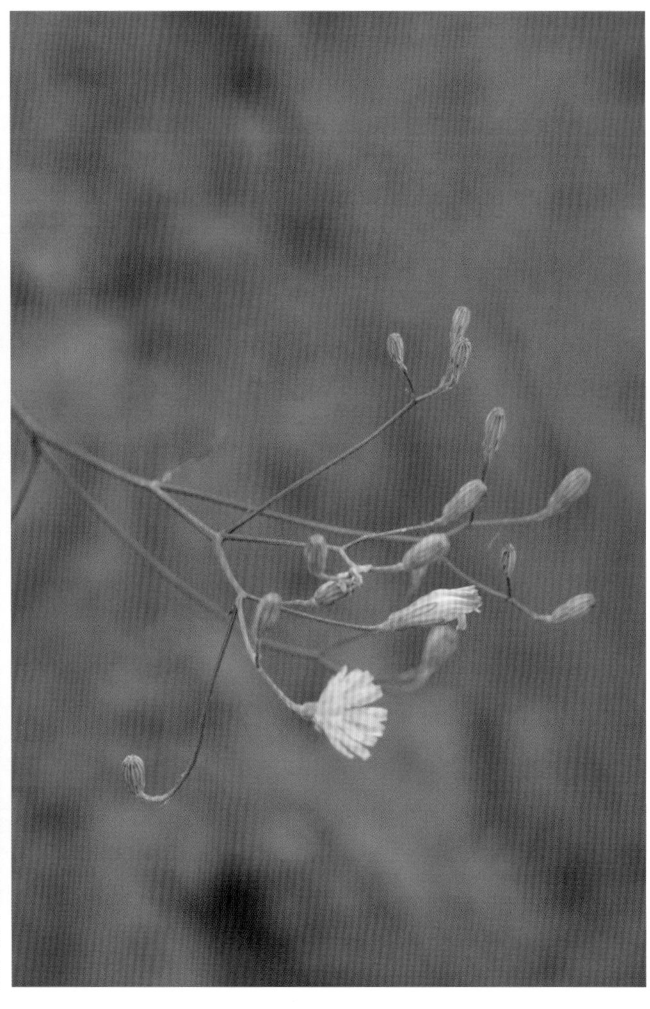

【形态特征】多年生草本。根垂直直伸。茎直立，下部光滑无毛，上部伞房状花序分枝。下部茎叶小，三角形；中部茎叶披针形、长椭圆形或长椭圆状披针形；全部叶两面无毛或被短糙毛。头状花序在茎枝顶端排成伞房状花序；总苞圆柱状，总苞片4层；舌状小花黄色。瘦果纺锤状；冠毛白色。花、果期7~10月。

【适宜生境】生于山坡。

【资源状况】分布于香格里拉、玉龙等地。偶见。

【入药部位】根（万丈深）。

【功能主治】润肺止咳，清热解毒，祛风散寒。用于感冒，支气管炎。

还阳参 苦菜、飞燕草
Crepis rigescens Diels

【标本采集号】5329320689

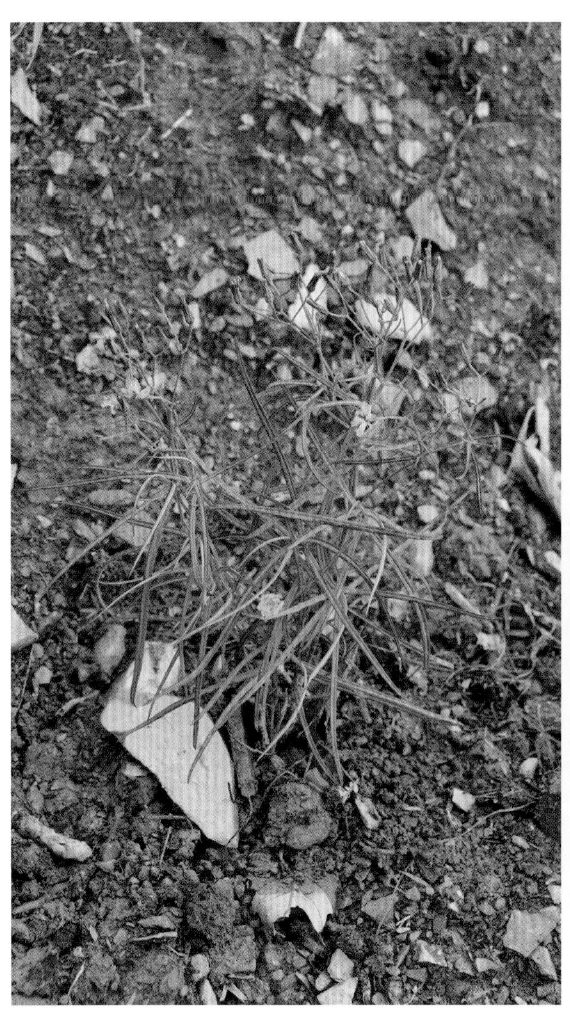

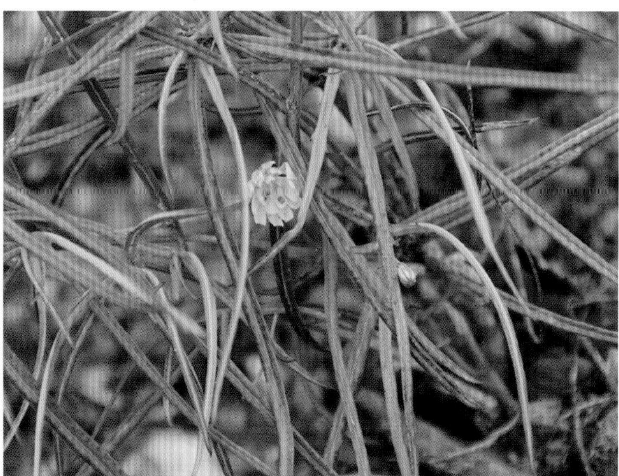

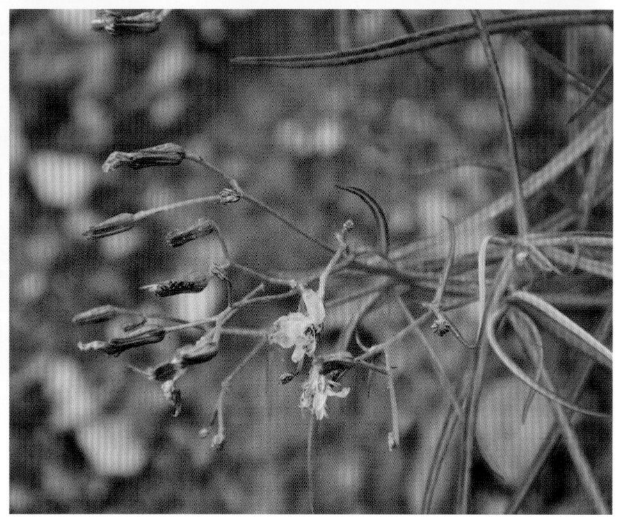

【形态特征】 多年生草本。根木质。茎直立，基部木质，上部分枝。基部茎叶鳞片状或线钻形；中部茎叶线形，质地坚硬，边缘反卷。头状花序直立，在茎枝顶端排成伞房状花序；总苞圆柱状至钟状，总苞片 4 层；舌状小花黄色。瘦果纺锤形，黑褐色；冠毛白色，微粗糙。花、果期 4~7 月。

【适宜生境】 生于海拔 1600~3000m 的山坡林缘、溪边、路边荒地。

【资源状况】 分布于维西、玉龙等地。偶见。

【入药部位】 根。

【功能主治】 止咳平喘，健脾消食，下乳。用于支气管炎，肺结核，小儿疳积。

大丽花 天竺牡丹、西番莲、大理菊

Dahlia pinnata Cav.

【标本采集号】5329290996

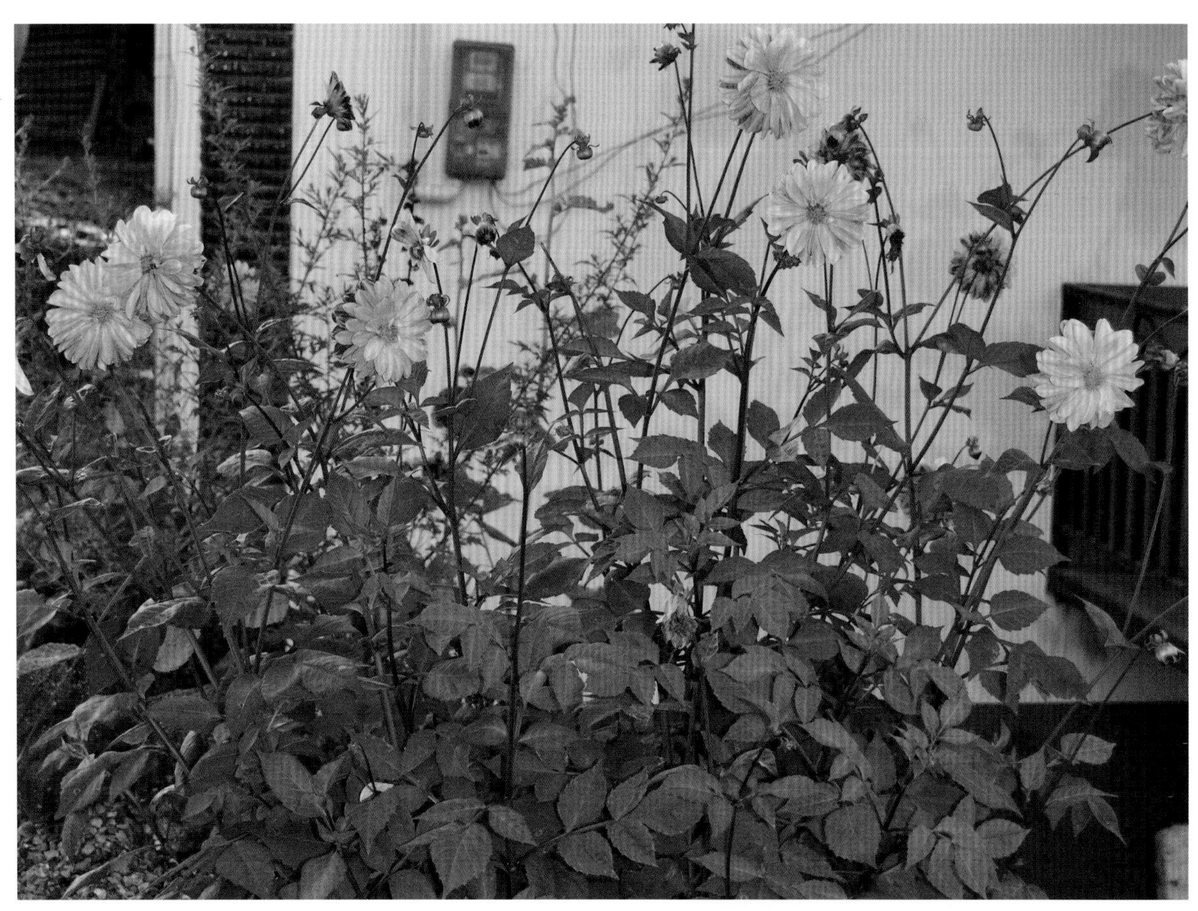

【形态特征】多年生草本。棒状块根巨大。茎直立，多分枝，粗壮。叶羽状全裂，两面无毛。头状花序大，常下垂；总苞片2层；舌状花白色、红色或紫色，管状花黄色，有栽培种全为舌状花。瘦果长圆形，黑色，扁平，有2个不明显的齿。花期6~12月，果期9~10月。

【适宜生境】多栽培于庭院。

【资源状况】广泛分布于横断山三江并流区。多为栽培。

【入药部位】根（大丽菊根）。

【功能主治】清热解毒，消肿。用于头风，脾虚食滞，痄腮，龋齿疼痛。

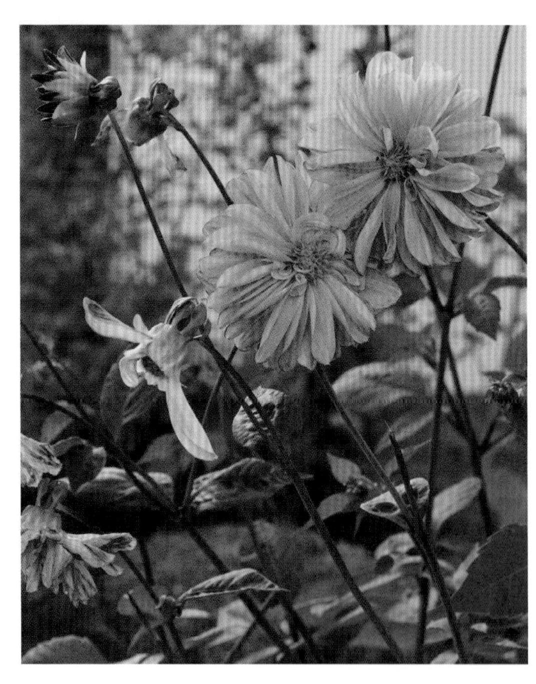

鱼眼草 蚯疽草

Dichrocephala auriculata (Thunb.) Druce

【标本采集号】5334211027

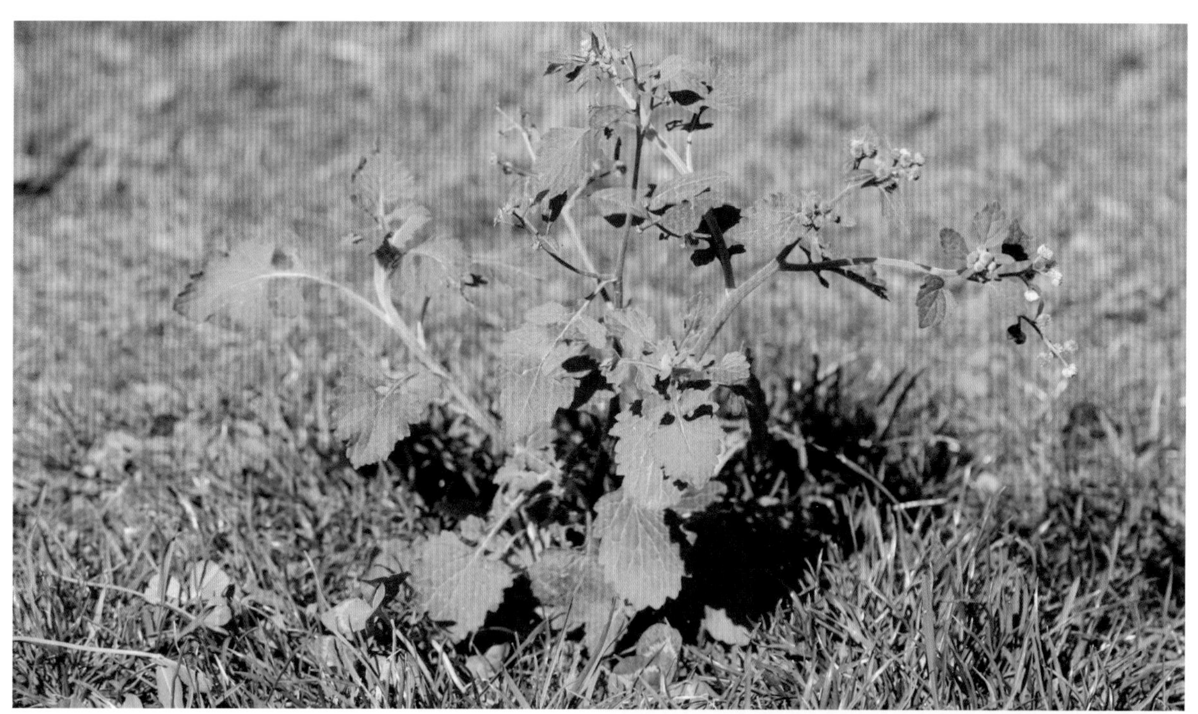

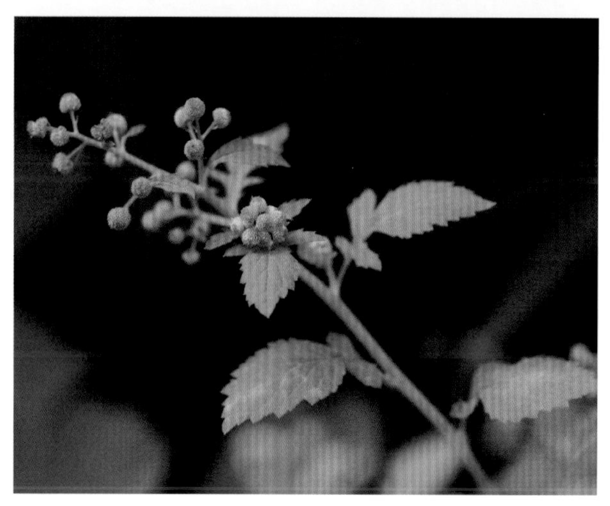

【形态特征】一年生草本。茎通常粗壮，茎枝被白色绒毛。叶卵形、椭圆形或披针形，叶两面被稀疏短柔毛；中部茎叶大头羽裂，自中部向上或向下的叶渐小同形；基部叶常卵形；中下部叶腋通常有密被绒毛、不发育的叶簇或小枝。头状花序小，球形，在枝端或茎顶排列成伞房状花序或伞房状圆锥花序；总苞片1~2层；外围雌花多层，紫色；中央两性花黄绿色。瘦果压扁，倒披针形；两性花瘦果有细毛状冠毛。花、果期全年。

【适宜生境】生于海拔200~2000m的山坡、山谷阴处或阳处，或山坡林下，或平川耕地、荒地或水沟边。

【资源状况】广泛分布于横断山三江并流区。常见。

【入药部位】全草（蚯疽草）。

【功能主治】清热解毒，止痛，止泻。用于感冒高热，腹泻，肝炎。

小鱼眼草

鱼眼草

Dichrocephala benthamii C. B. Clarke

【标本采集号】5334210642

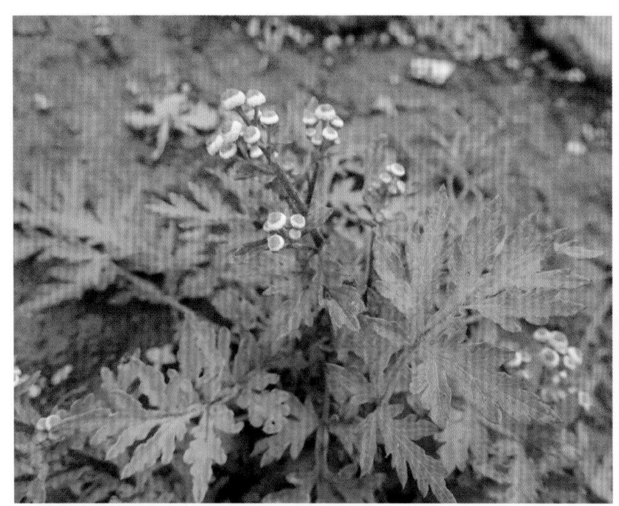

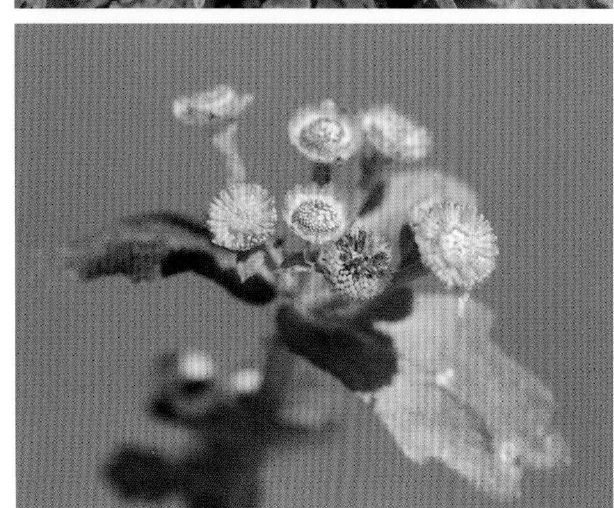

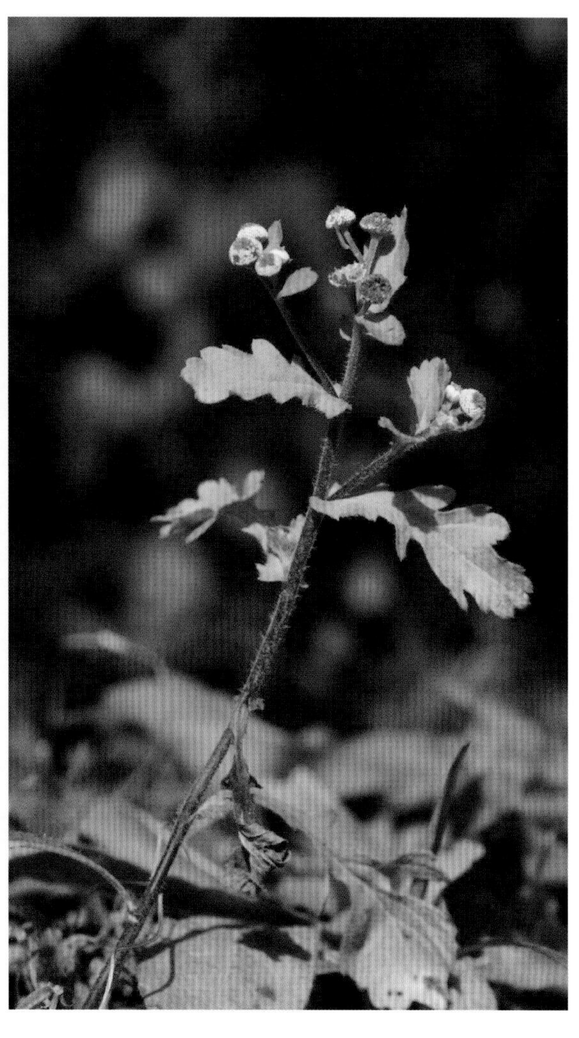

【形态特征】一年生草本。茎通常粗壮，常无明显主茎，或明显假轴分枝而主茎扭曲不显著，或有明显的主茎，茎枝被白色柔毛。叶倒卵形、长倒卵形、匙形或长圆形，全部叶两面被短毛；中部茎叶羽裂，基部耳状抱茎；自中部向上或向下的叶匙形或宽匙形。头状花序小，扁球形，在枝端排成伞房花序或圆锥状伞房花序；总苞片1~2层；外围雌花多层，白色；中央两性花少数，黄绿色。瘦果压扁，光滑倒披针形；两性花瘦果有细毛状冠毛。花、果期全年。

【适宜生境】生于海拔1350~3200m的山坡与山谷草地、河岸、溪旁、路旁或田边荒地。

【资源状况】广泛分布于横断山三江并流区。常见。

【入药部位】全草（鱼眼草）。

【功能主治】清热解毒，祛风明目。用于肝炎，小儿消化不良，小儿感冒高热，肺炎，痢疾，牙痛，夜盲症。

菊叶鱼眼草 辣菜

Dichrocephala chrysanthemifolia DC.

【标本采集号】533324180827486LY

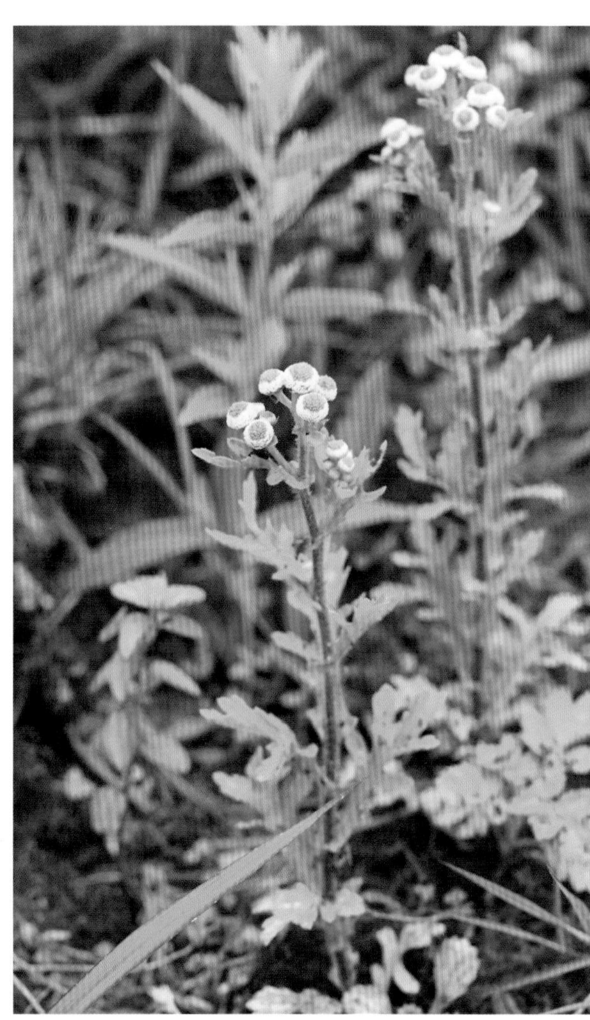

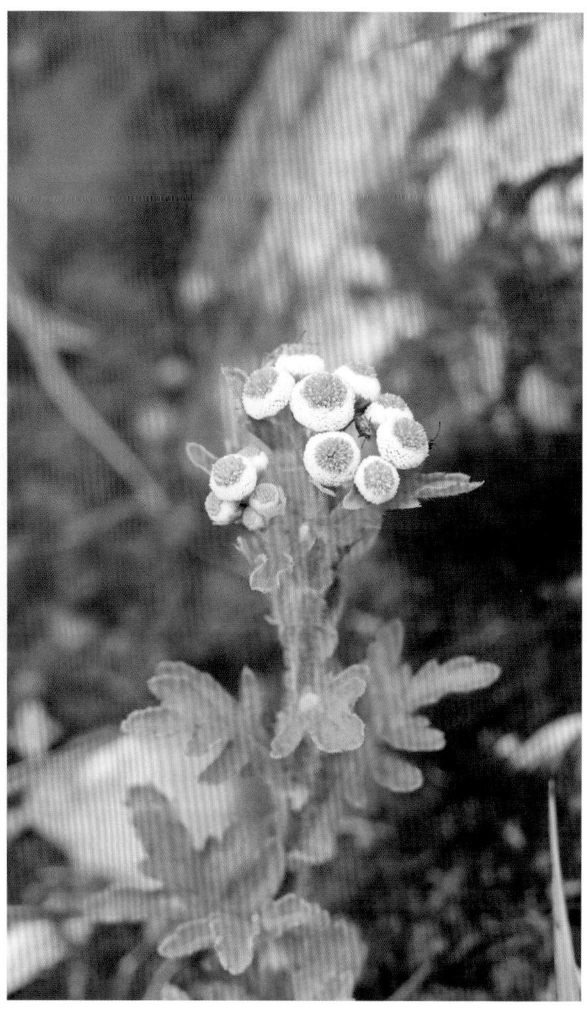

【形态特征】一年生草本。茎多分枝，较坚硬，被白色绒毛或柔毛或粗毛。叶长圆形或倒卵形，羽裂，全部叶基部圆耳状抱茎，两面被白色柔毛；茎上部紧接花序下部的叶线形。头状花序球形或长圆状，单生于茎枝上部的叶腋处，近总状花序式排列；总苞片1~2层；外围雌花多层，花冠紫色；中央两性花少数，管状。瘦果扁，倒披针形；两性花瘦果有细毛状冠毛。花、果期5~7月。

【适宜生境】生于海拔约2900m的山坡路旁草丛中。

【资源状况】分布于贡山等地。偶见。

【入药部位】全草（鱼眼草）。

【功能主治】清热解毒，祛风明目。用于肝炎，小儿消化不良，小儿感冒高热，肺炎，痢疾，疟疾，牙痛，夜盲症。

菜木香 越西木香

Dolomiaea edulis (Franch.) Shih

【标本采集号】5334210050

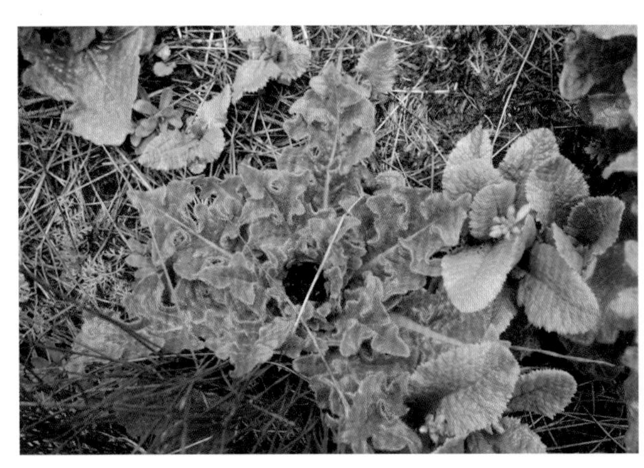
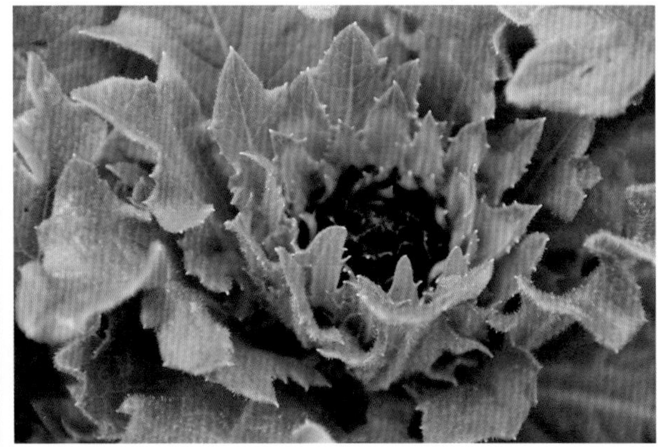

【形态特征】多年生莲座状草本，无茎，或直立草本。根粗壮，直伸。莲座状叶丛中的叶与茎生叶同形，并等样分裂或不裂；全部叶宽倒披针形、椭圆形、宽椭圆形、卵形或几圆形，通常羽裂，两面被糙伏毛。头状花序单生茎基顶端的莲座状叶丛中或茎顶的苞叶群中；总苞宽钟状，总苞片约 5 层；小花紫红色。瘦果扁三棱形，浅褐色；冠毛多层，黄褐色。花、果期 7~9 月。

【适宜生境】生于海拔 2900~4000m 的山坡林缘、草地或荒地。

【资源状况】分布于德钦、贡山、香格里拉等地。偶见。

【入药部位】根茎（越西木香）。

【功能主治】长肉，理气，止痛。用于干瘦，肝气胁痛，消化不良。

平苞川木香 *Dolomiaea platylepis* (Hand.-Mazz.) Shih

【标本采集号】ZM419

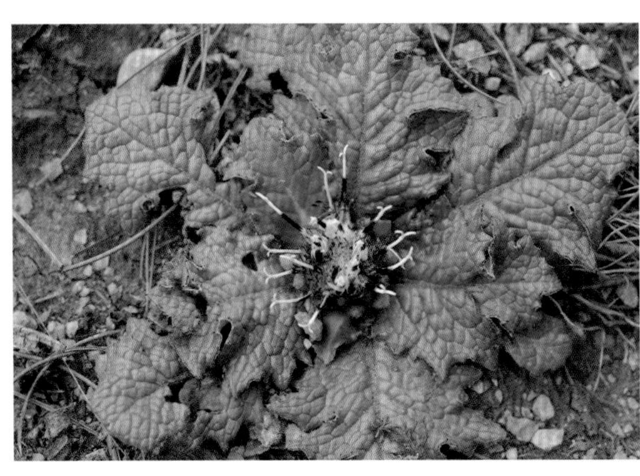
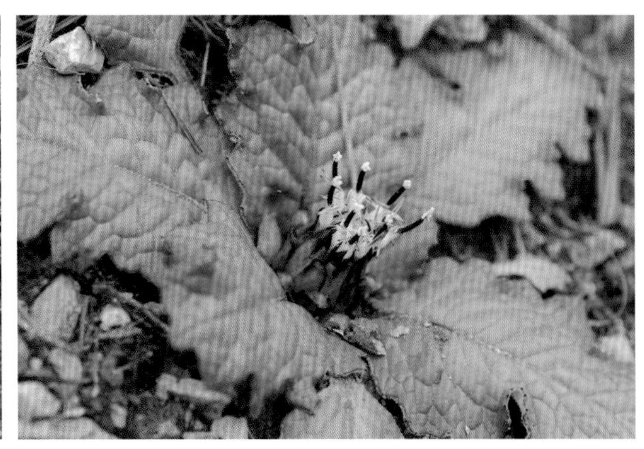

【形态特征】多年生莲座状草本。根粗壮，直伸。无茎或有极短的茎。叶基生，莲座状，质地厚，坚硬，倒卵形、卵形或椭圆形，羽裂，下面被密厚的绒毛。头状花序单生茎基顶端的莲座状叶丛中；总苞宽钟状，总苞片约 4 层；小花紫红色，花冠外面有腺点。瘦果长倒圆锥状，皮脂色；冠毛黄白色。花、果期 9~10 月。

【适宜生境】生于海拔 3100~3340m 的灌木林中或山坡草地。

【资源状况】分布于香格里拉、玉龙等地。少见。

【入药部位】根。

【功能主治】长肉，理气，止痛。用于干瘦，肝气胁痛，消化不良。

灰毛川木香 木香

Dolomiaea souliei (Franch.) Shih var. *mirabilis* (Anth.) Shih

【标本采集号】ZM538

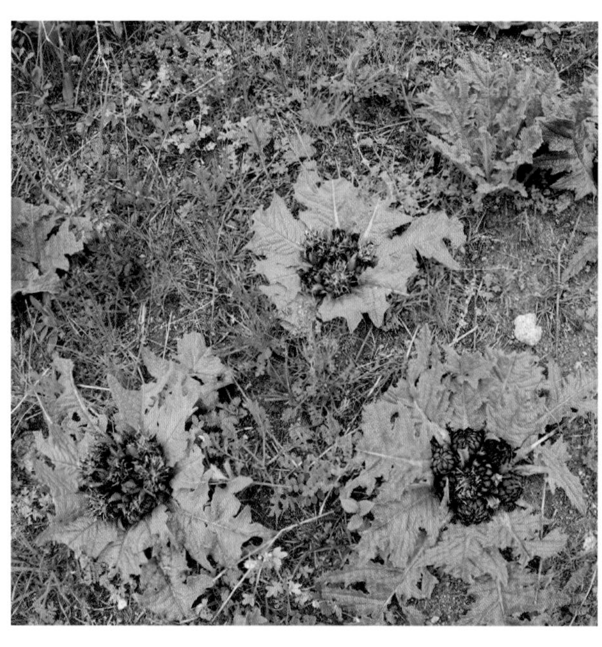
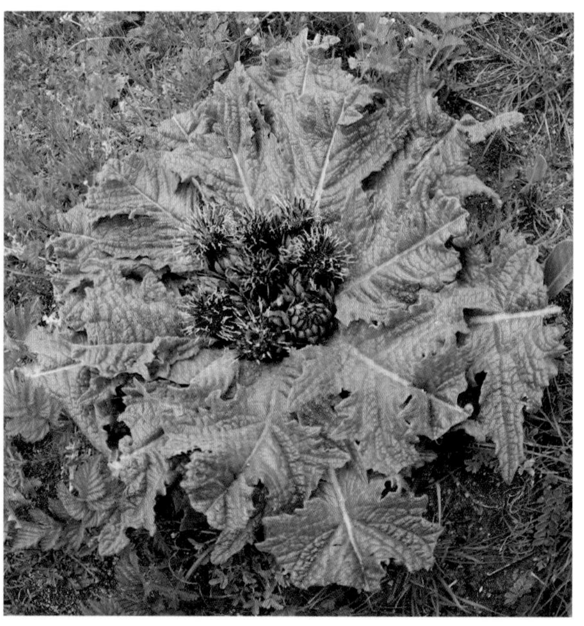

【形态特征】多年生莲座状草本。根粗壮，直伸。全部叶基生，莲座状，全形椭圆形、长椭圆形、披针形或倒披针形，质地厚，羽状半裂或不裂，叶下面灰白色，被薄蛛丝状毛或棉毛。头状花序集生于茎基顶端的莲座状叶丛中；总苞宽钟状，总苞片 6 层；小花红色。瘦果圆柱状，稍扁；冠毛黄褐色。花、果期 7~10 月。

【适宜生境】生于海拔 3700~3800m 的高山草地及灌丛中。

【资源状况】分布于香格里拉、维西等地。偶见。

【入药部位】根（川木香）。

【功能主治】行气止痛。用于胸胁、脘腹胀痛，肠鸣腹痛，里急后重。

翼柄厚喙菊 *Dubyaea pteropoda* Shih

【标本采集号】ZM727

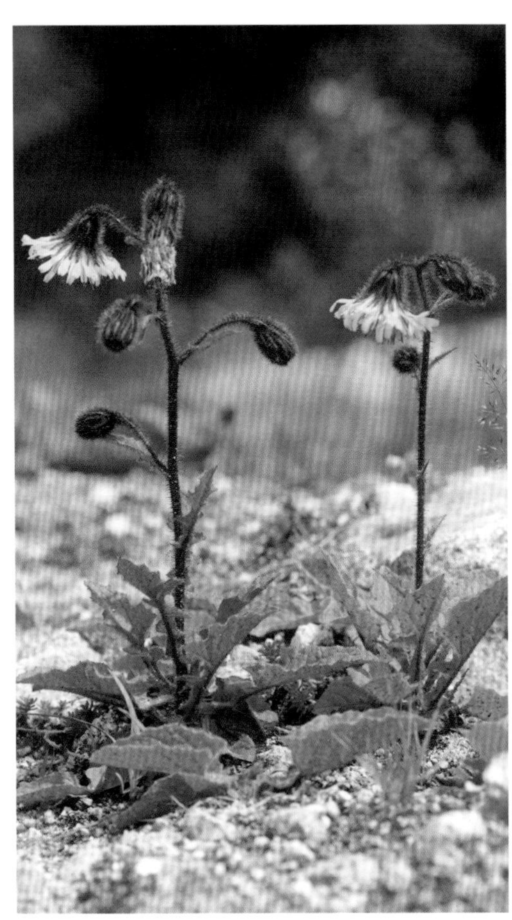

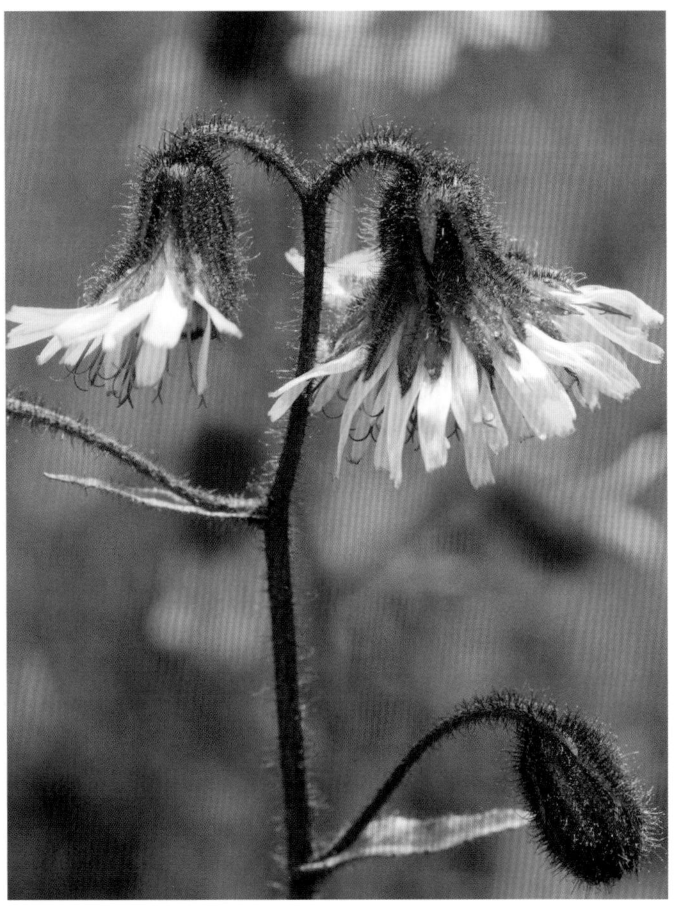

【形态特征】多年生草本。具根状茎；茎直立，全部茎枝被黑色或褐色多细胞节毛。基生叶及下部茎叶卵形、长卵形，不分裂，基部贴茎或半抱茎；中上部茎叶与基生叶及下部茎叶同形或披针形、椭圆形、长椭圆形或倒披针形，基部半抱茎；全部叶两面粗糙。头状花序在茎枝端排成伞房花序或聚伞花序，下垂或下倾；总苞宽钟状，总苞片 3 层；舌状小花黄色。瘦果近纺锤形，淡黄色，有纵肋，压扁；冠毛淡黄色，细糙毛状。花、果期 8~10 月。

【适宜生境】生于海拔 3100~3800m 的高山草甸、混交林下及灌丛中。

【资源状况】分布于贡山、玉龙等地。偶见。

【入药部位】全草（翼柄后喙菊）。

【功能主治】清热，通脉。

鳢　肠　旱莲草、墨菜

Eclipta prostrata (L.) L.

【标本采集号】3229010992

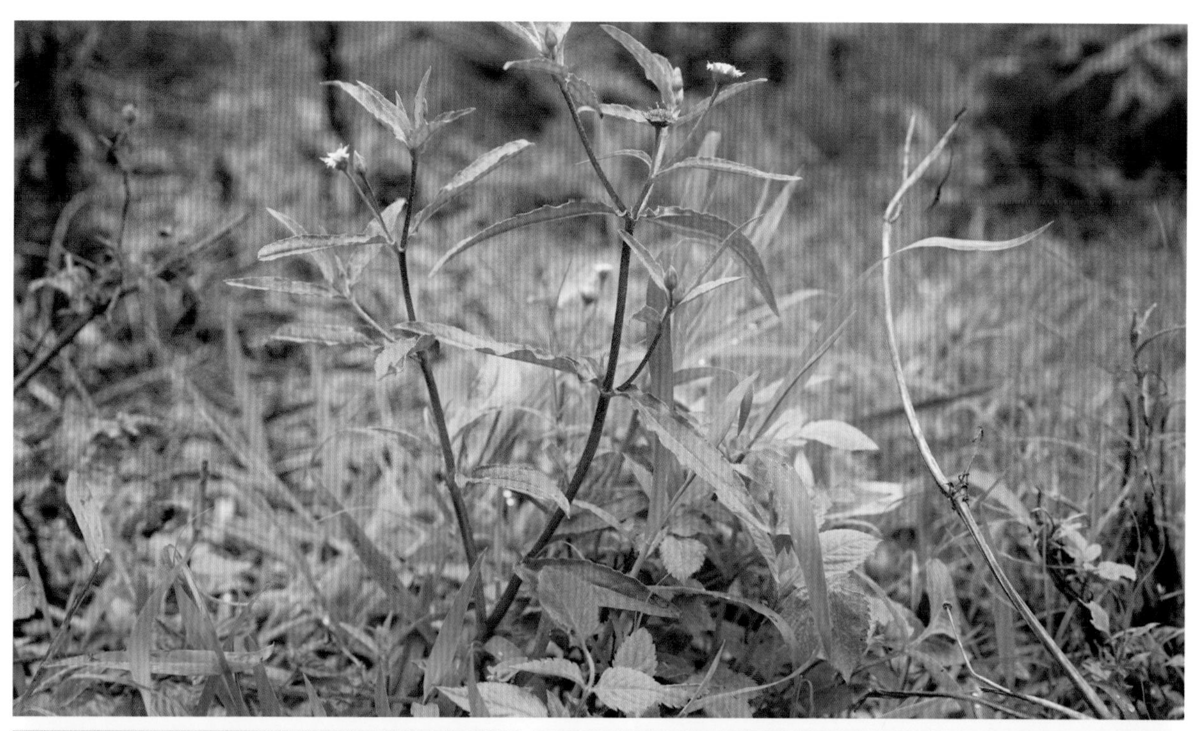

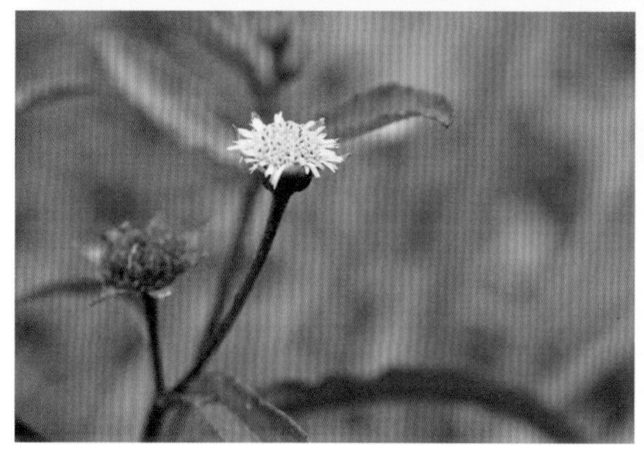

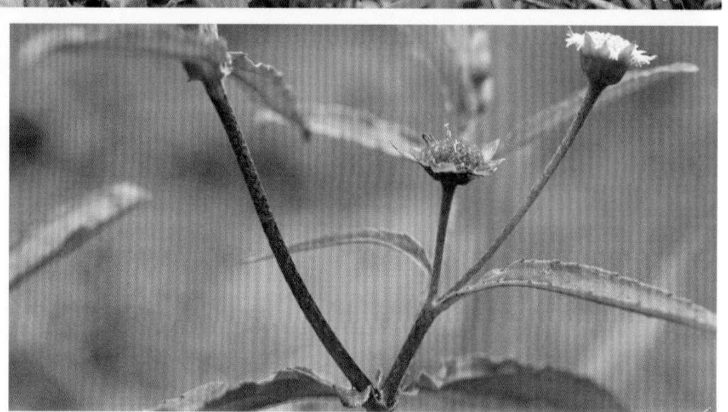

【形态特征】一年生草本。茎斜升或平卧，基部分枝，被贴生糙毛。叶长圆状披针形或披针形，两面被密硬糙毛。头状花序；总苞球状钟形，总苞片 2 层；外围的雌花 2 层，舌状；中央的两性花多数，花冠管状，白色。瘦果暗褐色，雌花的瘦果三棱形，两性花的瘦果扁四棱形。花期 6~9 月。

【适宜生境】生于河边、田边或路旁。

【资源状况】分布于福贡等地。少见。

【入药部位】全草（墨旱莲）。

【功能主治】滋补肝肾，凉血止血。用于肝肾阴虚，牙齿松动，须发早白，眩晕耳鸣，腰膝酸软，阴虚血热吐血、咳血、衄血、尿血、便血，血痢，崩漏下血，刀伤出血。

小一点红 细红背叶、耳挖草

Emilia prenanthoidea DC.

【标本采集号】5329320693

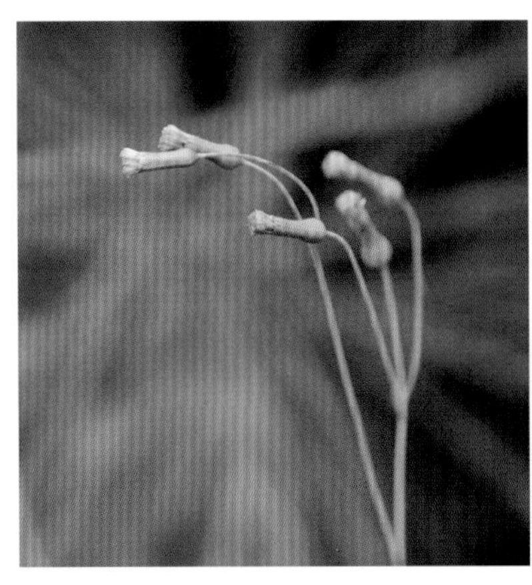

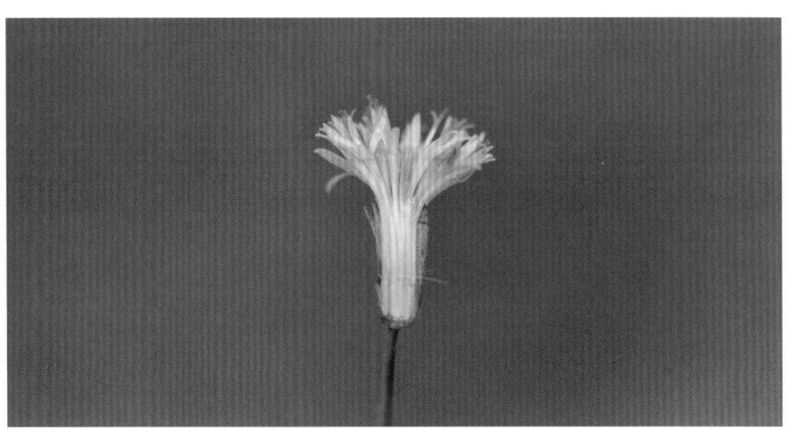

【形态特征】一年生草本。茎直立或斜升。基部叶小，倒卵形或倒卵状长圆形；中部茎叶长圆形或线状长圆形，抱茎，箭形或具宽耳，下面有时紫色；上部叶小，线状披针形。头状花序在茎枝端排列成疏伞房状；总苞圆柱形或狭钟形，总苞片10；小花花冠红色或紫红色。瘦果圆柱形；冠毛丰富，白色，细软。花、果期5~10月。

【适宜生境】生于海拔 550~2000m 的山坡路旁、疏林或林中潮湿处。

【资源状况】分布于香格里拉、玉龙等地。偶见。

【入药部位】全草（小一点红）。

【功能主治】清热解毒，消肿止痛。用于小儿惊风，蛇头疔，阴道肿痛，咽喉肿痛，漆疮，跌打，蛇伤。

一点红 红背叶、羊蹄草、野木耳菜

Emilia sonchifolia (L.) DC.

【标本采集号】2353290565

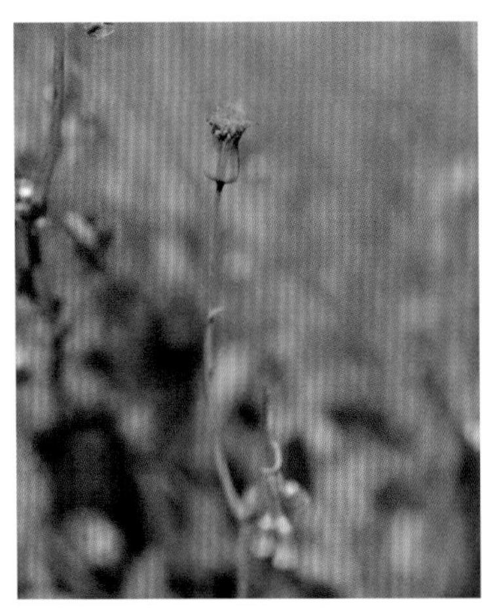

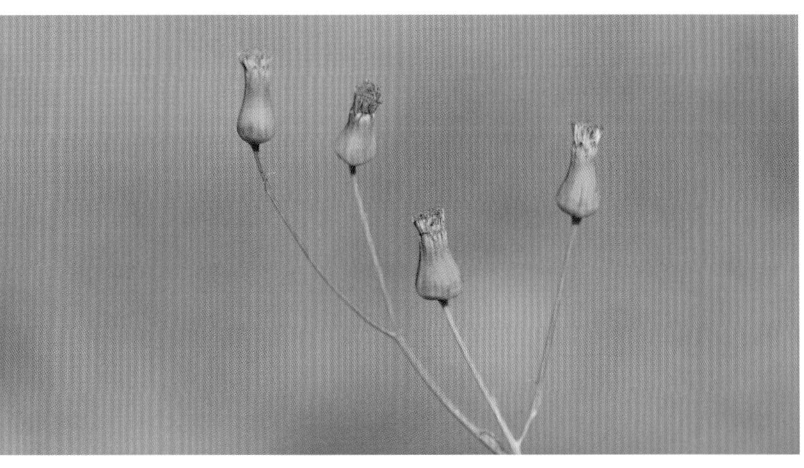

【形态特征】一年生草本。根垂直。茎直立或斜升，通常自基部分枝。叶质较厚，下部叶密集，大头羽状分裂，下面常变紫色，两面被短卷毛；中部叶少，线形。头状花序在开花前下垂，花后直立，在枝端排列成疏伞房状；总苞圆柱形，总苞片 1 层；小花粉红色或紫色。瘦果圆柱形；冠毛丰富，白色，细软。花、果期 7~10 月。

【适宜生境】生于海拔 800~2100m 的山坡荒地、田埂、路旁。

【资源状况】分布于泸水。偶见。

【入药部位】全草（羊蹄草）。

【功能主治】清热解毒，活血祛瘀。用于跌打损伤，红白痢，疮疡肿毒。

短葶飞蓬 灯盏花、灯盏细辛

Erigeron breviscapus (Vant) Hand.-Mazz.

【标本采集号】5334210033

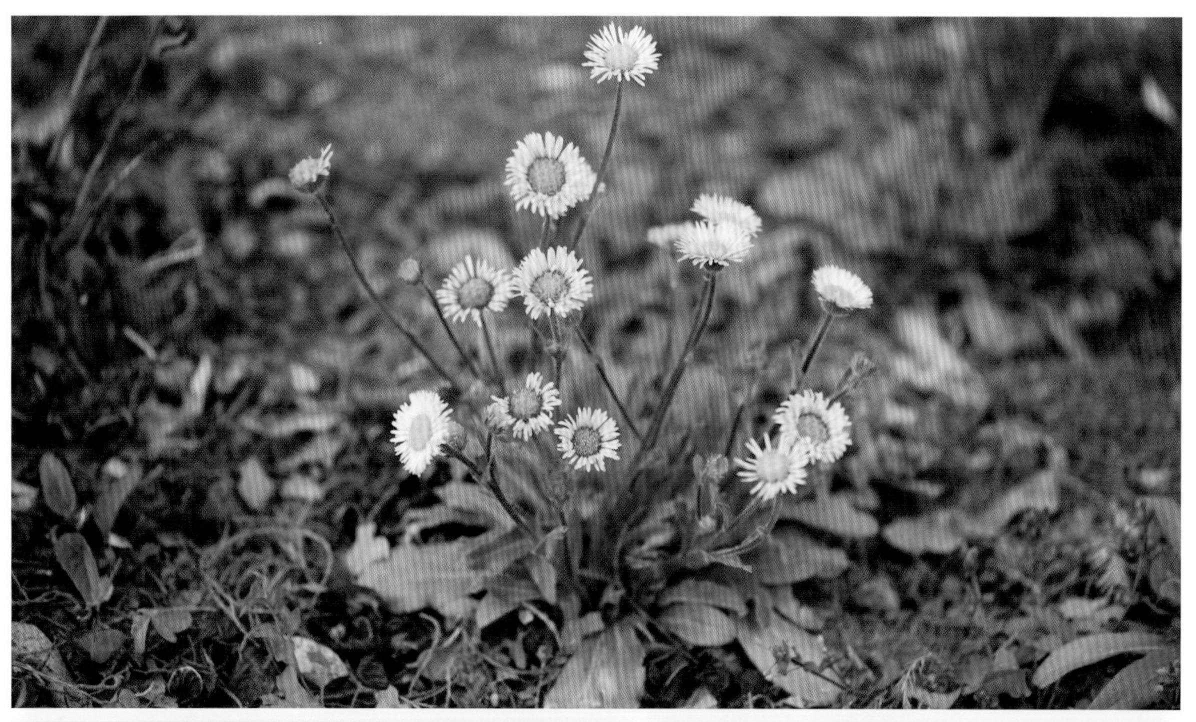

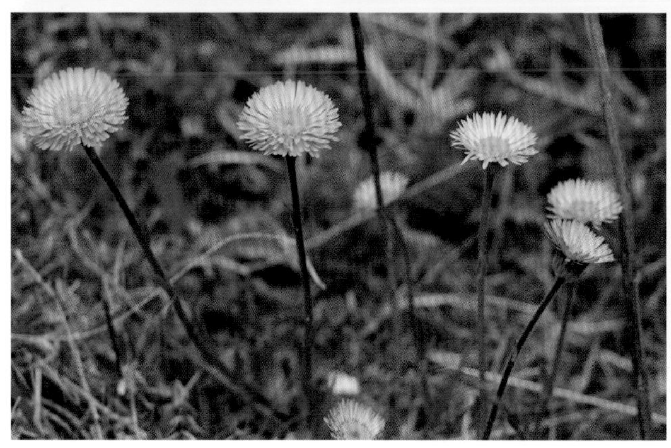

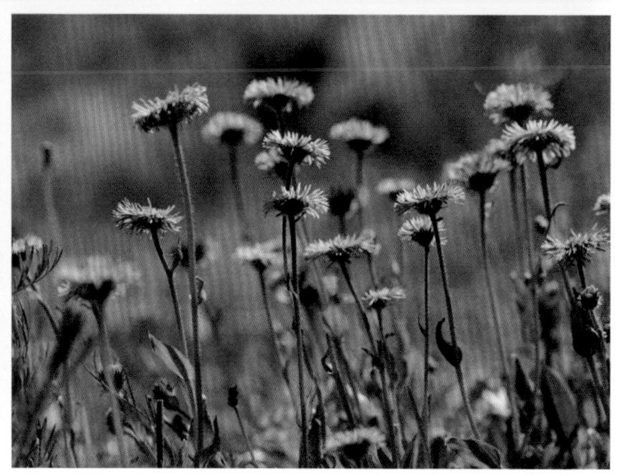

【形态特征】多年生草本。根状茎木质，粗厚或扭成块状，颈部常被残叶的基部；茎直立，具明显的条纹，被短硬毛并杂有短贴毛和头状具柄腺毛。基部叶莲座状，花期生存，倒卵状披针形或宽匙形，两面被短硬毛；茎叶少数，狭长圆状披针形或狭披针形，基部半抱茎；上部叶线形。头状花序单生于茎或分枝的顶端；总苞半球形，总苞片 3 层；外围的雌花舌状，蓝色或粉紫色；中央的两性花管状，黄色；花药伸出花冠。瘦果狭长圆形，压扁；冠毛淡褐色，刚毛状。花期 3~10 月。

【适宜生境】生于海拔 1200~3500m 的中山和亚高山开旷山坡、草地或林缘。

【资源状况】广泛分布于横断山三江并流区。常见。

【入药部位】全草（灯盏细辛）。

【功能主治】活血通络，止痛，祛风散寒。用于中风偏瘫，胸痹心痛，风湿痹痛，头痛，牙痛。

多舌飞蓬 *Erigeron multiradiatus* (Lindl.) Benth.

【标本采集号】5334210172

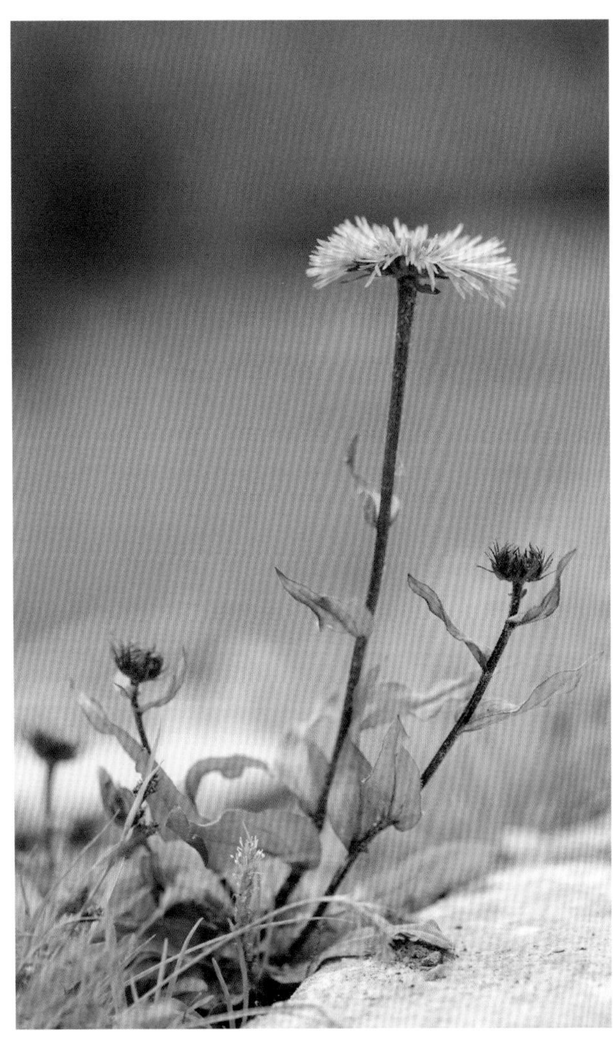

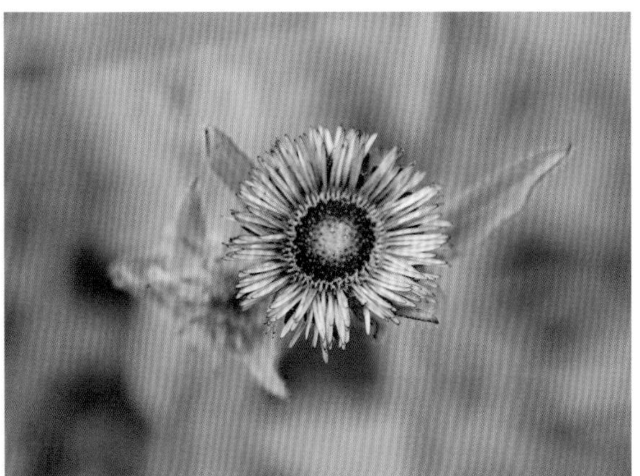

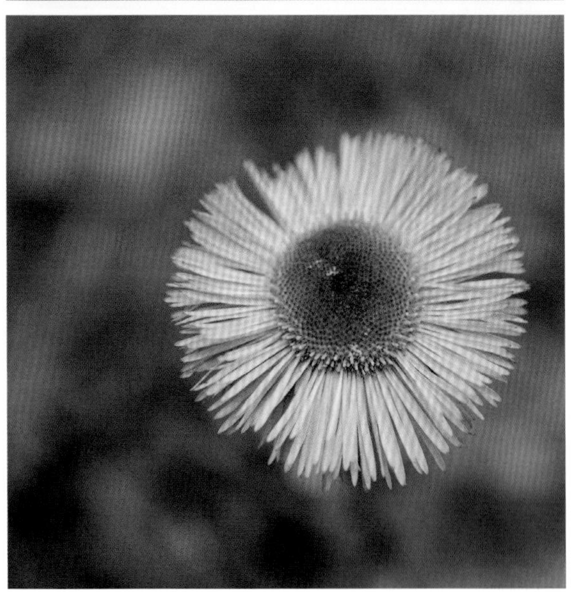

【形态特征】多年生草本。根状茎木质，较粗壮，颈部被纤维状残叶的基部；茎数个或单生，直立，基部或全部紫色，具条纹，被短硬毛并杂有贴生短毛和头状具柄腺毛。基部叶莲座状，在花期常枯萎，长圆状倒披针形或倒披针形，两面被疏短硬毛和头状具柄腺毛；下部叶与基部叶同形；中部和上部叶卵状披针形或长圆状披针形，基部半抱茎；最上部叶线形或线状披针形。头状花序伞房状排列或生于茎枝顶端；总苞半球形，总苞片 3 层；外围的雌花舌状，紫色；中央的两性花管状，黄色。瘦果长圆形，压扁；冠毛污白色或淡褐色，刚毛状。花期 7~9 月。

【适宜生境】生于海拔 2500~4600m 的亚高山和高山草地、山坡和林缘。

【资源状况】分布于德钦、维西、玉龙等地。偶见。

【入药部位】全草（多舌飞蓬）。

【功能主治】散寒解表，活血舒筋，止痛，消积。用于感冒头痛、鼻塞，风湿痹痛，急性胃炎，小儿疳积，跌打损伤。

多须公 华泽兰、六月霜、白头翁

Eupatorium chinense L.

【标本采集号】5329320695

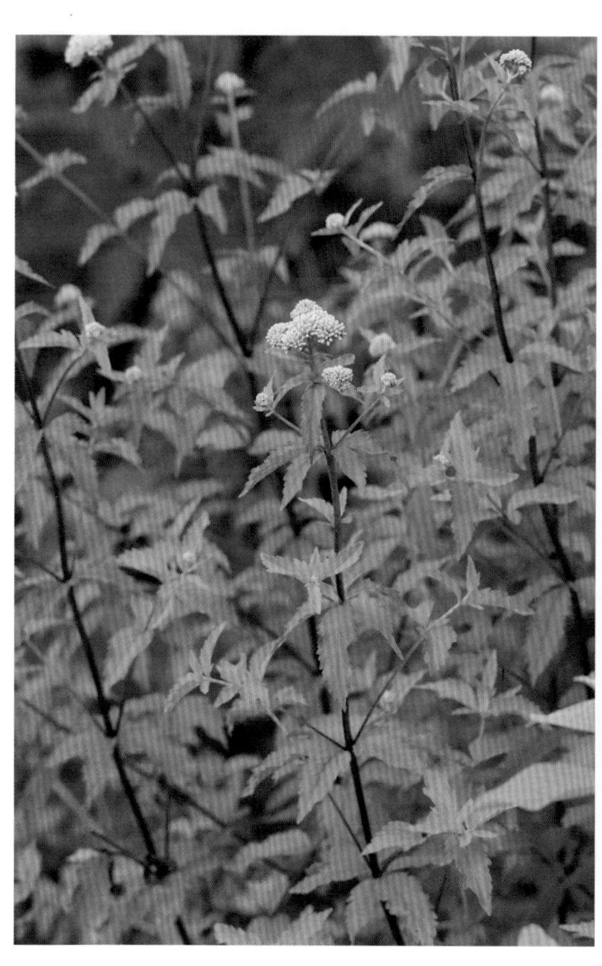

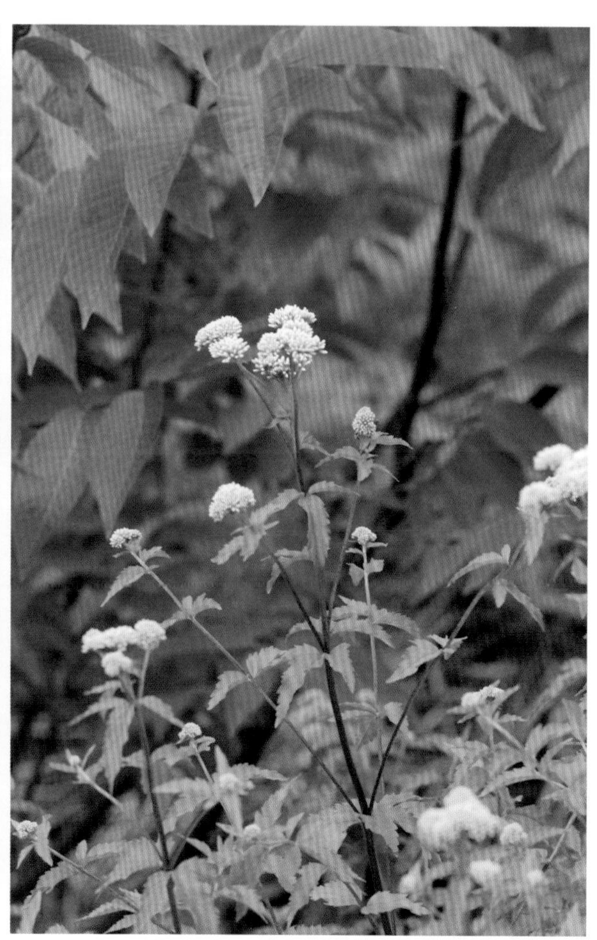

【形态特征】多年生草本，茎草质，或小灌木或半小灌木状。全株多分枝，分枝斜升；全部茎枝被污白色短柔毛。叶对生，中部茎叶卵形、宽卵形，两面粗糙，被白色短柔毛及黄色腺点；自中部向上及向下部的茎叶渐小，与茎中部叶同形同质；茎基部叶花期枯萎。头状花序在茎顶及枝端排成大型疏散的复伞房花序；总苞钟状，总苞片 3 层；花白色、粉色或红色。瘦果淡黑褐色，椭圆状，散布黄色腺点。花、果期 6~11 月。

【适宜生境】生于海拔800~1900m的山谷、山坡林缘、林下、灌丛或山坡草地上，村舍旁及田间或有之。

【资源状况】分布于福贡。偶见。

【入药部位】叶（华泽兰）。

【功能主治】清热解毒，利咽化痰。用于白喉，扁桃体炎，咽喉炎，感冒发热，麻疹，肺炎，支气管炎，风湿性关节炎，痈疖肿毒，毒蛇咬伤。

异叶泽兰 红梗草、红升麻

Eupatorium heterophyllum DC.

【标本采集号】5334210704

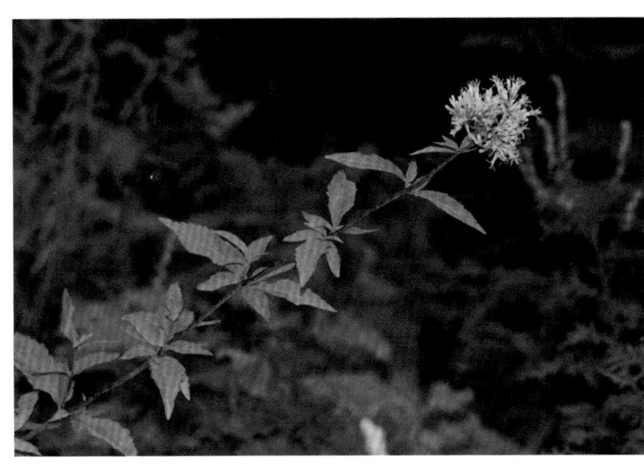

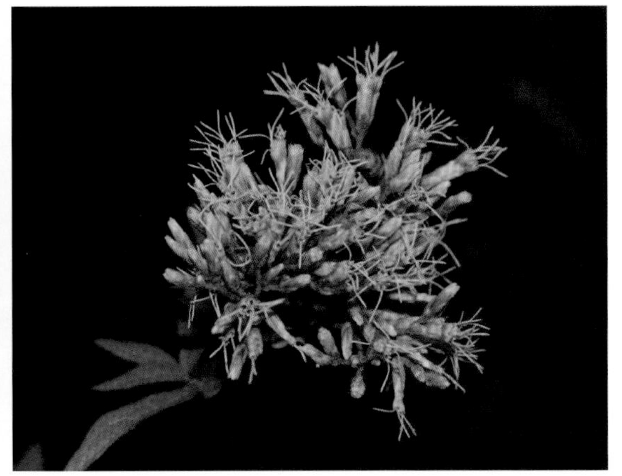

【形态特征】多年生草本或小半灌木状。茎枝直立，淡褐色或紫红色，全部茎枝被白色或污白色短柔毛。叶对生，中部茎叶较大，长圆形、长椭圆状披针形或卵形；全部叶两面被稠密的黄色腺点，上面粗糙，下面柔软；茎基部叶花期枯萎。头状花序在茎枝顶端排成复伞房花序；总苞钟状，总苞片 3 层；花白色或微带红色。瘦果黑褐色，长椭圆状；冠毛白色。花、果期 4~10 月。

【适宜生境】生于海拔 1700~3000m 的山坡林下、林缘、草地及河谷中。

【资源状况】广泛分布于横断山三江并流区。常见。

【入药部位】全草（红梗草）、根（红梗草根）、枝叶。

【功能主治】全草：活血调经，祛瘀止痛，除湿行水。用于月经不调，经闭，癥瘕，腹痛，产后恶露不行，小便淋漓，水肿，跌打损伤，骨折。根：解表退热。用于感冒发热，头痛。枝叶：用于刀伤。

飞机草 香泽兰
Eupatorium odoratum L.

【标本采集号】5329290723

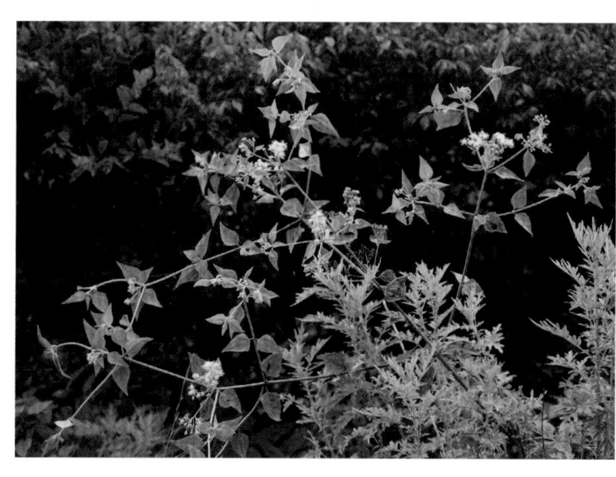

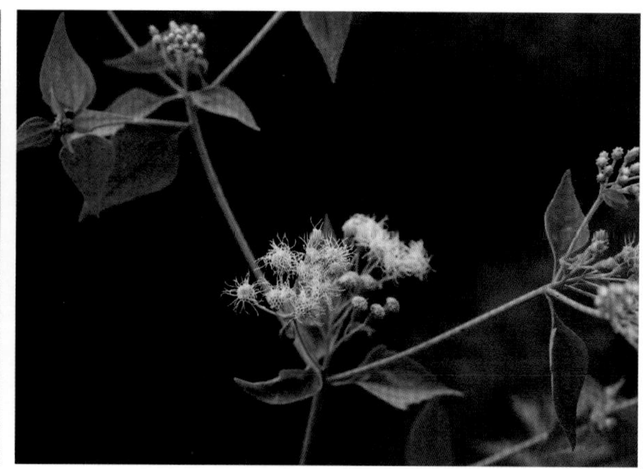

【形态特征】多年生草本。根状茎粗壮，横走；茎直立，苍白色，有细条纹，分枝粗壮，常对生，全部茎枝被稠密黄色绒毛或短柔毛。叶对生，卵形、三角形或卵状三角形，质地稍厚，两面粗涩，被长柔毛及红棕色腺点，基出三脉；花序下部的叶常全缘。头状花序在茎顶或枝端排成伞房状或复伞房状花序；总苞圆柱形，总苞片3~4层；花白色或粉红色。瘦果黑褐色，有顺向短柔毛。花、果期4~12月。

【适宜生境】生于干燥地、森林破坏迹地、垦荒地、路旁、住宅及田间。

【资源状况】分布于横断山三江并流区。常见。

【入药部位】全草（飞机草）。

【功能主治】散瘀消肿，止血，杀虫。用于跌打肿痛，外伤出血，旱蚂蝗叮咬出血不止，疮疡肿毒；鲜叶揉碎涂下肢可预防蚂蝗叮咬。

牛膝菊 辣子草、向阳花、珍珠草
Galinsoga parviflora Cav.

【标本采集号】5333241812011020LY

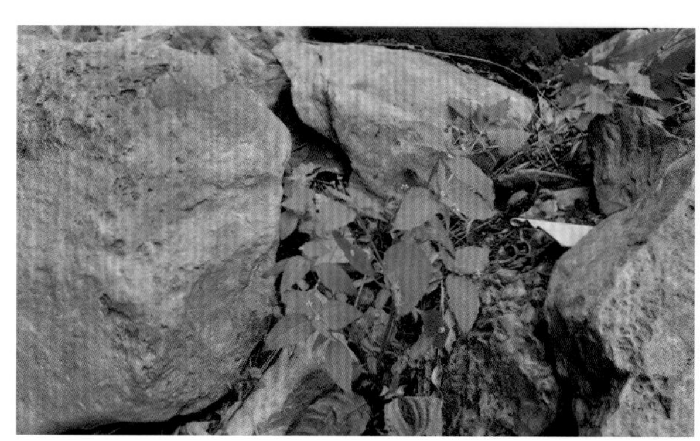

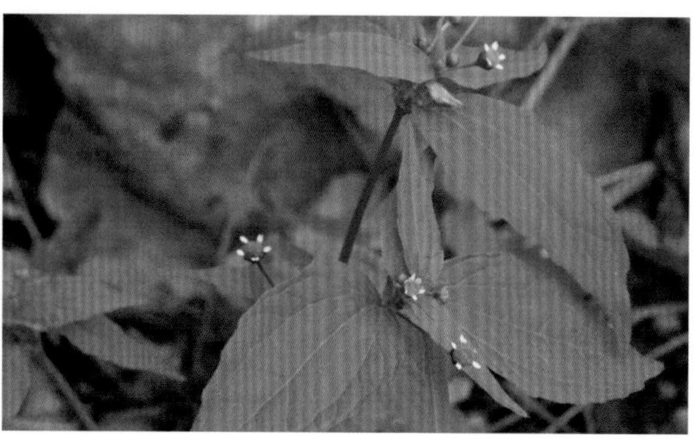

【形态特征】一年生草本。全部茎枝被贴伏短柔毛和少量腺毛。叶对生，卵形或长椭圆状卵形，基出三脉或不明显五出脉；向上及花序下部的叶通常披针形；全部茎叶两面粗涩，被白色稀疏贴伏的短柔毛。头状花序半球形，在茎枝顶端排成疏松的伞房花序；总苞半球形或宽钟状，总苞片 1~2 层；舌状花白色，管状花黄色。瘦果黑色或黑褐色，常压扁；舌状花冠毛毛状，脱落；管状花冠毛膜片状，白色，边缘流苏状。花、果期 7~10 月。

【适宜生境】生于林下、河谷地、荒野、河边、田间、溪边或郊外路旁。

【资源状况】广泛分布于横断山三江并流区。常见。

【入药部位】全草（牛膝菊）、花（向阳花）。

【功能主治】全草：消肿，止血。用于咽喉痛，急性黄疸，外伤出血。花：清肝明目。用于夜盲症，视力模糊。

钩苞大丁草 一枝箭

Gerbera delavayi Franch.

【标本采集号】5307210746

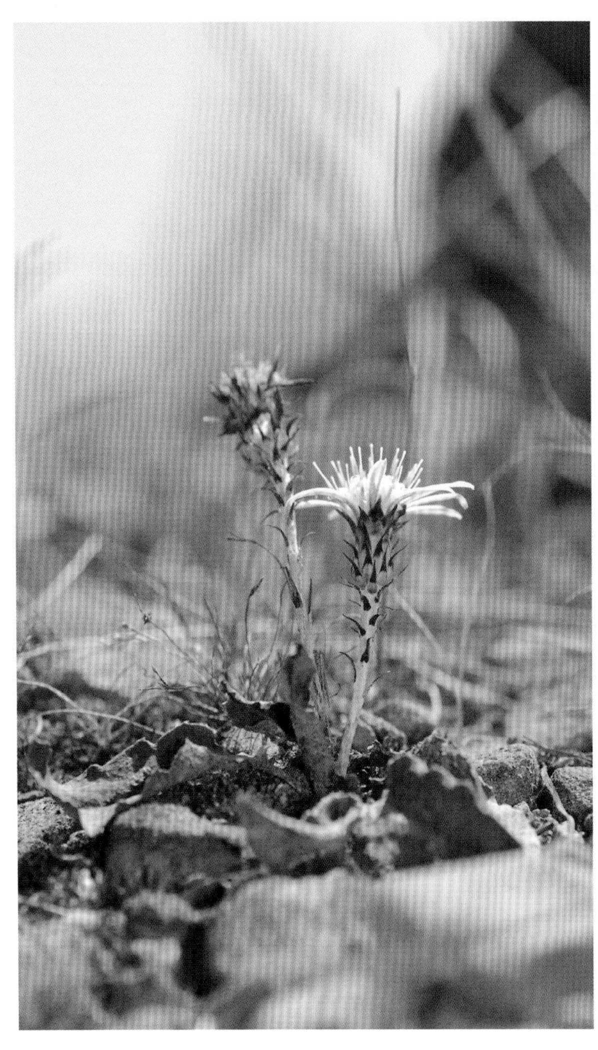

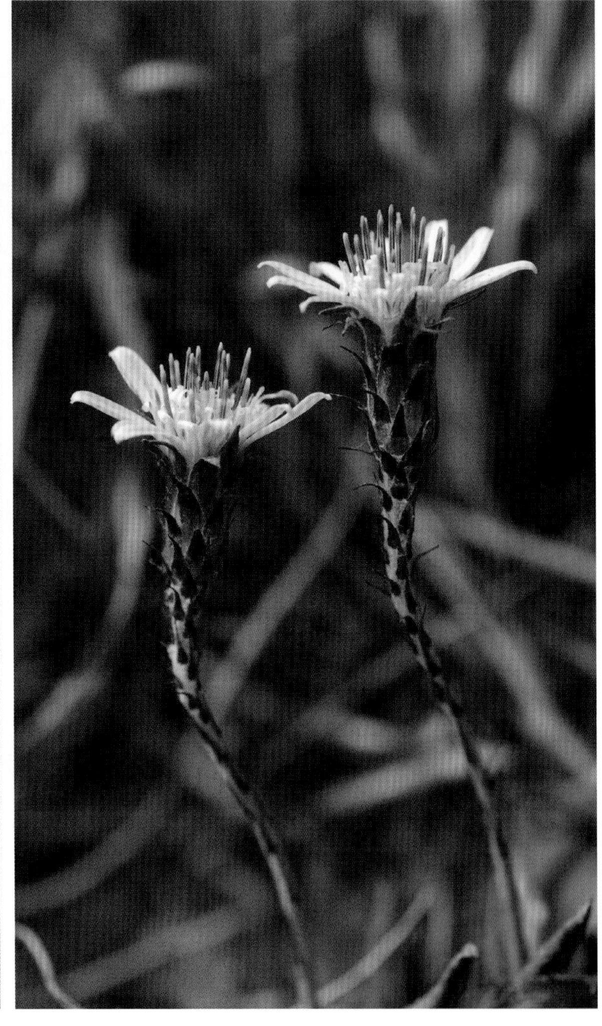

【形态特征】多年生草本。根状茎粗短，常为枯残的叶鞘所围裹，具粗肥而长的须根。叶基生，叶片厚，革质，干后变黑色，披针形或长圆状披针形，上面密被银灰色小腺点，下面厚被白色绵毛。花葶坚挺，被蛛丝状绵毛；头状花序单生于花葶之顶；总苞陀螺状钟形，总苞片 4~5 层；雌花花冠舌状，淡红色；两性花花冠管状二唇形。瘦果圆柱形；冠毛粗糙，刚毛状，干时变黄白色。花期 11 月至翌年 2 月。

【适宜生境】生于海拔 1800~3200m 的旷地、荒坡或林边草丛中。

【资源状况】分布于玉龙等地。偶见。

【入药部位】根（白地紫菀）。

【功能主治】清热化痰，消积杀虫。用于消化不良，扁桃体炎，感冒咳嗽，气喘痰多，痢疾，蛔虫病，外伤出血。

白背大丁草 折菇草

Gerbera nivea (DC.) Sch.-Bip.

【标本采集号】5334210817

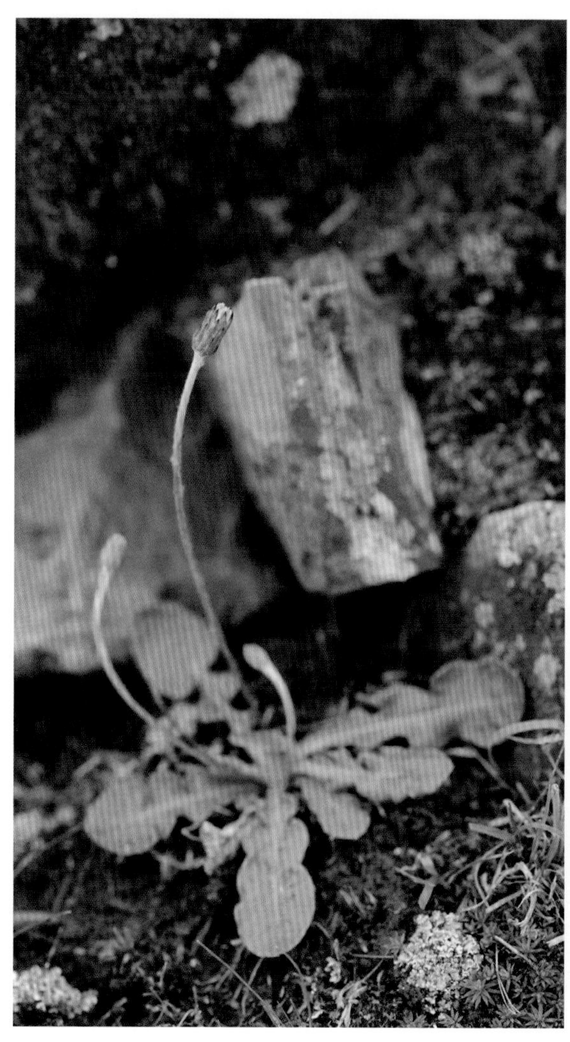

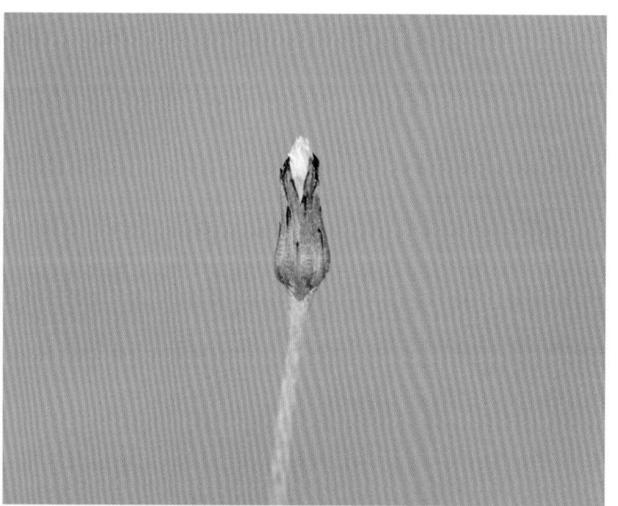

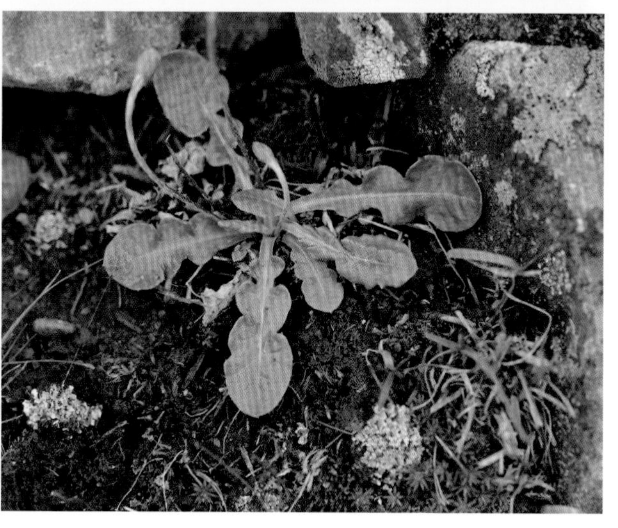

【形态特征】多年生草本。根状茎细弱，斜升或弧曲状，为枯残的叶基所围裹。叶基生，莲座状，叶片纸质，倒卵状匙形，羽裂，上面密被白色细腺点，下面密被灰白色绵毛。花葶单生，被蛛丝状绵毛；头状花序单生于花葶之顶，弯垂；总苞钟形，总苞片4层；雌花花冠舌状，舌片长椭圆形，淡红色；两性花花冠管状二唇形。瘦果圆柱形，具纵棱；冠毛粗糙，黄白色。花期8~9月。

【适宜生境】生于海拔3300~4100m的高山草地或林缘。

【资源状况】分布于香格里拉、玉龙等地。偶见。

【入药部位】全草（白背大丁草）。

【功能主治】清热解毒。

毛大丁草 白薇、白眉、白头翁

Gerbera piloselloides (L.) Cass.

【标本采集号】5329320698

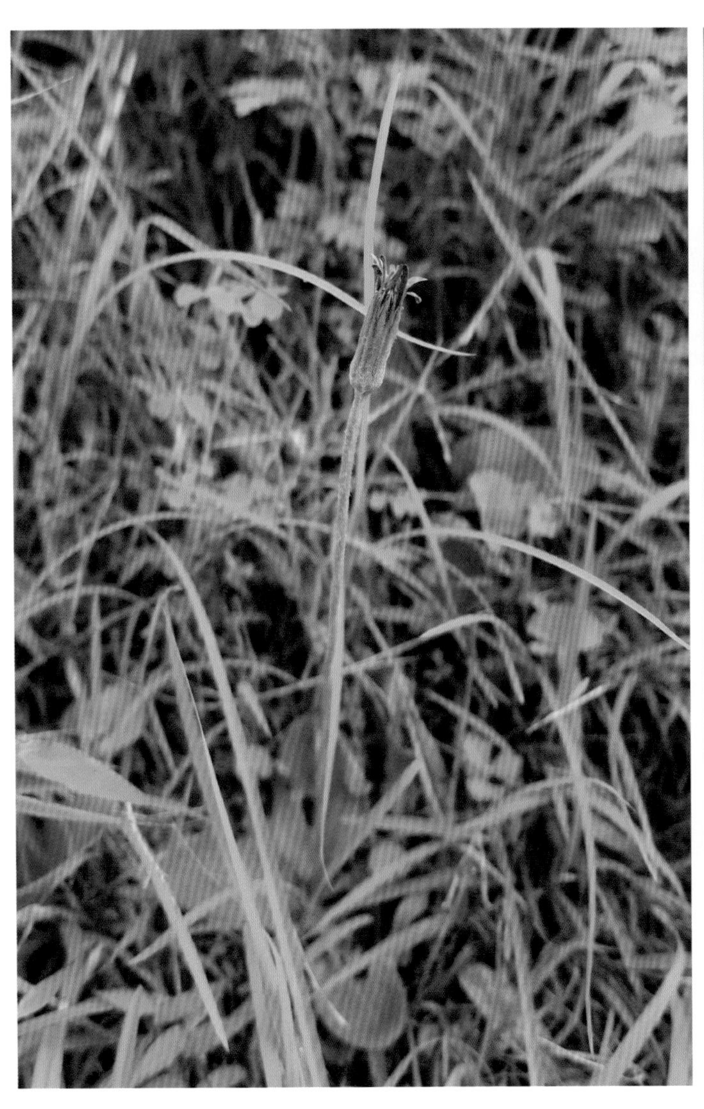

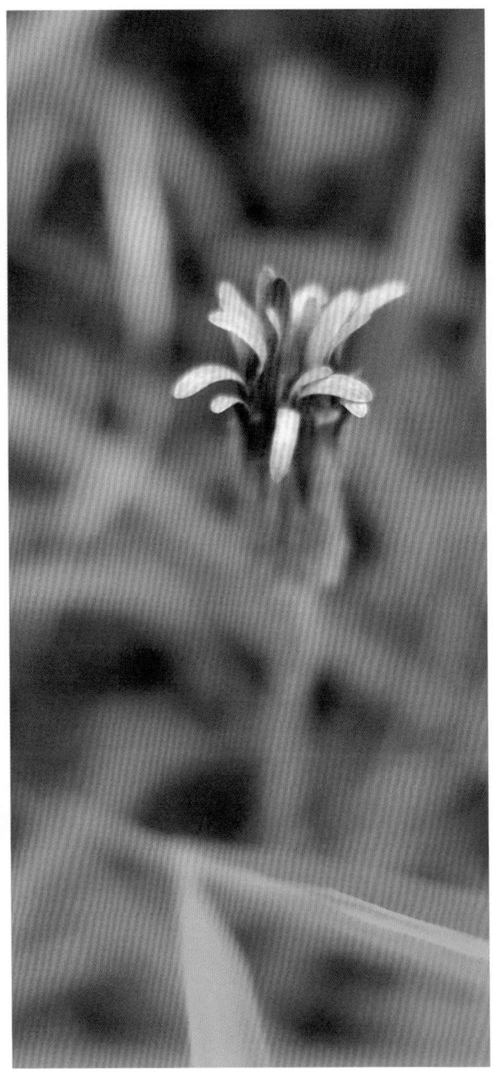

【形态特征】多年生被毛草本。根状茎短，粗直或曲膝状，为残存的叶柄所围裹，具较粗的须根。叶基生，莲座状，干时上面变黑色，纸质，倒卵形、倒卵状长圆形或长圆形，下面密被白色蛛丝状绵毛。花葶顶端棒状增粗，密被毛；头状花序单生于花葶之顶；总苞盘状，总苞片 2 层；外围雌花 2 层，外层花冠舌状，内层花冠管状二唇形；中央两性花多数。瘦果纺锤形，具纵棱，被白色细刚毛；冠毛橙红色或淡褐色，微粗糙，宿存。花期 2~5 月，果期 8~12 月。

【适宜生境】生于林缘、草丛中或旷野荒地上。

【资源状况】广泛分布于横断山三江并流区。常见。

【入药部位】全草（毛大丁草）。

【功能主治】清热利湿，解毒消肿，止咳，止血。用于肺热咳嗽，肠炎，痢疾，尿路感染，风湿关节痛。

鼠麹草　清明菜、黄花、清明粑

Gnaphalium affine D. Don

【标本采集号】5334210093

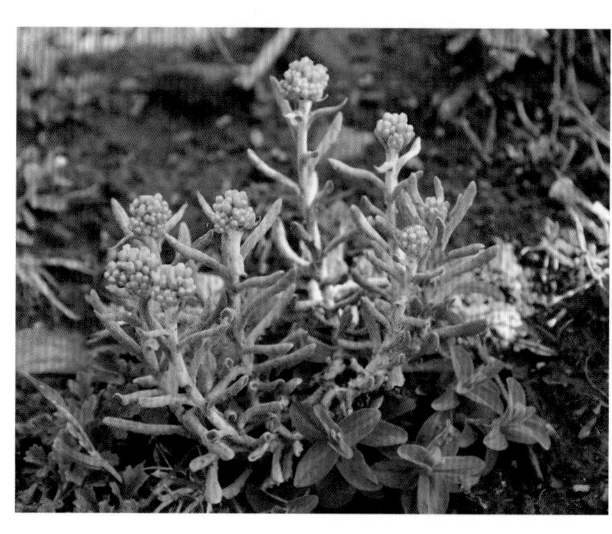

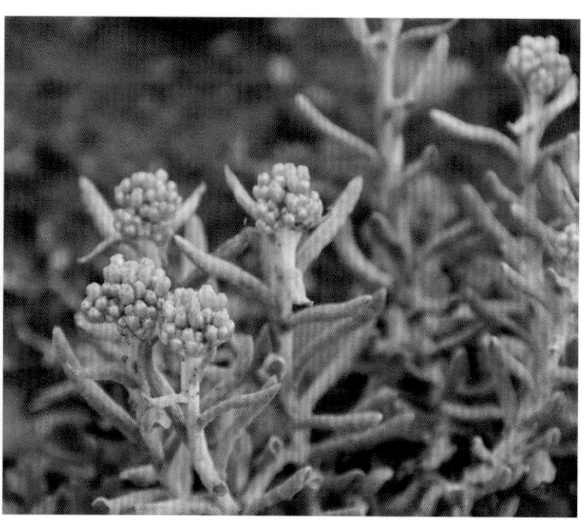

【形态特征】一年生草本。茎直立或基部发出的枝下部斜升，上部不分枝，有沟纹，被白色厚棉毛。叶无柄，匙状倒披针形或倒卵状匙形，两面被白色棉毛。头状花序在枝顶密集成伞房花序；花黄色至淡黄色；总苞钟形，总苞片 2~3 层；雌花多数，花冠细管状；两性花较少，管状。瘦果倒卵形或倒卵状圆柱形；冠毛粗糙，污白色，易脱落。花、果期几全年。

【适宜生境】生于低海拔的干地或湿润草地上，尤以稻田最常见。

【资源状况】广泛分布于横断山三江并流区。常见。

【入药部位】全草（鼠曲草）。

【功能主治】祛风湿，消痞。用于“培根”病，痞块，风湿病，流行性感冒，灰色水肿。

秋鼠麴草 下白鼠曲草 *Gnaphalium hypoleucum* DC.

【标本采集号】5307241809071037LY

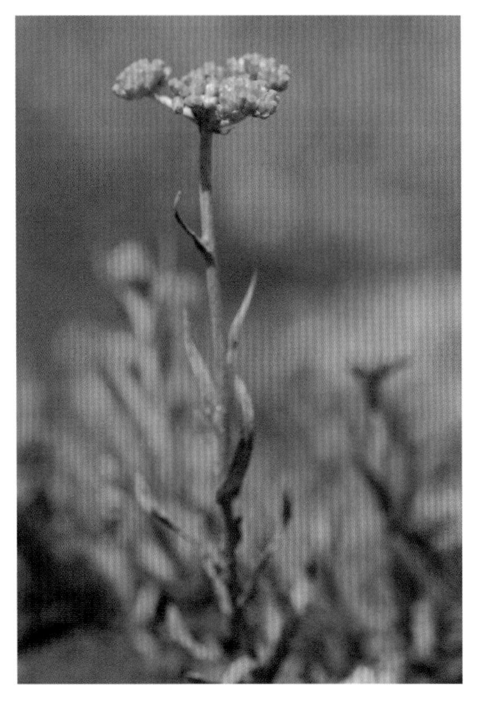

【形态特征】粗壮草本。茎直立，基部通常木质，有沟纹，被白色厚棉毛。下部叶线形，基部稍抱茎，上面有腺毛，下面被白色棉毛；中部和上部叶较小。头状花序在枝端密集成伞房花序；花黄色；总苞球形，总苞片4层；雌花多数，花冠丝状；两性花较少数，花冠管状。瘦果卵形或卵状圆柱形；冠毛绢毛状，粗糙，污黄色，易脱落。花期8~12月。

【适宜生境】生于海拔200~800m的空旷沙土地或山地路旁及山坡上。

【资源状况】广泛分布于横断山三江并流区。常见。

【入药部位】全草（下白鼠曲草）。

【功能主治】祛风止咳，清热利湿。用于伤风感冒，咳嗽多痰，风湿腰痛。

白菊木 *Gochnatia decora* (Kurz) A. L. Cabrera

【标本采集号】3229010165

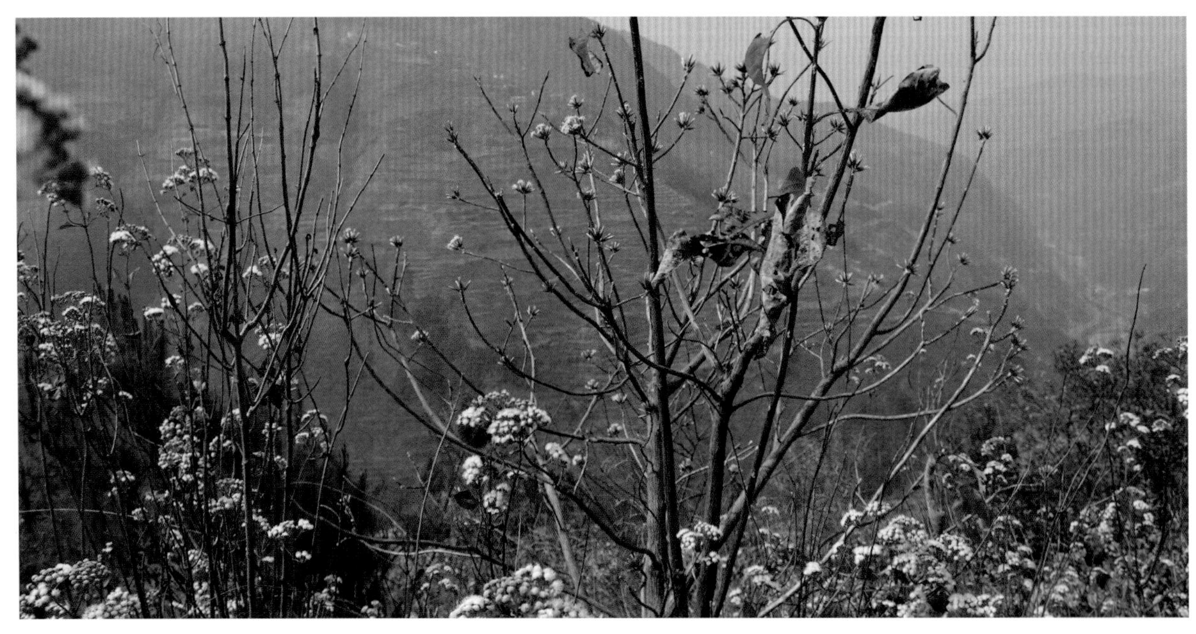

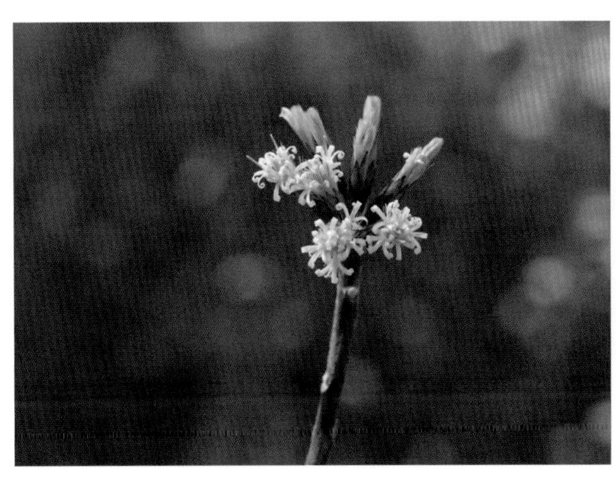
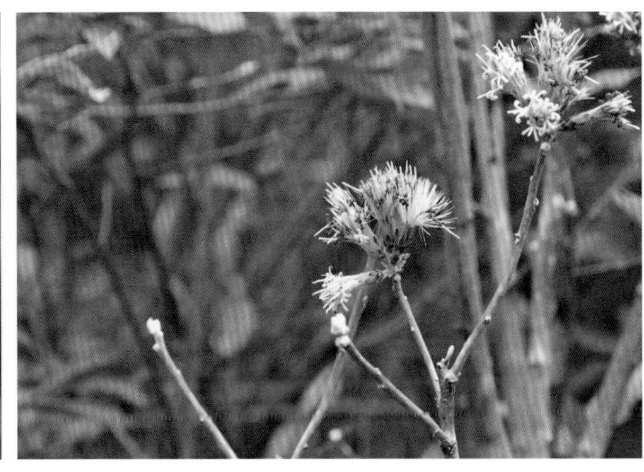

【形态特征】落叶小乔木。枝有条纹，幼时白色，被绒毛。叶片纸质，椭圆形或长圆状披针形，下面被绒毛。头状花序复聚成复头状花序；总苞倒锥形，总苞片 6~7 层；花先叶开放，白色，全部两性；花冠管状。瘦果圆柱形，具纵棱，密被倒伏的绢毛；冠毛淡红色，不等长。花期 3~4 月，果期 3~5 月。

【适宜生境】生于海拔 1100~1900m 的山地林中。

【资源状况】分布于玉龙等地。少见。

【入药部位】树皮（枪花药）。

【功能主治】清热止咳，凉血止血。用于咳嗽，刀枪伤。

木耳菜 西藏三七草

Gynura cusimbua (D. Don) S. Moore

【标本采集号】533324180829552LY

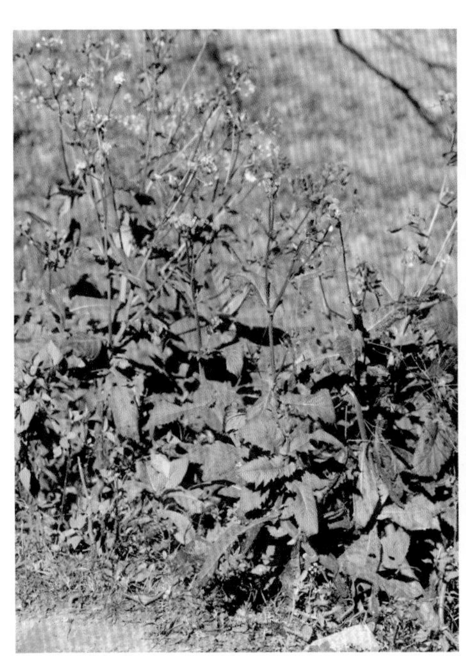
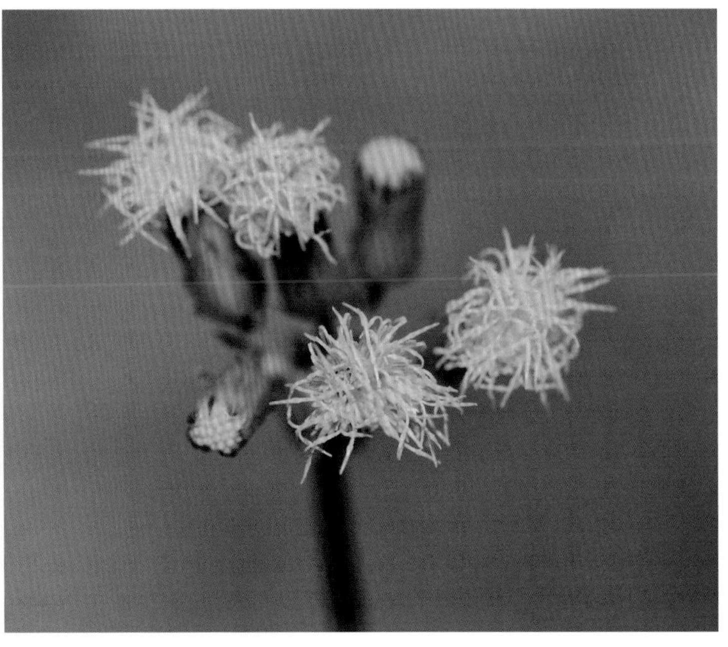

【形态特征】多年生高大草本。茎肉质，基部木质，有明显槽沟。叶大，叶片倒卵形、长圆状椭圆形、椭圆形或长圆状披针形，基部宽耳状抱茎，下面有时变紫色；上部叶渐小，长圆状披针形或披针形。头状花序于枝端排成伞房状圆锥花序；总苞片狭钟形或圆柱状，总苞1层；小花橙黄色。瘦果圆柱形，褐色，具肋；冠毛多数，白色，绢毛状，易脱落。花、果期9~10月。

【适宜生境】生于海拔1350~3400m的林下、山坡或路边草丛中。

【资源状况】广泛分布于横断山三江并流区。常见。

【入药部位】全草（箐跌打）。

【功能主治】行气利尿，健脾消肿，清热解毒。用于感冒发热，泄泻，水肿，小便淋痛，乳痈。

菊三七 三七草

Gynura japonica (Thunb.) Juel.

【标本采集号】3229011054

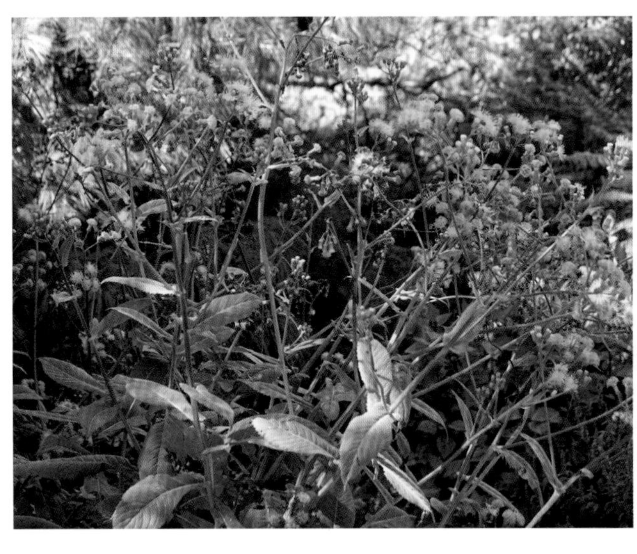

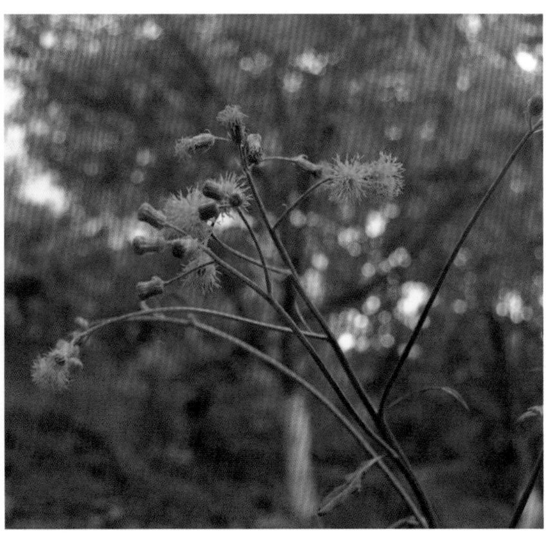

【形态特征】多年生高大草本。根粗大，呈块状。根状茎直立，中空，基部木质，有明显的沟棱。基部叶在花期常枯萎；基部和下部叶椭圆形；中部叶大，基部多少抱茎，叶片椭圆形或长圆状椭圆形，羽裂，下面绿色或变紫色；上部叶羽裂，渐变成苞叶。头状花序在花茎枝端排成伞房状圆锥花序；总苞狭钟状或钟状，总苞片1层；小花花冠黄色或橙黄色。瘦果圆柱形，棕褐色，具肋；冠毛丰富，白色，绢毛状，易脱落。花、果期8~10月。

【适宜生境】生于海拔1200~3000m的山谷、山坡草地、林下或林缘。

【资源状况】分布于维西、福贡、玉龙等地。偶见。

【入药部位】全草（菊三七）。

【功能主治】止血散瘀，消肿止痛，清热解毒。用于跌打损伤，吐血，衄血，便血，崩漏，疮疖痈肿。

狗头七 紫背天葵、见肿消、萝卜母

Gynura pseudochina (L.) DC.

【标本采集号】5329320702

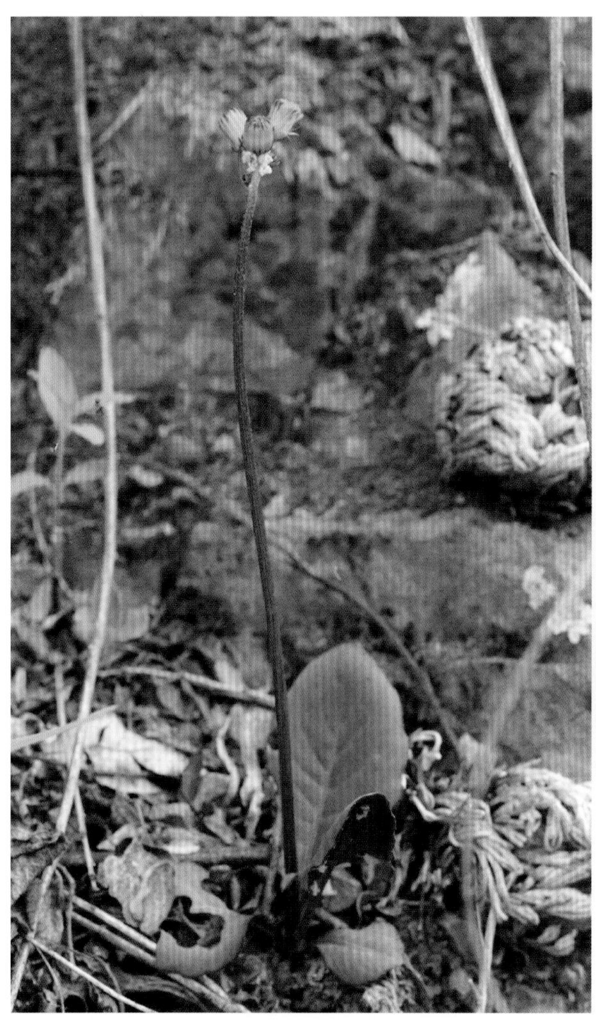

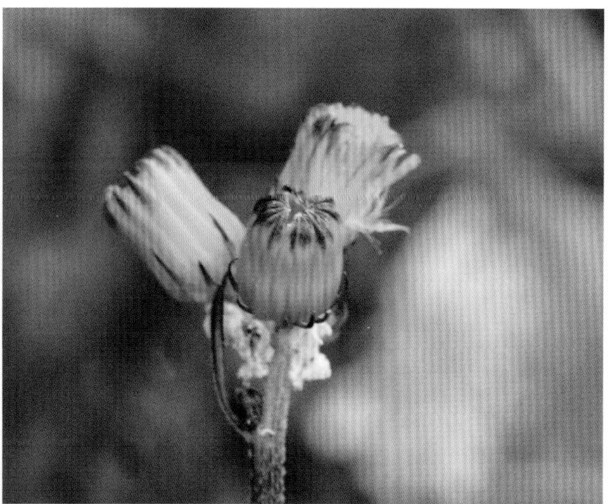

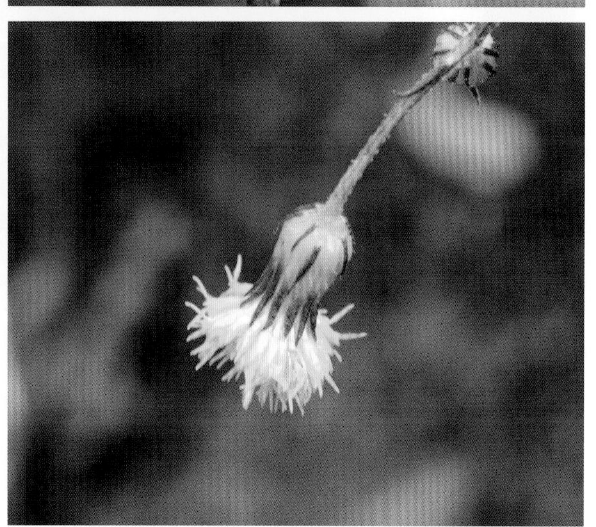

【形态特征】多年生葶状草本，稍肉质。根肉质，圆球形或肥大成块状。茎直立，绿色或带紫色。叶常密集于茎基部，莲座状，叶片倒卵形、匙形或椭圆形，羽裂，下面常变紫色；中部或上部叶退化，羽裂，两面被柔毛。头状花序在茎或枝端排列成疏伞房状；总苞钟状，总苞片 1 层；小花黄色至红色。瘦果圆柱形，红褐色，具肋；冠毛多数，白色，绢毛状，易脱落。花期 4~11 月。

【适宜生境】生于海拔 160~2100m 的山坡沙质地、林缘或路旁。

【资源状况】分布于玉龙等地。偶见。

【入药部位】块根（矮人陀）。

【功能主治】有小毒。舒筋活血，凉血止血。用于贫血或失血过多，胃痛，风湿痛，跌打损伤，疖疮痈肿，皮炎，湿疹。

菊　芋

菊藷、五星草、洋羌

Helianthus tuberosus L.

【标本采集号】5329320703

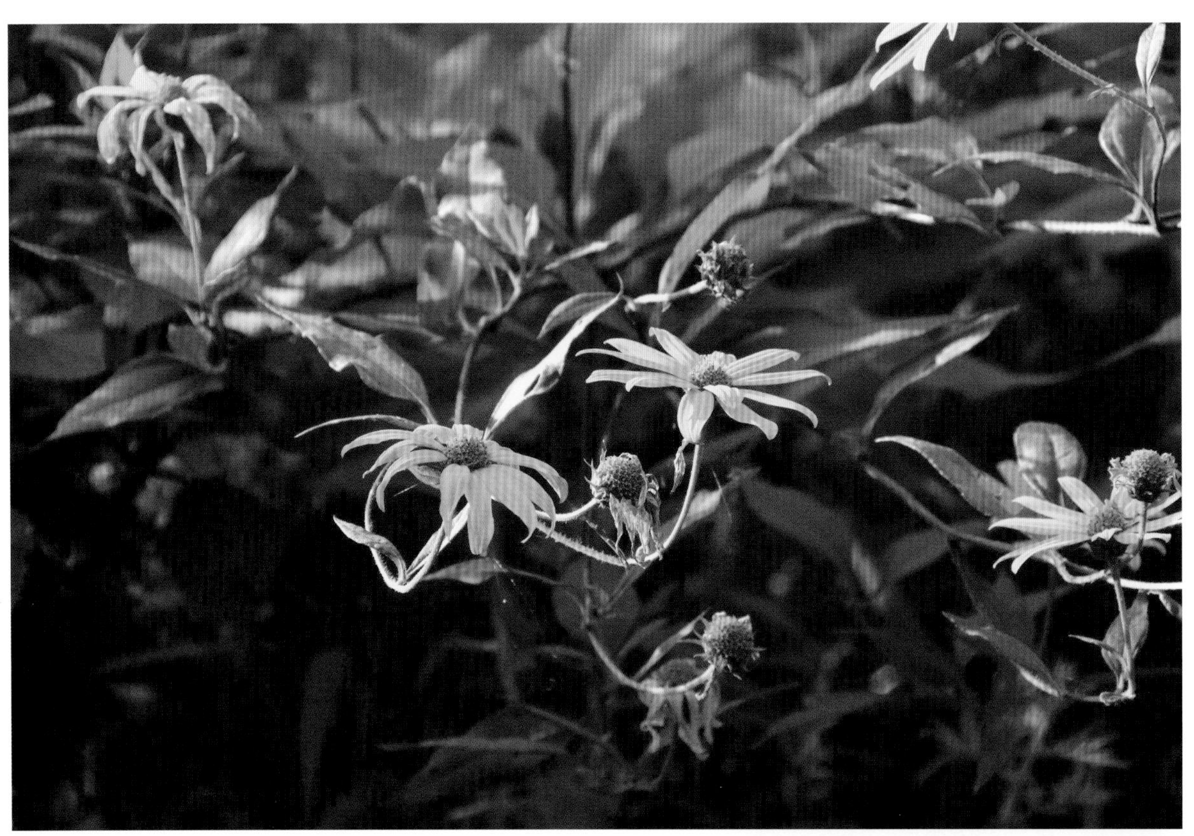

【形态特征】多年生草本。有块状的地下茎；茎直立，有分枝，被白色短糙毛或刚毛。叶通常对生，上部叶互生；下部叶卵圆形或卵状椭圆形，有长柄，离基三出脉，上面被白色短粗毛，下面被柔毛；上部叶长椭圆形至阔披针形，基部下延成短翅状。头状花序较大，单生于枝端；总苞片多层；舌状花舌片黄色，开展；管状花花冠黄色。瘦果小，楔形，有锥状扁芒。花期 8~9 月。

【适宜生境】生于河谷地区。

【资源状况】玉龙有栽培。

【入药部位】块茎（菊芋）。

【功能主治】清热凉血，接骨。用于热病，肠热下血，跌打骨伤，消渴。

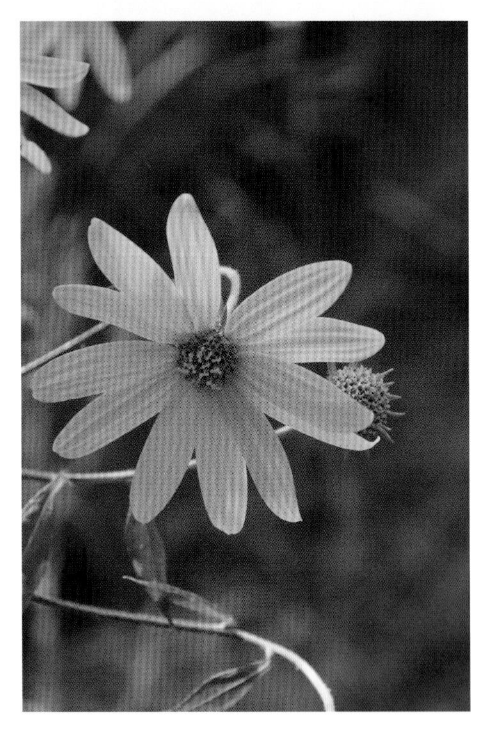

泥胡菜 猪兜菜、艾草

Hemistepta lyrata (Bunge) Bunge

【标本采集号】5334210566

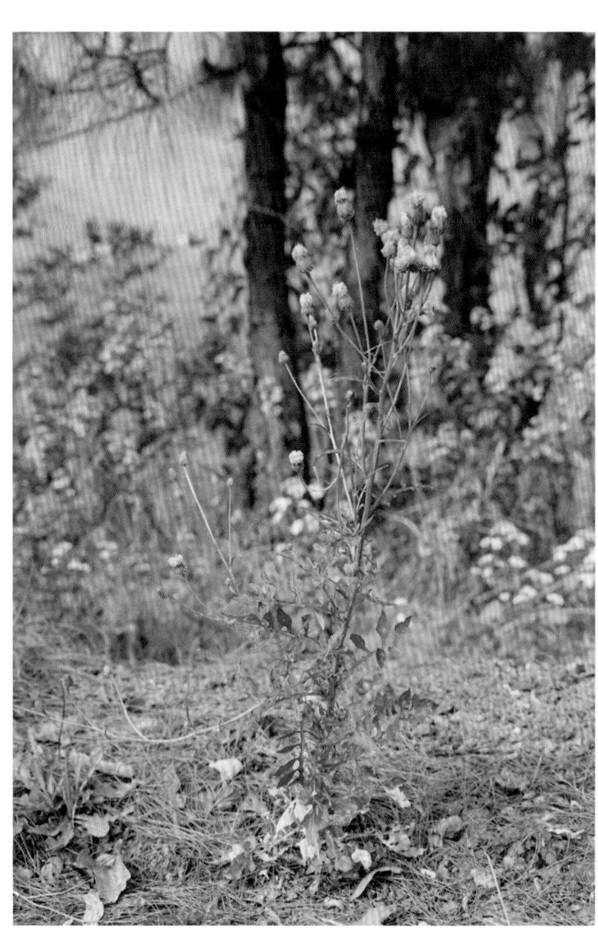

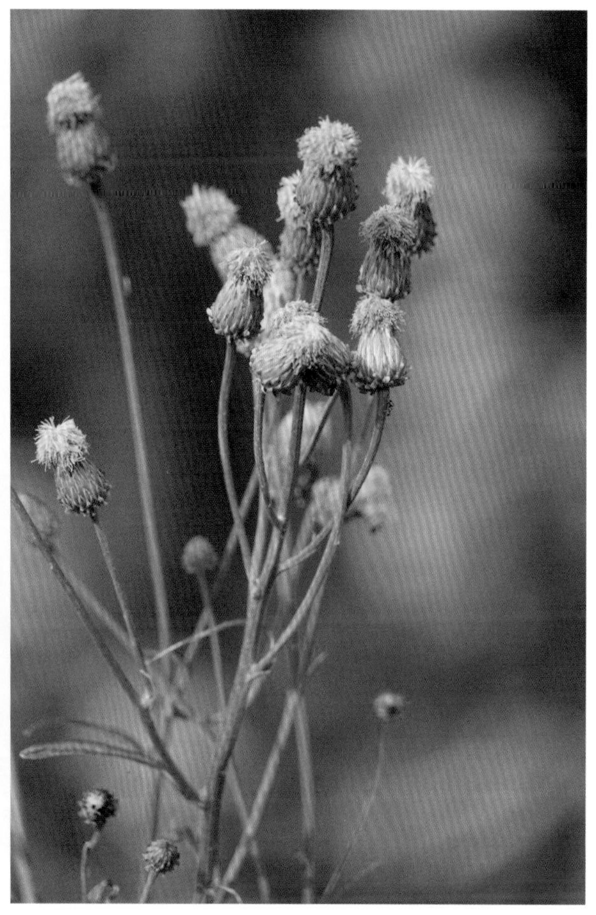

【形态特征】一年生草本。茎单生，常纤细，被蛛丝毛，上部常分枝。基生叶长椭圆形或倒披针形，花期通常枯萎；中下部茎叶与基生叶同形，全部叶大头羽状深裂或几全裂；全部茎叶质地薄，下面灰白色，被厚或薄绒毛；基生叶及下部茎叶有长叶柄，基部抱茎。头状花序在茎枝顶端排成疏松伞房花序；总苞宽钟状或半球形，总苞片多层；小花紫色或红色。瘦果小，楔状或偏斜楔形；冠毛白色，2 层，外层刚毛羽毛状，整体脱落，内层鳞片状，宿存。花、果期 3~8 月。

【适宜生境】生于海拔 50~3280m 的山坡、山谷、平原、丘陵，林缘、林下、草地、荒地、田间、河边、路旁等处普遍有之。

【资源状况】广泛分布于横断山三江并流区。常见。

【入药部位】全草（泥胡菜）。

【功能主治】祛瘀生肌，止血，清热解毒，消肿。用于异常子宫出血，疔疮，乳痈，外伤出血，痔漏。

阿尔泰狗娃花

阿尔泰紫菀

Heteropappus altaicus (Willd.) Novopokr.

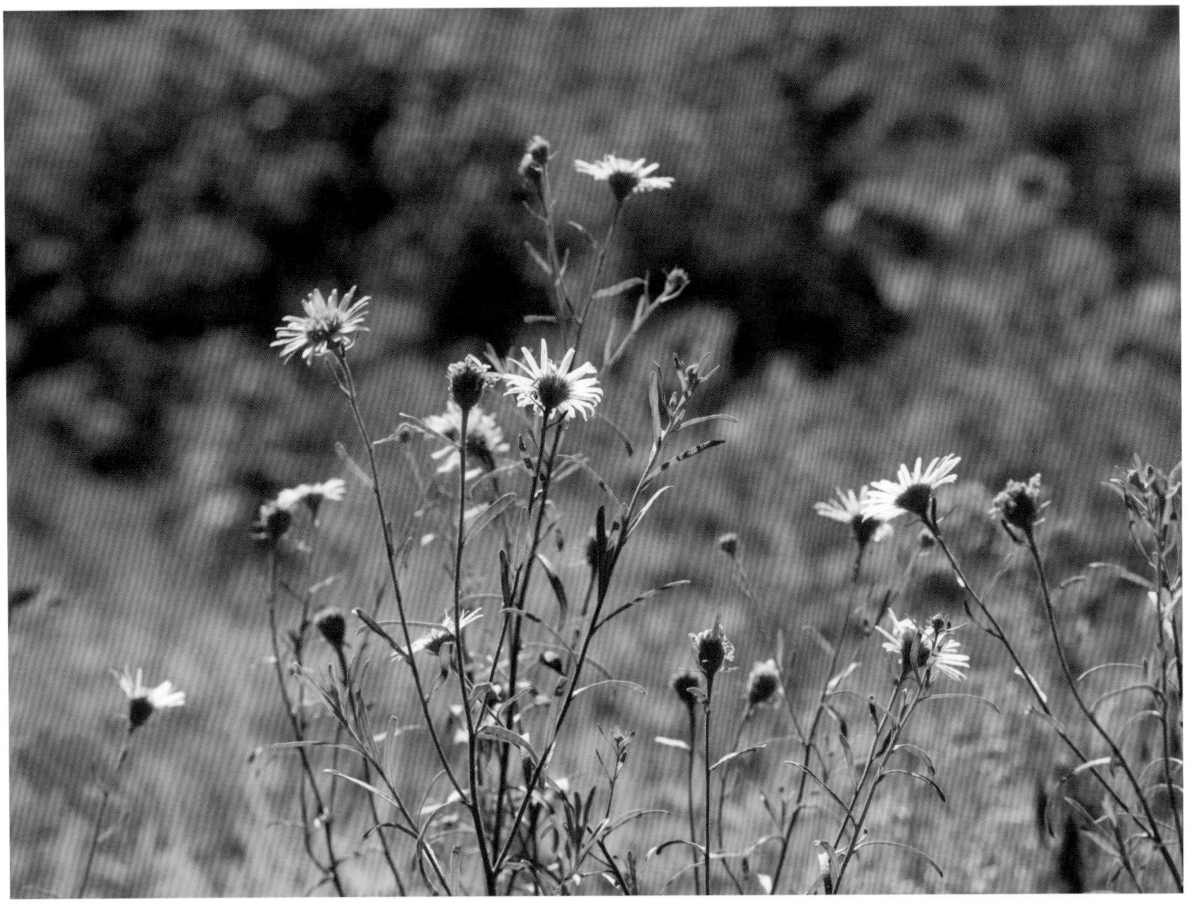

【形态特征】多年生草本。茎直立，上部常有腺，上部或全部有分枝。基部叶在花期枯萎；下部叶条形或矩圆状披针形、倒披针形、近匙形。头状花序；舌片浅蓝紫色，矩圆状条形；管状花管部有疏毛。瘦果扁，倒卵状矩圆形。花、果期5~9月。

【适宜生境】生于海拔600~4000m的草原、荒漠地、沙地及干旱山地。

【资源状况】分布于德钦、玉龙等地。偶见。

【入药部位】全草（阿尔泰狗娃花）。

【功能主治】解毒消炎，止咳。用于感冒，咳嗽，咽喉痛，蛇咬伤。

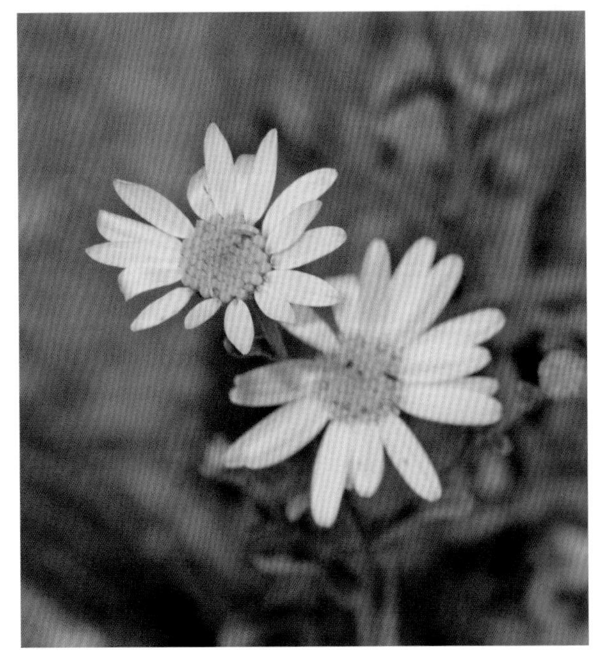

圆齿狗娃花 田边菊、野菊花、其米

Heteropappus crenatifolius (Hand. -Mazz) Griers.

【标本采集号】5334210707

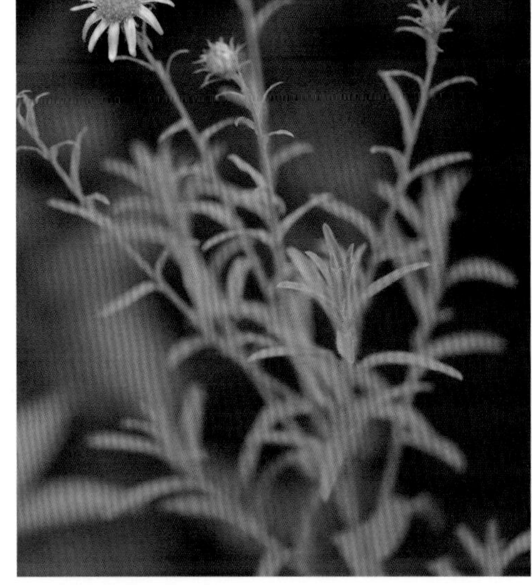

【形态特征】一年生或二年生草本。有直根。茎直立，单生，有分枝，上部常有腺。基部叶在花期枯萎，莲座状；下部叶倒披针形、矩圆形或匙形；中部叶常全缘；上部叶常条形；全部叶两面被伏粗毛，且常有腺。头状花序；总苞半球形，总苞片2~3层；舌状花舌片蓝紫色或红白色；管状花裂片不等长。瘦果倒卵形，淡褐色，有黑色条纹；舌状花冠毛极短或不存在；管状花冠毛黄色或近褐色，有微糙毛。花、果期5~10月。

【适宜生境】生于海拔1900~3900m的开旷山坡、田野、路旁。

【资源状况】分布于德钦、玉龙等地。偶见。

【入药部位】全草（路旁菊）。

【功能主治】解毒消炎，止咳。用于感冒，咳嗽，咽喉痛，蛇咬伤。

山柳菊 伞花山柳菊

Hieracium umbellatum L.

【标本采集号】5334210950

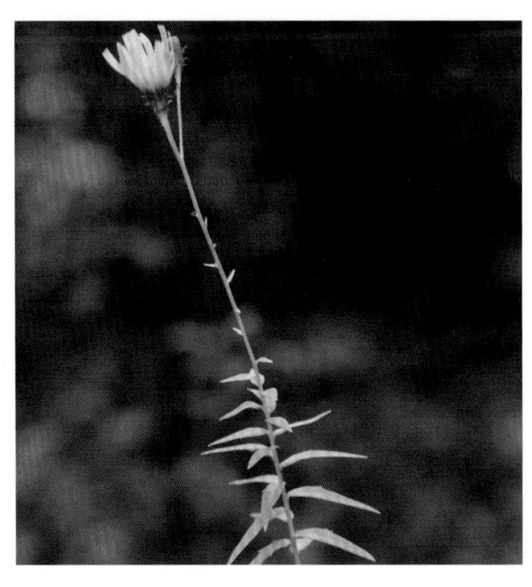

【形态特征】多年生草本。茎直立，基部常淡红紫色，无毛或粗糙。基生叶及下部茎叶花期脱落；中上部茎叶互生，披针形至狭线形，下面沿脉及边缘被短硬毛；向上的叶渐小，与中上部茎叶同形并具有相似的毛被。头状花序在茎枝顶端排成伞房花序或伞房圆锥花序；总苞黑绿色，钟状，总苞片3~4层；舌状小花黄色。瘦果黑紫色，圆柱形；冠毛淡黄色，糙毛状。花、果期7~9月。

【适宜生境】生于山坡林缘、林下或草丛中、松林伐木迹地及河滩沙地。

【资源状况】分布于德钦等地。偶见。

【入药部位】全草（山柳菊）。

【功能主治】清热解毒，利湿消积。用于腹痛积块，痢疾，尿路感染，疮疖。

川滇女蒿 孩儿参、土参、菊花参

Hippolytia delavayi (Franch. ex W. W. Smith) Shih

【标本采集号】530702367

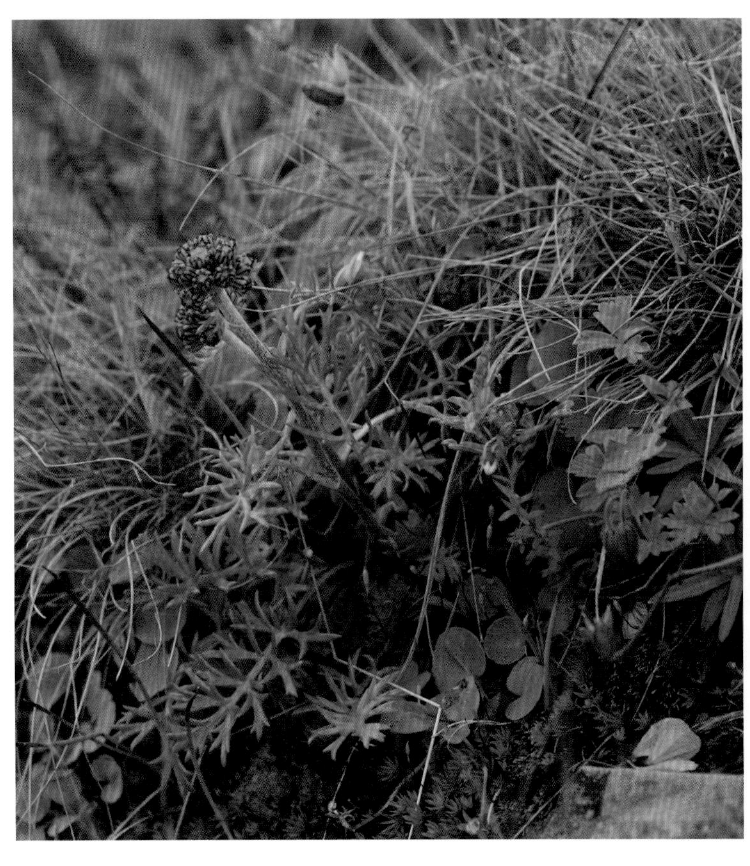

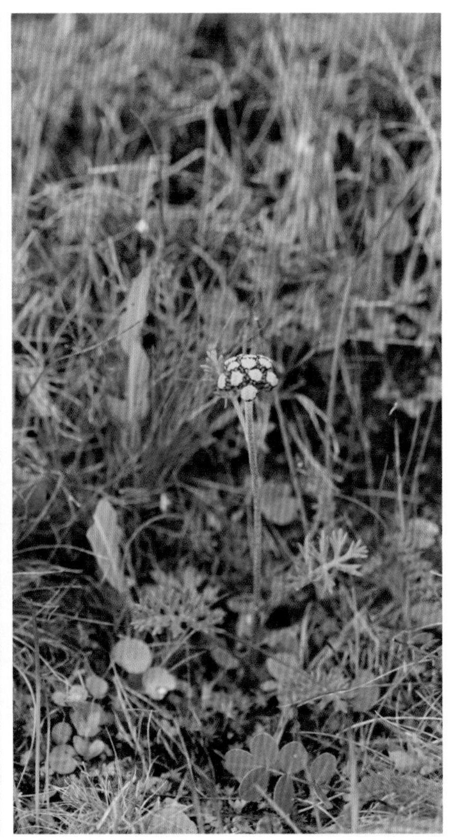

【形态特征】多年生草本。有膨大的块根。茎单生，直立，不分枝，稍似葶状，被稠密长柔毛。基生叶椭圆形、长椭圆形，明显二回羽状分裂；茎生叶少数，与基生叶同形，但小；全部叶下面被长柔毛。头状花序在茎顶排成束状伞房花序；总苞钟状，总苞片 4 层，黄白色；两性小花花冠外面有腺点。瘦果近纺锤形。花、果期 8~10 月。

【适宜生境】生于海拔 3300~4000m 的高山草甸。

【资源状况】分布于香格里拉、玉龙等地。偶见。

【入药部位】根（菊花参）。

【功能主治】补肺，止咳，化痰。用于肺虚咳嗽，久咳不止，支气管炎。

羊耳菊 猪耳风、羊耳风、山白芷

Inula cappa (Buch.-Ham.) DC.

【标本采集号】5334211166

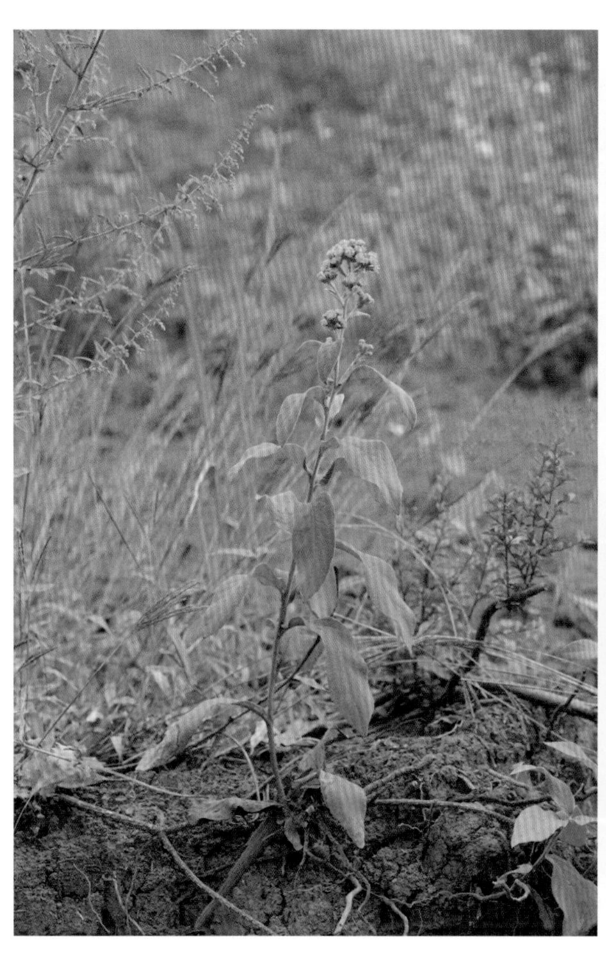
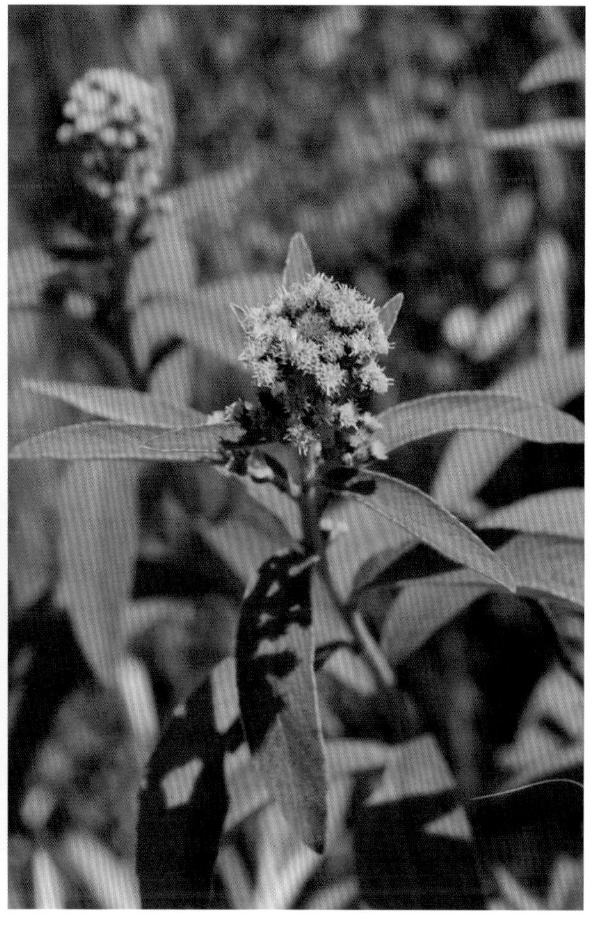

【形态特征】亚灌木。根状茎粗壮，多分枝；茎直立，粗壮，全部被污白色或浅褐色绢状或棉状密绒毛。下部叶在花期脱落后留有被白色或污白色棉毛的腋芽，叶长圆形或长圆状披针形；中部叶有柄；上部叶渐小，近无柄；全部叶上面被基部疣状的密糙毛，下面被绢状厚绒毛。头状花序于茎和枝端排成聚伞圆锥花序，被绢状密绒毛；总苞近钟形，总苞片约 5 层；边缘的小花舌片短小，或无舌片而有 4 个退化雄蕊；中央的小花管状。瘦果长圆柱形，被白色长绢毛。花期 6~10 月，果期 8~12 月。

【适宜生境】生于海拔 500~3200m 的低山和亚高山的湿润或干燥丘陵地、荒地、灌丛或草地，在酸性土、砂土和黏土上都常见。

【资源状况】广泛分布于横断山三江并流区。常见。

【入药部位】根（羊耳菊根）。

【功能主治】祛风止痛，行气消肿，化痰定喘，凉血，止血，利湿。用于跌打，吐血，咯血，衄血，乳腺炎，月经不调，痛经，蛇伤，风湿关节疼痛，胸膈痞闷，疟疾，痢疾，痔疮，疥癣。

旋覆花 金佛花、金佛草

Inula japonica Thunb.

【标本采集号】5329320706

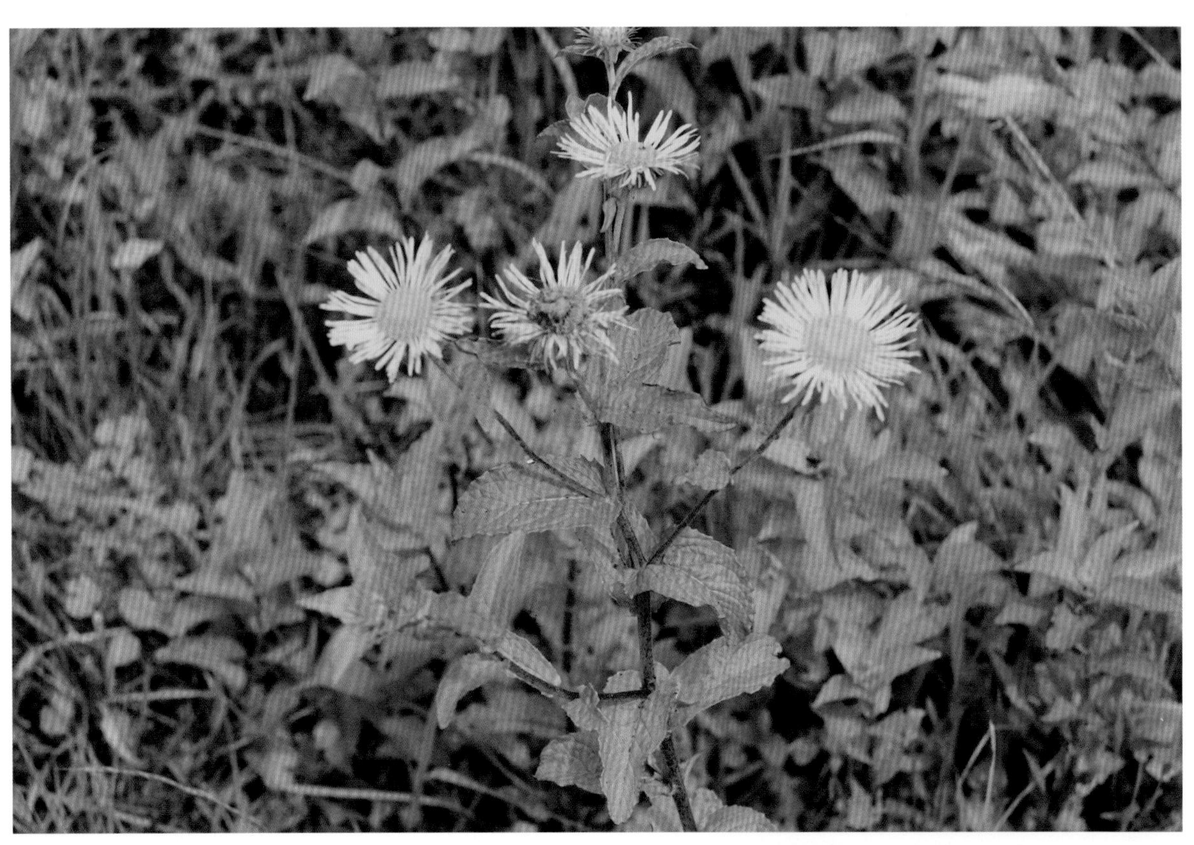

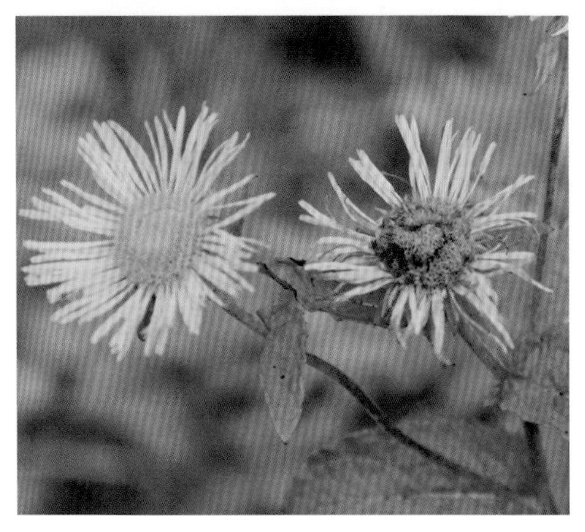

【形态特征】多年生草本。根状茎短，有粗壮的须根；茎直立，有细沟，被长伏毛。基部叶常较小，在花期枯萎；中部叶长圆形、长圆状披针形或披针形，基部半抱茎，下面有疏伏毛和腺点；上部叶渐狭小，线状披针形。头状花序排成疏散伞房花序；总苞半球形，总苞片约6层；舌状花黄色，舌片线形；管状花花冠有三角披针形裂片；冠毛白色，有微糙毛。瘦果圆柱形，有浅沟，被疏毛。花期6~10月，果期9~11月。

【适宜生境】生于海拔150~2400m的山坡路旁、湿润草地、河岸和田埂上。

【资源状况】广泛分布于横断山三江并流区。常见。

【入药部位】花（旋覆花）。

【功能主治】降气消痰，行水止呕。用于风寒咳嗽，痰饮蓄结，胸膈痞闷，喘咳痰多，呕吐噫气，心下痞硬。

显脉旋覆花

威灵仙、小黑药、黑威灵

Inula nervosa Wall.

【标本采集号】5329320707

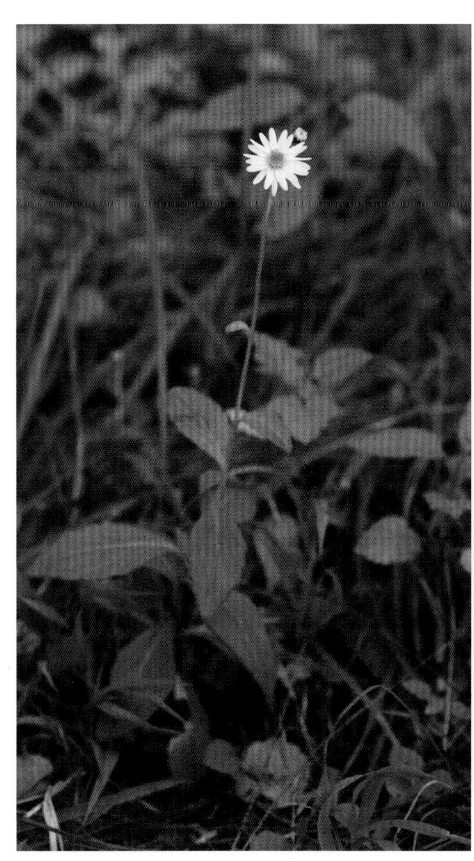

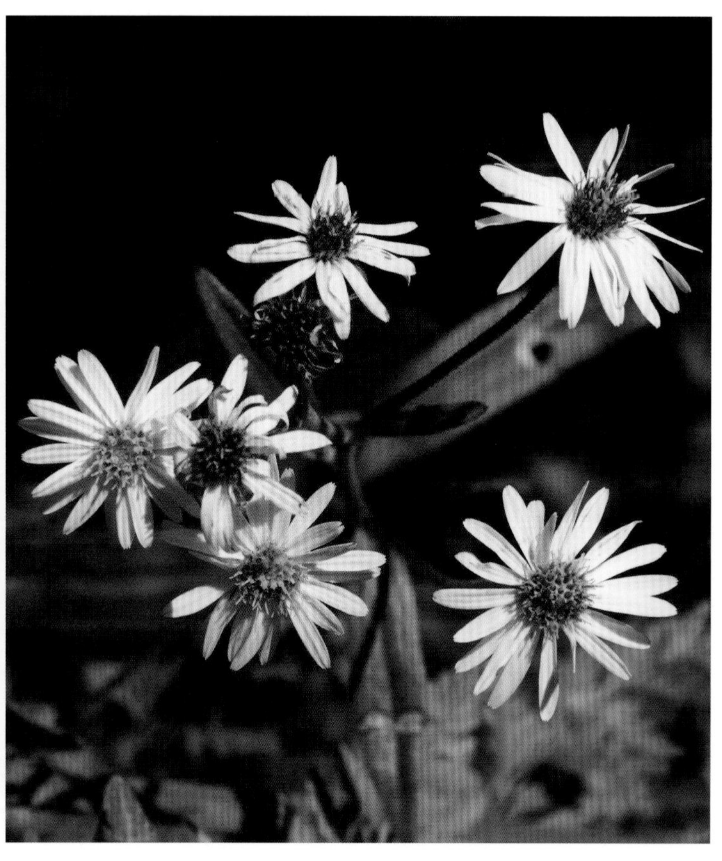

【形态特征】 多年生草本。根状茎粗短，有被长绒毛的芽；茎直立，全部被开展的、具疣状基部的黄褐色长硬毛。叶多少开展，椭圆形、披针形或倒披针形，基部叶较小；下部和中部叶两面有基部疣状的糙毛，下面叶脉有开展的长密毛；上部叶小，无柄。头状花序在枝端单生或排列成伞房状；总苞半球形，总苞片 4~5 层；舌状花舌片白色；管状花花冠黄色；冠毛白色，后稍带黄色，有糙毛。瘦果圆柱形，有细沟，长 2~2.5mm，被绢毛。花期 7~10 月，果期 9~12 月。

【适宜生境】 生于海拔 1200~2100m 的低山地区杂木林下、草坡和湿润草地。

【资源状况】 分布于贡山、香格里拉、玉龙等地。偶见。

【入药部位】 根（草威灵）。

【功能主治】 祛风湿，消积滞，通经络。用于脘腹冷痛，食积腹胀，噎膈，胃痛，体虚多汗，感冒咳嗽，风湿脚气。

翼茎羊耳菊 石如意大黑药、大黑根、大黑洋参

Inula pterocaula Franch.

【标本采集号】3229011026

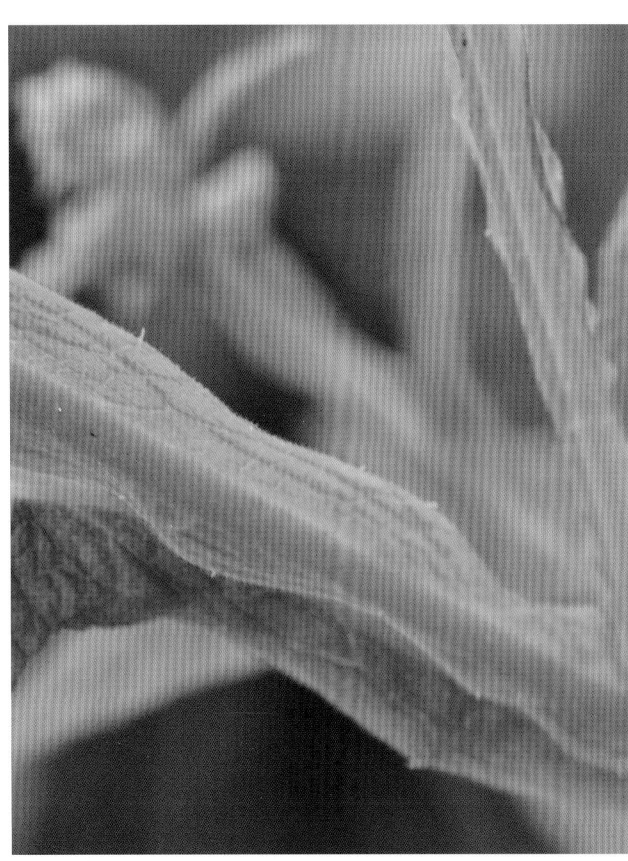

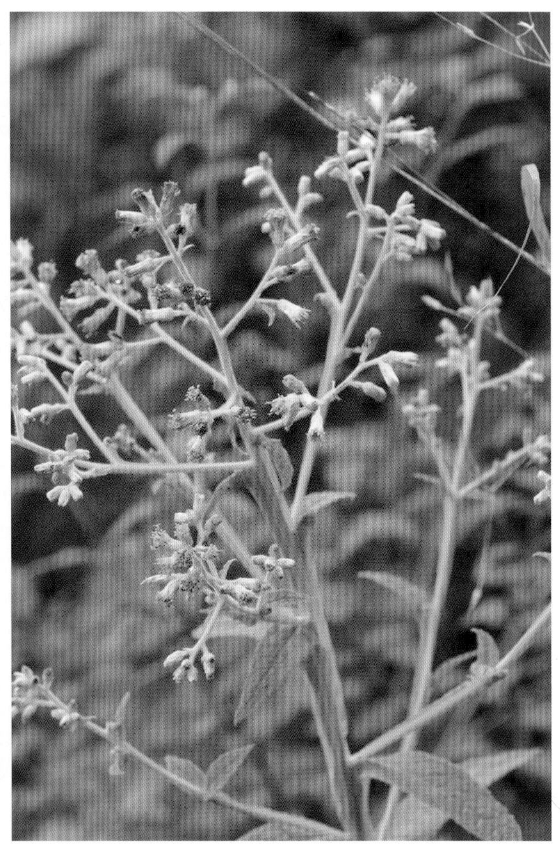

【形态特征】多年生草本或亚灌木。有木质粗厚的根。茎直立，下部木质，宿存，有细沟，被红褐色密柔毛和腺点。基部叶在花期枯萎；下部叶大，披针形至椭圆状披针形，多少开展；上部叶渐小，长圆状披针形至线状披针形，沿茎下延成翅，上面被细密的粗伏毛，下面被红褐色柔毛或短绒毛，两面有腺点。头状花序在枝端密集成聚伞圆锥状或复伞房花序；总苞钟状，总苞片约 5 层；花全部管状，外面有黄色腺点；冠毛浅红褐色。瘦果近圆柱形，有浅沟，被密短毛。花期 7~9 月，果期 9~10 月。

【适宜生境】生于海拔 2000~2800m 的亚高山灌丛和草地。

【资源状况】分布于德钦、贡山、香格里拉等地。偶见。

【入药部位】根（大黑药）。

【功能主治】补虚，清热，止咳。用于体虚头晕，耳鸣，心慌，失眠，出虚汗，肺虚久咳，痈疡肿毒，骨结核。

绢叶旋覆花 *Inula sericophylla* Franch.

【标本采集号】5334211096

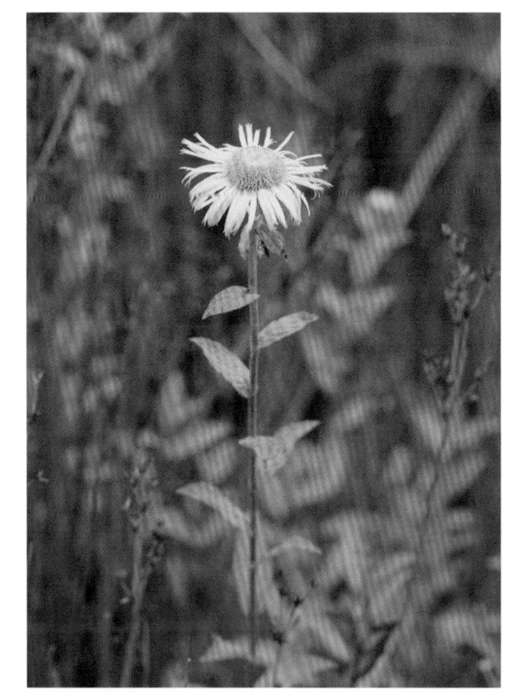

【形态特征】多年生草本。根状茎被枯叶残片；茎直立，常单生，被白色直或蜷曲的长毛。基部叶在花期生存，叶片卵圆形、椭圆形或长圆状倒披针形，下面被长密的伏绢毛；下部叶或匙形或长圆形，较小；上部叶直立，长圆披针形至线形，基部半抱茎。头状花序单生于茎端和枝端；总苞宽钟状或半球状，总苞片多层；舌状花黄色，舌片狭长线形；管状花有冠毛，白色，后浅红褐色，有微糙毛。瘦果有 10 条细沟，顶端截形。花期 5~6 月，果期 6~7 月。

【适宜生境】生于海拔 1500~2800m 的低山、亚高山的坡地和草地。

【资源状况】分布于玉龙。偶见。

【入药部位】花。

【功能主治】清热解毒，化痰止咳，补虚，通经络，利水除湿。用于头晕心慌，耳鸣，出虚汗。

中华小苦荬 小苦苣、黄鼠草、山苦荬 *Ixeridium chinense* (Thunb.) Tzvel.

【标本采集号】5334210555

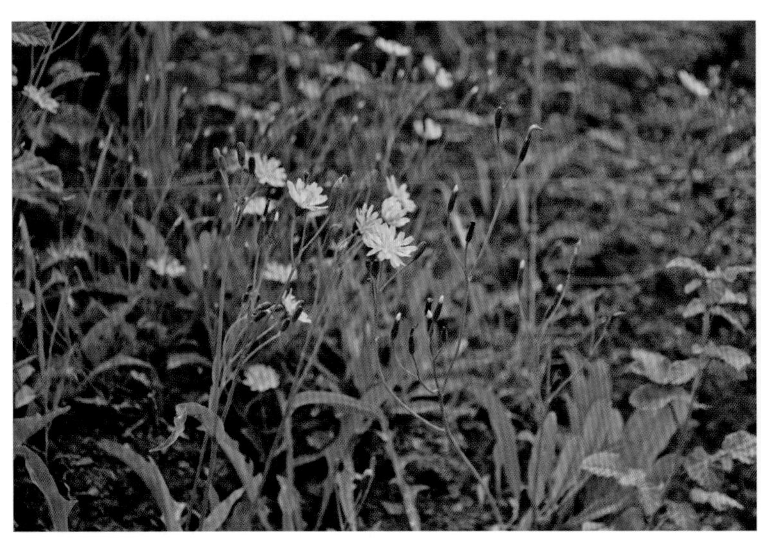

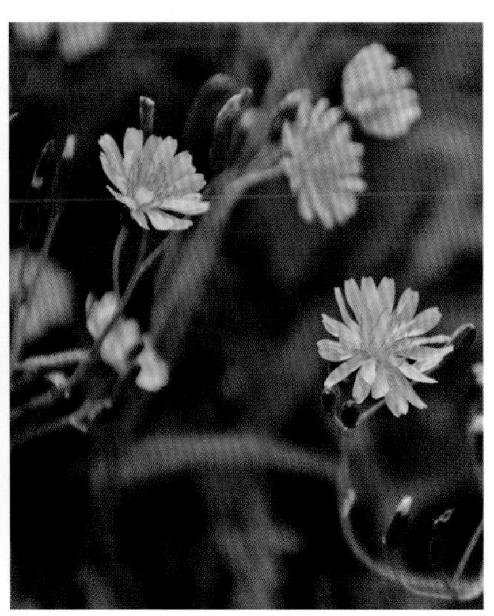

【形态特征】多年生草本。根垂直直伸，通常不分枝。根状茎极短缩；茎常直立，单生。基生叶长椭圆形、倒披针形、线形或舌形；茎生叶 2~4 枚，长披针形或长椭圆状披针形，基部耳状抱茎。头状花序在茎枝顶端排成伞房花序；总苞圆柱状，总苞片 3~4 层；舌状小花黄色，干时带红色。瘦果褐色，长椭圆形；冠毛白色，微糙。花、果期 1~10 月。

【适宜生境】生于山坡路旁、田野、河边灌丛或岩石缝隙中。

【资源状况】分布于香格里拉、玉龙等地。常见。

【入药部位】全草（中华小苦荬）。

【功能主治】清热解毒，泻肺火，凉血，止血，止痛，活血，化腐生肌。用于无名肿痛，阴囊湿疹，肺炎，跌打损伤，骨折。

细叶小苦荬 纤细苦荬菜 *Ixeridium gracile* (DC.) Shih

【标本采集号】5334210827

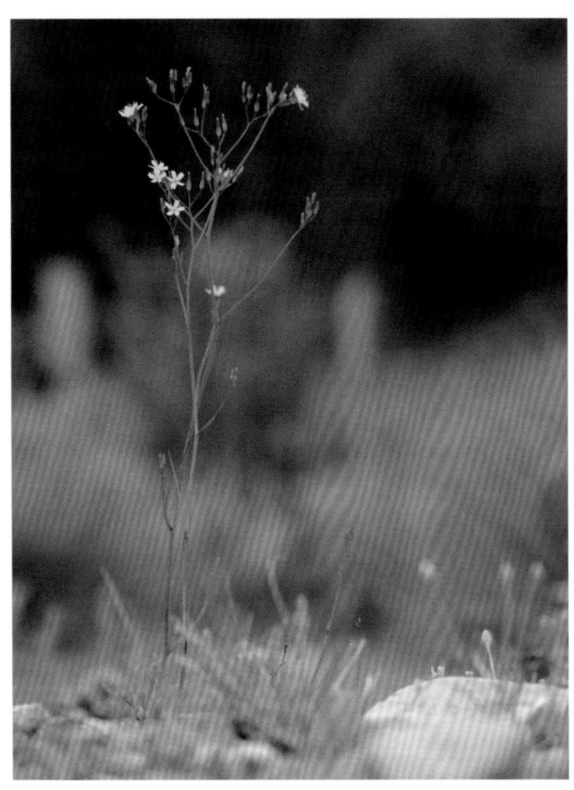

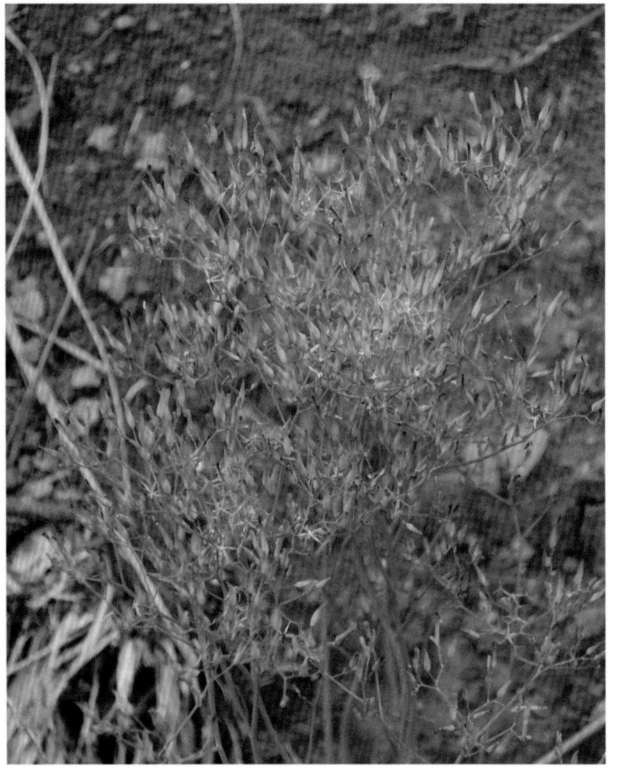

【形态特征】多年生草本。根状茎极短；茎直立。基生叶长椭圆形、线状长椭圆形、线形或狭线形；茎生叶少数，狭披针形、线状披针形或狭线形，全部叶边缘全缘。头状花序在茎枝顶端排成伞房花序或伞房圆锥花序；总苞圆柱状，总苞片 2 层；舌状小花黄色。瘦果纺锤形，褐色；冠毛 2 层，浅褐色或淡黄色，糙毛状。花、果期 3~10 月。

【适宜生境】生于海拔 800~3000m 的山坡或山谷林缘、林下、田间、荒地或草甸。

【资源状况】广泛分布于横断山三江并流区。常见。

【入药部位】全草（细叶小苦荬）。

【功能主治】清热解毒，泻肺火，凉血，止血，止痛，活血，化腐生肌。用于无名肿痛，阴囊湿疹，肺炎，跌打损伤，骨折。

苦荬菜

多头莴苣、多头苦荬菜

Ixeris polycephala Cass.

【标本采集号】5329320709

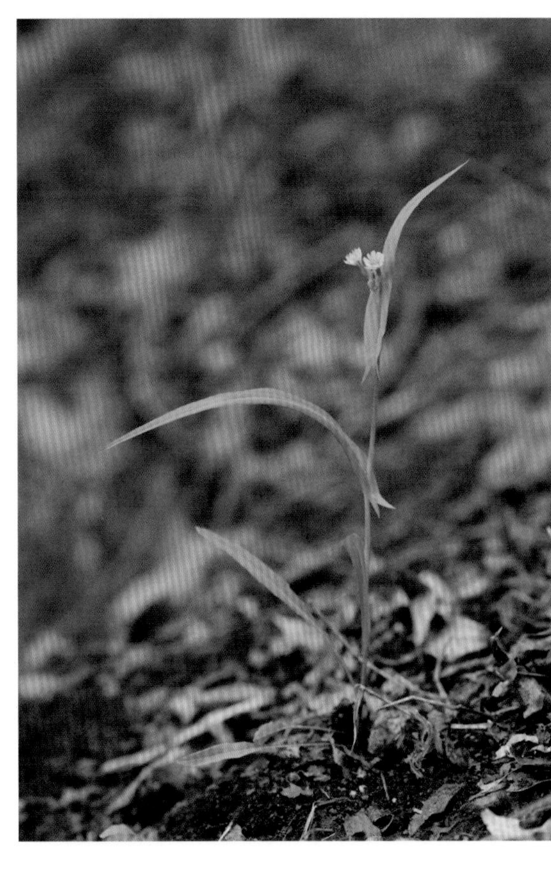

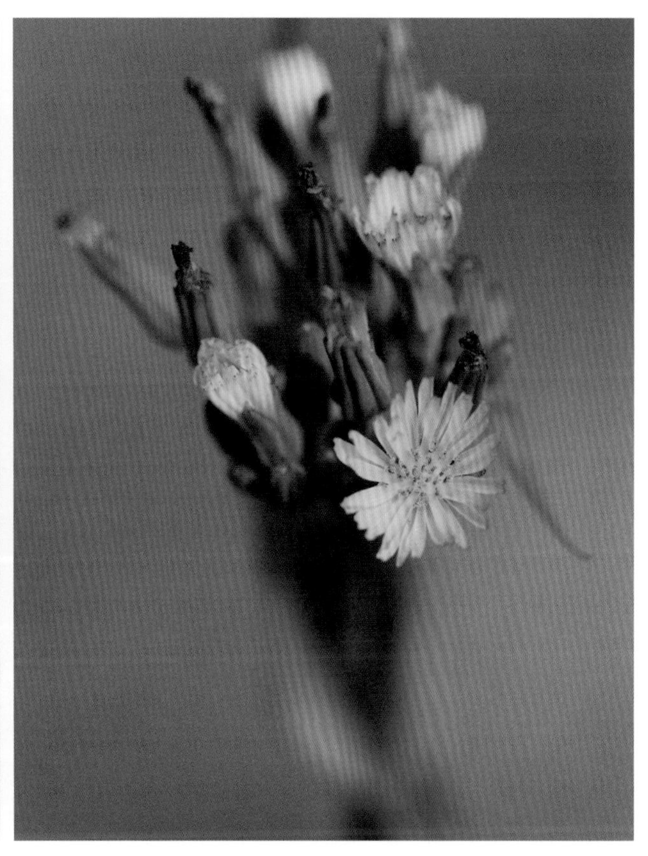

【形态特征】一年生草本。根垂直直伸。茎直立。基生叶花期生存，线形或线状披针形；中下部茎叶披针形或线形，基部箭头状半抱茎，向上或最上部的叶渐小，与中下部茎叶同形，全部叶边缘全缘。头状花序多数，在茎枝顶端排成伞房状花序；总苞圆柱状，总苞片3层；舌状小花黄色。瘦果压扁，褐色，长椭圆形；冠毛白色，微糙。花、果期3~6月。

【适宜生境】生于海拔300~2200m的山坡林缘、灌丛、草地、田野路旁。

【资源状况】分布于香格里拉、维西、玉龙等地。常见。

【入药部位】全草（苦荬菜）。

【功能主治】清热解毒，凉血利湿。用于急性咽炎，急性细菌性痢疾，吐血，尿血，痔疮肿痛。

马 兰 马兰头、鸡儿肠、田边菊
Kalimeris indica (L.) Sch.-Bip.

【标本采集号】3229010949

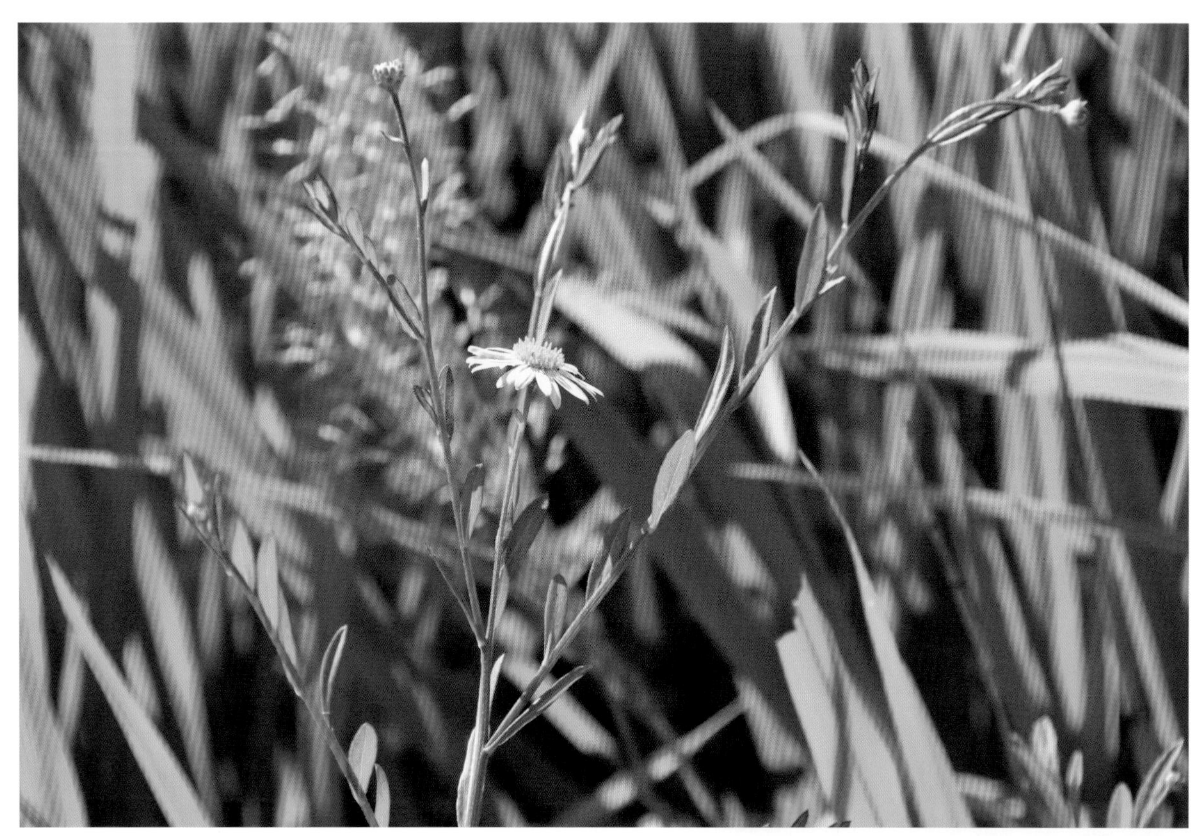

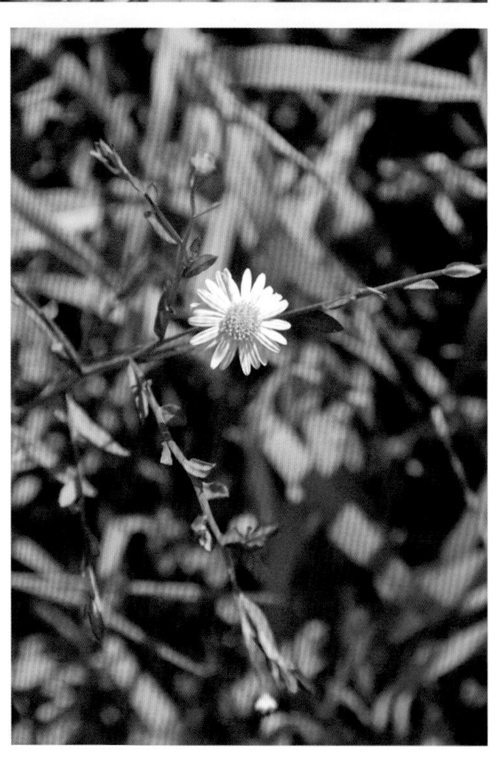

【形态特征】根状茎有匍枝；茎直立。基部叶在花期枯萎；茎部叶倒披针形或倒卵状矩圆形，基部渐狭成具翅的长柄；上部叶小，全缘，全部叶稍薄质。头状花序单生于枝端并排列成疏伞房状；总苞半球形，总苞片2~3层；舌状花花冠浅紫色，管状花被短密毛。瘦果倒卵状矩圆形，极扁，褐色；冠毛弱而易脱落。花期5~9月，果期8~10月。

【适宜生境】生于海拔 500~3000m 的林下、灌丛中、山坡草地、田边、路旁或水沟边。

【资源状况】分布于维西等地。偶见。

【入药部位】根（马兰）。

【功能主治】清热解毒，消积，活血行瘀。用于感冒发热，咳嗽，急性咽炎，劳伤咳嗽，吐血，跌打损伤。

翅果菊

山萵苣、苦萵苣、野萵苣

Pterocypsela indica (L.) Shih

【标本采集号】5329291040

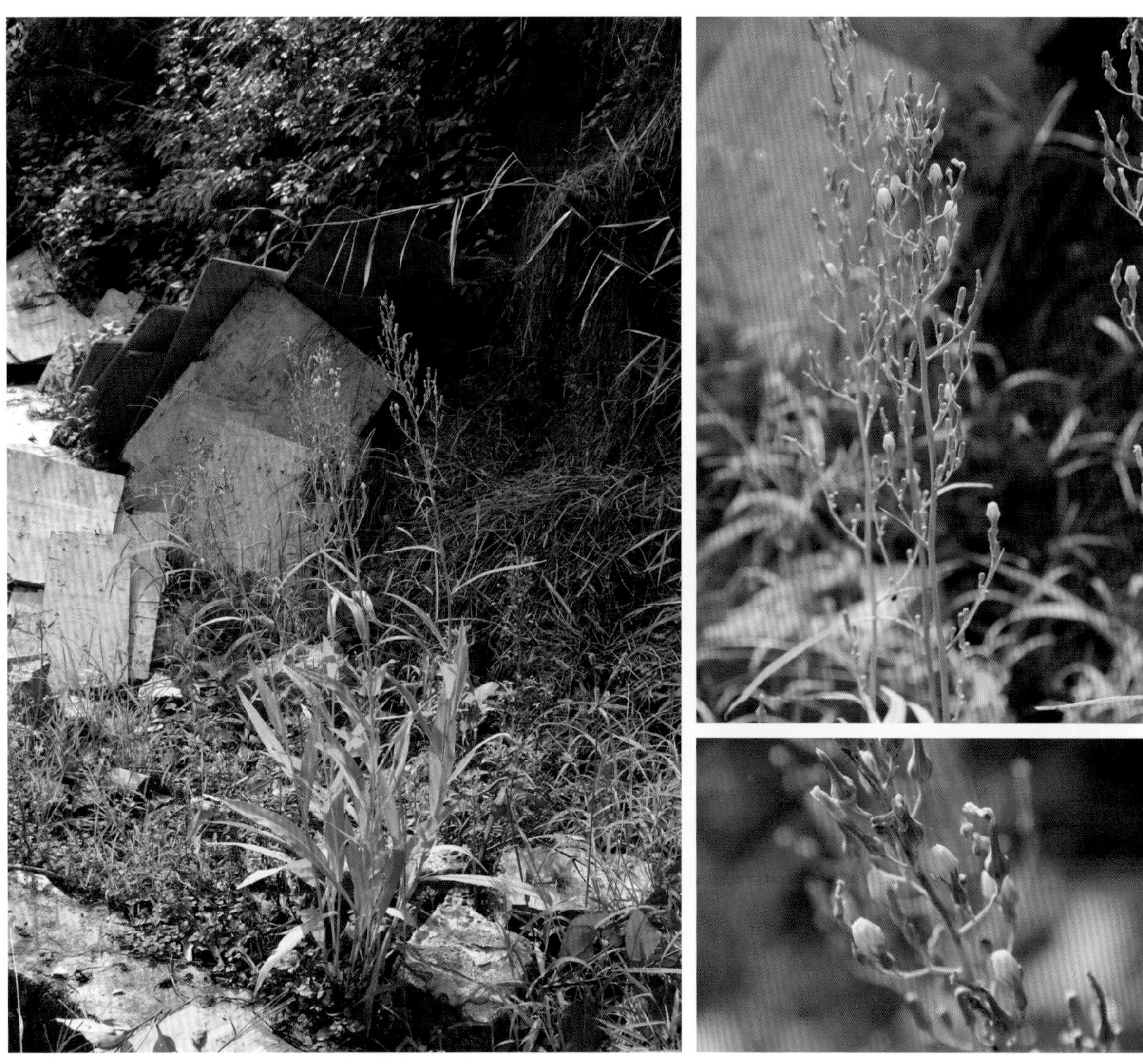

【形态特征】一年生或二年生草本。根垂直直伸。茎直立，单生。全部茎叶线形、线状长椭圆形、长椭圆形或倒披针状长椭圆形。头状花序果期卵球形，沿茎枝顶端排成圆锥花序或总状圆锥花序；总苞片 4 层；舌状小花，黄色。瘦果椭圆形，黑色，压扁，边缘有宽翅；冠毛白色，几单毛状。花、果期 4~11 月。

【适宜生境】生于山谷、山坡林缘及林下、灌丛中或水沟边、山坡草地或田间。

【资源状况】分布于玉龙、兰坪等地。偶见。

【入药部位】根（山萵苣）。

【功能主治】止咳祛痰，祛风。用于风寒咳嗽，肺痈。

六棱菊

六棱锋、六耳铃、六耳棱

Laggera alata (D. Don) Sch.-Bip. ex Oliv.

【标本采集号】5329290113

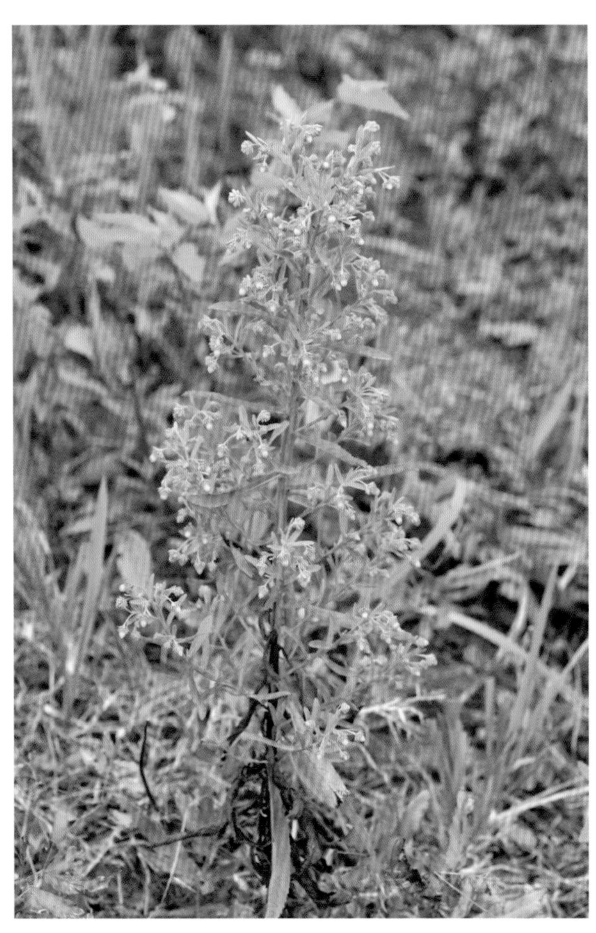

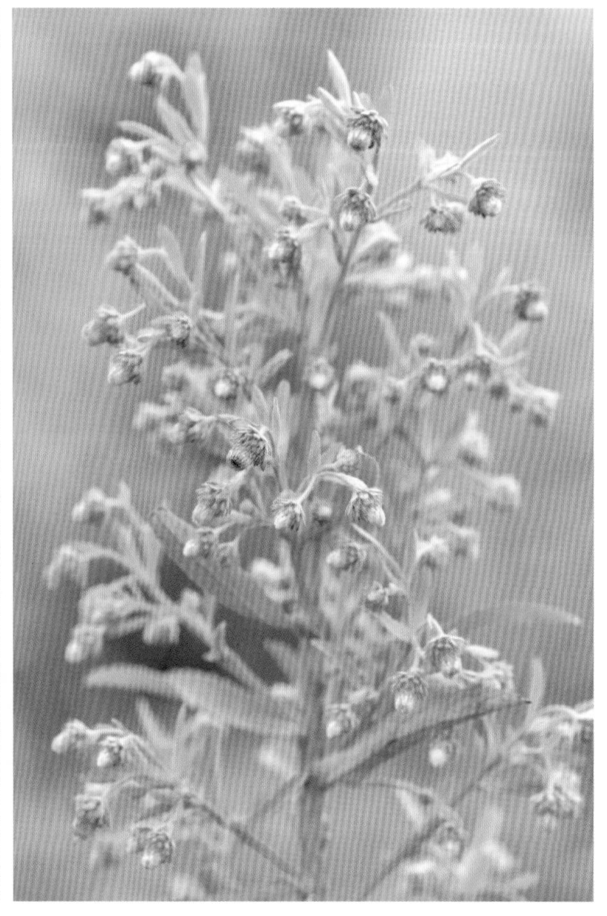

【形态特征】多年生草本，植物体多处被腺毛、腺体或腺点。茎粗壮，直立，基部木质，上部多分枝，翅全缘。叶长圆形或匙状长圆形，基部沿茎下延成茎翅，两面密被腺毛；上部或枝生叶小，狭长圆形或线形。头状花序下垂，呈总状花序式着生于具翅的小枝叶腋内，在茎枝顶端排成圆柱形或尖塔形的大型总状圆锥花序；总苞近钟形，总苞片约 6 层；雌花花冠丝状；两性花花冠管状。瘦果圆柱形，被疏白色柔毛；冠毛白色，易脱落。花期 10 月至翌年 2 月。

【适宜生境】生于旷野、路旁以及山坡阳处。

【资源状况】分布于泸水、玉龙、香格里拉等地。偶见。

【入药部位】全草（六棱菊）。

【功能主治】祛风，除湿，化滞，散瘀，消肿，解毒。用于感冒咳嗽，身痛，泄泻，风湿关节痛，经闭，跌打损伤，疔痈，瘰疬，湿毒瘙痒。

翼齿六棱菊 臭灵丹

Laggera pterodonta (DC.) Benth.

【标本采集号】5334210035

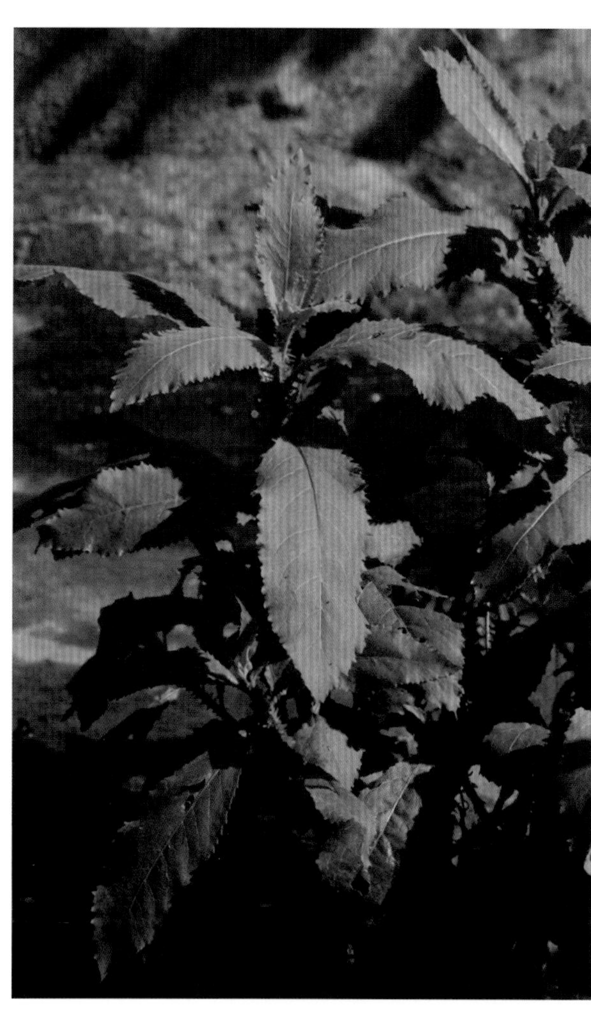

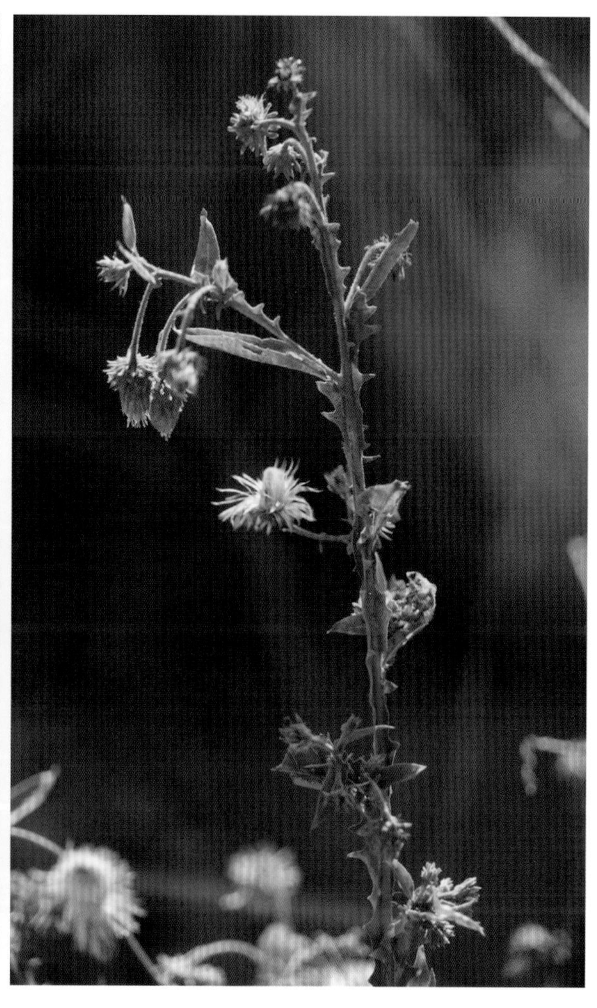

【形态特征】草本，植物体多处被腺体或腺毛。茎直立，上部分枝，具沟纹，茎翅有不整齐的齿。中部叶倒卵形或倒卵状椭圆形；上部叶小，倒卵形或长圆形。头状花序在茎枝顶端排成总状或近伞房状的大型圆锥花序；总苞近钟形，总苞片约7层；雌花花冠丝状，两性花花冠管状。瘦果近纺锤形，被白色长柔毛；冠毛白色，易脱落。花期4~10月。

【适宜生境】生于空旷草地上或山谷疏林中。

【资源状况】分布于香格里拉等地。偶见。

【入药部位】全草（臭灵丹）。

【功能主治】清热解毒，活血。用于上呼吸道感染，扁桃体炎，咽喉炎，腮腺炎，口腔炎，支气管炎，烧烫伤，蛇虫咬伤，跌打损伤。

松毛火绒草 火草、小地松

Leontopodium andersonii C. B. Clarke

【标本采集号】533324180819374LY

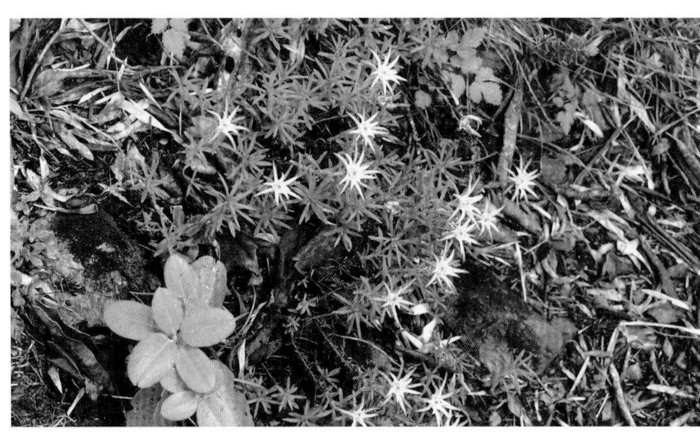

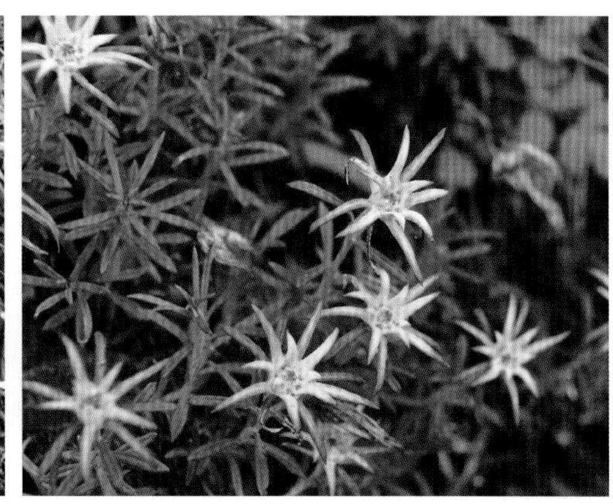

【形态特征】多年生草本，植物体多处被毛。根状茎粗短，上端有花茎，多少平卧，具有顶生密集缨状叶丛的根出条；花茎直立，坚挺，下部木质宿存，全部有叶。叶稍直立或开展，狭线形，边缘反卷，下部叶在花期枯萎宿存；苞叶多数，卵圆披针形。头状花序；总苞片约 3 层；小花异型或雌雄异株；雄花花冠狭漏斗状，雌花花冠丝状。不育的子房和瘦果有乳头状突起，冠毛白色。花期 8~11 月。

【适宜生境】生于海拔 1000~2500m 的干燥草坡、开旷草地、针叶林下和丘陵顶部。

【资源状况】分布于贡山、玉龙等地。常见。

【入药部位】全草（松毛火绒草）。

【功能主治】舒筋活血，润肺理气。用于痈疽疮疡，跌打损伤，虫蛇咬伤。丽江用根治疗高血压。

美头火绒草

Leontopodium calocephalum (Franch.) Beauv.

【标本采集号】5334210413

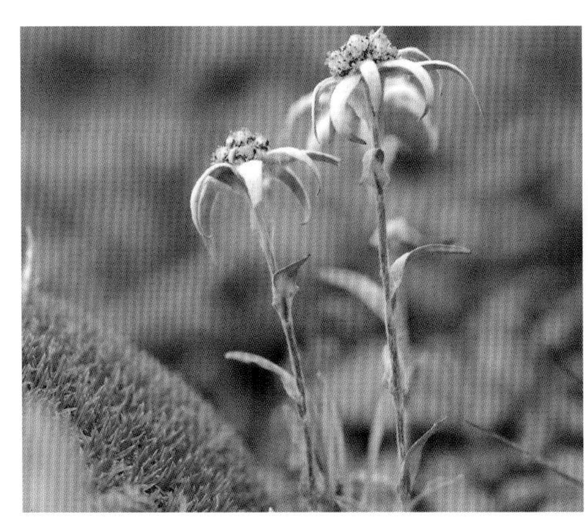

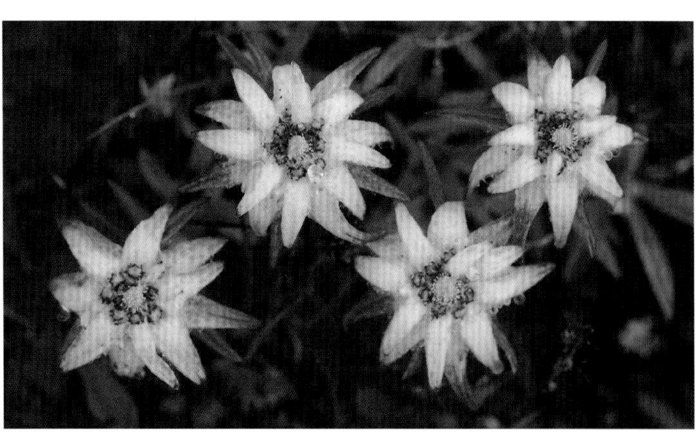

【形态特征】多年生草本，植物体多处被蛛丝状毛或白色棉状绒毛。根状茎横走，颈部粗厚；不育茎被密集的叶鞘，有顶生的叶丛，与花茎簇生；茎从膝曲的基部直立，不分枝，粗壮或挺直。基部叶在花期枯萎宿存；下部叶与不育茎的叶披针形、长披针形或线状披针形；中部或上部叶卵圆披针形，抱茎，全部叶草质。苞叶基部鞘状宽大；头状花序密集；总苞片约 4 层；小花异型，雌雄同株或异株；雄花花冠狭漏斗状；雌花花冠丝状。瘦果被短粗毛，冠毛白色。花期 7~9 月，果期 9~10 月。

【适宜生境】生于海拔 2800~4500m 的高山和亚高山草甸、石砾坡地、湖岸、沼泽地、灌丛、冷杉和其他针叶林下或林缘。

【资源状况】分布于香格里拉、德钦、玉龙等地。偶见。

【入药部位】全草（美头火绒草）。

【功能主治】清热解毒。用于流行性感冒。

戟叶火绒草　火艾、火草、白蒿

Leontopodium dedekensii (Bur. et Franch.) Beauv.

【标本采集号】530724180615378LY

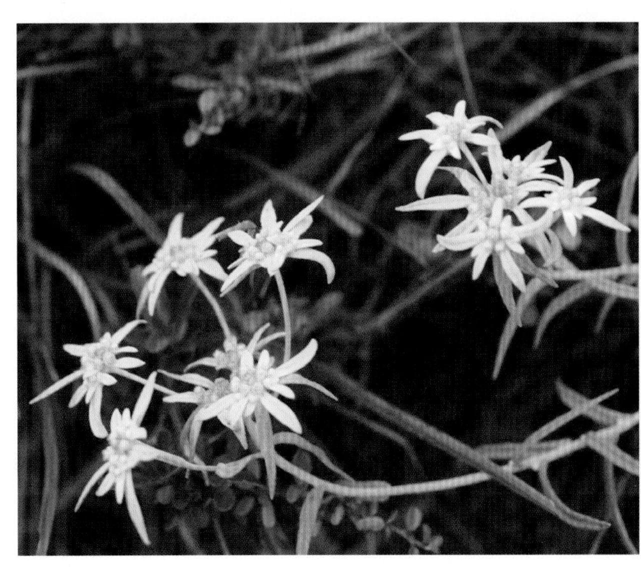

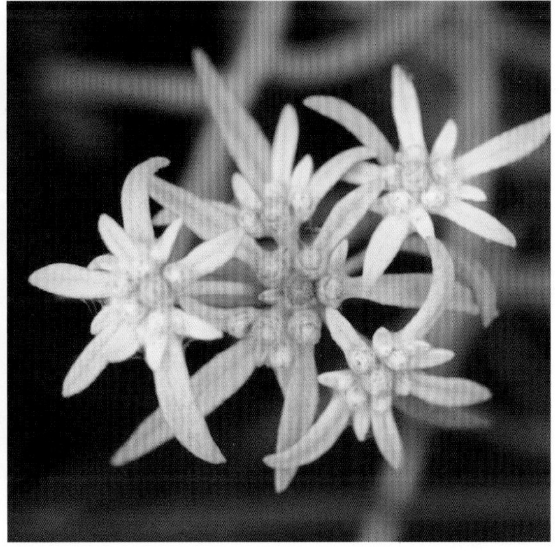

【形态特征】多年生草本，植物体多处被毛。根状茎分枝短缩，有簇生的花茎和不育茎；茎直立，草质。叶宽或狭线形，基部叶常较宽大，下部叶直立，上部叶多少开展或平展，基部抱茎。头状花序；总苞片约3层；小花异型，有少数雌花，或雌雄异株；雄花花冠漏斗状；雌花花冠丝状。不育的子房和瘦果有乳头状突起或短粗毛，冠毛白色。花期6~7月。

【适宜生境】生于海拔 1400~3500m 的高山和亚高山的针叶林、干燥灌丛、干燥草地和草地，常大片生长。

【资源状况】广泛分布于横断山三江并流区。常见。

【入药部位】全草（戟叶火绒草）。

【功能主治】祛寒止痛。用于胃寒，腹痛，风湿关节疼痛。

坚杆火绒草 *Leontopodium franchetii* Beauv.

【标本采集号】5334210923

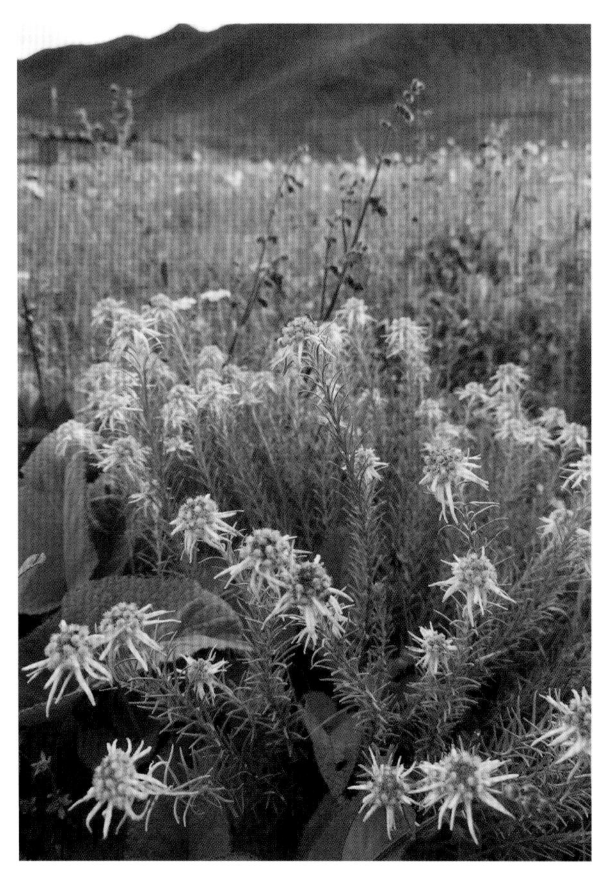

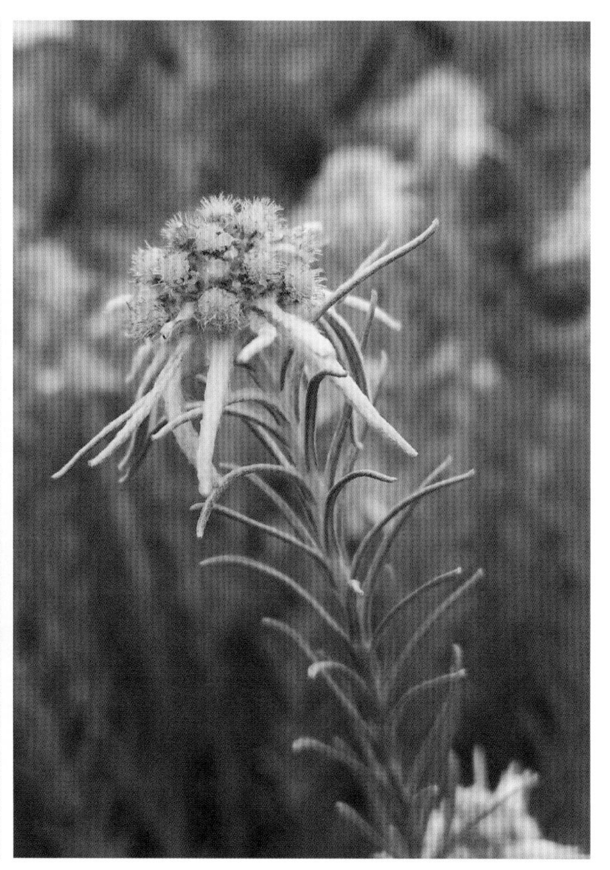

【形态特征】多年生草本，植物体多处被毛。根状茎粗壮，有簇生的花茎和不育的幼茎；茎直立，挺直，下部木质，宿存。叶线形，边缘极反卷，使全叶呈针形；上部叶渐小。头状花序；总苞片2~3层；小花异型，有少数雌花或雌雄异株；花冠浅黄色；雄花花冠狭漏斗状；雌花花冠丝状。瘦果有短粗毛，冠毛白色。花期7~9月。

【适宜生境】生于海拔3000~5000m的高山干燥草地、石砾坡地和河滩湿地。

【资源状况】分布于香格里拉、玉龙等地。常见。

【入药部位】全草（山毛香）。

【功能主治】消炎止血，疏肝理气，通经活络，润肺止咳。

火绒草 大头毛香、海哥斯梭利、老头草

Leontopodium leontopodioides (Willd.) Beauv.

【标本采集号】5307210266

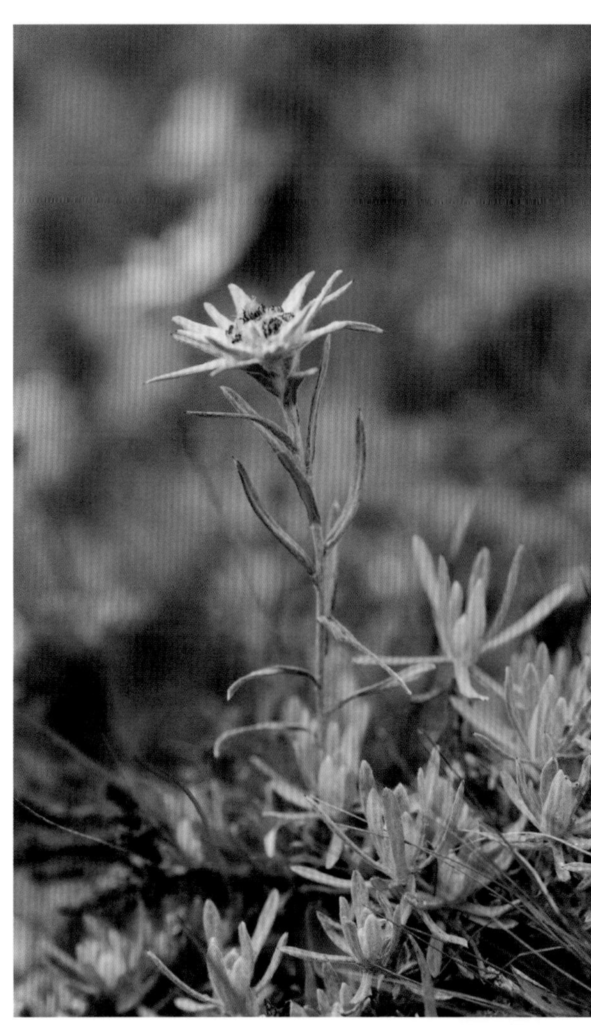

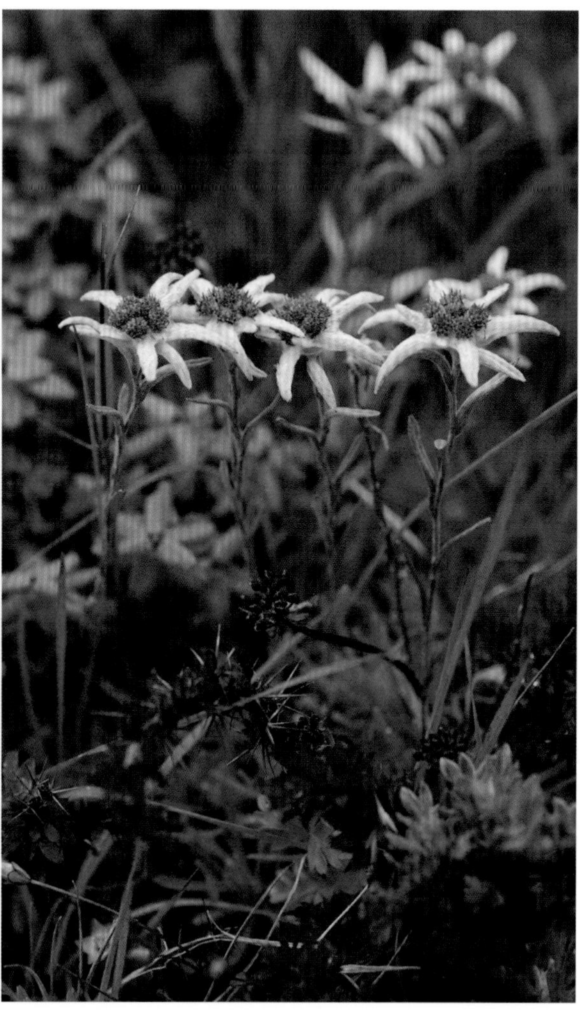

【形态特征】多年生草本。地下茎粗壮，分枝短，有簇生的花茎和根出条；花茎直立，下部有较密、上部有较疏的叶。下部叶在花期枯萎宿存；叶直立，线形或线状披针形；苞叶长圆形或线形，在雄株多少开展成苞叶群。头状花序；总苞半球形，总苞片约 4 层；小花多雌雄异株；雄花花冠狭漏斗状；雌花花冠丝状。瘦果有乳头状突起或密粗毛，冠毛白色。花、果期 7~10 月。

【适宜生境】生于海拔 100~3200m 的干旱草原、黄土坡地、石砾地、山区草地，稀生于湿润地。

【资源状况】广泛分布于横断山三江并流区。常见。

【入药部位】全草（老头草）。

【功能主治】清热解毒，凉血止血，益肾利水。用于扁桃体炎，咽喉炎，腮腺炎。

华火绒草 蛾药

Leontopodium sinense Hemsl.

【标本采集号】5329320711

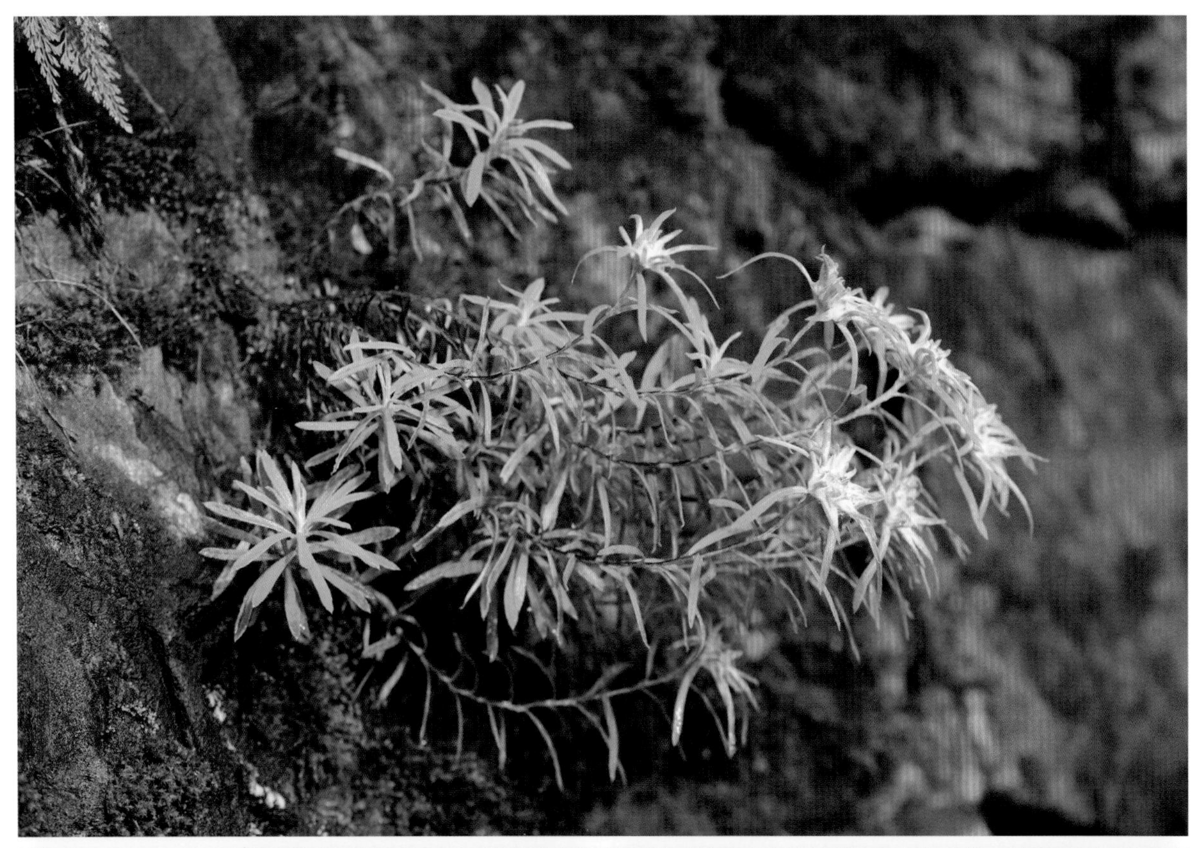

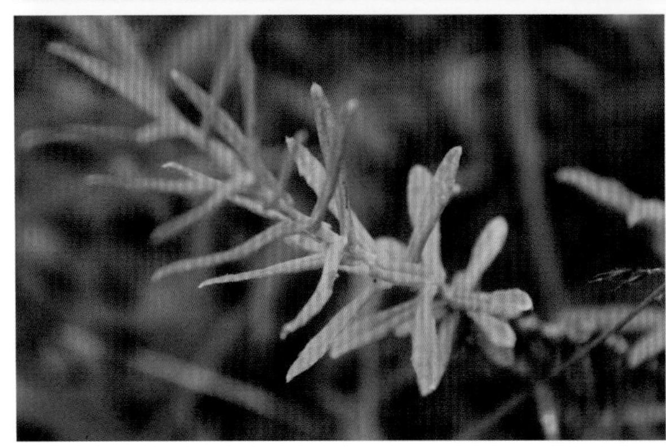

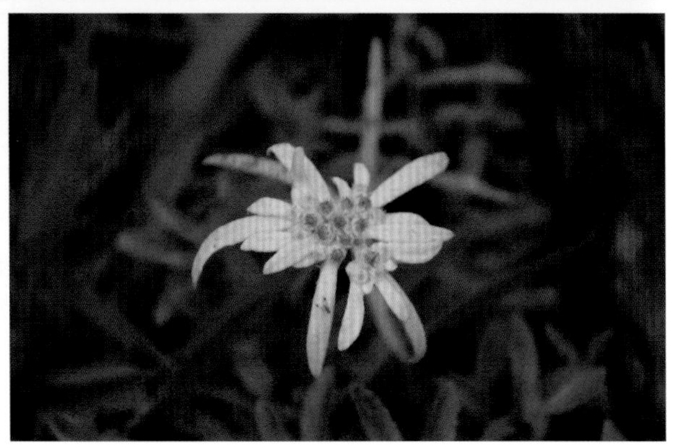

【形态特征】多年生草本，植物体多处被绒毛。根状茎木质，粗短，常呈球茎状，有簇生的花茎；茎直立，粗壮，下部木质；腋芽常于花后发育成密生叶的小枝。下部叶在花期枯萎，常宿存；中部叶长圆状线形；上部叶的基部渐狭；苞叶多数，椭圆状线形至椭圆状披针形。头状花序；总苞片约3层；小花异型，有少数雄花或雌雄异株；雄花花冠管状漏斗状；雌花花冠丝状，不育的子房无毛。瘦果有乳头状突起，冠毛白色。花期7~11月。

【适宜生境】生于海拔2000~3100m的亚高山干旱草地、草甸、沙地灌丛和针叶林中。

【资源状况】广泛分布于横断山三江并流区。常见。

【入药部位】全草（蛾药）。

【功能主治】清热解毒，消肿止痛。用于咽喉痛。丽江用全草止血；贵州用根治扁桃体炎、咽喉炎。

黄亮橐吾 美黄橐吾

Ligularia caloxantha (Diels) Hand.-Mazz.

【标本采集号】5334210933

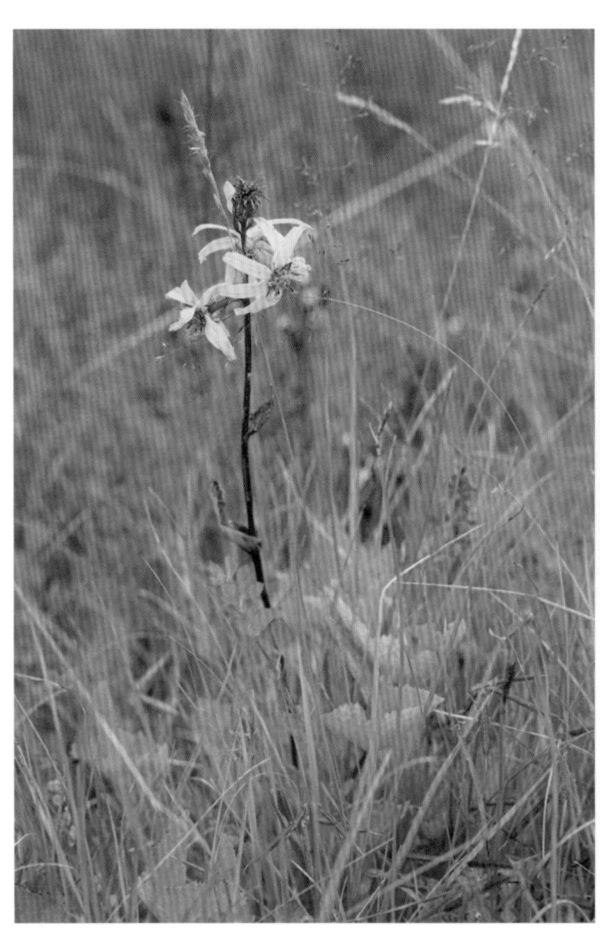

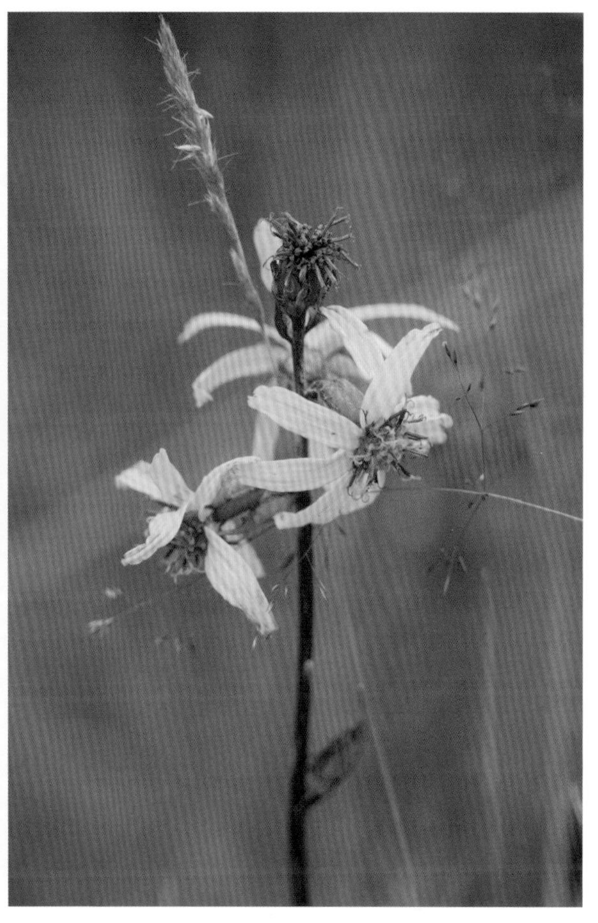

【形态特征】多年生草本。根肉质，簇生。茎直立。丛生叶和茎下部叶具柄，叶片三角状或卵状心形，叶柄基部具鞘，两面光滑，叶脉掌状；茎中部叶小，基部膨大成鞘；茎上部叶无柄，卵形或圆形。头状花序组成的总状花序疏离；总苞钟形；舌状花黄色，管状花多数。瘦果光滑，冠毛淡黄色。花期 7~10 月。

【适宜生境】生于海拔 1600~3800m 的草坡、水边及山顶草地。

【资源状况】分布于德钦、维西、玉龙等地。偶见。

【入药部位】根（黄亮橐吾）。

【功能主治】清热，敛黄水，祛风，解毒，愈疮。用于“培根”病，“赤巴”病，疮疖。

密花橐吾 *Ligularia confertiflora* Chang

【标本采集号】5334210788

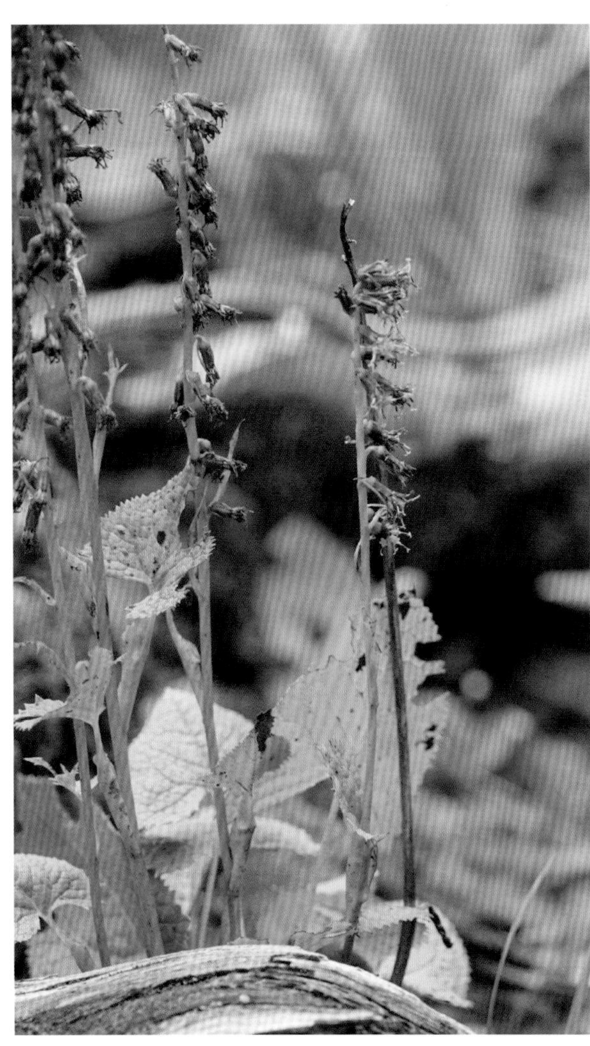

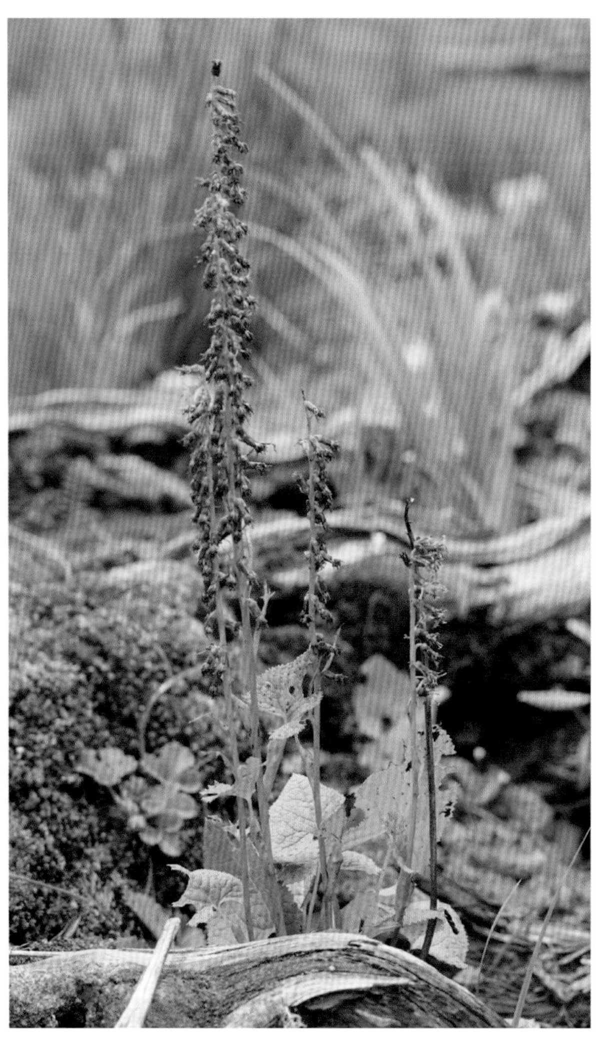

【形态特征】多年生草本。根肉质。茎直立。丛生叶和茎下部叶具柄，叶柄基部鞘状，叶片卵状心形或肾状心形，叶脉掌状；茎中上部叶与下部者相似而渐小，鞘窄，全缘。头状花序组成的总状花序常疏离；总苞狭筒形，总苞片 2 层；小花全部管状。瘦果光滑，冠毛淡黄色。花期 8~10 月。

【适宜生境】生于海拔 3200~3300m 的草坡和林中。

【资源状况】分布于维西、玉龙等地。偶见。

【入药部位】全草（密花橐吾）。

【功能主治】清热消炎，退热。用于胆囊炎。

舟叶橐吾

舷叶橐吾

Ligularia cymbulifera (W. W. Smith) Hand.-Mazz.

【标本采集号】5334211008

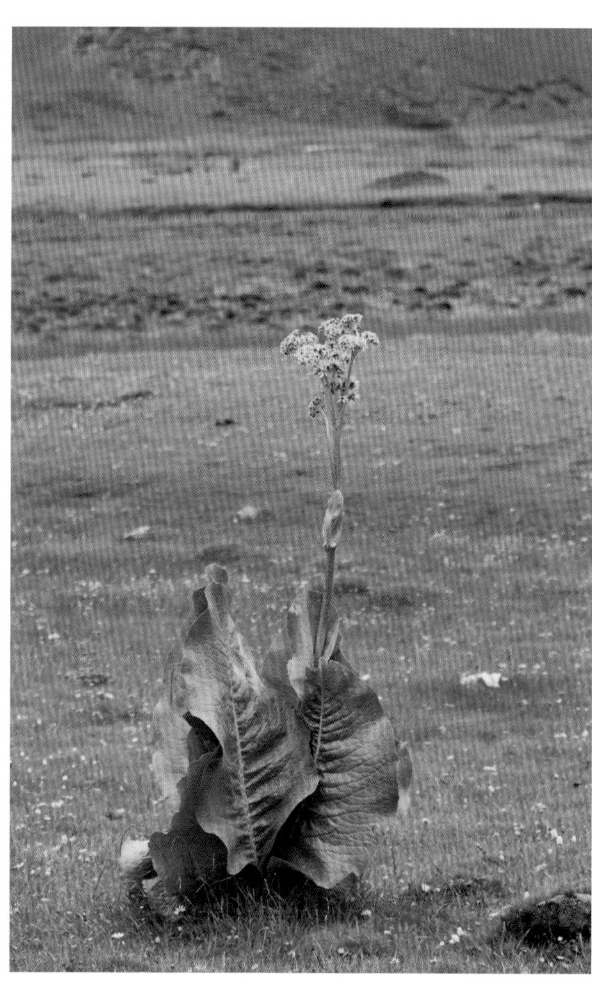

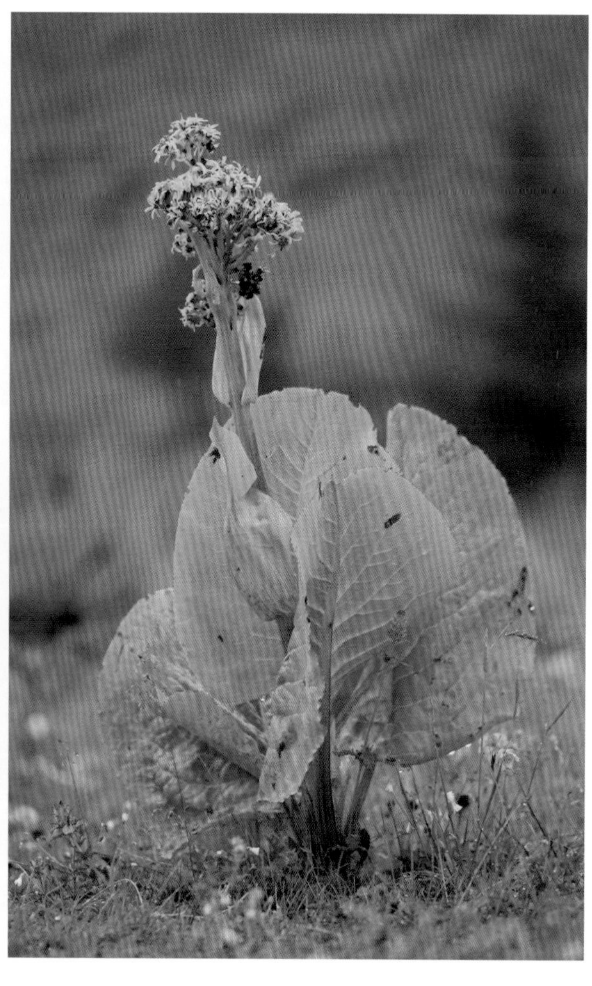

【形态特征】多年生草本，植物体多处被白色蛛丝状柔毛。根肉质，多数。茎直立，具多数纵棱。丛生叶和茎下部叶具柄，叶柄有翅，叶片椭圆形或卵状长圆形，稀为倒卵形，叶脉羽状；茎中部叶无柄，舟形，鞘状抱茎；最上部叶鞘状。头状花序组成的大型复伞房状花序；总苞钟形，总苞片2层；舌状花黄色，管状花深黄色。瘦果狭长圆形，黑灰色，光滑；冠毛淡黄色或白色。花、果期7~9月。

【适宜生境】生于海拔3000~4800m的荒地、林缘、草坡、高山灌丛、高山草甸和河边。

【资源状况】分布于香格里拉、德钦、玉龙等地。偶见。

【入药部位】幼草（舟叶橐吾）。

【功能主治】催吐愈疮。用于“赤巴”病；外用于疮疡。

网脉橐吾 山紫菀

Ligularia dictyoneura (Franch.) Hand.-Mazz.

【标本采集号】5334210565

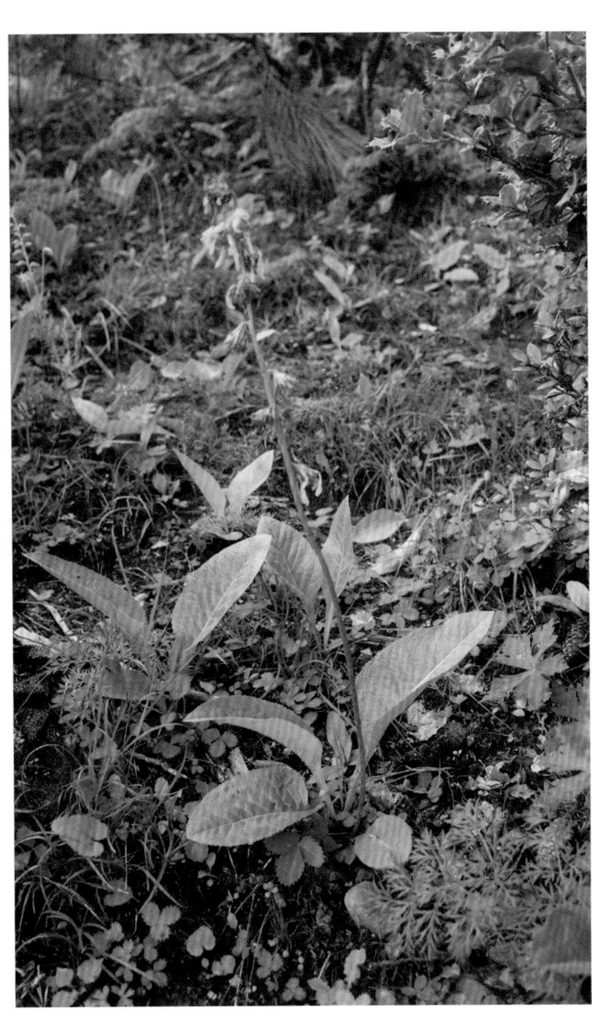

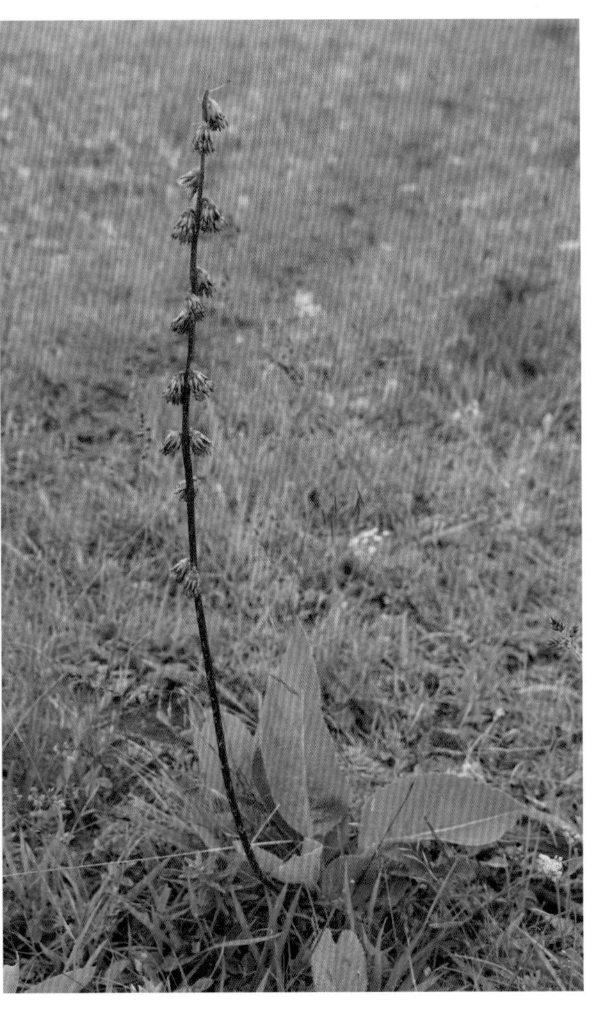

【形态特征】多年生灰绿色草本。根肉质，粗壮。茎直立，紫红色。丛生叶具柄，上半部有狭翅，叶片卵形、长圆形或近圆形，革质，两面光滑，叶脉羽状；茎中下部叶近无柄，叶片倒卵形或卵形，基部半抱茎或鞘状抱茎；茎上部叶无柄，卵状披针形至线形。头状花序组成总状花序；总苞陀螺形或近钟形，总苞片 2 层；舌状花黄色，管状花多数。瘦果光滑；冠毛黄白色。花期 6~9 月，果期 6~10 月。

【适宜生境】生于海拔 1900~3600m 的水边、林下、灌丛及山坡草地。

【资源状况】分布于香格里拉、德钦、玉龙等地。偶见。

【入药部位】根（网脉橐吾）。

【功能主治】润肺化痰止咳。用于感冒咳嗽，肺痈咳血、吐血，痰中带血。

大黄橐吾 大黄

Ligularia duciformis (C. Winkl.) Hand.-Mazz.

【标本采集号】ZM428

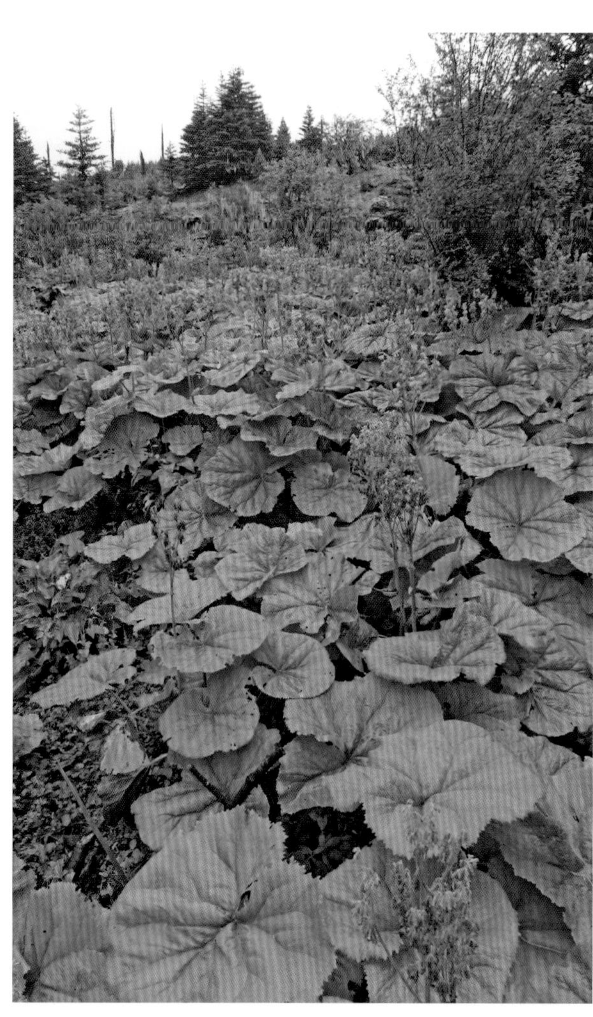

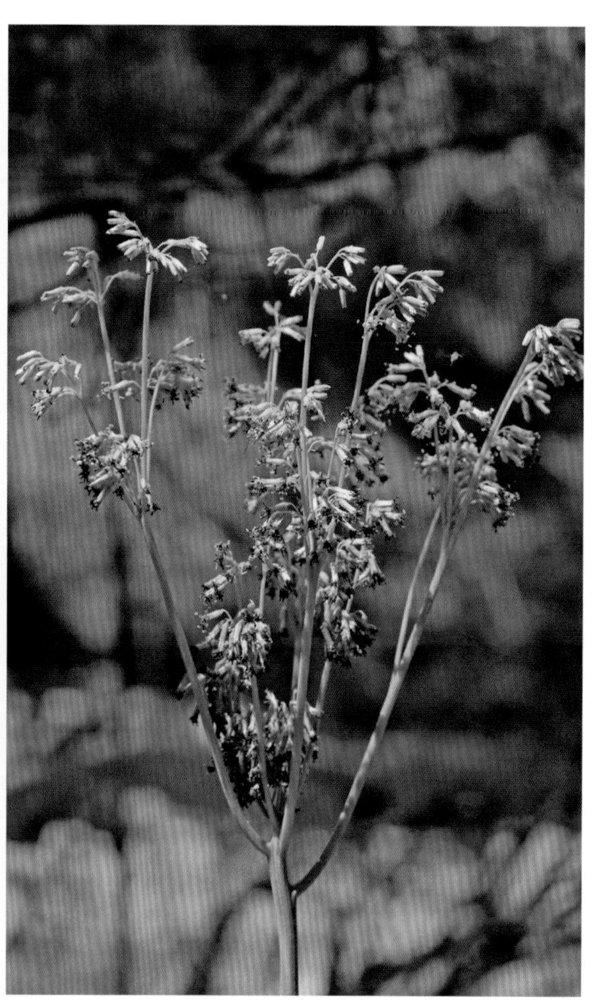

【形态特征】 多年生草本。根肉质，多数，簇生。茎直立，具明显的条棱，基部被枯叶柄包围。丛生叶与茎下部叶具柄，叶片肾形或心形，两面光滑，叶脉掌状；茎中部叶基部具极为膨大的鞘，叶片肾形；最上部叶常仅有叶鞘。头状花序排列成复伞房状聚伞花序，盘状；总苞狭筒形，总苞片 5；小花全部管状，黄色。瘦果圆柱形，光滑；冠毛白色。花、果期 7~9 月。

【适宜生境】 生于海拔 1900~4100m 的河边、林下、草地及高山草地。

【资源状况】 广泛分布于横断山三江并流区。常见。

【入药部位】 根。

【功能主治】 解毒，消肿。用于疮疖，伤口发炎，虫咬。

鹿蹄橐吾 *Ligularia hodgsonii* Hook.

【标本采集号】5329290779

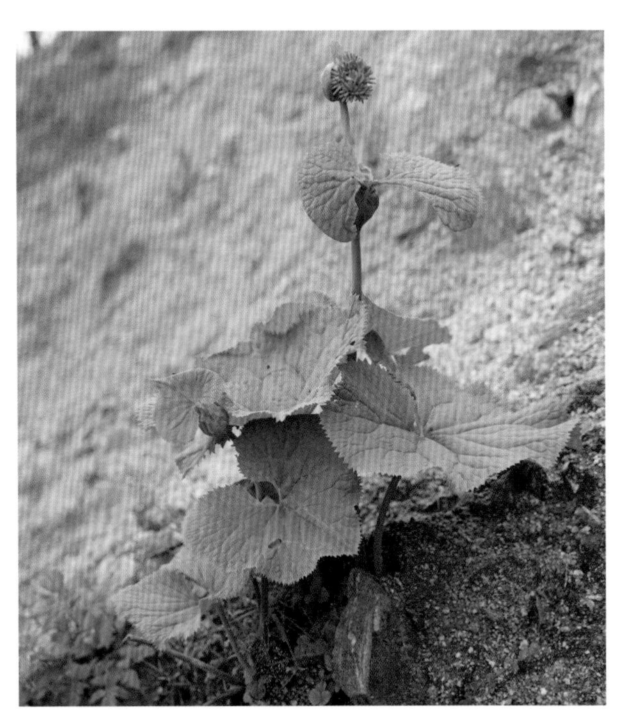

【形态特征】多年生草本。根肉质，多数。茎直立。丛生叶及茎下部叶具柄，柄细瘦，基部具窄鞘，叶片肾形或心状肾形。头状花序辐射状，单生至多数，排列成伞房状或复伞房状花序，分枝长 6~12cm，丛生或紧缩。瘦果圆柱形，光滑，具肋。花、果期 7~10 月。

【适宜生境】生于海拔 850~2800m 的河边、山坡草地及林中。

【资源状况】分布于兰坪等地。偶见。

【入药部位】根（南瓜七）。

【功能主治】活血行瘀，润肺降气，止咳。用于劳伤咳嗽，吐血，跌打损伤。

洱源橐吾 *Ligularia lankongensis* (Franch.) Hand.-Mazz.

【标本采集号】5329320713

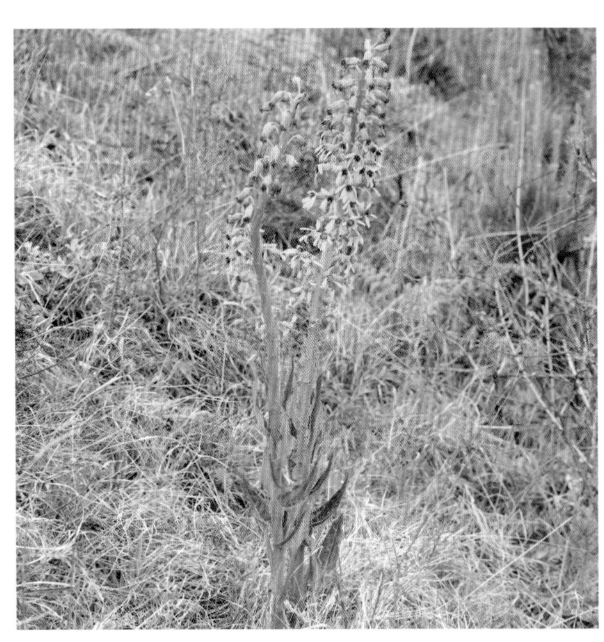

【形态特征】多年生草本。根肉质，粗而长。茎直立，被密的白色蛛丝状柔毛。丛生叶具柄，叶片卵形或三角形，下面被灰白色蛛丝状柔毛，叶脉羽状；茎下部叶鳞片状，卵形；茎中部叶与丛生叶相似，有柄，无鞘，不抱茎；最上部茎生叶箭形或卵状披针形，基部下延成宽翅状柄。总状花序紧密或疏松，下部的头状花序常不发育；头状花序辐射状；总苞宽浅钟形，总苞片 2 层；舌状花黄色，管状花多数。瘦果圆柱形，光滑；冠毛白色。花、果期 4~8 月。

【适宜生境】生于海拔 2100~3350m 的山坡、灌丛及林下。

【资源状况】分布于维西、兰坪、玉龙等地。偶见。

【入药部位】根（洱源橐吾）。

【功能主治】温肺下气，祛痰止咳。

黑苞橐吾 *Ligularia melanocephala* (Franch.) Hand.-Mazz.

【标本采集号】5334210125

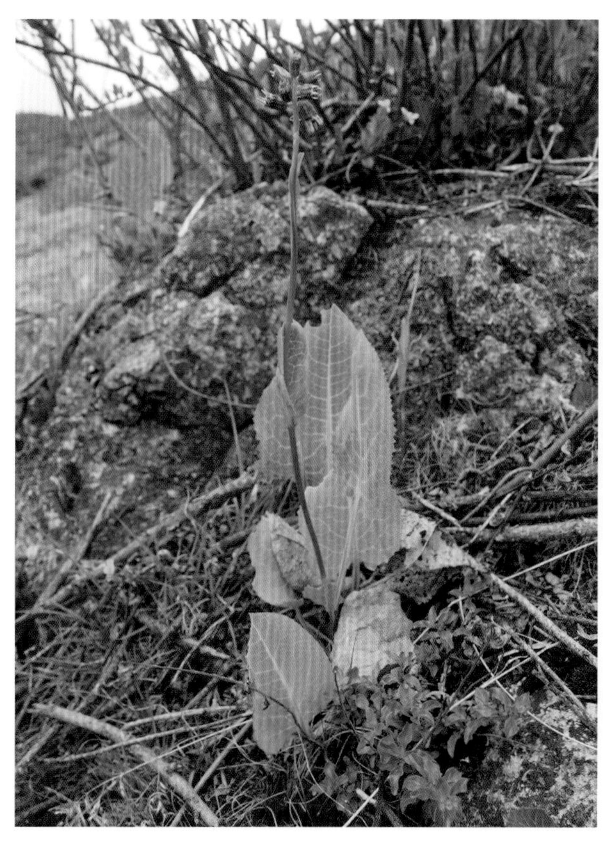

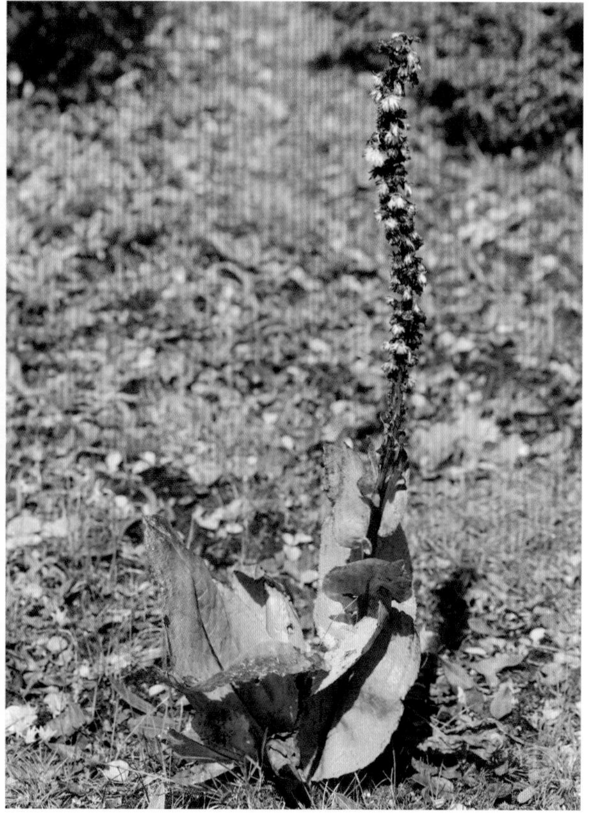

【形态特征】多年生灰绿色草本。根肉质，粗壮。茎直立。丛生叶和茎基部叶具宽翅，基部具膨大的鞘，叶片长圆形、卵形或宽卵形，叶脉羽状；茎中上部叶无柄，长圆形至披针形，基部耳状抱茎。头状花序排列成总状花序；总苞陀螺形，总苞片 2 层；舌状花、管状花黄色。瘦果圆柱形，光滑；冠毛黄白色。花、果期 8~9 月。

【适宜生境】生于海拔 3400~3850m 的林缘、林下及草坡。

【资源状况】分布于德钦、维西等地。偶见。

【入药部位】根（黑苞橐吾）。

【功能主治】清热，敛黄水，祛风，解毒，愈疮。用于“培根”病、“赤巴”病，疮疖。

莲叶橐吾 *Ligularia nelumbifolia* (Bur. et Franch.) Hand.-Mazz.

【标本采集号】5334210783

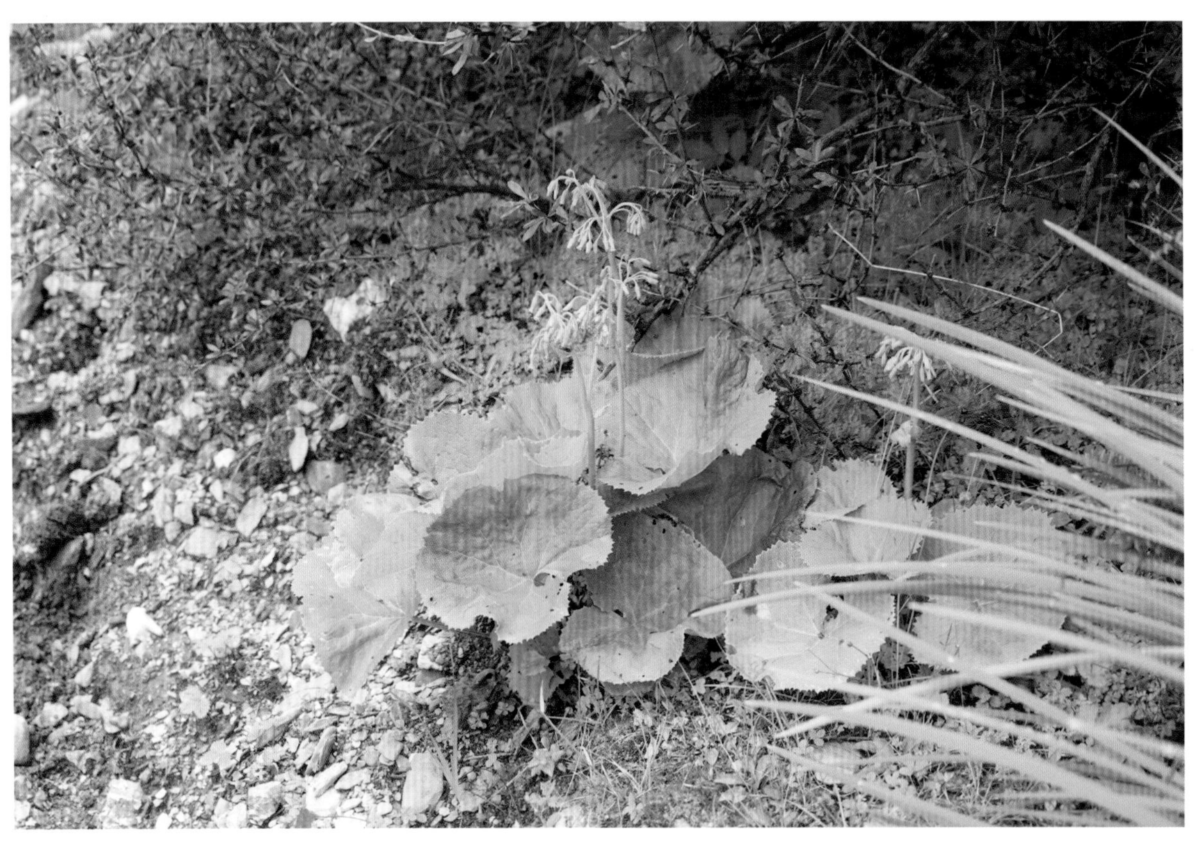

【形态特征】多年生草本。根肉质，多数，簇生。茎直立，上部被白色蛛丝状柔毛和黄褐色有节短柔毛。丛生叶和茎下部叶具柄，叶片盾状着生，肾形，叶脉掌状；茎上部叶具极度膨大的鞘。头状花序排列成复伞房状聚伞花序，黑紫红色；总苞狭筒形，总苞片 2 层。瘦果光滑。花、果期 7~9 月。

【适宜生境】生于海拔 2350~3900m 的林下、山坡和高山草地。

【资源状况】分布于德钦等地。偶见。

【入药部位】根（一碗水）。

【功能主治】化痰止咳，祛风。用于肺结核，风寒咳嗽。

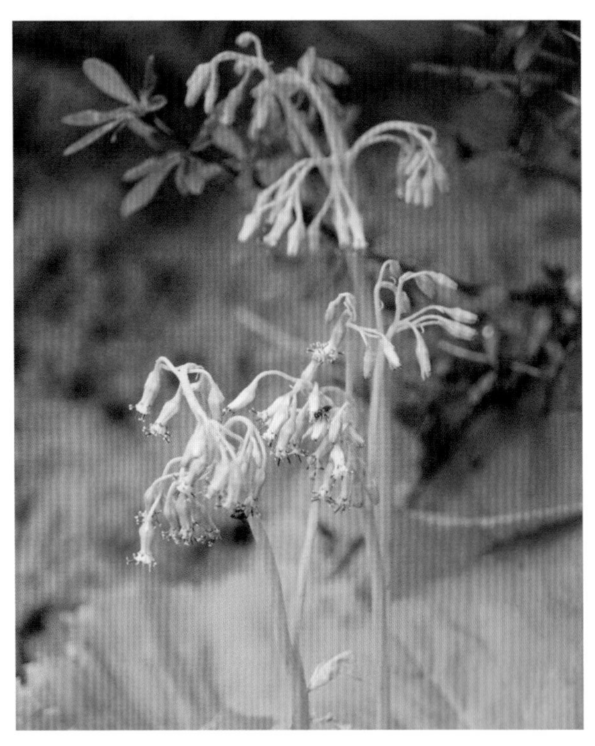

侧茎橐吾

侧茎垂头菊

Ligularia pleurocaulis (Franch.) Hand.-Mazz.

【标本采集号】5334210877

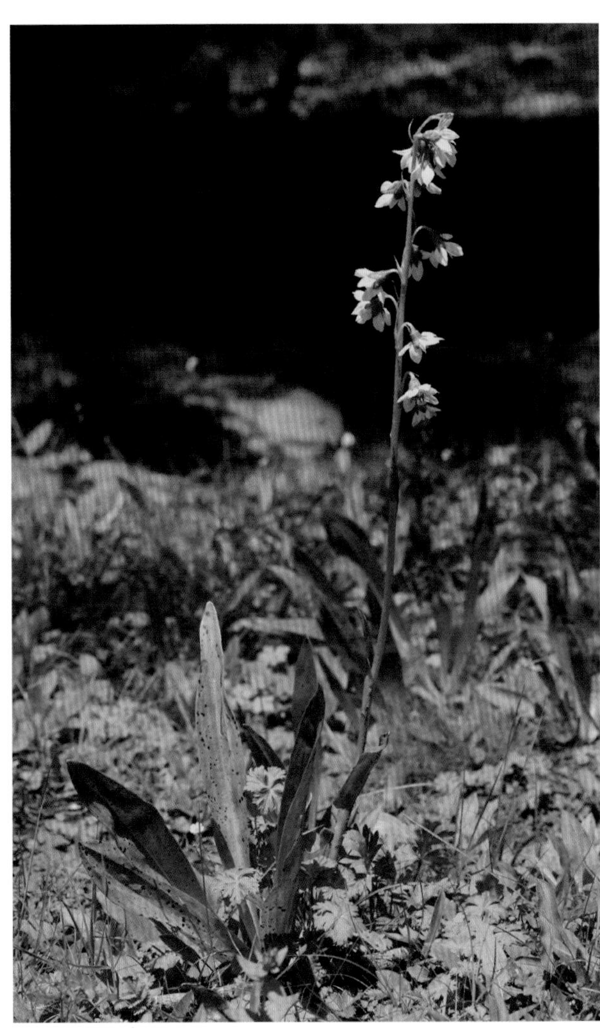

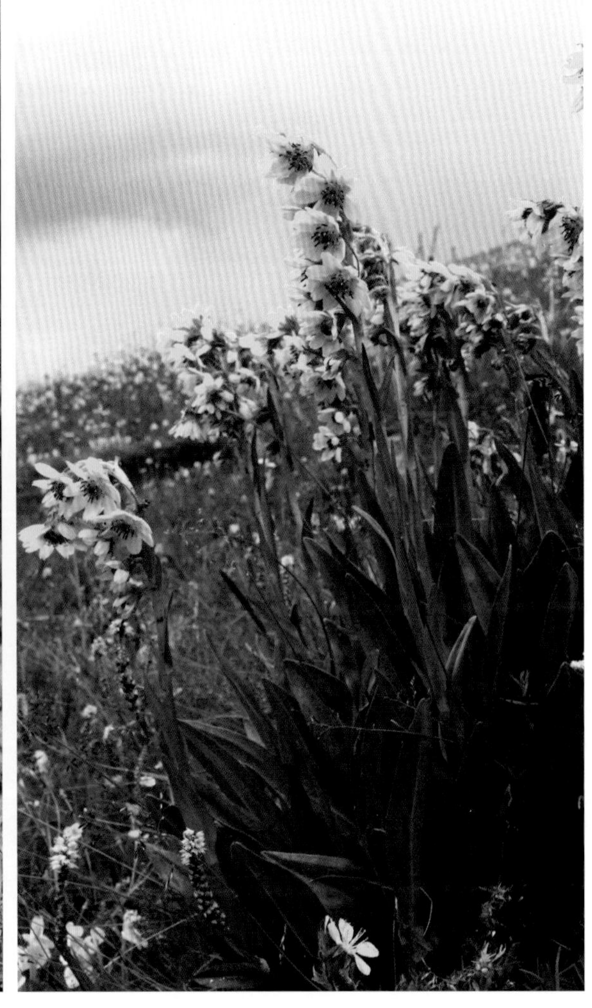

【形态特征】多年生灰绿色草本。根肉质，近似纺锤形。茎直立。丛生叶与茎基部叶近无柄，叶鞘常紫红色，叶片线状长圆形至宽椭圆形；茎生叶小，椭圆形至线形，基部半抱茎或否。头状花序排列成圆锥状总状花序或总状花序；总苞陀螺形，总苞片2层；舌状花黄色，管状花多数。瘦果倒披针形，冠毛白色。花、果期7~11月。

【适宜生境】生于海拔3000~4700m的山坡、溪边、灌丛及草甸。

【资源状况】分布于香格里拉、玉龙等地。偶见。

【入药部位】花序（侧茎橐吾）。

【功能主治】清热解毒，止痛。用于疔疮，肿痛。

苍山橐吾 *Ligularia tsangchanensis* (Franch.) Hand.-Mazz.

【标本采集号】3229010697

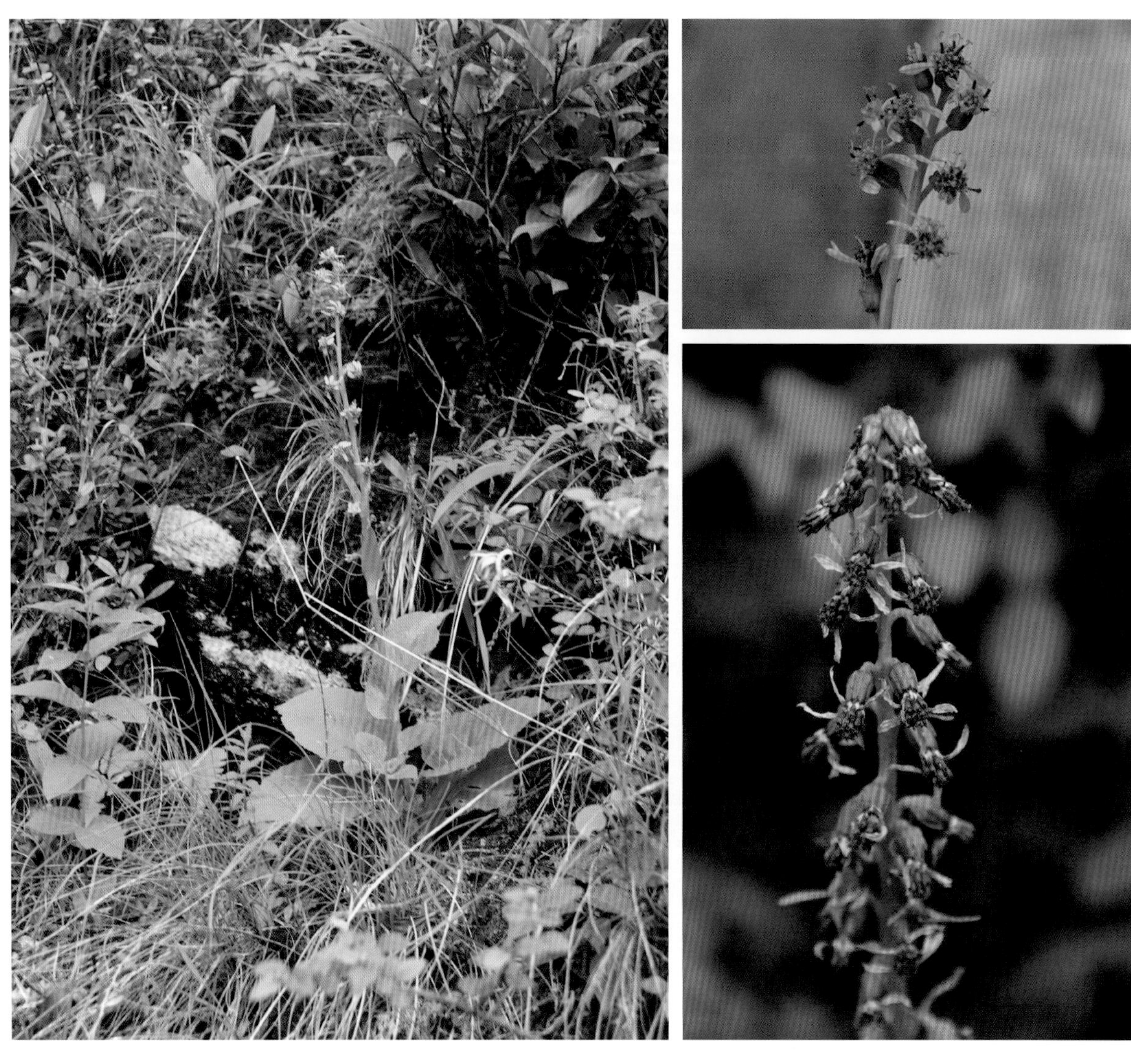

【形态特征】多年生草本。根肉质，被毛。茎直立。丛生叶和茎下部叶具柄，有翅，基部鞘状，叶片长圆状卵形或卵形，稀为圆形，两面光滑，叶脉羽状；茎上部叶无柄，长圆形，基部半抱茎；最上部叶小，披针形。头状花序排列成总状花序；总苞钟形，总苞片2层；舌状花黄色，管状花多数。瘦果白色，长圆形，光滑；冠毛白色。花、果期6~9月。

【适宜生境】生于海拔2800~4100m的草坡、林下、灌丛及高山草地。

【资源状况】分布于德钦、玉龙等地。偶见。

【入药部位】根（苍山橐吾）。

【功能主治】散寒，温肺降气，化痰止咳，利尿。用于咳嗽痰喘，肺痨咯血，咽喉痛。

棉毛橐吾 大痞子药、一把扇

Ligularia vellerea (Franch.) Hand.-Mazz.

【标本采集号】5329320714

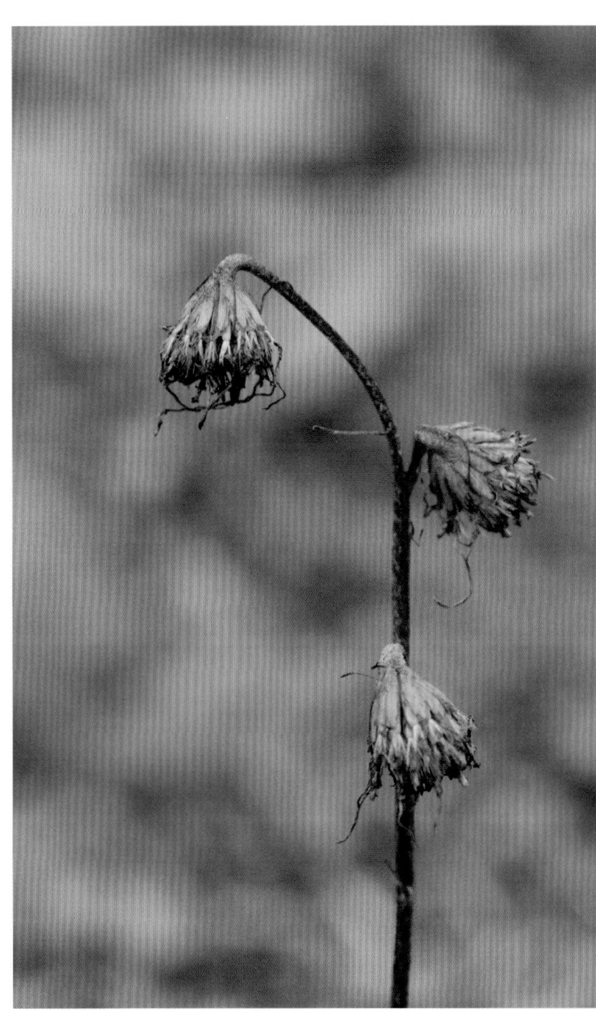

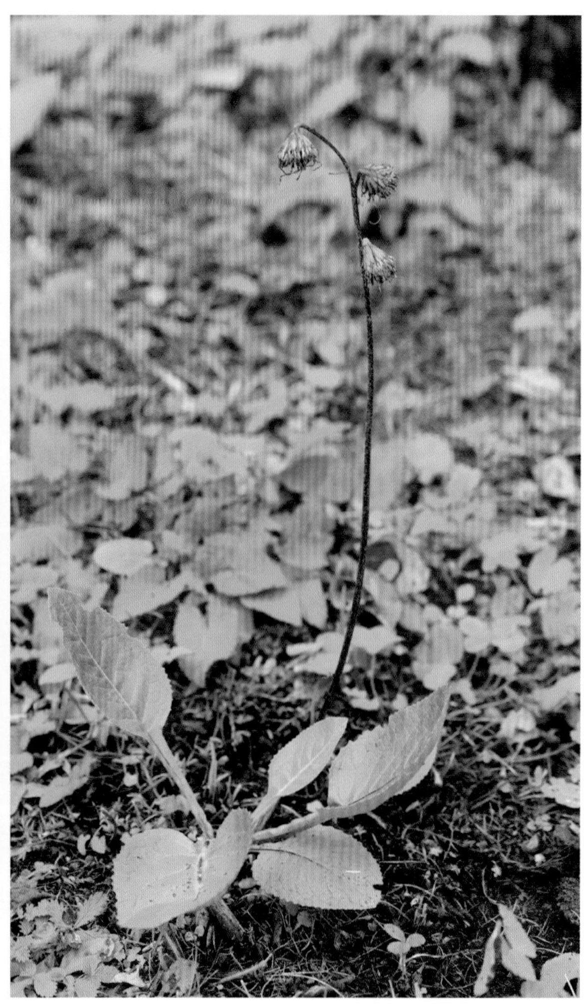

【形态特征】多年生草本，植物体多处被白色棉毛。根肉质，较粗，簇生。茎花葶状，基部被棉毛且为枯叶柄纤维所包围。丛生叶和茎基部叶具柄，基部鞘状，卵形、椭圆形或近圆形，叶脉羽状；茎基部以上无叶。头状花序排列成总状花序；总苞钟形，总苞片 2 层；舌状花黄色，管状花多数。瘦果狭倒披针形，光滑；冠毛淡黄色。花、果期 6~9 月。

【适宜生境】生于海拔 2100~4600m 的水边、林下及草坡。

【资源状况】分布于玉龙等地。少见。

【入药部位】根（棉毛橐吾）。

【功能主治】清热解毒，止痛，镇咳，祛痰，利尿。

圆舌粘冠草 油头草

Myriactis nepalensis Less.

【标本采集号】5333241812011035LY

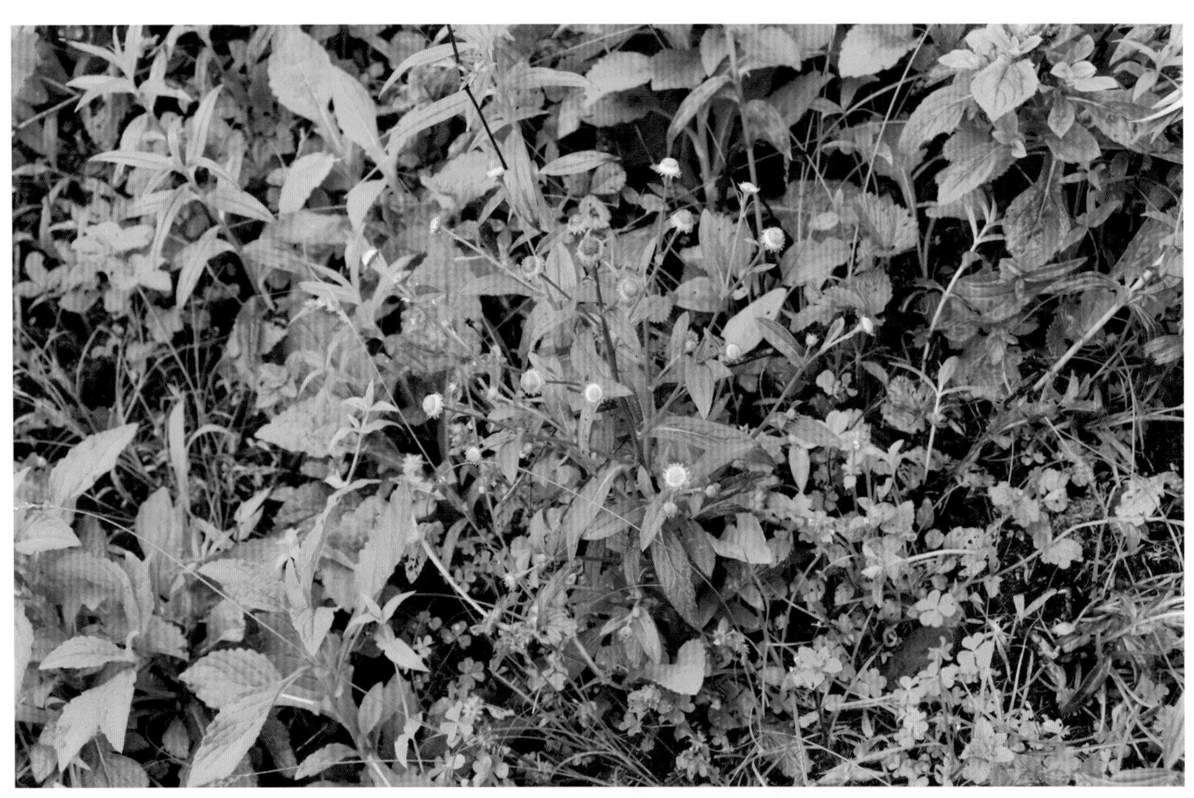

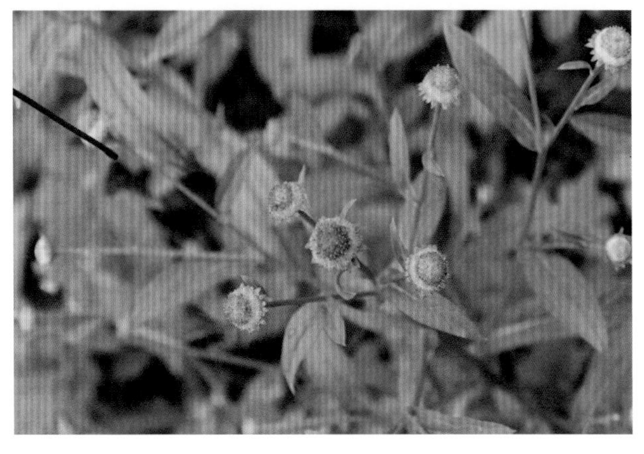

【形态特征】多年生草本，通常粗壮。根状茎短，横走；茎直立，自中部或基部分枝，全部茎枝光滑无毛。基生叶及茎下部的叶较大；中部茎叶长椭圆形或卵状长椭圆形，下部沿叶柄下延成具翅的叶柄，柄基扩大贴茎；上部茎叶渐小，长椭圆形或长披针形，基部扩大贴茎或耳状扩大抱茎。头状花序球形或半球形，单生茎顶或枝端，多数头状花序排列成疏松的伞房状或伞房状圆锥花序；总苞片2~3层；舌状雌花多层，两性花管状。瘦果压扁，顶端有黏质分泌物；无冠毛。花、果期4~11月。

【适宜生境】生于海拔1250~3400m的山坡或山谷林缘、林下、灌丛中，或近水潮湿地或荒地上。

【资源状况】广泛分布于横断山三江并流区。常见。

【入药部位】全草（油头草）。

【功能主治】清热解毒，止痛。用于痢疾，泄泻，慢性中耳炎，牙痛，关节痛。

多裂紫菊 川滇盘果菊

Notoseris henryi (Dunn) Shih

【标本采集号】2353290719

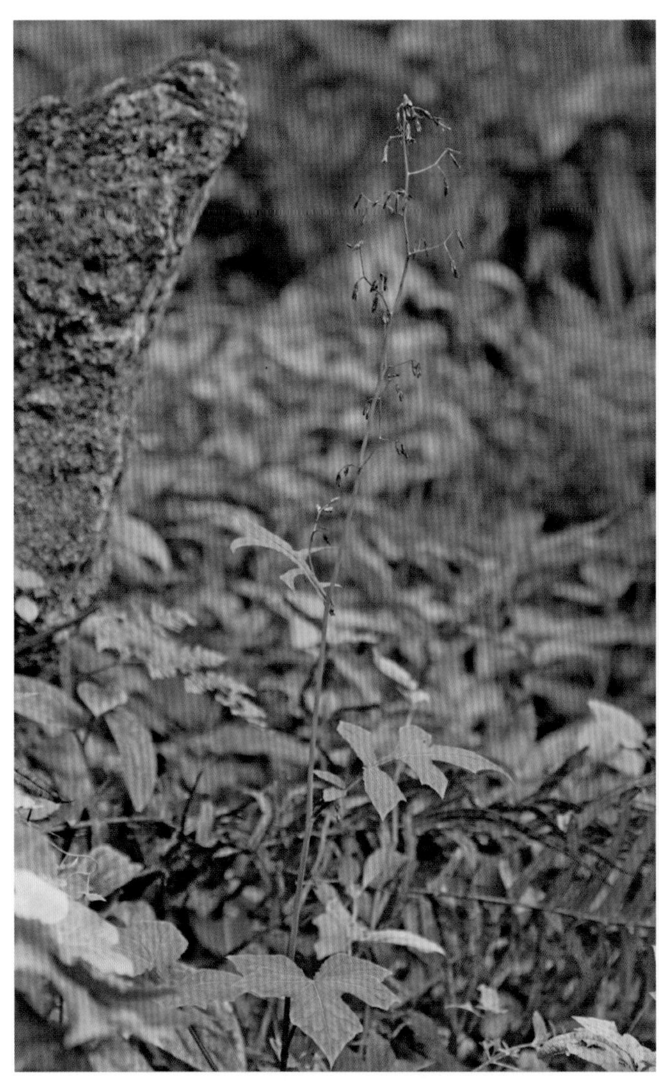

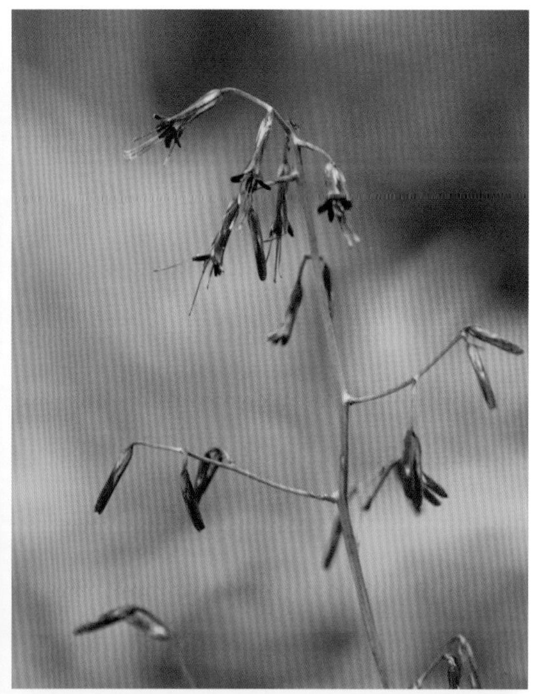

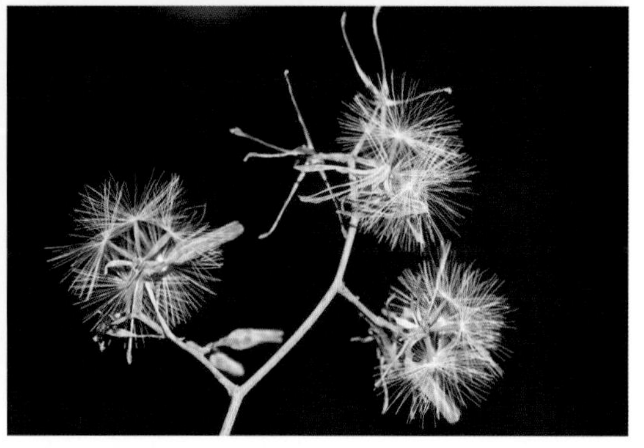

【形态特征】多年生草本。茎直立，单生。中下部茎叶羽状深裂或几全裂，卵形；上部茎叶与中下部茎叶同形并等样分裂，但渐小；花序分枝上的叶线形；全部叶两面粗糙。头状花序在茎枝顶端排成圆锥状花序；总苞圆柱状，总苞片3层；舌状小花红色或粉红色。瘦果棕红色，倒披针形，压扁；冠毛白色。花、果期8~12月。

【适宜生境】生于海拔1325~2200m的山坡林缘、林下。

【资源状况】分布于香格里拉、贡山等地。偶见。

【入药部位】根（川滇盘果菊）。

【功能主治】清热解毒，止血。用于咳嗽，乳腺炎，疮痈肿毒，痔疮出血，外伤出血，毒蛇咬伤。

栌菊木 马舌树、树菊

Nouelia insignis Franch.

【标本采集号】5334210036

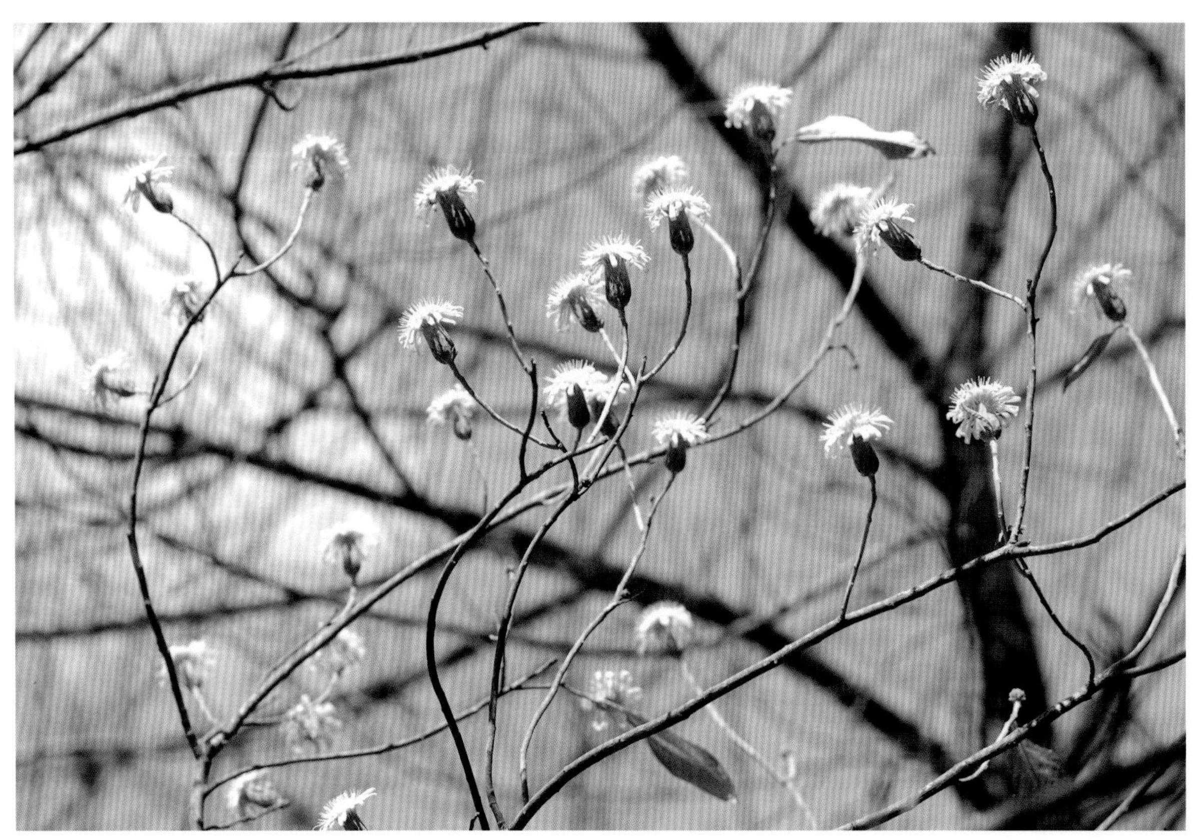

【形态特征】灌木或小乔木。枝粗壮，常扭转，上部厚被绒毛。叶片厚纸质，长圆形或近椭圆形，下面薄被灰白色绒毛。头状花序直立，单生；总苞钟形，总苞片约 7 层；花全部两性，白色，缘花花冠二唇形，盘花花冠管状或不明显二唇形。瘦果圆柱形，被倒伏的绢毛；冠毛刚毛状，微白色或黄白色。花期 3~4 月。

【适宜生境】生于海拔1000~2500m的山区灌丛中。

【资源状况】分布于玉龙等地。少见。

【入药部位】花（栌菊木）。

【功能主治】清热解毒。

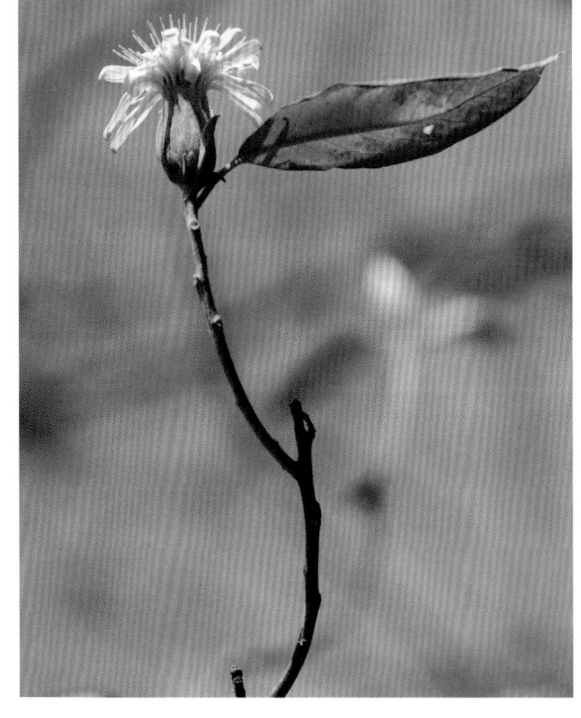

轮叶蟹甲草 *Parasenecio cyclotus* (Bur. et Franch.) Y. L. Chen

【标本采集号】5334210951

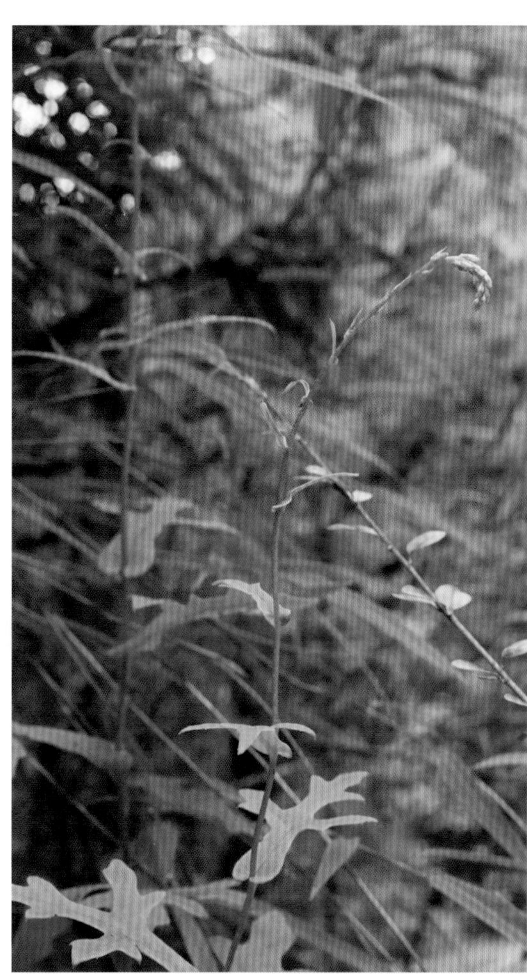

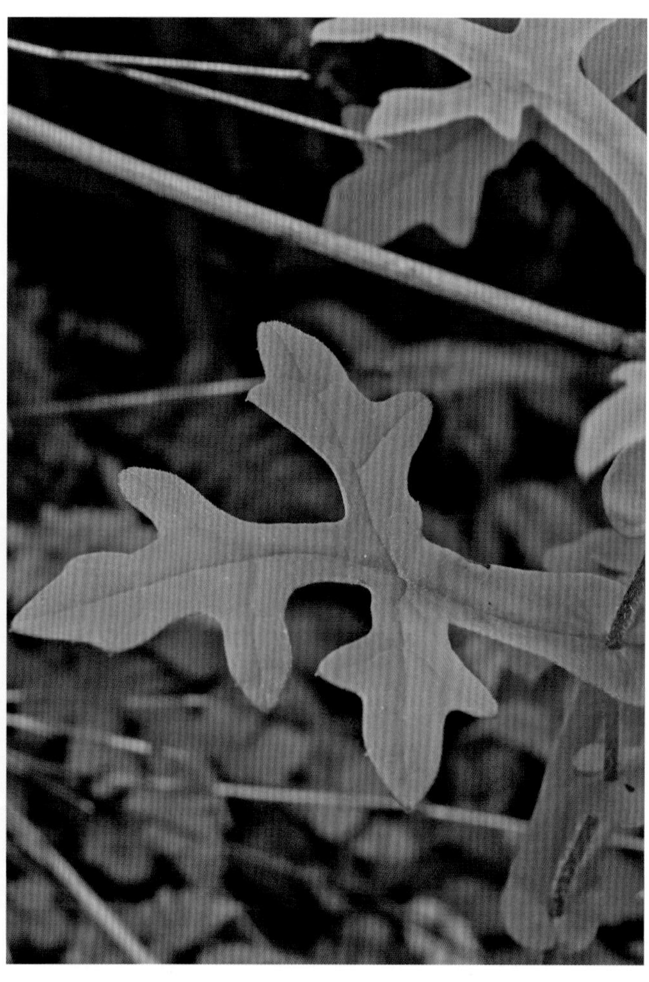

【形态特征】多年生草本。根状茎粗壮；茎单一，直立，下部近无叶，上部被疏蛛丝状毛。下部叶花期凋落，叶片纸质，倒卵状匙形，提琴状羽状分裂，基部下延成具宽翅的叶柄；上部叶渐小；最上部的叶常退化成线形或线状披针形苞片。头状花序在茎端排列成总状，下垂；总苞圆柱形，总苞片 5~6；小花花冠黄色。瘦果圆柱形，黄褐色；冠毛白色。花、果期 8~9 月。

【适宜生境】生于海拔 2200~3600m 的山坡林下、林缘、草地或路边。

【资源状况】分布于德钦、兰坪、玉龙等地。偶见。

【入药部位】全草（轮叶蟹甲草）。

【功能主治】用于小儿感冒头痛，发热咳嗽，腰腿痛，跌打损伤。

翠雀叶蟹甲草 燕草叶蟹甲草

Parasenecio delphiniphyllus (Lévl.) Y. L. Chen

【标本采集号】5329320717

【形态特征】多年生草本。茎单生，有明显条纹，下部常变紫色。叶具叶柄，下部叶在花期枯萎；中部叶宽肾形或宽卵状肾形，掌状中裂，基出5脉，下面被黄褐色柔毛；上部叶渐小。头状花序在茎端排列成狭圆锥花序；花序轴和花序梗均被密腺状短毛；总苞圆柱形，总苞片5；小花花冠黄色。瘦果圆柱形，暗褐色；冠毛淡褐色。花期7~8月，果期9~10月。

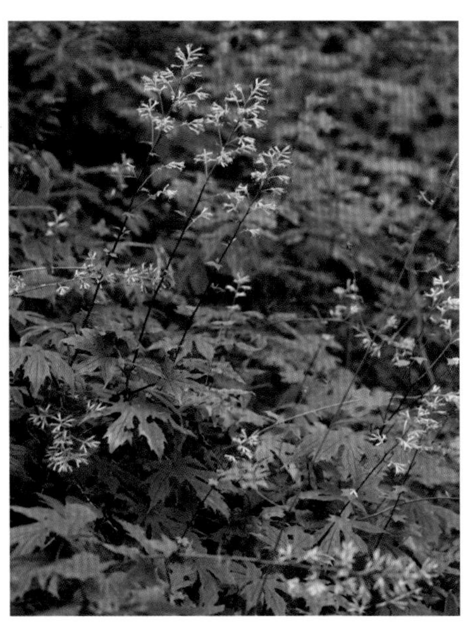

【适宜生境】生于海拔1650~3200m的山坡林下阴湿处。

【资源状况】分布于福贡、贡山等地。偶见。

【入药部位】全草（翠雀叶蟹甲草）。

【功能主治】祛风除湿，解毒活血。用于腰腿疼痛，跌打损伤。

掌裂蟹甲草 羊角天麻

Parasenecio palmatisectus (J. F. Jeffrey) Y. L. Chen

【标本采集号】5334210862

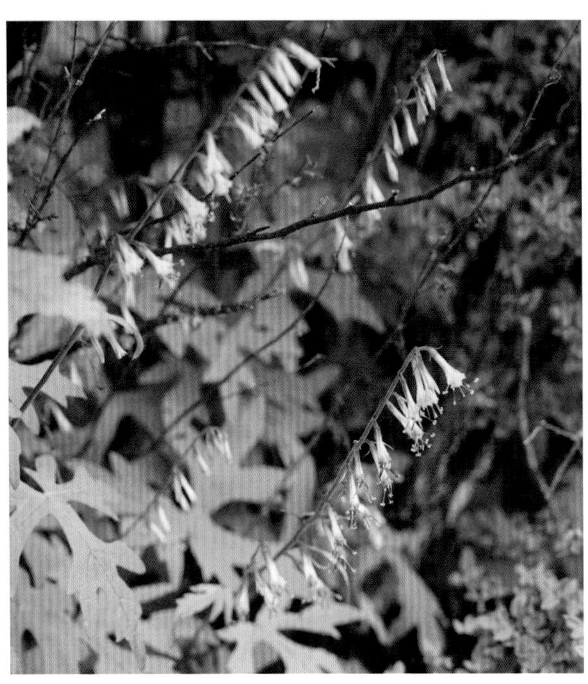

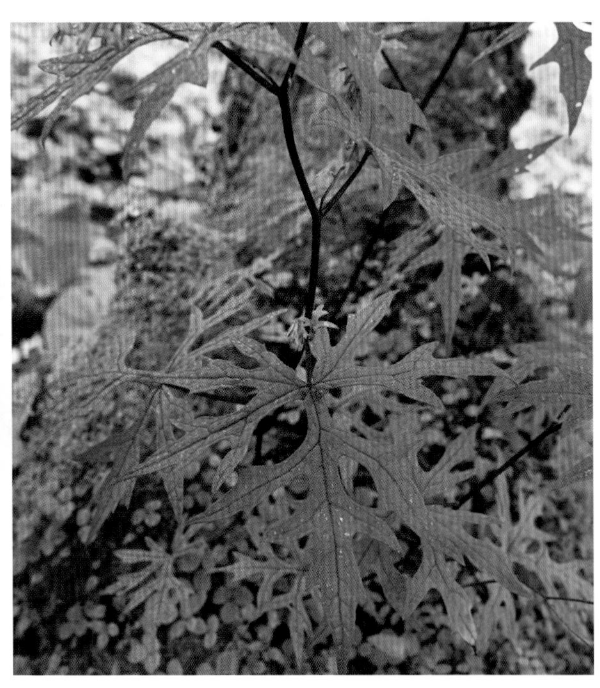

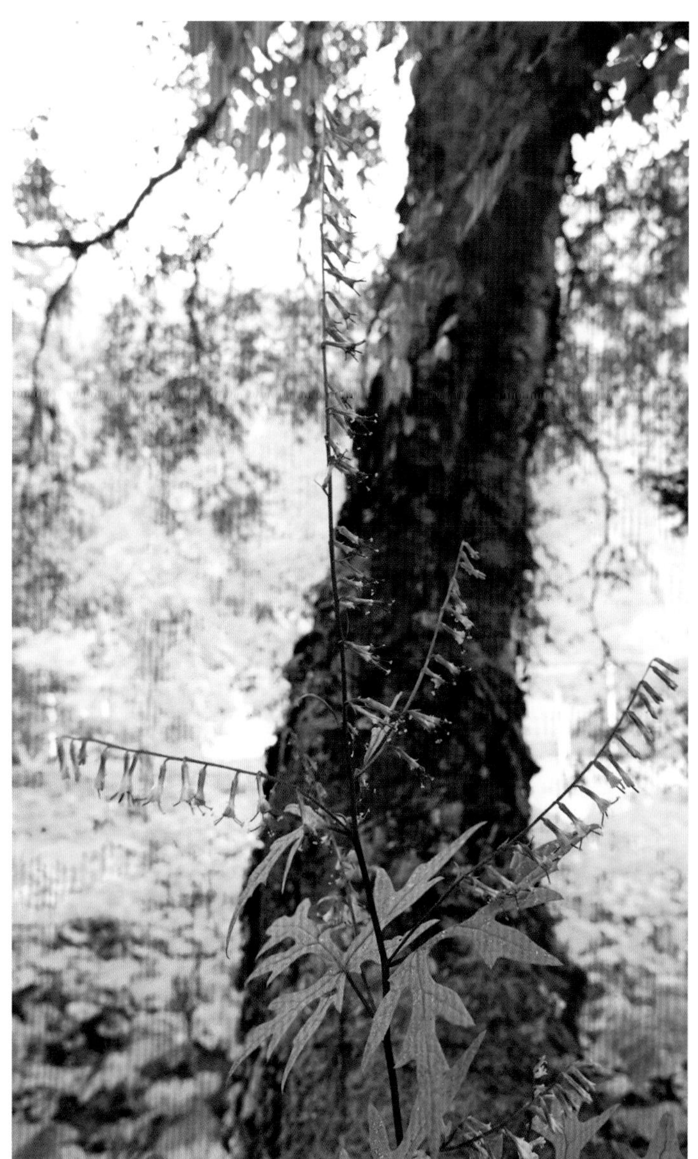
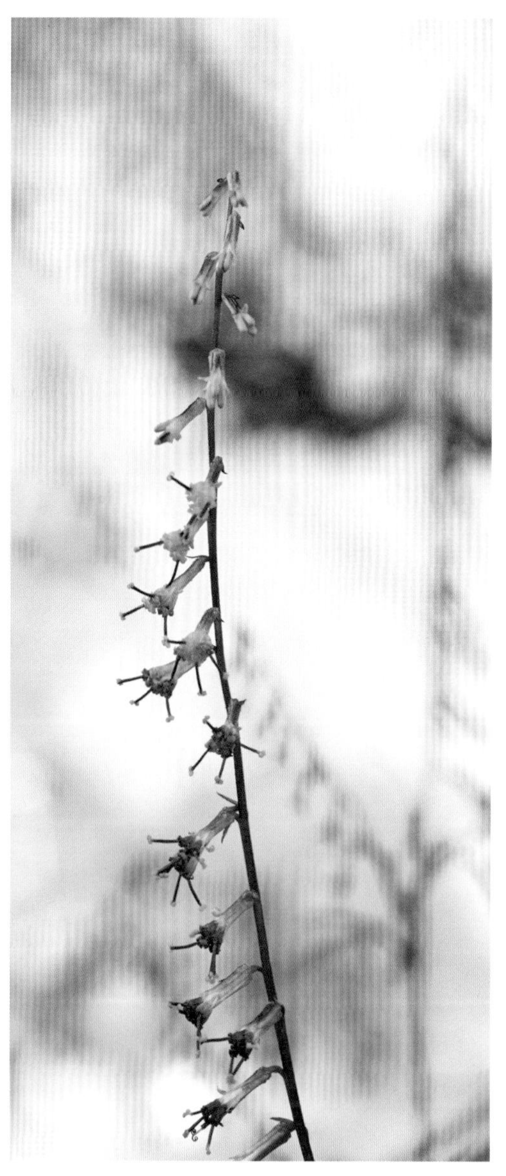

【形态特征】多年生草本。根状茎粗壮；茎单生，直立，具条纹。叶具长柄，下部叶花期脱落；中部叶宽卵圆形或五角状心形，羽状掌状深裂；上部叶渐小，与中部叶同形。头状花序在茎端排列成总状或疏圆锥状花序；总苞圆柱形，总苞片4；小花花冠黄色。瘦果圆柱形，冠毛白色。花期7~8月，果期9~10月。

【适宜生境】生于海拔 2600~3800m 的山坡林下、林缘或灌丛中。

【资源状况】分布于德钦、贡山、玉龙等地。偶见。

【入药部位】全草（掌裂蟹甲草）。

【功能主治】疏风解表，祛风除湿，活血散瘀。用于小儿感冒头痛，发热咳嗽，腰腿痛，跌打损伤。

五裂蟹甲草 *Parasenecio quenquelobus* (Wall. ex DC.) Y. L. Chen

【标本采集号】5334210600

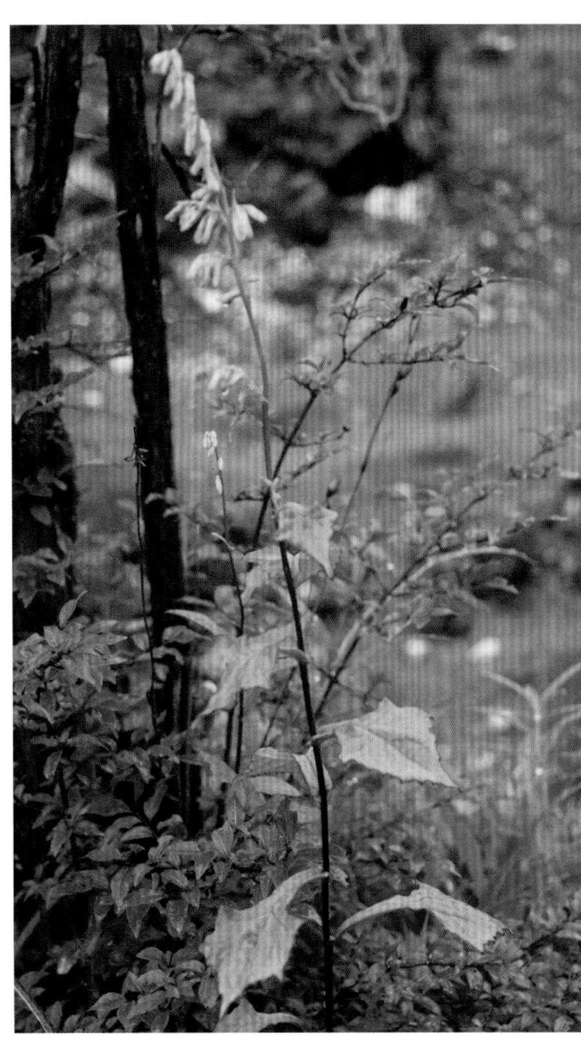

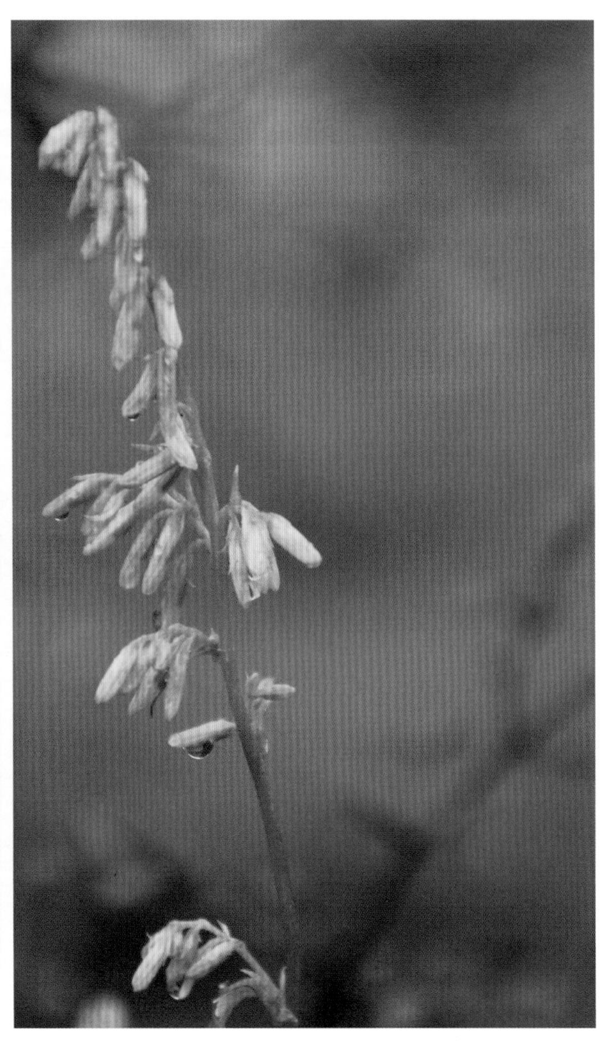

【形态特征】多年生草本。根状茎斜上或横走；茎单生，具沟槽，不分枝。下部叶花期凋落；中部茎叶大，叶片肾状五角形或宽卵状五角形；上部叶渐小，三角形或长三角形；最上部叶狭披针形或线形，苞叶状，上部叶腋和花序枝上通常有多数球状芽。头状花序在茎端排成窄圆锥花序；总苞圆柱形，总苞片 4~5；小花黄色。瘦果圆柱形，冠毛雪白色。花期 8 月，果期 9~10 月。

【适宜生境】生于海拔 2800~4100m 的冷杉林下或高山草地。

【资源状况】分布于德钦、玉龙等地。偶见。

【入药部位】全草（五裂蟹甲草）。

【功能主治】祛风除湿，解毒，活血。用于风湿痹痛，腰腿痛，跌打损伤。

苇谷草 草金沙、止血草

Pentanema indicum (L.) Ling

【标本采集号】3229010230

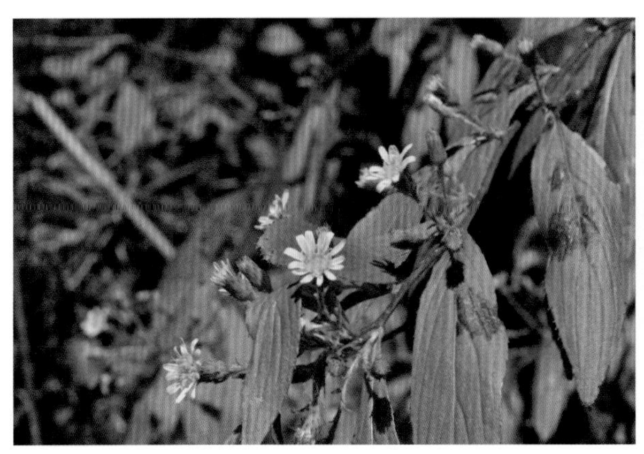
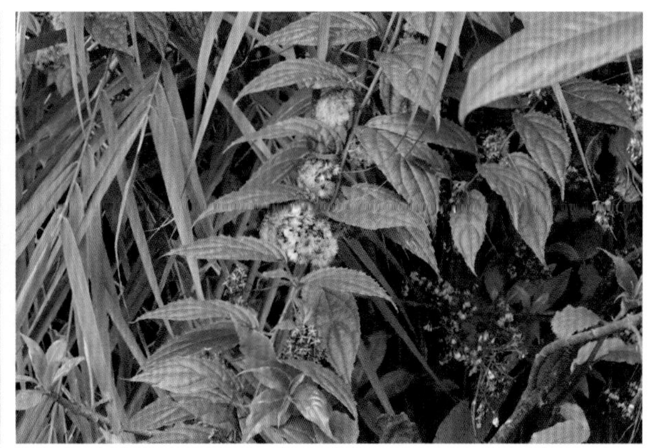

【形态特征】一年生或二年生草本。茎直立或斜升，挺直。叶开展，长圆状披针形或线状披针形，半抱茎，边缘常反卷，上面有糙疣毛，下面被粗毛，叶面呈泡状；下部叶花期枯萎；上部叶较小。头状花序单生于枝端；总苞宽钟形，总苞片多层；小花黄色，外面有腺点。舌状花所结瘦果被疏毛，无冠毛；管状花所结瘦果圆柱形，被密伏毛，冠毛白色。花、果期 10 月至翌年 4 月。

【适宜生境】生于荒地。

【资源状况】分布于玉龙等地。偶见。

【入药部位】全草（苇谷草）。

【功能主治】止咳平喘，驱虫止泻。用于感冒，咳嗽，哮喘，蛔虫病，小儿腹泻，外伤出血，高血压，癫痫，风湿病等。

针叶帚菊 小叶帚菊

Pertya phylicoides J. F. Jeffrey

【标本采集号】5334210614

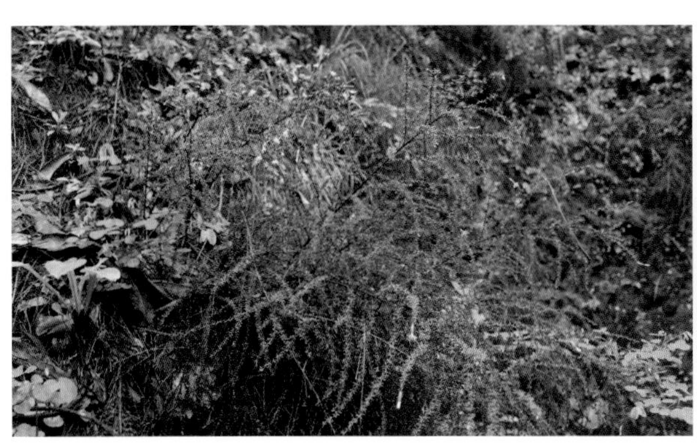
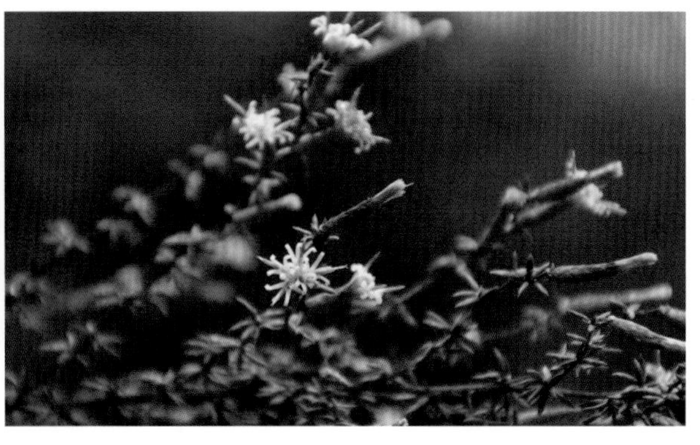

【形态特征】灌木。小枝多而质硬，呈帚状，被褐红色短柔毛，茎皮常纵裂。长枝上的叶互生，线状披针形，花期早落，叶腋簇生白色绢毛；短枝上的叶簇生，针刺状，线状披针形，全缘而强背卷，下面沟槽内密被白色绢毛。头状花序单生于簇生叶丛中或小枝顶；总苞圆筒形，总苞片 6~7 层；花全部两性，花冠管状。瘦果圆柱形，密被白色长柔毛；冠毛粗糙，污白色。花、果期 6~9 月。

【适宜生境】生于海拔 2400~3100m 的山坡或干旱沟旁。

【资源状况】分布于香格里拉、德钦、贡山、玉龙等地。偶见。

【入药部位】花（针叶帚菊）。

【功能主治】用于支气管炎。

毛裂蜂斗菜 冬花

Petasites tricholobus Franch.

【标本采集号】530724180529245LY

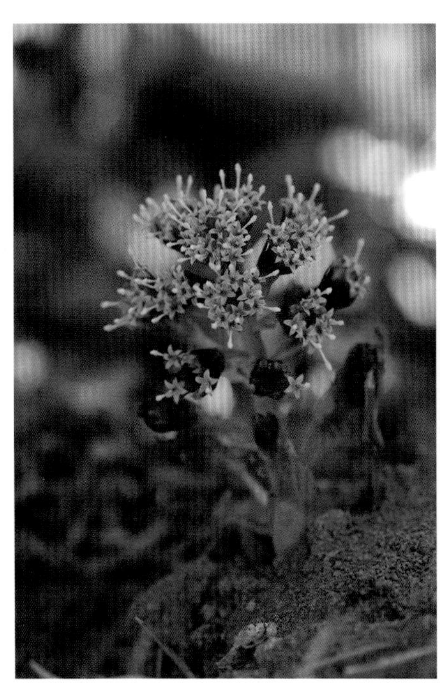

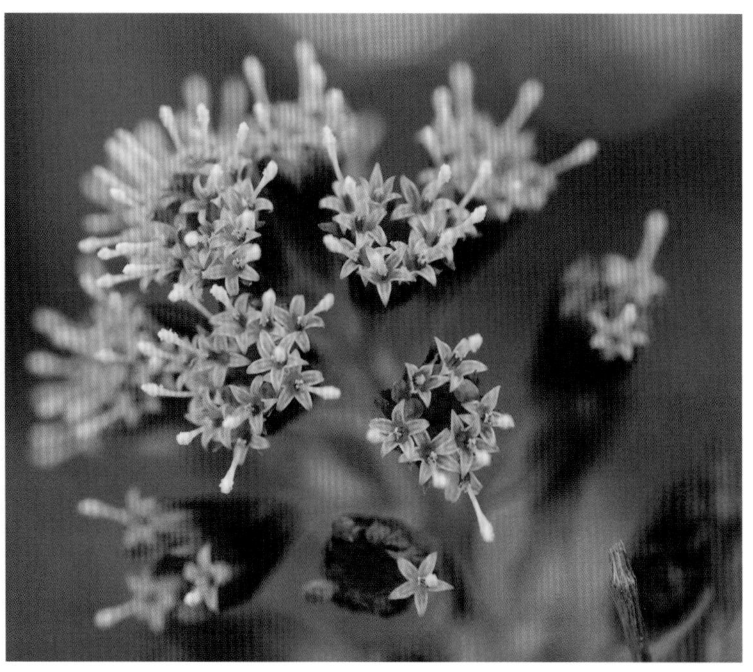

【形态特征】多年生草本，全株被薄蛛丝状白色绵毛。早春从短的根状茎上长出花茎，近雌雄异株。雌株具鳞片状叶，叶片宽肾状心形，脉掌状，两面被白色绵毛；雌头状花序在茎顶端排成密集的聚伞状圆锥花序；总苞片1层。雄头状花序在花茎端排成伞房状或圆锥状，花冠管状。瘦果圆柱形；雌花的冠毛丰富，白色；雄花的冠毛少，短于花冠。花期4~6月。

【适宜生境】生于海拔 700~4200m 的山谷路旁或水旁。

【资源状况】分布于香格里拉、维西等地。偶见。
【入药部位】花蕾（旱荷叶）。
【功能主治】化痰，止咳。用于咳嗽痰多。

滇苦菜 尖刀苦马菜 *Picris divaricata* Vaniot

【标本采集号】5329320720

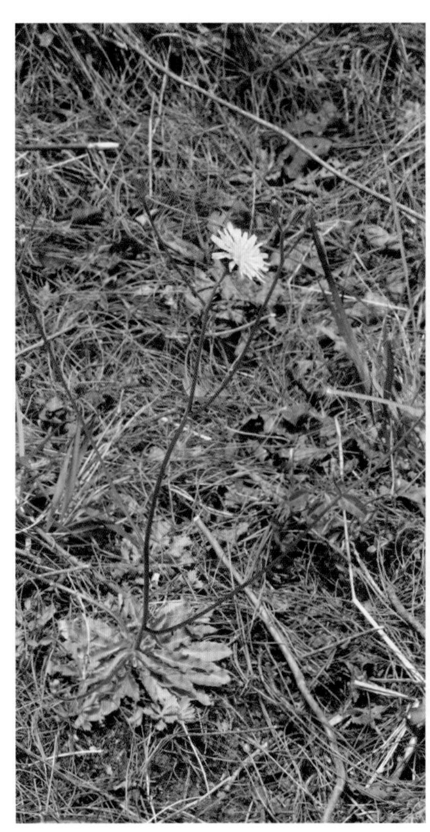
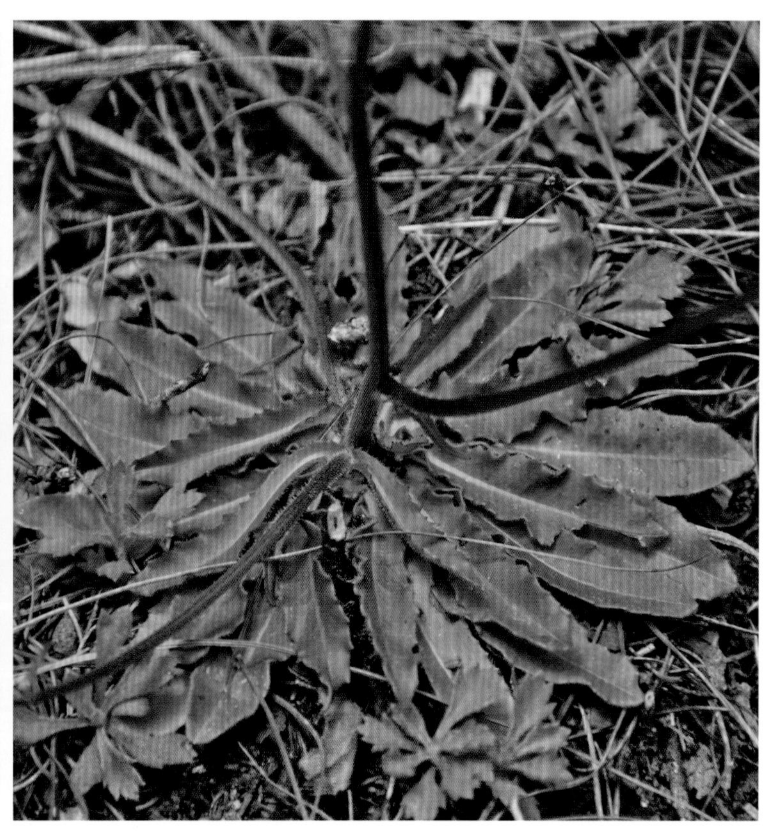

【形态特征】二年生草本。根垂直直伸，有分枝。茎直立，自基部或下部多次不等二叉状长分枝。全部叶几基生，基生叶花期生存，倒披针状长椭圆形、长椭圆形或线状长椭圆形，两面有硬单毛并兼有钩锚状硬毛。头状花序单生于二叉分枝顶端；总苞钟状，总苞片3层；舌状小花黄色。瘦果长椭圆形，红褐色；冠毛白色，外层糙毛状，内层羽毛状。花、果期4~11月。
【适宜生境】生于海拔 1400~2540m 的山坡草地、林缘及灌丛中。
【资源状况】广泛分布于横断山三江并流区。常见。
【入药部位】全草（尖刀苦马菜）。
【功能主治】清热解毒。用于感冒发热；外用于毒蛇咬伤，刀伤，无名肿毒。

毛连菜

毛柴胡、毛牛耳大黄、羊下巴

Picris hieracioides L.

【标本采集号】5334210302

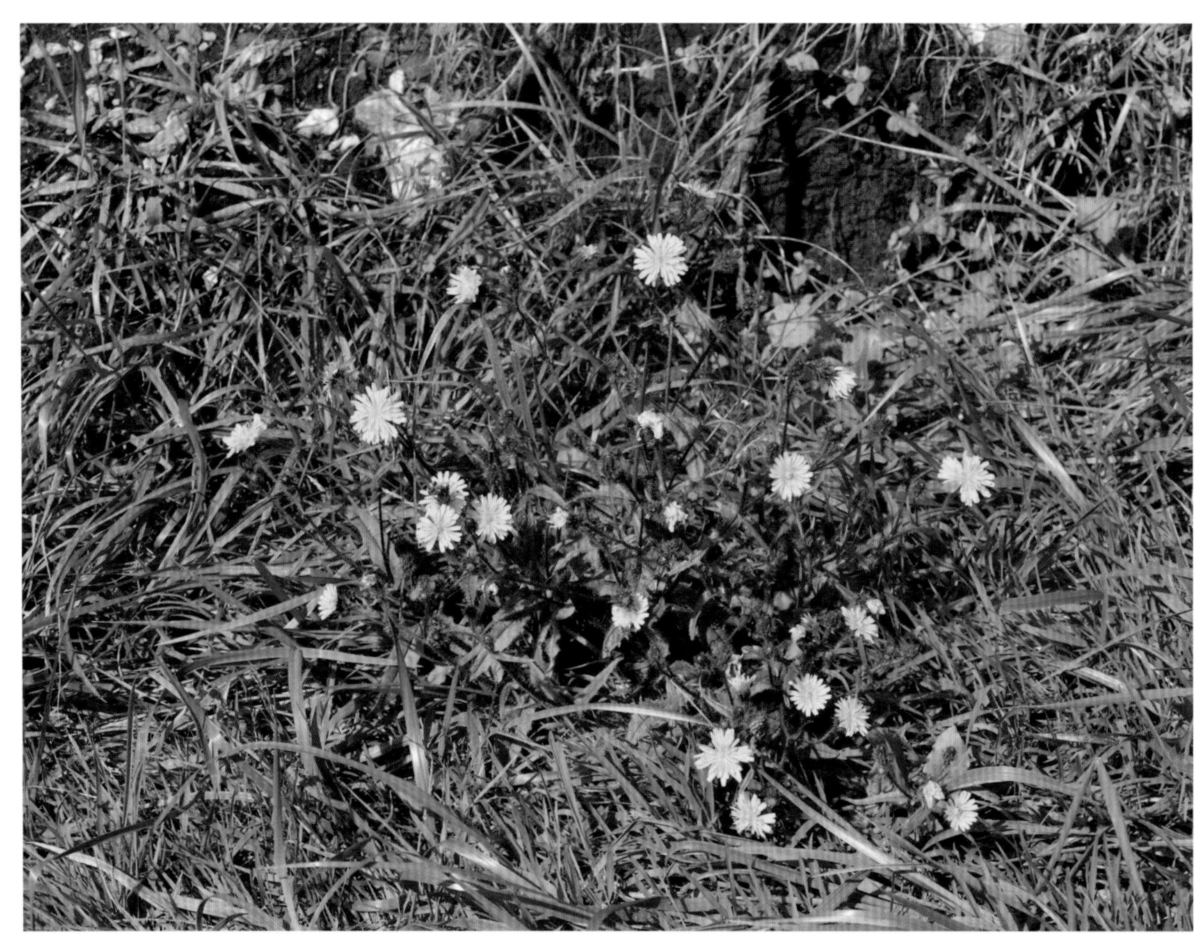

【形态特征】二年生草本。根垂直直伸，粗壮。茎直立，上部分枝，被亮色分叉的钩状硬毛。基生叶花期枯萎脱落；下部茎叶长椭圆形或宽披针形；中部和上部茎叶披针形或线形；最上部茎叶小；全部茎叶两面被亮色的钩状分叉的硬毛。头状花序在茎枝顶端排成伞房花序或伞房圆锥花序；总苞圆柱状钟形，总苞片 3 层；舌状小花黄色。瘦果纺锤形，棕褐色；冠毛白色，外层糙毛状，内层羽毛状。花、果期 6~9 月。

【适宜生境】生于海拔 560~3400m 的山坡草地、林下、沟边、田间、撂荒地。

【资源状况】广泛分布于横断山三江并流区。常见。

【入药部位】花序、地上部分。

【功能主治】花序：理肺止咳，化痰平喘，宽胸。用于咳嗽痰多，咳喘，嗳气，胸腹闷胀。地上部分：杀黏，止痛，清热，消肿，解毒。用于黏疫，白喉，乳腺炎，腮腺炎，脑刺痛。

橙舌狗舌草 *Tephroseris rufa* (Hand. -Mazz.) B. Nord.

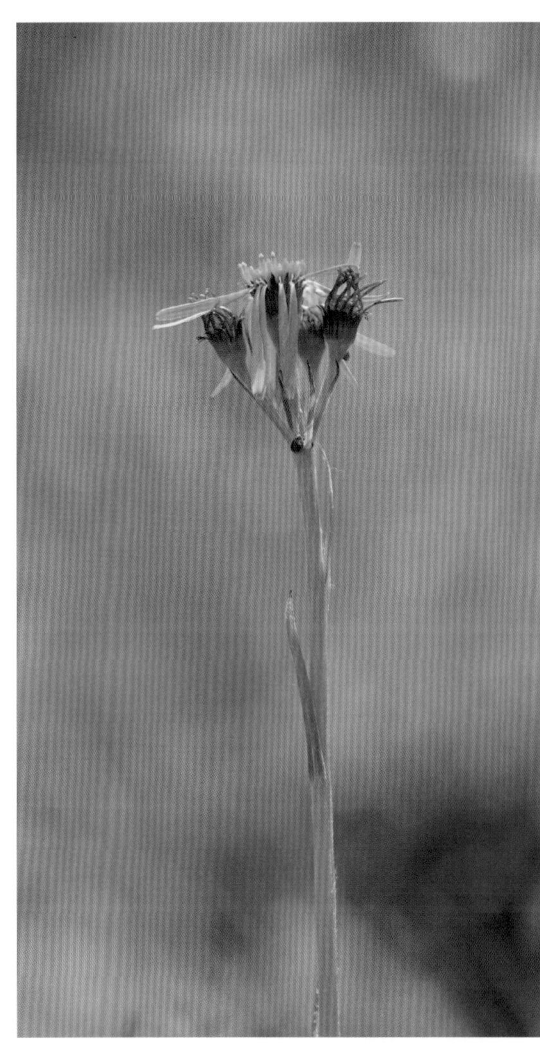

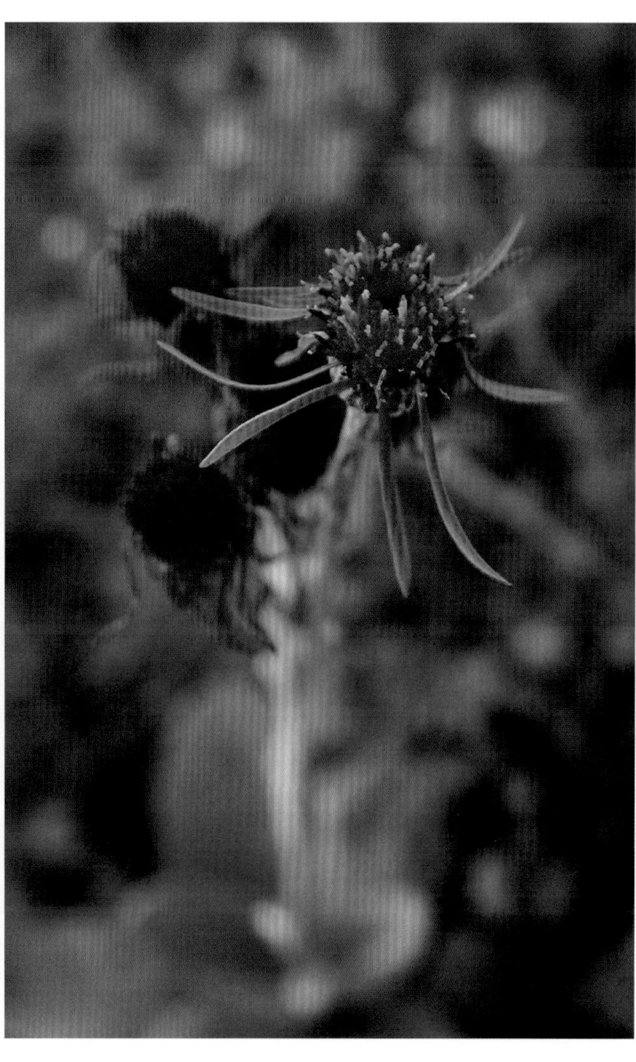

【形态特征】多年生草本。根状茎缩短，直立或斜升，具多数纤维状根；茎单生，不分枝，被白色棉状绒毛，或常多少脱毛。基生叶数个，莲座状，具短柄。头状花序辐射状或稀盘状，近伞形状伞房花序。总苞钟状，无外层苞片。瘦果圆柱形，无毛或被柔毛；冠毛稍红色。花期 6~8 月。

【适宜生境】生于海拔 2650~4000m 的高山草甸。

【资源状况】分布于香格里拉等地。偶见。

【入药部位】花序、全草。

【功能主治】清热解毒，利尿。用于头痛，湿热，肝炎，刀伤，跌打损伤，疮疡，黄水疮。

川西小黄菊 鞑新菊

Pyrethrum tatsienense (Bur. et Franch.) Ling ex Shih

【标本采集号】5334210840

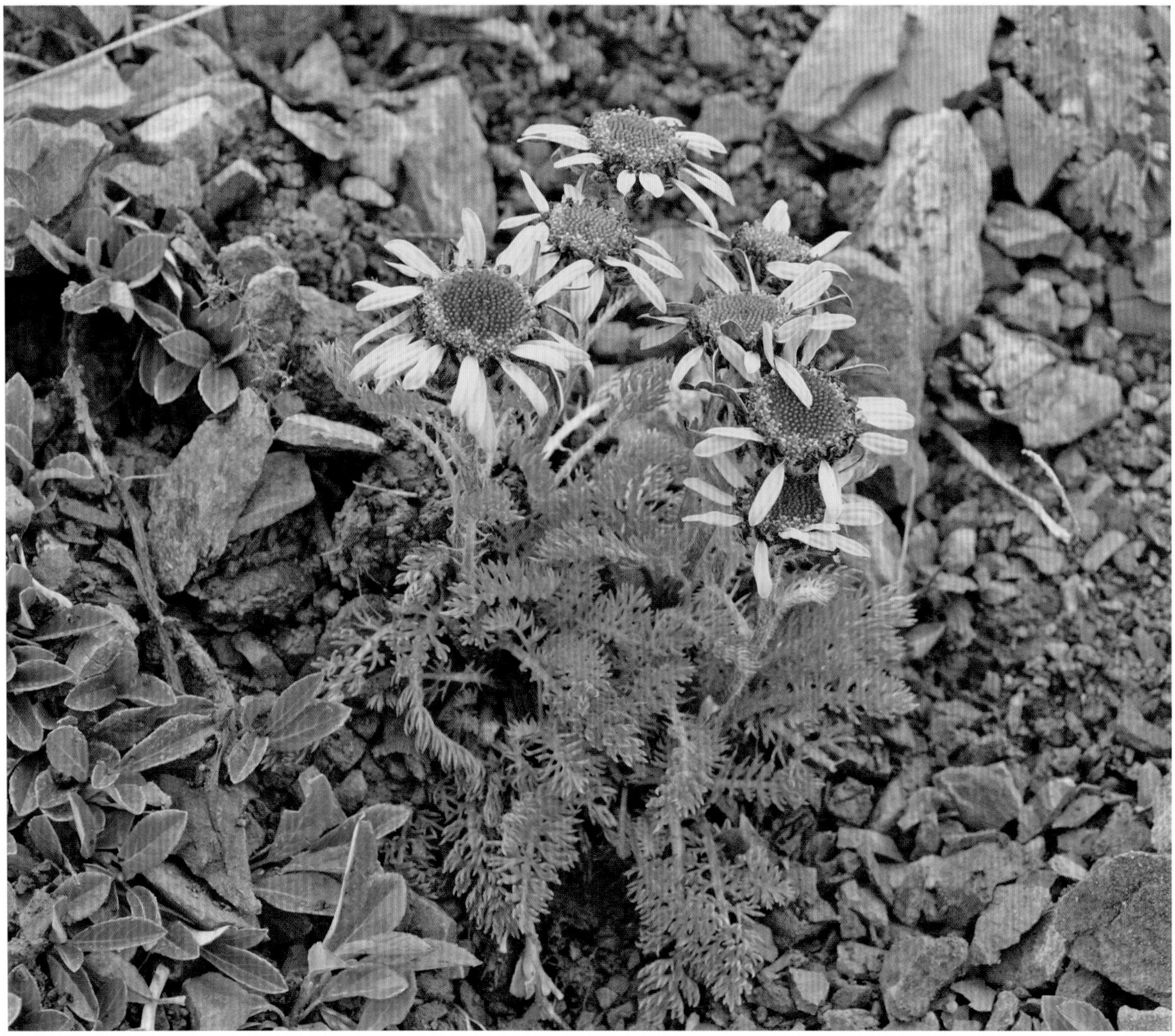

【形态特征】多年生草本。茎单生，或少数茎簇生，不分枝。基生叶椭圆形或长椭圆形，二回羽状分裂；茎叶少，直立贴茎，与基生叶同形并等样分裂。头状花序单生茎顶；总苞片 4 层；舌状花橘黄色或微带橘红色，舌片线形或宽线形。瘦果有纵肋，冠状冠毛。花、果期 7~9 月。

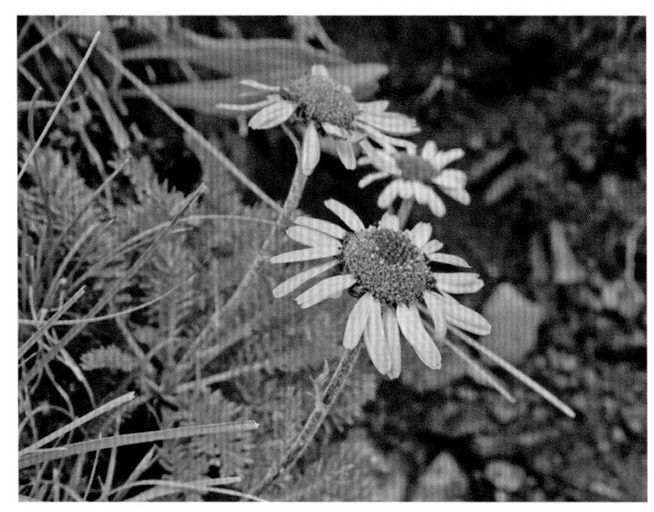

【适宜生境】生于海拔 3500~5200m 的高山草甸、灌丛或杜鹃灌丛或山坡砾石地。

【资源状况】分布于香格里拉、德钦、贡山等地。偶见。

【入药部位】花（打箭菊）。

【功能主治】散瘀，止痛，敛“黄水”。用于“黄水”病，喉炎，肺炎，头痛，脑震荡，跌打，炭疽，疮疡。

秋分草 大鱼鳅串

Rhynchospermum verticillatum Reinw.

【标本采集号】5333241809108O8LY

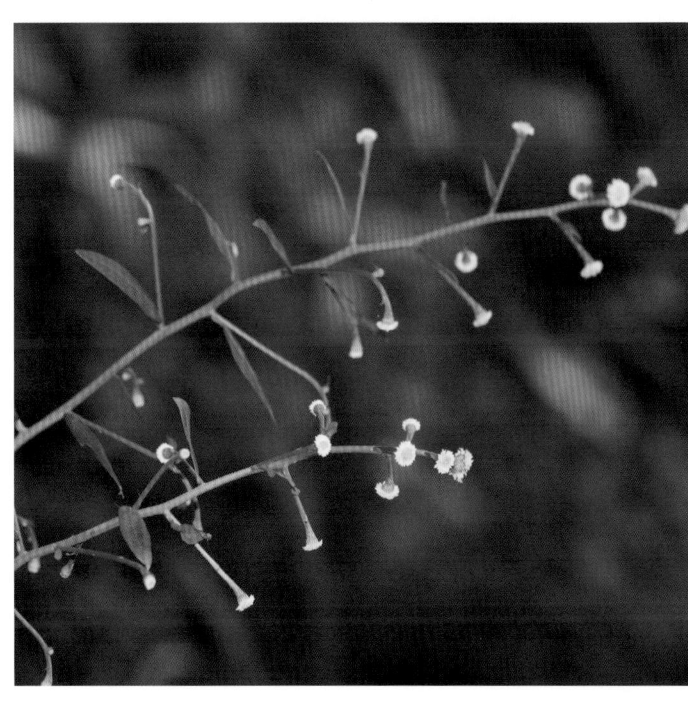

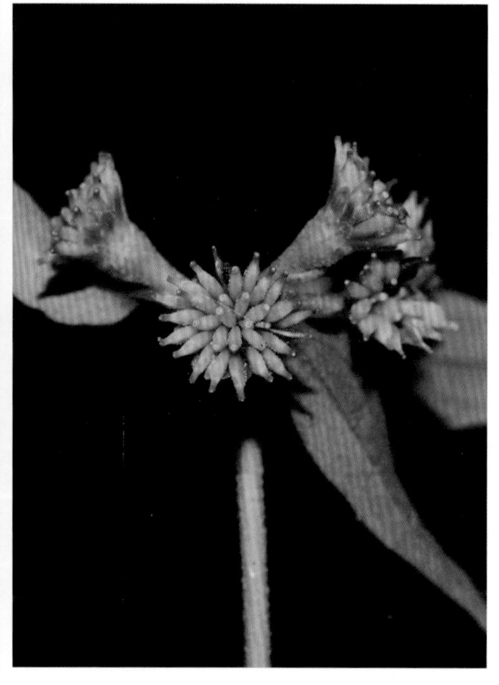

【形态特征】多年生草本。茎坚硬，单生，或少数簇生，直立。基部叶花期脱落；下部的茎叶倒披针形、长椭圆状倒披针形、长椭圆形；中部茎叶稠密，披针形；上部叶渐小。头状花序单生叉状分枝顶端或单生叶腋或近总状排列；总苞宽钟状或果期半球状，总苞片3层；有雌花和两性花之分。雌花瘦果压扁，长椭圆形，喙较长，有脉状加厚的边缘，被棕黄色小腺点；两性花瘦果喙短或无喙；冠毛纤细，易脱落。花、果期8~11月。

【适宜生境】生于海拔 400~2500m 的沟边、水旁、林缘、林下以及杂木林下阴湿处。

【资源状况】分布于贡山等地。偶见。

【入药部位】全草（大鱼鳅串）。

【功能主治】清热除湿。用于急、慢性肝炎，水肿，带下病。

百裂风毛菊 *Saussurea centiloba* Hand.-Mazz.

【标本采集号】5334210943

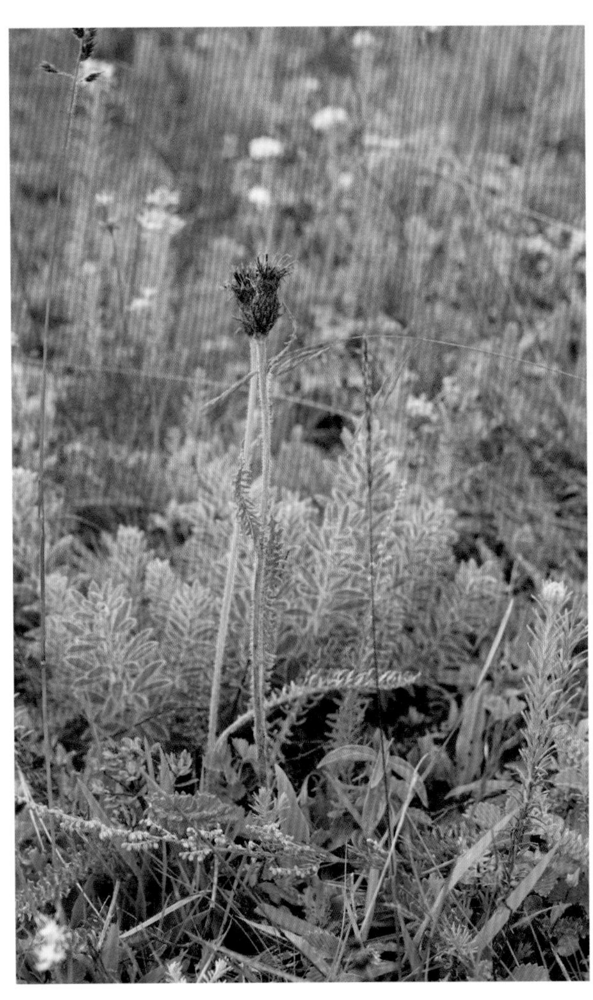

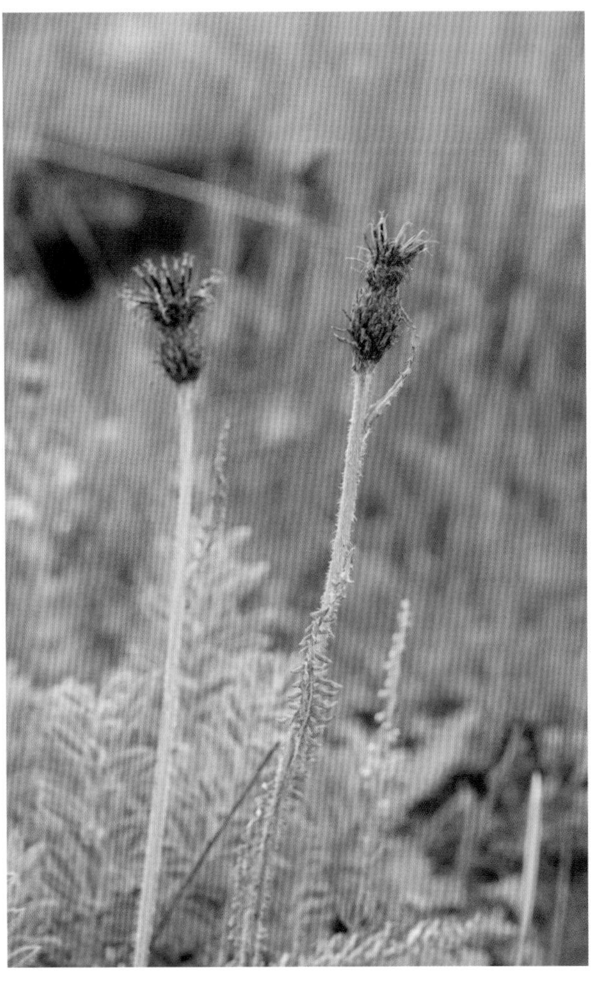

【形态特征】多年生草本。根状茎不分枝，颈端被深褐色纤维状的叶柄残迹；茎单生，不分枝，密被黄棕色绒毛。基生叶多数，叶片长线形，二回羽裂或全裂；茎生叶与基生叶同形并等样分裂；全部叶下面密被灰白色绒毛。头状花序单生茎端；总苞宽钟状，总苞片5~7层；小花淡紫红色。瘦果；冠毛黄白色，外层糙毛状，内层羽毛状。花期7~8月。

【适宜生境】生于海拔3200~4200m的高山栎树林缘、山坡灌丛草地、石灰岩山坡草地。

【资源状况】分布于香格里拉、玉龙等地。偶见。

【入药部位】全草（百裂风毛菊）。

【功能主治】消炎，止痛，敛“黄水”。用于“黄水”病，喉炎，肺炎，头痛，脑震荡，跌打，炭疽，疮疡。

柱茎风毛菊 *Saussurea columnaris* Hand.-Mazz.

【标本采集号】5334210379

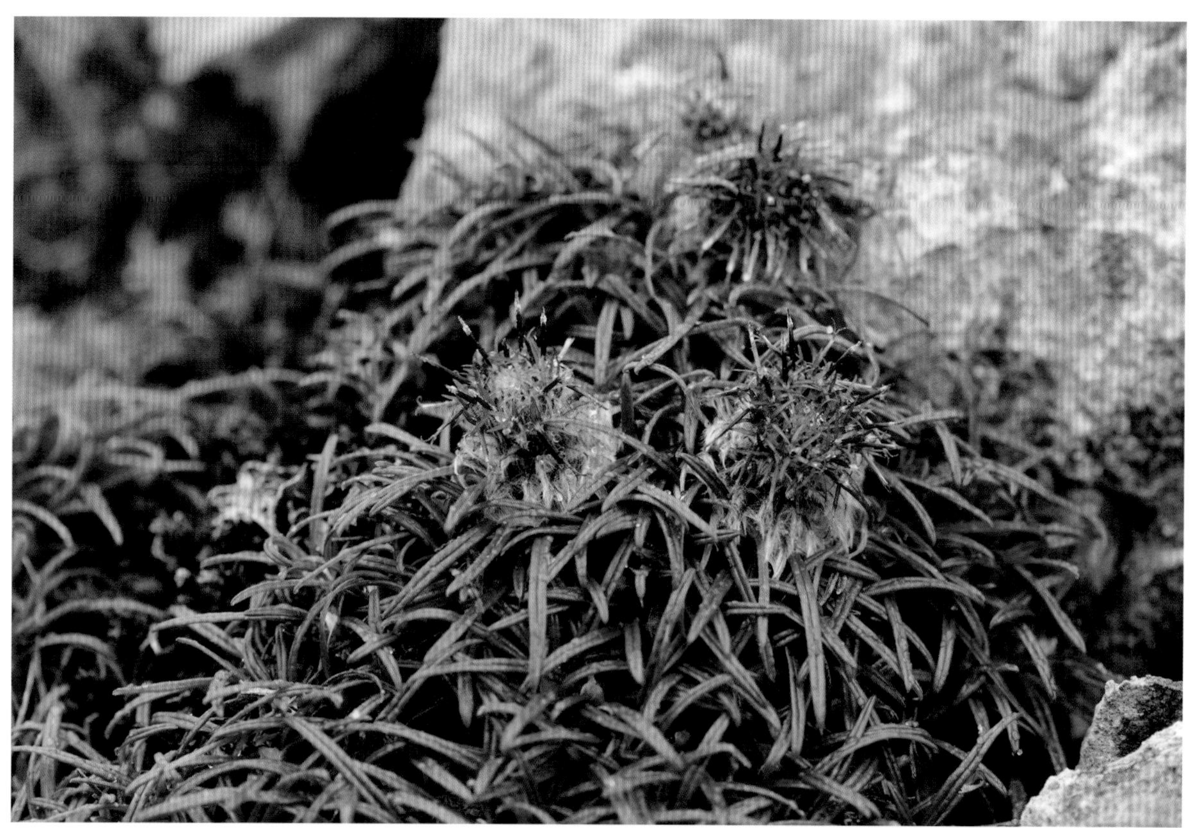

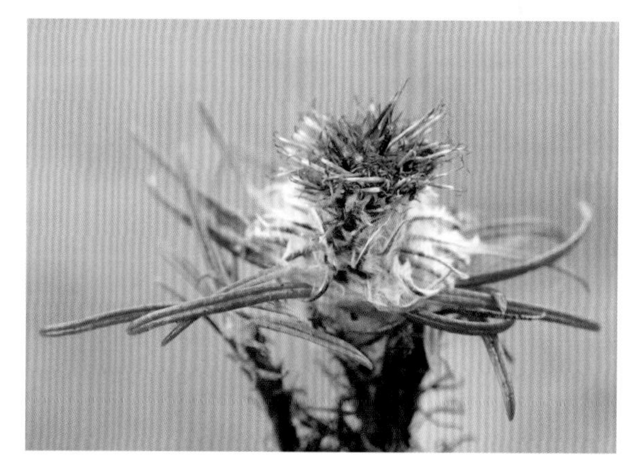

【形态特征】多年生丛生草本。根状茎粗壮，分枝或不分枝，生褐色须根，上部被褐色叶鞘残迹，顶端生不孕枝和花茎。叶密集簇生于根状茎顶端或粗短的分枝顶端，呈莲座状，线形，基部鞘状扩大，边缘反卷，下面密被白色长棉毛。头状花序单生茎顶或根状茎顶端；总苞钟状，总苞片5层；小花紫红色。瘦果圆锥状，深褐色；外层冠毛白色，糙毛状，内层淡褐色，羽毛状。花、果期8~10月。

【适宜生境】生于海拔3200~4670m的高山草甸、多石山坡。

【资源状况】分布于香格里拉、德钦、维西、贡山、玉龙等地。偶见。

【入药部位】地上部分或花（柱茎风毛菊）。

【功能主治】清热。用于胆病，“赤巴”病，发热，经络病。

云木香 广木香、青木香

Saussurea costus (Falc.) Lipech.

【标本采集号】5307210036

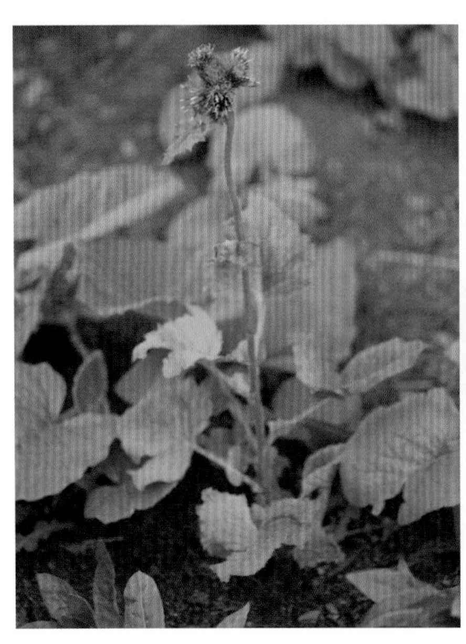

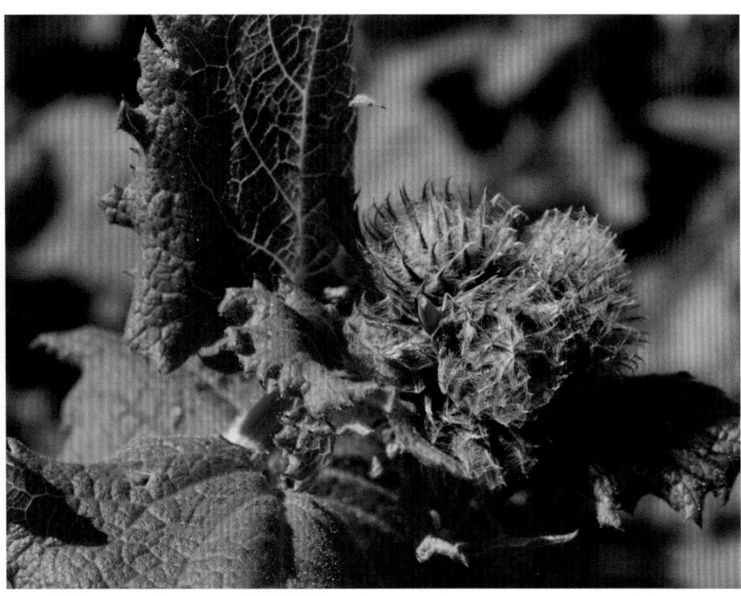

【形态特征】多年生高大草本。主根粗壮。茎直立。基生叶有长翼柄，叶片心形或戟状三角形；下部与中部茎叶卵形或三角状卵形；上部叶渐小，三角形或卵形。头状花序单生茎端或枝端，或在茎端集成稠密的束生伞房花序；总苞半球形，总苞片 7 层；小花暗紫色。瘦果浅褐色，三棱状；冠毛浅褐色，羽毛状。花、果期 7 月。

【适宜生境】生于海拔 2500~3500m 的草甸、林缘。

【资源状况】玉龙、香格里拉、维西、贡山等地有栽培。偶见。

【入药部位】根（云木香）。

【功能主治】健脾消食，调气解郁，收敛止痛。用于胸脘胀痛，泻痢后重，食积不消，不思饮食。

评 述

1. 药用历史　云木香，始载于《神农本草经》，被列为上品。《名医别录》称其为“蜜香”，并谓：“生永昌（今云南保山）山谷。”《本草经集注》载：“此即青木香也，永昌不复贡。今多从外国舶上来。”《新修本草》云：“此有二种，当以昆仑来者为佳，西胡来者不善，叶似羊蹄而长大，花如菊，实黄黑。”《本草图经》云：“今惟广州舶上有来者，他无所出。”

2. 商品规格　一等，干燥根呈圆柱形或半圆柱形，根条均匀，长 8~12cm，细端直径大于 2cm（不包括老条）；表面棕黄色或灰褐色；身干体实，断面黄棕色或黄绿色，不空，不泡，不朽；具油性；气香浓，微苦而辣。无芦头、根尾、油条、焦枯、杂质、虫蛀、霉变。二等，干燥根呈不规则条状或块状，长 3~10cm，细端直径大于 0.8cm（包括根头、根尾、破块、碎节子等），表面黄色或灰棕色；断面黄棕色或黄绿色，具油性。身干体实。间有根头、根尾、破块、碎节；无根须、焦枯、杂质、虫蛀、霉变；气香浓，微苦而辣。

3. 化学成分　主要含挥发油、木香碱、菊糖及甾醇等。

鼠麹雪兔子 *Saussurea gnaphalodes* (Royle) Sch.-Bip.

【标本采集号】ZM479

【形态特征】多年生矮草本。根状茎纤细，茎直立。叶密集，矩圆形或匙形。头状花序多数，无梗，密集茎端成球状；花浅红色。瘦果倒圆锥状，褐色。花、果期 6~8 月。

【适宜生境】生于海拔2700~5700m的流石滩、草坡。

【资源状况】分布于德钦等地。少见。

【入药部位】全草（鼠麹雪兔子）。

【功能主治】清热解毒，止痛。用于中毒，跌打损伤。

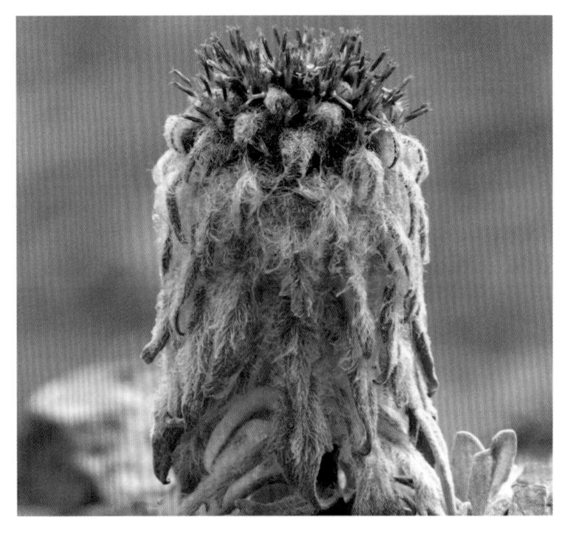

禾叶风毛菊 那林－哈拉特日干那、占车 *Saussurea graminea* Dunn

【标本采集号】5334210502

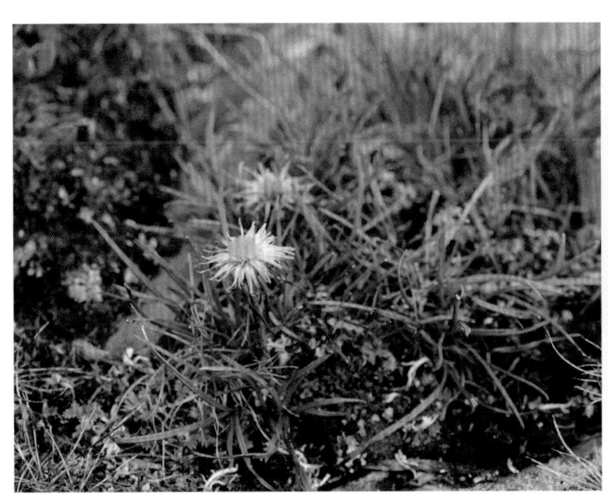

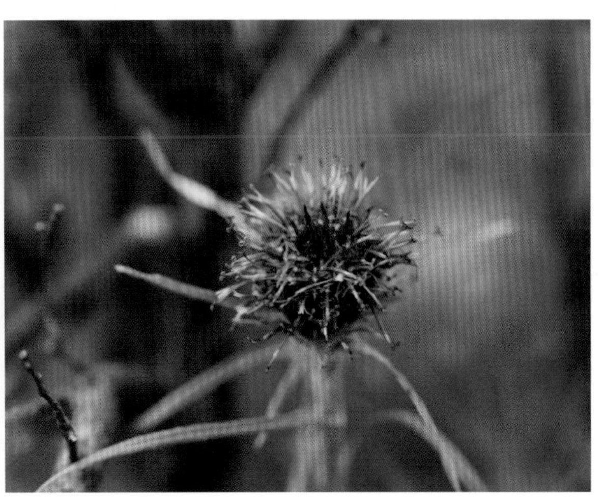

【形态特征】多年生草本。根状茎多分枝，颈部被褐色纤维状残鞘，自颈部常生出不育枝和花茎；茎直立，密被白绢毛。基生叶狭线形，边缘内卷，下面密被绒毛；茎生叶少，与基生叶同形，较短。头状花序单生茎端；总苞钟状，总苞片 4~5 层；小花紫色。瘦果圆柱状；冠毛淡黄褐色，外层糙毛状，内层羽毛状。花期 7~9 月。

【适宜生境】生于海拔 3400~5350m 的草坡、草甸、沙砾地、杜鹃丛。

【资源状况】分布于贡山等地。偶见。

【入药部位】地上部分或花（禾叶风毛菊）。

【功能主治】清热。用于胆病，“赤巴”病，发热，经络病。

长毛风毛菊 解息尔

Saussurea hieracioides Hook. f.

【标本采集号】ZM435

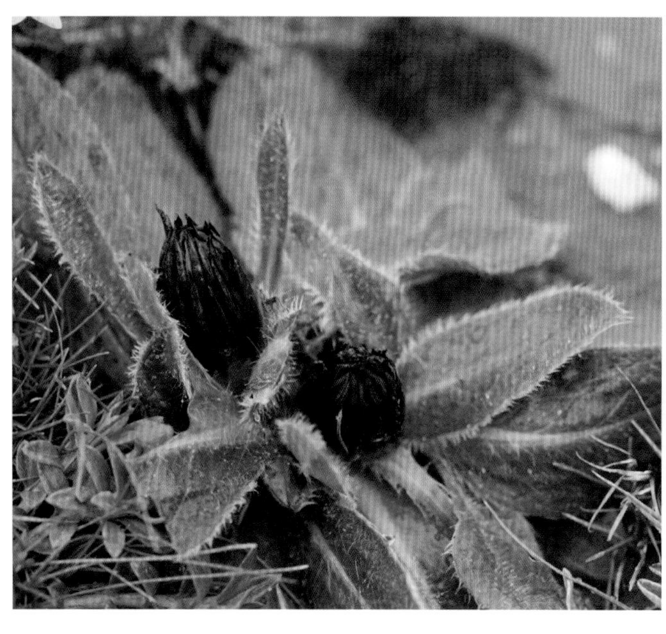

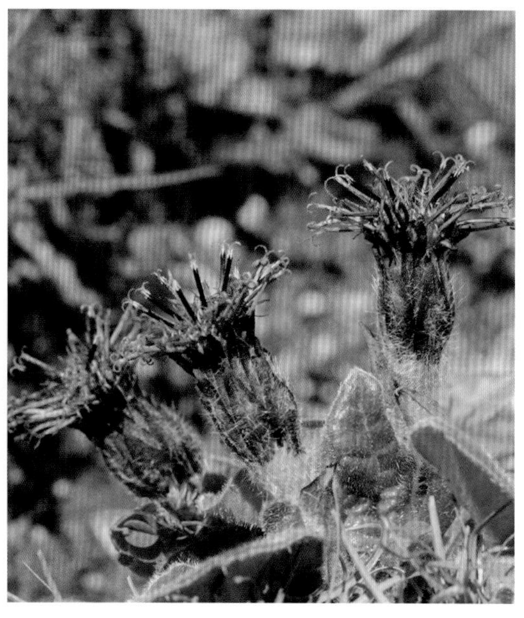

【形态特征】多年生草本。根状茎密被干膜质褐色残叶柄；茎直立，密被白色长柔毛。基生叶莲座状，叶片椭圆形或长椭圆状倒披针形；茎生叶与基生叶同形或线状披针形或线形；全部叶质地薄，两面被稀疏长柔毛。头状花序单生茎顶；总苞宽钟状，总苞片4~5层；小花紫色。瘦果圆柱状，褐色；冠毛淡褐色，外层糙毛状，内层羽毛状。花、果期 8~9月。

【适宜生境】生于海拔 4450~5200m 的高山草坡、碎石草坡。

【资源状况】分布于德钦、玉龙等地。偶见。

【入药部位】全草（长毛风毛菊）。

【功能主治】渗湿，利尿。用于腹水，肾源性或心源性水肿。

绵头雪兔子

绵头雪莲花、麦朵刚拉
Saussurea laniceps Hand.-Mazz.

【标本采集号】5334211049

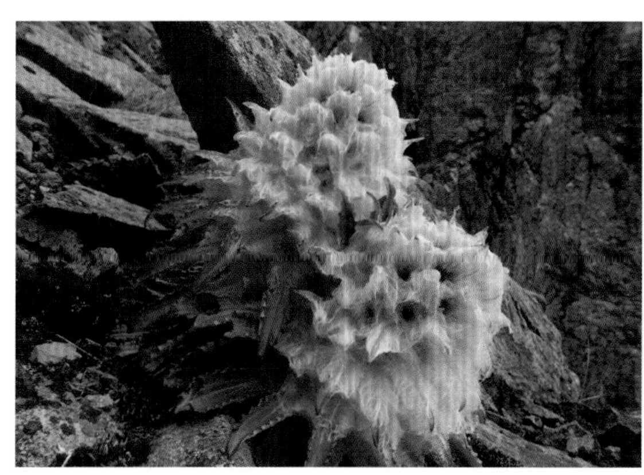
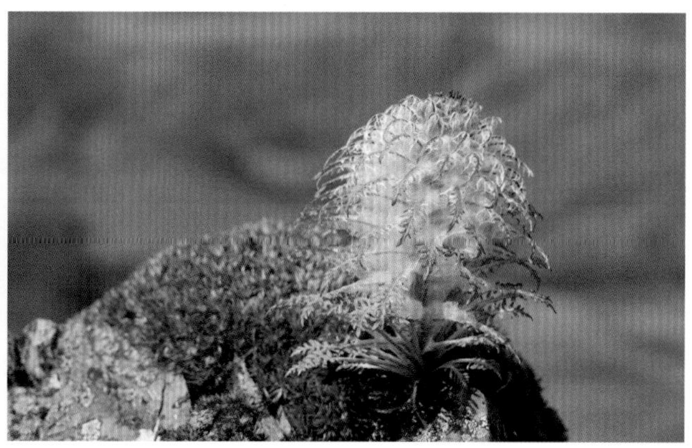

【形态特征】多年生一次结实有茎草本。根黑褐色，粗壮，垂直直伸。茎上部被稠密棉毛，基部有褐色残存的叶柄。叶极密集，倒披针形、狭匙形或长椭圆形，下面密被褐色绒毛。头状花序在茎端密集成圆锥状穗状花序；总苞宽钟状，总苞片 3~4 层；小花白色。瘦果圆柱状；冠毛鼠灰色，外层糙毛状，内层羽毛状。花、果期 8~10 月。

【适宜生境】生于海拔 3200~5280m 的高山流石滩。

【资源状况】分布于香格里拉、德钦、贡山、玉龙等地。偶见。

【入药部位】全草（绵头雪兔子）。

【功能主治】清热解毒，止热痛。用于风湿，癫痫，头疮，炭疽，皮肤病。

丽江风毛菊

Saussurea likiangensis Franch.

【标本采集号】5334210476

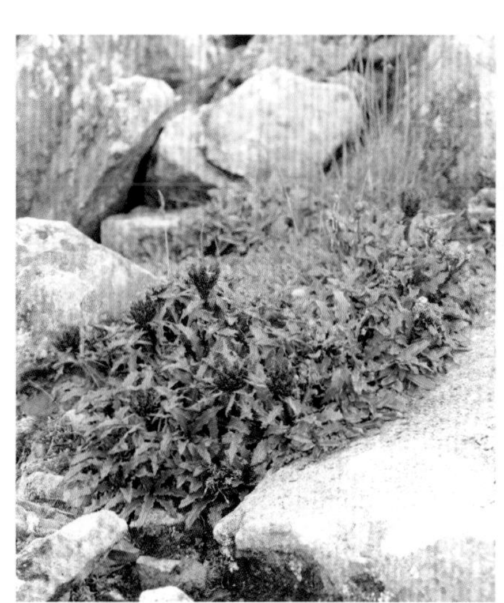
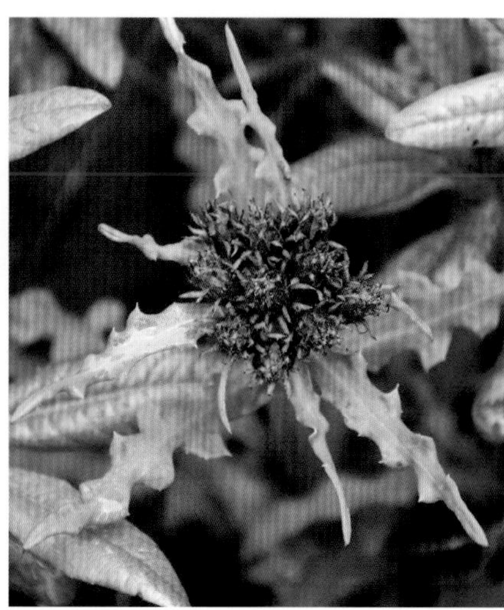
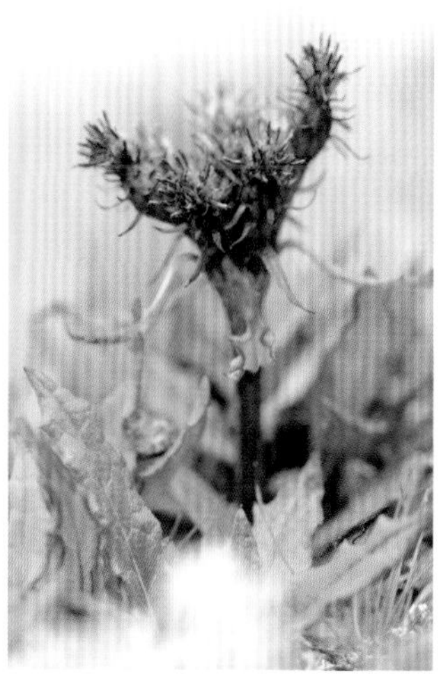

【形态特征】多年生草本。根状茎粗，颈部被暗褐色的残叶柄；茎直立，粗壮，被白色蛛丝状绵毛。基生叶窄矩圆形，羽状浅裂，下面密被白色棉毛，叶柄基部常扩大成鞘状；茎生叶最上部者条状披针形。头状花序在茎端集成球状；总苞卵形；花紫色。瘦果；冠毛淡褐色，外层糙毛状，内层羽毛状。花、果期 7~9 月。

【适宜生境】生于海拔 3800~5100m 的高山草地、云杉林缘和灌丛下。

【资源状况】分布于德钦等地。偶见。

【入药部位】全草（丽江风毛菊）。

【功能主治】止血，清解脉热。用于外伤出血，疮疖，肉食中毒。

水母雪兔子

水母雪莲花、夏古贝、杂各尔手把

Saussurea medusa Maxim.

【标本采集号】5334210422

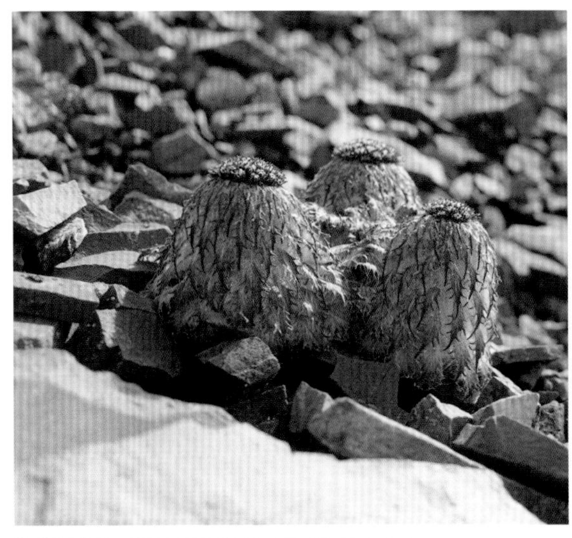

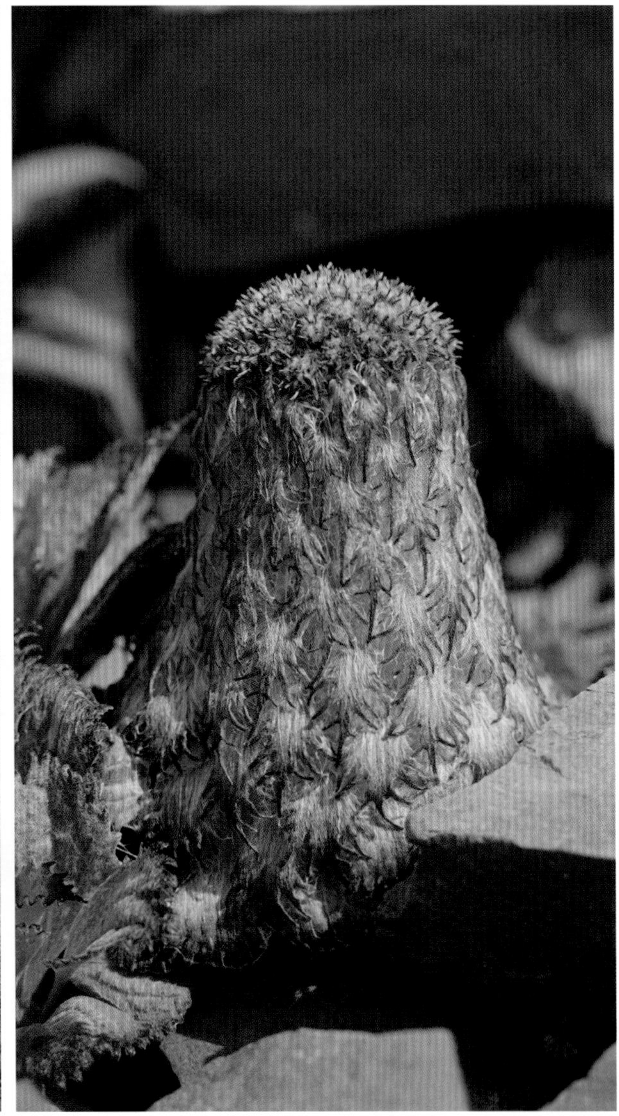

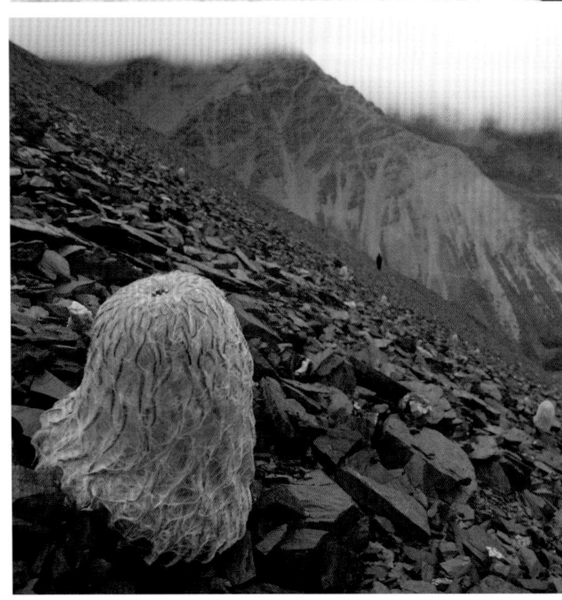

【形态特征】多年生多次结实草本。根状茎细长，有黑褐色残存的叶柄，颈部发出数个莲座状叶丛；茎直立，密被白色绵毛。叶密集，下部叶倒卵形、扇形、圆形或长圆形至菱形；上部叶渐小，向下反折，卵形或卵状披针形，最上部叶线形或线状披针形，向下反折；全部叶被稠密或稀疏的白色长棉毛。头状花序在茎端密集成半球形的总花序；总苞狭圆柱状，总苞片3层；小花蓝紫色。瘦果浅褐色，纺锤形；冠毛白色，外层糙毛状，内层羽毛状。花期6~8月，果期7~9月。

【适宜生境】生于海拔3000~5600m的多砾石山坡、高山流石滩。

【资源状况】分布于香格里拉、德钦等地。偶见。

【入药部位】全草（雪莲花）。

【功能主治】温肾壮阳，调经止血。用于阳痿，腰膝酸软，带下病，月经不调，风湿痹症，外伤出血。

苞叶雪莲

苞叶风毛菊

Saussurea obvallata (DC.) Edgew.

【标本采集号】LGD-WX176

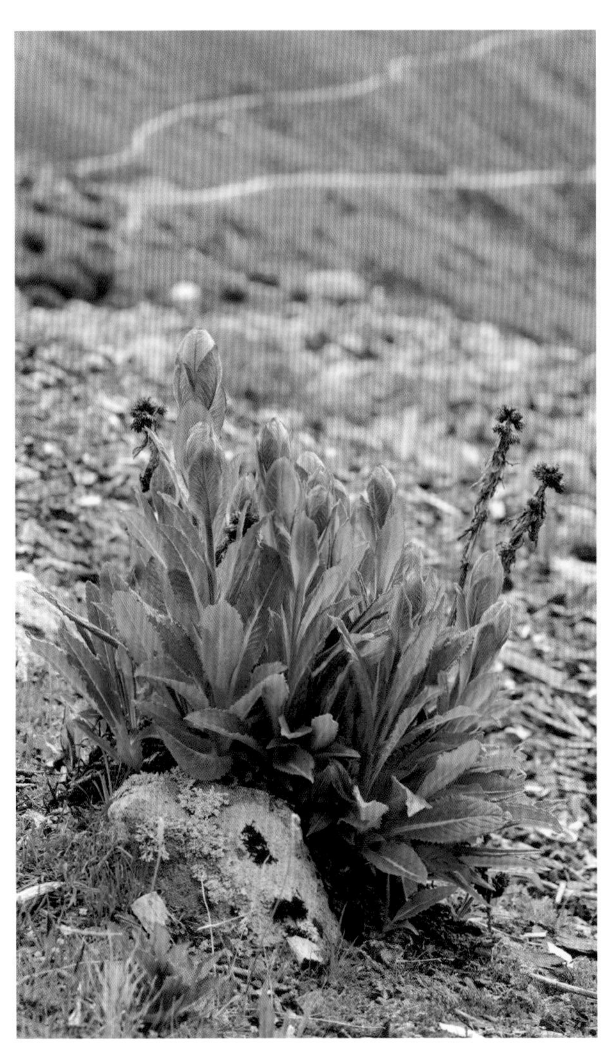

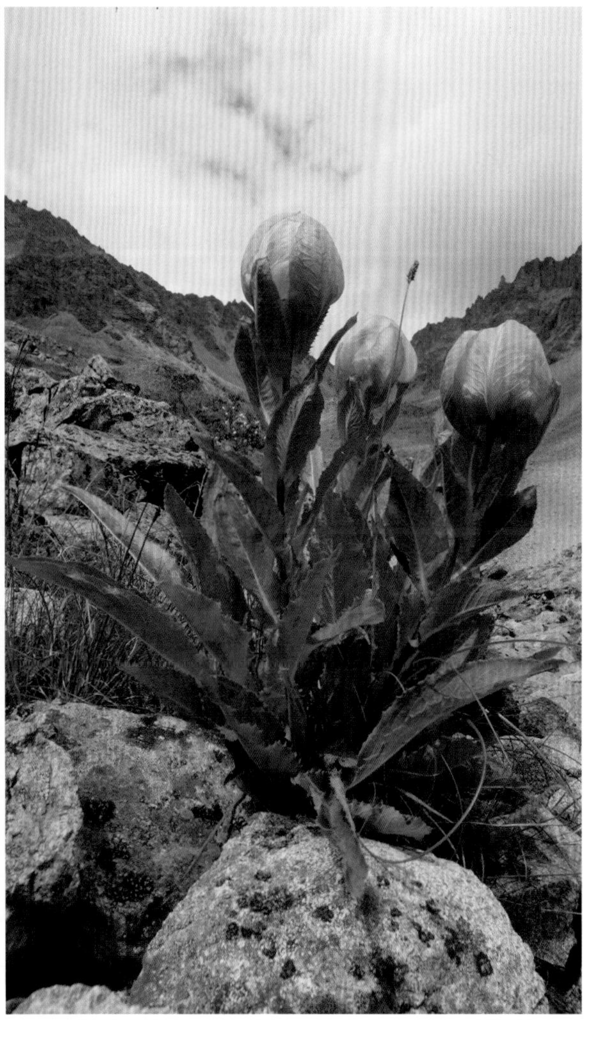

【形态特征】多年生草本。根状茎粗，颈部被稠密的褐色纤维状撕裂的叶柄残迹；茎直立。基生叶有长柄，叶片长椭圆形或长圆形、卵形，两面有腺毛；茎生叶与基生叶同形并等大，但向上部的茎叶渐小，无柄；最上部茎叶苞片状，膜质，黄色，长椭圆形或卵状长圆形，两面被短柔毛和腺毛，包围总花序。头状花序在茎端密集成球形的总花序；总苞半球形，总苞片 4 层；小花蓝紫色。瘦果长圆形；冠毛淡褐色，外层糙毛状，内层羽毛状。花、果期 7~9 月。

【适宜生境】生于海拔 3200~4700m 的高山草地、山坡多石处、溪边石隙处、流石滩。

【资源状况】分布于维西等地。偶见。

【入药部位】全草（大苞雪莲）。

【功能主治】清热，镇静，麻醉。用于风湿性关节炎，高山不适症，月经不调，胎衣不下，流行性感冒，食积吐泻。

东俄洛风毛菊 *Saussurea pachyneura* Franch.

【标本采集号】5334210377

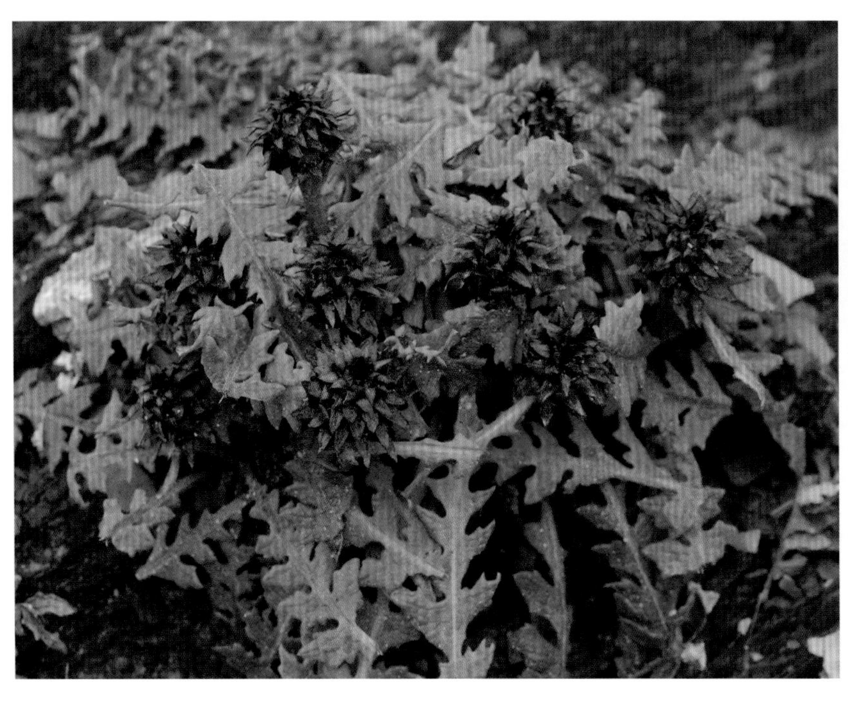

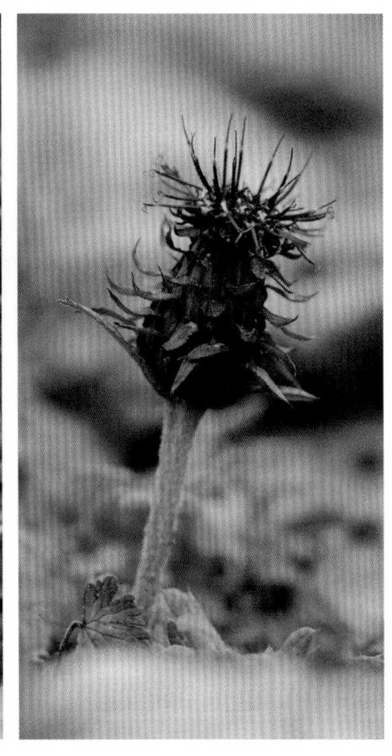

【形态特征】多年生草本。根状茎分枝或不分枝，颈部被稠密的深褐色叶柄残迹；茎直立，被锈色短腺毛或变无毛。基生叶莲座状，有叶柄，叶片长椭圆形或倒披针形，羽状全裂；茎生叶少数，与基生叶同形并等样分裂，但较小，全部叶下面被稠密的白色绒毛。头状花序单生茎端；总苞钟状，总苞片 5~6 层；小花紫色。瘦果长圆形，褐色，有横皱纹；冠毛白色，外层糙毛状，内层羽毛状。花、果期 8~9 月。

【适宜生境】生于海拔 3285~4700m 的山坡、灌丛、草甸、流石滩。

【资源状况】分布于德钦、贡山、玉龙等地。偶见。

【入药部位】全草（东俄洛风毛菊）。

【功能主治】止血，清解脉热。用于外伤出血，疮疖，肉食中毒。

小花风毛菊 *Saussurea parviflora* (Poir.) DC.

【标本采集号】3229010665

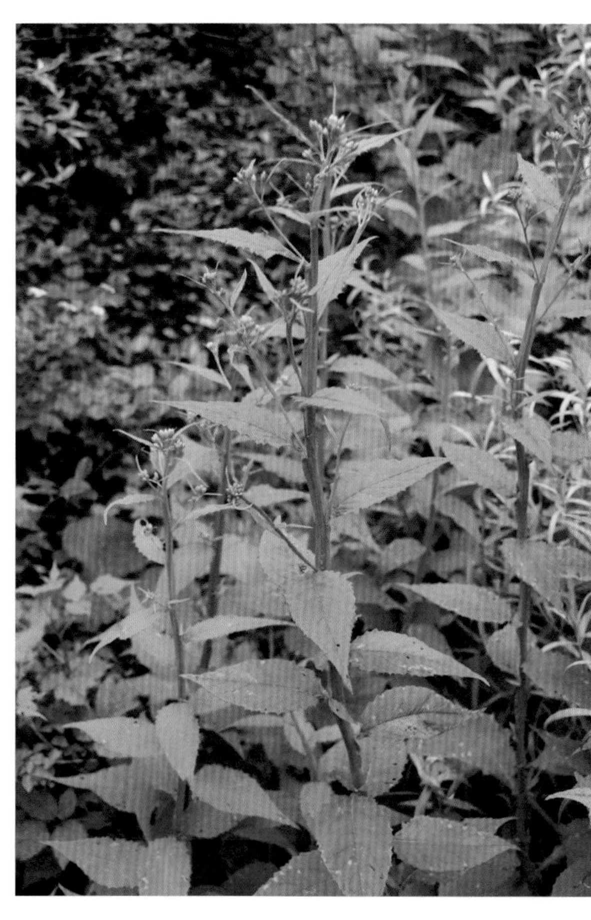

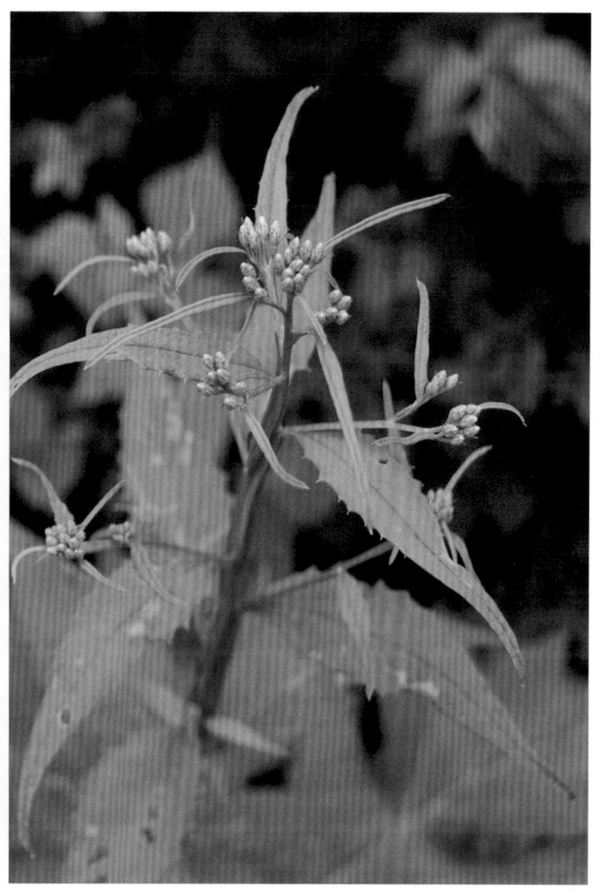

【形态特征】多年生草本。根状茎横走；茎直立。基生叶花期凋落；下部茎叶椭圆形或长圆状椭圆形；中部茎叶披针形或椭圆状披针形；上部茎叶渐小，披针形或线状披针形。头状花序在茎枝顶端排成伞房状花序；总苞钟状，总苞片 5 层；小花紫色。瘦果；冠毛白色，外层糙毛状，内层羽毛状。花、果期 7~9 月。

【适宜生境】生于海拔 1600~3500m 的山坡阴湿处、山谷灌丛中、林下或石缝中。

【资源状况】分布于德钦、贡山、维西、香格里拉、玉龙等地。偶见。

【入药部位】全草（小花风毛菊）。

【功能主治】清热解毒，祛风透疹，活血调经。

水龙骨风毛菊 蕨叶风毛菊

Saussurea polypodioides Anth.

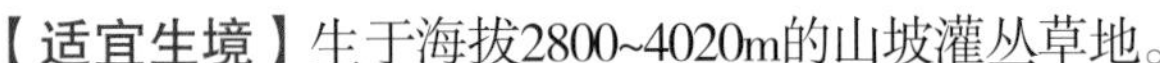

【标本采集号】5334210970

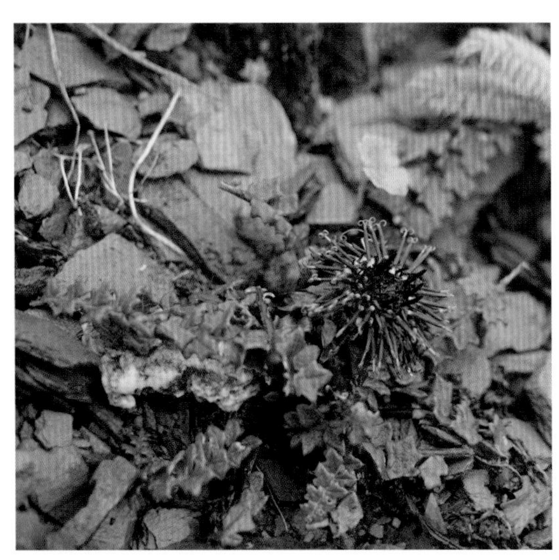

【形态特征】多年生草本。茎直立，单生，被稠密的白色绒毛。基生叶多数，有长柄，叶片长椭圆形，倒向羽状深裂；茎生叶少数或几无茎生叶，无柄，线形；全部叶下面被稠密的白色绒毛。头状花序单生茎端；总苞钟状或漏斗状，总苞片 4 层；小花紫色。瘦果圆柱状；冠毛淡褐色，外层糙毛状，内层羽毛状。花、果期 8~9 月。

【适宜生境】生于海拔2800~4020m的山坡灌丛草地。

【资源状况】分布于德钦、维西等地。偶见。

【入药部位】全草（水龙骨风毛菊）。

【功能主治】止血，清解脉热。用于外伤出血，疮疖，肉食中毒。

美丽风毛菊 漏子多吾

Saussurea pulchra Lipsch.

【标本采集号】5334210880

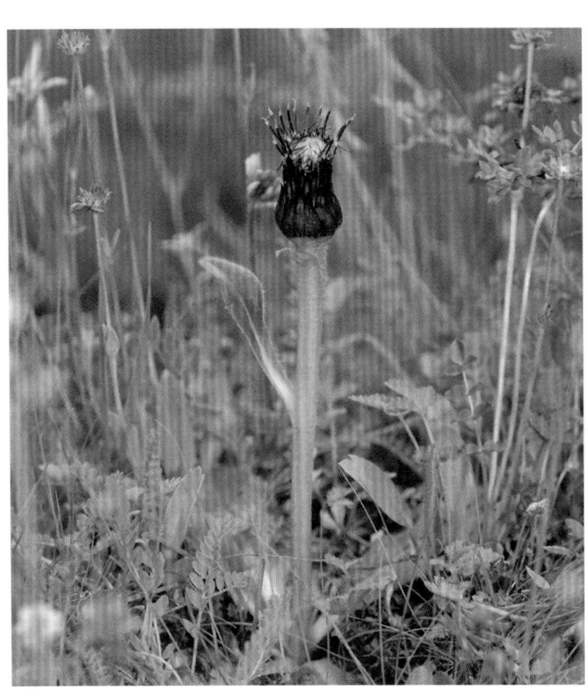

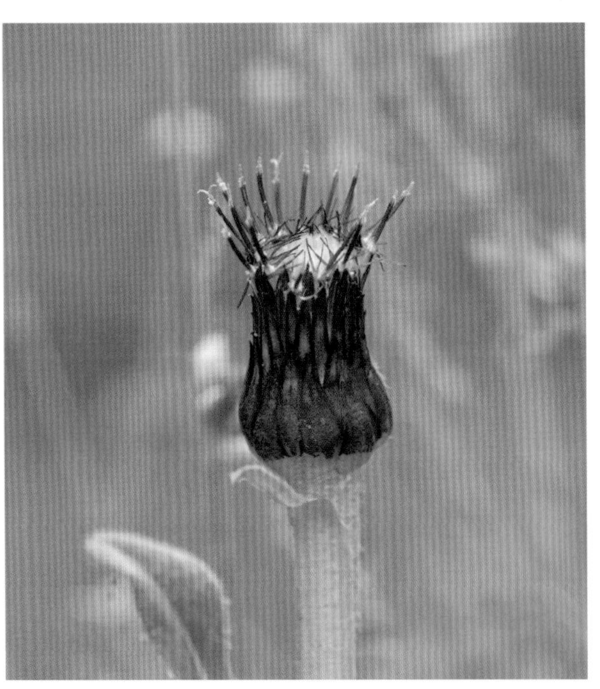

【形态特征】多年生草本。根状茎粗壮，木质，颈部密被棕色残柄。基生叶莲座状，倒披针形。头状花序单生茎端；总苞钟形；花紫色。瘦果矩圆形。花、果期 8~9 月。

【适宜生境】生于海拔 1920~2800m 的砂质河谷。

【资源状况】广泛分布于横断山三江并流区。常见。

【入药部位】全草（美丽风毛菊）。

【功能主治】清热祛风。用于温病时疫，新旧热，血热，湿热泄泻。

槲叶雪兔子

黑毛雪兔子

Saussurea quercifoia W. W. Smith

【标本采集号】5334210465

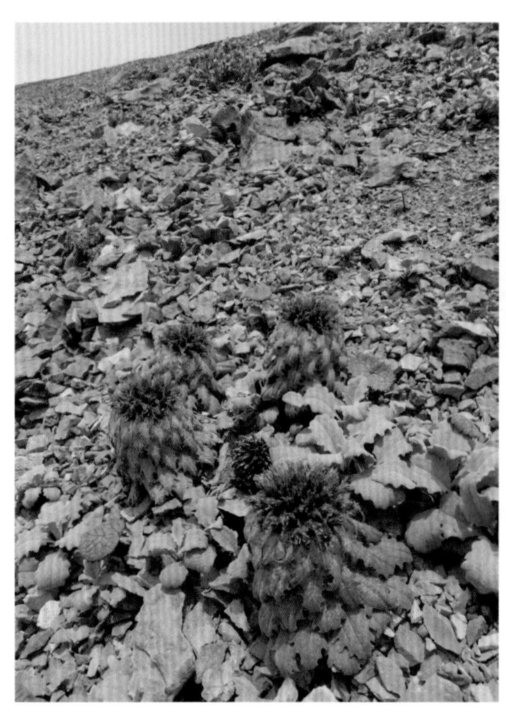

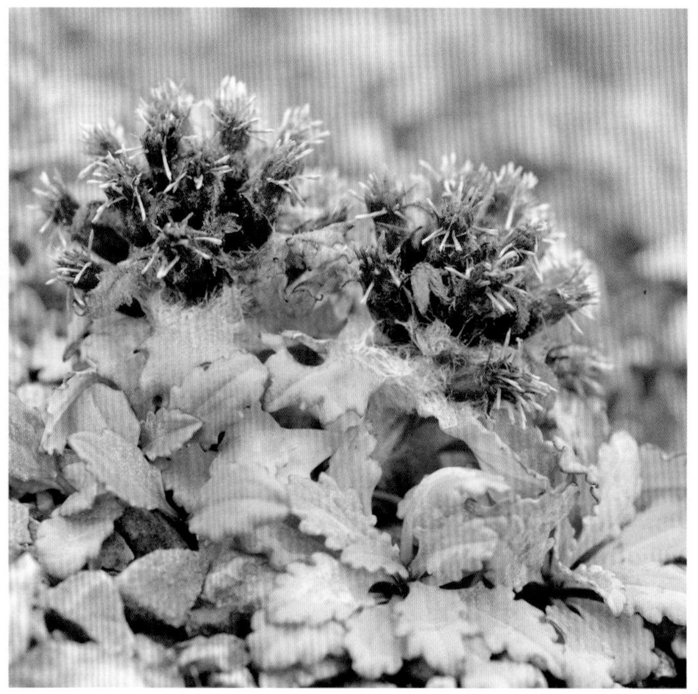

【形态特征】多年生多次结实簇生草本。根垂直直伸，黑色。根状茎常分枝，颈部被褐色残迹的叶柄；茎直立，被白色绒毛。基生叶椭圆形或长椭圆形，上面被薄蛛丝毛，下面被稠密的白色绒毛；上部叶渐小，反折，披针形或线状披针，下面被密厚棉毛。头状花序在茎端密集成半球形的总花序；总苞长圆形，总苞片 3~4 层；小花蓝紫色。瘦果褐色，圆柱状；冠毛鼠灰色，外层糙毛状，内层羽毛状。花、果期 7~10 月。

【适宜生境】生于海拔 3300~4800m 的高山灌丛草地、流石滩、岩坡。

【资源状况】分布于香格里拉等地。偶见。

【入药部位】全草（黑毛雪兔子）。

【功能主治】清热解毒，止痛。用于中毒病，跌打损伤。

星状雪兔子 苏尔公玛保、匐地风毛菊 *Saussurea stella* Maxim.

【标本采集号】5334210774

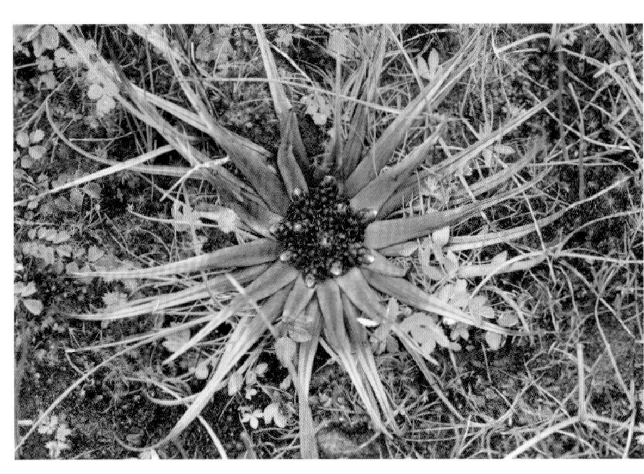
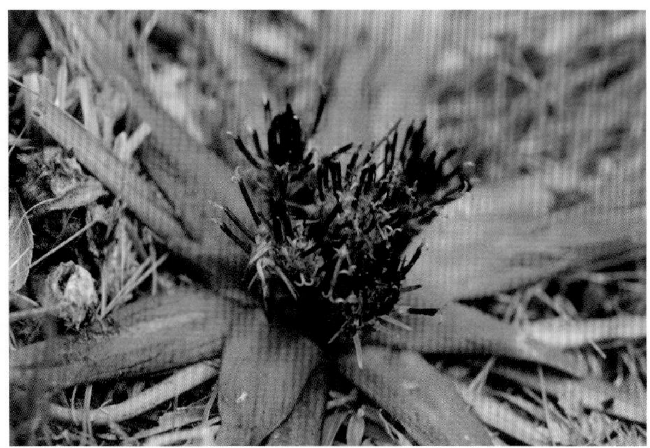

【形态特征】无茎莲座状草本，全株光滑无毛。根倒圆锥状，深褐色。叶莲座状，星状排列，线状披针形，边缘全缘，两面紫红色或近基部紫红色，或绿色。头状花序在莲座状叶丛中密集成半球形的总花序；总苞圆柱形，总苞片 5 层；小花紫色。瘦果圆柱状，顶端具膜质的冠状边缘；冠毛白色，外层糙毛状，内层羽毛状。花、果期 7~9 月。

【适宜生境】生于海拔 2000~5400m 的高山草地、山坡灌丛草地、河边或沼泽草地、河滩地。

【资源状况】分布于香格里拉等地。偶见。

【入药部位】全草（星状雪兔子）。

【功能主治】祛风利湿，行水消肿，解毒。用于风湿筋骨疼痛，骨折，中毒性热症，食物中毒。

钻叶风毛菊 *Saussurea subulata* C. B. Clarke

【标本采集号】5334211052

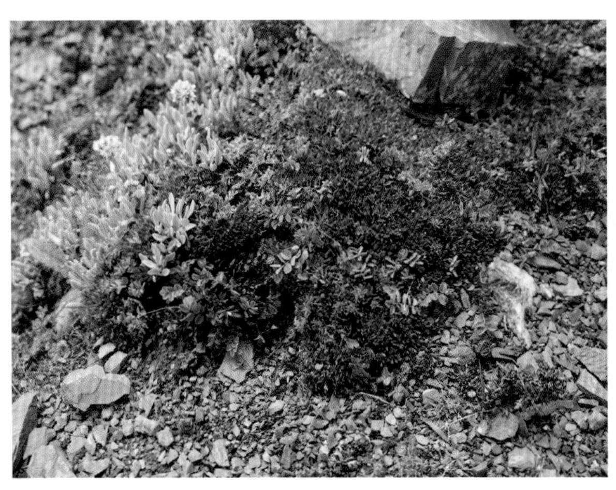
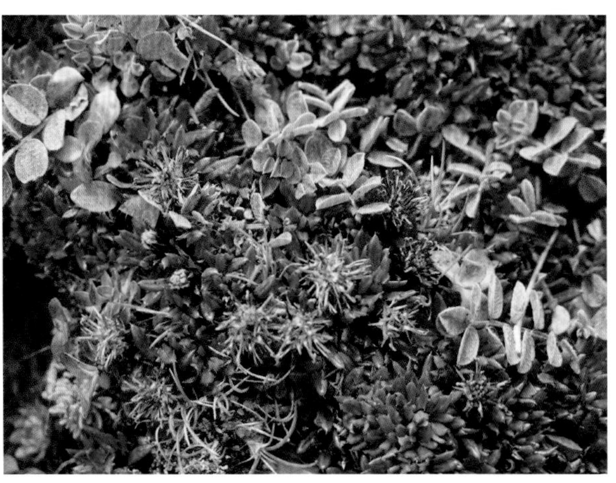

【形态特征】多年生垫状草本。根状茎多分枝，上部被褐色鞘状残迹，发出多数花茎及莲座状叶丛。叶无柄，钻状线形，革质，边缘反卷。头状花序多数，生花茎分枝顶端；总苞钟状，总苞片 4 层；小花紫红色。瘦果圆柱状；外层冠毛白色，糙毛状，内层褐色，羽毛状。花、果期 7~8 月。

【适宜生境】生于海拔4600~5250m的河谷砾石地、山坡草地及草甸、河谷湿地、盐碱湿地及湖边湿地。

【资源状况】分布于德钦、香格里拉等地。偶见。

【入药部位】全草（钻叶风毛菊）。

【功能主治】清血热，止血，解毒。用于外伤出血，疮疖，消肉食之积。

唐古特雪莲 漏紫多保

Saussurea tangutica Maxim.

【标本采集号】LGD-QH108

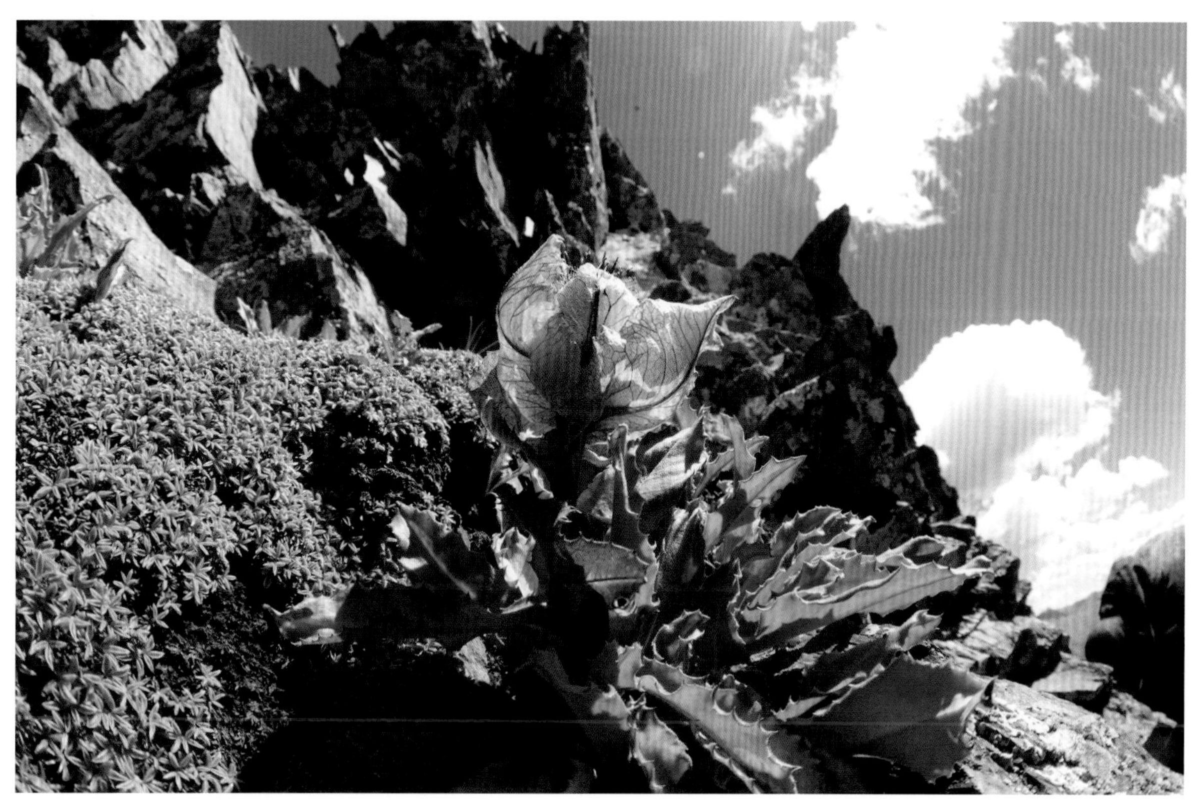

【形态特征】多年生草本。根状茎粗，上部被多数褐色残存的叶柄；茎直立，单生。基生叶长圆形或宽披针形，两面有腺毛；茎生叶长椭圆形或长圆形；最上部茎叶苞叶状，膜质，紫红色，宽卵形，包围头状花序或总花序。头状花序在茎端密集成总花序或单生茎顶；总苞宽钟状，总苞片 4 层，黑紫色；小花蓝紫色。瘦果长圆形，紫褐色；冠毛淡褐色，外层糙毛状，内层羽毛状。花、果期 7~9 月。

【适宜生境】生于海拔 3800~5000m 的高山流石滩、高山草甸。

【资源状况】分布于德钦、玉龙等地。偶见。

【入药部位】全草（唐古特雪莲）。

【功能主治】祛风通络，散寒止痛，清热解毒。用于外感风热，发热，头痛，咳嗽，咽喉肿痛，麻疹，荨麻疹，食物中毒。

川滇风毛菊 *Saussurea wardii* Anth.

【标本采集号】5334210963

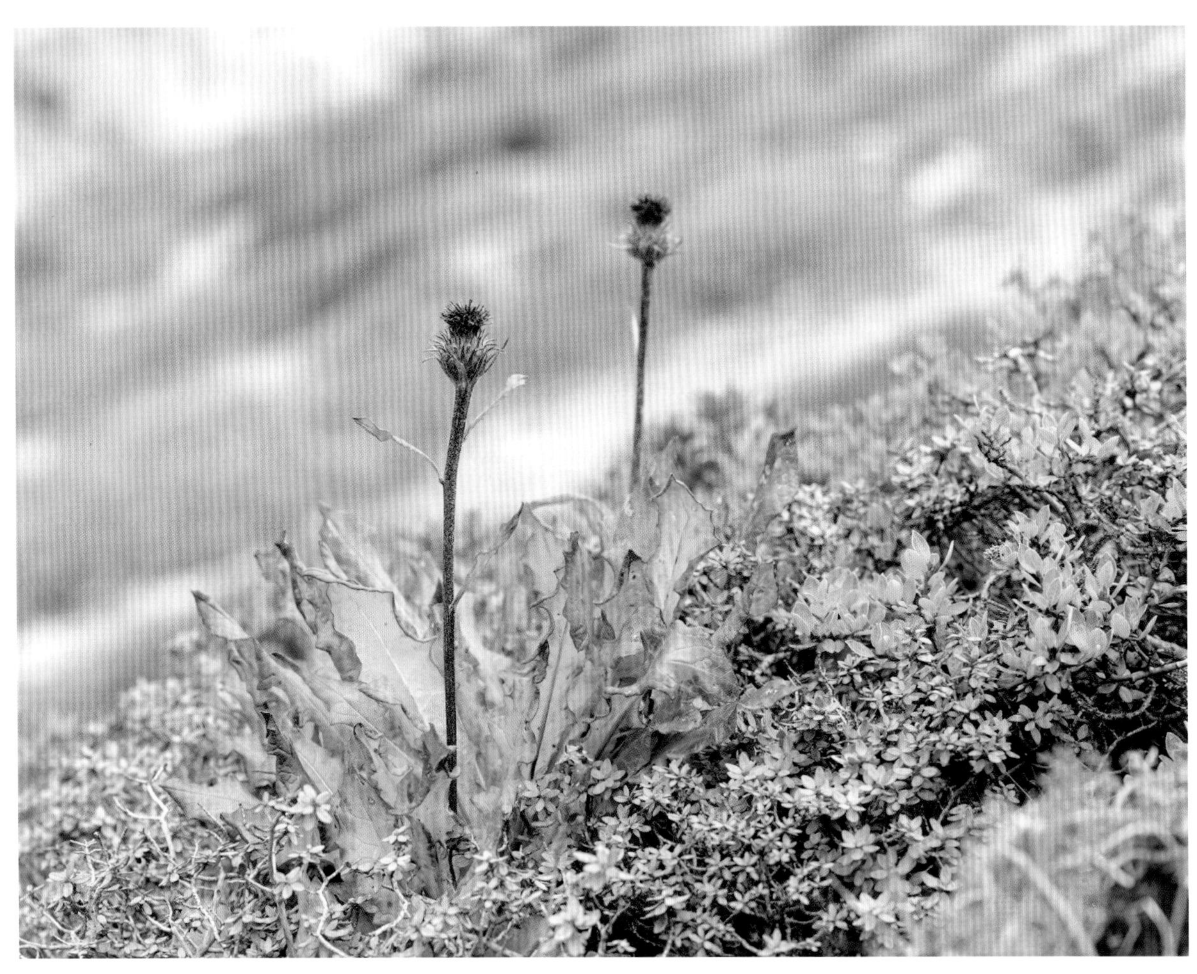

【形态特征】多年生草本。茎直立，单生，粗壮，紫红色，有条纹。基生叶基部楔形渐狭成叶柄，叶片长椭圆，少倒披针形，羽裂；下部茎叶与基生叶同形并等样分裂；中部与上部茎叶渐小，与基生叶同形并等样分裂；全部叶下面被蛛丝状绒毛。头状花序单生茎端，总苞钟状，总苞片 5~6 层；小花紫色。瘦果圆柱形，褐色；冠毛褐色，外层糙毛状，内层羽毛状。花、果期 7~8 月。

【适宜生境】生于海拔 3500~4000m 的山坡草地。

【资源状况】分布于德钦、维西等地。偶见。

【入药部位】全草（川滇风毛菊）。

【功能主治】清血热，止血，解毒。用于外伤出血，疮疖，消肉食之积。

三指雪兔子 *Saussurea tridactyla* Sch.-Bip. ex Hook. f.

【标本采集号】ZM161

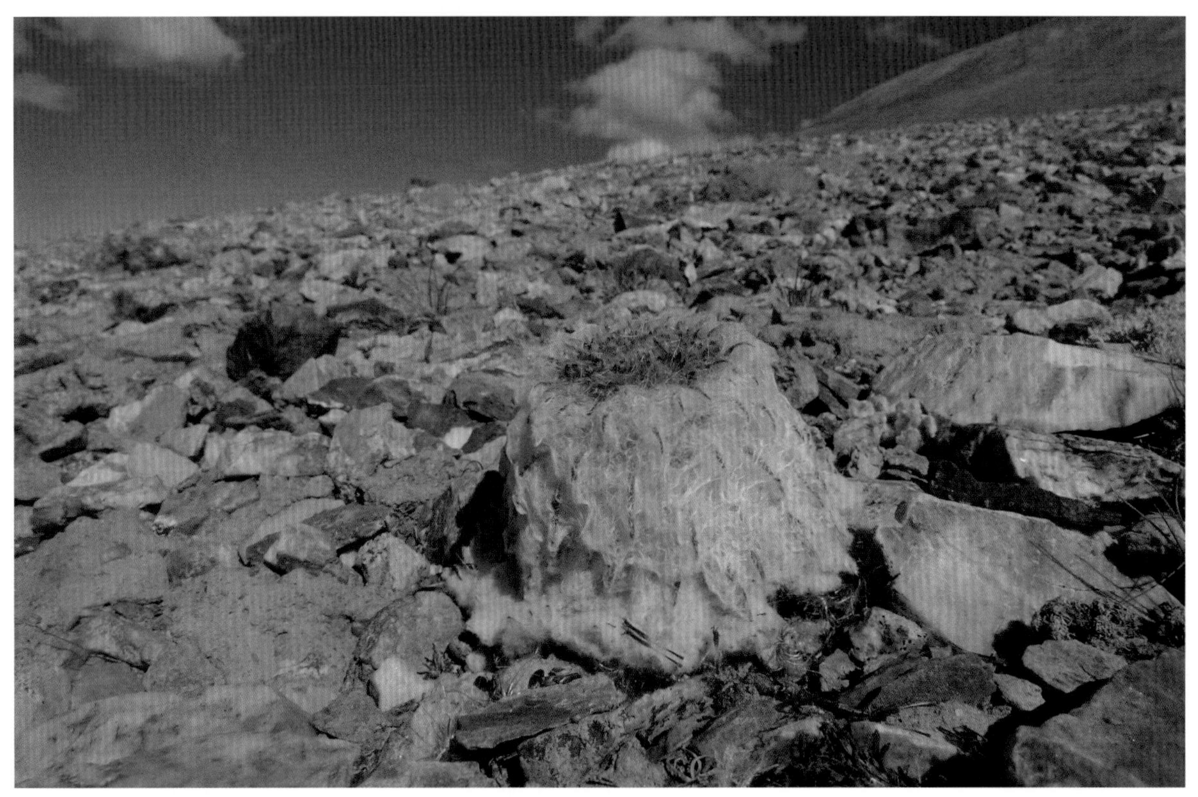

【形态特征】多年生多次结实有茎草本。根黑褐色，细长，垂直直伸。茎密被白色或带褐色的长棉毛，基部被残存的褐色叶柄。叶密集；下部叶有宽叶柄，叶片线形；中部与上部茎叶有短柄，叶片匙形、倒卵状匙形或长圆形；全部叶两面密被稠密的棉毛。头状花序在茎端集成半球形的总花序，总花序为白色棉毛所覆盖；总苞长圆状，总苞片 3~4 层；小花紫红色。瘦果褐色，倒圆锥状；冠毛羽毛状，褐色或污褐色。花、果期 8~9 月。

【适宜生境】生于海拔 4300~5300m 的高山流石滩、山顶碎石间、山坡草地。

【资源状况】分布于德钦。偶见。

【入药部位】全草（三指雪兔子）。

【功能主治】益气养血，安神，调经。用于肾虚腰痛，神经衰弱，月经不调。

毡毛雪莲

毡毛风毛菊

Saussurea velutina W. W. Smith

【标本采集号】LGD-QH043

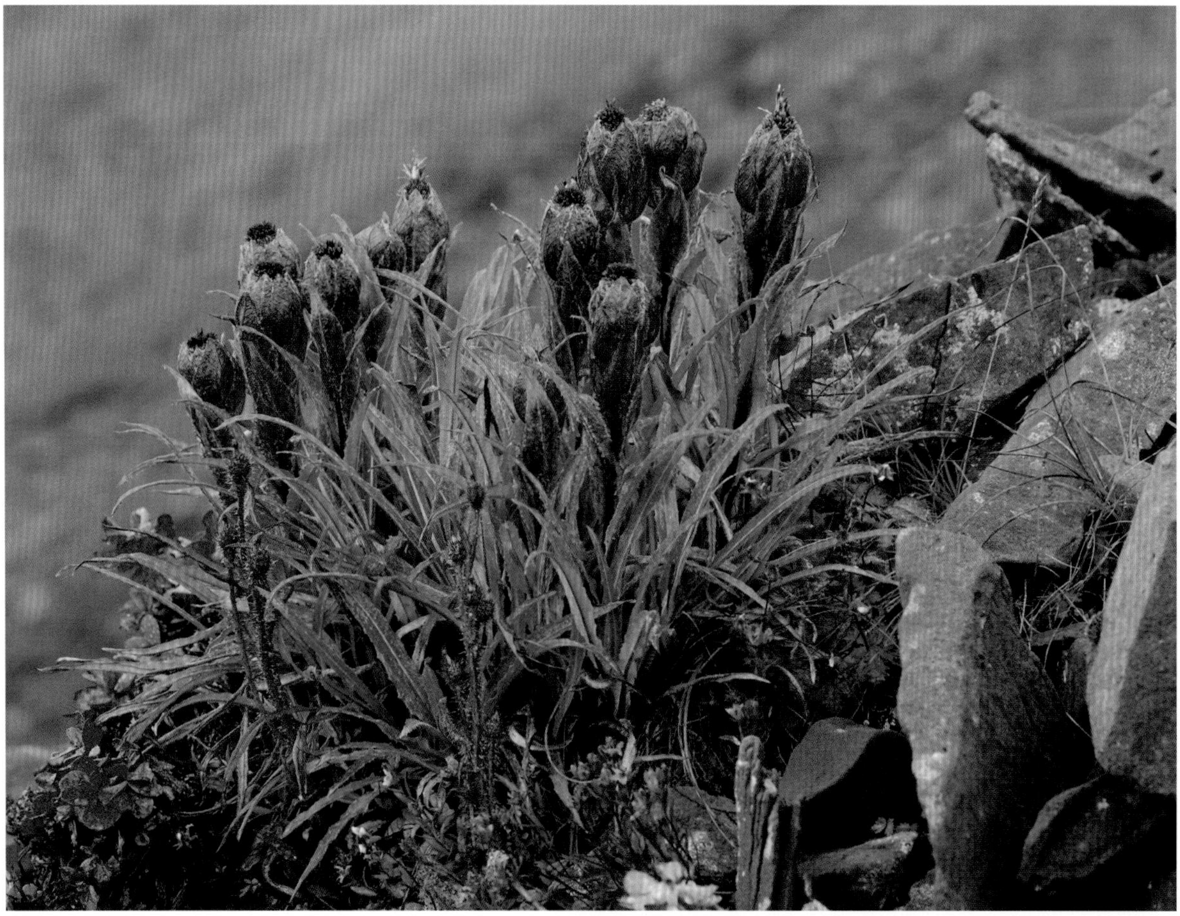

【形态特征】多年生草本。根状茎粗；茎直立，基部被褐色残存的叶柄。基生叶早落；下部茎叶有叶柄，叶片线状披针形或披针形；中部茎叶渐小，无柄，与下部茎叶同形或长圆状披针形；最上部茎叶苞叶状，倒卵形，紫红色，半包围头状花序。头状花序单生茎顶；总苞半球形，总苞片4层；小花紫红色。瘦果长圆形；冠毛污白色，羽毛状。花、果期7~9月。

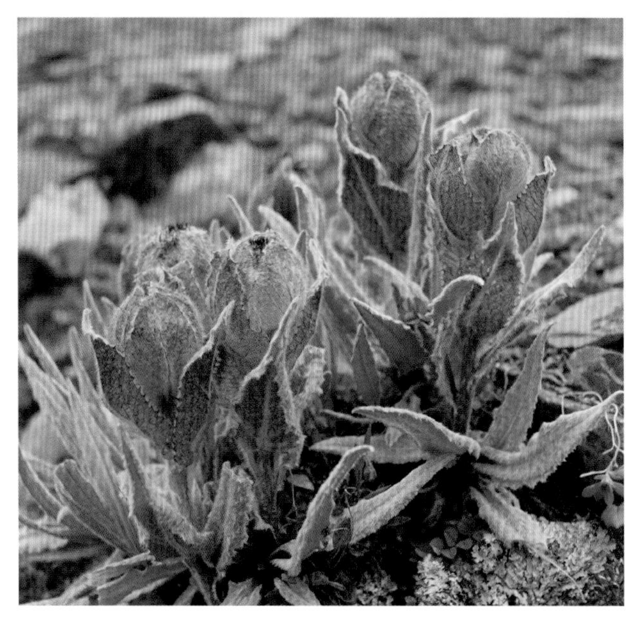

【适宜生境】生于海拔约 5000m 的高山草地、灌丛及流石滩。

【资源状况】分布于香格里拉等地。偶见。

【入药部位】全草。

【功能主治】祛风通络，散寒止痛。

菊状千里光 滇败酱、野青菜、山青菜 *Senecio laetus* Edgew.

【标本采集号】5307210493

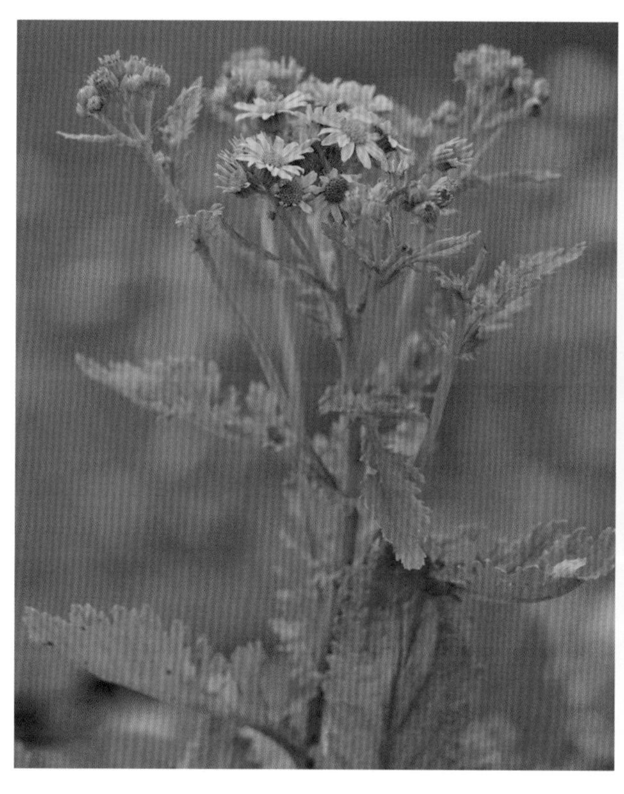

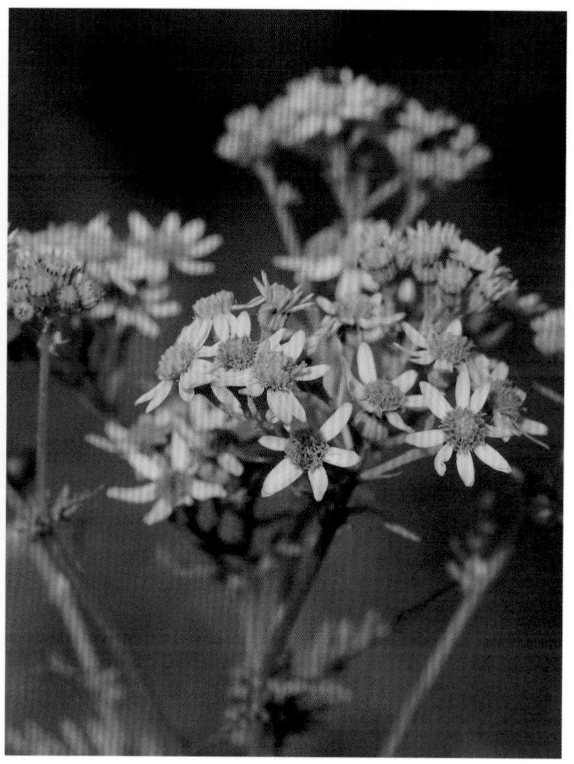

【形态特征】多年生根状茎草本。茎单生，直立。基生叶在花期生存或凋落，卵状椭圆形、卵状披针形至倒披针形，纸质，羽状脉；中部茎叶长圆形或倒披针状长圆形，羽裂；上部叶渐小，长圆状披针形或长圆状线形。头状花序有舌状花，排列成顶生伞房花序或复伞房花序；总苞钟状，具外层苞片；舌状花和管状花花冠黄色。瘦果圆柱形；冠毛污白色、禾秆色或稀淡红色。花、果期 4~11 月。

【适宜生境】生于海拔 1100~3750m 的林下、林缘、开旷草坡、田边和路边。

【资源状况】广泛分布于横断山三江并流区。常见。

【入药部位】全草（大红青菜）。

【功能主治】清热解毒，活血消肿。用于跌打损伤，瘀积疼痛，疮痈肿毒，乳痈。

蕨叶千里光 *Senecio pteridophyllus* Franch.

【标本采集号】530522150801514LY

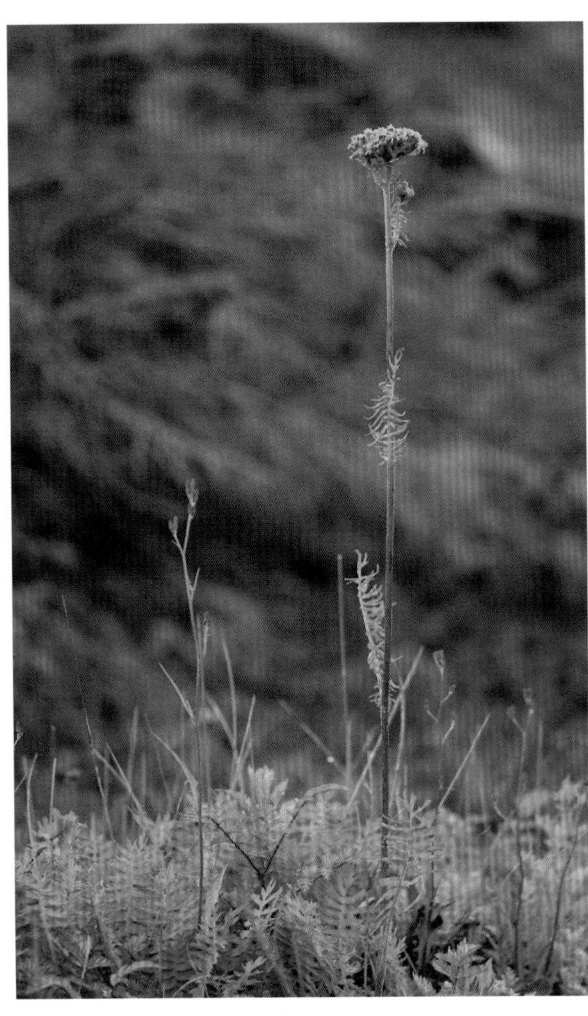

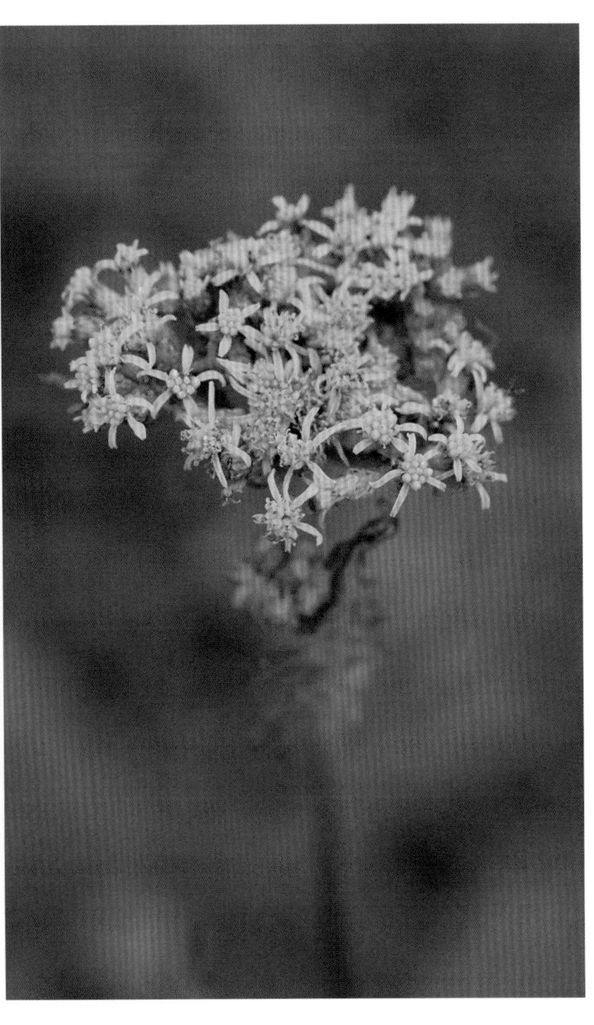

【形态特征】多年生草本。根状茎粗；茎单生，直立，不分枝。基生叶和下部茎叶在花期有时枯萎，倒披针状长圆形或狭长圆形，大头羽状分裂；中部茎叶基部常具耳，羽状分裂，薄纸质；上部叶渐小，羽状深裂。头状花序有舌状花，排列成顶生复伞房花序；总苞狭钟状，具外层苞片；舌状花和管状花花冠黄色。瘦果圆柱形，冠毛白色。花期 7~10 月。

【适宜生境】生于海拔 3000~3800m 的高山牧场和草甸。

【资源状况】分布于香格里拉、维西、贡山、玉龙等地。偶见。

【入药部位】叶（蕨叶千里光）。

【功能主治】用于湿疹，风湿。

千里光 九里明、蔓黄菀

Senecio scandens Buch.-Ham. ex D. Don

【标本采集号】5334210753

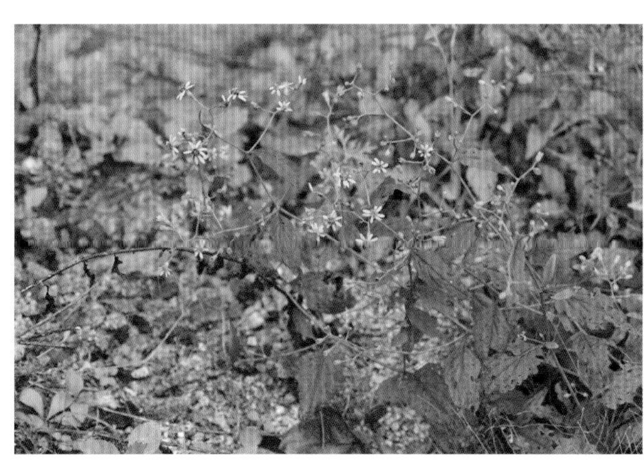

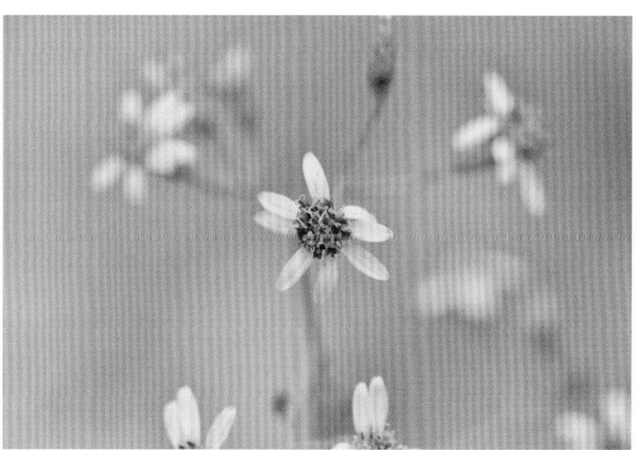

【形态特征】多年生攀缘草本。根状茎木质，粗；茎伸长，弯曲，多分枝。叶片卵状披针形至长三角形，羽状脉；上部叶变小，披针形或线状披针形。头状花序在茎枝端排成顶生复伞圆锥花序；总苞圆柱状钟形，具外层苞片；舌状花和管状花花冠黄色。瘦果圆柱形，冠毛白色。

【适宜生境】生于海拔 50~3200m 的森林、灌丛中，攀缘于灌木、岩石上或溪边。

【资源状况】广泛分布于横断山三江并流区。常见。

【入药部位】全草（千里光）。

【功能主治】清热解毒，明目，利湿。用于痈肿疮毒，感冒发热，目赤肿痛，泄泻痢疾，皮肤湿疹。

欧洲千里光 大白顶草

Senecio vulgaris L.

【标本采集号】5334210929

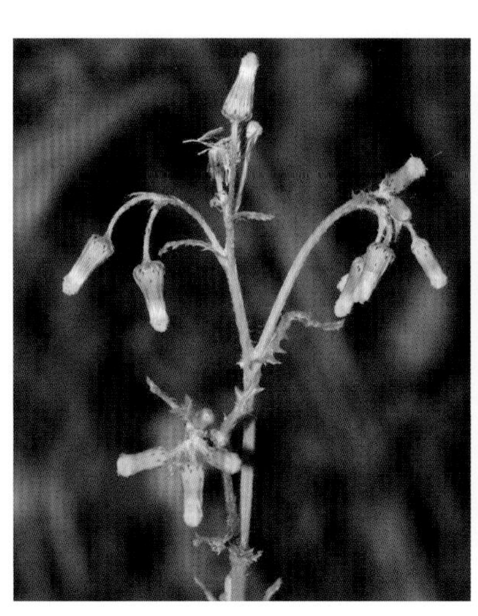

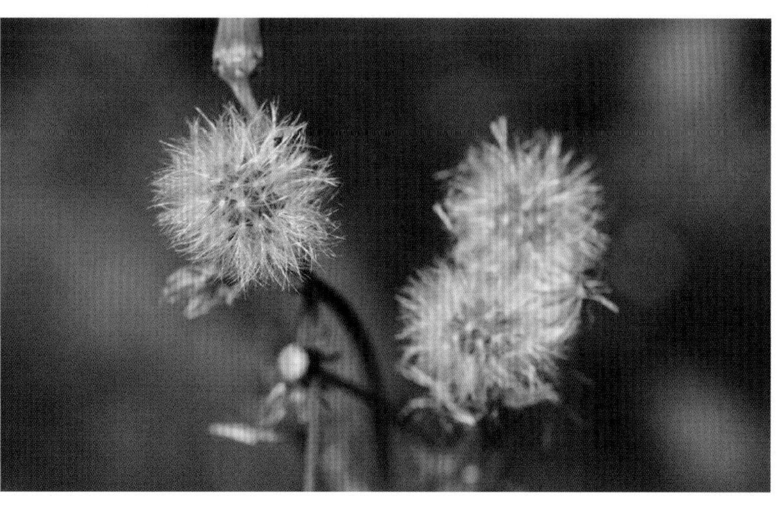

【形态特征】一年生草本。茎单生，直立，自基部或中部分枝，分枝斜升或略弯曲。叶无柄，倒披针状匙形或长圆形，羽状裂；下部叶基部渐狭成柄状；中部叶基部扩大且半抱茎；上部叶较小，线形。头状花序无舌状花，排成顶生密集伞房花序；总苞钟状，具外层苞片；舌状花缺如，管状花冠黄色。瘦果圆柱形，冠毛白色。花期 4~10 月。

【适宜生境】生于海拔 300~2300m 的开旷山坡、草地及路旁。

【资源状况】分布于香格里拉等地。偶见。

【入药部位】全草（大白顶草）。

【功能主治】清热解毒，利水消肿。用于口腔炎，湿疹，无名肿痛。

豨莶 肥猪菜

Siegesbeckia orientalis L.

【标本采集号】5334211101

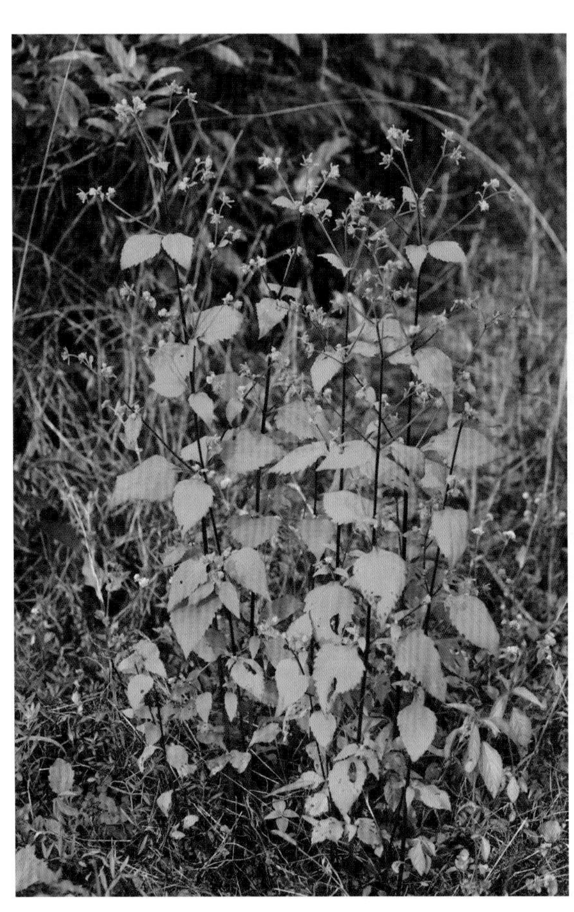

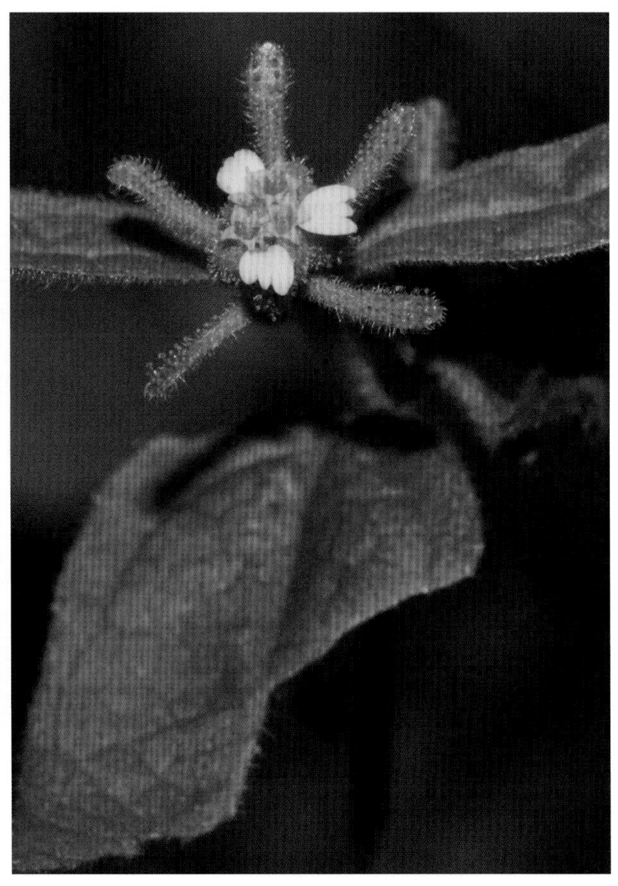

【形态特征】一年生草本。茎直立，上部的分枝常呈复二歧状，全部分枝被灰白色短柔毛。基部叶花期枯萎；中部叶三角状卵圆形或卵状披针形，下面具腺点，三出基脉；上部叶渐小，卵状长圆形。头状花序聚生于枝端排成具叶的圆锥花序；总苞阔钟状，总苞片 2 层；花黄色，有雌花和两性花之分。瘦果倒卵圆形，4 棱。花期 4~9 月，果期 6~11 月。

【适宜生境】生于海拔 110~2700m 的山野、荒草地、灌丛、林缘及林下，也常见于耕地中。

【资源状况】广泛分布于横断山三江并流区。常见。

【入药部位】地上部分（豨莶草）。

【功能主治】祛风湿，利关节，解毒。用于风湿痹痛，筋骨无力，腰膝酸软，四肢麻痹，半身不遂，风疹湿疮。

腺梗豨莶

毛豨莶、棉苍狼、珠草

Siegesbeckia pubescens Makino

【标本采集号】ZM1061

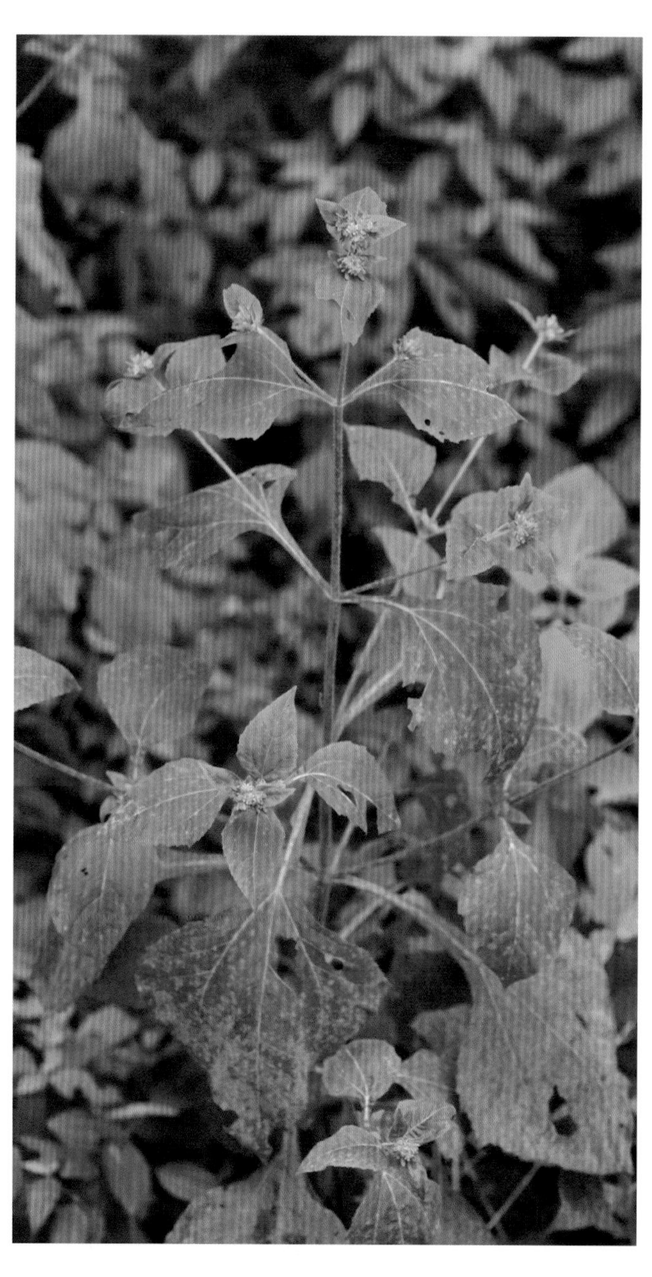

【形态特征】一年生草本。茎直立，粗壮，被长柔毛和糙毛。基部叶卵状披针形，花期枯萎；中部叶卵圆形或卵形，开展；上部叶渐小，披针形或卵状披针形，基出三脉。头状花序生于枝端，排列成松散的圆锥花序；花梗和总苞片密生紫褐色头状具柄腺毛；总苞宽钟状，总苞片2层；舌状花舌片先端齿裂，管状花冠檐钟状。瘦果倒卵圆形，4棱。花期5~8月，果期6~10月。

【适宜生境】生于海拔 160~3400m 的山坡、山谷林缘、灌丛林下的草坪中，河谷、溪边、旷野、耕地边等处也常见。

【资源状况】广泛分布于横断山三江并流区等地。常见。

【入药部位】地上部分（豨莶草）。

【功能主治】祛风湿，利关节，解毒。用于风湿痹痛，筋骨无力，腰膝酸软，四肢麻痹，半身不遂，风疹湿疮。

耳柄蒲儿根

齿裂千里光、槭叶千里光

Sinosenecio euosmus (Hand.-Mazz.) B. Nord.

【标本采集号】ZM814

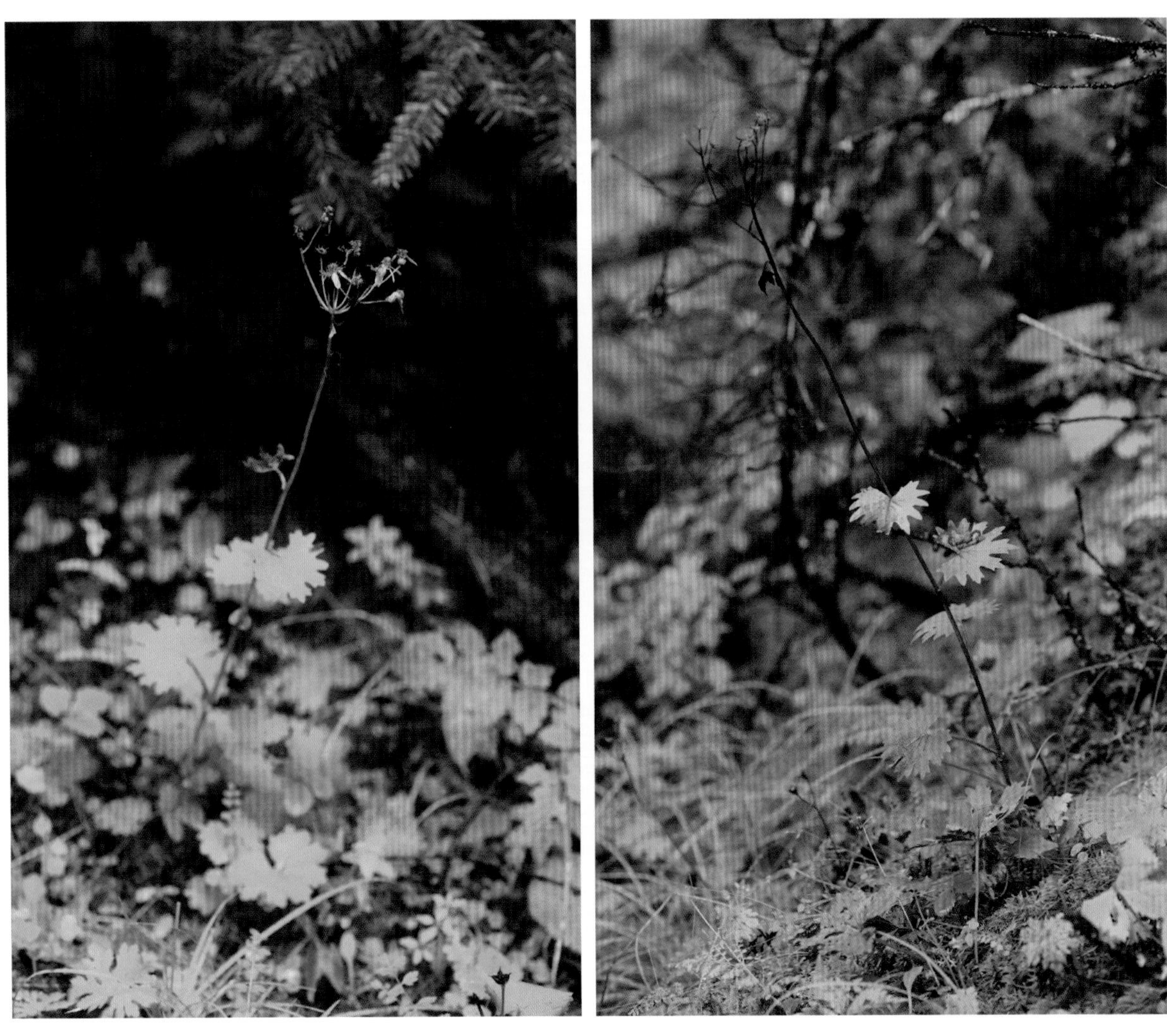

【形态特征】具匍枝茎叶草本。根状茎横走或斜升；茎单生，直立，不分枝。基生叶花期凋落；中部茎叶具长柄，叶片卵形或宽卵形；上部茎叶渐小，最上部叶苞片状，线形。头状花序排列成顶生近伞形状伞房花序或复伞房花序；总苞近钟形，总苞片1层；舌状花和管状花花冠黄色。瘦果圆柱形，无毛而具肋；冠毛白色。花期7~8月。

【适宜生境】生于海拔2400~4000m的林缘、高山草甸或潮湿处。

【资源状况】分布于维西、贡山、德钦、香格里拉等地。偶见。

【入药部位】全草。

【功能主治】有小毒。解毒，活血。用于疮毒，化脓，跌打损伤。

蒲儿根 *Sinosenecio oldhamianus* (Maxim.) B. Nord.

【标本采集号】5309270227

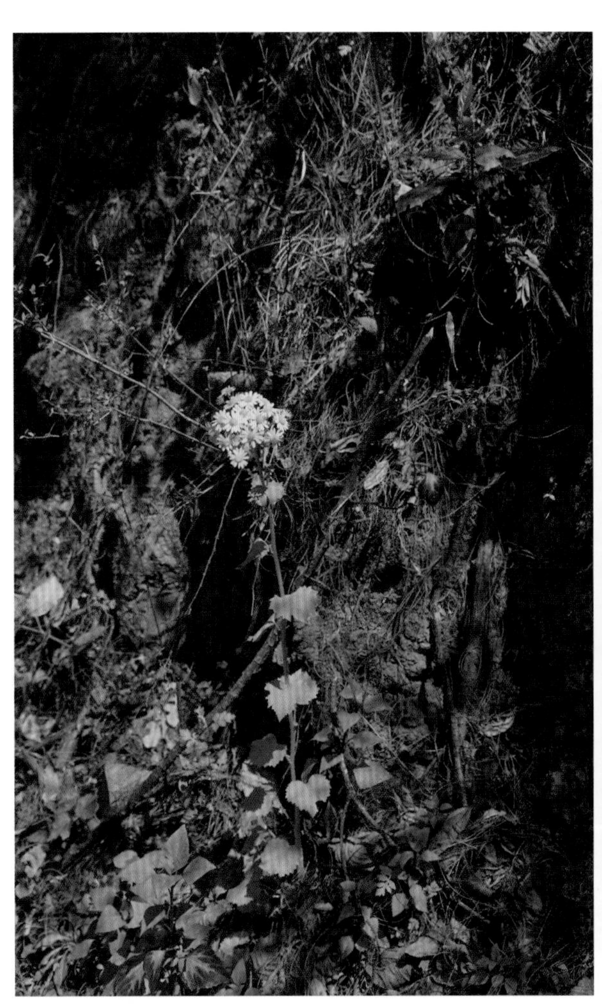

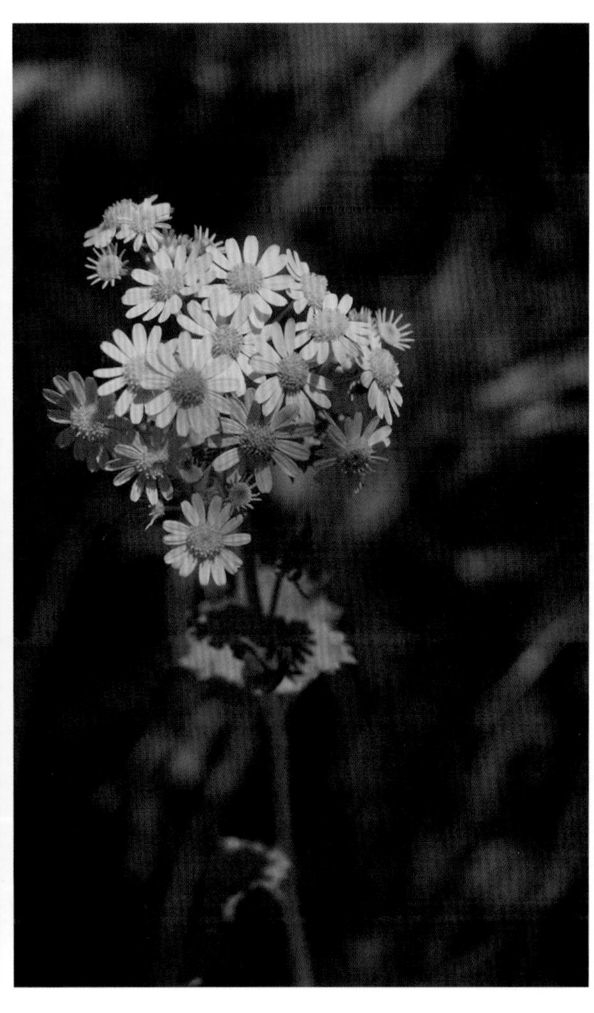

【形态特征】多年生或二年生茎叶草本。根状茎木质，粗；茎直立，不分枝。基部叶在花期凋落；下部茎叶卵状圆形或近圆形，膜质，掌状 5 脉；上部叶渐小，卵形或卵状三角形；最上部叶卵形或卵状披针形。头状花序多数排列成顶生复伞房状花序；总苞宽钟状，总苞片 1 层；舌状花和管状花均为黄色。瘦果圆柱形；舌状花冠毛缺，管状花冠毛白色。花期 1~12 月。

【适宜生境】生于海拔 360~2100m 的林缘、溪边、潮湿岩石边及草坡、田边。

【资源状况】分布于德钦等地。常见。

【入药部位】全草（蒲儿根）。

【功能主治】有小毒。清热解毒。用于痈疖肿毒。

花叶滇苦菜 断续菊

Sonchus asper (L.) Hill

【标本采集号】5329320726

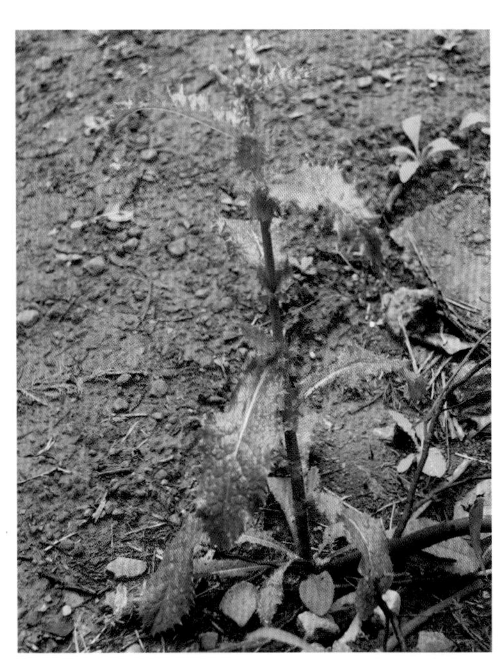

【形态特征】一年生草本。根倒圆锥状，褐色。茎单生或少数茎簇生，直立，有纵纹或纵棱。基生叶与茎生叶同形，但较小；中下部茎叶长椭圆形、倒卵形、匙状或匙状椭圆形；上部茎叶披针形，基部扩大成圆耳状抱茎；全部叶及裂片与抱茎的圆耳边缘有尖齿刺，两面光滑无毛，质地薄。头状花序在茎枝顶端排成稠密的伞房花序；总苞宽钟状，总苞片3~4层；舌状小花黄色。瘦果倒披针状，褐色，压扁；冠毛白色，彼此纠缠。花、果期5~10月。

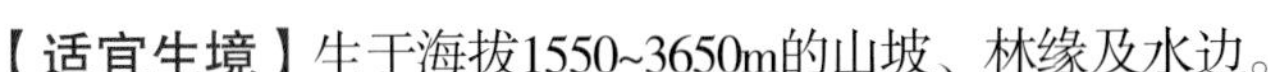

【适宜生境】生于海拔1550~3650m的山坡、林缘及水边。

【资源状况】分布于玉龙等地。常见。

【入药部位】全草（花叶滇苦菜）。

【功能主治】消肿止痛，祛瘀解毒。用于带下病，白浊，痈肿，痢疾，肠痈，目赤红肿，产后瘀血腹痛，肺痨咯血，小儿气喘。

苦苣菜 滇苦荬菜

Sonchus oleraceus L.

【标本采集号】5329260283

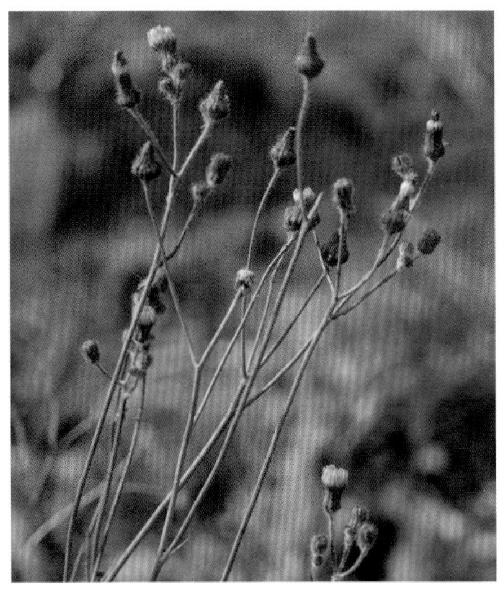

【形态特征】一年生或二年生草本。根圆锥状。茎直立，单生，有纵条棱或条纹，全部茎枝光滑无毛。基生叶羽状深裂，长椭圆形或倒披针形；中下部茎叶羽状深裂，椭圆形或倒披针形；下部茎叶或接花序分枝下方的叶与中下部茎叶同形并等样分裂或不分裂。头状花序在茎枝顶端排成紧密的伞房花序或总状花序或单生茎枝顶端；总苞宽钟状，总苞片3~4层；舌状小花黄色。瘦果褐色，长椭圆形；冠毛白色，彼此纠缠。花、果期5~12月。

【适宜生境】生于海拔 170~3200m 的山坡或山谷林缘、林下或平地田间、空旷处或近水处。

【资源状况】分布于香格里拉、维西、福贡等地。常见。

【入药部位】全草（苦苣菜）。

【功能主治】祛风除湿，通络，降血压，解毒，镇痛，消痞截疟。用于四肢麻痹，筋骨疼痛，腰膝无力，急性肝炎。

苣荬菜 野苦荬、山苦荬

Sonchus arvensis L.

【标本采集号】5329290012

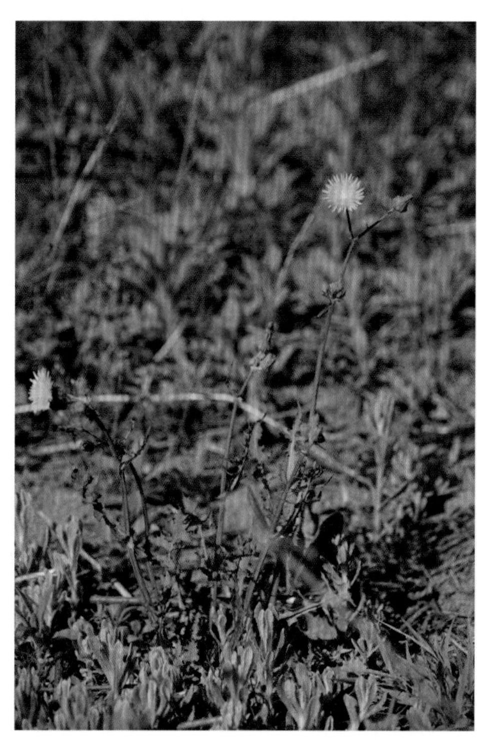

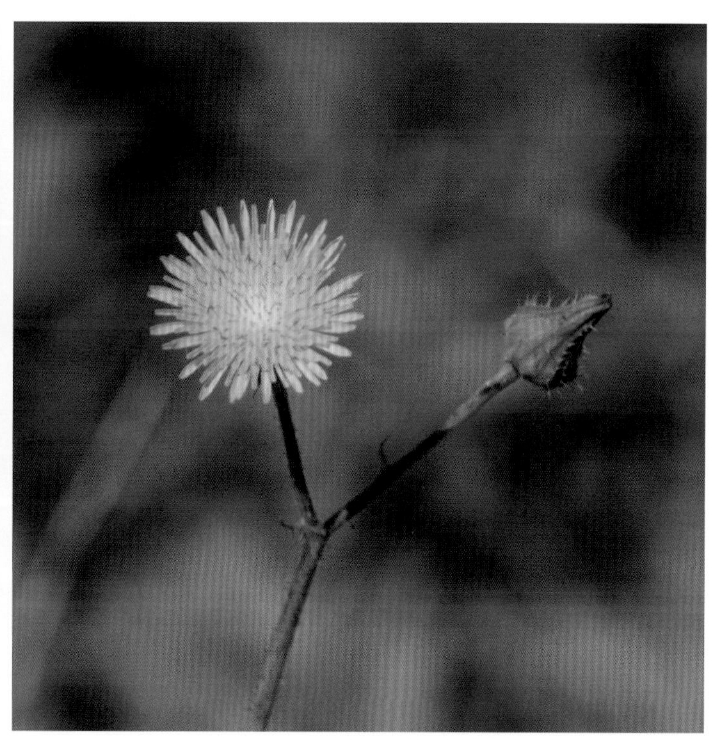

【形态特征】多年生草本。根垂直直伸。多少有根状茎；茎直立，有细条纹。基生叶多数，与中下部茎叶均为倒披针形或长椭圆形，羽状；上部茎叶及接花序分枝下部的叶披针形。头状花序在茎枝顶端排成伞房状花序；总苞钟状，总苞片 3 层；舌状小花黄色。瘦果稍压扁，长椭圆形；冠毛白色，彼此纠缠。花、果期 1~9 月。

【适宜生境】生于海拔 300~2300m 的山坡草地、林间草地、潮湿地或近水旁、村边或河边砾石滩。

【资源状况】分布于兰坪等地。常见。

【入药部位】全草（苣荬菜）。

【功能主治】清热解毒，凉血利湿。用于急性咽炎，急性细菌性痢疾，吐血，尿血，痔疮肿痛。

绢毛苣 莲状绢毛菊 *Soroseris glomerata* (Decne.) Stebbins

【标本采集号】5334210443

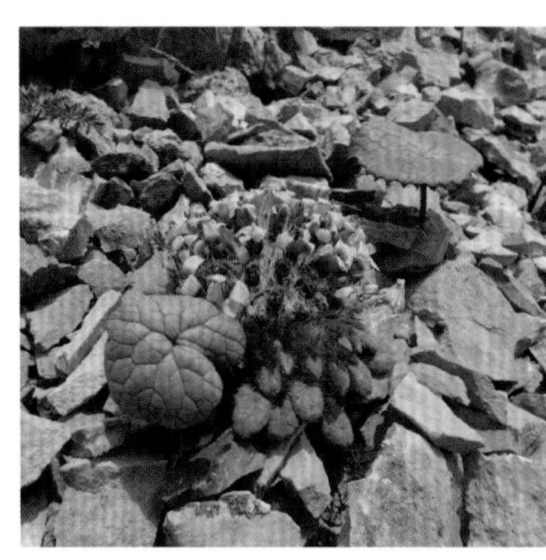
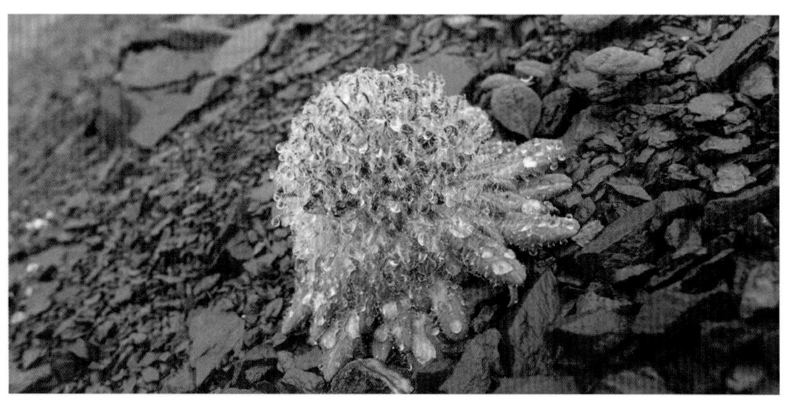

【形态特征】多年生草本。根直伸。地下根状茎直立，为流石覆埋，被退化的鳞片状叶；地上茎极短，被稠密的莲座状叶。叶匙形、宽椭圆形或倒卵形；露出流石面上的叶与莲座状叶丛的叶同形。头状花序集成团伞花序；总苞狭圆柱状，总苞片 2 层；舌状小花通常黄色。瘦果微扁，长圆柱状；冠毛灰色或浅黄色，细锯齿状。花、果期 5~9 月。

【适宜生境】生于海拔 3200~5600m 的高山流石滩及高山草甸。

【资源状况】分布于德钦、玉龙等地。偶见。

【入药部位】全草。

【功能主治】清热解毒，止痛，舒脉。用于炎症发热，虚热，咽喉痛，头伤。

皱叶绢毛苣 *Soroseris hookeriana* (C. B. Clarke) Stebbins

【标本采集号】ZM083

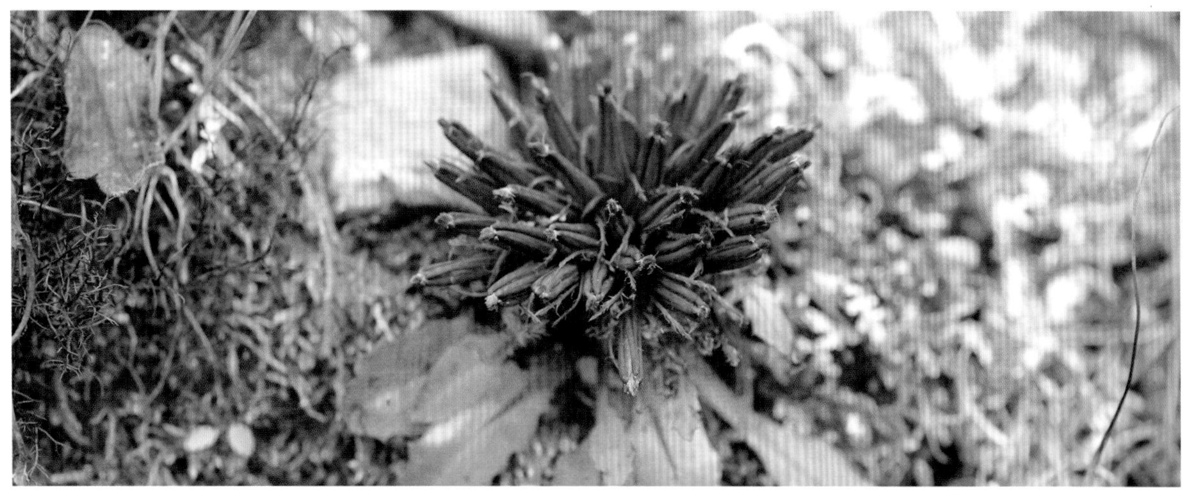

【形态特征】多年生草本。根长，垂直直伸，倒圆锥状。茎极短或几无茎。叶稠密，集中排列在团伞花序下部，线形或长椭圆形。头状花序多数在茎端排成团伞状花序；总苞狭圆柱状，被稀疏的长或短硬毛。瘦果长倒圆锥状，微压扁，下部收窄，顶端截形。花、果期 7~8 月。

【适宜生境】生于海拔 4980~5450m 的高山草甸或灌丛中或冰川石缝中。

【资源状况】分布于香格里拉等地。偶见。

【入药部位】全草。

【功能主治】清热降火，解毒，止血。用于外伤，食物中毒。

肉菊 条参、伞花绢毛菊

Stebbinsia umbrella (Franch.) Lipsch.

【标本采集号】5334210437

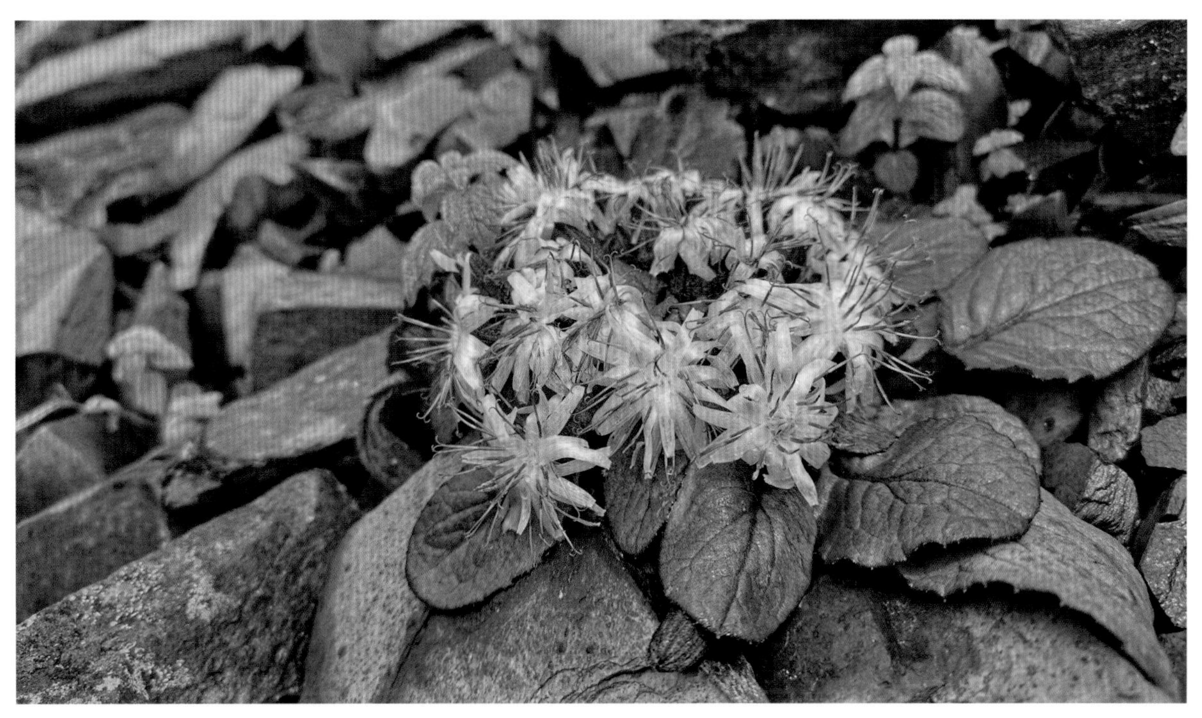

【形态特征】多年生肉质草本。根垂直直伸，圆柱状。茎极短。叶稠密，莲座状，紫红色，外围的较大，卵形、卵圆形或卵状椭圆形；叶柄宽厚。头状花序多数，在茎顶莲座状叶丛中密集成团伞花序；总苞圆柱状，总苞片 3 层；舌状小花黄色，舌片顶端截形。瘦果近长圆柱状，棕黄色；冠毛细锯齿状。花、果期 7~9 月。

【适宜生境】生于海拔 2600~4600m 的高山草甸及流石滩。

【资源状况】分布于香格里拉、德钦、玉龙等地。偶见。

【入药部位】全草（肉菊）。

【功能主治】健脾益气，养阴生津。用于气血双亏，身体虚弱，四肢无力，头晕目眩，少气懒言，乏力自汗，心悸失眠，痢疾，发热；外用于皮肤病。

翅柄合耳菊

翅柄千里光
Synotis alata (Wall. ex DC.) C. Jeffrey et Y. L. Chen

【标本采集号】533324180819373LY

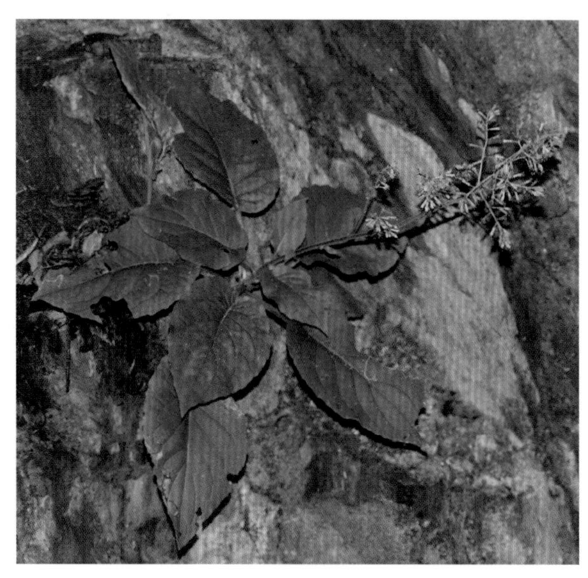

【形态特征】多年生草本。根状茎粗短，木质，通常有分枝；营养茎横走，直立或斜升，仅上部及顶端具叶，密被黄褐色长柔毛或绒毛；花茎单生。叶密集于花茎基部，近莲座状，叶片宽卵形至披针形，羽状脉；叶柄半抱茎；花茎叶通常少。头状花序具异形小花，盘状或具极小舌状花，排成聚伞圆锥状伞房花序或具幼枝的聚伞状圆锥花序；总苞圆柱形，具少数短外层苞片；舌状花 2，管状花 2~3，花冠黄色。瘦果圆柱形；冠毛白色。花期 8~11 月。

【适宜生境】生于海拔 1900~4000m 的林中或灌丛中。

【资源状况】分布于德钦、维西、贡山等地。偶见。

【入药部位】根（翅柄合耳菊）。

【功能主治】活血祛瘀，破血通经，止咳化痰。用于跌打损伤，劳伤咳嗽。

密花合耳菊

密花千里光、白叶火草
Synotis cappa (Buch.-Ham. ex D. Don) C. Jeffrey et Y. L. Chen

【标本采集号】5333241812051218LY

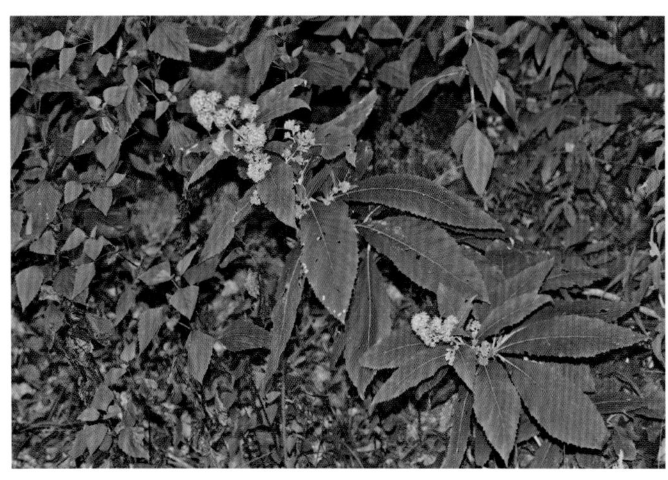

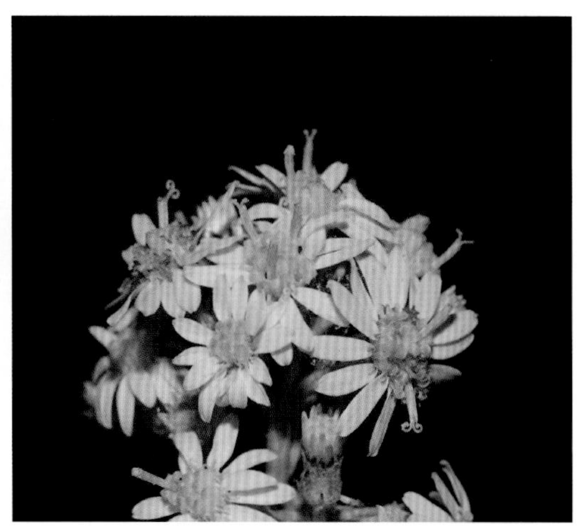

【形态特征】多年生灌木状草本或亚灌木。茎直立，常曲折，密被棉毛或蛛丝状绒毛。叶宽至狭倒卵状倒披针形或长圆状椭圆形，纸质，下面被柔毛和绒毛，羽状脉；头状花序辐射状，通常多数，在茎枝端及叶腋排成密复伞房花序或圆锥状聚伞花序；总苞狭钟状，具外层苞片；舌状花和管状花均为黄色。瘦果圆柱形，冠毛白色。花、果期9月至翌年1月。

【适宜生境】生于海拔 1500~2300m 的林缘、灌丛、溪边及草地。

【资源状况】分布于德钦、维西、贡山等地。偶见。

【入药部位】全草（密花合耳菊）。

【功能主治】清热解毒，清肝明目。用于咳嗽，带下病，风湿腰痛，关节痛，产后出血，急、慢性吐泻。

红缨合耳菊

红缨尾药菊、红毛千里光

Synotis erythropappa (Bur. et Franch.) C. Jeffrey et Y. L. Chen

【标本采集号】5329320728

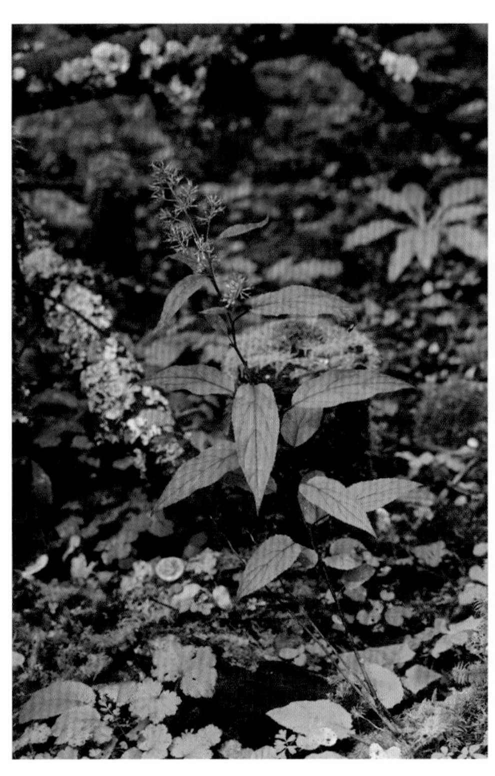

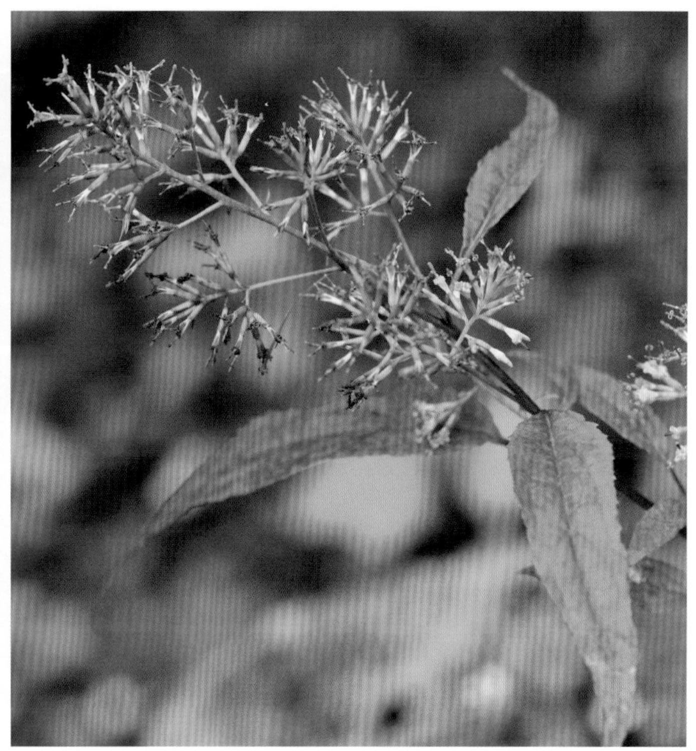

【形态特征】多年生具根状茎草本。根状茎木质，直立或斜升；茎单生或数个，直立或稀横卧，通常上部有花序枝，下部在花期无叶。叶卵形、卵状披针形或长圆状披针形，纸质或薄纸质，羽状脉。头状花序具同形小花，无舌状花，极多数在茎枝端和上部叶腋排列成多数宽塔状复圆锥状聚伞花序；总苞狭圆柱形，具外层苞片；管状花两性，花冠淡黄色。瘦果圆柱形，被疏柔毛；冠毛污白色至淡红褐色。花、果期 7~10 月。

【适宜生境】生于海拔 1500~3900m 的林缘或灌丛边、草坡。

【资源状况】分布于德钦、香格里拉、贡山、兰坪、玉龙等地。偶见。

【入药部位】全草（一扫光）。

【功能主治】祛风除湿，清热解毒，止痒。用于急性目赤红肿，疮疖，皮炎，跌打损伤。

锯叶合耳菊

锯叶千里光

Synotis nagensium (C. B. Clarke) C. Jeffrey et Y. L. Chen

【标本采集号】5333241812011033LY

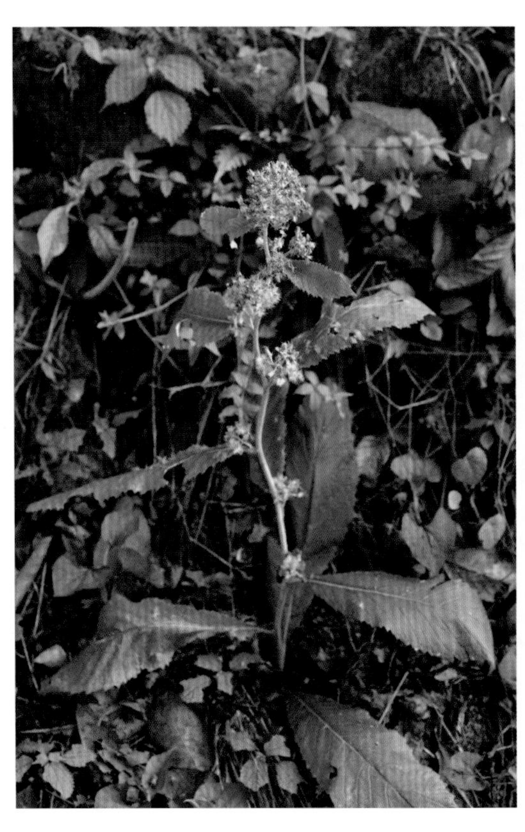

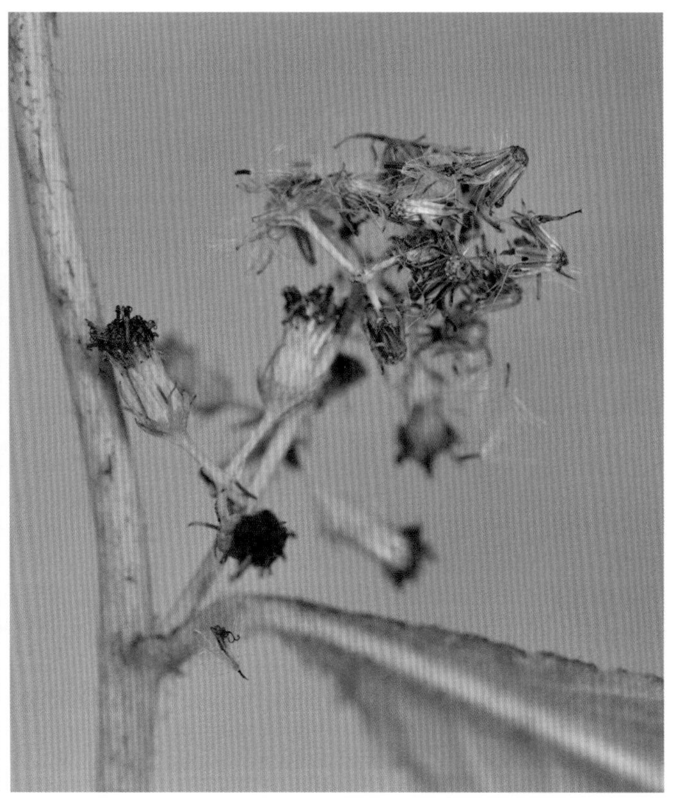

【形态特征】多年生灌木状草本或亚灌木。茎直立，密被绒毛。叶倒卵状椭圆形、倒披针状椭圆形或椭圆形，纸质，下面密被绒毛，沿脉被短硬毛；上部及分枝上叶较小，狭椭圆形或披针形。头状花序具异形小花，盘状或不明显辐射状，多数，排成顶生及上部腋生的狭圆锥状聚伞花序；总苞倒锥状钟形，总苞片多，线形，外面极密被绒毛；花冠黄色，丝状或具细舌；管状花黄色。瘦果圆柱形，被疏柔毛；冠毛白色。花期 8 月至翌年 3 月。

【适宜生境】生于海拔 100~2000m 的森林、灌丛及草地。

【资源状况】分布于维西、贡山等地。偶见。

【入药部位】全草（白叶火草）。

【功能主治】祛风，清热，利尿。用于感冒发热，咳嗽痰喘，水肿，小便涩痛。

山牛蒡 马蹄细辛

Synurus deltoides (Ait.) Nakai

【标本采集号】3229011057

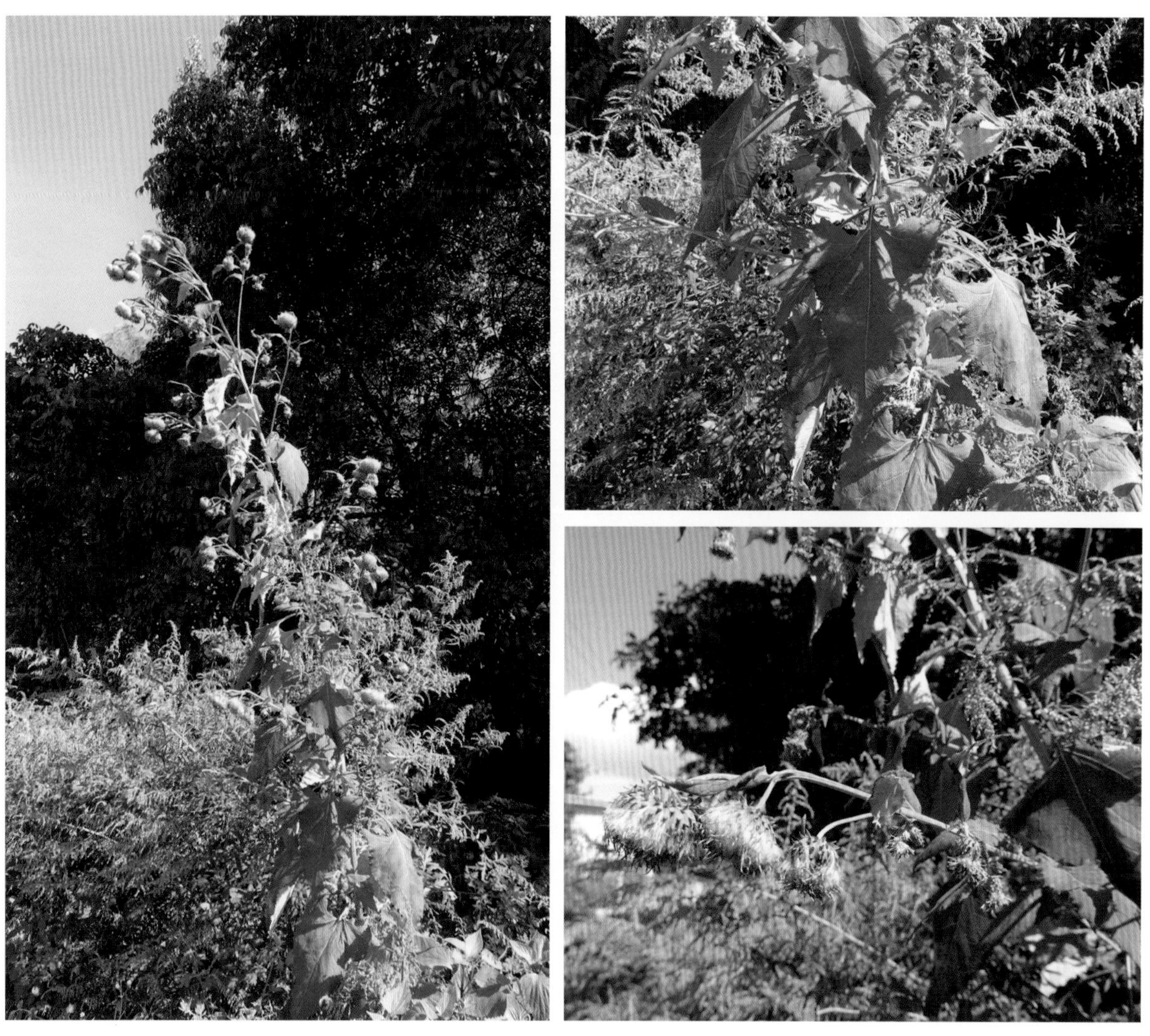

【形态特征】多年生草本。根状茎粗；茎直立，单生，粗壮。头状花序大，下垂，生枝头顶端或植株仅含 1 个头状花序而单生茎顶。花冠紫红色，花冠裂片不等大，三角形。瘦果长椭圆形，浅褐色，顶端截形，有果喙，果喙边缘细锯齿，侧生着生面。花、果期 6~10 月。

【适宜生境】生于海拔 550~2200m 的山坡林缘、林下或草甸。

【资源状况】分布于玉龙等地。偶见。

【入药部位】根（臭山牛蒡）。

【功能主治】清热解毒，消肿散结。用于感冒，咳嗽，瘰疬，妇女炎症腹痛，带下病。

万寿菊 臭芙蓉
Tagetes erecta L.

【标本采集号】5329290208

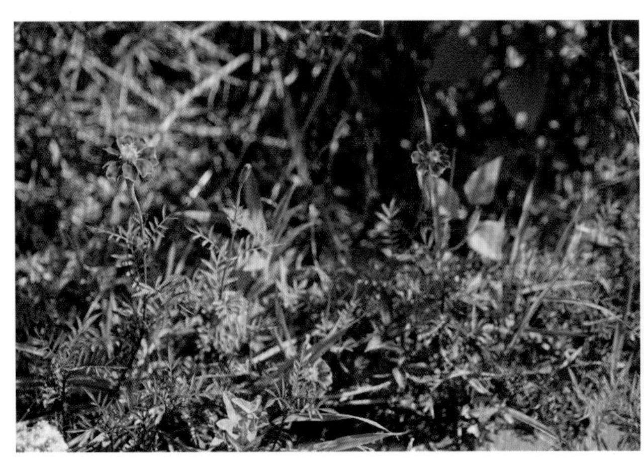
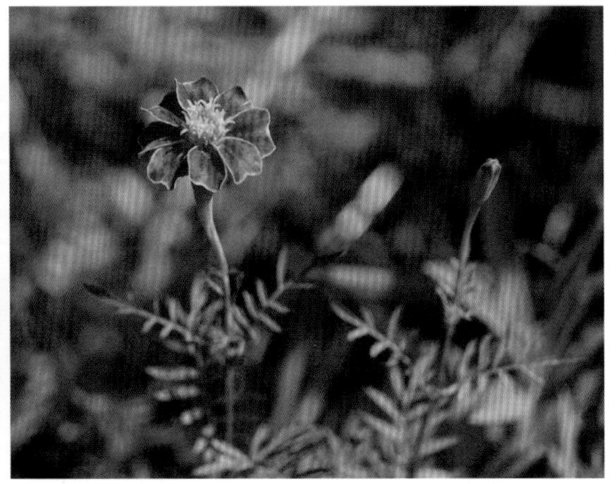

【形态特征】一年生草本。茎直立，粗壮，具纵细条棱。叶羽状分裂，沿叶缘有少数腺体。头状花序单生；花序梗顶端棍棒状膨大；总苞杯状；舌状花黄色或暗橙色；管状花花冠黄色。瘦果线形，黑色或褐色；冠毛有长芒和鳞片。花期 7~9 月，果期 7~11 月。

【适宜生境】生于海拔 1150~1480m 的路边草甸。

【资源状况】广泛分布于横断山三江并流区。常见。多为栽培。

【入药部位】根、花。

【功能主治】根：解毒消肿。用于上呼吸道感染，百日咳，支气管炎，结膜炎，咽炎，牙痛；外用于腮腺炎，乳腺炎，疮痈肿毒。花：清热解毒，化痰止咳。用于头晕目眩，风火眼痛，小儿惊风，感冒咳嗽，百日咳，乳痈，痄腮。

孔雀草 小万寿菊、红黄草、西番菊
Tagetes patula L.

【标本采集号】5329320729

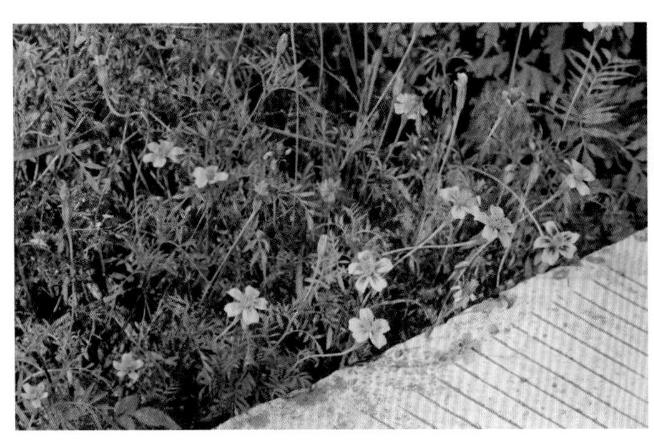
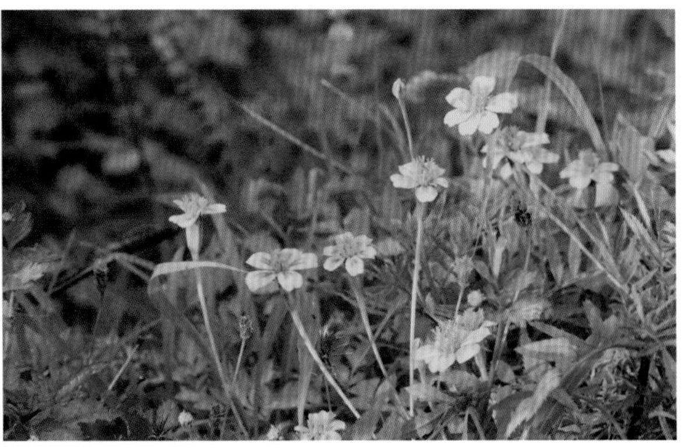

【形态特征】一年生草本。茎直立，通常近基部分枝。叶羽状分裂，边缘锯齿的基部通常有 1 个腺体。头状花序单生；总苞长椭圆形；舌状花金黄色或橙色，带有红色斑；管状花花冠黄色。瘦果线形，基部缩小，黑色，被短柔毛；冠毛鳞片状。花期 7~9 月。

【适宜生境】生于海拔 750~1600m 的山坡草地、林中，或庭园栽培。

【资源状况】分布于维西等地。偶见。

【入药部位】根（孔雀草）。

【功能主治】解毒消肿，清热，止咳。用于疮痈肿毒，风热感冒，咳嗽，百日咳，乳痈。

华蒲公英 碱地蒲公英

Taraxacum borealisinense Kitam.

【标本采集号】5334210008

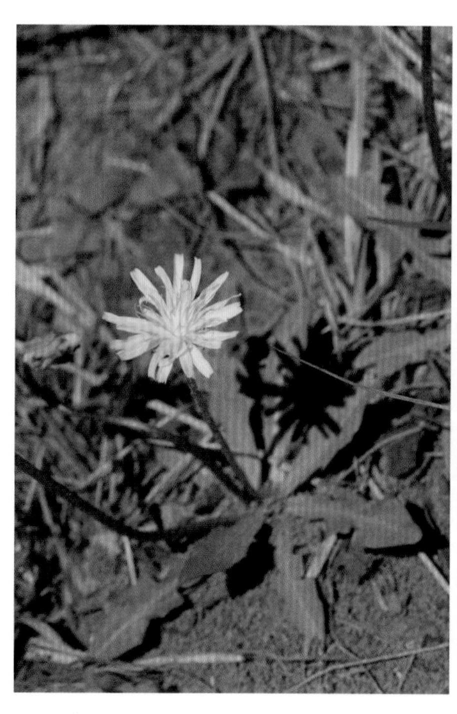

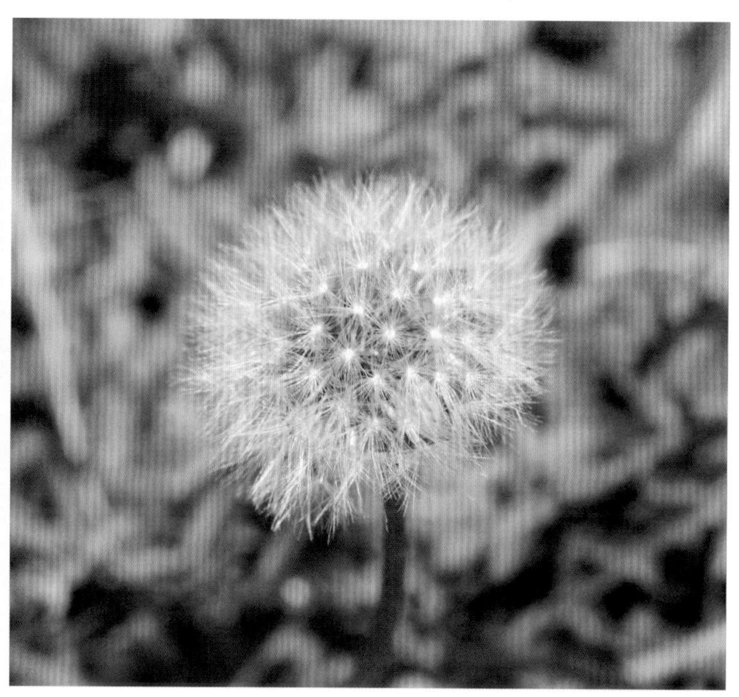

【形态特征】多年生草本。根颈部有褐色残存叶基。叶倒卵状披针形或狭披针形，边缘叶羽状浅裂或全缘，叶柄和下面叶脉常紫色。头状花序；总苞小，总苞片 3 层；舌状花黄色，稀白色，边缘花舌片背面有紫色条纹。瘦果倒卵状披针形，淡褐色；冠毛白色。花、果期 6~8 月。

【适宜生境】生于海拔 300~2900m 的稍潮湿的盐碱地或原野、砾石中。

【资源状况】分布于香格里拉、德钦、玉龙等地。常见。

【入药部位】全草（蒲公英）。

【功能主治】清热解毒，消肿散结，利尿通淋。用于疔疮肿毒，乳痈，瘰疬，目赤，咽痛，肺痈，肠痈，湿热黄疸，热淋涩痛。

大头蒲公英 *Taraxacum calanthodium* Dahlst.

【标本采集号】5334210157

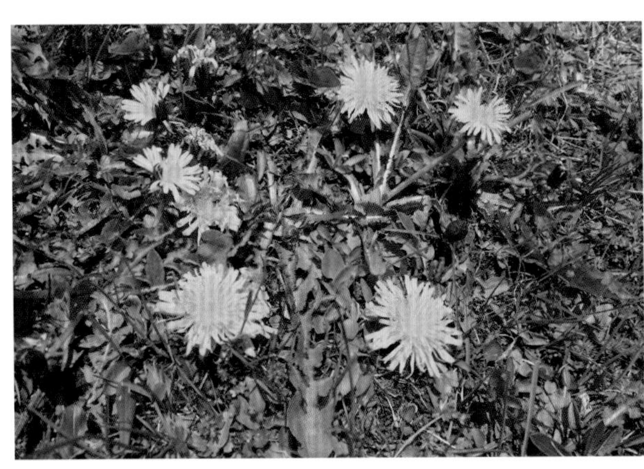

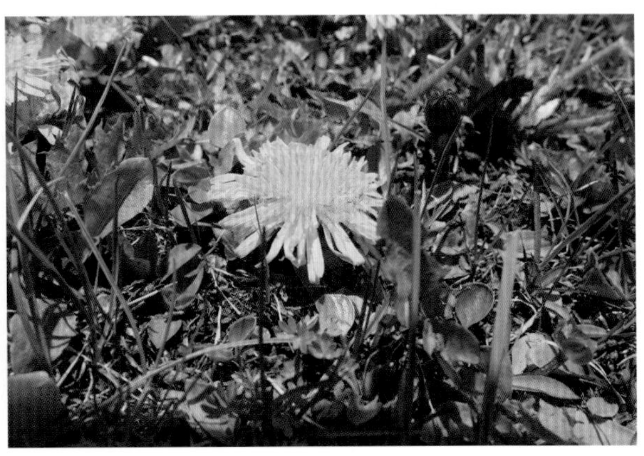

【形态特征】多年生草本。根颈部有褐色残存叶基。叶宽披针形或倒卵状披针形。头状花序；舌状花黄色，舌片长约12mm；总苞片干后黑色或墨绿色；花柱和柱头暗绿色。瘦果倒披针形，黄褐色。

【适宜生境】生于海拔 2500~4300m 的高山草地。

【资源状况】分布于香格里拉。偶见。

【入药部位】全草。

【功能主治】清热解毒，健胃。用于旧热，“培根”病，“木保”病，“赤巴”病，肝胆病，血病，胃病，喉热病，急性中毒，疔痈。

川甘蒲公英 *Taraxacum lugubre* Dahlst.

【标本采集号】5334211011

【形态特征】多年生草本。根垂直，根颈部具褐色残存叶基。叶线状披针形；叶柄长，常粉紫色。头状花序；舌状花黄色；花柱和柱头暗绿色，干时黑色。瘦果倒卵状楔形，麦秆黄色。

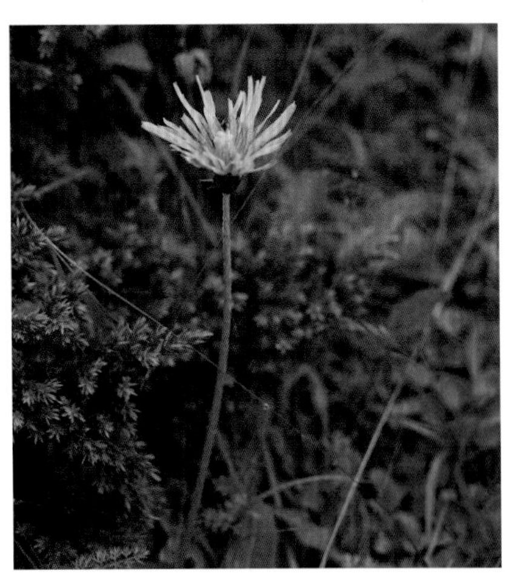

【适宜生境】生于海拔 2800~4200m 的高山草地。

【资源状况】分布于香格里拉、德钦等地。偶见。

【入药部位】全草。

【功能主治】清热解毒，健胃，催乳。用于宿热，痰病，周身酸痛，胆病，肝病，喉热，食积吐泻，疔痈，乳少。

蒲公英 蒙古蒲公英、黄花地丁、婆婆丁

Taraxacum mongolicum Hand.-Mazz.

【标本采集号】5307210559

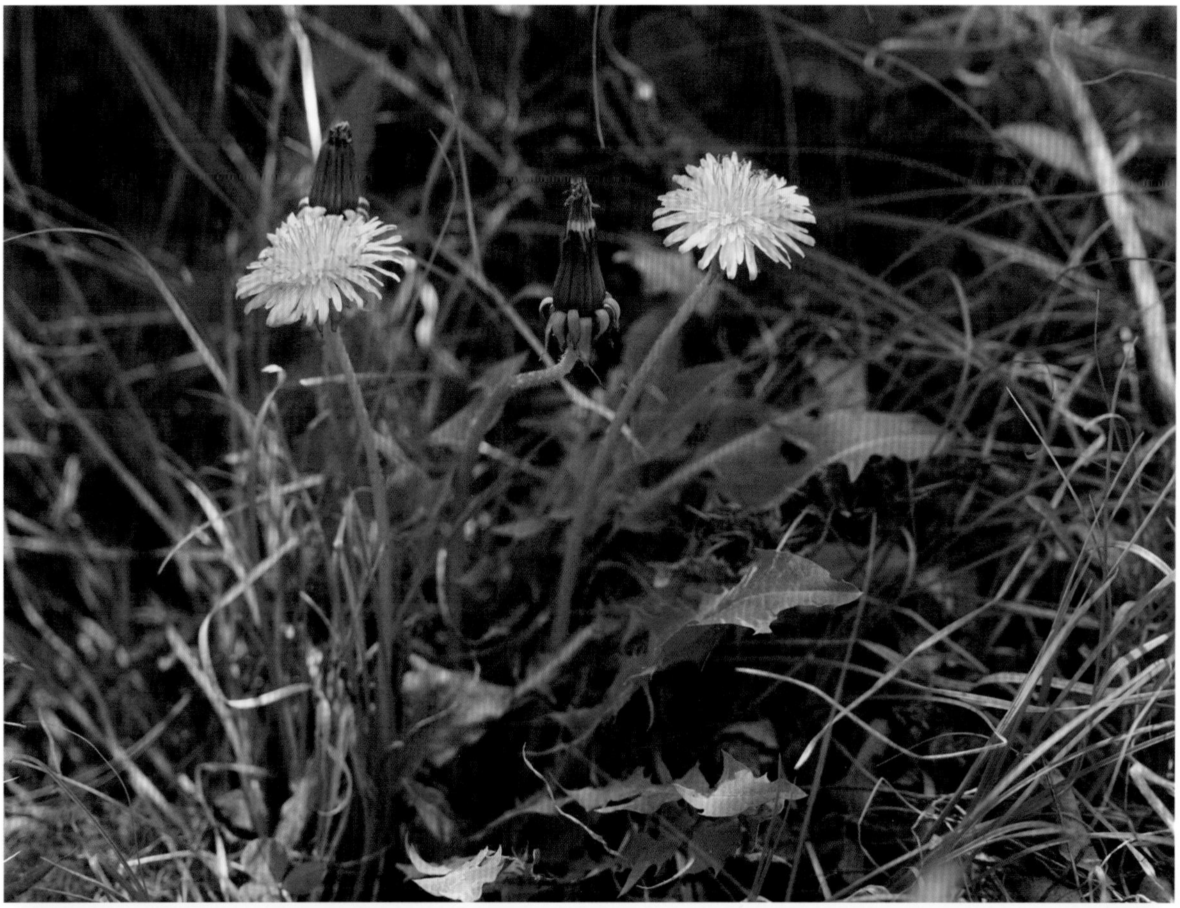

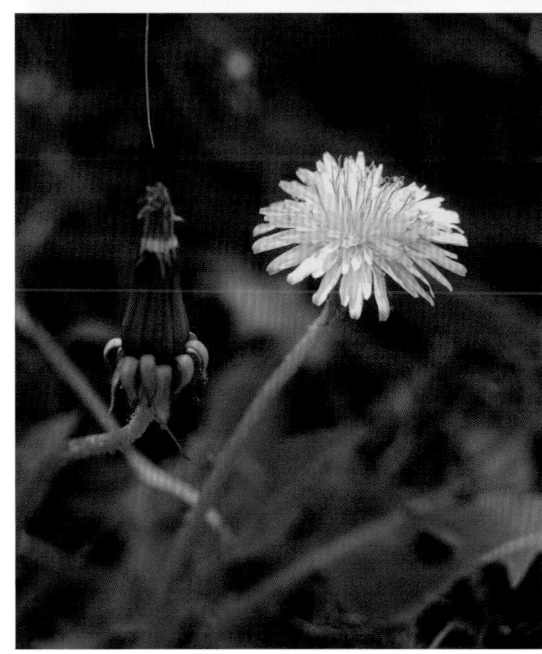

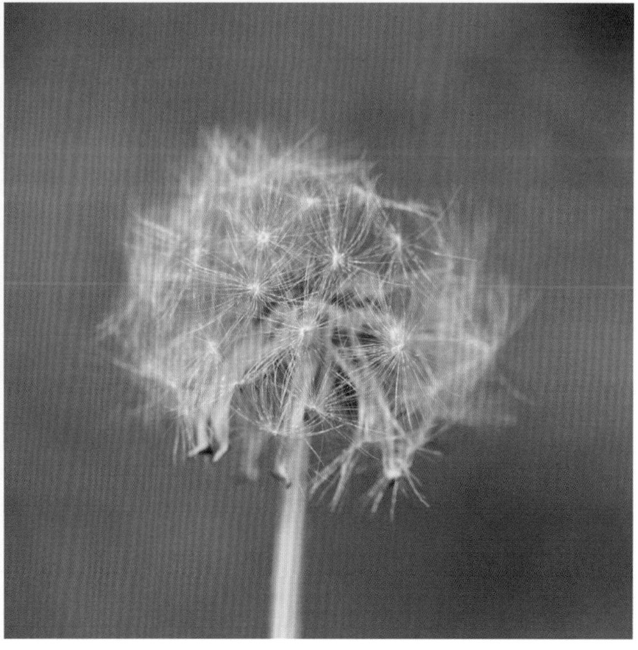

【形态特征】多年生草本。根圆柱状，黑褐色，粗壮。叶倒卵状披针形、倒披针形或长圆状披针形，边缘羽状深裂、倒向羽状深裂或大头羽状深裂。花葶上部紫红色，密被蛛丝状白色长柔毛；头状花序；总苞钟状，总苞片 2~3 层；舌状花黄色，边缘花舌片背面具紫红色条纹，花药和柱头暗绿色。瘦果倒卵状披针形，暗褐色；冠毛白色。花期 4~9 月，果期 5~10 月。

【适宜生境】生于中、低海拔地区的山坡草地、路边、田野、河滩。

【资源状况】广泛分布于横断山三江并流区。常见。

【入药部位】全草（蒲公英）。

【功能主治】清热解毒，消肿散结，利尿通淋。用于疔疮肿毒，乳痈，瘰疬，目赤，咽痛，肺痈，肠痈，湿热黄疸，热淋涩痛。

锡金蒲公英 *Taraxacum sikkimense* Hand.-Mazz.

【标本采集号】ZM475

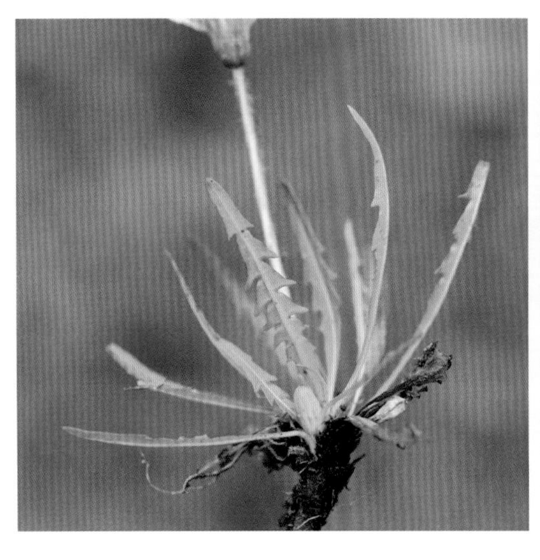

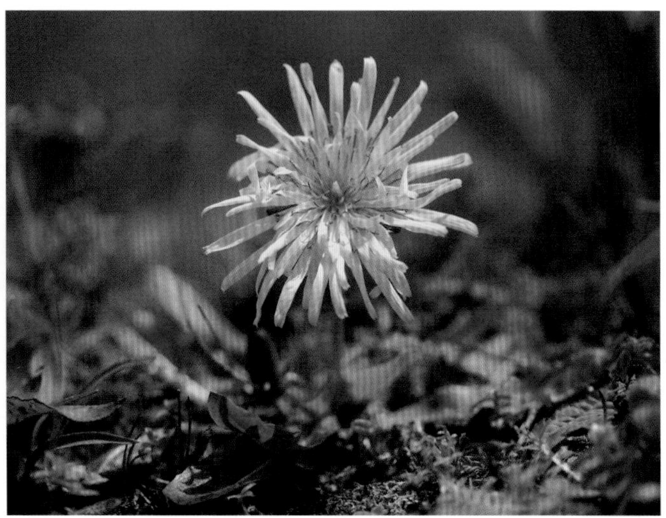

【形态特征】多年生草本。叶倒披针形，通常羽状半裂至深裂。头状花序；总苞钟形，总苞片干后淡墨绿色至墨绿色，分内外 2 层；舌状花黄色、淡黄色至白色，边缘花舌片背面有紫色条纹。瘦果倒卵状长圆形，深紫色、红棕色至橘红色；冠毛白色。

【适宜生境】生于海拔 2800~4800m 的山坡草地或路旁。

【资源状况】分布于香格里拉、德钦、玉龙等地。偶见。

【入药部位】全草。

【功能主治】清热解毒，健胃。用于旧热，“培根”病，“木保”病，“赤巴”病，肝胆病，血病，胃病，喉热病，急性中毒，疔痈。

藏蒲公英 灰果蒲公英

Taraxacum tibetanum Hand.-Mazz.

【标本采集号】5334210157

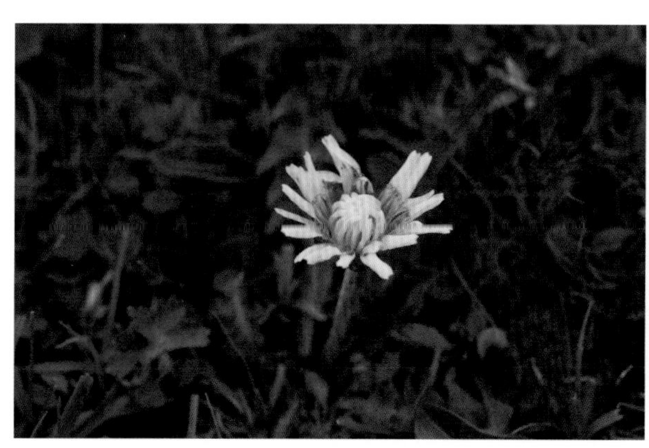

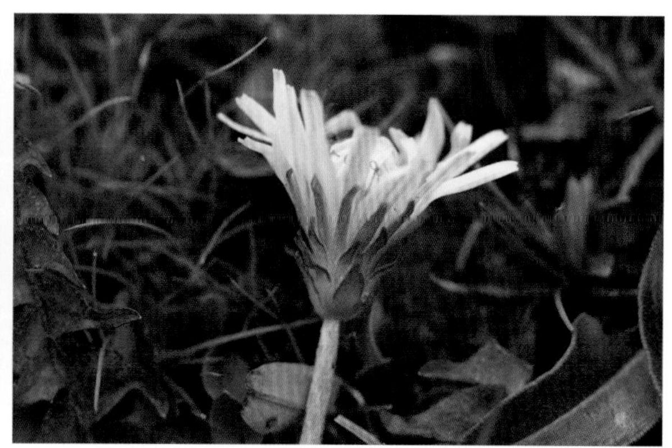

【形态特征】多年生草本。叶倒披针形，通常羽状深裂。花葶 1 或数个；头状花序；总苞钟形，总苞片干后变墨绿色至黑色，分内外 2 层；舌状花黄色，边缘花舌片背面有紫色条纹。瘦果倒卵状长圆形至长圆形，淡褐色；冠毛白色。

【适宜生境】生于海拔 3600~5300m 的山坡草地、台地及河边草地上。

【资源状况】广泛分布于横断山三江并流区。常见。

【入药部位】全草。

【功能主治】清热解毒，健胃。用于旧热，"培根"病，"木保"病，"赤巴"病，肝胆病，血病，胃病，喉热病，急性中毒，疔痈。

肿柄菊 假向日葵

Tithonia diversifolia A. Gray

【标本采集号】5329320731

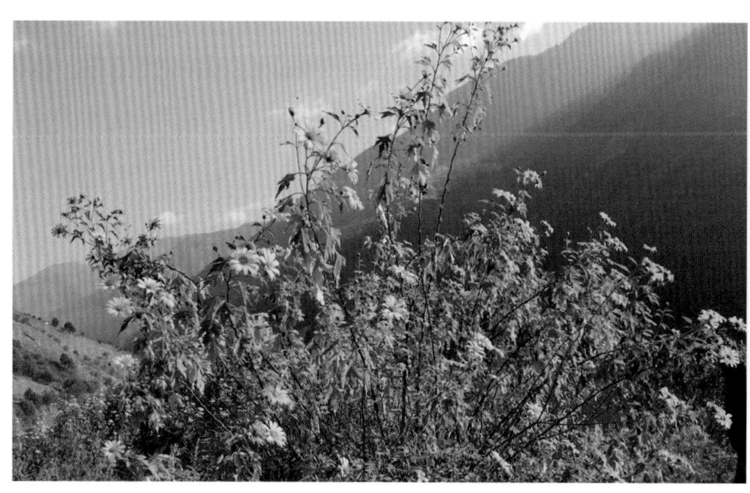

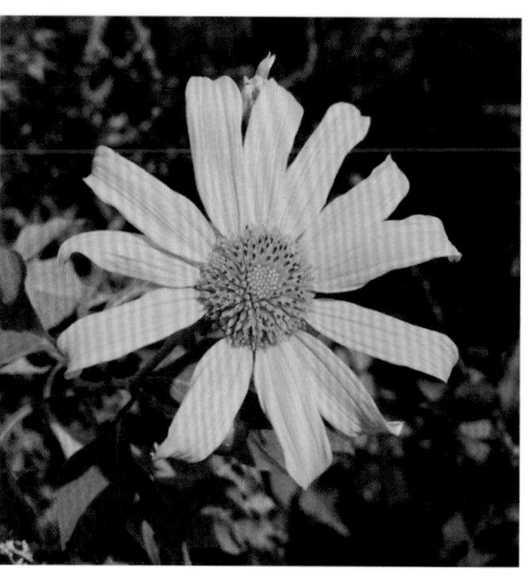

【形态特征】一年生草本。茎直立，有粗壮的分枝，被稠密的短柔毛或通常下部脱毛。叶卵形或卵状三角形或近圆形，有长叶柄，上部的叶有时不分裂，裂片卵形或披针形，边缘有细锯齿，下面被尖状短柔毛，沿脉的毛较密，基出三脉。头状花序大，顶生于假轴分枝的长花序梗上。瘦果长椭圆形，扁平，被短柔毛。花、果期 9~11 月。

【适宜生境】生于路边和荒地。

【资源状况】分布于玉龙等地。多为栽培。

【入药部位】叶（肿柄菊）。

【功能主治】清热解毒，消肿拔毒。用于急性吐泻，疮疡肿毒。

羽芒菊 *Tridax procumbens* L.

【标本采集号】5329320732

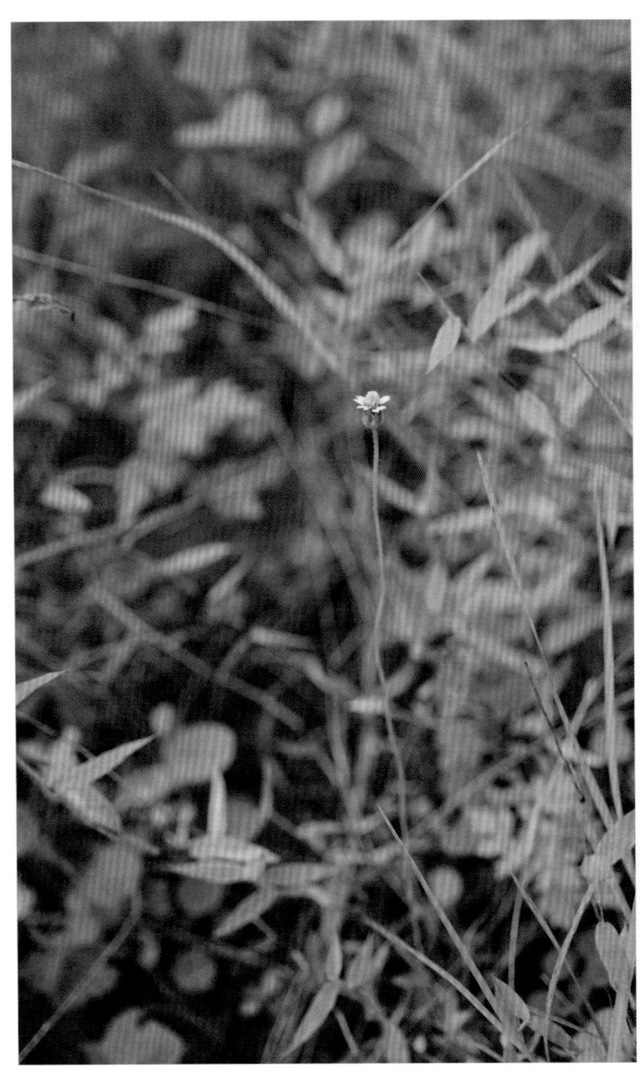

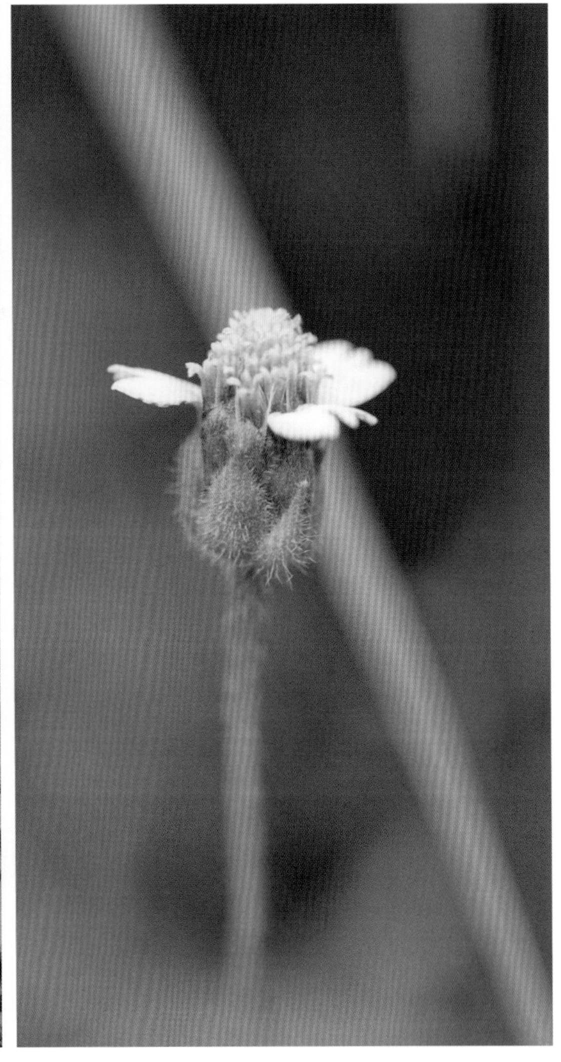

【形态特征】多年生铺地草本。茎长达 1m，被倒向糙毛或脱毛。中部叶披针形或卵状披针形，边缘有粗齿和细齿，基部渐窄或近楔形；上部叶卵状披针形或窄披针形，有粗齿或基部近浅裂，具短柄。头状花序少数，单生茎、枝顶端；总苞钟形，外层绿色，卵形或卵状长圆形，背面被密毛，内层长圆形，无毛，最内层线形，鳞片状。瘦果陀螺形或倒圆锥形，稀圆柱状，密被疏毛。花期 11 月至翌年 3 月。

【适宜生境】生于低海拔地区的旷野、荒地、坡地以及路旁阳处。

【资源状况】分布于玉龙等地。偶见。

【入药部位】全草（羽芒菊）。

【功能主治】提取物制成乳剂或乳膏用于常见皮肤病，足跟裂，皮肤变色，真菌感染、过敏，割伤，烫伤和疼痛。

斑鸠菊

鸡菊花、大藤菊、火烧叶

Vernonia esculenta Hemsl.

【标本采集号】5329320733

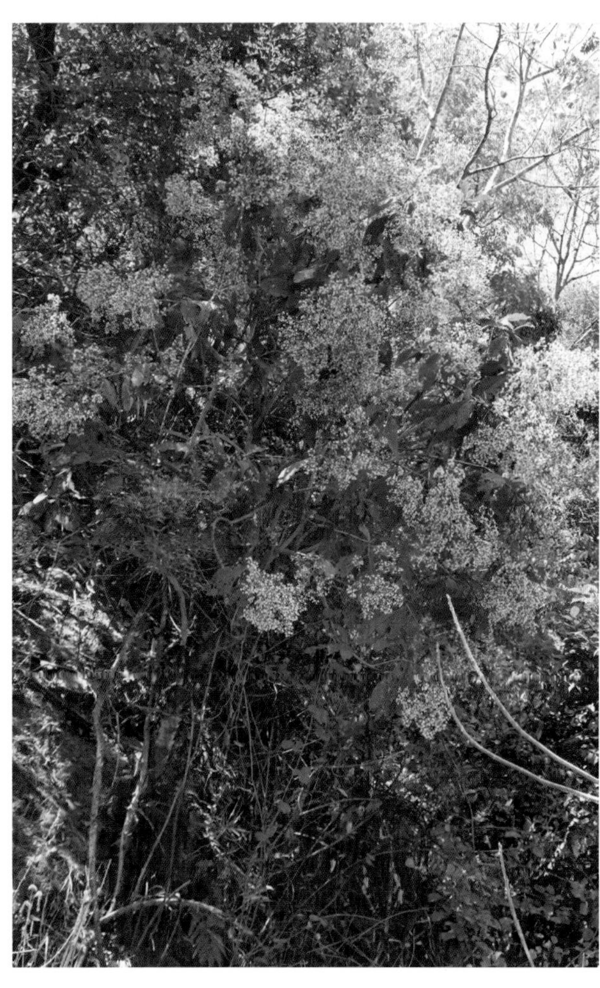

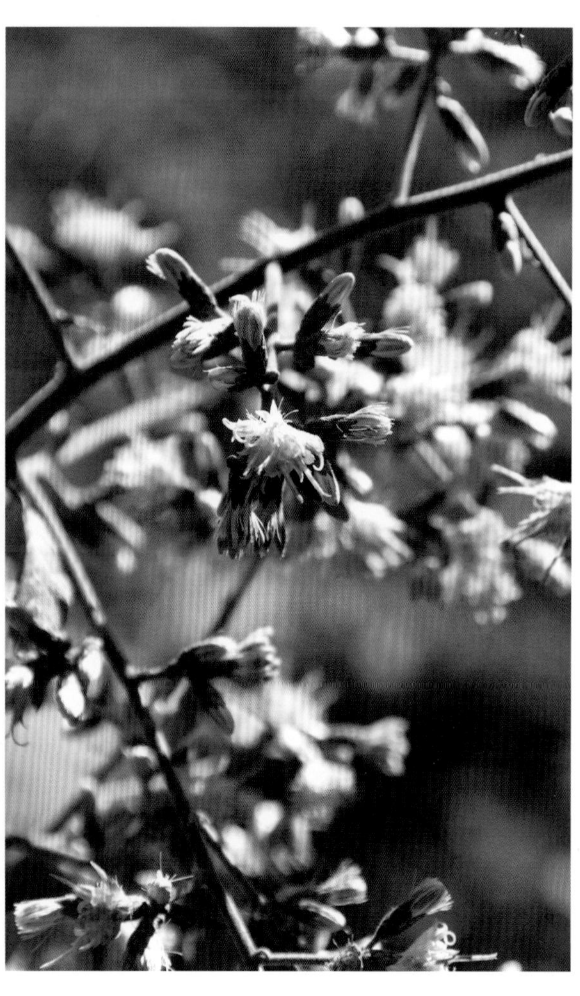

【形态特征】灌木或小乔木。枝圆柱形，多少具棱，具条纹。叶长圆状披针形或披针形，硬纸质，波状或全缘，上面被乳头状突起，下面脉上被灰色短毛，两面均有亮腺点。头状花序多数，在枝端或上部叶腋排列成宽圆锥花序；总苞倒锥状，总苞片少数；花淡红紫色，花冠管状，具腺。瘦果淡黄褐色，近圆柱状；冠毛白色或污白色。花期 7~12 月，果期 7 月至翌年 1 月。

【适宜生境】生于海拔 1000~2700m 的山坡阳处、草坡灌丛、山谷疏林或林缘。

【资源状况】广泛分布于横断山三江并流区。常见。

【入药部位】根（斑鸠菊）。

【功能主治】发表散寒，清热解毒，生肌敛疮。用于风寒感冒，烫火伤。

麻叶蟛蜞菊 血参、小血藤

Wedelia urticifolia DC.

【标本采集号】5329320734

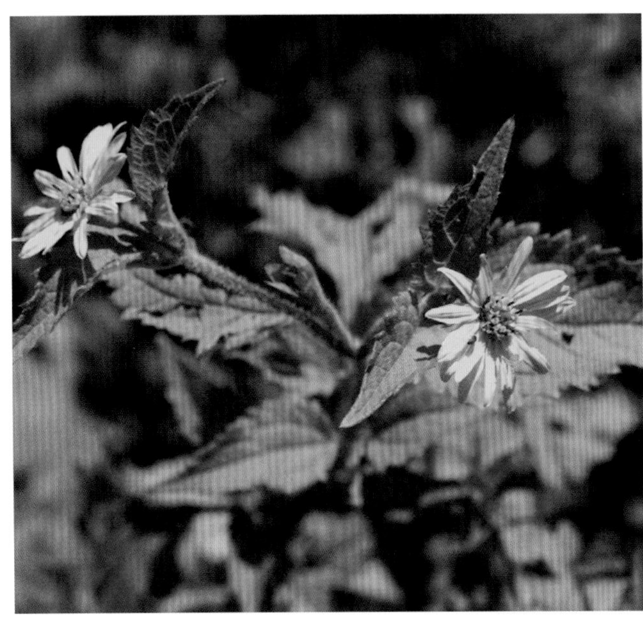

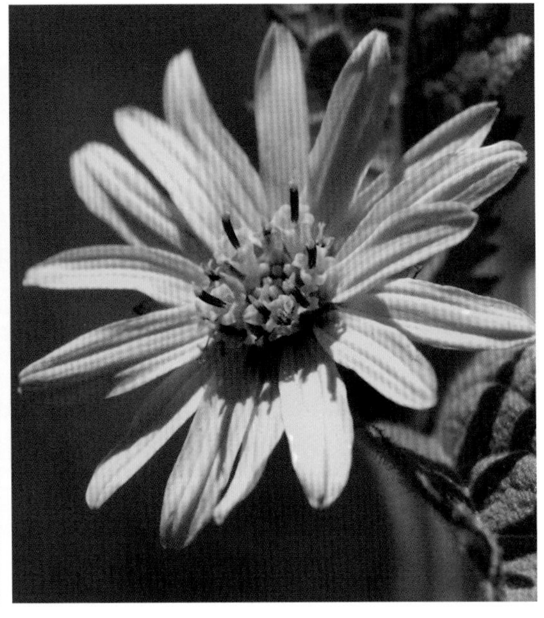

【形态特征】直立或斜升草本，有时攀缘状。茎圆柱形，分枝，有沟纹。叶片卵形或卵状披针形，上面被有基部为疣状的糙毛，近基出 3 脉。头状花序少数，每两个生叶腋，或单生枝顶；总苞阔钟形或半球形，总苞片 2 层；舌状花黄色；管状花多数，黄色。瘦果倒卵形，褐红色，密被白色疣状突起；冠毛短刺芒状。花、果期 7~11 月。

【适宜生境】生于溪畔、谷地、坡地或空旷草丛中。

【资源状况】分布于香格里拉、玉龙、兰坪、福贡等地。偶见。

【入药部位】根（滴血根）。

【功能主治】温经，通络，养血，补肾。用于肾虚腰痛，气血虚弱，跌打损伤。

山蟛蜞菊

乳腺草、细针果、麻叶蟛蜞菊

Wedelia wallichii Less.

【标本采集号】5334210658

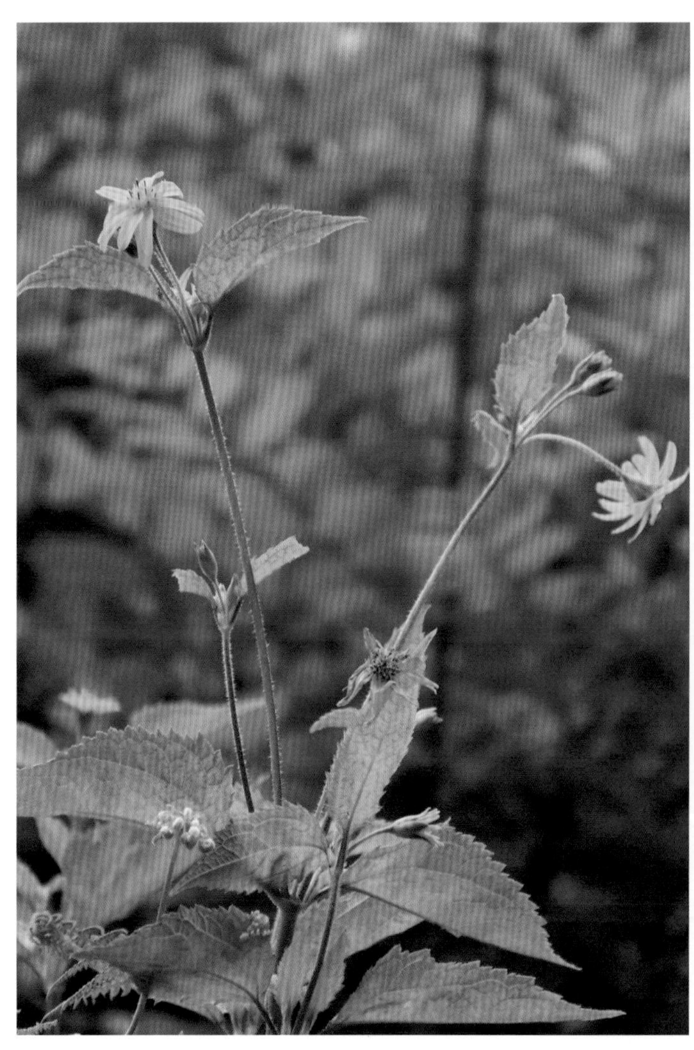
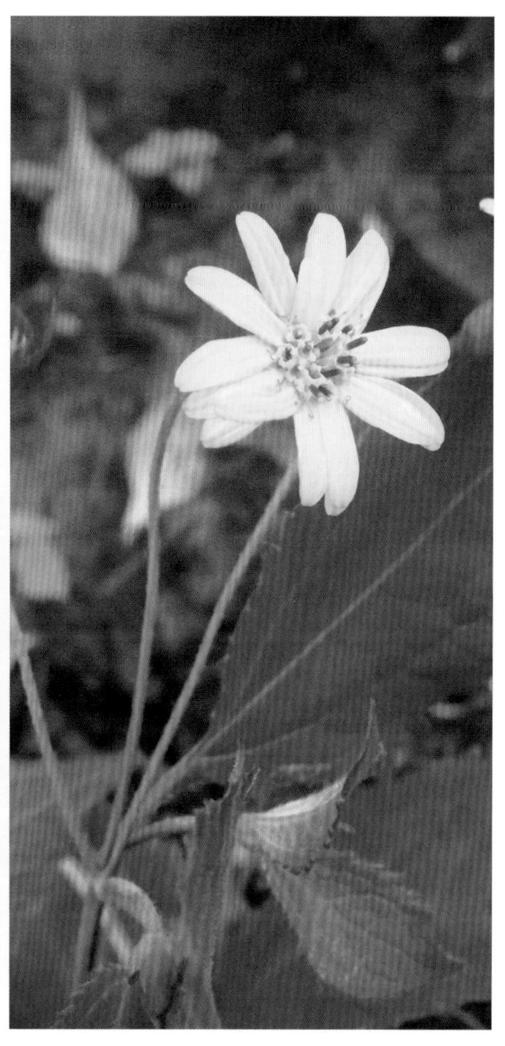

【形态特征】直立草本。茎圆柱形，分枝，有沟纹。叶片卵形或卵状披针形，两面被基部为疣状的糙毛，近基出 3 脉。头状花序较小，单生于叶腋和茎顶；总苞钟形，总苞片 2 层；舌状花黄色，舌片长圆形；管状花向上端渐扩大，檐部 5 裂。瘦果倒卵状三棱形，红褐色，具白色疣状突起；冠毛短刺芒状。花期 4~10 月，果期 5~10 月。

【适宜生境】生于海拔 500~3000m 的溪边、路旁或山区沟谷中。

【资源状况】广泛分布于横断山三江并流区。常见。

【入药部位】全草（血参）。

【功能主治】补血，活血，散瘀，除湿，消肿止痛。用于贫血，产后出血，子宫癌，经闭，神经衰弱。

苍 耳

菜耳、粘头婆、苍耳子

Xanthium sibiricum Patrin ex Widder

【标本采集号】5334211102

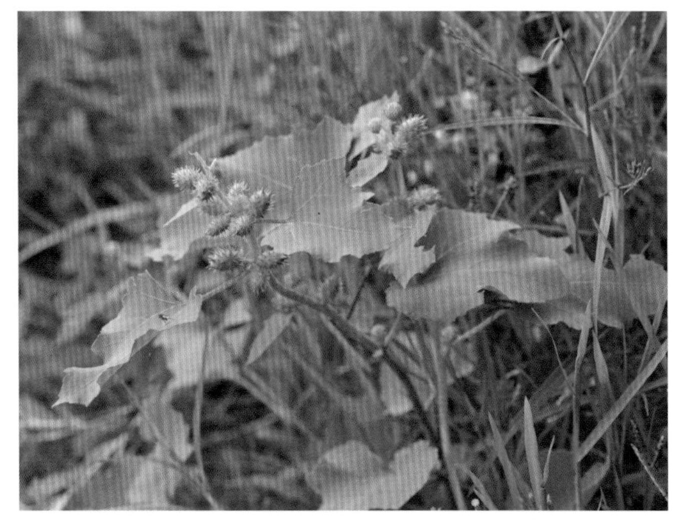

【形态特征】一年生草本。根纺锤状。茎被灰白色糙伏毛。叶三角状卵形或心形，近全缘，基出3脉。雄性的头状花序球形，总苞片长圆状披针形，花冠钟形；雌性的头状花序椭圆形，总苞分内外层，在瘦果成熟时变坚硬，外面有疏生的具钩状的刺。瘦果倒卵形。花期7~8月，果期9~10月。

【适宜生境】生于平原、丘陵、低山、荒野路边、田边。

【资源状况】广泛分布于横断山三江并流区。常见。

【入药部位】带总苞的果实（苍耳子）。

【功能主治】有毒。散风寒，通鼻窍，祛风湿。用于风寒头痛，鼻塞流涕，鼻鼽，鼻渊，风疹瘙痒，湿痹拘挛。

黄缨菊

黄冠菊、九头妖

Xanthopappus subacaulis C. Winkl.

【标本采集号】ZM377

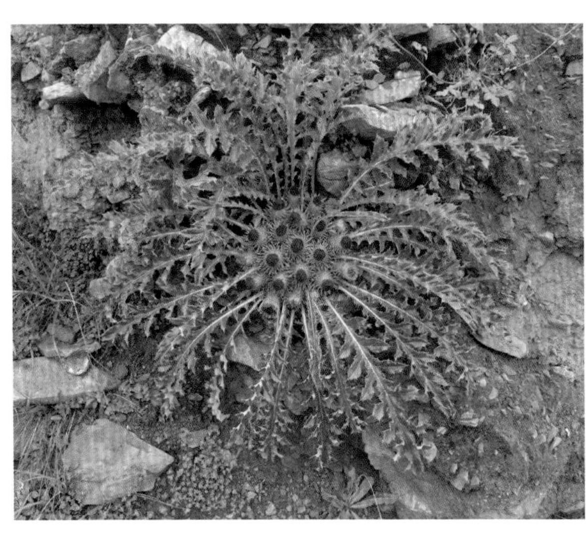

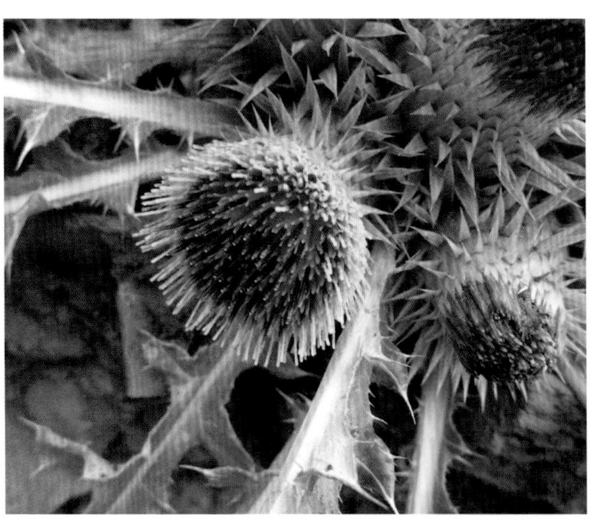

【形态特征】多年生无茎草本。根粗壮，棕褐色。茎基极短，粗厚。叶莲座状，坚硬，革质，长椭圆形或线状长椭圆形，羽状深裂，下面被密厚的蛛丝状绒毛；叶柄基部扩大成鞘。头状花序团球状；总苞宽钟状，总苞片多层；小花黄色。瘦果偏斜倒长卵形，压扁；冠毛多层，刚毛糙毛状，整体脱落。花、果期 7~9 月。

【适宜生境】生于海拔 2400~4000m 的草甸、草原及干燥山坡。

【资源状况】分布于德钦等地。偶见。

【入药部位】根（黄缨菊）。

【功能主治】消肿催吐。用于痰涎，疮疖，水肿。

长裂黄鹌菜 巴东黄鹌菜

Youngia henryi (Diels) Babcock et Stebbins

【标本采集号】ZM795

【形态特征】多年生草本。茎单生，直立。基生叶二型，早期的基生叶宽卵形，晚期的基生叶披针形；中下部茎叶长椭圆形。头状花序含 7~10 枚舌状小花，少数或多数在茎枝顶端排成伞房花序或伞房圆锥花序；总苞狭圆柱状，干后黑绿色。瘦果浅褐色，纺锤状。花、果期 7~8 月。

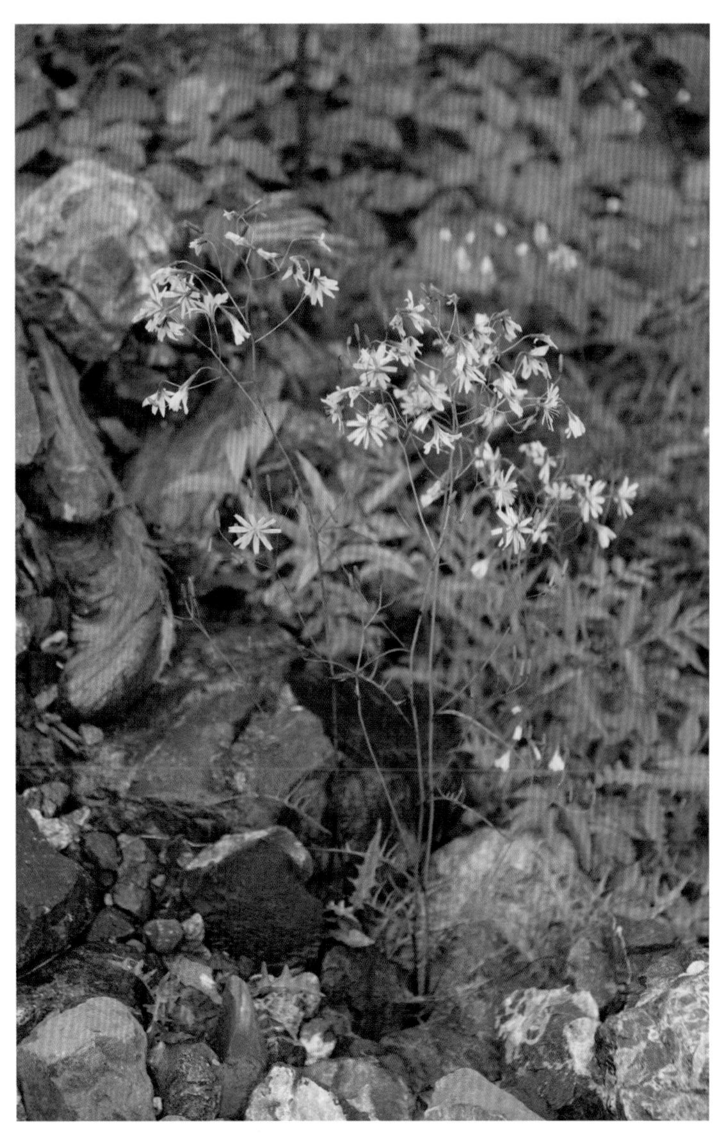

【适宜生境】生于山坡草地。

【资源状况】分布于玉龙等地。偶见。

【入药部位】全草（长裂黄鹌菜）。

【功能主治】消肿止痛，清热利湿，凉血解毒。用于感冒，痢疾，急性结膜炎，咽喉炎，扁桃体炎，尿道炎，血尿，疮痈肿毒，乳腺炎，风湿关节痛。

异叶黄鹌菜 黄狗头

Youngia heterophylla (Hemsl.) Babcock et Stebbins

【标本采集号】2353290107

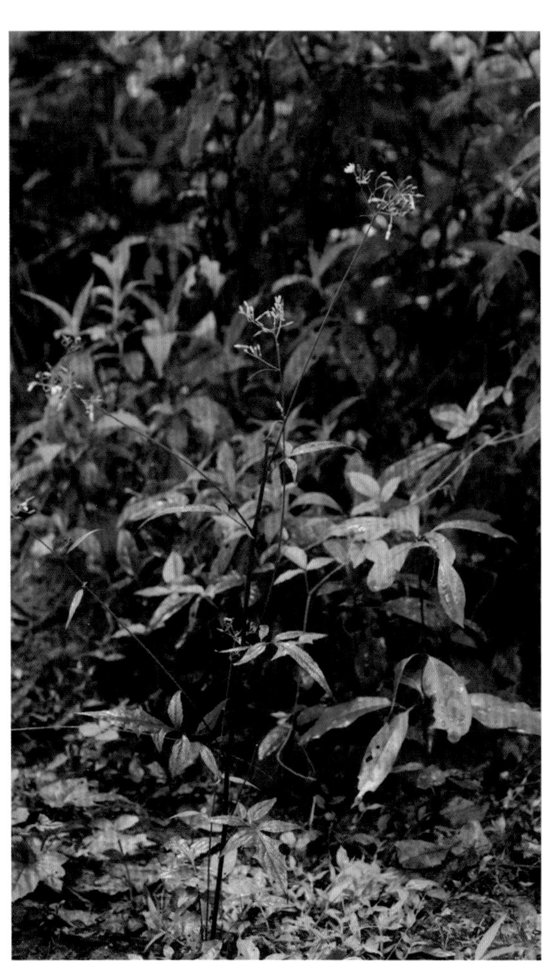

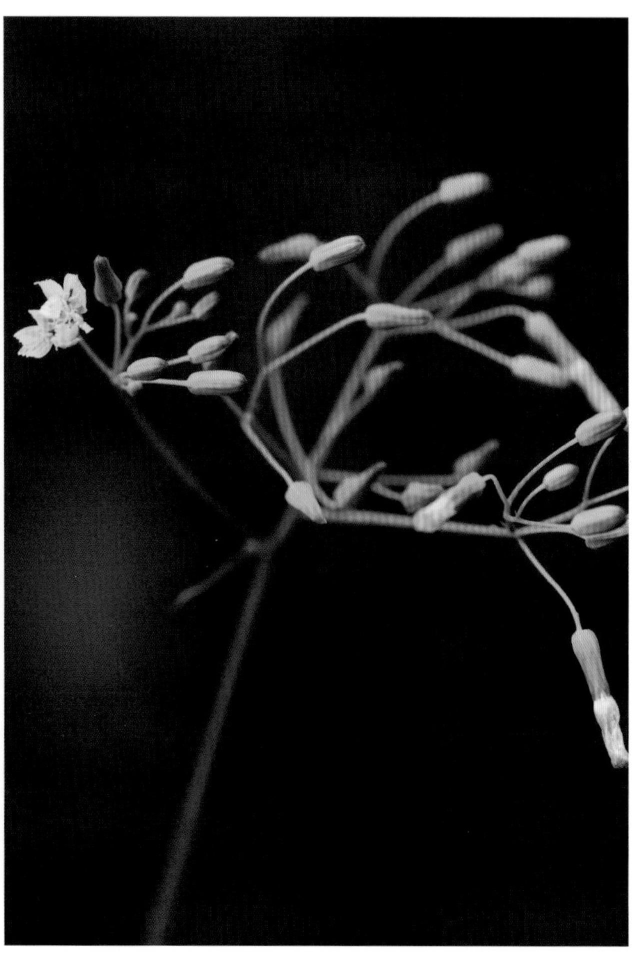

【形态特征】一年生或二年生草本。根垂直直伸。茎直立，单生或簇生。基生叶椭圆形、倒披针状长椭圆形，大头羽状深裂或几全裂；中下部茎叶与基生叶同形，但不裂；上部茎叶常大头羽状 3 全裂或戟形不裂；最上部茎叶披针形。头状花序在茎枝顶端排成伞房花序；总苞圆柱状，总苞片 4 层；舌状小花黄色。瘦果黑褐紫色，纺锤形，向顶端渐窄；冠毛白色，糙毛状。花、果期 4~10 月。

【适宜生境】生于海拔 420~2250m 的山坡林缘、林下及荒地。

【资源状况】分布于维西等地。偶见。

【入药部位】根或全草（黄鹌菜）。

【功能主治】清热解毒，利尿消肿，止痛。用于咽喉痛，乳痈，牙痛，小便不利，肝硬化腹水，疮疖肿毒。

黄鹌菜 苦菜药

Youngia japonica (L.) DC.

【标本采集号】5329320736

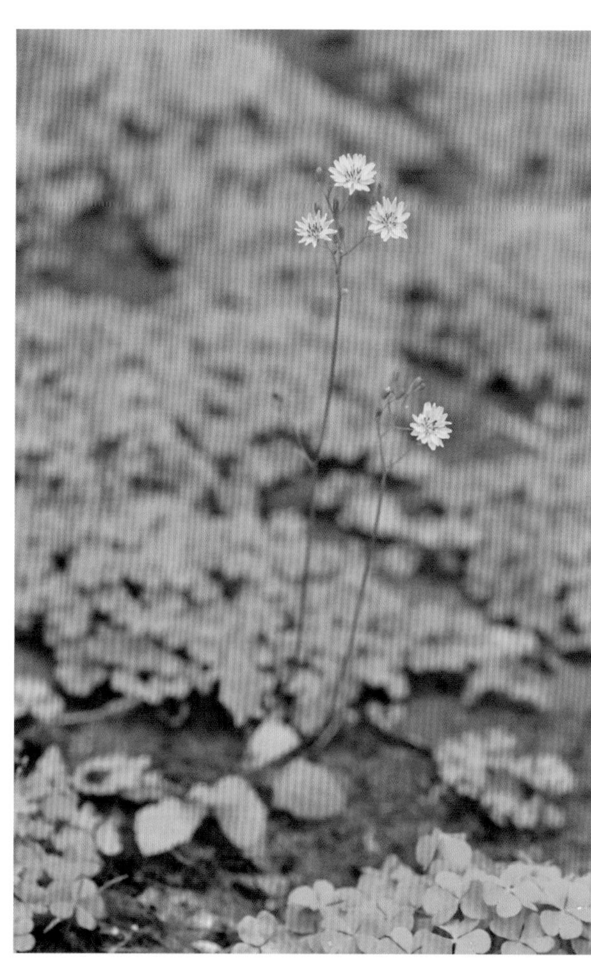

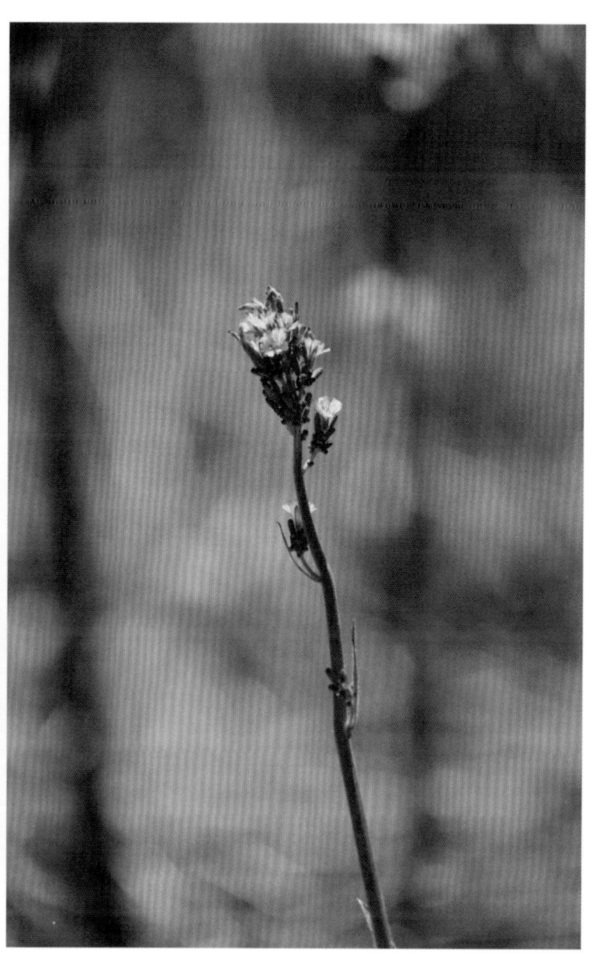

【形态特征】一年生草本。茎直立，单生或少数茎簇生。基生叶倒披针形、椭圆形、长椭圆形或宽线形，大头羽状深裂或全裂，稀不裂；如有茎生叶，则与基生叶同形且等样分裂。头状花序在茎枝顶端排成伞房花序；总苞圆柱状，总苞片 4 层；舌状小花黄色。瘦果纺锤形，压扁，褐色或红褐色，向顶端有收缢；冠毛糙毛状。花、果期 4~10 月。

【适宜生境】生于山坡、山谷及山沟林缘、林下、林间草地及潮湿地、河边沼泽地、田间与荒地上。

【资源状况】广泛分布于横断山三江并流区。常见。

【入药部位】根或全草（黄鹌菜）。

【功能主治】清热解毒，利尿消肿，止痛。用于咽喉痛，乳痛，牙痛，小便不利，肝硬化腹水，疮疖肿毒。

百日菊 火毡花、鱼尾菊、节节高

Zinnia elegans Jacq.

【标本采集号】5329290972

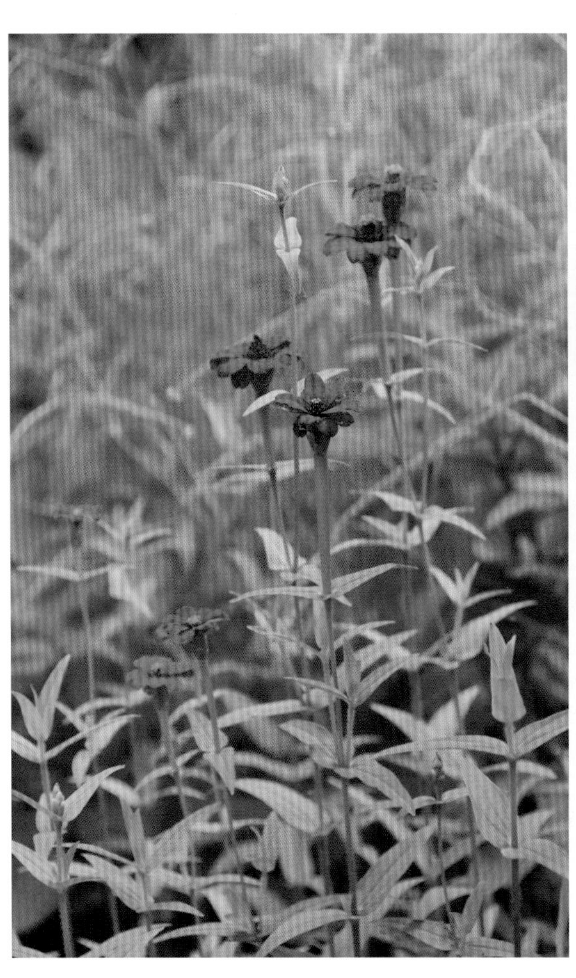

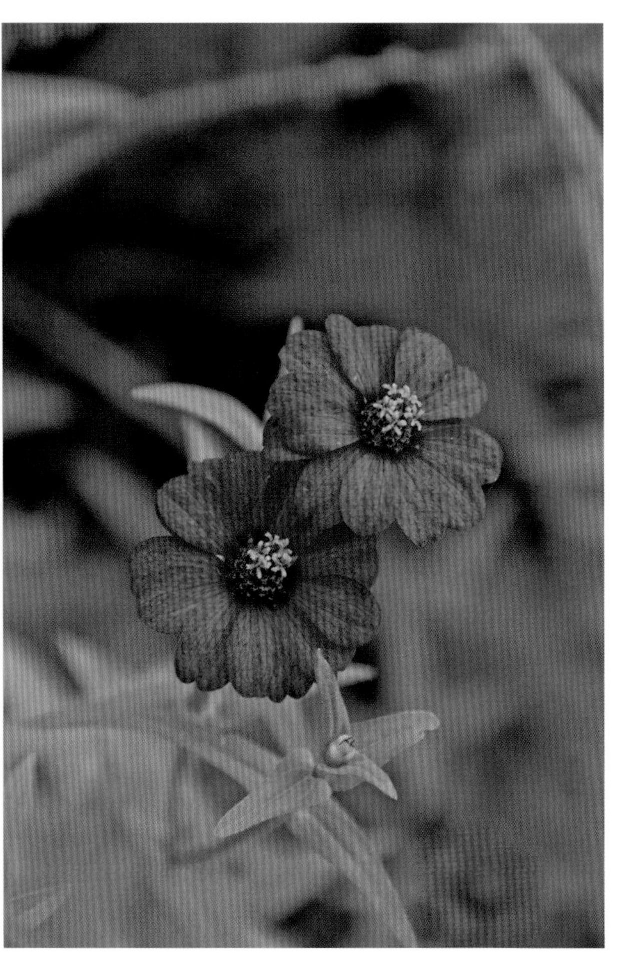

【形态特征】一年生草本。茎直立，被糙毛或长硬毛。叶宽卵圆形或长圆状椭圆形，两面粗糙，基出 3 脉。头状花序单生枝端；总苞宽钟状，多层；舌状花深红色、玫瑰色、紫堇色或白色；管状花黄色或橙色。雌花瘦果倒卵圆形，管状花瘦果倒卵状楔形。花期 6~9 月，果期 7~10 月。

【适宜生境】多栽培于庭院。

【资源状况】分布于玉龙等地。多为栽培。

【入药部位】全草（百日菊）。

【功能主治】清热利湿，止痢，通淋。用于痢疾，小便淋痛，乳痈。

泽泻科

泽　泻　如意花、水白菜、水蛤蟆叶

Alisma plantago-aquatica Linn.

【标本采集号】5329320738

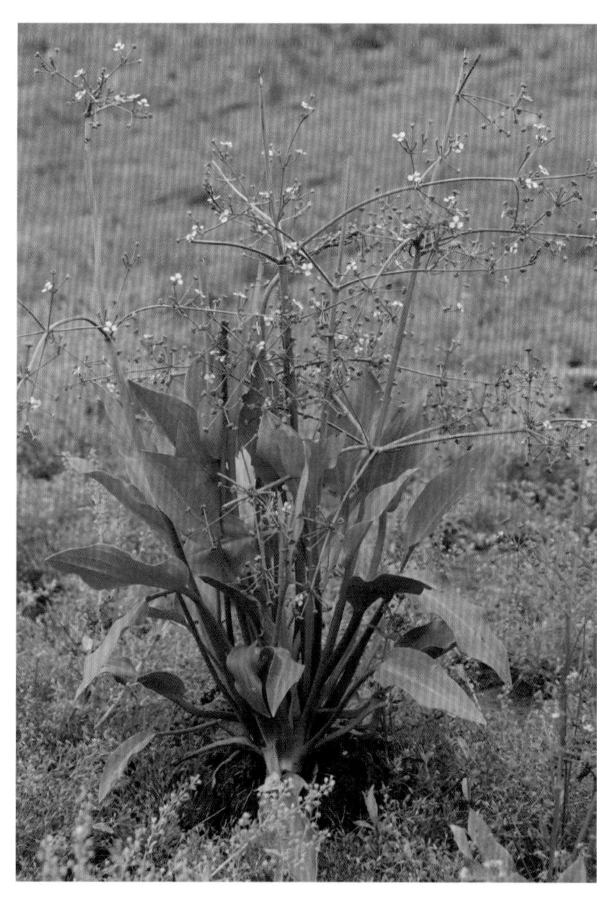

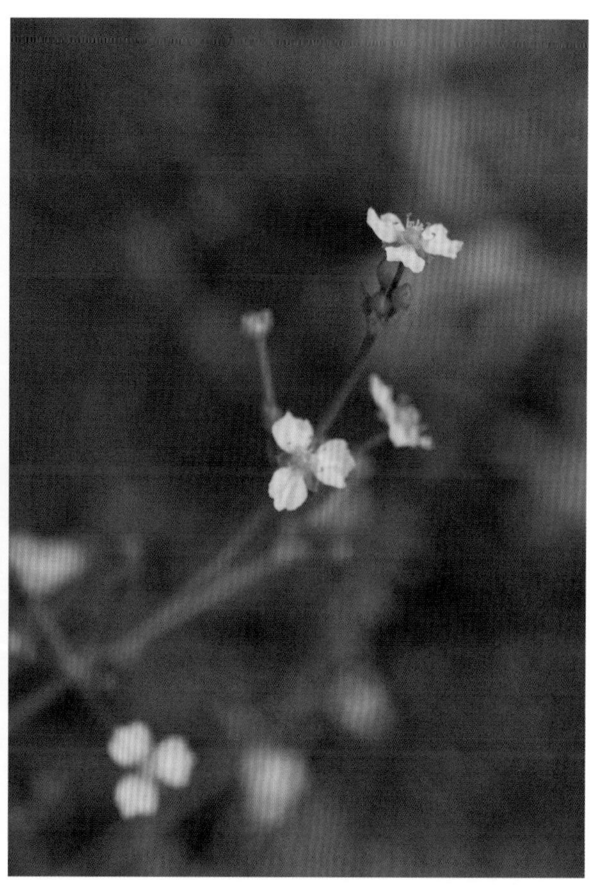

【形态特征】水生或沼生草本。具块茎。叶通常多数，沉水叶条形或披针形；挺水叶宽披针形、椭圆形至卵形。花序具分枝；花两性；外轮花被片广卵形，边缘膜质，内轮花被片大于外轮近圆形，边缘具不规则粗齿；花托平凸，近圆形。瘦果椭圆形或近矩圆形，背部具1~2条不明显浅沟，下部平，果喙自腹侧伸出，喙基部凸起，膜质。种子紫褐色，具凸起。花、果期5~10月。

【适宜生境】生于湖泊、河湾、溪流、水塘的浅水带，沼泽、沟渠及低洼湿地亦有生长。

【资源状况】分布于玉龙等地。偶见。

【入药部位】块茎（泽泻）。

【功能主治】利水渗湿，泄热，化浊降脂。用于小便不利，水肿胀满，泄泻尿少，痰饮眩晕，热淋涩痛，高脂血症。

水鳖科

海菜花 异叶水车前、龙爪菜

Ottelia acuminata (Gagnep.) Dandy

【标本采集号】530724180530298LY

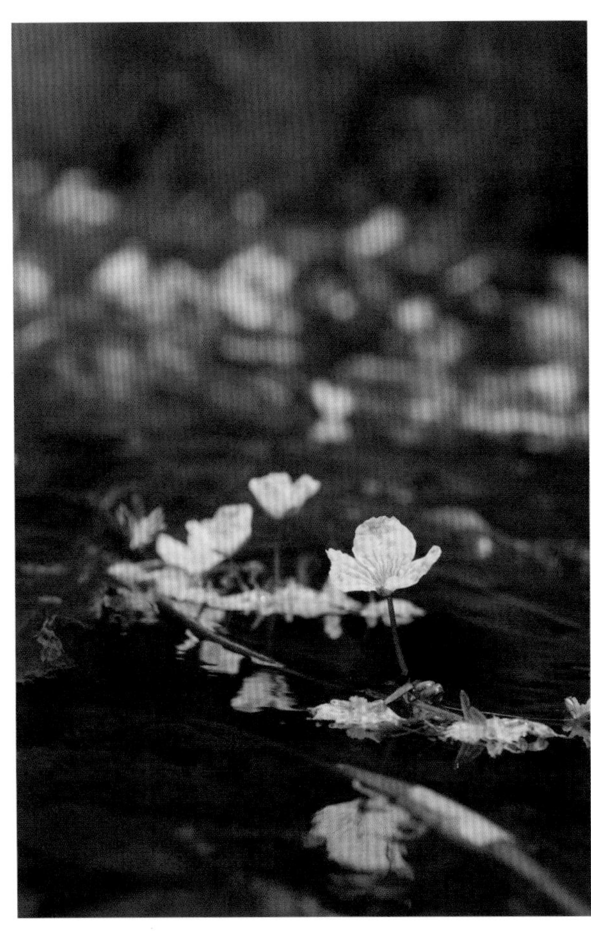

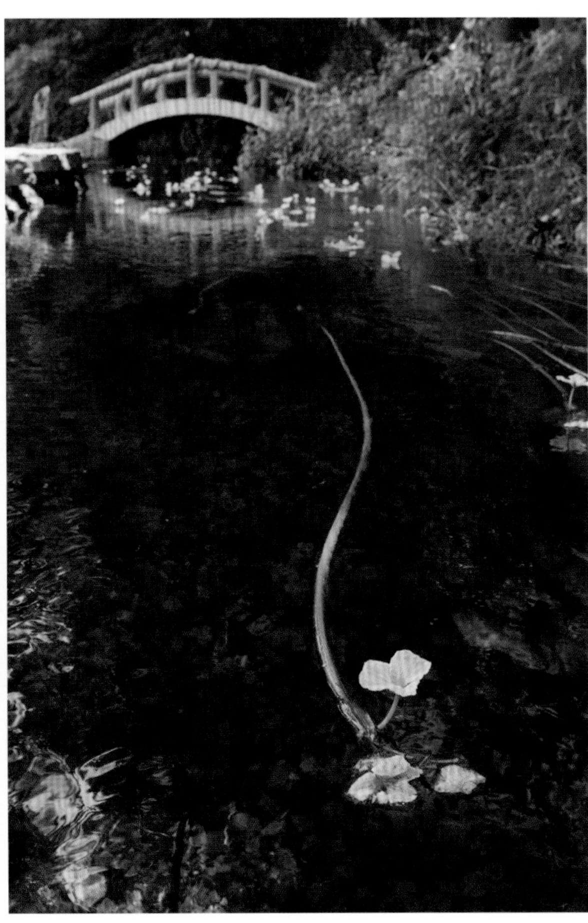

【形态特征】沉水草本。茎短缩。叶基生，叶形变化较大，线形、长椭圆形、披针形、卵形以及阔心形；叶柄长短因水深浅而异。花单生，雌雄异株；佛焰苞具 2~6 棱。雄佛焰苞内含 40~50 朵雄花；萼片 3，绿色或深绿色，披针形；花瓣白色，倒心形，具 3 枚退化雄蕊。雌佛焰苞内含 2~3 朵雌花，花萼、花瓣与雄花相似。果为三棱状纺锤形，褐色，棱上有明显的肉刺和疣突。种子多数，无毛。花、果期 5~10 月。

【适宜生境】生于湖泊、池塘、沟渠及水田中。

【资源状况】分布于玉龙等地。偶见。

【入药部位】叶（海菜花）。

【功能主治】清热，止咳，利水，消肿。用于肺热咳嗽，淋证，小便不利，水肿，甲状腺肿大。

眼子菜科

眼子菜 鸭子草

Potamogeton distinctus A. Benn.

【标本采集号】530724180808894LY

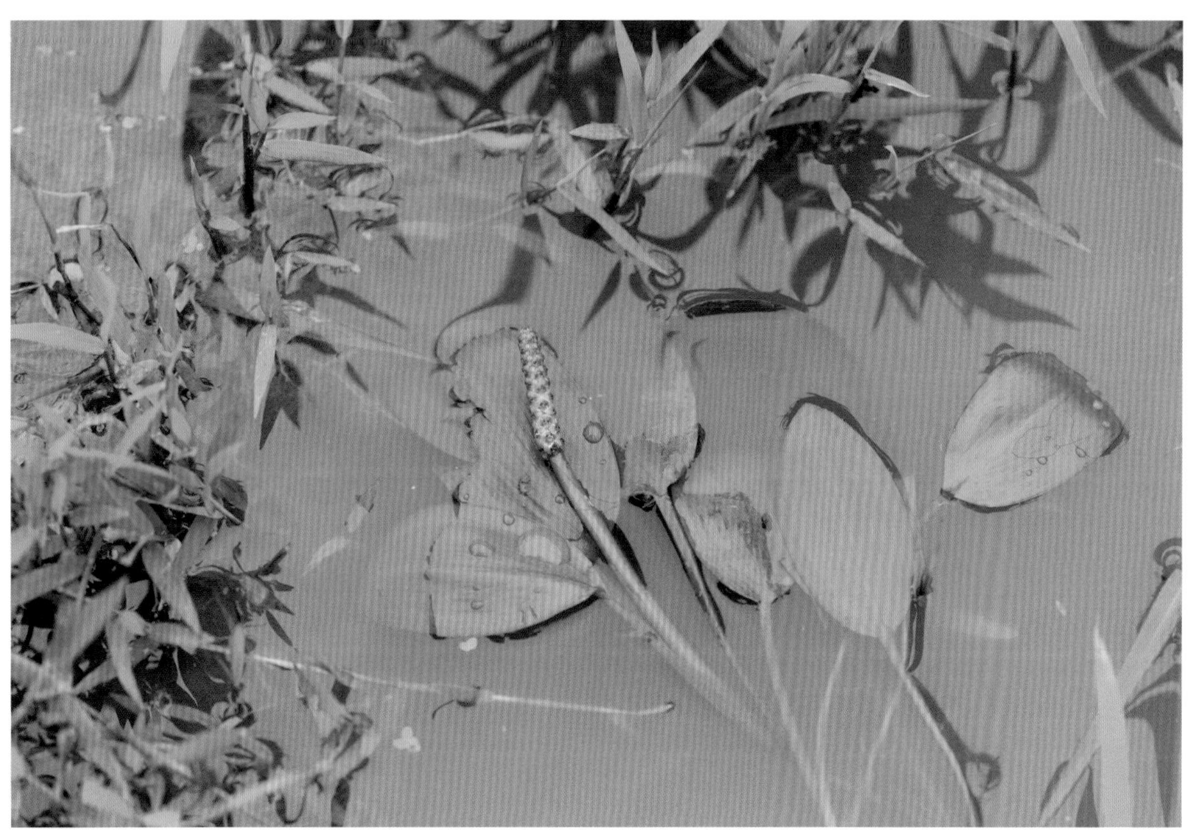

【形态特征】多年生水生植物。根状茎发达，白色，多分枝，常于顶端形成纺锤状休眠芽体，节处生有须根；茎圆柱形，通常不分枝。浮水叶革质，披针形、宽披针形至卵状披针形，沉水叶披针形至狭披针形，草质，具柄，常早落；托叶膜质，呈鞘状抱茎。穗状花序顶生，开花时伸出水面，花后沉没水中，花序梗稍膨大，粗于茎；花小，花被片 4，淡绿色或绿色。果倒卵形，背部明显 3 脊，中脊锐，于果上部明显隆起，侧脊稍钝，基部及上部各具 2 突起，喙略下陷而斜伸。花、果期 5~10 月。

【适宜生境】生于池塘、水田和水沟等静水中，水体多呈微酸性至中性。

【资源状况】分布于香格里拉、贡山、玉龙等地。常见。

【入药部位】全草（眼子菜）、嫩根（钉耙七）。

【功能主治】全草：清热解毒，利湿通淋，止血，驱蛔。用于痢疾，黄疸，瘰疬，带下病，血崩，痔疮出血，蛔虫病，疮疡红肿。嫩根：理气和中，止血。用于气痞腹痛，腰痛，痔疮出血。

穿叶眼子菜 抱茎眼子菜

Potamogeton perfoliatus L.

【标本采集号】ZM241

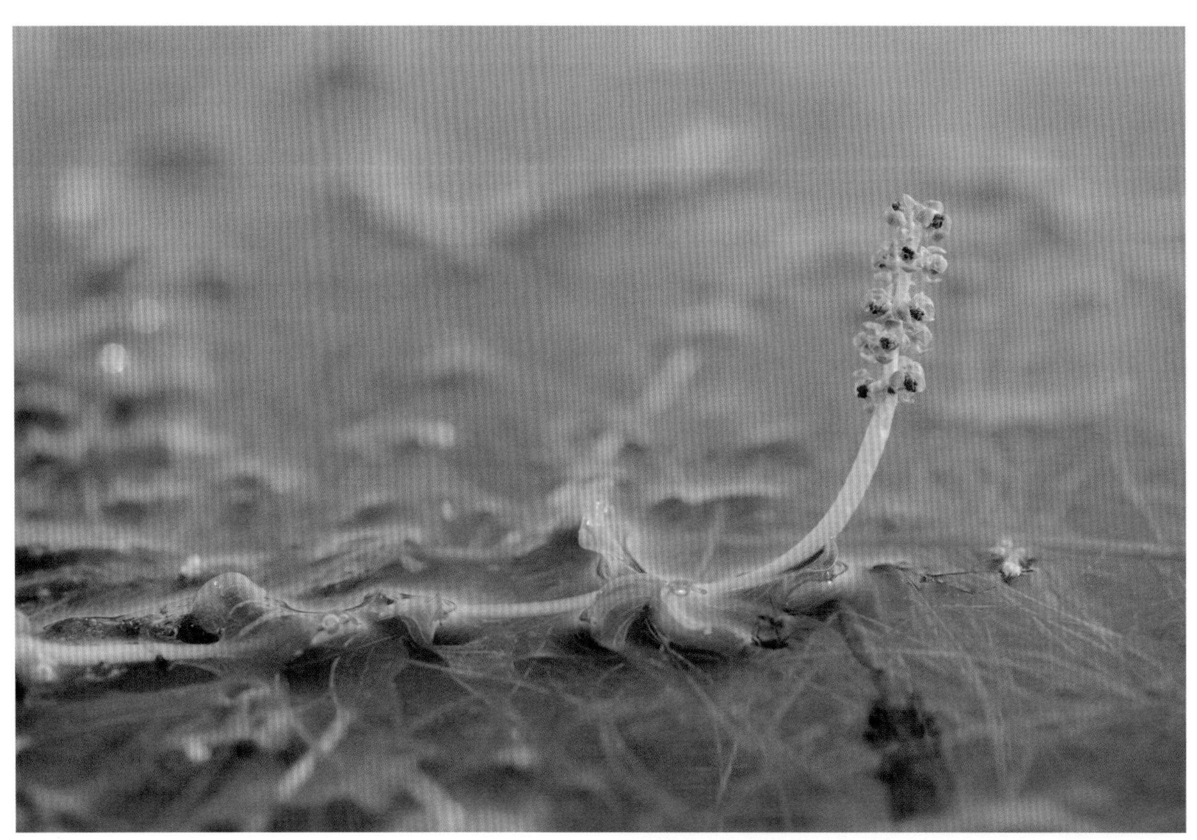

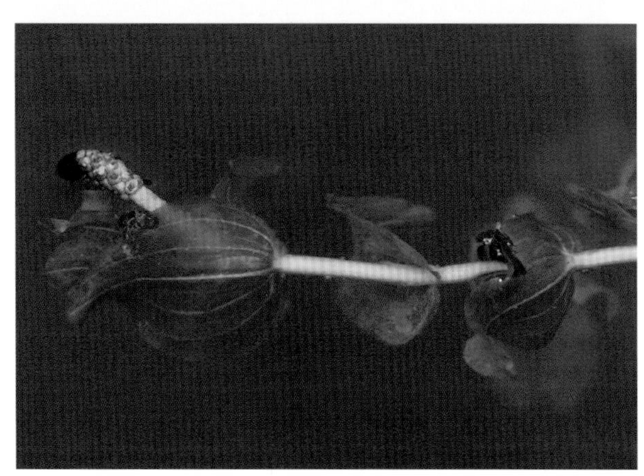

【形态特征】多年生沉水草本，具发达的根状茎。根状茎白色，节处生有须根；茎上部多分枝。叶卵形、卵状披针形或卵状圆形，无柄，基部呈耳状抱茎，边缘波状，常具极细微的齿，基出3脉或5脉；托叶膜质，早落。穗状花序顶生；花序梗与茎近等粗，花小，被片4，淡绿色或绿色；雌蕊4，离生。果倒卵形，顶端具短喙，背部3脊，中脊稍锐，侧脊不明显。花、果期5~10月。

【适宜生境】生于湖泊、池塘、灌渠、河流等水体，水体多为微酸至中性。

【资源状况】分布于德钦、玉龙等地。偶见。

【入药部位】全草（酸水草）。

【功能主治】渗湿解表。用于湿疹，皮肤瘙痒。

小眼子菜 丝藻、线叶眼子菜

Potamogeton pusillus L.

【标本采集号】ZM267

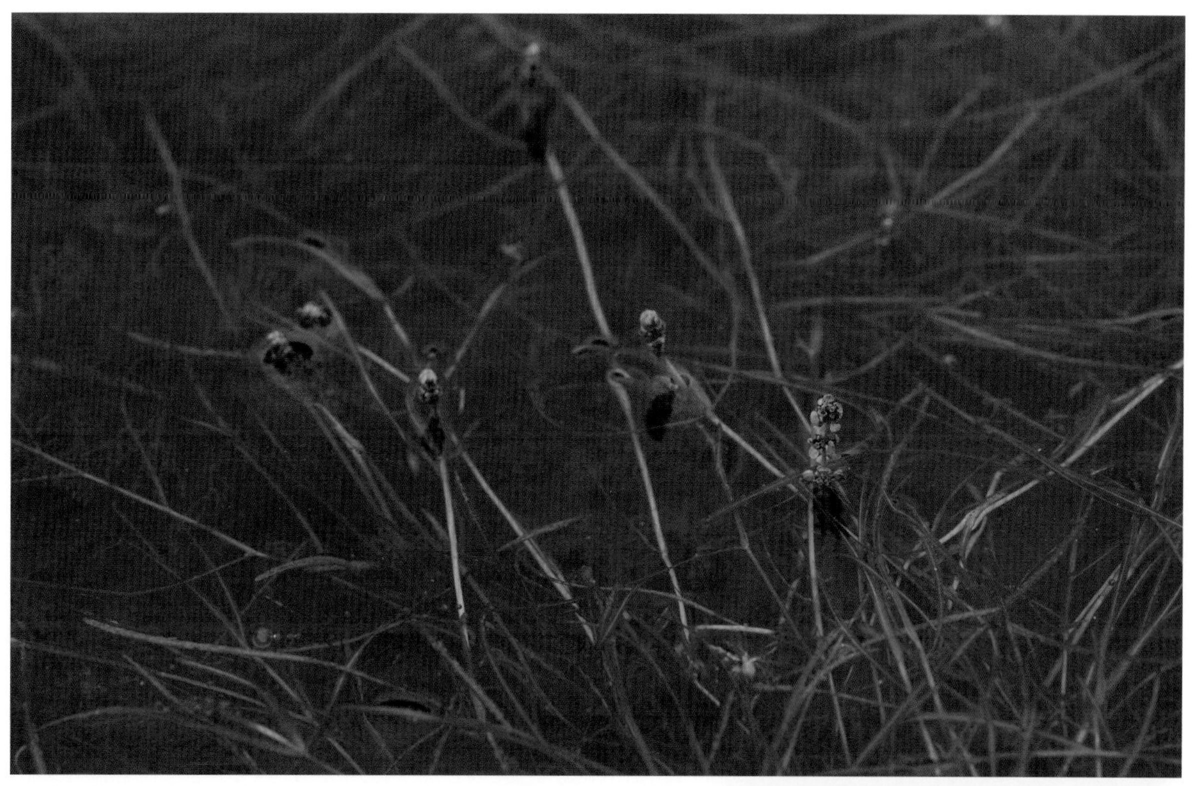

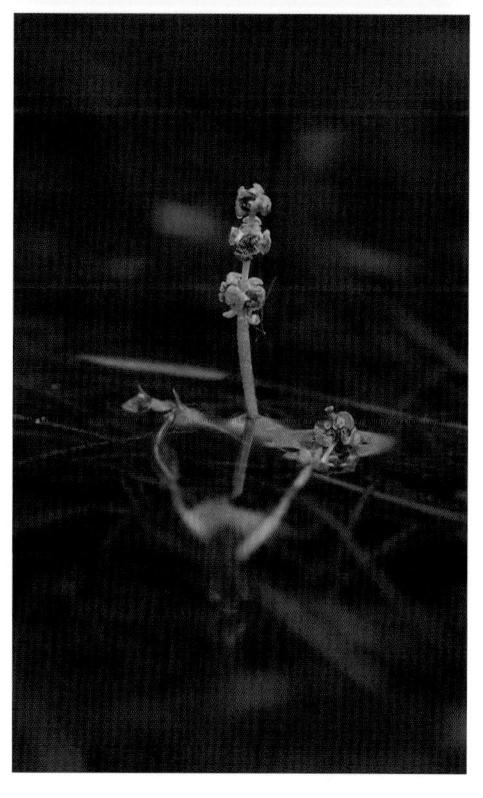

【形态特征】沉水草本。无根状茎；茎椭圆柱形或近圆柱形，纤细，具分枝，近基部常匍匐地面，并于节处生出稀疏而纤长的白色须根。叶线形，无柄；托叶为无色透明的膜质，与叶离生，合生成套管状而抱茎（或至少在幼时合生为套管状），常早落。穗状花序；花序梗与茎相似或稍粗于茎；花小，花被片4，绿色。果斜倒卵形，顶端具1稍向后弯的短喙，龙骨脊钝圆。花、果期5~10月。

【适宜生境】生于池塘、湖泊、沼地、水田及沟渠等静水或缓流之中。

【资源状况】分布于贡山、玉龙等地。偶见。

【入药部位】全草（眼子菜）。

【功能主治】清热解毒，利尿，消积，止血，消肿，驱蛔虫。用于痢疾，黄疸，瘰疬，带下病，血崩，痔疮出血，蛔虫病，疮疡红肿。

百合科

无毛粉条儿菜 蛆芽草、光叶肺筋草、小肺筋草

Aletris glabra Bur. et Franch.

【标本采集号】533324180822468LY

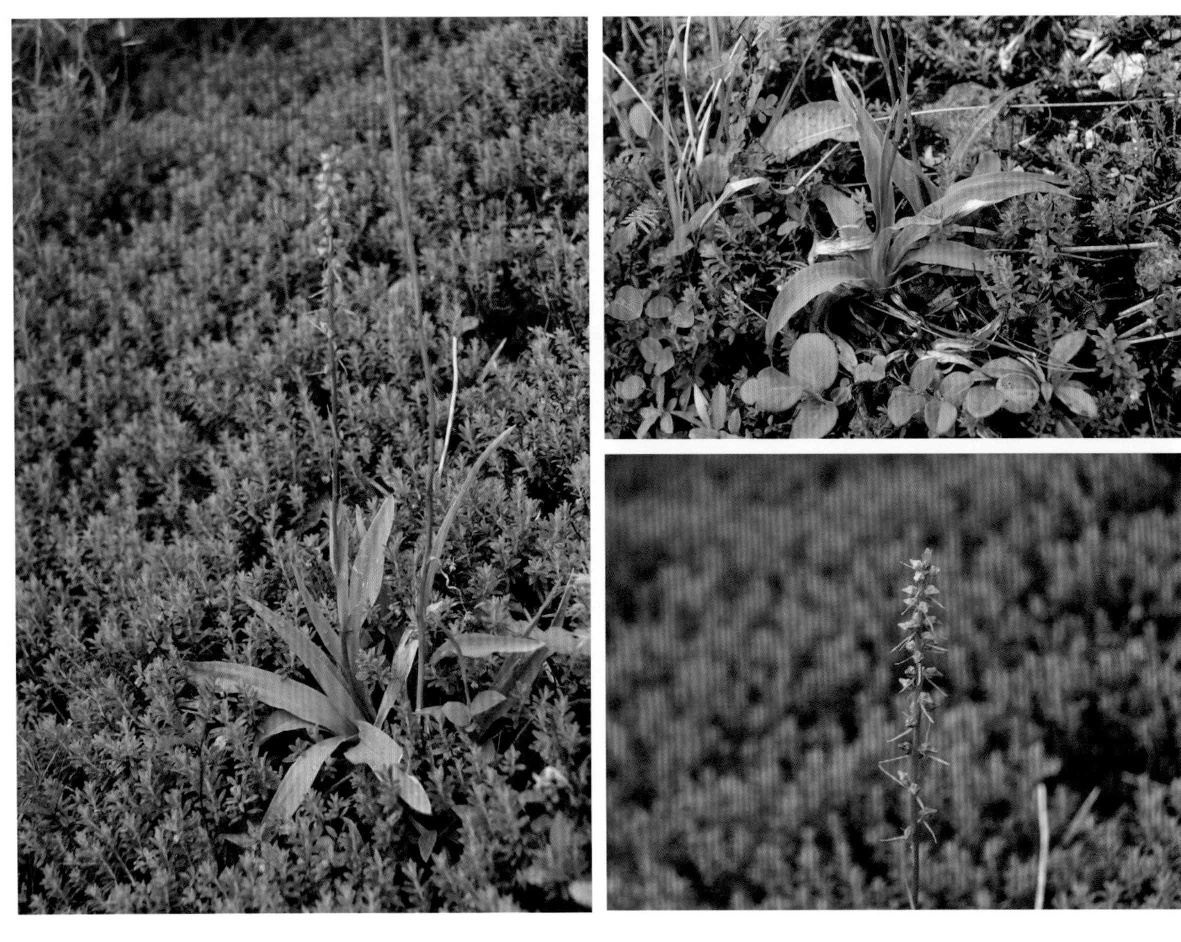

【形态特征】多年生草本，植株具细长的纤维根。叶簇生，硬纸质，条形或条状披针形，常对折，有时下弯，先端渐尖。花葶无毛，中下部具苞片状叶；总状花序，具黏性物质，多花；花被坛状，无毛，黄绿色，上端约 1/3 处分裂，裂片长椭圆形，膜质，有 1 条明显的绿色中脉。蒴果卵形，无毛。花期 5~6 月，果期 9~10 月。

【适宜生境】生于海拔 2000~4000m 的林下、灌木丛中或草坡上。

【资源状况】分布于香格里拉、德钦、维西、福贡、玉龙等地。偶见。

【入药部位】全草、根（光肺筋草）。

【功能主治】清热，润肺止咳，活血调经，杀虫。用于咳嗽咯血，风火牙痛，流行性腮腺炎，月经不调，小儿蛔虫病。

少花粉条儿菜 百味参

Aletris pauciflora (Klotz.) Franch.

【标本采集号】5334210287

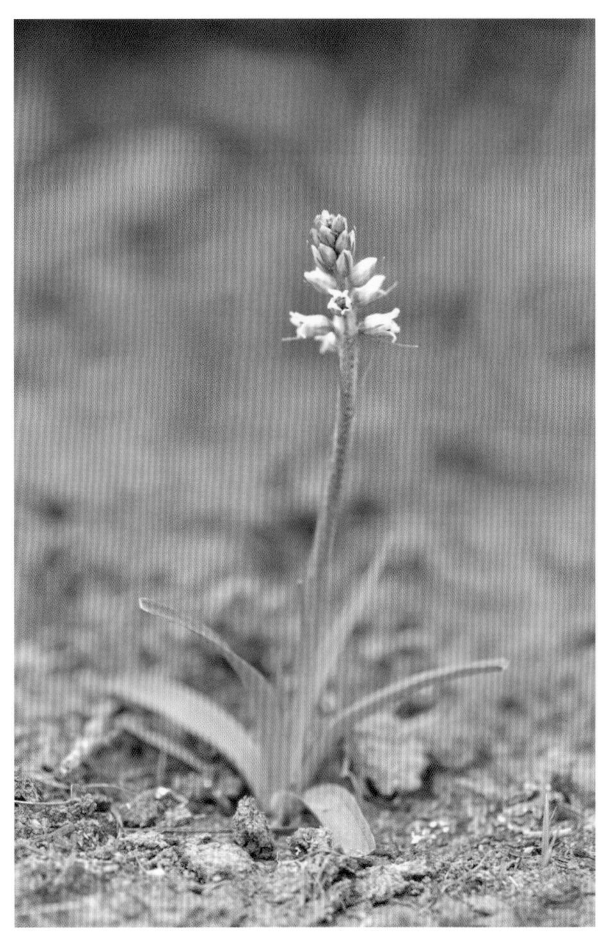

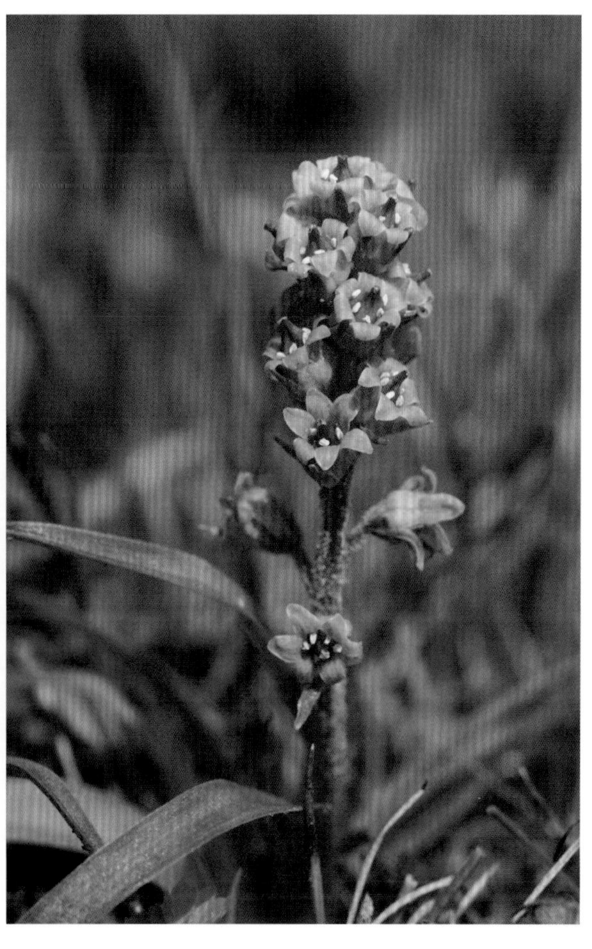

【形态特征】多年生草本，植株粗壮。具肉质的纤维根。叶簇生，披针形或条形，无毛。花葶密生柔毛，中下部有几枚苞片状叶；总状花序，花稀疏；苞片2，条形或条状披针形，位于花梗的上端；花被近钟形，暗红色、浅黄色或白色，上端1/4处分裂，裂片卵形，膜质；雄蕊着生于花被筒上，花丝短；无明显的花柱。蒴果圆锥形，无毛。花、果期6~9月。

【适宜生境】生于海拔3500~4000m的高山草坡。

【资源状况】分布于香格里拉、德钦、维西、贡山、玉龙等地。偶见。

【入药部位】全草。

【功能主治】补虚，敛汗，止血，止痛。用于体虚出汗，神经衰弱，头晕，耳鸣，小儿营养不良，吐血便血，月经不调，外伤疼痛。

粉条儿菜

金线吊白米、肺筋草、小肺筋草、蛆儿草、蛆芽草

Aletris spicata (Thunb.) Franch.

【标本采集号】533324180919944LY

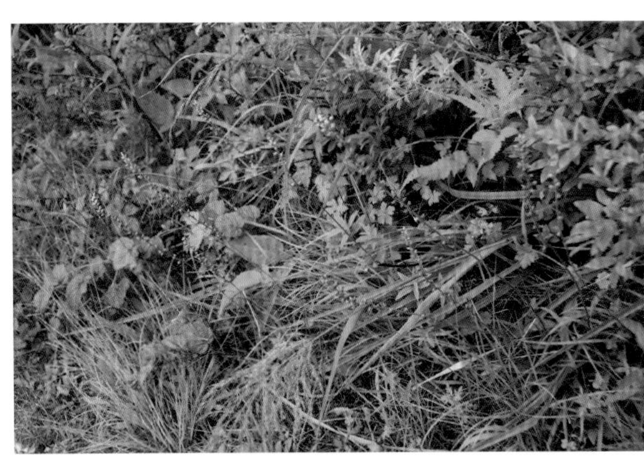
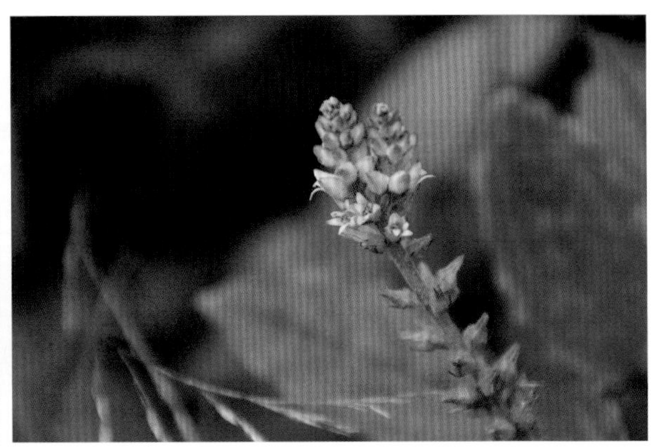

【形态特征】多年生草本，植株具多数须根。根毛局部膨大，白色。叶簇生，纸质，条形，有时下弯，先端渐尖。花葶有棱，密生柔毛，中下部有几枚苞片状叶；总状花序，疏生多花；花梗极短，有毛；花被绿色，上端粉红色，外面有柔毛，分裂部分占 1/3~1/2，裂片条状披针形。蒴果倒卵形或矩圆状倒卵形，有棱角，密生柔毛。花期 4~5 月，果期 6~7 月。

【适宜生境】生于海拔 350~2500m 的山坡上、路边、灌丛边或草地上。

【资源状况】分布于德钦、维西、贡山、玉龙等地。偶见。

【入药部位】根、全草（小肺筋草）。

【功能主治】清热，润肺止咳，活血调经，杀虫。用于咳嗽，咯血，百日咳，肺痈，乳痈，腮腺炎，经闭，缺乳，小儿疳积，蛔虫病，风火牙痛。

杯花韭

山葱

Allium cyathophorum Bur. et Franch.

【标本采集号】5334210571

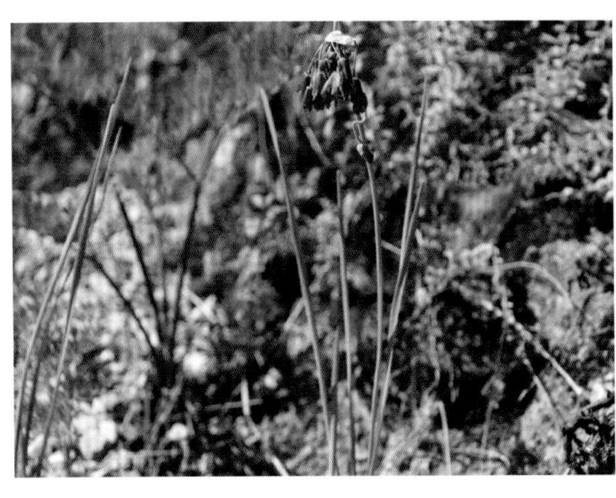
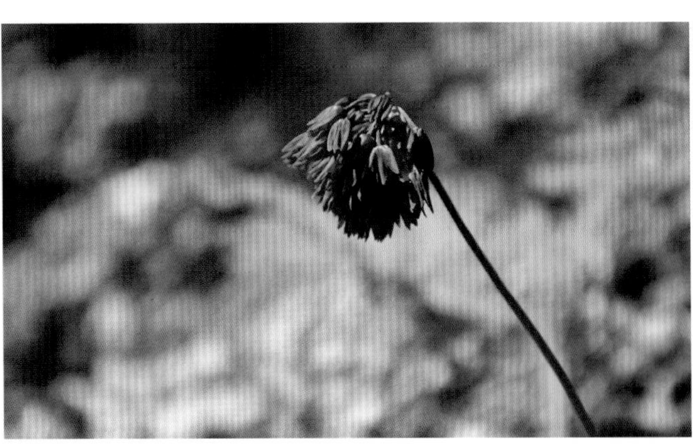

【形态特征】草本。具较粗的根。鳞茎单生或数枚聚生，圆柱状；鳞茎外皮灰褐色，常呈近平行的纤维状。叶条形，背面呈龙骨状隆起，比花葶短。花葶圆柱状，常具 2 纵棱，下部被叶鞘；总苞单侧开裂，宿存；伞形花序近扇状，多花，松散；小花梗不等长；花紫红色至深紫色，花被片椭圆状矩圆形。花、果期 6~8 月。

【适宜生境】生于海拔 3000~4600m 的山坡或草地。

【资源状况】分布于香格里拉、德钦、玉龙等地。偶见。

【入药部位】全草（杯花韭）。

【功能主治】散寒，解表。用于风寒感冒，胃寒，食欲不振。

葱

汉葱、豁啪格波累、火葱

Allium fistulosum L.

【标本采集号】5331231107

【形态特征】草本。鳞茎圆柱状，单生；鳞茎外皮白色，膜质至薄革质，不破裂。叶圆筒状，中空，约与花葶等长。花葶中空，在 1/3 以下处被叶鞘；总苞膜质，2 裂；伞形花序球状，多花，较疏散；花白色，花被片近卵形，具反折的尖头。花、果期 4~7 月。

【适宜生境】生于田间。

【资源状况】横断山三江并流区广泛栽培。野生偶见。

【入药部位】鳞茎（葱白）、全草（葱）、叶（葱叶）、花（葱花）、种子（葱实）、须根（葱须）。

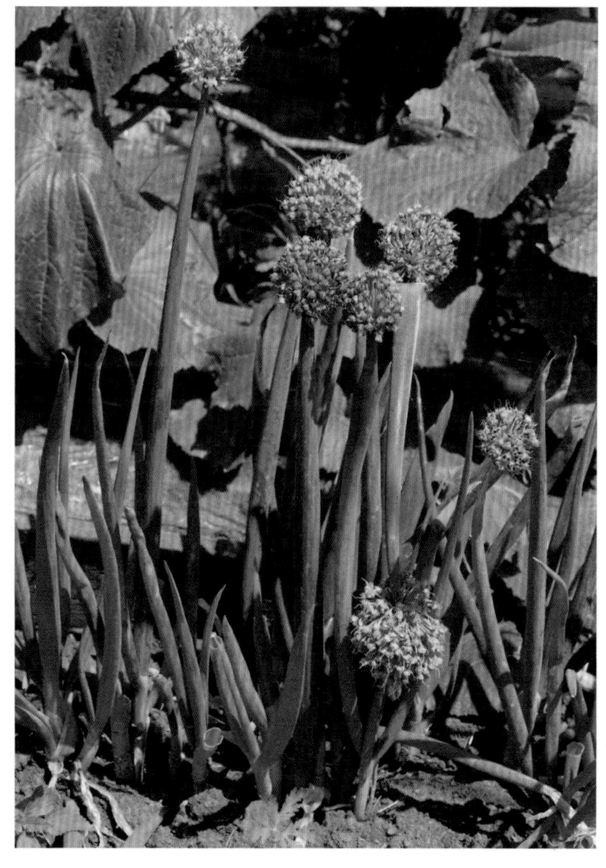

【功能主治】鳞茎：发汗解表，散寒通阳，杀虫。用于感冒风寒，阴寒腹痛，二便不通，痢疾，疮痈肿毒，虫积腹痛。全草：发汗解表，通阳，利尿。用于感冒头痛，鼻塞；外用于小便不利，痈疖肿毒。叶：发汗解表，解毒消肿。用于风寒感冒，头痛鼻塞，身热无汗，风水浮肿，疮痈肿毒，跌打损伤。花：散寒通阳。用于脘腹冷痛、胀满。种子：补中益精，明目散风。用于肾虚，目眩，阳痿，遗精，风寒感冒。须根：祛风散寒，解毒，散瘀。用于风寒头痛，喉疮，痔疮，冻伤。

梭沙韭

黑花野韭、山韭菜、野韭

Allium forrestii Diels

【标本采集号】5334210849

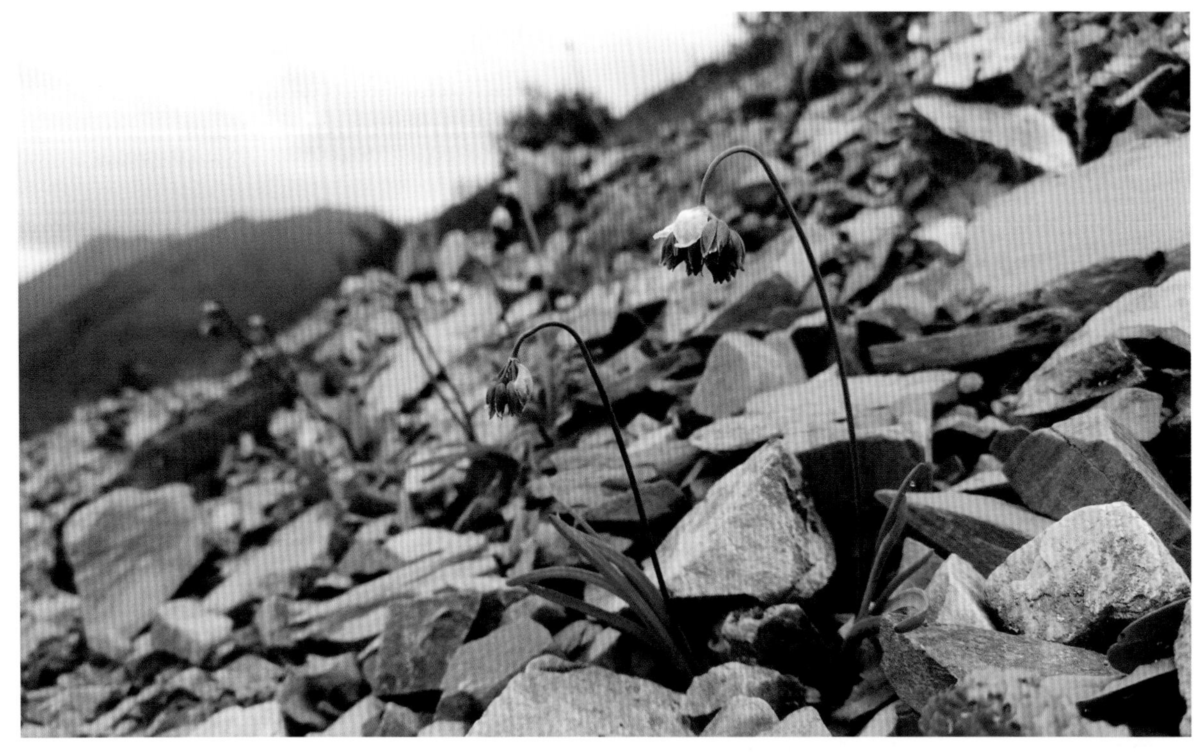

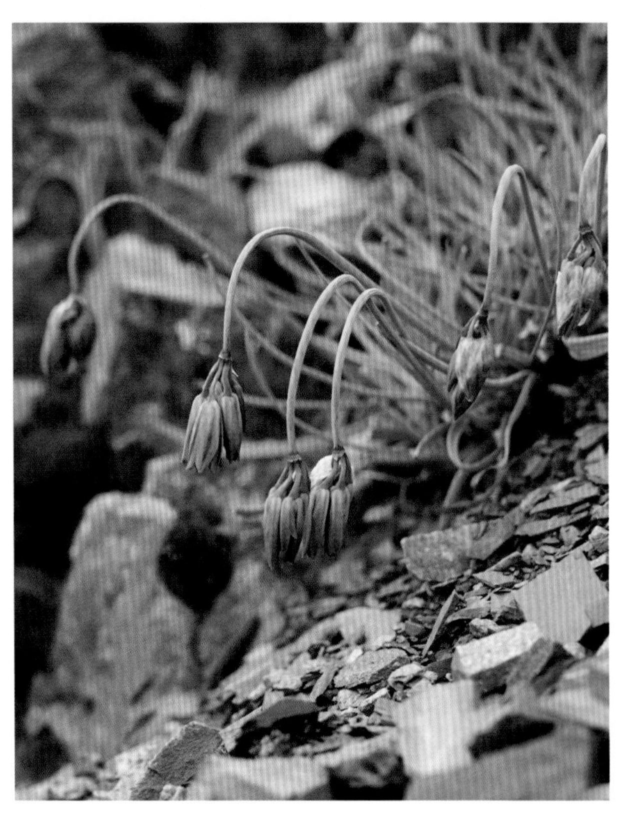

【形态特征】草本。鳞茎数枚聚生，圆柱状，鳞茎外皮灰褐色，破裂成纤维状，基部常近网状。叶狭条形，比花葶短。花葶圆柱状，下部被紫色叶鞘；总苞单侧开裂，早落；伞形花序具少数松散的花；花大，钟状开展，紫色至黑紫色，花被片椭圆形至卵状椭圆形或倒卵状椭圆形。花、果期8~10月。

【适宜生境】生于海拔2700~4200m的碎石山坡或草坡上。

【资源状况】分布于香格里拉、德钦、贡山、玉龙等地。偶见。

【入药部位】鳞茎。

【功能主治】散寒，解表。用于风寒感冒，胃寒，食欲不振。

宽叶韭 大叶韭

Allium hookeri Thwaites

【标本采集号】5334210353

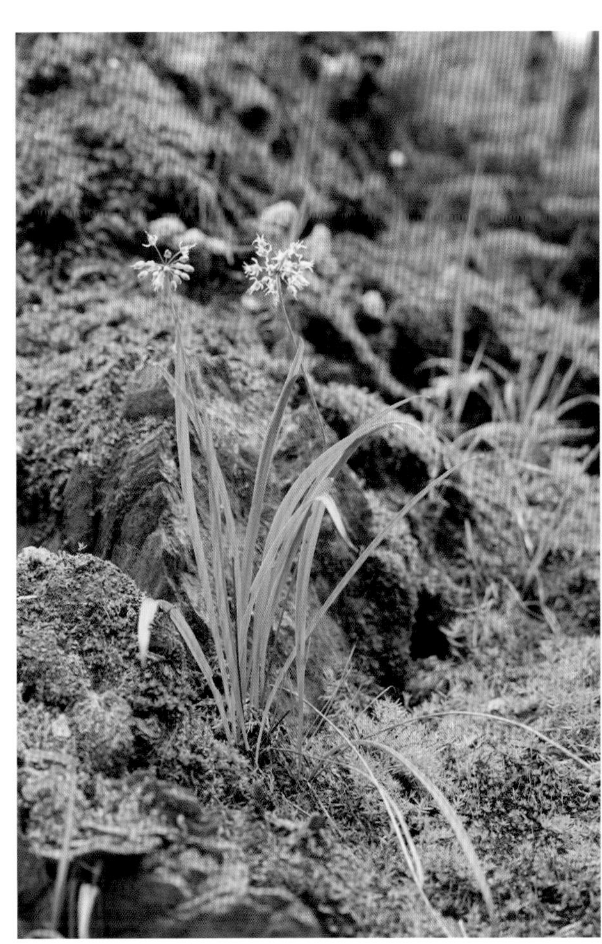

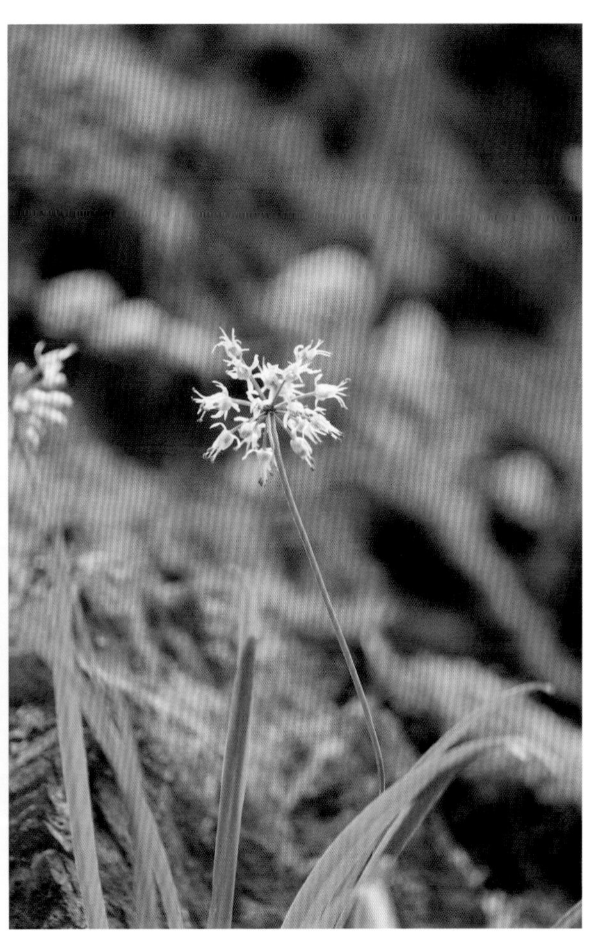

【形态特征】草本。根粗壮。鳞茎圆柱状；鳞茎外皮白色，膜质，不破裂。叶条形至宽条形，具明显的中脉。花葶侧生，圆柱状，下部被叶鞘；总苞2裂，常早落；伞形花序近球状，多花，密集；花白色，星芒状开展，花被片等长，披针形至条形；子房倒卵形，柱头点状。花、果期8~9月。

【适宜生境】生于海拔2700~4200m的碎石山坡或草坡上。

【资源状况】分布于维西、贡山等地。偶见。

【入药部位】全草（宽叶韭）。

【功能主治】理气宽中，通阳散结，祛瘀，消肿止痛，活血通络。

三柱韭 *Allium humile* Kunth var. *trifurcatum* Wang et Tang

【标本采集号】5334210238

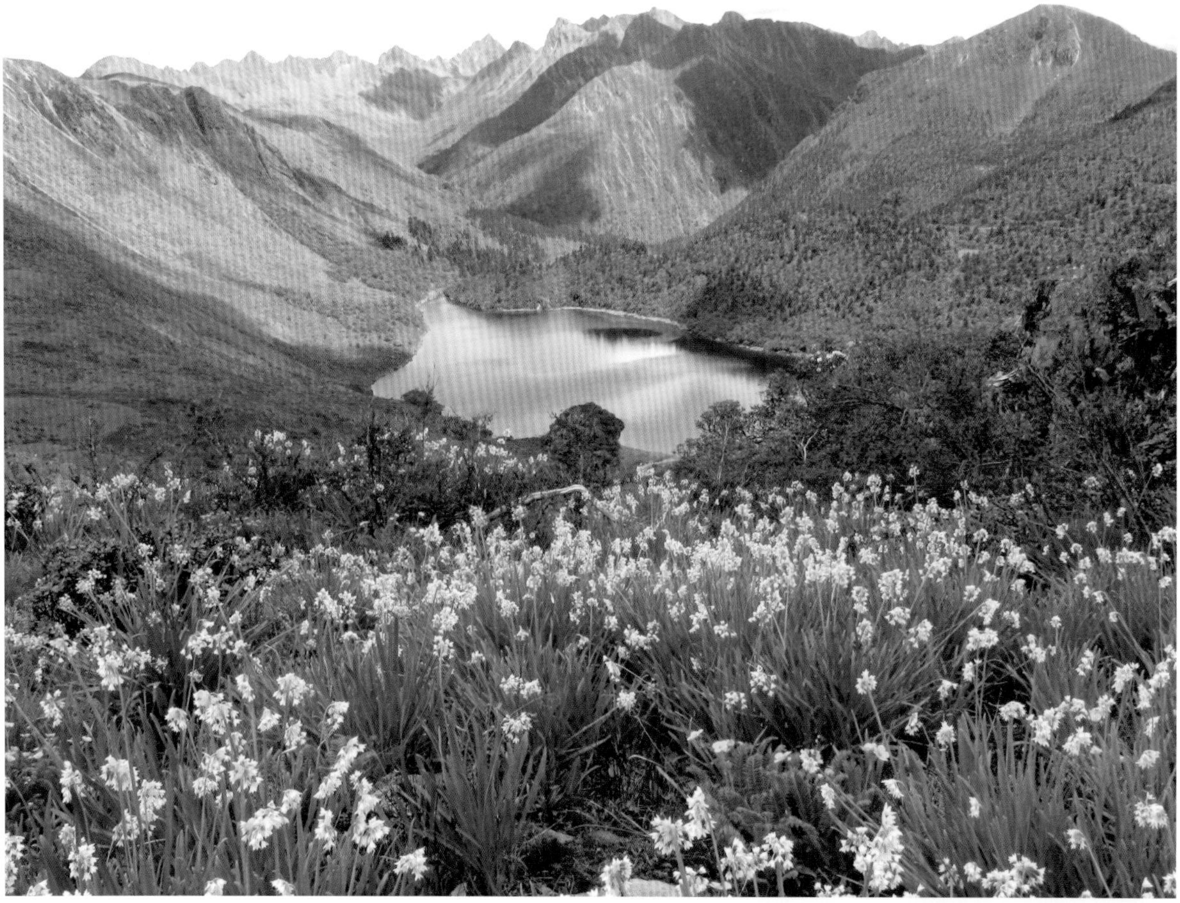

【形态特征】草本。具丛生、较粗壮的根。根状茎近直生；鳞茎聚生，圆柱状；鳞茎外皮灰黑色，薄革质，老时条裂或呈纤维状。叶条形，短于花葶。花葶圆柱状，具 2 条纵的狭翅，下部被叶鞘；总苞膜质，白色，2 裂，常宿存；伞形花序近扇状，花较疏散；花白色，花被片狭矩圆形至矩圆状披针形；柱头明显 3 裂，有时深裂几至花柱基部。花、果期 5~8 月。

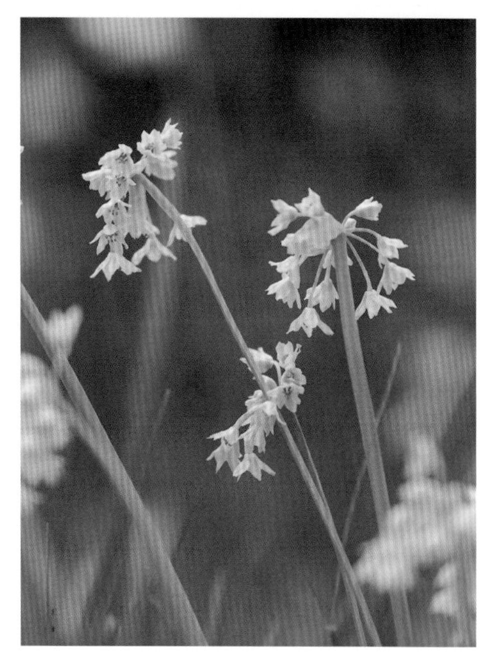

【适宜生境】生于海拔 3000~4000m 的阴湿山坡、溪边或树丛下。

【资源状况】分布于香格里拉、玉龙等地。偶见。

【入药部位】鳞茎（三柱韭）。

【功能主治】健脾养血，强筋壮骨。

大花韭 小根蒜、薤白、薤根

Allium macranthum Baker

【标本采集号】5334210881

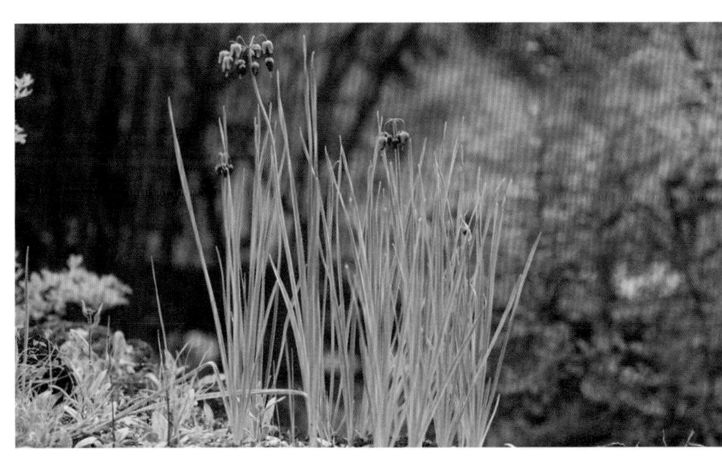
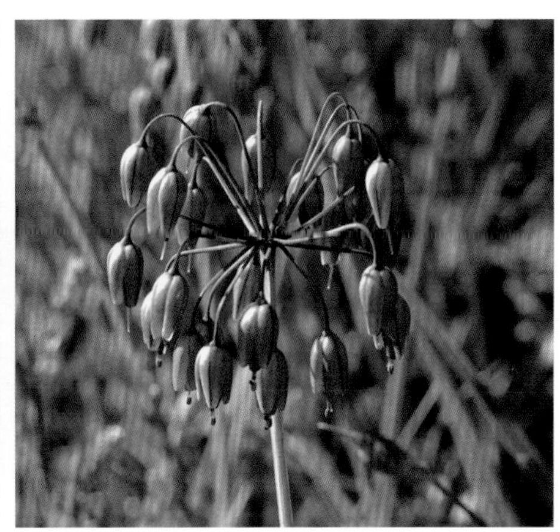

【形态特征】草本。具粗壮的根。鳞茎圆柱状；鳞茎外皮白色，膜质不裂或很少破裂成纤维状。叶条形，扁平，具明显的中脉，近与花葶等长。花葶棱柱状，具 2~3 纵棱或窄翅，下部被叶鞘；总苞 2~3 裂，早裂；伞形花序少花，松散；小花梗近等长比花被片长 2~5 倍；花钟状开展，红紫色至紫色，外轮的宽矩圆形，舟状，内轮的卵状矩圆形，花柱伸出花被。花、果期 8~10 月。

【适宜生境】生于海拔 2700~4200m 的草坡、河滩或草甸上。

【资源状况】分布于香格里拉、德钦、玉龙等地。偶见。

【入药部位】全草（大花韭）。

【功能主治】健脾养血，强筋壮骨，补肾壮阳。

薤　白 密花小根蒜、团葱、独头蒜

Allium macrostemon Bunge

【标本采集号】533324180420053LY

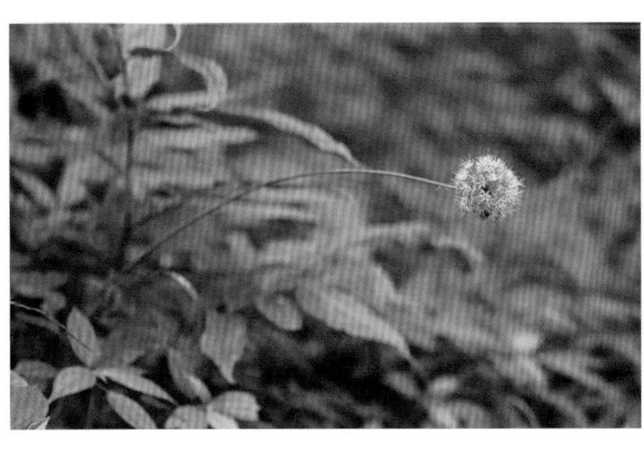
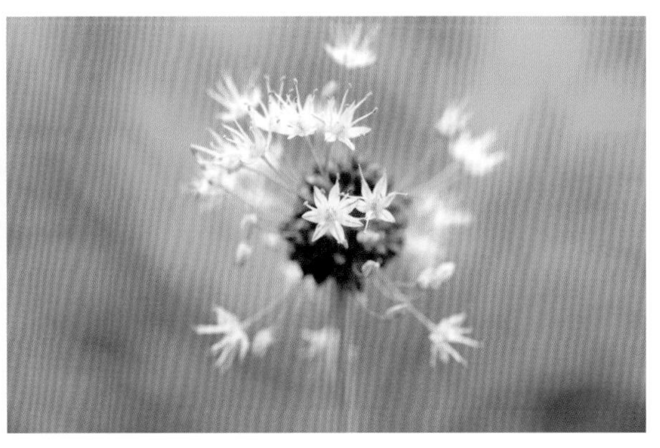

【形态特征】多年生草本。鳞茎近球状，基部常具小鳞茎，易脱落；鳞茎外皮带黑色，纸质或膜质，不破裂。叶半圆柱状，或因背部纵棱发达而为三棱状半圆柱形，中空，上面具沟槽，比花葶短。花葶圆柱状；伞形花序半球状至球状，具多而密集的花，或间具珠芽或有时全为珠芽；珠芽暗紫色；花淡紫色或淡红色，花被片矩圆状卵形至矩圆状披针形。花、果期 5~7 月。

【适宜生境】生于海拔 3000m 以下的山坡、丘陵、山谷或草地上。

【资源状况】分布于德钦、玉龙、维西等地。偶见。

【入药部位】鳞茎（薤白）。

【功能主治】通阳散结，行气导滞。用于胸痹疼痛，痰饮咳喘，泻痢后重。

滇　韭 *Allium mairei* Lévl.

【标本采集号】5334211127

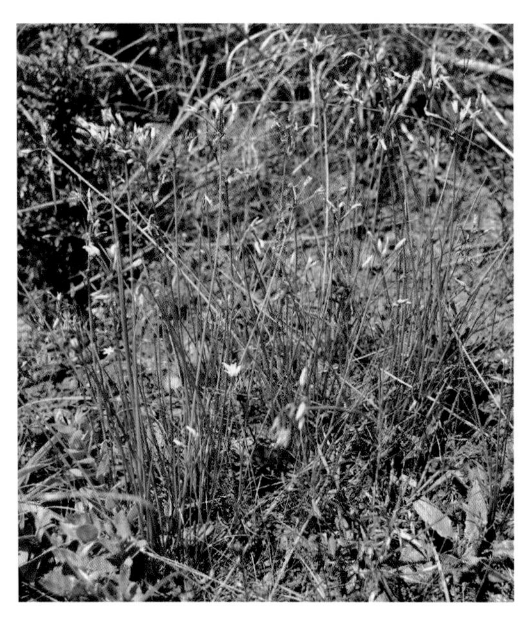

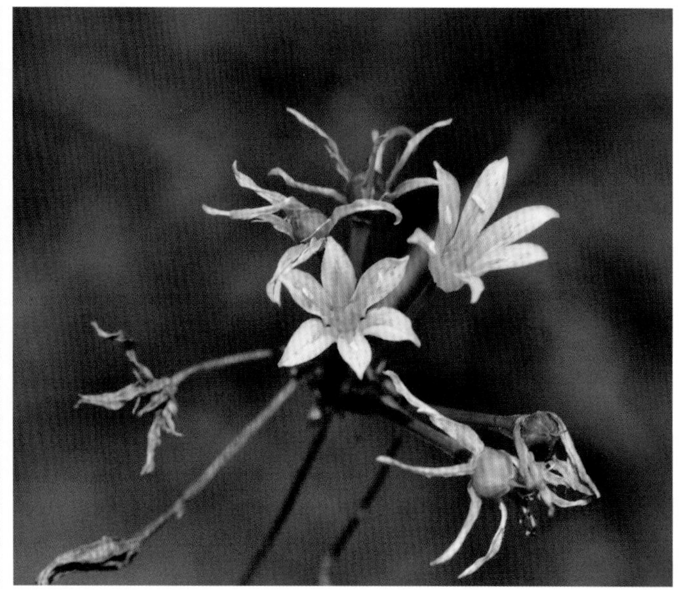

【形态特征】草本。鳞茎簇生，圆柱状，基部稍膨大；鳞茎外皮黄褐色至灰褐色，破裂成纤维状，直立，非网状，有时略交错。叶近圆柱状、半圆柱状或半圆柱状条形，具细的纵棱，沿棱具细糙齿。花葶圆柱状，具 2 纵棱，下部被常带紫色的叶鞘；总苞单侧开裂，宿存；伞形花序；花喇叭状张开，淡红色至紫红色，花被片等长，条形，狭矩圆形、倒披针状狭矩圆形至椭圆状矩圆形。花、果期 8~10 月。

【适宜生境】生于海拔 1200~4200m 的山坡、石缝、草地或林下。

【资源状况】分布于兰坪、玉龙等地。偶见。

【入药部位】叶、籽（滇韭）。

【功能主治】叶：祛风除疹。用于风疹瘙痒。籽：温肾壮阳。用于肾虚阳痿。

卵叶韭 鹿耳韭、天蒜、天韭

Allium ovalifolium Hand.-Mzt.

【标本采集号】5334210591

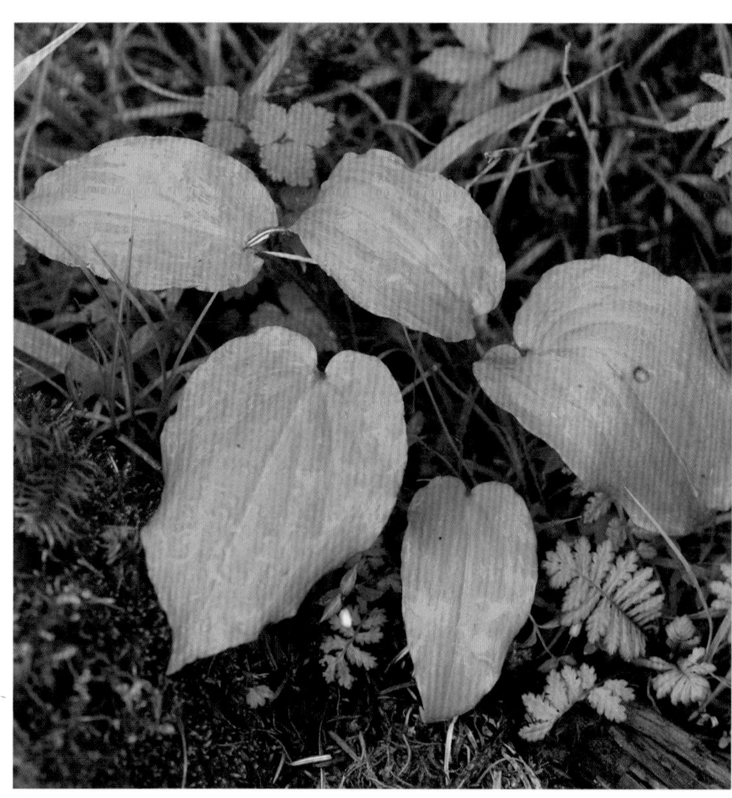
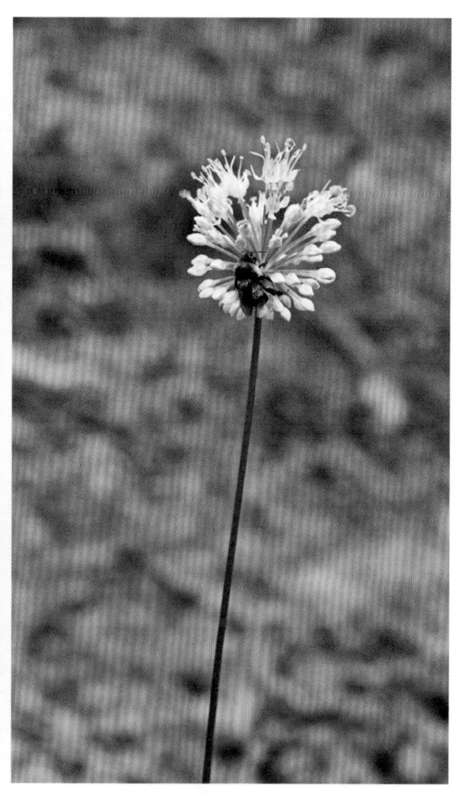

【形态特征】草本。鳞茎近圆柱状，单生或2~3枚聚生；鳞茎外皮灰褐色至黑褐色，破裂成纤维状，呈明显的网状。叶2，极少3，披针状矩圆形至卵状矩圆形；叶柄明显，连同叶片的两面和叶缘具乳头状突起，较少光滑。总苞2裂，宿存，稀早落；伞形花序球状，花多而密；花白色，稀淡红色；花丝等长。子房具3圆棱，基部收狭成长约0.5mm的短柄。花、果期7~9月。

【适宜生境】生于海拔1500~4000m的林下、阴湿山坡、湿地、沟边或林缘。

【资源状况】分布于维西、贡山、玉龙等地。偶见。

【入药部位】全草（卵叶韭）。

【功能主治】清热解毒，消肿散瘀，止血，祛风，化痰。用于痈肿疮毒，咽喉痛，急、慢性支气管炎。

太白韭

黄花韭、野蒜、太白山葱

Allium prattii C. H. Wright apud Forb. et Hemsl.

【标本采集号】5334210373

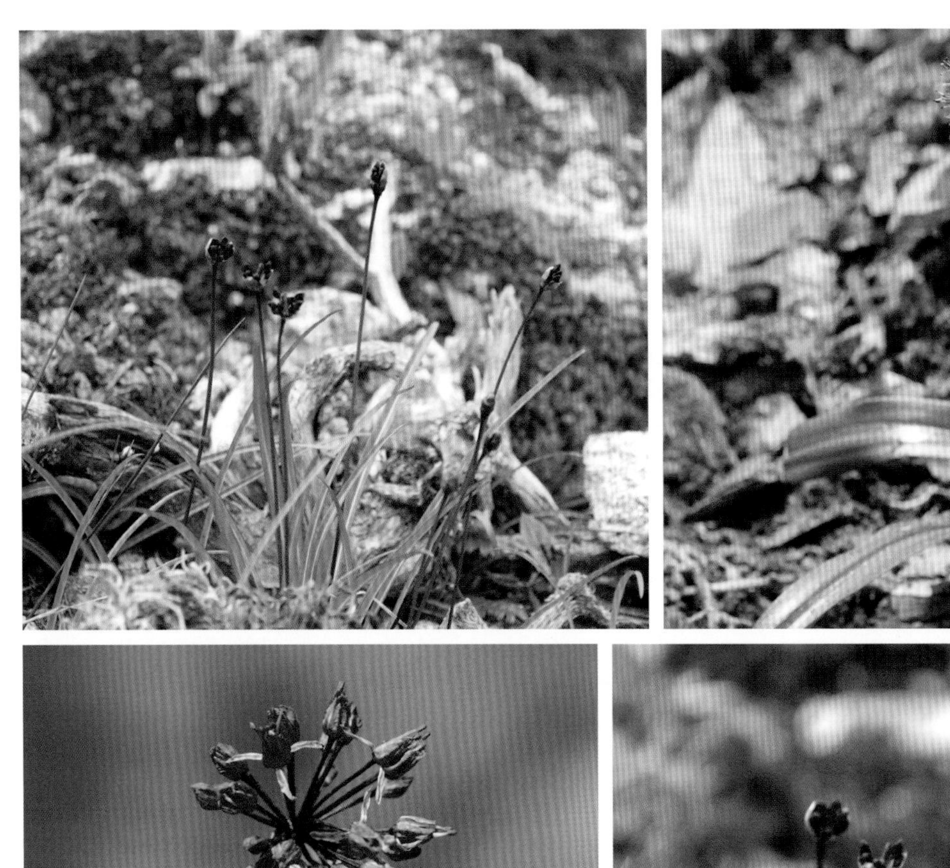

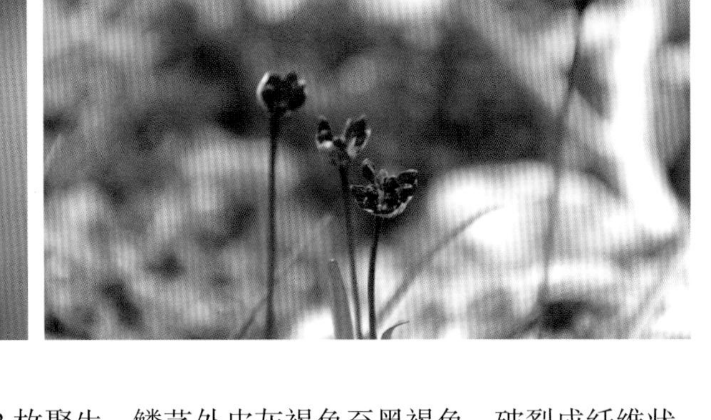

【形态特征】草本。鳞茎近圆柱状，单生或2~3枚聚生；鳞茎外皮灰褐色至黑褐色，破裂成纤维状，呈网状。叶2，紧靠或近对生状，常为条形、条状披针形、椭圆状披针形或椭圆状倒披针形。总苞1~2裂，宿存；伞形花序半球状，花多而密；花紫红色至淡红色，稀白色，内轮的花被片披针状矩圆形至狭矩圆形，外轮的狭卵形、矩圆状卵形或矩圆形；子房具3圆棱，基部收狭成长约0.5mm的短柄。花、果期6~9月。

【适宜生境】生于海拔2000~4900m的阴湿山坡、沟边、灌丛或林下。

【资源状况】分布于德钦、维西、福贡、玉龙等地。偶见。

【入药部位】全草（太白韭）。

【功能主治】发汗，散寒，消肿，健胃。用于伤风感冒，头痛发热，腹部冷痛，消化不良；外用于骨折。

高山韭

山韭菜、果巴籽木纳

Allium sikkimense Baker

【标本采集号】5334210864

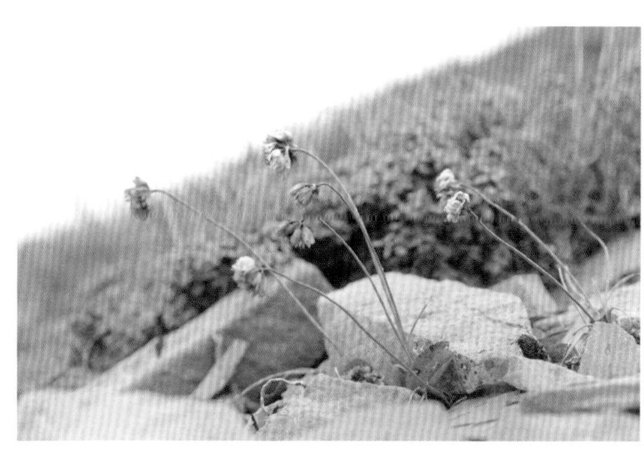

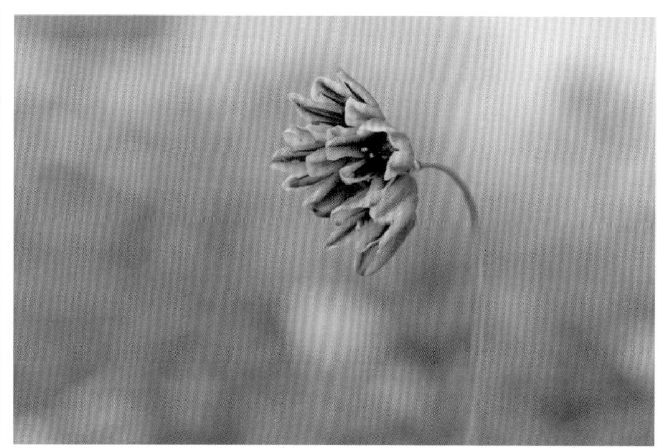

【形态特征】草本。鳞茎数枚聚生，圆柱状；鳞茎外皮暗褐色，破裂成纤维状，下部近网状，稀条状破裂。叶狭条形，扁平。花葶圆柱状；总苞单侧开裂，早落；伞形花序半球状，花多而密集；花钟状，天蓝色，花被片卵形或卵状矩圆形，内轮的边缘常具 1 至数枚疏离的不规则小齿，且常比外轮的稍长而宽；子房近球状，腹缝线基部具有明显窄帘的凹陷蜜穴。花、果期 7~9 月。

【适宜生境】生于海拔 2400~5000m 的山坡、草地、林缘或灌丛下。

【资源状况】分布于香格里拉、德钦、贡山、玉龙等地。偶见。

【入药部位】全草（高山韭）。

【功能主治】驱虫，消食。用于头虫症，妇病，“龙”病。

多星韭

山韭菜、黑花野韭、野韭菜

Allium wallichii Kunth

【标本采集号】5334210821

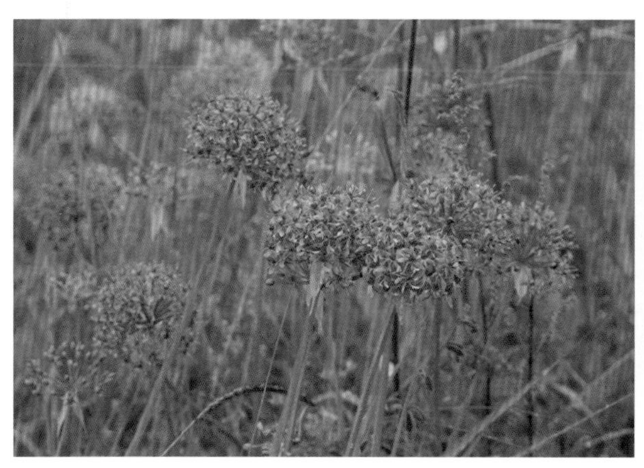

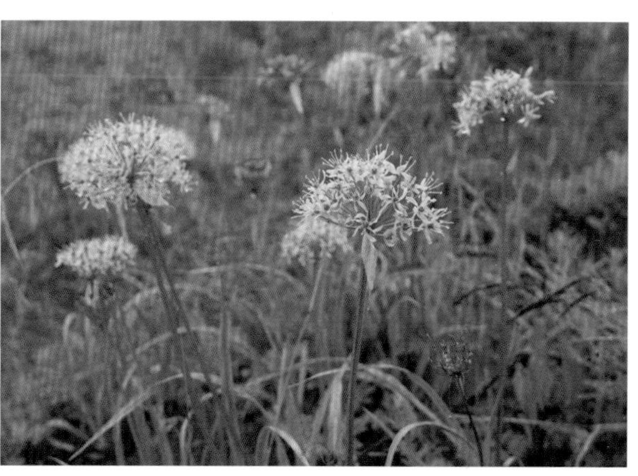

【形态特征】草本。鳞茎圆柱状；鳞茎外皮黄褐色，片状破裂或呈纤维状，有时近网状，内皮膜质，仅顶端破裂。叶狭条形至宽条形，具明显的中脉。花葶三棱状柱形，具 3 条纵棱，有时棱为狭翅状；总苞单侧开裂或 2 裂，早落；伞形花序扇状至半球状，具多数疏散或密集的花；花红色、紫红色、紫色至黑紫色，星芒状开展，花被片矩圆形至狭矩圆状椭圆形，花后反折。花、果期 7~9 月。

【适宜生境】生于海拔 2300~4800m 的湿润草坡、林缘、灌丛下或沟边。

【资源状况】分布于香格里拉、德钦、维西、贡山、泸水、福贡、玉龙等地。偶见。

【入药部位】全草（山韭菜）。

【功能主治】活血散瘀，祛风止痒。用于跌打损伤，刀枪伤，荨麻疹，银屑病，漆疮。

芦　荟

凤尾兰、波罗花、剑麻、油葱

Aloe vera L. var. *chinensis* (Haw.) Berg.

【标本采集号】3229010148

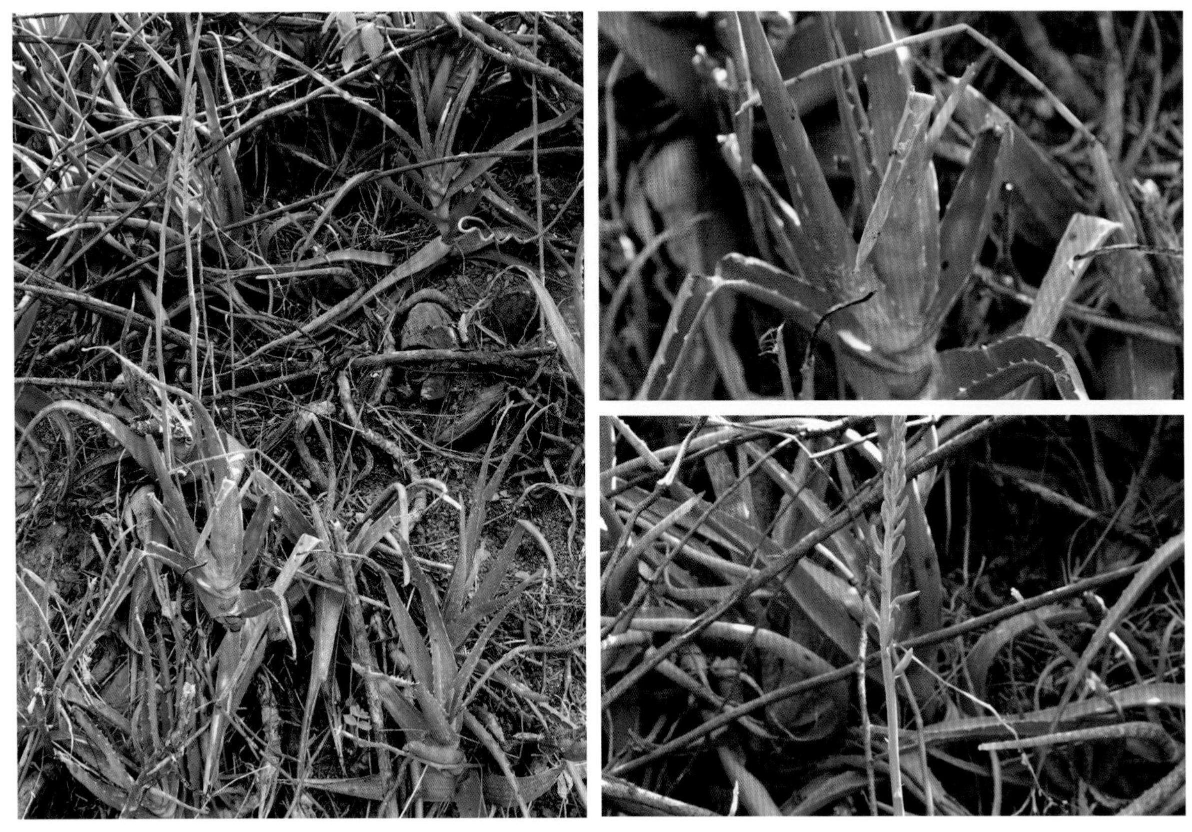

【形态特征】茎较短。叶近簇生或稍 2 列（幼小植株），肥厚多汁，条状披针形，粉绿色，顶端有几个小齿，边缘疏生刺状小齿。总状花序；苞片近披针形，先端锐尖；花点垂，稀疏排列，淡黄色而有红斑；花被裂片先端稍外弯；雄蕊与花被近等长或略长，花柱明显伸出花被外。

【资源状况】香格里拉、泸水等地有栽培。少见。

【入药部位】叶的液汁浓缩干燥物（芦荟）。

【功能主治】泻下通便，清肝泻火，杀虫疗疳。用于热结便秘，惊痫抽搐，小儿疳积；外用于癣疮。

天门冬

三百棒、丝冬、老虎尾巴根

Asparagus cochinchinensis (Lour.) Merr.

【标本采集号】5329320745

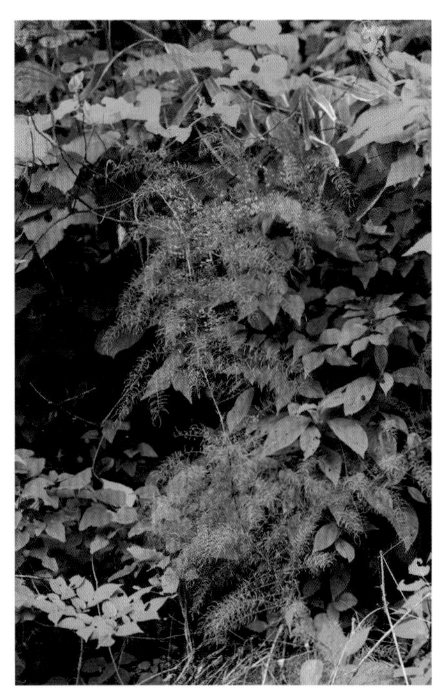

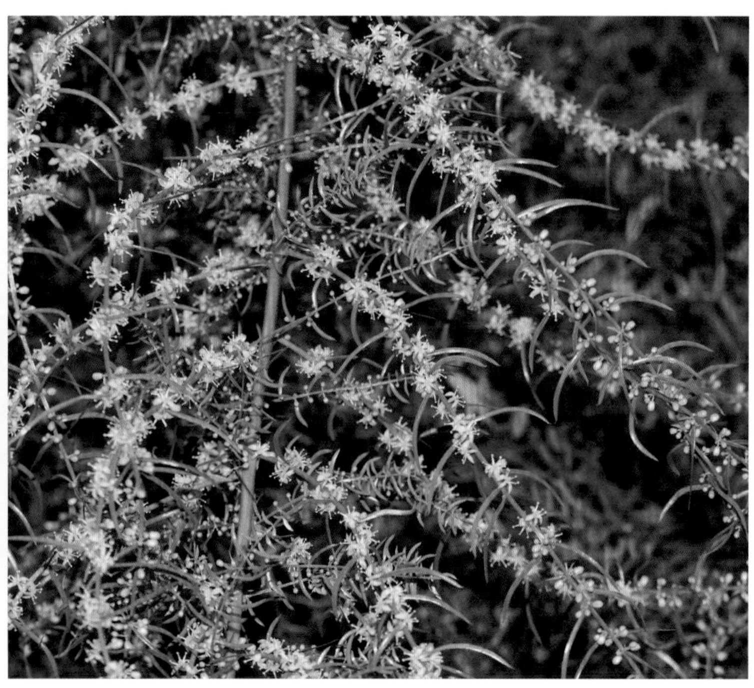

【形态特征】攀缘植物。根在中部或近末端呈纺锤状膨大。茎平滑，常弯曲或扭曲，分枝具棱或狭翅。叶状枝通常每 3 枚成簇，扁平或由于中脉龙骨状而略呈锐三棱形，稍镰刀状；茎上的鳞片状叶基部延伸为硬刺，在分枝上的刺较短或不明显。花 2 朵腋生，淡绿色。浆果熟时红色，有 1 颗种子。花期 5~6 月，果期 8~10 月。

【适宜生境】生于海拔 1950~2100m 的松林下、草地或田野。

【资源状况】分布于香格里拉、泸水等地。偶见。

【入药部位】块根（天冬）。

【功能主治】养阴生津，润肺清心。用于肺燥干咳，虚劳咳嗽，津伤口渴，心烦失眠，内热消渴，肠燥便秘，白喉。

羊齿天门冬

蔓生百部、婆妇草、药虱药、滇百部、月牙一只蒿

Asparagus filicinus Ham. ex D. Don

【标本采集号】5334210714

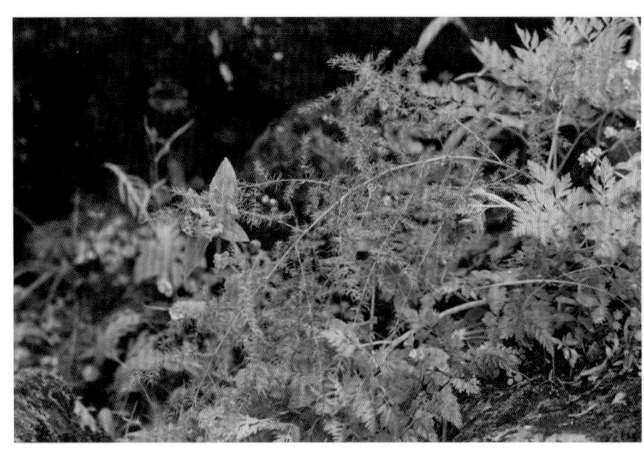

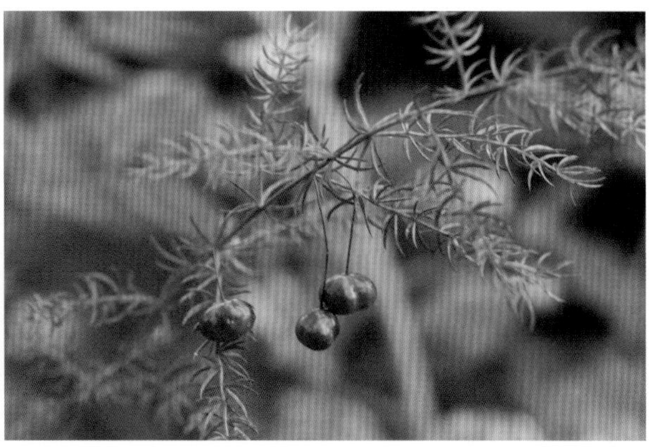

【形态特征】直立草本。根成簇，从基部开始或在距基部几厘米处呈纺锤状膨大，膨大部分长短不一。茎近平滑，分枝通常有棱，有时稍具软骨质齿。叶状枝 5~8 枚成簇，扁平，镰刀状，有中脉；鳞片状叶基部无刺。花 1~2 朵腋生，淡绿色，有时稍带紫色；雄花花丝不贴生于花被片上，花药卵形；雌花和雄花近等大或略小。浆果。种子 2~3。花期 5~7 月，果期 8~9 月。

【适宜生境】生于海拔 1200~3000m 的丛林下或山谷阴湿处。

【资源状况】分布于德钦、维西、贡山、泸水、兰坪、玉龙等地。偶见。

【入药部位】块根（羊齿天冬）。

【功能主治】润肺止咳，杀虫止痒。用于肺结核久咳，肺脓肿，百日咳，咯痰带血，支气管哮喘，疥癣瘙痒。四川、云南少数地区当百部入药，称“土百部”，有的地区亦作天冬入药。

多刺天门冬

天门冬、土天冬、小茎叶天冬

Asparagus myriacanthus Wang et S. C. Chen

【标本采集号】5307210247

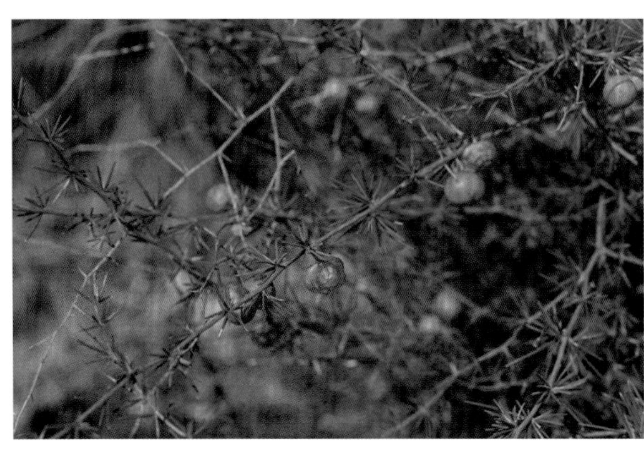

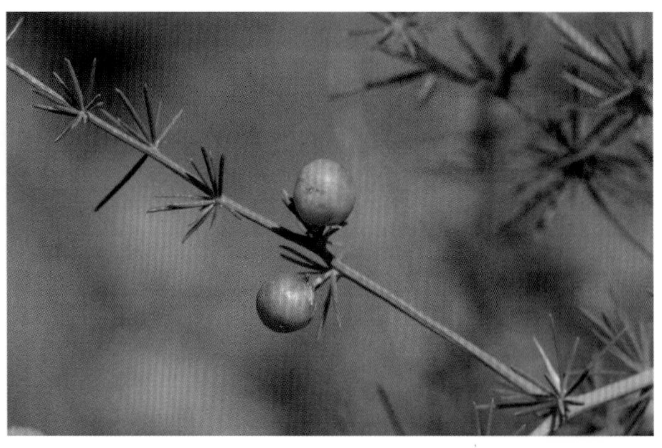

【形态特征】半灌木，有时稍攀缘，多刺。根细长。茎上部具密的纵凸纹，分枝具纵棱。叶状枝成簇，锐三棱形；鳞片状叶基部具长的硬刺，刺近伸直。雄花腋生，黄绿色；花梗与花被近等长，关节位于上部；花丝中部以下贴生于花被片上。浆果。种子2~3颗。花期5月，果期7~9月。

【适宜生境】生于海拔2100~3100m的开旷山坡、河岸多沙荒地或灌丛下。

【资源状况】分布于香格里拉、德钦、维西、玉龙等地。偶见。

【入药部位】块根（多刺天门冬）。

【功能主治】养阴清热，润燥生津。

石刁柏 露笋、龙须菜、小百部

Asparagus officinalis L.

【标本采集号】2353290169

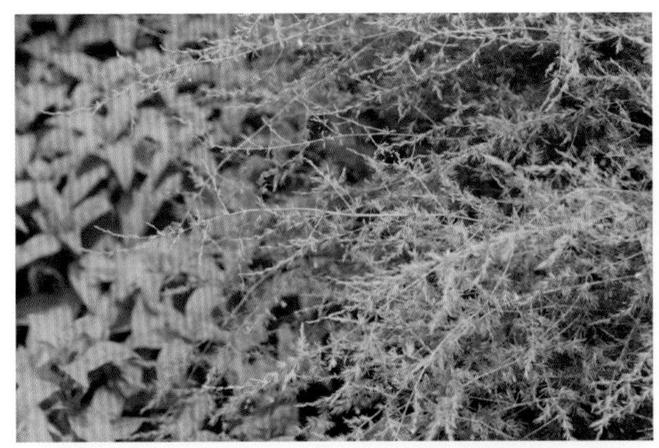

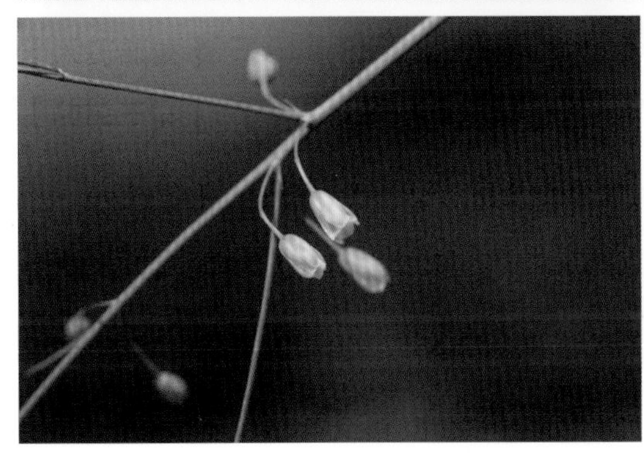

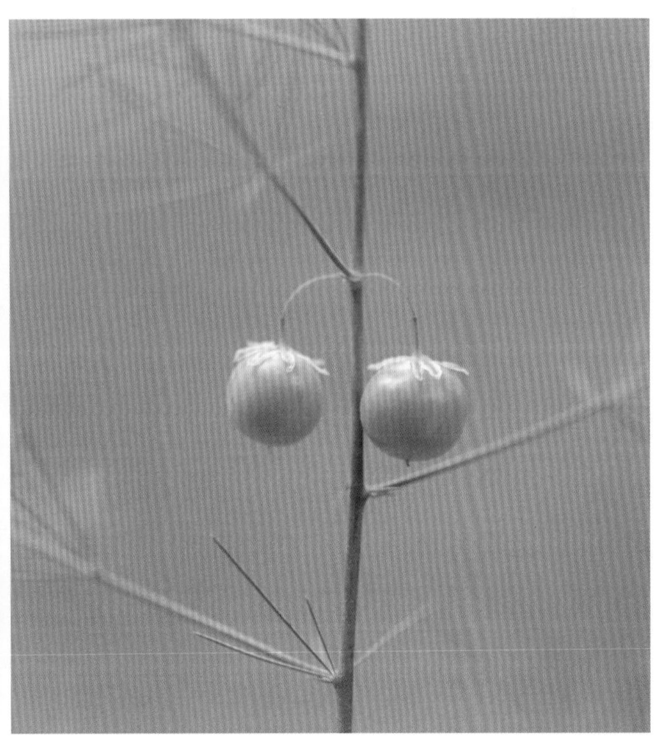

【形态特征】草本。茎平滑，上部在后期常俯垂，分枝较柔弱。叶状枝3~6枚成簇，近扁圆柱形，略有钝棱，纤细，常稍弧曲；鳞片状叶基部有刺状短距或近无距。花腋生，绿黄色；雄花花丝中部以下贴生于花被片上；雌花较小。浆果熟时红色，有2~3枚种子。花期5~6月，果期9~10月。

【资源状况】玉龙、维西等地有栽培。

【入药部位】嫩茎（石刁柏）。

【功能主治】清热利湿，活血散结。用于肝炎，银屑病，高脂血症，膀胱癌，乳腺癌，皮肤癌。

大理天门冬 柏子仁

Asparagus taliensis Wang et Tang

【标本采集号】5329320747

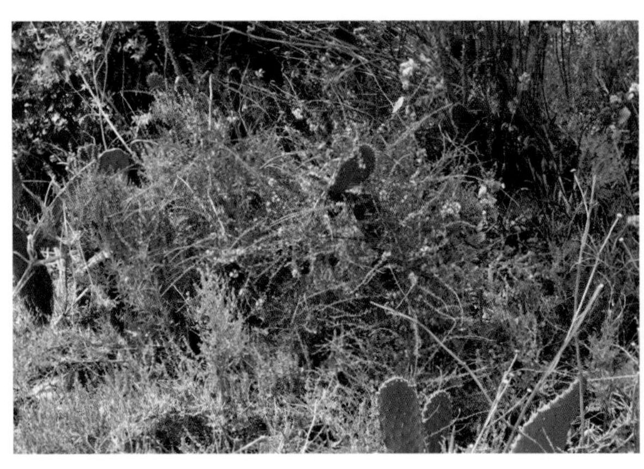

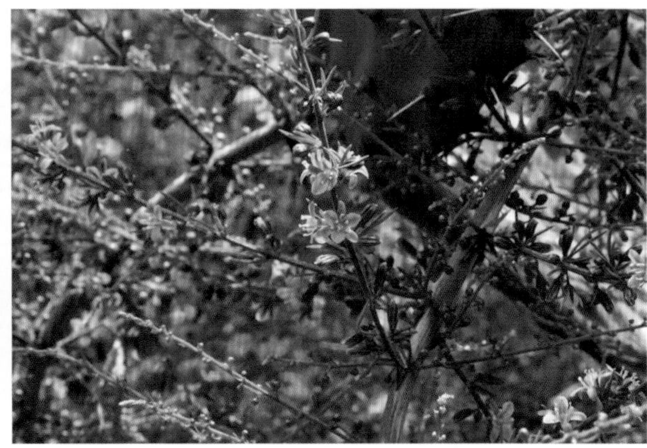

【形态特征】攀缘植物。茎上具不明显的纵凸纹，分枝有纵棱。叶状枝成簇，锐三棱形，通常稍弧曲；茎上的鳞片状叶基部延伸为硬刺，在分枝上的无刺或仅在分枝基部的具短刺。花腋生，黄色；雄花花丝中部以下贴生于花被片上；退化子房顶端具短喙；雌花大小和雄花相似。浆果，通常有 1 枚种子。花期 6~8 月，果期 9~10 月。

【适宜生境】生于海拔 1850~2000m 的地区。

【资源状况】分布于玉龙等地。偶见。

【入药部位】块根。

【功能主治】养阴清热。

大百合 号筒花、海百合、水草蒙

Cardiocrinum giganteum (Wall.) Makino

【标本采集号】532529180403197LY

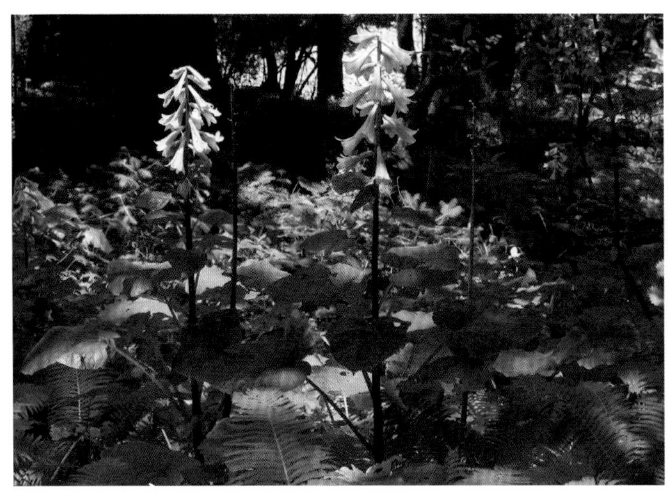

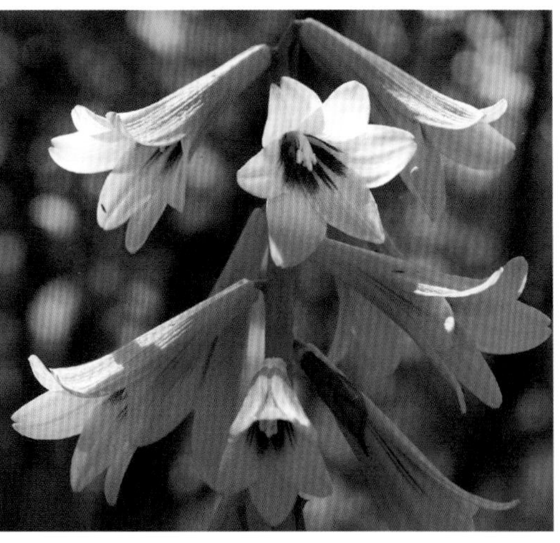

【形态特征】草本。小鳞茎卵形，干时淡褐色；茎直立，中空，无毛。叶纸质，网状脉；基生叶卵状心形或近宽矩圆状心形；茎生叶卵状心形。总状花序；无苞片；花狭喇叭形，白色，里面具淡紫红色条纹，花被片条状倒披针形。蒴果近球形，顶端有1小尖突，基部有粗短果柄，红褐色，具6钝棱和多数细横纹，3瓣裂。种子呈扁钝三角形，红棕色，周围具淡红棕色半透明的膜质翅。花期6~7月，果期9~10月。

【适宜生境】生于海拔1450~2300m的林下草丛中。

【资源状况】分布于德钦、维西、贡山、泸水、玉龙等地。偶见。

【入药部位】鳞茎、种子。

【功能主治】鳞茎：清热，润肺止咳，解毒。用于小儿高热，肺结核咯血，鼻窦炎，中耳炎。种子：清肺，平喘，止咳。用于咳嗽，气喘，肺结核咯血。

狭叶吊兰 *Chlorophytum chinense* Bur. et Franch.

【标本采集号】ZM355

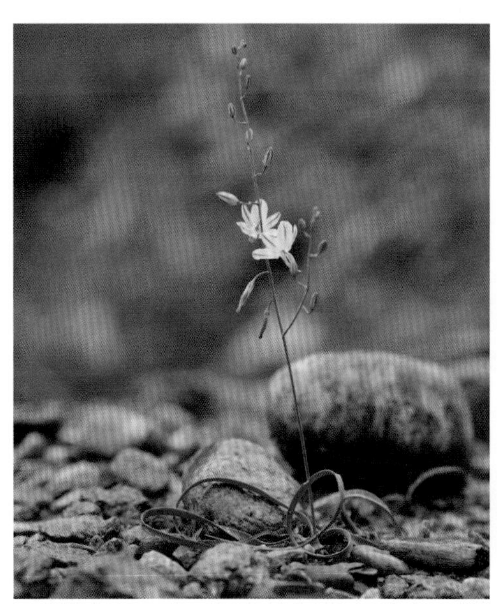

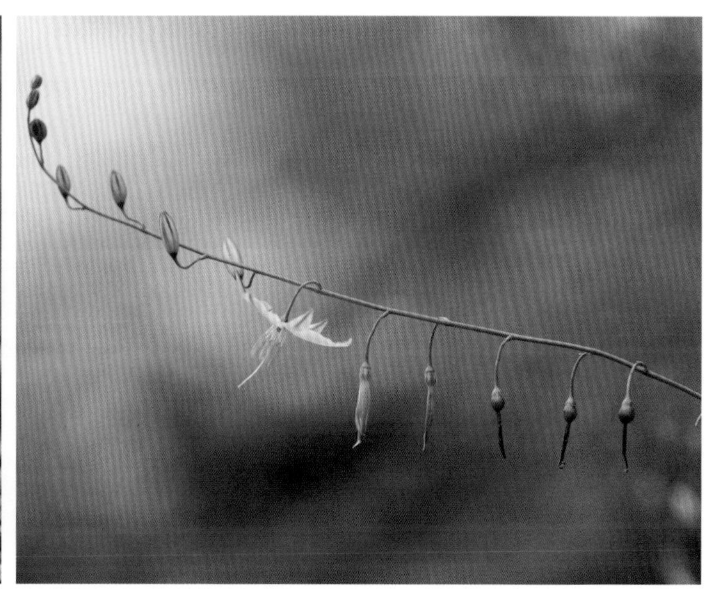

【形态特征】草本。根肥厚，近纺锤状或圆柱状。根状茎不明显。叶禾状。花葶比叶长；花单生，白色，带淡红色脉，排成总状花序或圆锥花序；花被片与花梗近等长，聚生于中央；雄蕊稍短于花被片，花药常多少黏合，长约为花丝的1倍多。花期6~8月。

【适宜生境】生于海拔2600~3000m的林缘、草坡或河边。

【资源状况】分布于香格里拉、德钦、泸水、玉龙等地。偶见。

【入药部位】全草（狭叶吊兰）。

【功能主治】止咳化痰，活血接骨，消肿解毒。用于慢性支气管炎，咳嗽，痰多，痔疮肿痛，骨折，烧伤。

七筋姑 搜山虎、剪刀七、竹叶七

Clintonia udensis Trautv. et Mey.

【标本采集号】ZM401

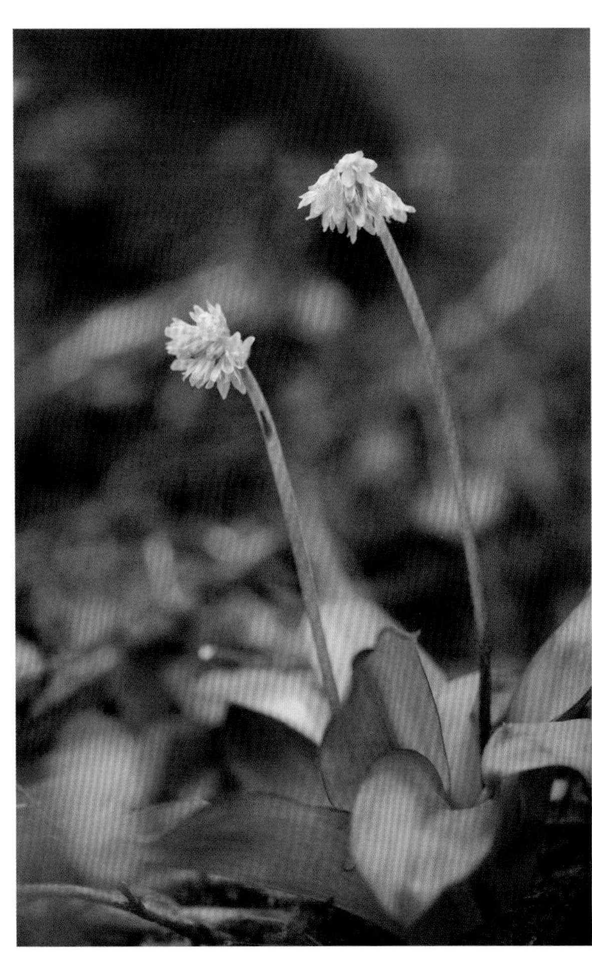

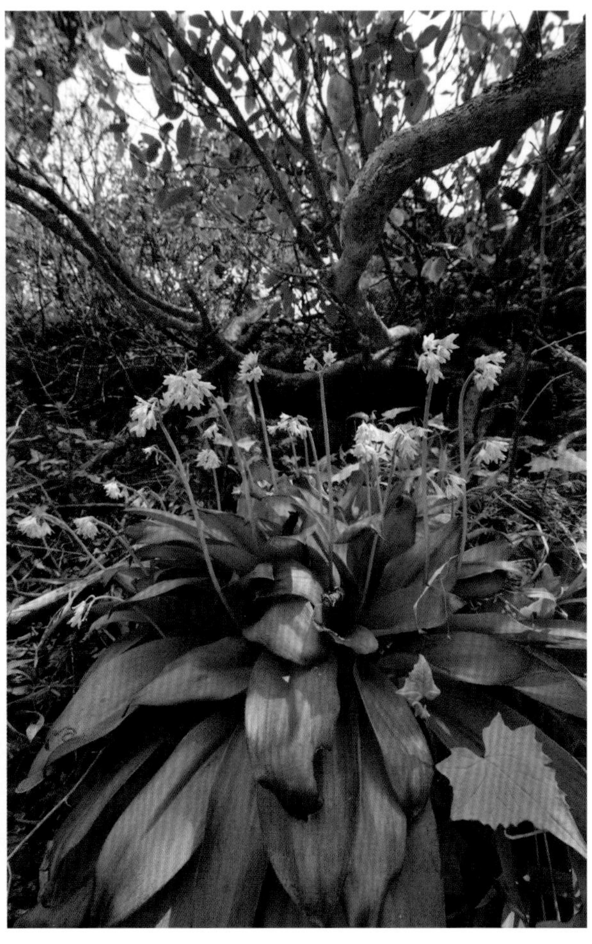

【形态特征】草本。根状茎较硬，有撕裂成纤维状的残存鞘叶。叶纸质或厚纸质，椭圆形、倒卵状矩圆形或倒披针形，无毛或幼时边缘有柔毛，基部呈鞘状抱茎或后期伸长成柄状。花葶密生白色短柔毛；总状花序，花梗密生柔毛；苞片披针形，密生柔毛，早落；花白色，少有淡蓝色，花被片矩圆形，外面有微毛。果球形至矩圆形，自顶端至中部沿背缝线作蒴果状开裂。种子卵形或梭形。花期 5~6 月，果期 7~10 月。

【适宜生境】生于海拔 1600~4000m 的高山疏林下或阴坡疏林下。

【资源状况】分布于德钦、维西、贡山、泸水、兰坪、玉龙等地。偶见。

【入药部位】根或全草（雷公七）。

【功能主治】有小毒。祛风，败毒，散瘀，止痛。用于跌打损伤，劳伤。

散斑竹根七

散斑假万寿竹

Disporopsis aspera (Hua) Engl. ex Krause

【标本采集号】2353290621

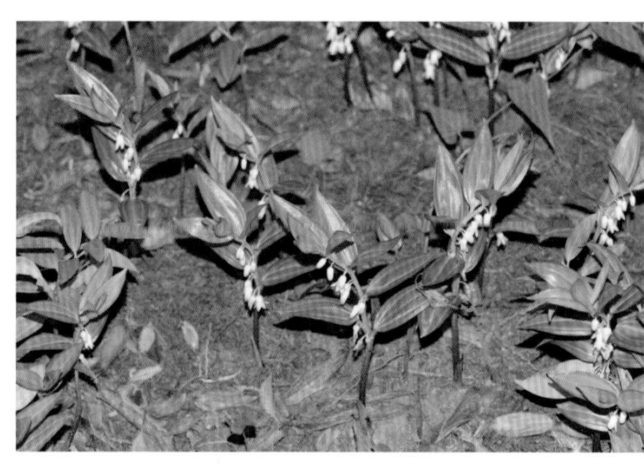

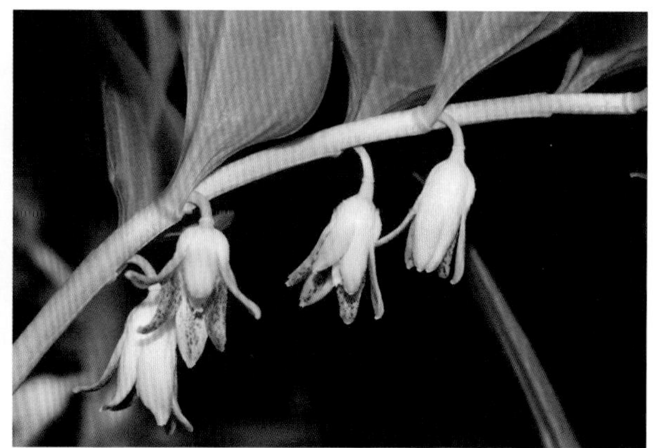

【形态特征】多年生草本。根状茎圆柱状。叶厚纸质，卵形、卵状披针形或卵状椭圆形，先端渐尖或稍尾状，基部通常近截形或略带心形，具柄，两面无毛。花生于叶腋，黄绿色，多少具黑色斑点，俯垂，花被钟形，花被筒口部不缢缩，裂片近矩圆形；副花冠裂片膜质，与花被裂片互生，披针形，先端 2 深裂或 2 浅裂。浆果近球形，熟时蓝紫色，具种子 2~4 粒。花期 5~6，果期 9~10 月。

【适宜生境】生于海拔 1100~2900m 的林下、荫蔽山谷或溪边。

【资源状况】分布于泸水、福贡、玉龙等地。偶见。

【入药部位】根茎（散斑竹根七）。

【功能主治】养阴润肺，化瘀止痛。用于肺胃阴伤，燥热咳嗽，风湿疼痛，跌打损伤。

深裂竹根七

竹根假万寿竹

Disporopsis pernyi (Hua) Diels

【标本采集号】533324180509154LY

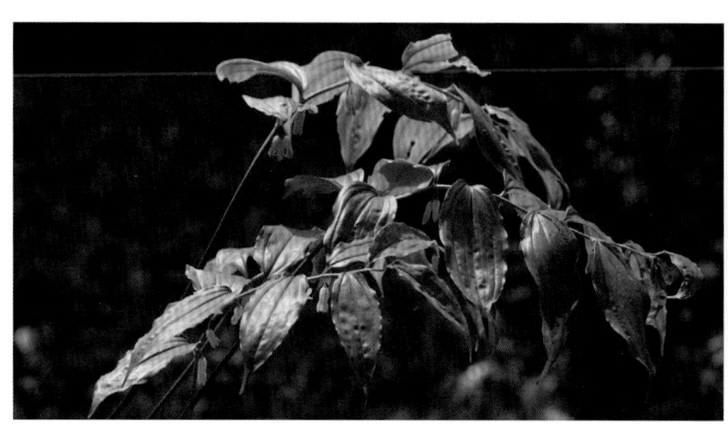

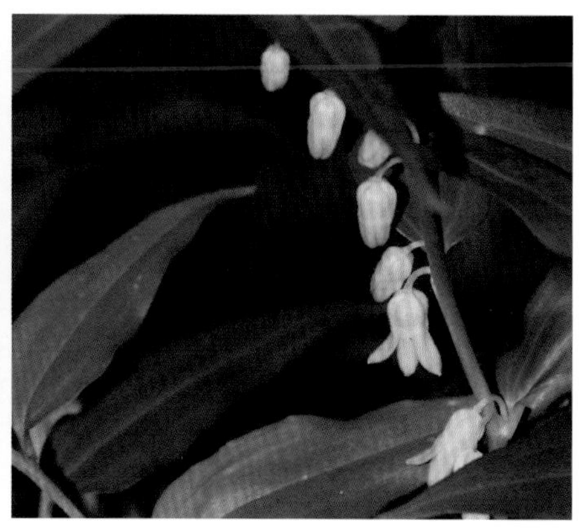

【形态特征】多年生草本。根状茎圆柱状；茎具紫色斑点。叶纸质，披针形、矩圆状披针形、椭圆形或近卵形，具柄。花生于叶腋，白色，多少俯垂，花被钟形，花被筒口部不缢缩；副花冠裂片膜质，披针形或条状披针形，先端为程度不同的 2 深裂。浆果近球形或稍扁，熟时暗紫色，具种子 1~3 枚。花期 4~5 月，果期 11~12 月。

【适宜生境】生于海拔 500~2500m 的林下石山或荫蔽山谷水旁。

【资源状况】分布于玉龙等地。偶见。

【入药部位】根茎（深裂竹根七）。

【功能主治】益气健脾，养阴润肺，活血舒筋。用于产后虚弱，小儿疳积，阴虚咳嗽，多汗，口干，跌打肿痛，风湿疼痛，腰痛。

长蕊万寿竹

万寿竹、竹凌霄、牛尾参

Disporum bodinieri (Lévl. et Vnt.) Wang et Tang

【标本采集号】5334210040

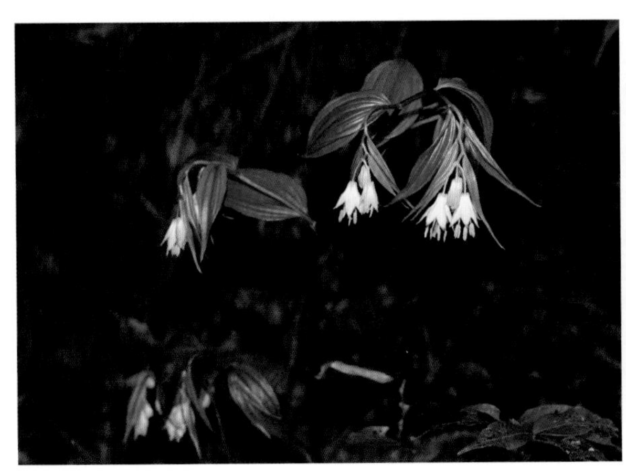

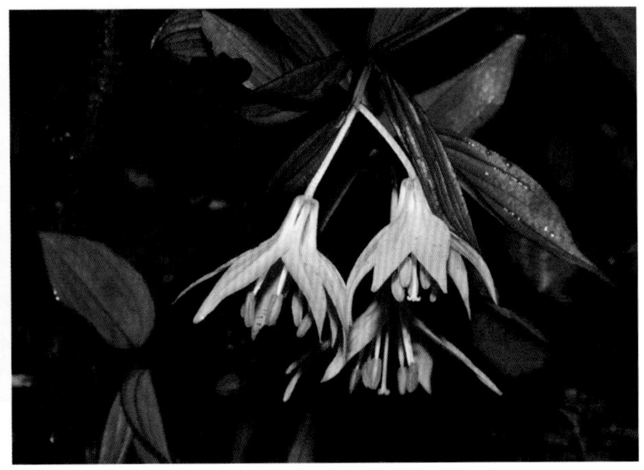

【形态特征】草本。根肉质，有纵皱纹或细毛，灰黄色。根状茎横出，呈结节状，有残留的茎基和圆盘状疤痕；茎高，上部有分枝。叶厚纸质，椭圆形、卵形至卵状披针形。伞形花序，生于茎和分枝顶端；花梗上有乳头状突起；花被片白色或黄绿色，倒卵状披针形；花柱连同 3 裂柱头长于子房，明显高出花药之上。浆果，有种子 3~6 枚。种子珠形或三角状卵形，棕色，有细皱纹。花期 3~5 月，果期 6~11 月。

【适宜生境】生于海拔 400~800m 的灌丛、竹林中或林下岩石上。

【资源状况】分布于福贡。偶见。

【入药部位】根（竹凌霄）。

【功能主治】清肺化痰，止咳，健脾消食，舒筋活血。用于肺结核咳嗽，食欲不振，胸腹胀满，筋骨疼痛，腰腿痛；外用于烧烫伤，骨折。

短蕊万寿竹

白龙须、百尾笋、宝铎草

Disporum brachystemon Wang et Tang

【标本采集号】533324180419028LY

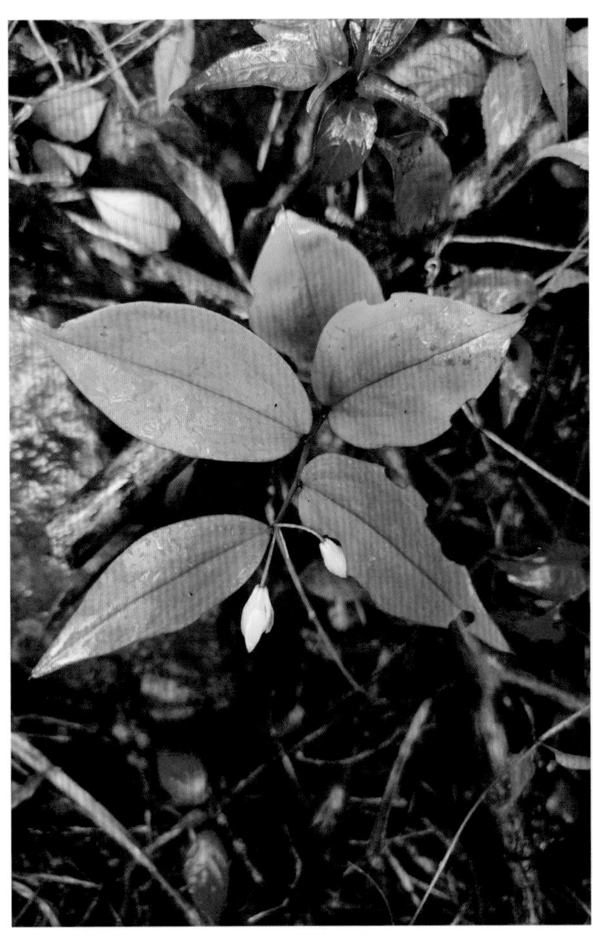

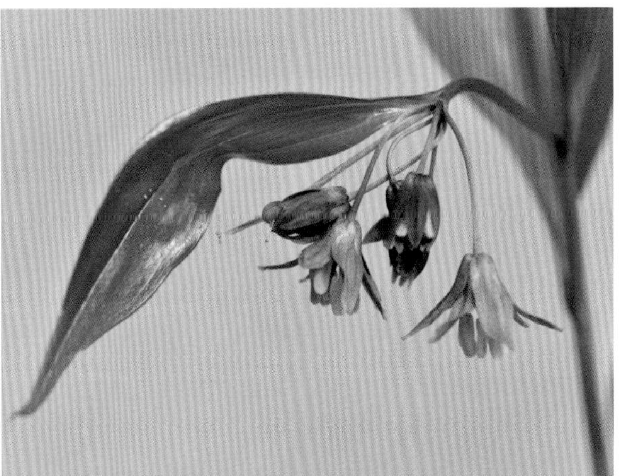

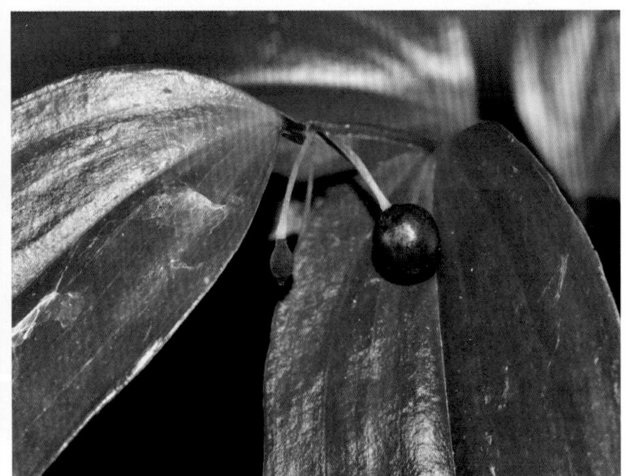

【形态特征】多年生草本。根状茎短。叶纸质或厚纸质，椭圆形至卵形。伞形花序通常生于茎和分枝的顶端；花梗有棱和乳头状突起；花被片绿黄色，有棕色腺点和微毛；雄蕊内藏；柱头 3 裂，扁平，有乳头状突起。浆果。种子褐色。花期 5~7 月，果期 8~10 月。

【适宜生境】生于海拔 2800~3000m 的灌丛中或林下。

【资源状况】分布于福贡、贡山等地。偶见。

【入药部位】根及根茎（短蕊万寿竹）。

【功能主治】清热解毒，补虚止咳，养阴润肺，止血。用于病后虚弱，跌打，劳伤无力，无名肿毒，阴虚咳嗽，痰中带血。

鹭鸶草 土洋参、山韭菜

Diuranthera major Hemsl.

【标本采集号】5334210624

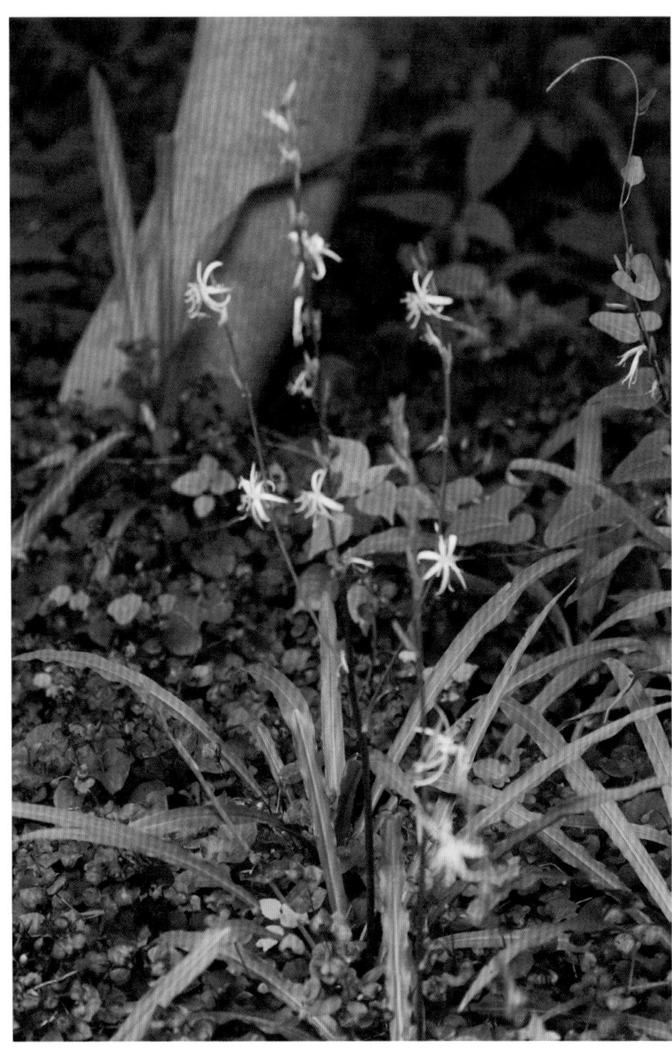

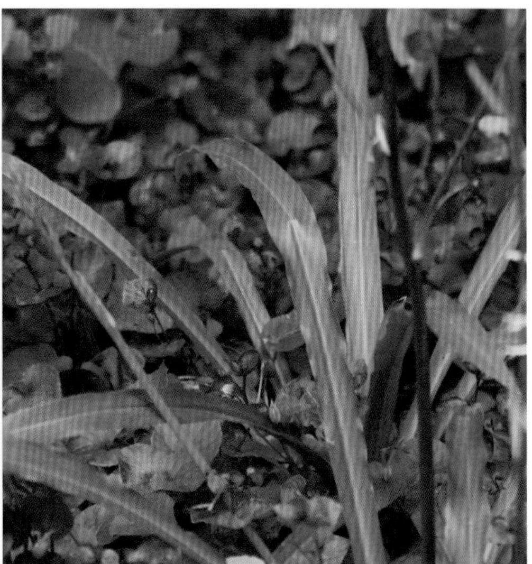

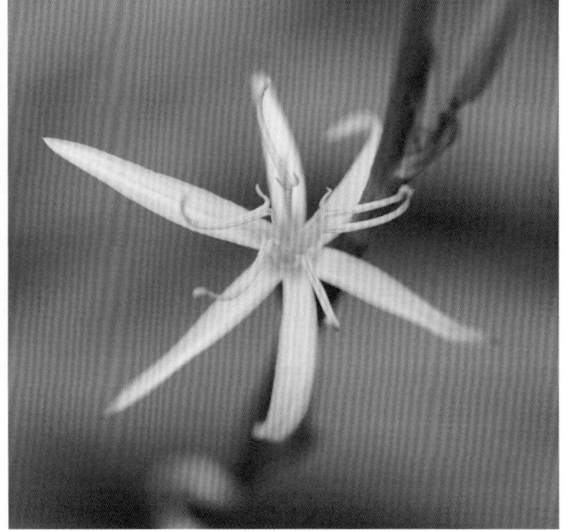

【形态特征】草本。根稍粗厚，肉质。叶条形或舌状。花葶直立；总状花序或圆锥花序疏生多数花；花白色，常双生，逐一开放；花梗上具一明显的关节；花被片条形，均具3条脉，外轮3片稍窄于内轮3片；雄蕊叉开；花药呈丁字状，基部具附属物。蒴果三棱形。种子黑色，圆形，压扁。花、果期7~10月。

【适宜生境】生于海拔1200~1900m的山坡上或林下草地。

【资源状况】分布于泸水、玉龙等地。偶见。

【入药部位】根（鹭鸶兰）。

【功能主治】散瘀止痛，止血生肌。用于跌打损伤，外伤出血。

小鹭鸶草 天生草、山韭菜、漏芦

Diuranthera minor (C. H. Wright) Hemsl.

【标本采集号】2353290234

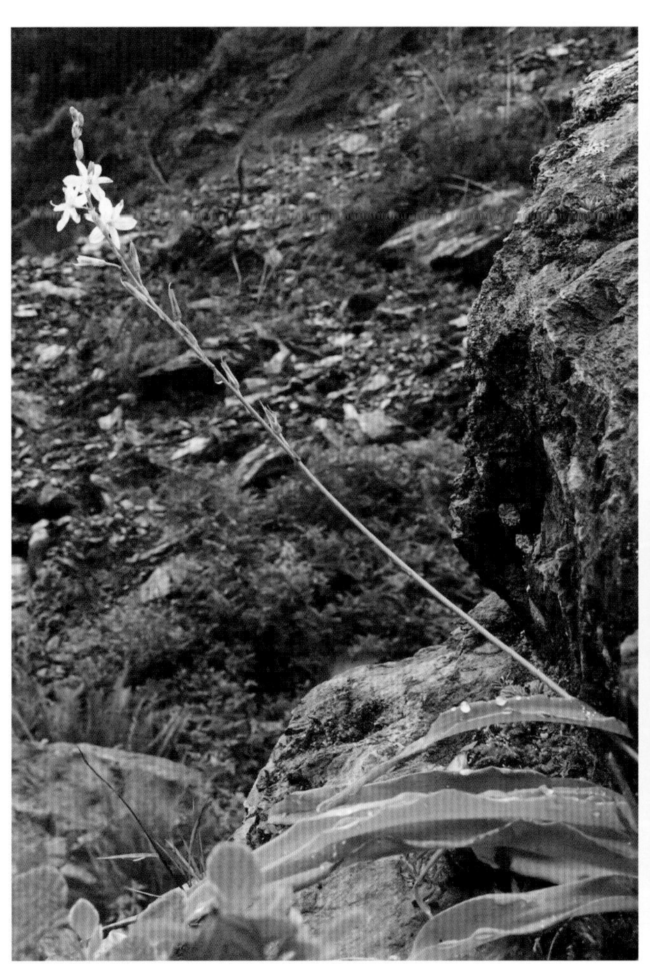

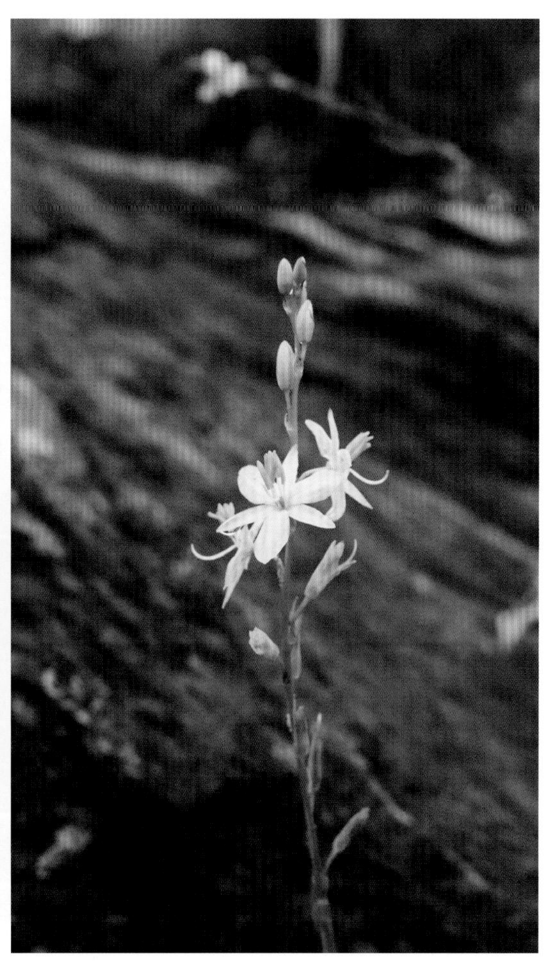

【形态特征】草本。根状茎较短。叶基生，条形或舌状，草质而稍带肉质。花葶从叶丛中央抽出，通常不分枝或较少分枝；总状花序或圆锥状花序具稀疏的花；花白色；花梗具一明显关节；花被片 5 条脉，外轮 3 片稍窄于内轮 3 片；花药呈丁字状，先端钝圆，基部具附属物，向上钩起。蒴果三棱形。种子黑色，圆形，压扁。花、果期 8~10 月。

【适宜生境】生于海拔 1300~3200m 的草坡、林下或路旁。

【资源状况】分布于泸水、玉龙等地。偶见。

【入药部位】根（天生草）。

【功能主治】清热解毒，健脾利湿。用于风湿，小儿疳积，乳痈，毒蛇咬伤。

独尾草 龙须草

Eremurus chinensis Fedtsch.

【标本采集号】ZM387

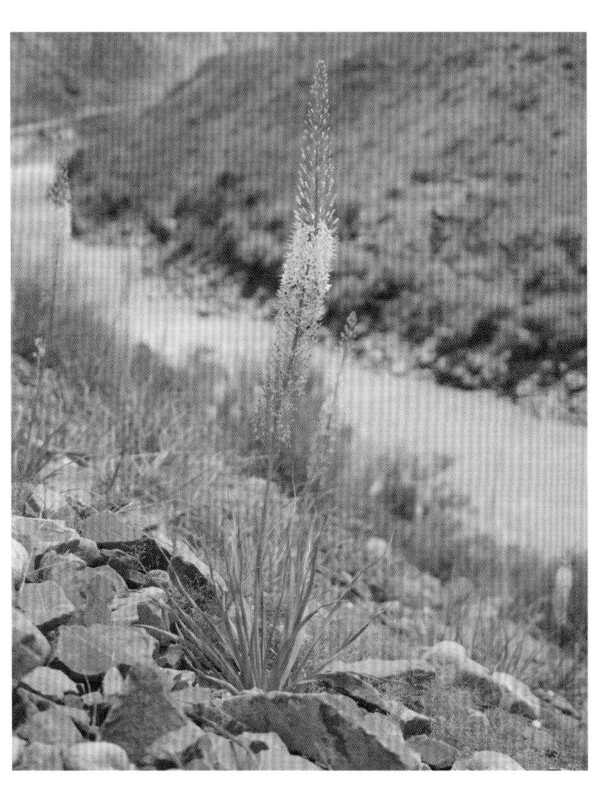

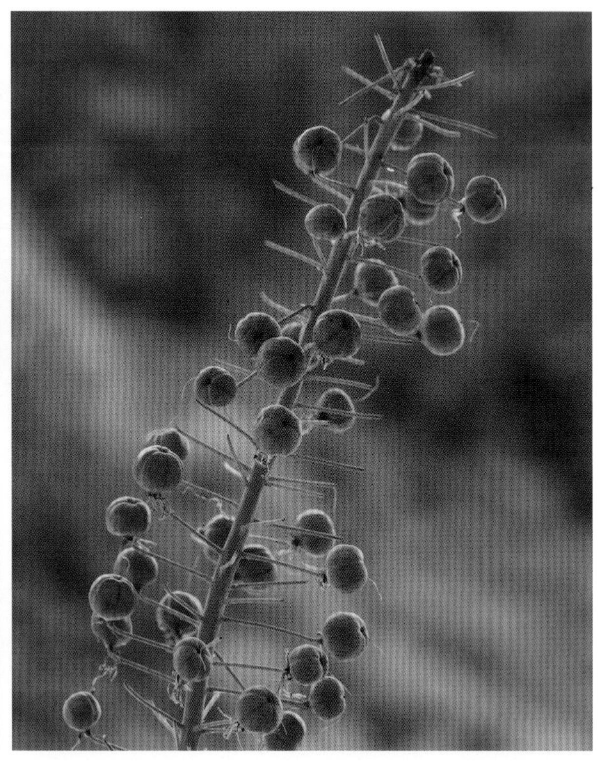

【形态特征】草本。花极多，在花葶上形成稠密的总状花序；苞片先端有长芒，无毛，有1条暗褐色脉；花梗上端有关节，倾斜开展；花被窄钟状，花被片白色，长椭圆形，具1脉；雄蕊短，藏于花被内，花药基部2深裂。蒴果表面常有皱纹，带绿黄色，室背开裂，熟时果柄近平展。种子三棱形，有窄翅。花期6月，果期7月。

【适宜生境】生于海拔1000~2900m的石质山坡和悬岩石缝中。

【资源状况】分布于香格里拉、德钦、泸水等地。偶见。

【入药部位】根（独尾草）。

【功能主治】祛风除湿，补肾强身。

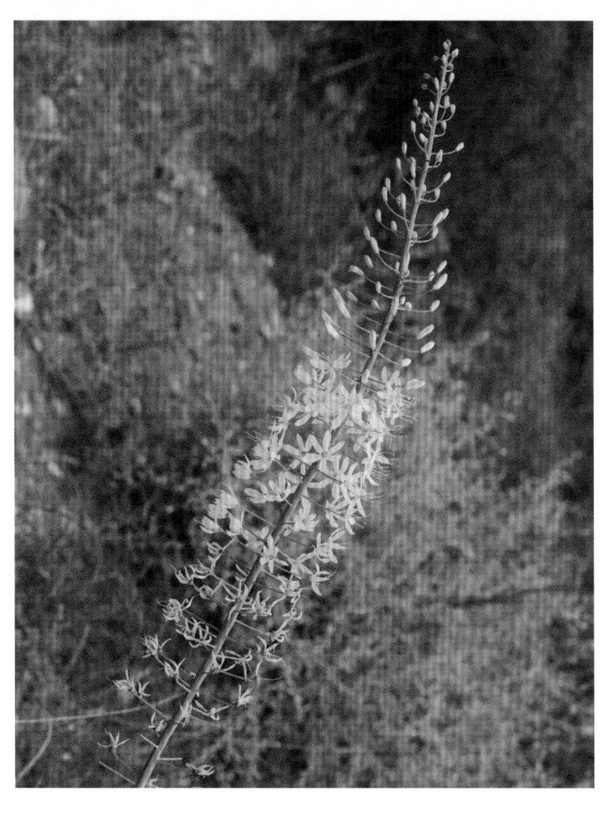

川贝母 卷叶贝母

Fritillaria cirrhosa D. Don

【标本采集号】5334210161

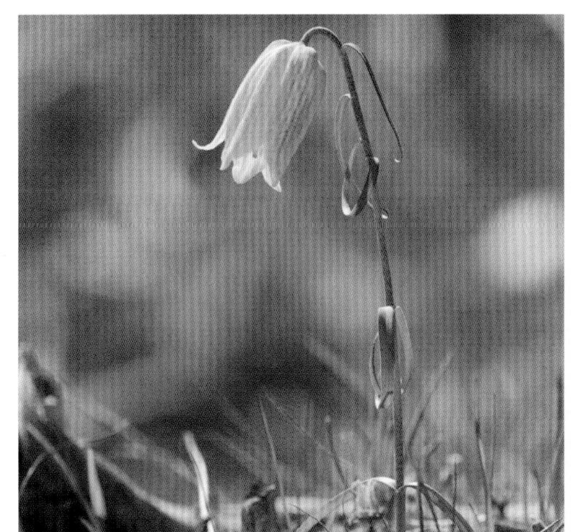

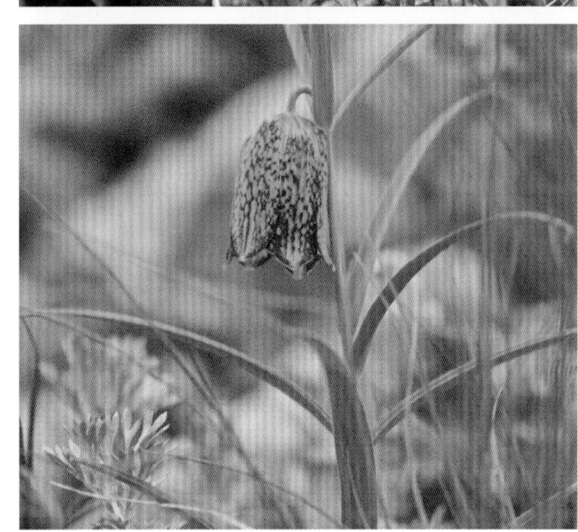

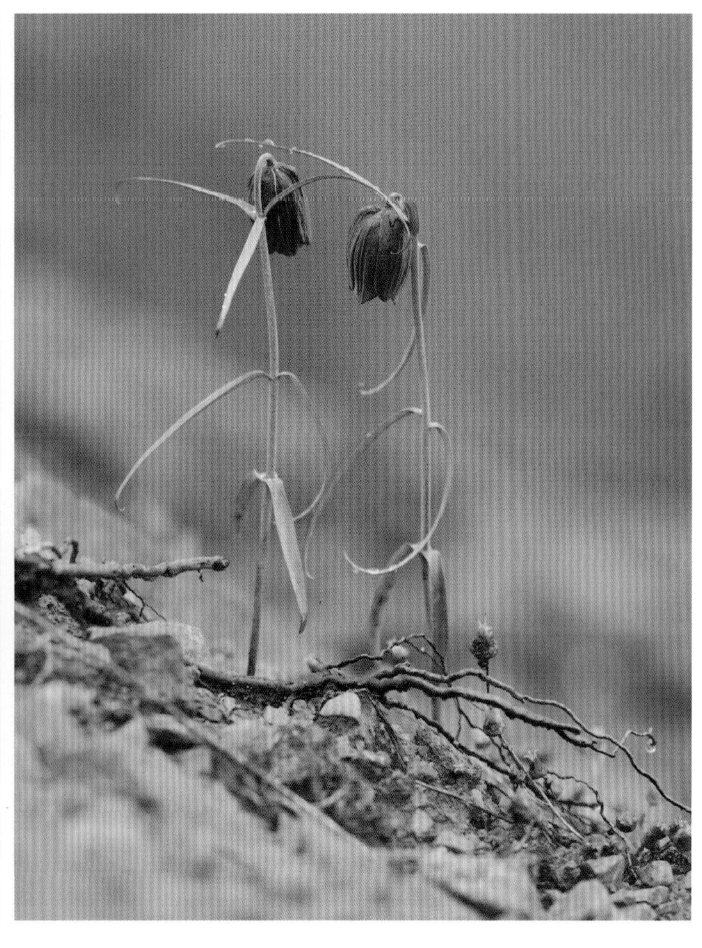

【形态特征】草本。鳞茎外有鳞茎皮，由 2 枚白色粉质鳞片组成。叶常对生，少数在中部兼有散生或 3~4 枚轮生，条形至条状披针形，先端稍卷曲或不卷曲。花单朵，紫色至黄绿色，通常有小方格，少数仅具斑点或条纹；每花有 3 枚叶状苞片，狭长，蜜腺窝在背面明显凸出；花药近基着，花丝稍具或不具小乳突；柱头裂片长 3~5mm。蒴果，具 6 棱，上有狭翅，室背开裂。花期 5~7 月，果期 8~10 月。

【适宜生境】生于海拔 3200~4200m 的林中、灌丛下、草地或河滩、山谷等湿地或岩缝中。

【资源状况】分布于德钦、维西、泸水、福贡、玉龙等地。少见。

【入药部位】鳞茎（川贝母）。

【功能主治】清热润肺，止咳化痰。用于虚劳咳嗽，吐痰咯血，心胸郁结，肺痈，瘿瘤，瘰疬，喉痹，乳痈，肺痿。

梭砂贝母 德氏贝母、阿皮卡 *Fritillaria delavayi* Franch.

【标本采集号】5334210337

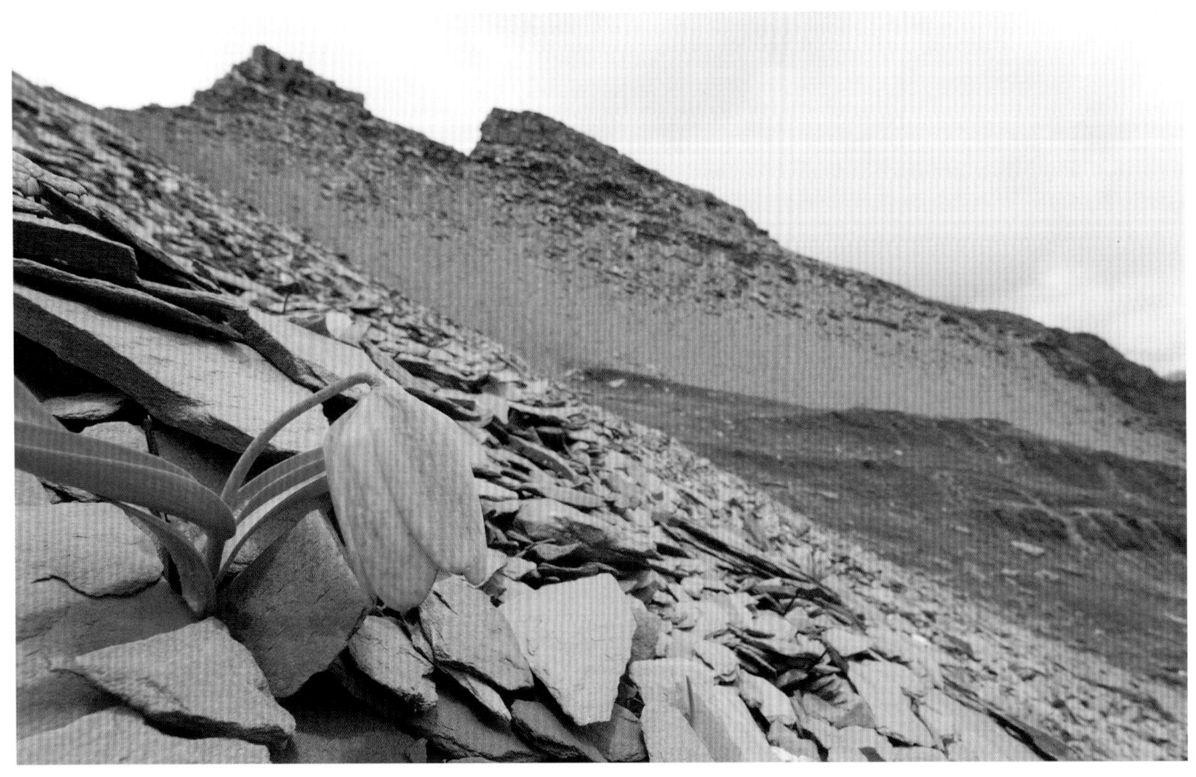

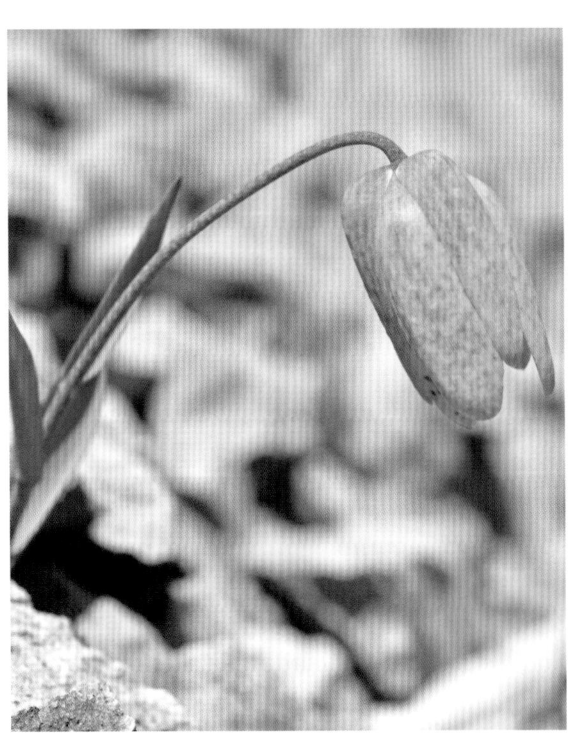

【形态特征】草本。鳞茎由 2 枚鳞片组成。叶散生，3~5 枚集中于茎中部，狭卵形至卵状椭圆形，先端不卷曲。花单朵，浅黄色，具红褐色斑点或小方格；花被片内 3 片比外 3 片稍长而宽，靠近花的下方无苞片；雄蕊长为花被片的一半，花药近基着，花丝无小乳突。蒴果，具 6 棱，棱上翅极狭，宿存花被片多少包住蒴果。花期 6~7 月，果期 8~9 月。

【适宜生境】生于海拔 3800~4700m 的沙石地或流沙岩石的缝隙中。

【资源状况】分布于香格里拉、德钦、福贡、玉龙等地。少见。

【入药部位】鳞茎（炉贝）。

【功能主治】清热润肺，化痰止咳。用于肺热燥咳，干咳少痰，阴虚劳嗽，咯痰带血。

西南萱草 *Hemerocallis forrestii* Diels

【标本采集号】5329320751

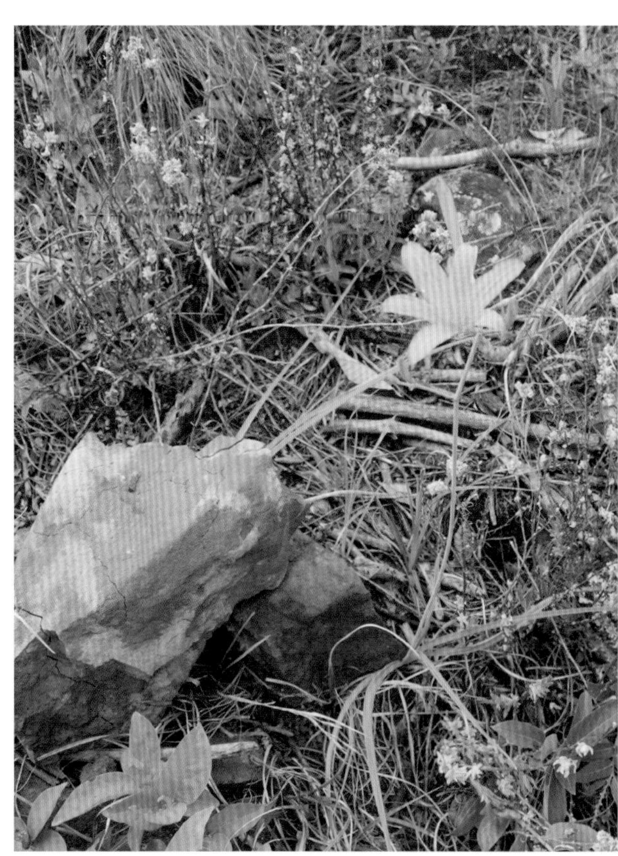
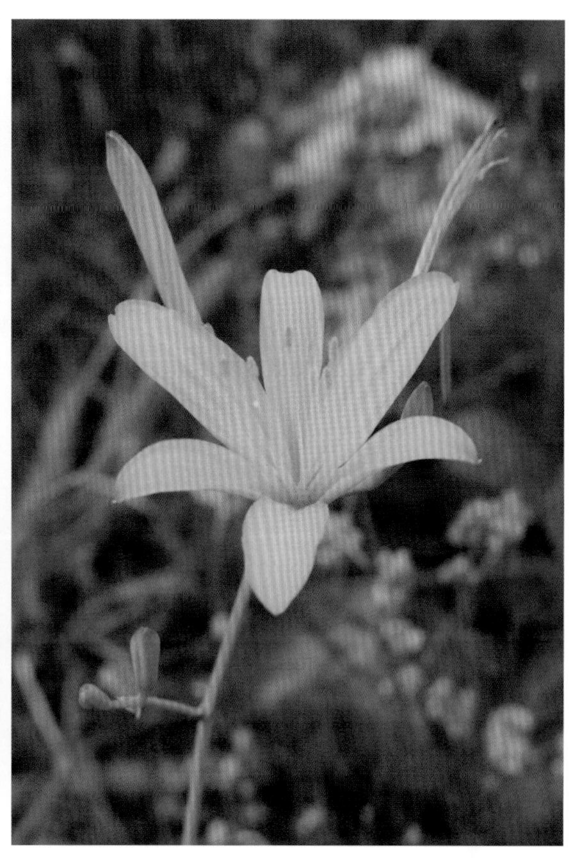

【形态特征】草本。根稍肉质，中下部有纺锤状膨大。根状茎较明显。叶基生，2 列，带状。花葶与叶近等长，具假二歧状的圆锥花序；花梗一般较长；苞片披针形；花被金黄色或橘黄色，花被管长约 1cm，花被裂片 6，明显长于花被管，内 3 片常比外 3 片宽大。蒴果椭圆形，表面常具横皱纹。种子黑色，有棱角。花、果期 6~10 月。

【适宜生境】生于海拔 2300~3200m 的松林下或草坡上。

【资源状况】分布于维西、玉龙等地。偶见。

【入药部位】根（西南萱草）。

【功能主治】利水消肿，润肺，凉血，解痉，止痛，生肌愈疮，驱虫。用于胃肠病，刺痛，疮疡，湿疹，烧伤。

萱　草 忘忧草 *Hemerocallis fulva* (L.) L.

【标本采集号】5334211113

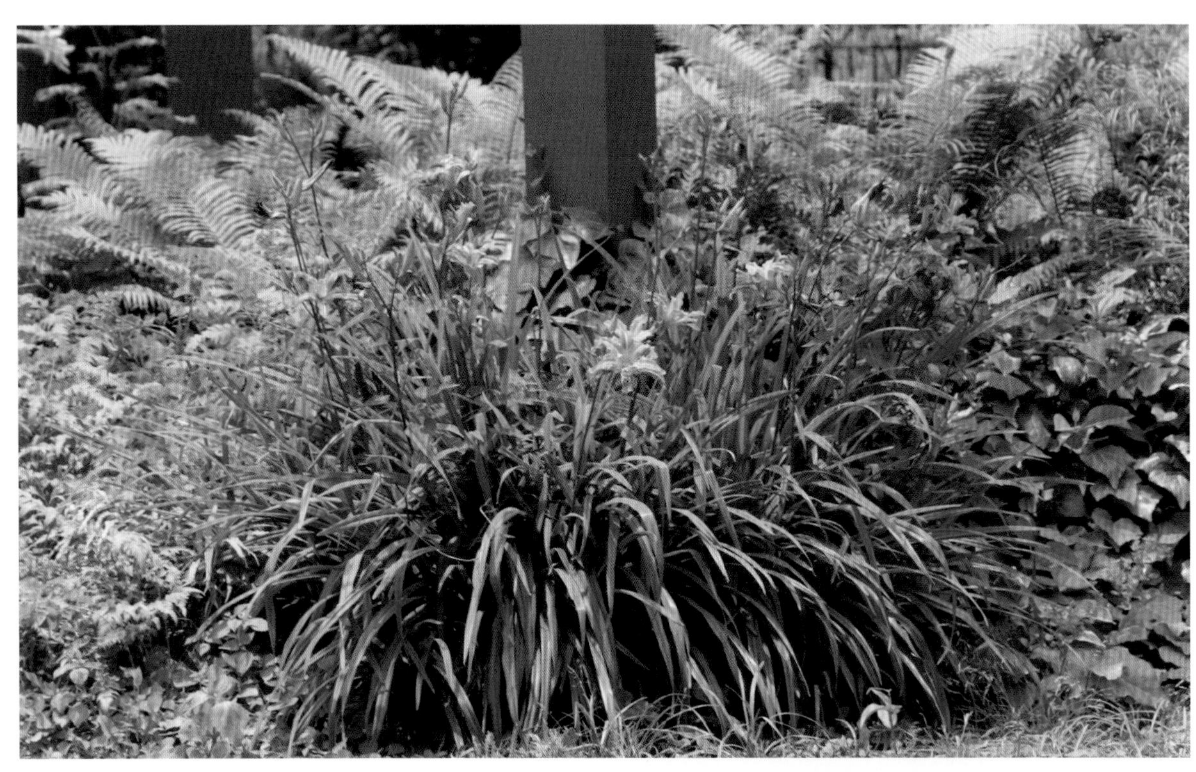

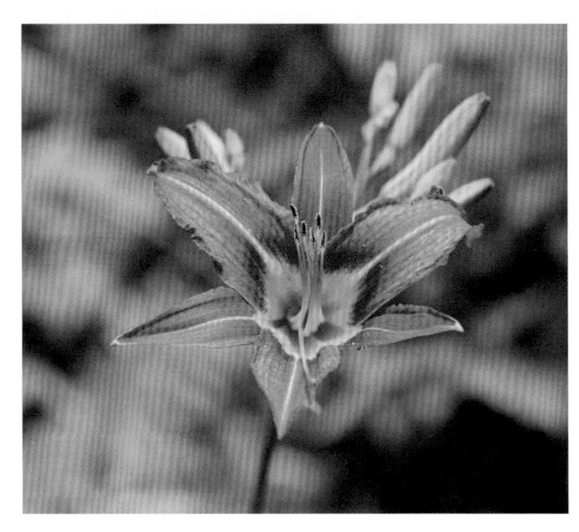

【形态特征】草本。根近肉质，中下部有纺锤状膨大。具很短的根状茎。叶基生，2列，带状，一般较宽。花葶从叶丛中央抽出，顶端具总状或假二歧状的圆锥花序；花近漏斗状，花被裂片6，明显长于花被管，内三片常比外三片宽大；花早上开晚上凋谢，无香味，橘红色至橘黄色，内花被裂片下部一般有"∧"形彩斑。蒴果钝三棱状椭圆形或倒卵形，表面常略具横皱纹。花、果期5~7月。

【资源状况】分布于维西、泸水、玉龙等地。偶见。

【入药部位】根（萱草）、花蕾（萱草花）。

【功能主治】根：清热利湿，凉血止血，解毒消肿。用于腮腺炎，黄疸，水肿，尿血，小便不利，乳汁缺乏，月经不调，衄血，便血；外用于乳腺炎。花蕾：利水渗湿，清热止渴，解郁宽胸。用于小便赤涩，烦热口渴，胸闷忧郁。

紫　萼 红玉簪花头

Hosta ventricosa (Salisb.) Stearn

【标本采集号】2353290574

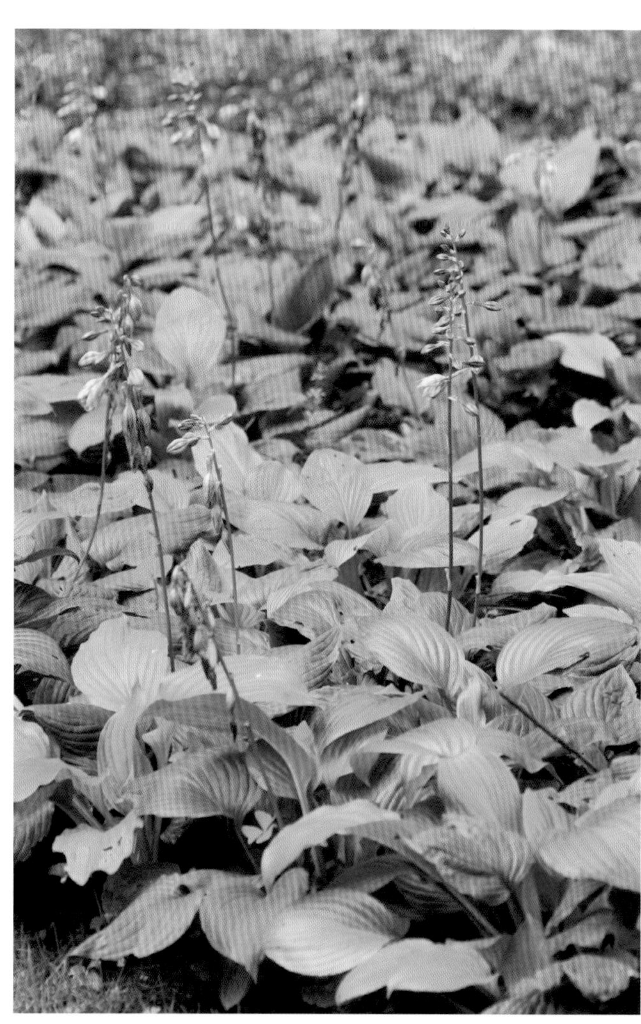

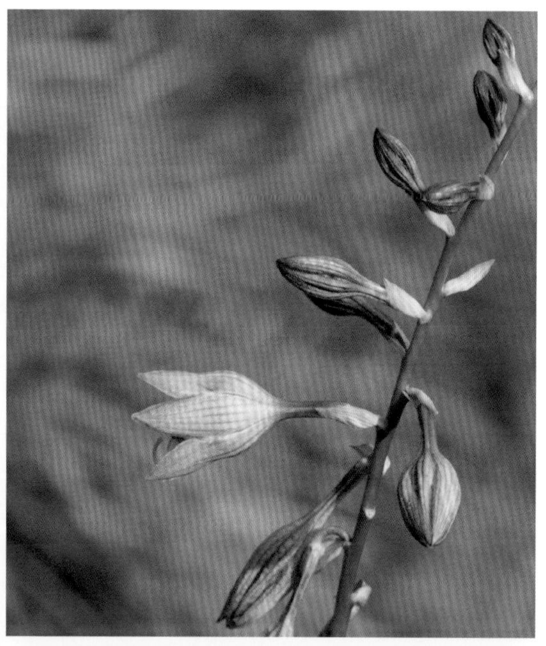

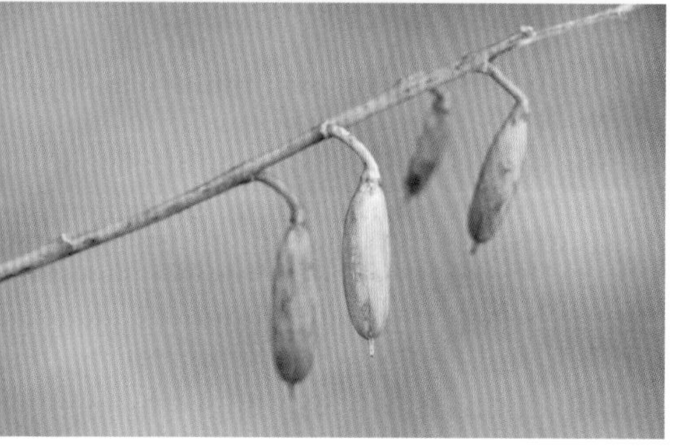

【形态特征】多年生草本。根状茎直径 0.3~1cm。叶基生，具弧形脉和纤细的横脉，卵状心形、卵形至卵圆形，叶柄和花葶较长。苞片矩圆状披针形，白色，膜质；花单生，盛开时从花被管向上骤然作近漏斗状扩大，紫红色；雄蕊伸出花被之外，完全离生，花药背部有凹穴，作丁字状着生。蒴果圆柱状，有 3 棱。种子黑色，有扁平的翅。花期 6~7 月，果期 7~9 月。

【适宜生境】生于海拔 500~2400m 的林下、草坡或路旁。

【资源状况】分布于泸水。偶见。

【入药部位】全草、叶、根茎、花。

【功能主治】全草：散瘀止痛，解毒。用于胃痛，跌打损伤，鱼骨鲠喉；外用于蛇虫咬伤，疮痈疔毒。叶：用于崩漏带下，溃疡。根茎：用于咽喉肿痛，牙痛，胃痛，血崩，带下病，痈疽，瘰疬。花：用于遗精，吐血，白带异常，咽喉肿痛。

山慈菇 草贝母、丽江山慈菇

Iphigenia indica Kunth

【标本采集号】5329320754

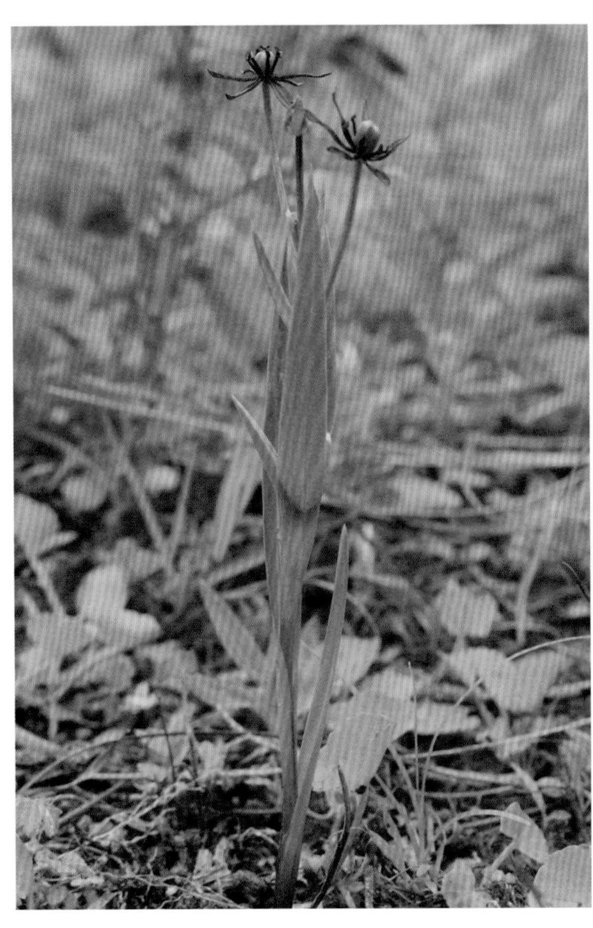

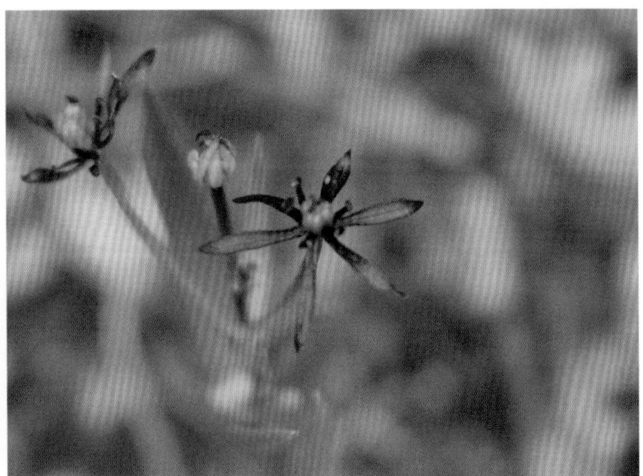

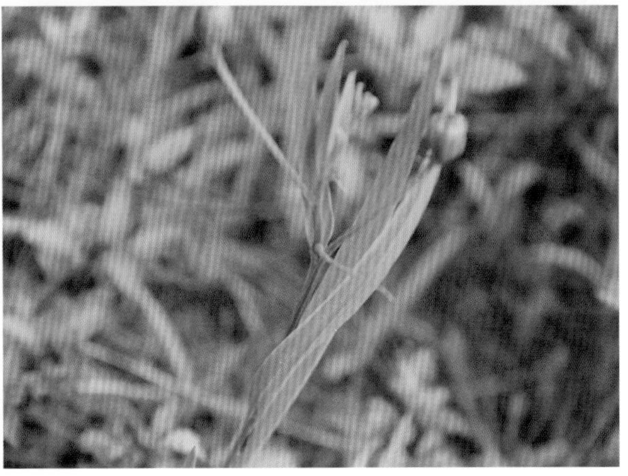

【形态特征】草本，植株高10~25cm。具小球茎，有膜质外壳；茎常多少具小乳突。叶少数，散生，条状长披针形，基部鞘状，抱茎，有中脉，无柄，自下向上渐小，逐渐过渡为狭长的叶状苞片。花暗紫色，排成近伞房花序；花被片离生，呈星芒状展开，狭条状倒披针形；花药背着而呈丁字状，花丝具乳突；花柱短，上部3裂，裂片外卷。蒴果室背开裂。种子具薄的棕色种皮。花、果期6~7月。

【适宜生境】生于海拔1950~2100m的松林下、草地或田野。

【资源状况】分布于玉龙。偶见。

【入药部位】鳞茎（丽江山慈菇）。

【功能主治】有毒。止咳，平喘，镇痛，抗癌，散寒，化痰。用于支气管炎，哮喘，乳腺癌，鼻咽癌。

金黄花滇百合 *Lilium bakerianum* Coll. et Hemsl. var. *aureum* Grove et Cotton

【标本采集号】5334210682

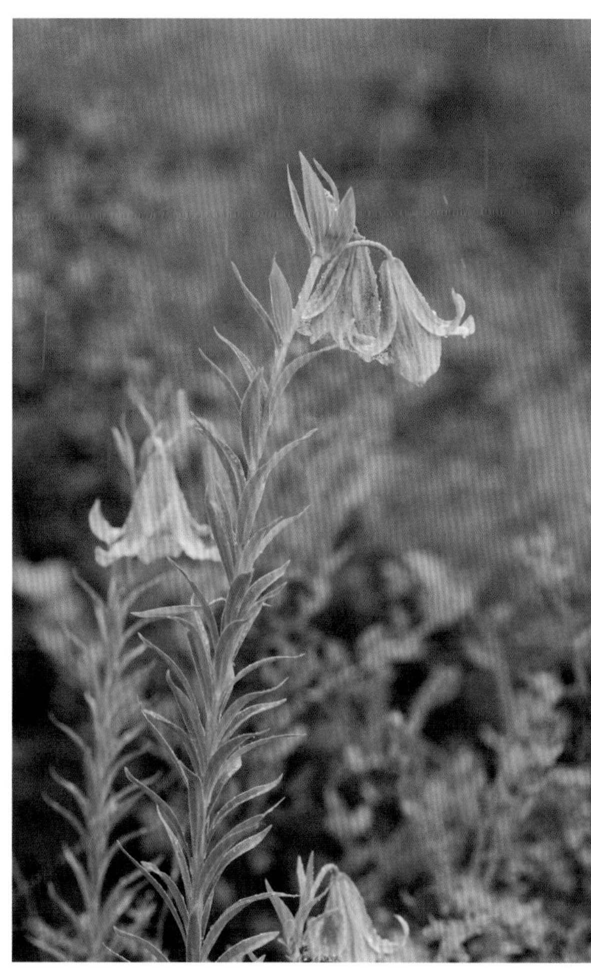

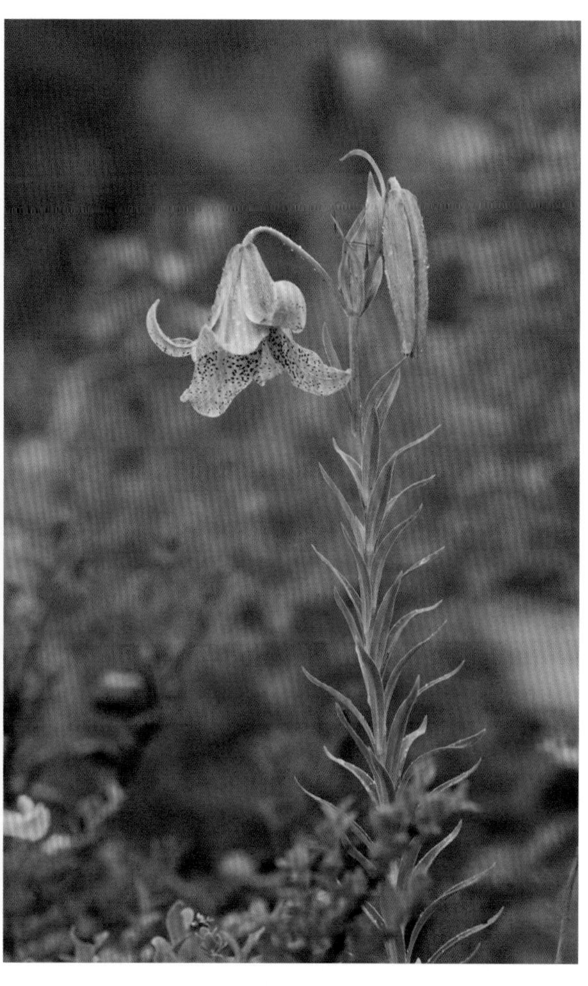

【形态特征】草本。鳞茎宽卵形；鳞片卵形，白色。茎有小乳头状突起。叶散生，条形，边缘及下面沿中脉有乳头状突起。花钟形，淡黄色，直立或倾斜，内有紫红色斑点；外轮花被片披针形，内轮花被片较宽，倒披针形或倒披针状匙形，蜜腺两边无乳头状突起；花药丁字状，花丝钻状，无毛；柱头膨大，3裂。蒴果矩圆形。花期7月。

【适宜生境】生于海拔2800m左右的林缘。

【资源状况】分布于泸水、玉龙等地。偶见。

【入药部位】鳞茎（金黄花滇百合）。

【功能主治】润肺止咳，宁心安神。用于咳嗽，痰中带血，虚烦惊悸，神志恍惚。

野百合 农吉利

Lilium brownii F. E. Brown ex Miellez

【标本采集号】5329290451

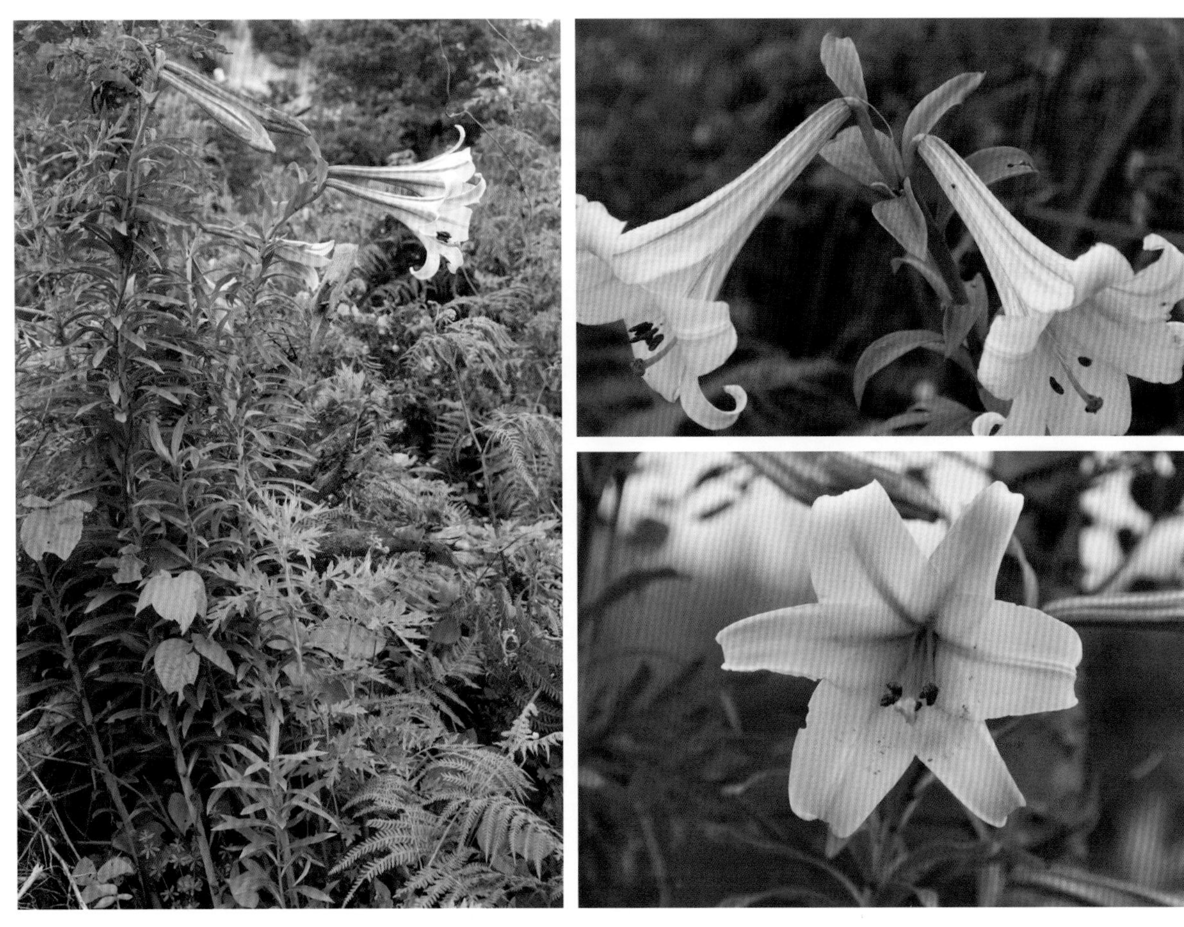

【形态特征】多年生草本。鳞茎球形；鳞片披针形。叶散生，通常自下向上渐小，披针形、窄披针形至条形，全缘，两面无毛。花单生或几朵排成近伞形；花喇叭形，有香气，乳白色，外面稍带紫色，无斑点，向外张开或先端外弯而不卷，内轮花被片，蜜腺两边具小乳头状突起；雄蕊向上弯，中部以下密被柔毛。蒴果矩圆形，有棱，具多数种子。花期5~6月，果期9~10月。

【适宜生境】生于海拔600~2150m的山坡、灌木林下、路边、溪旁或石缝中。

【资源状况】分布于贡山。偶见。

【入药部位】鳞茎（百合）。

【功能主治】养阴润肺，清心安神。用于阴虚久咳，痰中带血，虚烦惊悸，失眠多梦，精神恍惚。

川百合 *Lilium davidii* Duchartre

【标本采集号】LGD-DQ219

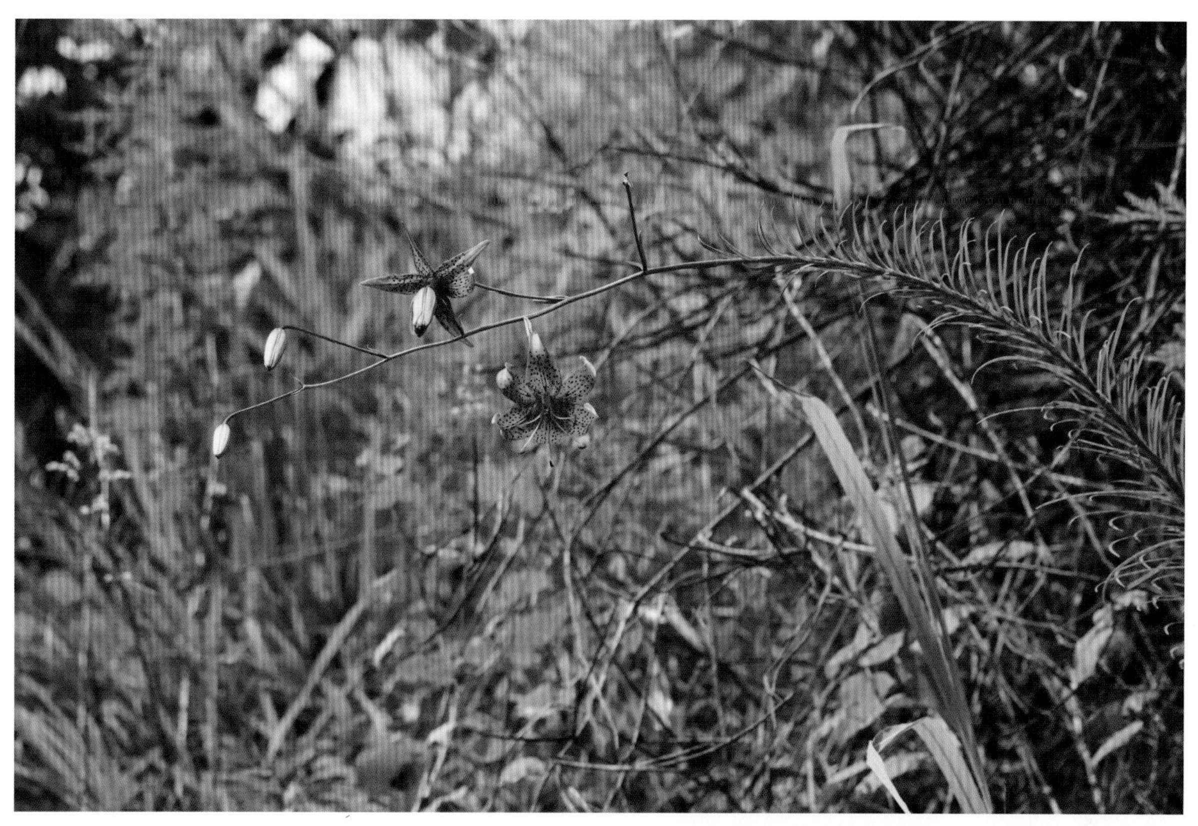

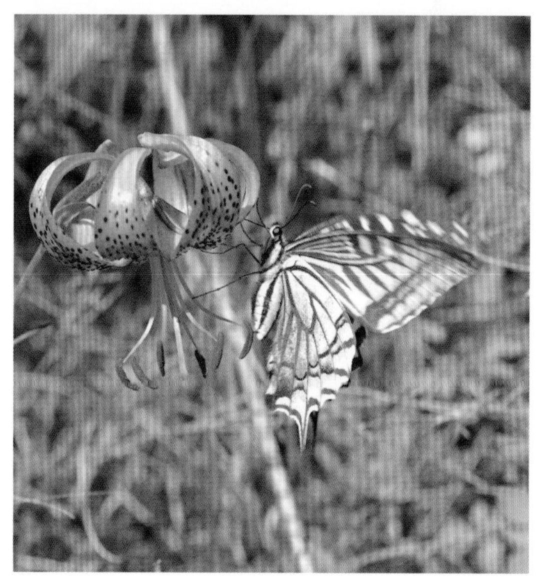

【形态特征】草本，植株密被小乳头状突起。鳞茎扁球形或宽卵形；鳞片宽卵形至卵状披针形，白色。叶散生，在中部较密集，条形，边缘反卷；叶腋有白色绵毛。花单生或总状花序；苞片叶状；花下垂，橙黄色，基部有紫黑色斑点；花丝无毛。蒴果长矩圆形。花期7~8月，果期9月。

【适宜生境】生于海拔2400~3400m的林下或灌丛草地。

【资源状况】分布于德钦、维西、贡山、泸水、玉龙等地。偶见。

【入药部位】鳞茎（川百合）、种子、花蕾。

【功能主治】鳞茎：养阴润肺，清心安神。用于肺燥咳嗽，肺虚久咳，咳痰咯血，肺痈，咽喉干痛，痰中带血，热病后余热未尽，神志恍惚，烦躁失眠。种子：清热凉血。用于肠风下血。花蕾：清热润肺，宁心安神。用于咳嗽痰少或黏，眩晕，夜寐不安，天疱湿疮。

宝兴百合 *Lilium duchartrei* Franch.

【标本采集号】5334210568

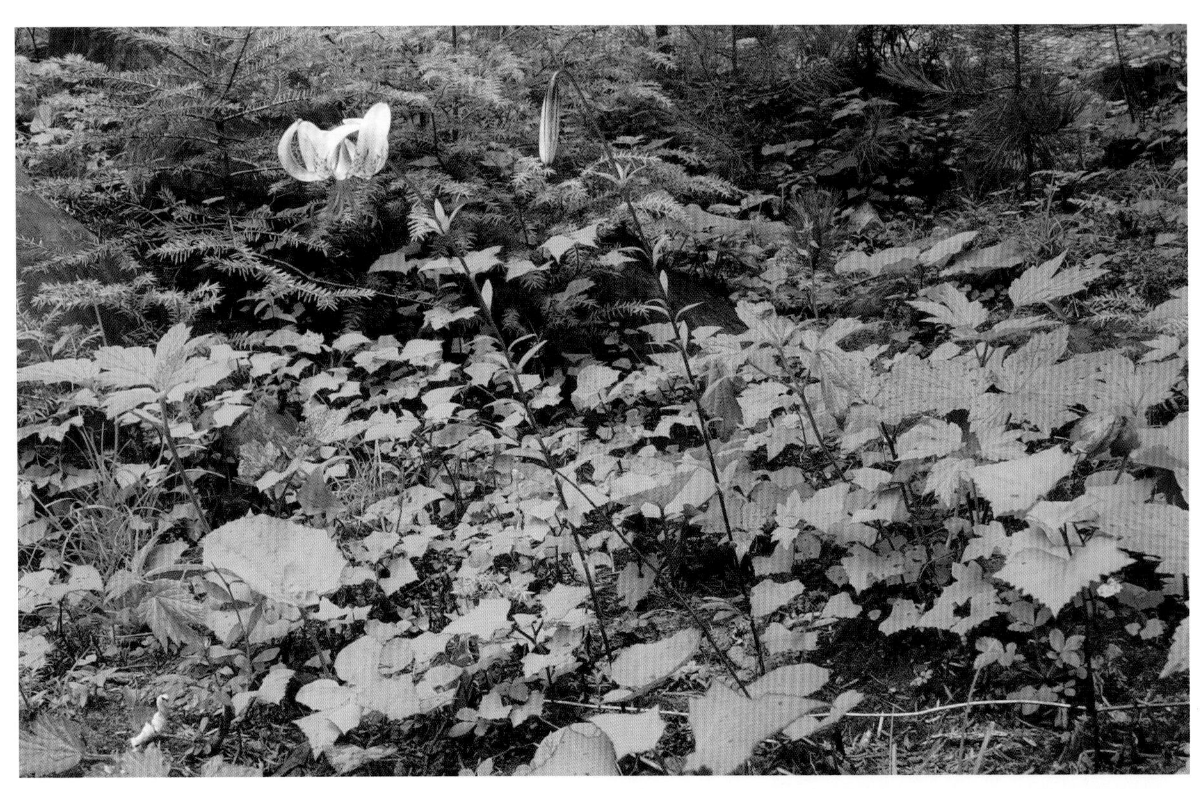

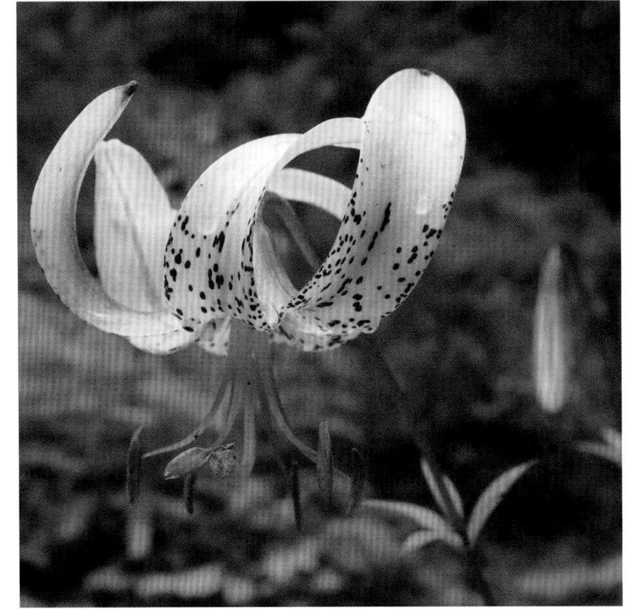

【形态特征】草本。鳞茎卵圆形，具走茎；鳞片卵形至宽披针形，白色；茎上有淡紫色条纹。叶散生，披针形至矩圆状披针形，两面无毛。花单生或数朵排成总状花序；花下垂，有香味，白色或粉红色，有紫色斑点，花被片反卷，蜜腺两边有乳头状突起；花丝无毛；柱头膨大。蒴果。种子扁平，具翅。花期7月，果期9月。

【适宜生境】生于海拔2300~3500m的高山草地、林缘或灌木丛中。

【资源状况】分布于玉龙、维西、贡山、德钦等地。偶见。

【入药部位】鳞茎（澜江百合）。

【功能主治】养阴润肺，清心安神。用于肺结核，久咳吐血，慢性支气管炎，恍惚不寐等。

卷　丹 *Lilium lancifolium* Thunb.

【标本采集号】5333241906121413LY

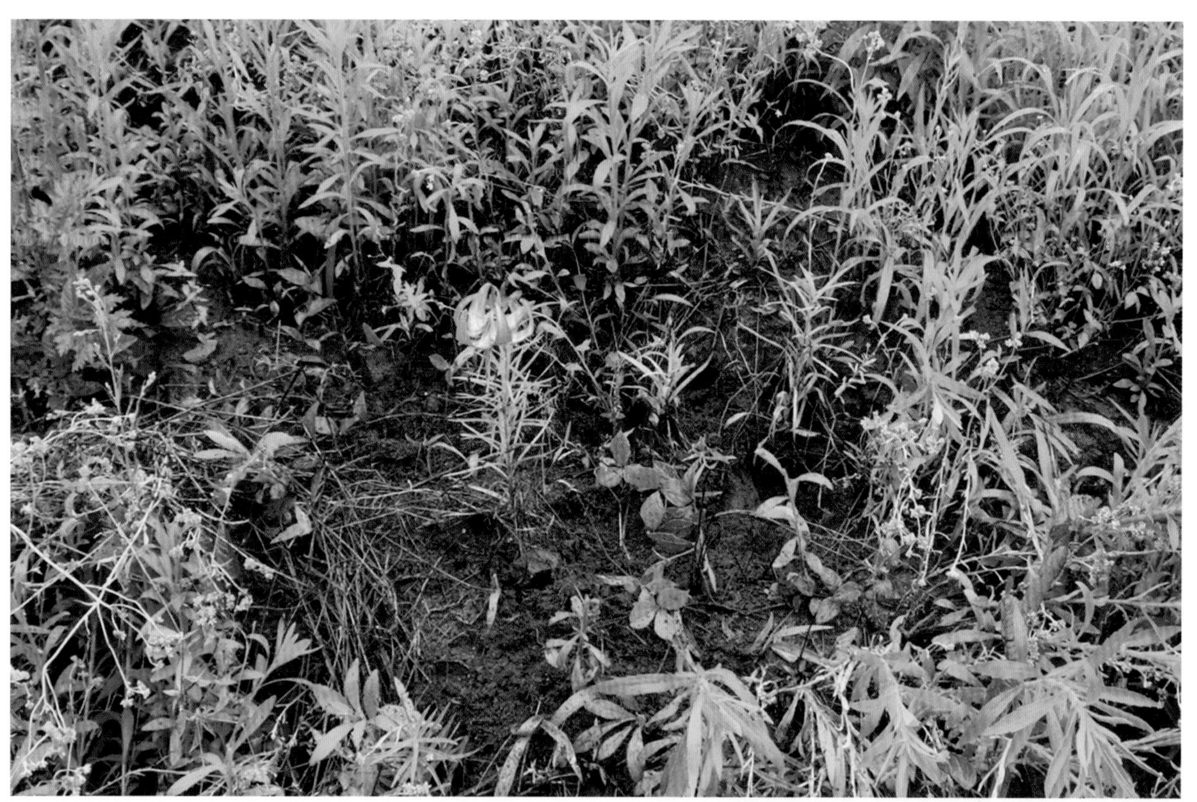

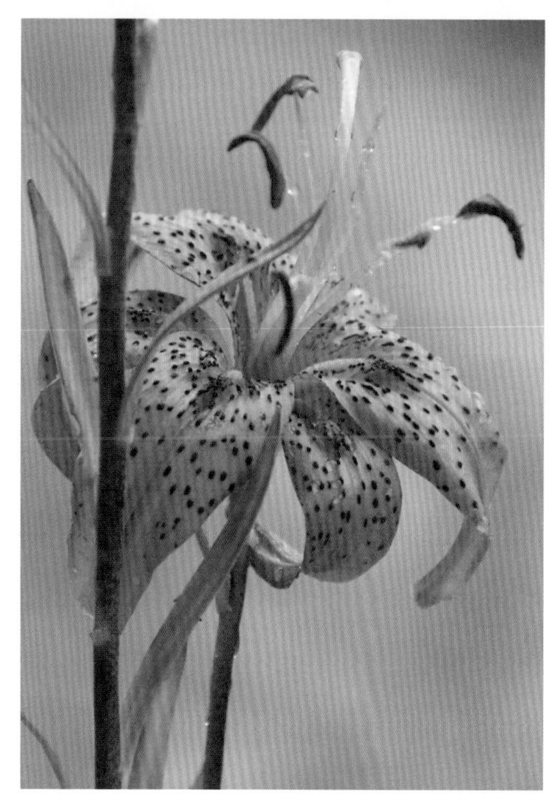

【形态特征】多年生草本。植物多部位被白色绵毛。鳞茎近宽球形；鳞片宽卵形，白色；茎上带紫色条纹。叶散生，矩圆状披针形或披针形，两面近无毛，边缘有乳头状突起，上部叶腋有珠芽。花梗紫色；花下垂，花被片披针形，反卷，橙红色，有紫黑色斑点；雄蕊四面张开，花丝淡红色，无毛；柱头 3 裂。蒴果狭长卵形。花期 7~8 月，果期 9~10 月。

【适宜生境】生于海拔 400~2500m 的山坡灌木林下、草地、路边或水旁。

【资源状况】分布于贡山。偶见。

【入药部位】鳞茎（百合）。

【功能主治】养阴润肺，清心安神。用于阴虚久咳，痰中带血，虚烦惊悸，失眠多梦，精神恍惚。

尖被百合 *Lilium lophophorum* (Bureau et Franch.) Franch.

【标本采集号】5334210411

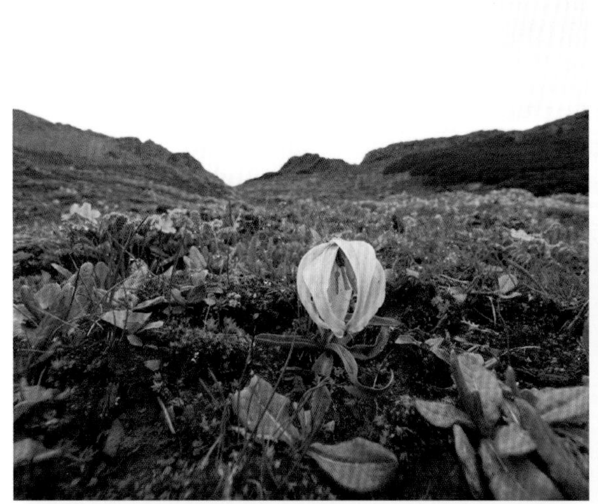

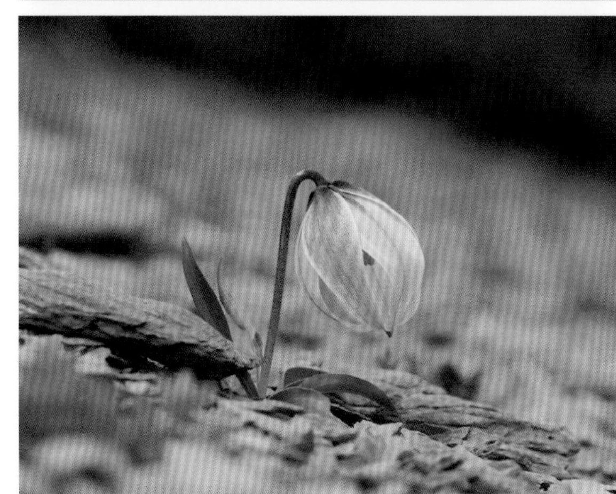

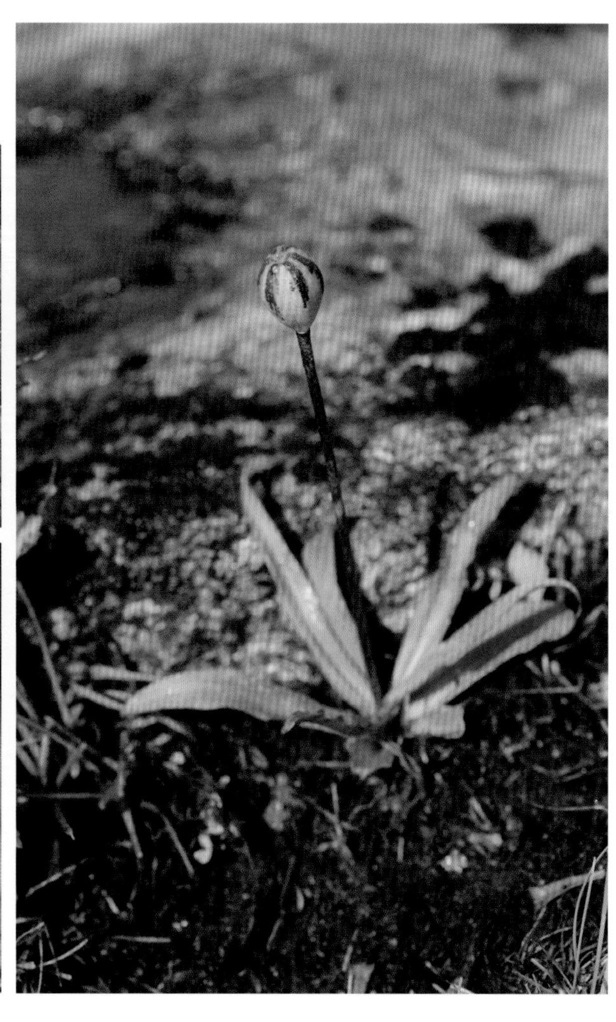

【形态特征】草本。鳞茎近卵形；鳞片较松散，披针形，白色，鳞茎上方的茎上无根；茎上无毛。叶变化很大，边缘有乳头状突起。花通常 1 朵，下垂，黄色、淡黄色或淡黄绿色，具极稀疏的紫红色斑点或无斑点，花被片披针形，内轮花被片蜜腺两边具流苏状突起；花丝钻状，无毛，花药椭圆形；柱头膨大。蒴果紫色。花期 6~7 月，果期 8~9 月。

【适宜生境】生于海拔 2700~4250m 的高山草地、林下或山坡灌丛中。

【资源状况】分布于香格里拉、德钦、维西、贡山、玉龙等地。偶见。

【入药部位】鳞茎（尖被百合）。

【功能主治】润肺止咳，清心安神，强壮，养阴补虚。用于肺热咳嗽。

小百合 *Lilium nanum* Klotz. et Garcke

【标本采集号】LGD-DQ113

【形态特征】草本。鳞茎矩圆形；鳞片披针形，鳞茎上方的茎上无根；茎上无毛。叶散生，条形。花单生，钟形，下垂，花被片淡紫色或紫红色，内有深紫色斑点，外轮花被片椭圆形，内轮花被片较外轮稍宽，蜜腺两边有流苏状突起；雄蕊向中心靠拢，花丝钻形；柱头膨大。蒴果矩圆形，黄色，棱带紫色。花期6月，果期9月。

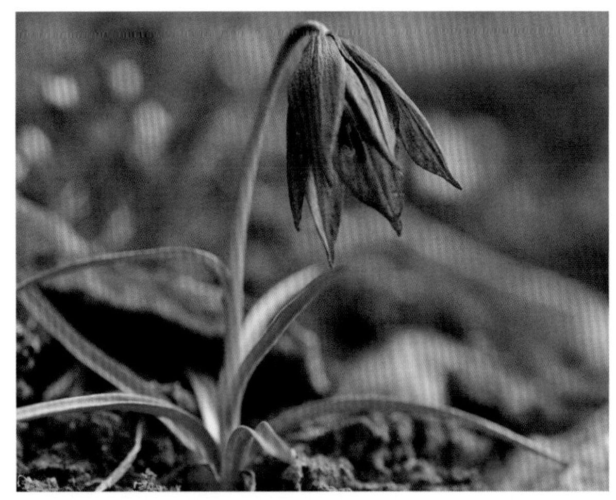

【适宜生境】生于海拔3500~4500m的山坡草地、灌木林下或林缘。

【资源状况】分布于德钦。偶见。

【入药部位】鳞茎（小百合）。

【功能主治】润肺，止咳，化痰。用于肺结核，肺痈，阴虚久咳，痰中带血，虚烦惊悸，失眠多梦，精神恍惚，毒疮，中耳炎。

紫花百合 *Lilium souliei* (Franch.) Sealy

【标本采集号】5334210276

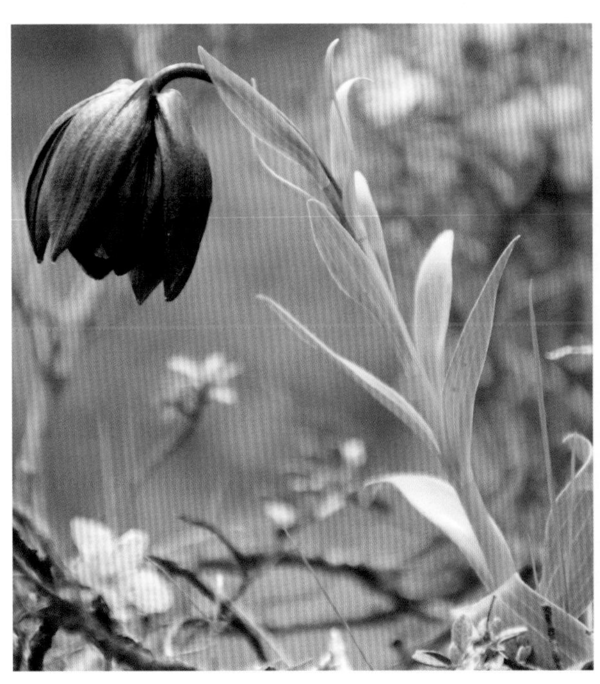

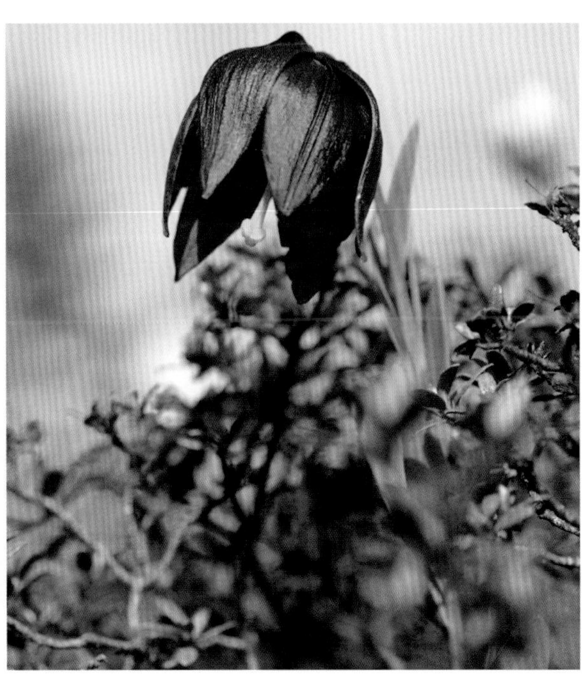

【形态特征】草本。鳞茎近狭卵形；鳞片披针形，白色；茎无毛。叶散生，长椭圆形、披针形或条形，全缘或边缘稍有乳头状突起。花单生，钟形，下垂，紫红色，无斑点，里面基部颜色变淡，外轮花被片椭圆形，蜜腺无乳头状突起；花丝无毛；子房紫黑色，柱头稍膨大。蒴果近球形，带紫色。花期 6~7 月，果期 8~10 月。

【适宜生境】生于海拔 1200~4000m 的山坡草地或灌木林缘。

【资源状况】分布于德钦、维西、贡山、泸水、玉龙等地。偶见。

【入药部位】鳞茎（紫花百合）。

【功能主治】镇咳，补虚，清热润肺，降火。用于肺热咳嗽。

大理百合 *Lilium taliense* Franch.

【标本采集号】5331231075

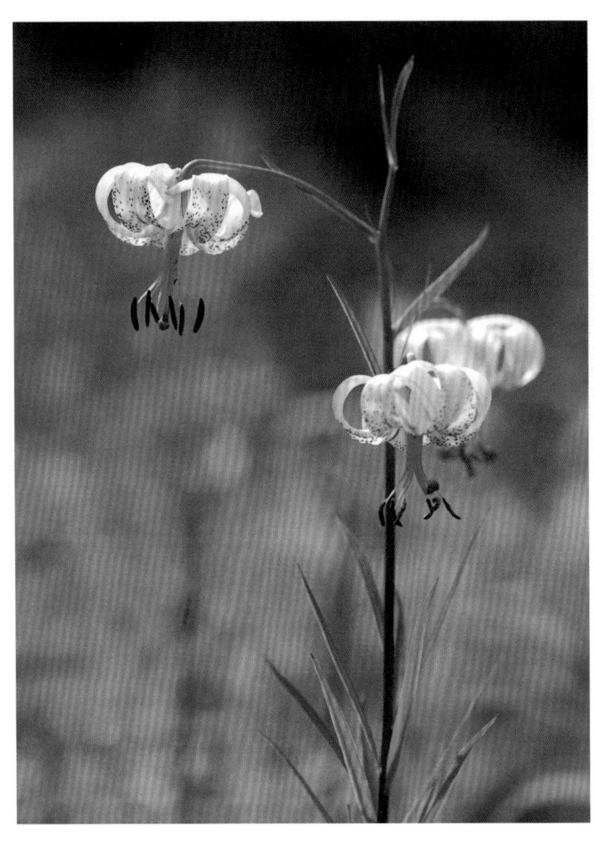

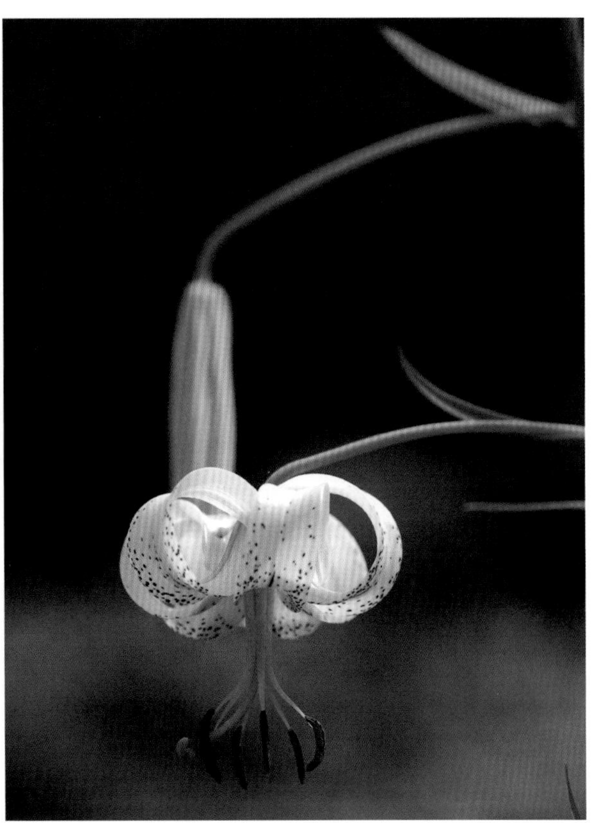

【形态特征】草本。鳞茎卵形；鳞片披针形，白色；茎上有的有紫色斑点，具小乳头状突起。叶散生，条形或条状披针形，中脉明显，两面无毛，边缘具小乳头状突起。总状花序；苞片边缘有小乳头状突起；花下垂，花被片反卷，内轮花被片较外轮稍宽，白色，有紫色斑点，蜜腺两边无流苏状突起；花丝钻状无毛；柱头头状，3 裂。蒴果矩圆形，褐色。花期 7~8 月，果期 9 月。

【适宜生境】生于海拔 2600~3600m 的山坡草地或林中。
【资源状况】分布于贡山、香格里拉、玉龙、维西等地。偶见。
【入药部位】鳞茎（大理百合）。
【功能主治】润肺止咳，解毒。用于咯血，虚劳咳嗽，无名肿毒。

黄花百合 *Lilium xanthellum* Wang et Tang var. *luteum* Liang

【标本采集号】ZM044

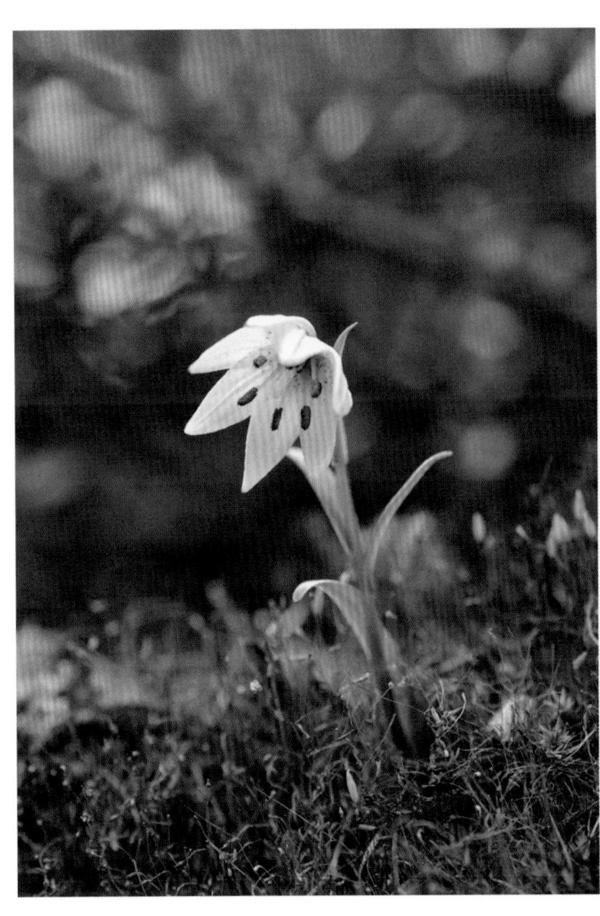

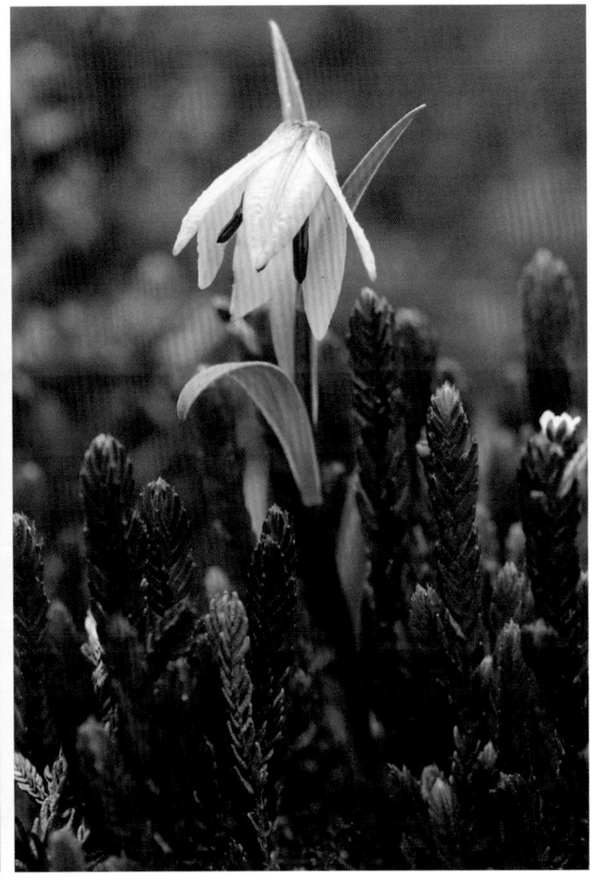

【形态特征】草本。鳞茎大，近球形；鳞片披针形，黄色；茎在放大镜下可见密被鳞片状毛。叶散生，条形，边缘稍反卷并具乳头状突起，中脉明显。花 1~2 朵；苞片叶状，顶端不加厚；花被片黄色，具紫色斑点，先端钝，蜜腺两边有鸡冠状突起；花丝无毛；柱头稍膨大，3 裂。花期 6 月。
【适宜生境】生于海拔 3600m 左右的沟谷、岩边。
【资源状况】分布于泸水。偶见。
【入药部位】鳞茎（黄花百合）。
【功能主治】镇咳，补虚，清热，润肺。用于肺热咳嗽。

滇蜀豹子花 *Nomocharis forrestii* Balf. f.

【标本采集号】5334210606

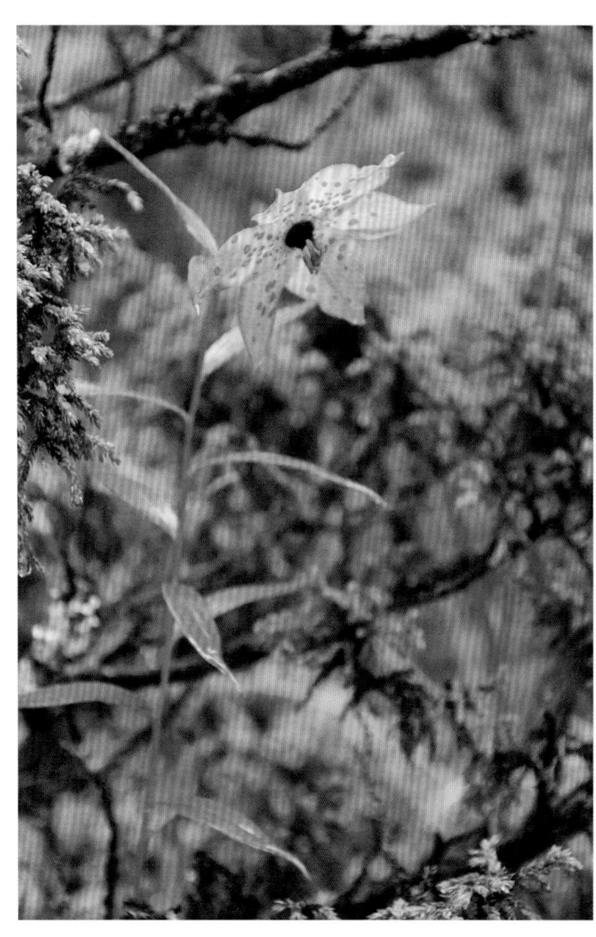

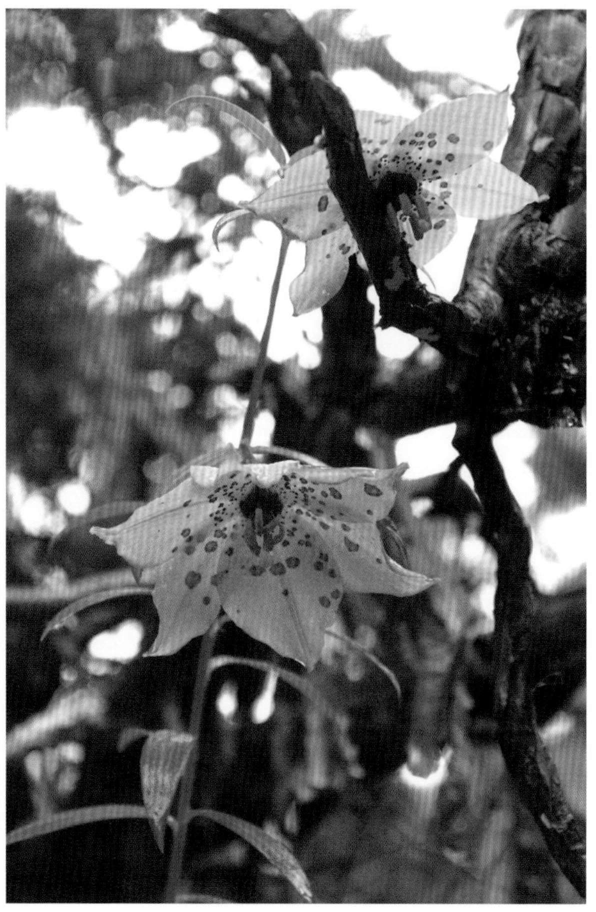

【形态特征】草本。鳞茎卵形，黄白色；茎无毛。叶散生，披针形或卵状披针形。花张开，似碟形，粉红色至红色，里面基部具细点，细点向上逐渐扩大成紫红色的斑块，外轮花被片卵形至椭圆形，全缘，内轮花被片宽椭圆形，里面基部具 2 个紫红色的垫状隆起；花丝下部紫红色，上部黄白色；柱头头状，3 浅裂。蒴果，绿褐色。花期 6~7 月，果期 8~10 月。

【适宜生境】生于海拔 3000~3850m 的山坡林下或草地上。

【资源状况】分布于香格里拉、玉龙、维西等地。偶见。

【入药部位】鳞茎（滇蜀豹子花）。

【功能主治】滋阴降火，润肺止咳，清心安神。

豹子花 *Nomocharis pardanthina* Franch.

【标本采集号】5334210065

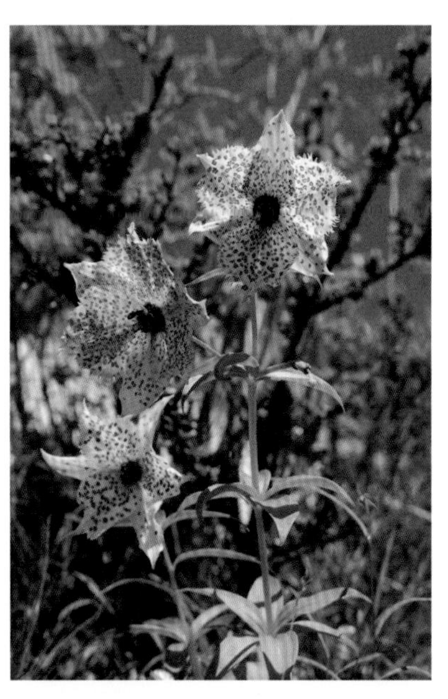

【形态特征】草本。鳞茎卵状球形，干时褐色，外层带黄色；茎无毛。叶兼具散生与轮生，狭椭圆形或披针状椭圆形。花单生，红色或粉红色，外轮花被片卵形，几无斑点，全缘，内轮花被片宽卵形，里面有紫红色斑点，基部有肉质紫红色垫状隆起，边缘有不整齐的锯齿；花丝下部呈肉质膨大，紫红色或粉红色，上部丝状，白色。蒴果。花期 5~6 月，果期 7 月。

【适宜生境】生于海拔 3000~3500m 的草坡上。

【资源状况】分布于德钦、泸水、福贡、玉龙等地。罕见。

【入药部位】鳞茎（豹子花）。

【功能主治】滋阴降火，润肺止咳，清心安神。

假百合 九子 *Notholirion bulbuliferum* (Lingelsh.) Stearn

【标本采集号】5334210987

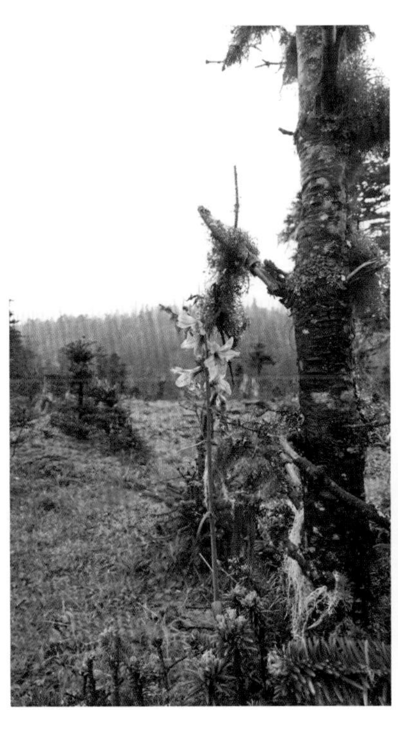

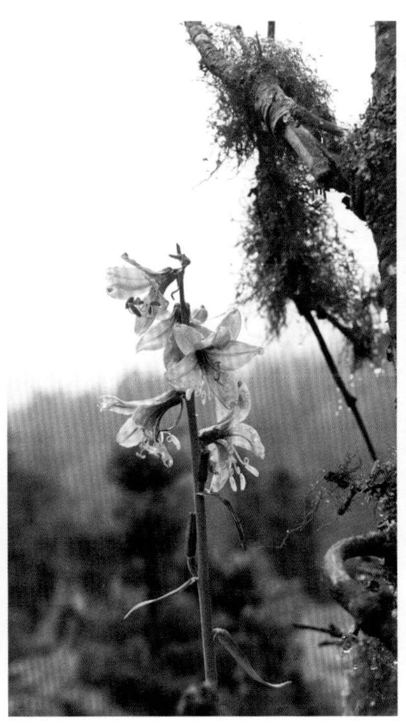

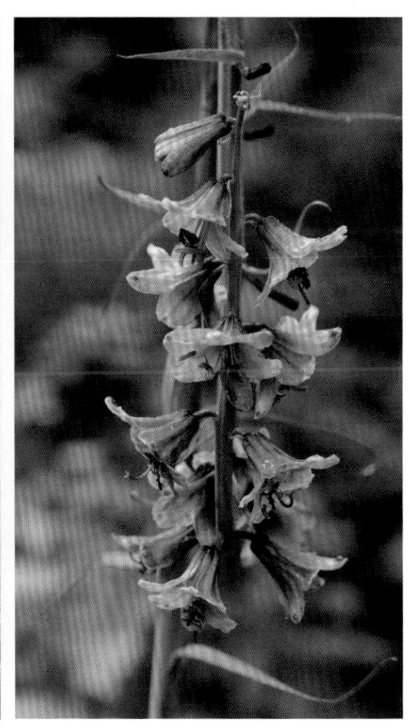

【形态特征】草本。小鳞茎卵形多数，淡褐色；茎近无毛。基生叶数枚，带形；茎生叶条状披针形。总状花序；苞片叶状，条形；花梗稍弯曲；花淡紫色或蓝紫色，花被片倒卵形或倒披针形；子房淡紫色，柱头 3 裂，裂片稍反卷。蒴果矩圆形或倒卵状矩圆形，有钝棱。花期 7 月，果期 8 月。

【适宜生境】生于海拔 3000~4500m 的高山草丛或灌木丛中。

【资源状况】分布于玉龙、维西、贡山、德钦等地。偶见。

【入药部位】小鳞茎（太白米）。

【功能主治】滋补强壮，宽胸利气，健胃止呕，镇痛，止咳。用于腹胀胃痛，胸闷，呕吐反胃，风寒咳嗽，小儿惊风。

沿阶草

韭叶麦冬、野麦冬

Ophiopogon bodinieri Lévl.

【标本采集号】5334210715

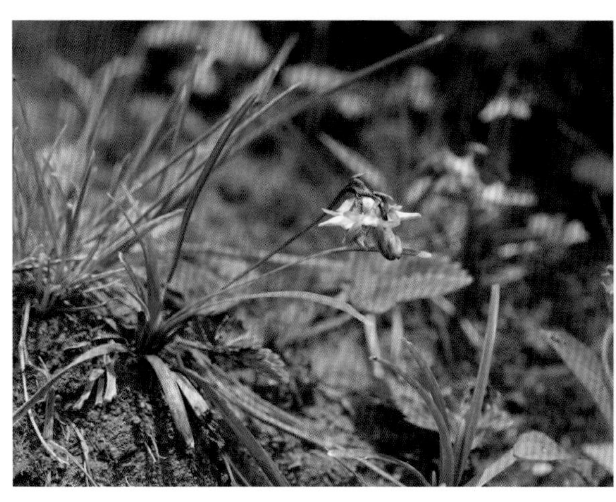

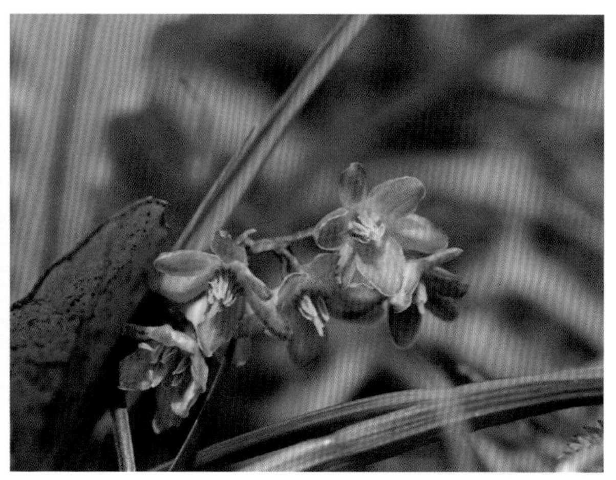

【形态特征】草本。根纤细，近末端处有时具膨大的小块根。地下走茎长，节上具膜质的鞘；茎短。叶基生成丛，禾叶状，边缘具细锯齿。总状花序；花常单生或 2 朵簇生于苞片腋内；苞片稍带黄色，半透明；花被片内轮 3 片宽于外轮 3 片，白色或稍带紫色；花药狭披针形，绿黄色。种子近球形或椭圆形。花期 6~8 月，果期 8~10 月。

【适宜生境】生于海拔 600~3400m 的山坡、山谷潮湿处、沟边、灌木丛下或林下。

【资源状况】分布于香格里拉、德钦、维西、贡山、泸水、福贡、兰坪、玉龙等地。偶见。

【入药部位】块根。

【功能主治】养阴生津，润肺止咳，清心除烦。用于肺热咳嗽，便秘，水肿。

间型沿阶草

野麦冬、紫花沿阶草、长葶沿阶草

Ophiopogon intermedius D. Don

【标本采集号】5329320758

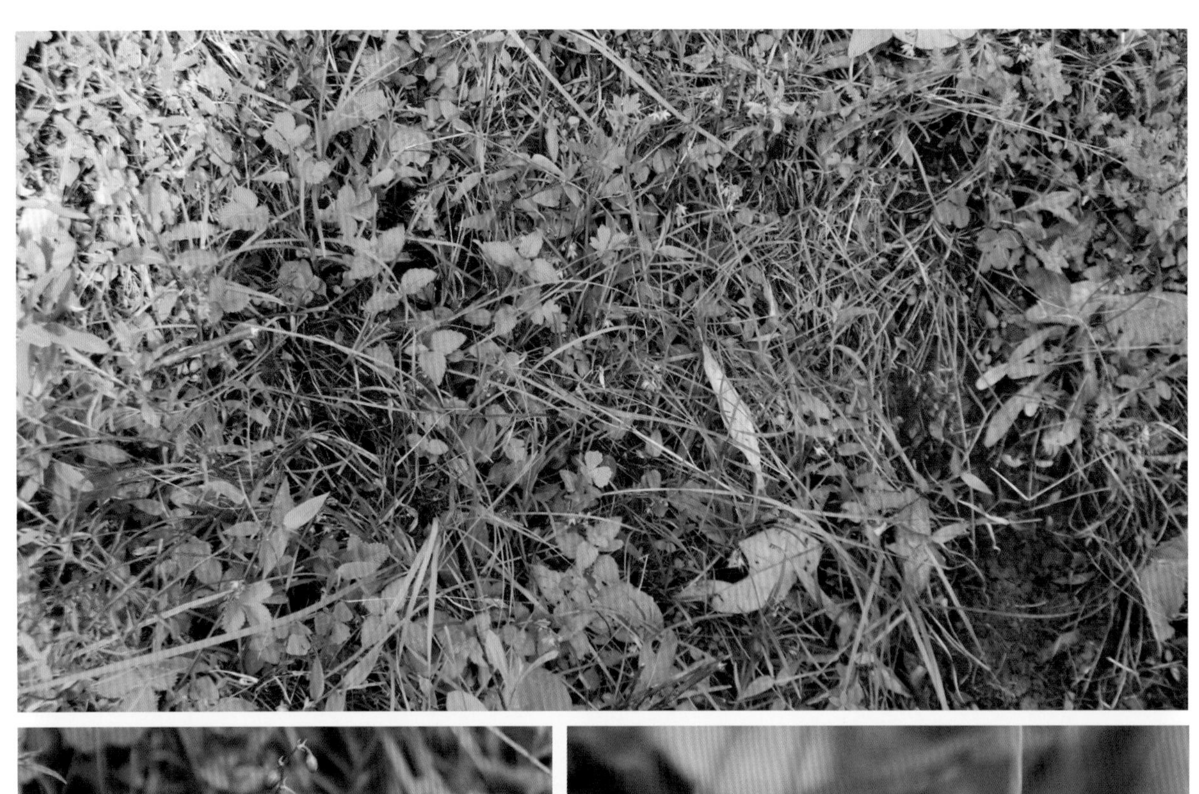

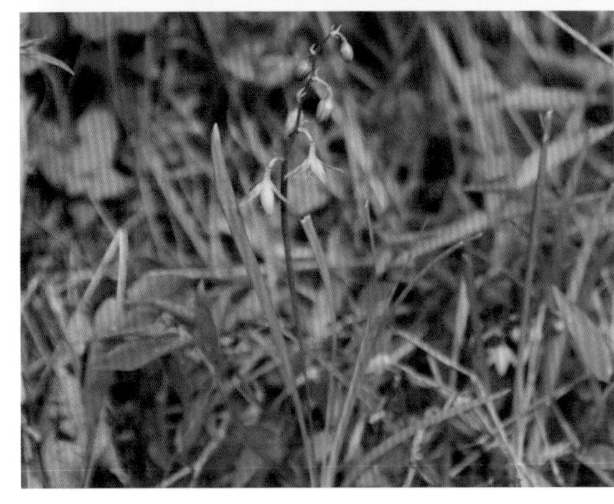

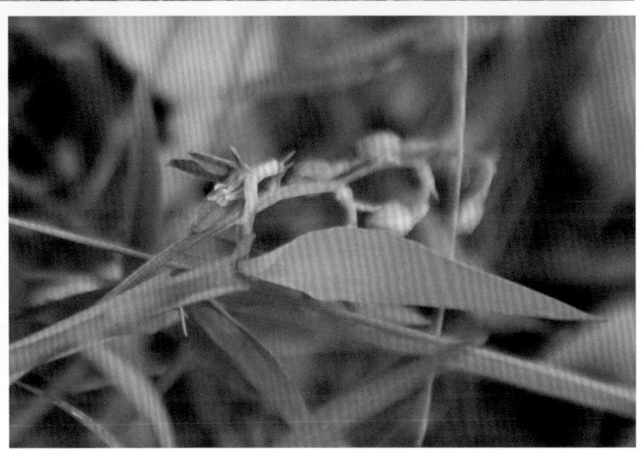

【形态特征】 植株常丛生。根细长，分枝多，常在近末端处膨大成椭圆形或纺锤形的小块根。有粗短、块状的根状茎；茎很短。叶基生成丛，禾叶状，边缘具细齿，基部常包以褐色的膜质鞘及其枯萎后撕裂成的纤维。总状花序；花被片矩圆形，先端钝圆，白色或淡紫色；花丝极短，花药条状狭卵形。种子椭圆形。花期 5~8 月，果期 8~10 月。

【适宜生境】 生于海拔 1000~3000m 的山谷、林下阴湿处或水沟边。

【资源状况】 分布于香格里拉、德钦、维西、贡山、泸水、福贡、兰坪、玉龙等地。偶见。

【入药部位】 块根（间型沿阶草）。

【功能主治】 清热润肺，养阴生津。用于肺燥干咳，吐血，咯血，咽干口燥。

麦　冬 小叶麦冬、韭叶麦冬

Ophiopogon japonicus (L. f.) Ker-Gawl.

【标本采集号】530724180617428LY

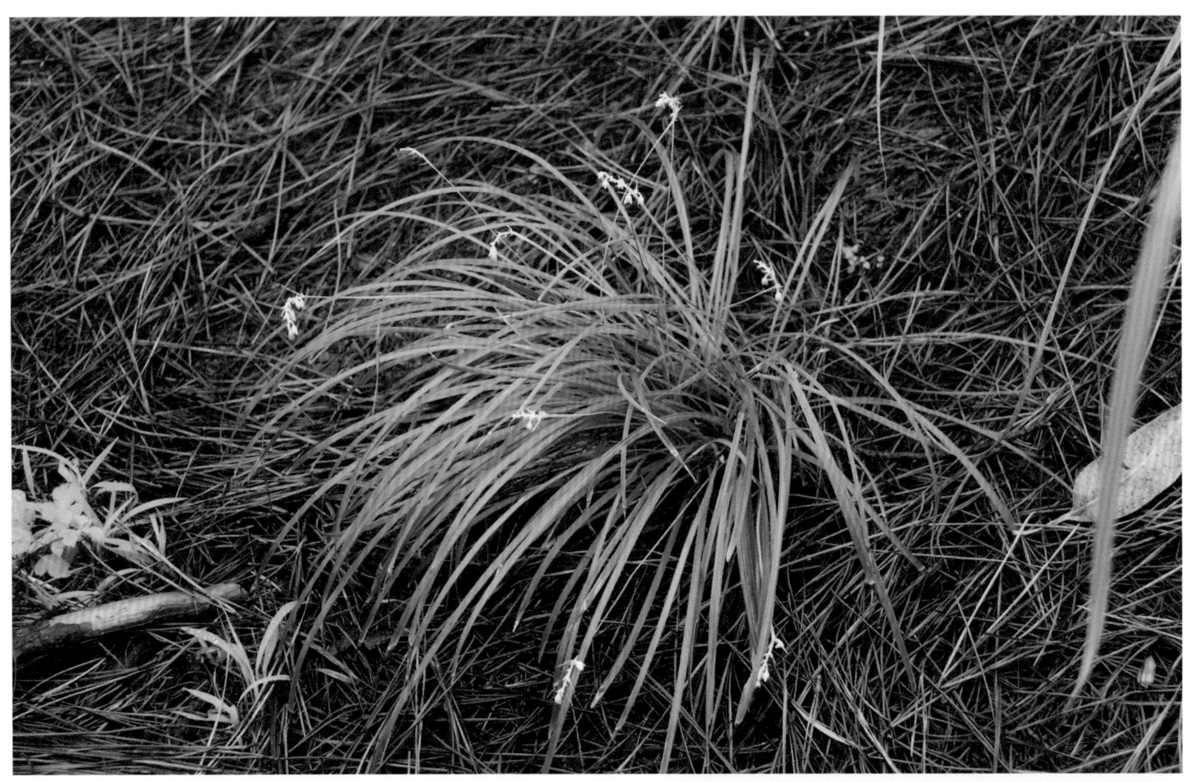

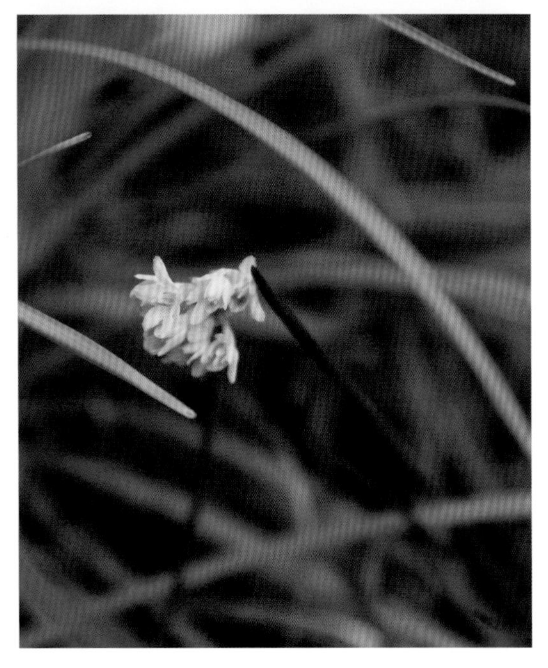

【形态特征】草本。根较粗，中间或近末端常膨大成椭圆形或纺锤形的小块根，淡褐黄色；地下走茎细长，节上具膜质的鞘。叶基生成丛，禾叶状，边缘具细锯齿。总状花序；花单生或成对着生于苞片腋内，花被片常稍下垂而不展开，披针形，白色或淡紫色；花药三角状披针形；花柱较粗，基部宽阔，向上渐狭。种子球形。花期 5~8 月，果期 8~9 月。

【适宜生境】生于海拔 2000m 以下的山坡阴湿处、林下或溪旁。

【资源状况】分布于德钦、维西、贡山、泸水、福贡、玉龙等地。偶见。

【入药部位】块根（麦冬）。

【功能主治】滋阴润肺，生津止咳，清心除烦。用于热病伤津，心烦口渴，咽干，肺热咳嗽，肺结核。

七叶一枝花 蚤休、重楼

Paris polyphylla Smith

【标本采集号】5334210254

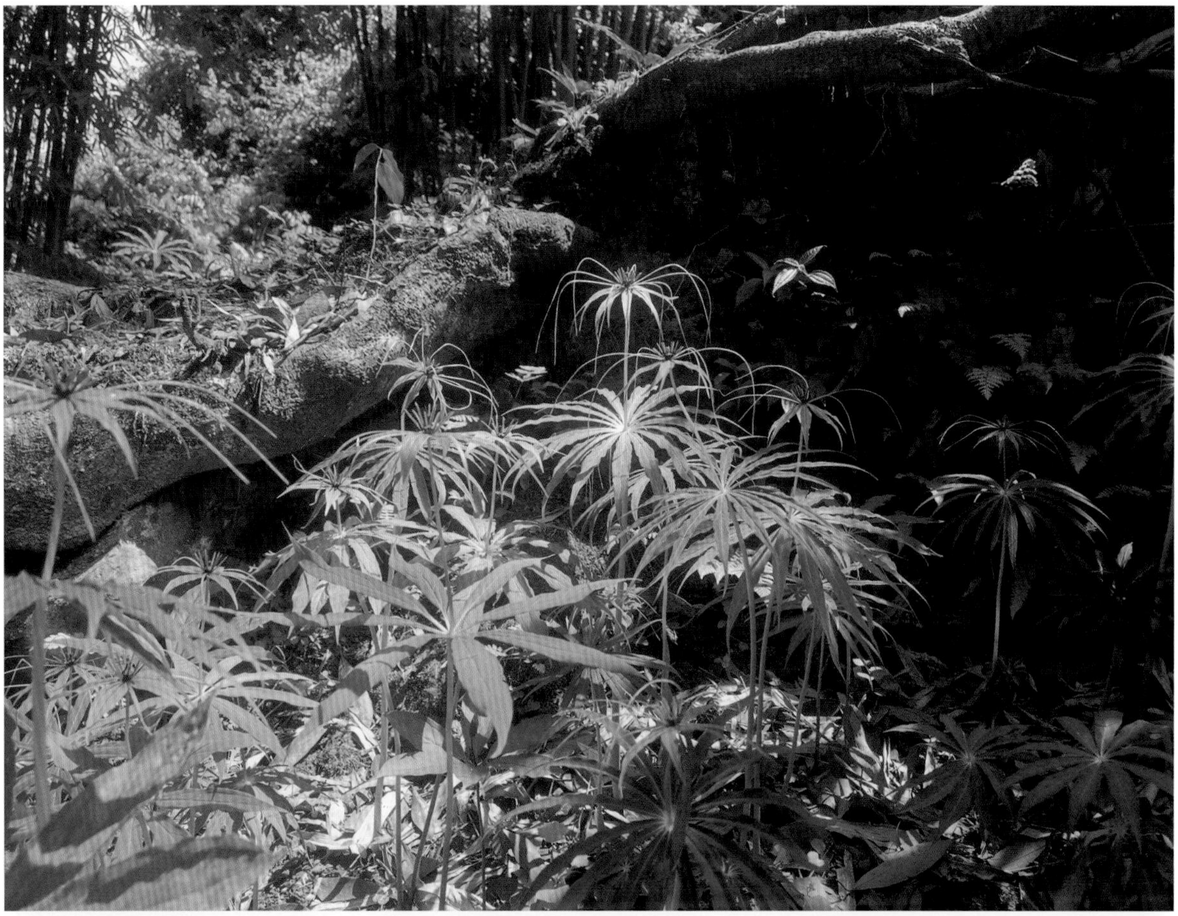

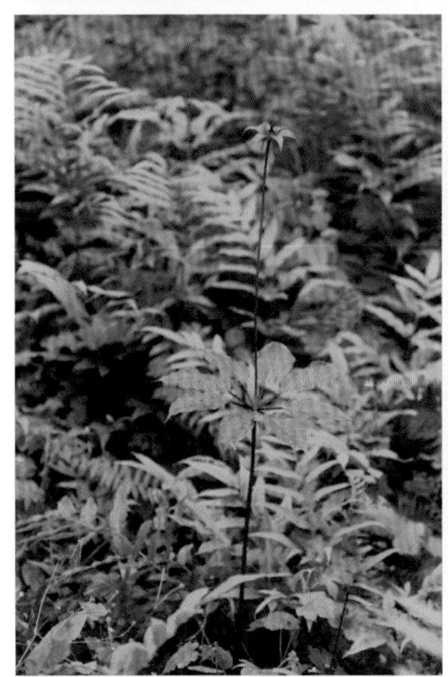
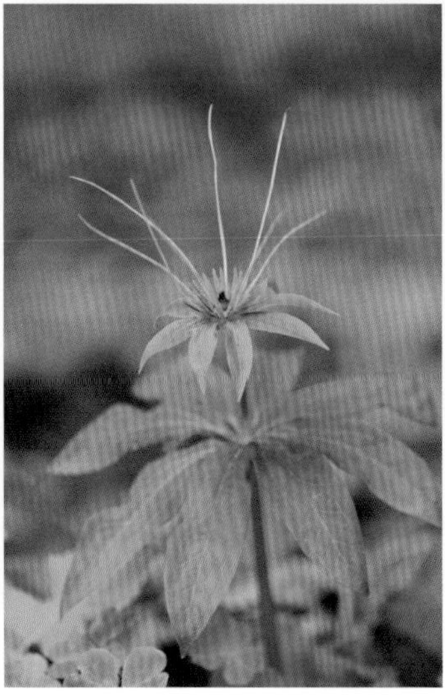
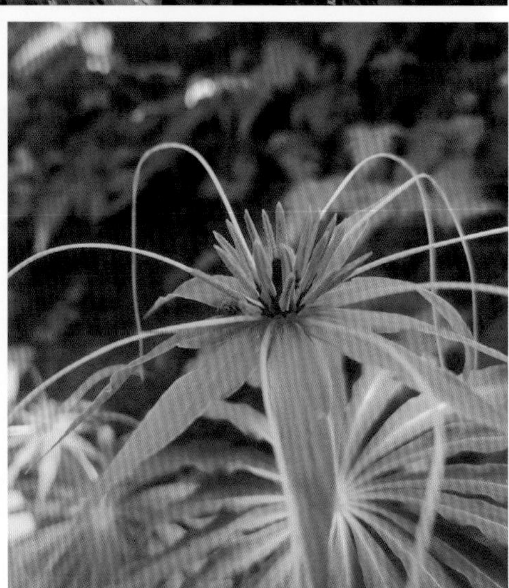

【形态特征】草本，植株无毛。根状茎粗厚，棕褐色，密生环节和须根；茎带紫红色，基部有灰白色干膜质的鞘。叶矩圆形、椭圆形或倒卵状披针形；叶柄带紫红色。外轮花被片绿色，狭卵状披针形，内轮花被片狭条形；子房近球形，具棱，顶端具一盘状花柱基，花柱粗短，具分枝。蒴果紫色。种子多数，具鲜红色、多浆汁的外种皮。花期 4~7 月，果期 8~11 月。

【适宜生境】生于海拔 1800~3200m 的林下。

【资源状况】分布于维西、贡山、泸水、福贡、玉龙等地。少见。

【入药部位】根茎（重楼）。

【功能主治】清热解毒，消肿止痛，凉肝定惊。用于疔疖痈肿，咽喉肿痛，毒蛇咬伤，跌扑伤痛，惊风抽搐。

宽瓣重楼

云南重楼、蚤休、滇重楼

Paris polyphylla Smith var. *yunnanensis* (Franch.) Hand.-Mazz.

【标本采集号】5307210006

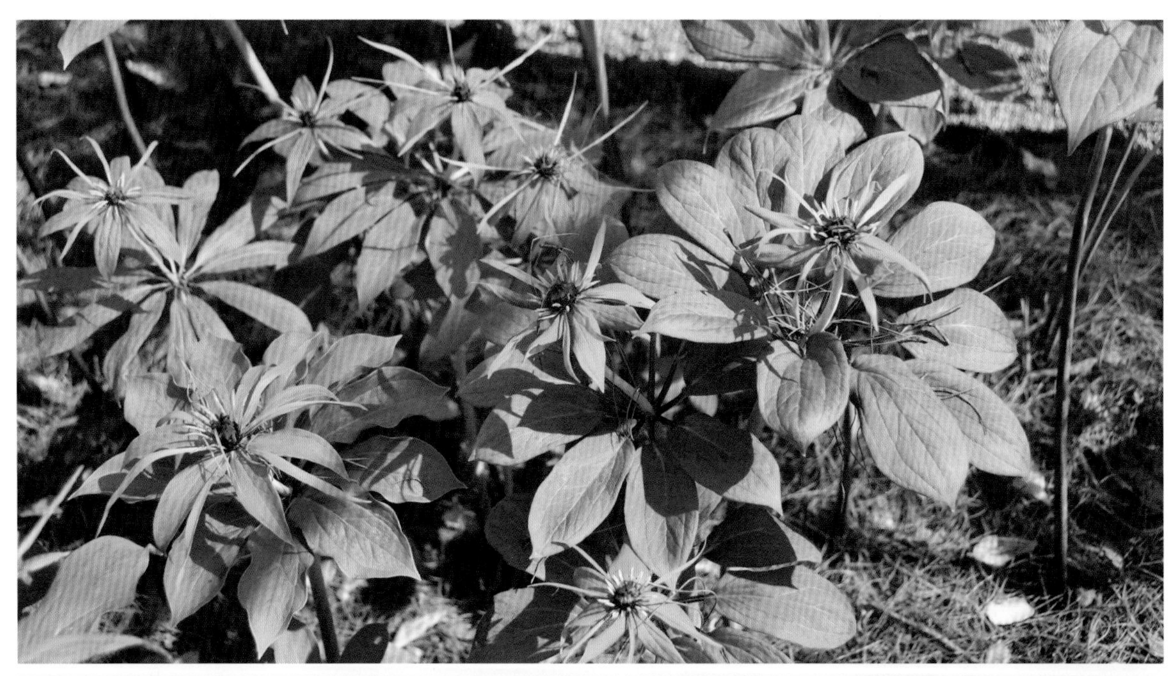

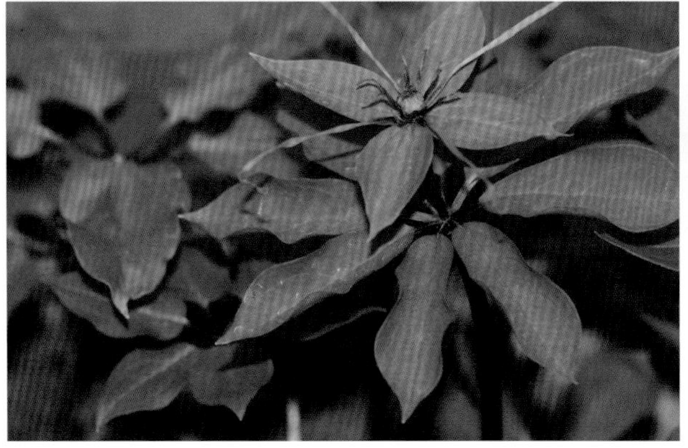

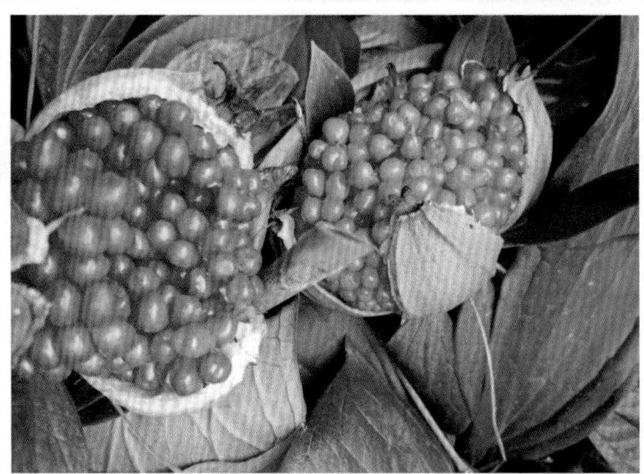

【形态特征】多年生草本，高 50~100cm。根状茎棕褐色，横走而肥厚，节上生纤维状须根；茎单一，直立，圆柱形。叶轮生于茎顶，状如伞，其上生 1 朵小花；叶片纸质或膜质，窄卵形或倒披针形。花两性，单独顶生；萼片叶片状，卵状披针形；花瓣线形；子房具棱。蒴果室背开裂，棕黄色。种子多数，红色。花期 4~6 月，果期 10~11 月。

【适宜生境】生于海拔 1400~3100m 的常绿阔叶林、云南松林、竹林、针阔混交林、山坡阴湿处及灌木丛下。

【资源状况】分布于维西、香格里拉、贡山、兰坪、玉龙等地。少见。

【入药部位】根茎（重楼）。

【功能主治】清热解毒，消肿止痛，凉肝定惊。用于疔痈疮毒，咽喉肿痛，毒蛇咬伤，跌扑伤痛，惊风抽搐等。

评 述

1. 药用历史 重楼，原名蚤休，始载于《神农本草经》，列为下品。《唐本草》载：蚤休"今谓重楼，金线者也，一名重台"。《本草图经》载："蚤休，即紫河车也，俗称重楼金线。"《滇南本草》载："重楼，一名紫河车，一名独角莲。"《本草蒙筌》称蚤休为七叶一枝花。《植物名实图考》载："蚤休，《本经》下品。"根据上述记载，重楼应为《神农本草经》所载的蚤休，或至少为传统所用蚤休的品种之一。

2. 品质规格 以体粗壮、质坚实、断面色白、粉性足、身无杂物、无须根、无霉变者为佳。分粉质重楼和胶质重楼 2 种规格。

3. 化学成分 主要含甾体皂苷类成分。

毛重楼

毛脉蚤休、毛叶重楼

Paris pubescens (Hand.-Mzt.) Wang et Tang

【标本采集号】5334210527

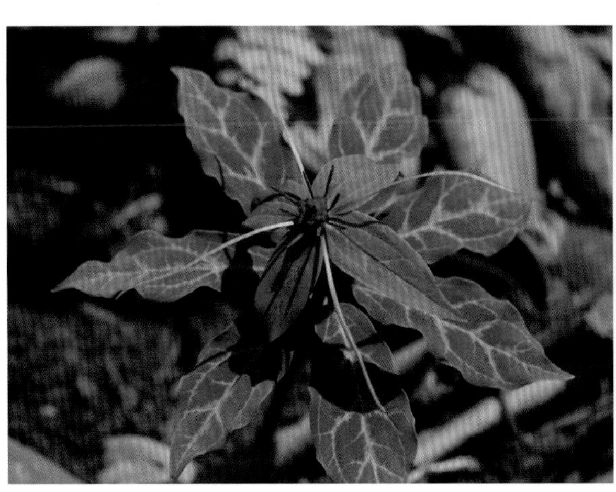

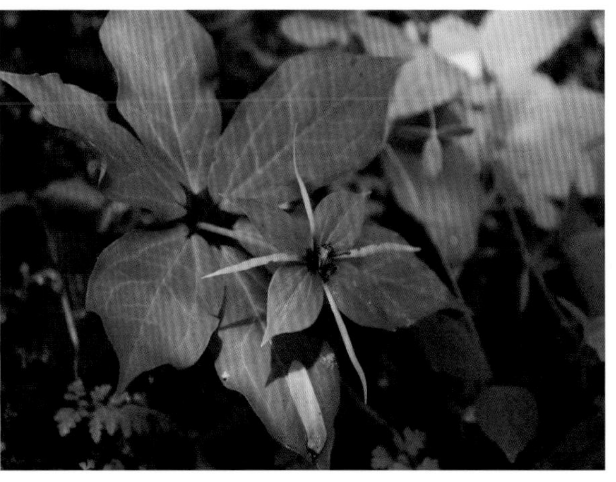

【形态特征】草本。根状茎粗，植株高大，被短柔毛。叶披针形、倒披针形或椭圆形，背面有短柔毛，具短柄。内轮花被片长条形，与外轮的等长或超过；花丝稍短于花药；子房通常为紫红色。花期 5~7 月，果期 8~9 月。

【适宜生境】生于海拔 2500~3300m 的高山草丛或林下。

【资源状况】分布于德钦、维西、兰坪、玉龙等地。少见。

【入药部位】根茎（毛叶重楼）。

【功能主治】消炎止痛，消肿。用于无名肿毒，疮癣。

卷叶黄精 滇钩吻、老虎姜

Polygonatum cirrhifolium (Wall.) Royle

【标本采集号】5334210266

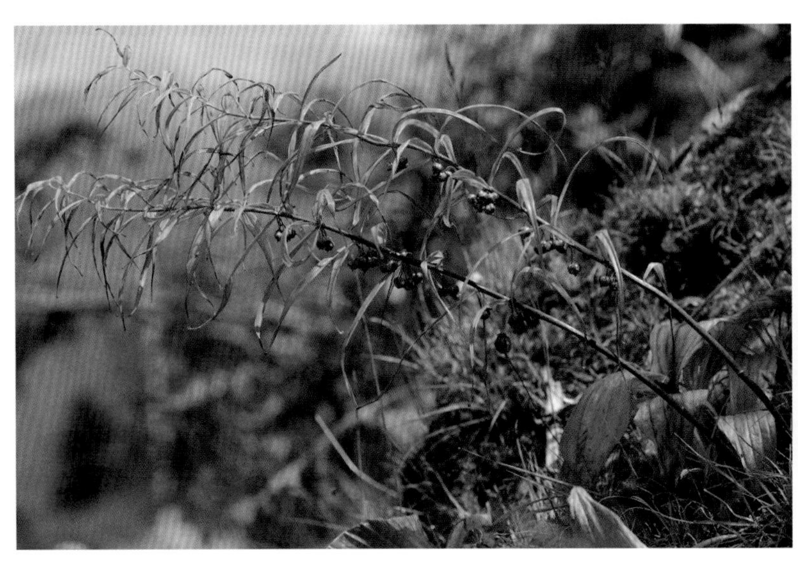

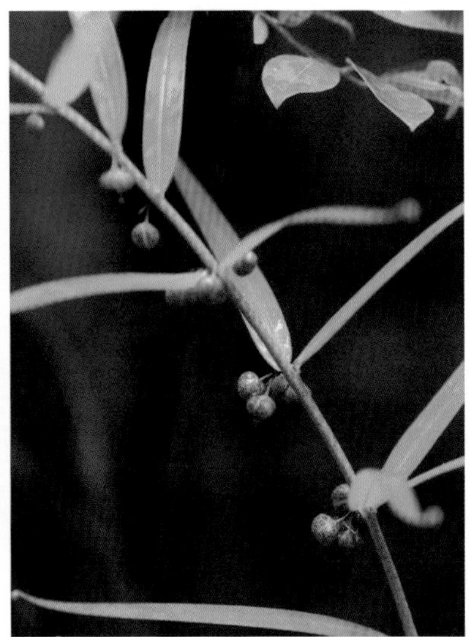

【形态特征】草本。根状茎肥厚，圆柱状或连珠状。叶常轮生，稀下部有少数散生，细条形至条状披针形，少有矩圆状披针形，先端拳卷或弯曲成钩状，边常外卷。花序轮生，俯垂；苞片透明膜质，无脉；花被淡紫色，花被筒中部稍缢狭。浆果红色或紫红色，具 4~9 颗种子。花期 5~7 月，果期 9~10 月。

【适宜生境】生于海拔 2000~4000m 的林下、山坡或草地。

【资源状况】分布于香格里拉、德钦、维西、贡山、泸水、福贡、兰坪、玉龙等地。偶见。

【入药部位】根茎（老虎姜）。

【功能主治】润肺养阴，健脾益气，祛痰止血，消肿解毒。用于虚劳咳嗽，遗精，盗汗，吐血，产后体虚，崩漏带下。

垂叶黄精 *Polygonatum curvistylum* Hua

【标本采集号】5334210608

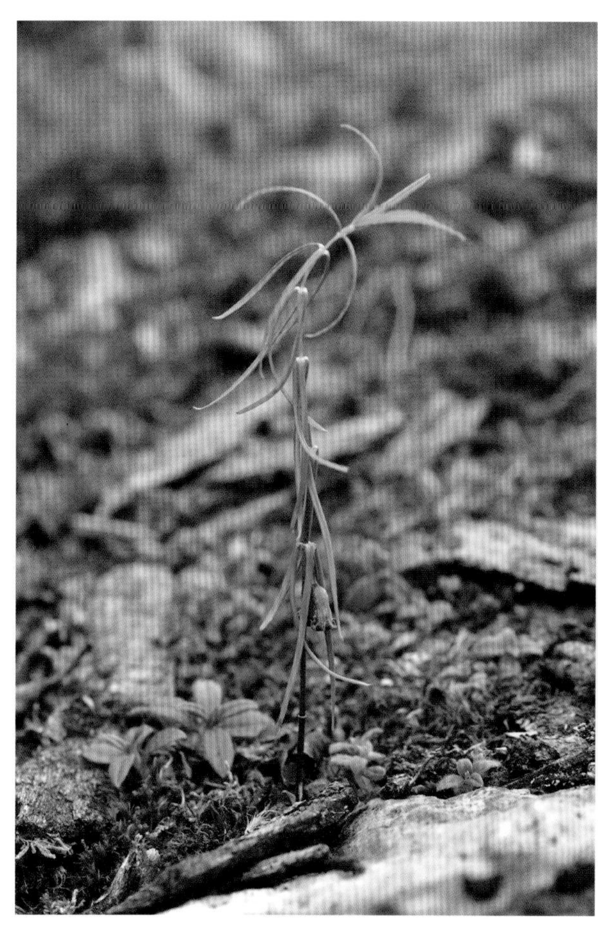

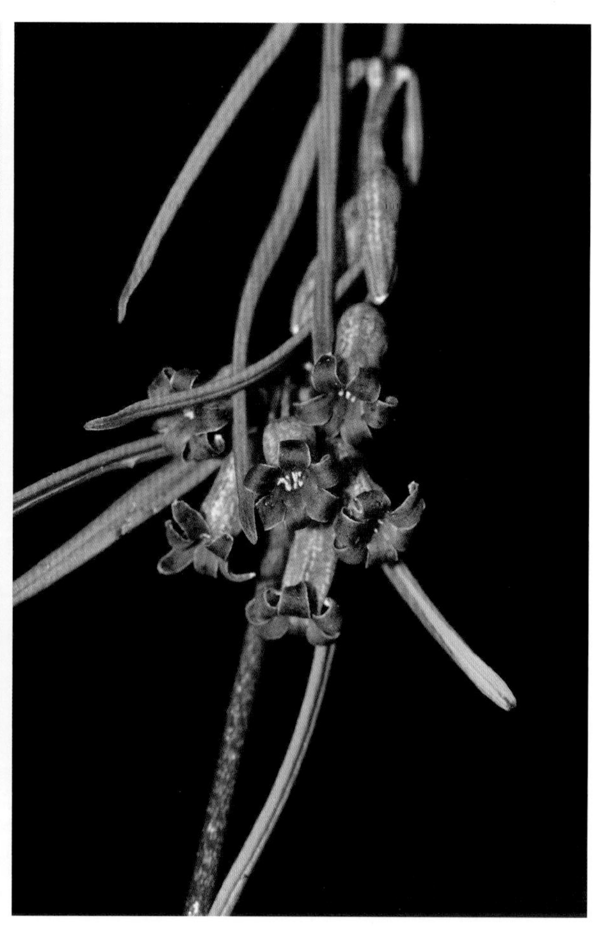

【形态特征】草本。根状茎圆柱状，常分出短枝，或短枝极短而呈连珠状。叶轮生，稀兼有单生或对生，条状披针形至条形，先上举，现花后向下俯垂。单花或 2 朵组成花序，总花梗（连同花梗）稍短至稍长于花；花被淡紫色；花丝稍粗糙。浆果红色，有 3~7 颗种子。

【适宜生境】生于海拔 2700~3900m 的林下或草地。

【资源状况】分布于德钦、贡山、福贡、兰坪等地。偶见。

【入药部位】根茎（垂叶黄精）。

【功能主治】补中益气，润心肺，强筋骨。用于虚损寒热，肺痨咳嗽，筋骨软弱，风湿疼痛，风癞癣疾。

滇黄精 节节高、仙人饭

Polygonatum kingianum Collett et Hemsl.

【标本采集号】5334210156

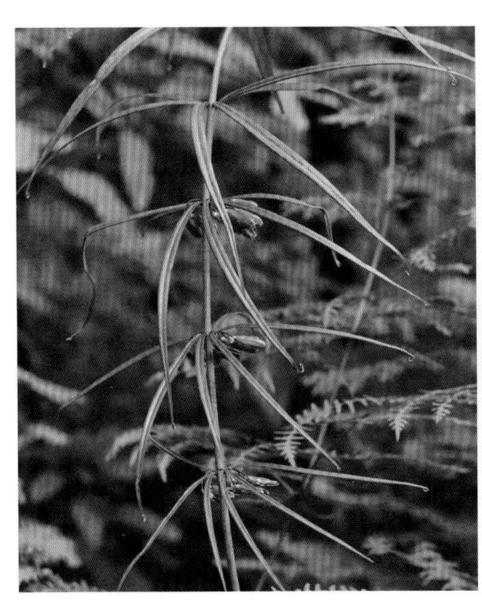

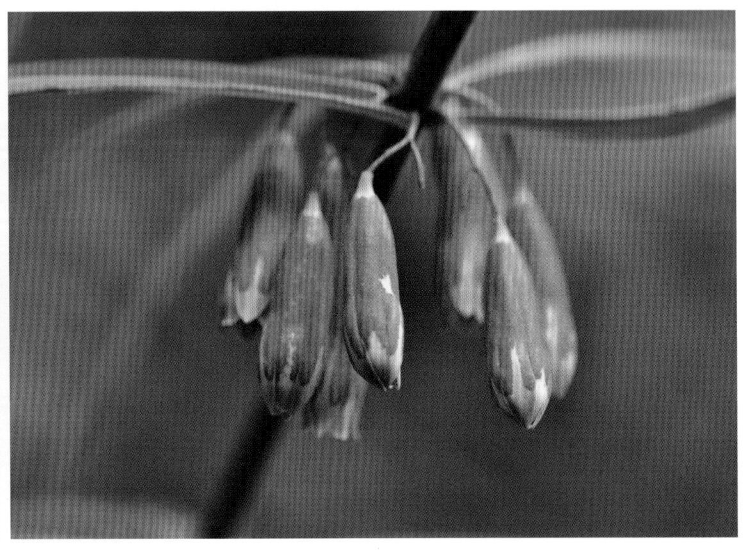

【形态特征】草本。根状茎近圆柱形或近连珠状，结节有时作不规则菱形，肥厚；茎顶端作攀缘状。叶轮生，条形、条状披针形或披针形，先端拳卷。花序具 2~4 花，总花梗下垂；苞片膜质，微小，位于花梗下部；花被粉红色；花丝丝状或两侧扁。浆果红色，具 7~12 颗种子。花期 3~5 月，果期 9~10 月。

【适宜生境】生于海拔 700~3600m 的林下、灌丛或阴湿草坡，有时生于岩石上。

【资源状况】分布于维西、贡山、泸水、福贡、玉龙等地。偶见。

【入药部位】根茎（黄精）。

【功能主治】补气养阴，健脾，润肺，益肾。用于脾胃气虚，体倦乏力，胃阴不足，口干食少，肺虚燥咳，劳嗽咳血，精血不足，腰膝酸软，须发早白，内热消渴。

评 述

1. 药用历史 《滇南本草》首次记载了来自彝族的滇黄精，云：“根如嫩生姜色，俗呼生姜，药名黄精。”《植物名实图考》云：“滇黄精，根与湖南所产同而大，重数斤，俗以煨肉，味如山蓣，茎肥色紫，六七叶攒生做层。”《本草求真》记载黄精的药效为“黄精止是入脾补阴，若使夹有痰湿，则食反更助湿”，亦有《本草纲目》曰其“补气益肾，除风湿，安五脏，补五涝七伤，助筋骨，耐寒暑，润心肺，无毒，久服轻身延年不饥”。《道地药材图典》有对滇黄精产区记载，确定了滇黄精的道地产区在云南、贵州、四川以及广西西北部。

2. 品质规格 一等、二等、三等：干货。呈肥厚肉质的结节块状，表面淡黄色至黄棕色，具结节，有皱纹及须根痕，结节上侧茎痕呈圆盘状，圆周凹入，中部突出。质硬而韧，不易折断，断面角质，淡黄色至黄棕色。无杂质、虫蛀、霉变。一等每千克药材所含个子数量少于等于25头；二等每千克药材所含个子数量为25~80头；三等每千克药材所含个子数量多于80头。统货：干货。结节呈肥厚肉质块状。不区分大小、无杂质、无虫蛀。

3. 化学成分 滇黄精含有多种化学成分，包括甾体皂苷、多糖、三萜、黄酮、生物碱、木脂素、植物甾醇等，其中黄精多糖是滇黄精的主要化学成分，也是其主要生物学活性成分。

康定玉竹

山姜花、红百合、虎其尾

Polygonatum prattii Baker

【标本采集号】5334210091

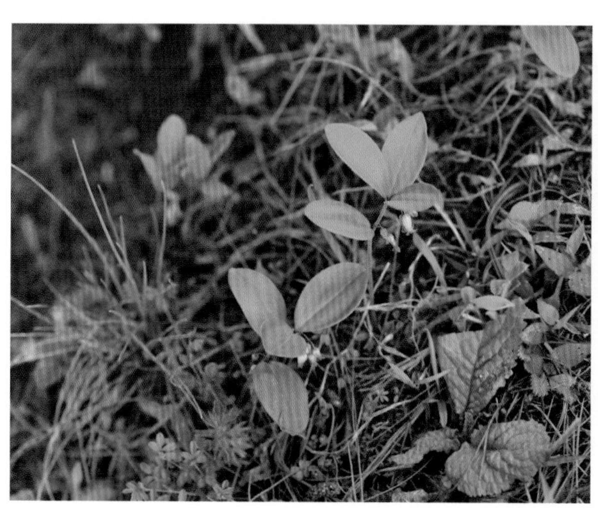

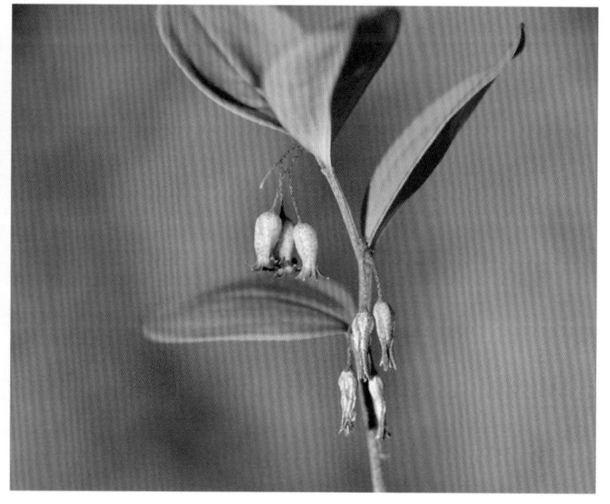

【形态特征】 草本。根状茎细圆柱形，近等粗。下部叶互生或兼有对生，上部叶对生，顶端的叶常为3枚轮生，椭圆形至矩圆形。花序俯垂；花被淡紫色，筒里面平滑或呈乳头状粗糙；花丝极短。浆果紫红色至褐色，具1~2颗种子。花期5~6月，果期8~10月。

【适宜生境】 生于海拔2500~3300m的林下、灌丛或山坡草地。

【资源状况】 分布于香格里拉、德钦、维西、兰坪、玉龙等地。偶见。

【入药部位】 根茎（康定玉竹）。

【功能主治】 养阴润燥，生津止渴。用于肺胃阴伤，燥热咳嗽，咽干口渴，内热消渴。

点花黄精 滇钩吻

Polygonatum punctatum Royle ex Kunth

【标本采集号】533324180519304LY

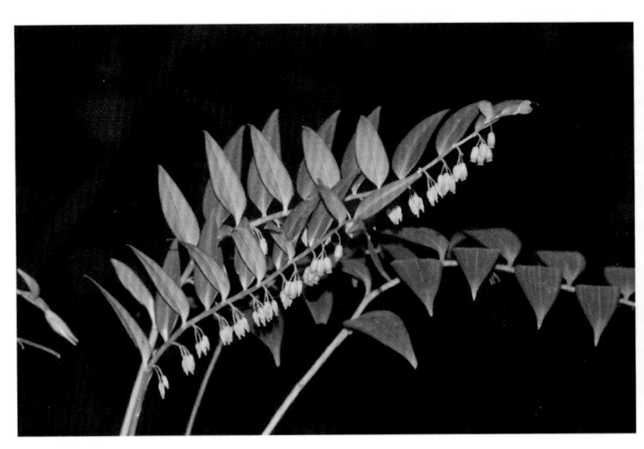
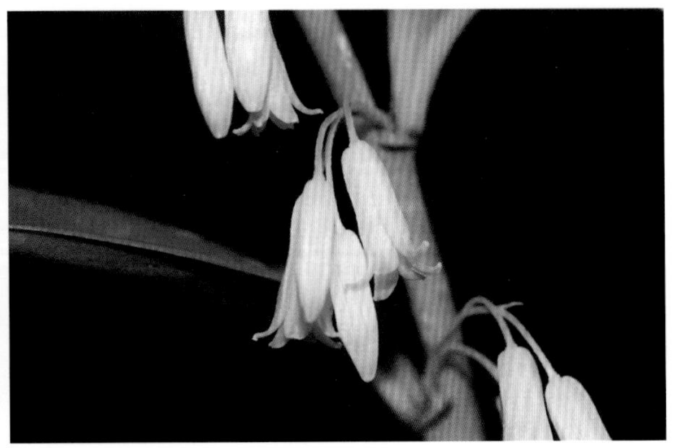

【形态特征】根状茎多少呈连珠状，密生肉质须根；茎上通常具紫红色斑点，有时上部生乳头状突起。叶互生，幼时稍肉质而横脉不显，老时厚纸质或近革质而横脉较显，常有光泽，卵形、卵状矩圆形至矩圆状披针形，具短柄。总状花序；苞片早落或不存在；花被白色，花被筒在口部稍缢缩而略呈坛状。浆果红色，具8~10颗种子。花期4~6月，果期9~11月。

【适宜生境】生于海拔1100~2700m的林下岩石上或附生于树上。

【资源状况】分布于维西、泸水等地。偶见。

【入药部位】根茎或全草（树刁）。

【功能主治】补脾益血，解毒消痈。用于脾虚血少，头昏少食，倦怠乏力；外用于外伤出血，痈疽疔毒，疥疮，头癣。

格脉黄精

Polygonatum tessellatum Wang et Tang

【标本采集号】5329320764

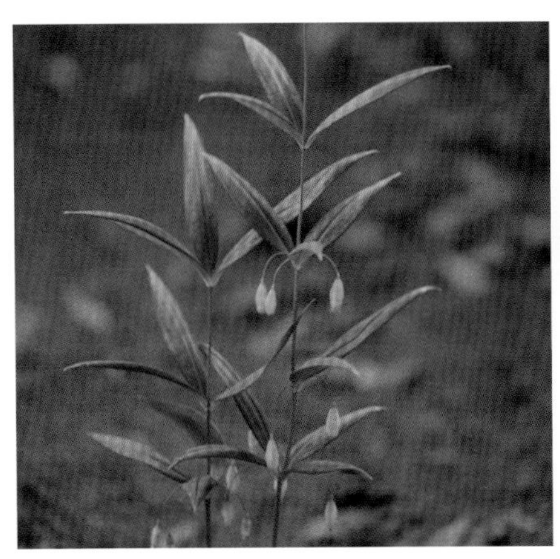
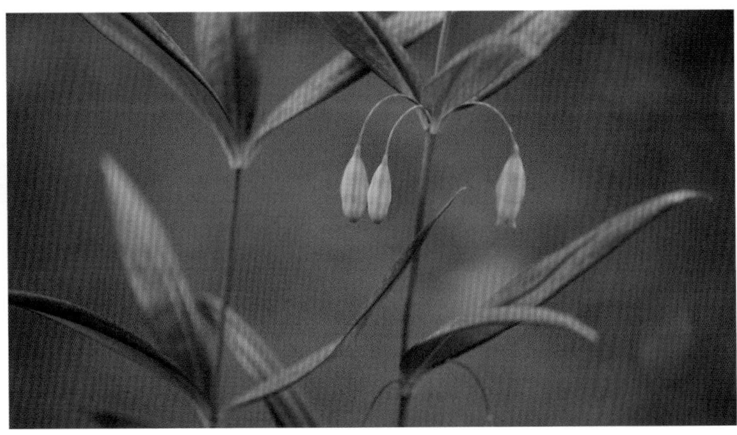

【形态特征】根状茎粗壮，连珠状。叶轮生，矩圆状披针形至披针形，革质，横脉明显。花轮生于叶腋，不集成花序，花梗平展或稍俯垂；无苞片；花被淡黄色；花丝略扁平，呈乳头状粗糙。浆果红色，具9~12颗种子，果梗上举。花期5月，果期9~11月。

【适宜生境】生于海拔1600~2200m的林下石缝间或附生于树上。

【资源状况】分布于福贡、贡山、玉龙等地。偶见。

【入药部位】根茎（格脉黄精）。

【功能主治】舒筋络，祛风湿，补虚。用于虚弱头昏，风湿关节痛，跌打损伤。

窄瓣鹿药 *Smilacina paniculata* (Baker) Wang et Tang

【标本采集号】533324180825439LY

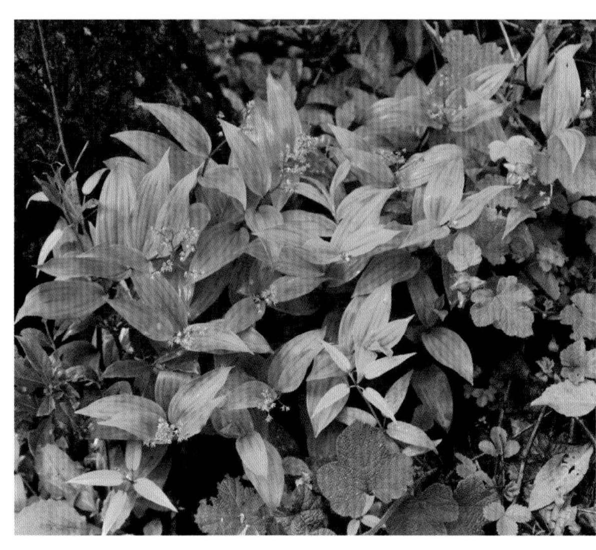

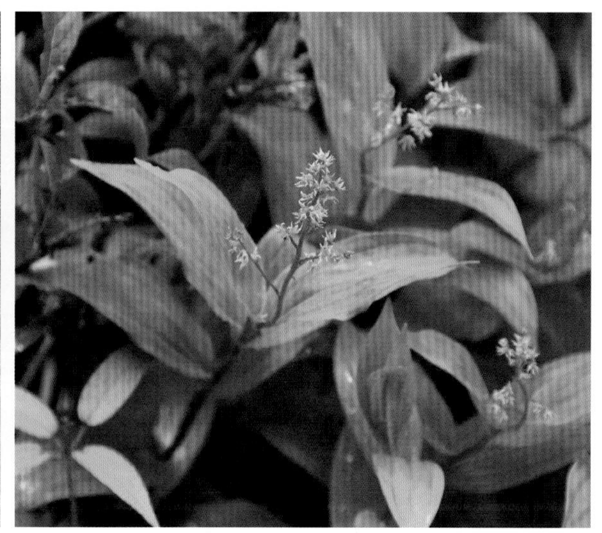

【形态特征】根状茎近块状或有结节状膨大；茎无毛。叶纸质，卵形、矩圆状披针形或近椭圆形，先端渐尖，基部圆形，具短柄，无毛。通常圆锥花序，较少为总状花序，无毛；花单生，淡绿色或稍带紫色，花被片仅基部合生，窄披针形；花丝扁平，柱头3深裂。浆果近球形，熟时红色。花期5~6月，果期8~10月。

【适宜生境】生于海拔1500~3500m的林下、林缘或草坡。

【资源状况】分布于德钦、贡山、泸水、福贡、玉龙等地。偶见。

【入药部位】根茎（窄瓣鹿药）。

【功能主治】祛风除湿，壮肾阳。用于跌打损伤，疮痈肿毒。

紫花鹿药 紫鹿药

Smilacina purpurea Wall.

【标本采集号】5334211034

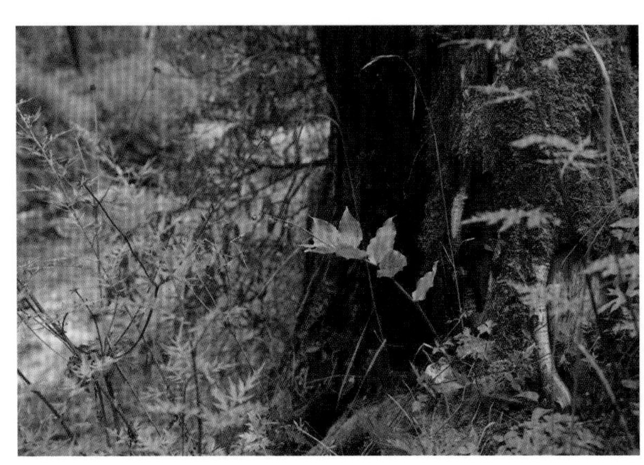

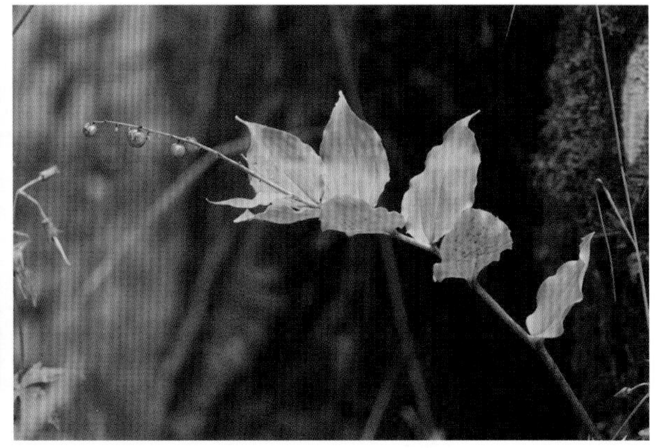

【形态特征】草本。根状茎近块状或不规则圆柱状；茎上部被短柔毛。叶纸质，矩圆形或卵状矩圆形，背面脉上有短柔毛，近无柄或具短柄。总状花序，具短柔毛；花单生，白色或花瓣内面绿白色，外面紫色，花梗具毛；花被片完全离生，卵状椭圆形或卵形；花丝扁平；柱头浅 3 裂。浆果近球形，熟时红色。花期 6~7 月，果期 9 月。

【适宜生境】生于海拔 3200~4000m 的灌丛下或林下。

【资源状况】分布于德钦、维西、贡山等地。偶见。

【入药部位】根茎和根（紫鹿药）。

【功能主治】补中益气，滋阴降火，祛风除湿，活血调经。用于劳伤，阳痿，风湿疼痛，跌打损伤，月经不调，乳痈。

菝　葜 金刚兜

Smilax china L.

【标本采集号】533324180511177LY

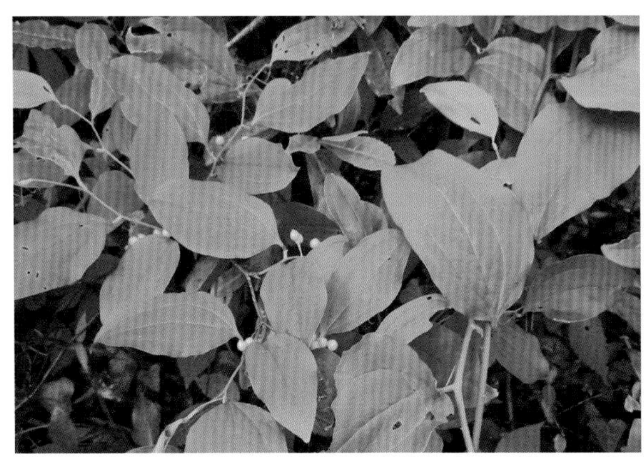

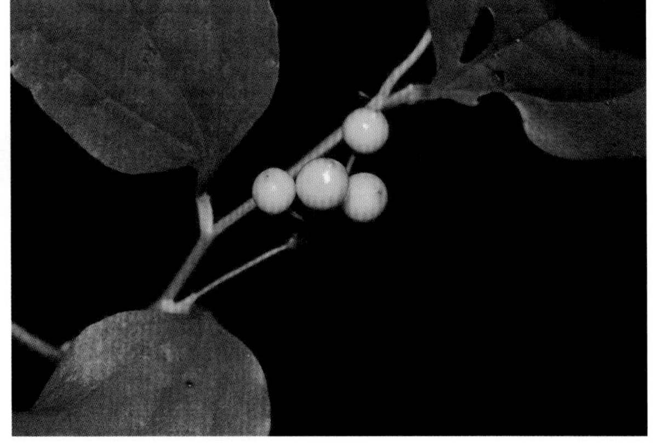

【形态特征】攀缘灌木。根状茎粗厚，坚硬，为不规则块状；茎上疏生刺。叶薄革质或坚纸质，干后通常红褐色或近古铜色，圆形、卵形或其他形状；叶柄具鞘，有卷须。伞形花序生于叶尚幼嫩的小枝上；花序托稍膨大，近球形，具小苞片；花黄绿色。浆果熟时红色，有粉霜。花期 2~5 月，果期 9~11 月。

【适宜生境】生于海拔 2000m 以下的林下、灌丛中、路旁、河谷或山坡上。

【资源状况】广泛分布于横断山三江并流区。常见。

【入药部位】根茎（菝葜）、叶。

【功能主治】根茎：利湿去浊，祛风除痹，解毒散瘀。用于小便淋浊，带下量多，风湿痹痛，疔疮痈肿。叶：祛风，利湿，解毒。用于风肿，疮疖，肿毒，臁疮，烧烫伤，蜈蚣咬伤。

托柄菝葜 土萆薢、金刚刺、土茯苓

Smilax discotis Warb.

【标本采集号】533324180511186LY

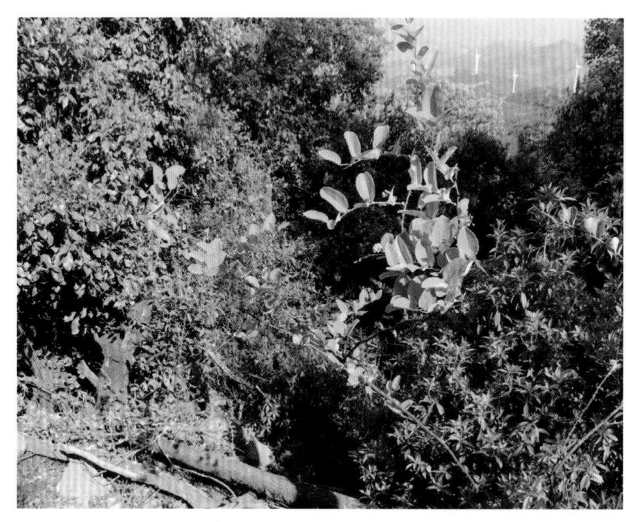

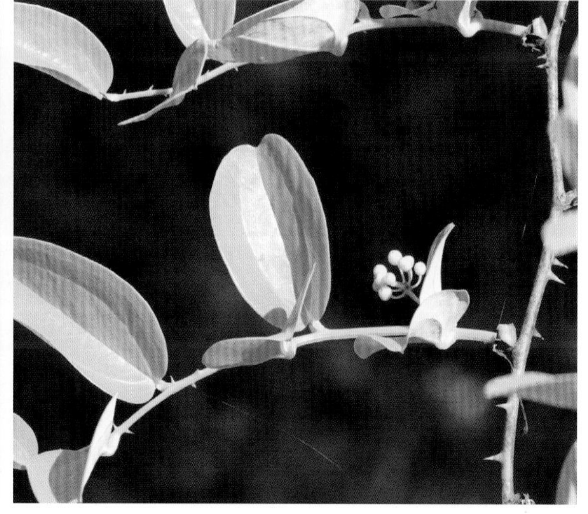

【形态特征】灌木，多少攀缘。茎上疏生刺或近无刺。叶纸质，通常近椭圆形，下面苍白色，有时有卷须，鞘多少呈贝壳状。伞形花序生于叶稍幼嫩的小枝上，通常具花几朵；花序托稍膨大，有时延长，具多枚小苞片；花绿黄色。浆果熟时黑色，具粉霜。花期 4~5 月，果期 10 月。

【适宜生境】生于海拔 650~2100m 的林下、灌丛中或山坡阴处。

【资源状况】分布于贡山。偶见。

【入药部位】根茎（短柄菝葜）。

【功能主治】清热利湿，补虚益损，活血止血。用于风湿骨痛，劳弱干瘦，血崩，血尿。

长托菝葜 刺萆薢

Smilax ferox Wall. ex Kunth

【标本采集号】533324180918915LY

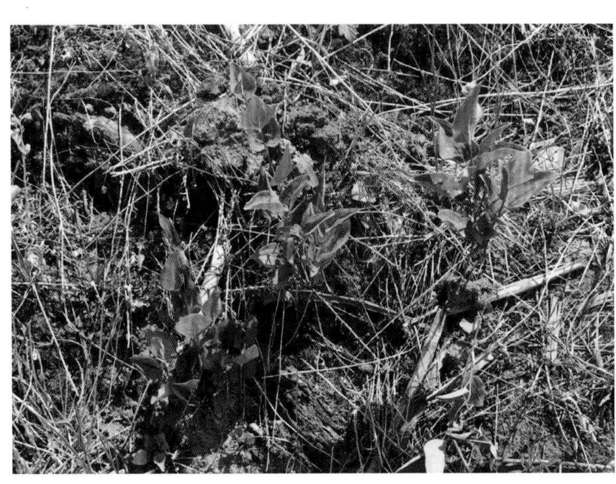

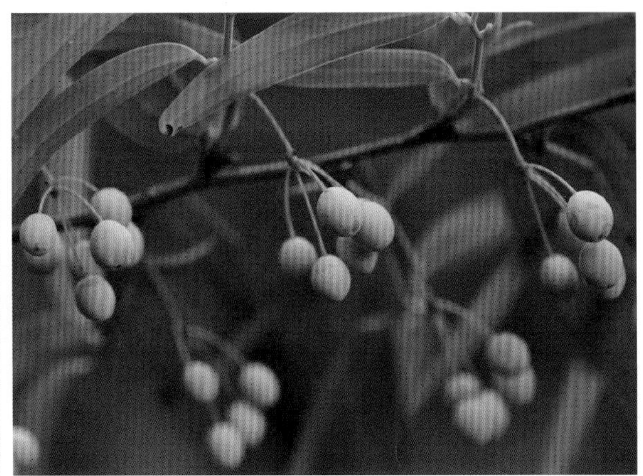

【形态特征】攀缘灌木。枝条多少具纵条纹，疏生刺。叶厚革质至坚纸质，干后灰绿黄色或暗灰色，椭圆形、卵状椭圆形至矩圆形，下面通常苍白色，极罕近绿色；叶柄具鞘，少数具卷须。伞形花序生于叶尚幼嫩的小枝上；花序托常延长而使花序多少呈总状，具多枚宿存小苞片；花黄绿色或白色。浆果熟时红色。花期 3~4 月，果期 10~11 月。

【适宜生境】生于海拔 900~3400m 的林下、灌丛中或山坡荫蔽处。

【资源状况】分布于贡山、泸水、兰坪、玉龙等地。偶见。

【入药部位】根茎（刺萆薢）。

【功能主治】祛风利湿，解毒。用于风湿筋骨疼痛，小便浑浊，臁疮，皮肤过敏，湿疹。

凹脉菝葜

Smilax lanceifolia Roxb. var. *impressinervia* (Wang et Tang) T. Koyama

【标本采集号】2353290336

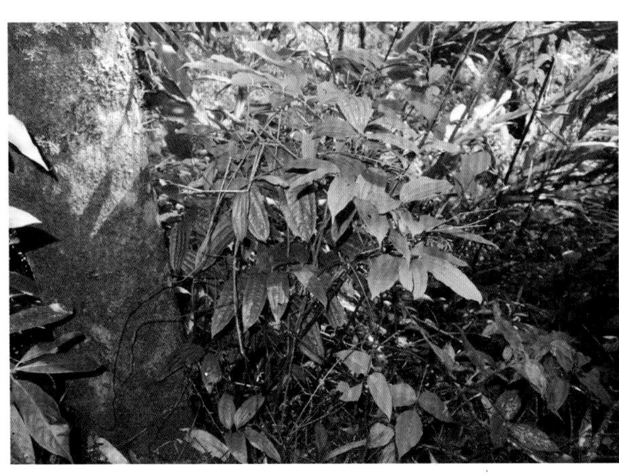

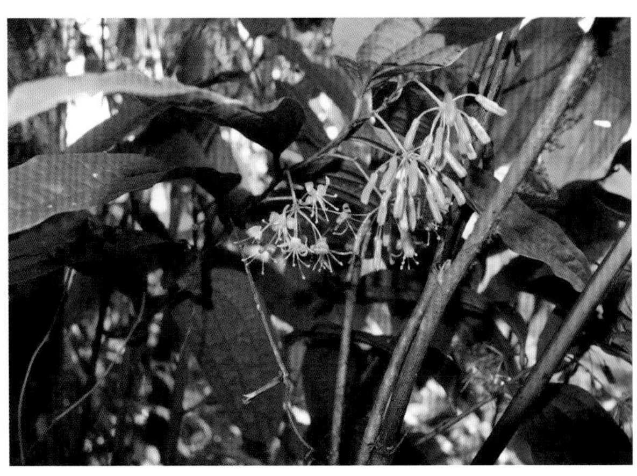

【形态特征】攀缘灌木。茎条具细条纹，无刺或少有具疏刺。叶薄革质，长披针形或矩圆状披针形，主脉3，在上面凹陷；叶柄具狭鞘，有卷须，脱落点位于近中部。伞形花序通常单个生于叶腋；总花梗与叶柄近等长，中部常具1~2枚苞片；花序托稍膨大，果期近球形；花黄绿色。浆果。种子表面无沟。

【适宜生境】生于海拔1200~2000m的林下荫蔽处。

【资源状况】分布于贡山、泸水等地。偶见。

【入药部位】根茎（凹脉菝葜）。

【功能主治】消肿止痛，祛风。用于跌打损伤，风湿痹痛。

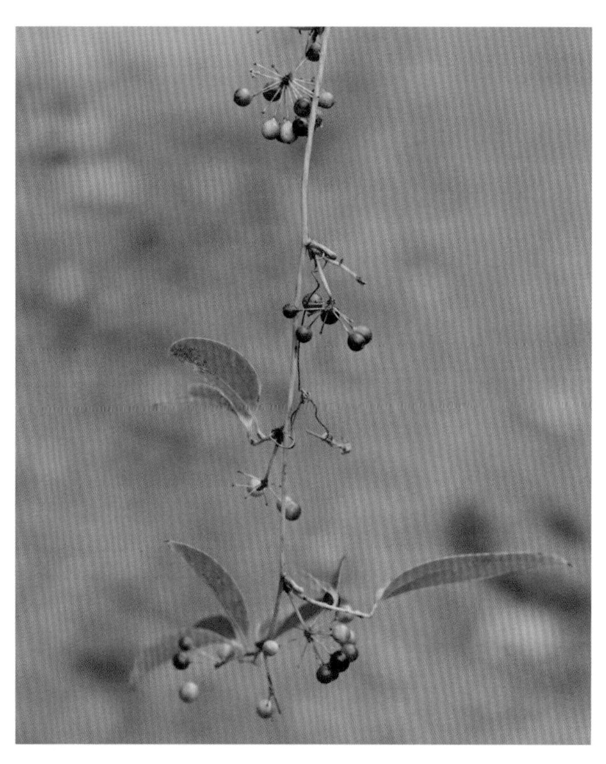

无刺菝葜 红萆薢

Smilax mairei Lévl.

【标本采集号】5329320768

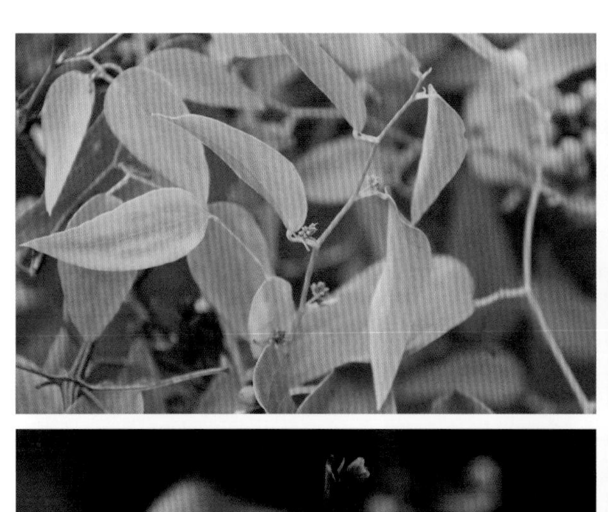

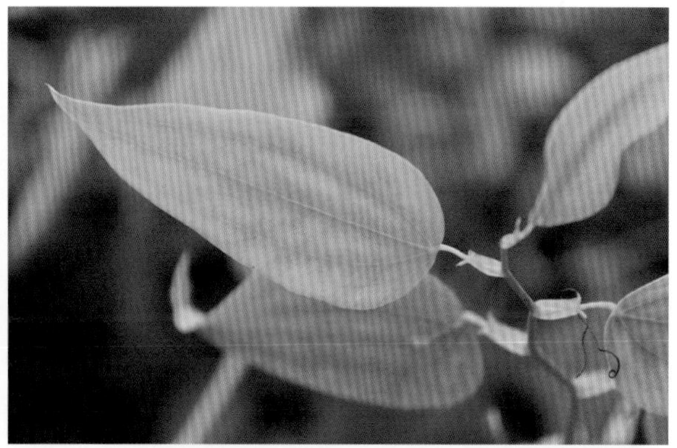

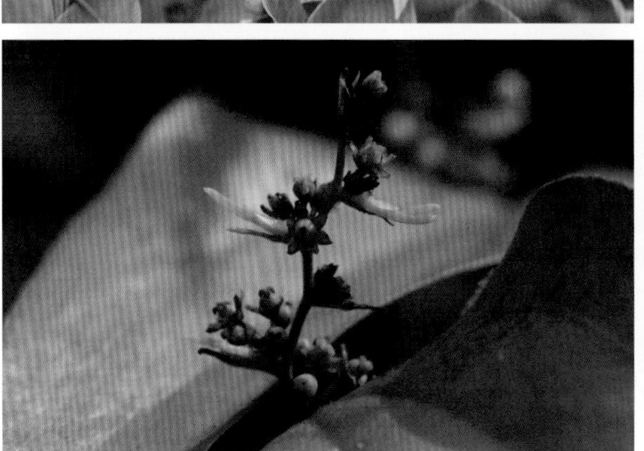

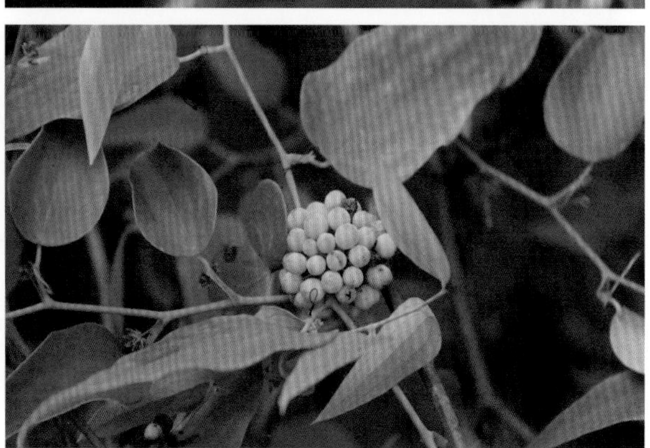

【形态特征】攀缘灌木。枝条平滑或稍粗糙，无刺。叶纸质或薄革质，通常卵形、矩圆状卵形或三角状披针形，干后一般暗绿色，下面苍白色；叶柄具狭鞘，脱落点位于近顶端，有卷须。伞形花序；花序托膨大，连同多枚宿存的小苞片多少呈莲座状；花淡绿色或红色。浆果熟时蓝黑色。花期5~6月，果期12月。

【适宜生境】生于海拔1000~3000m的林下、灌丛中或山谷沟边。

【资源状况】分布于德钦、贡山、兰坪等地。偶见。

【入药部位】根茎（红萆薢）。

【功能主治】祛风除湿，调经，利尿。用于风湿性关节炎，尿路感染，肾炎水肿，慢性胃炎，月经不调。

防己叶菝葜 *Smilax menispermoidea* A. DC.

【标本采集号】5334210064

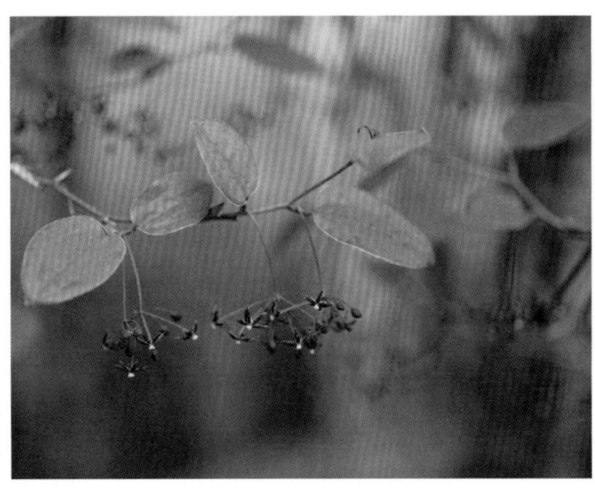

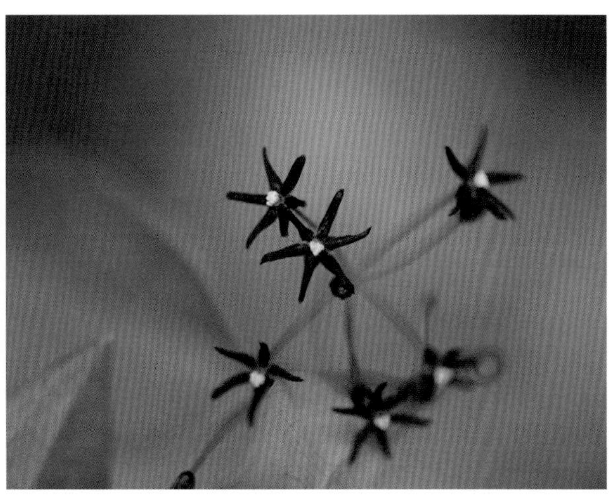

【形态特征】攀缘灌木。茎条无刺。叶纸质，卵形或宽卵形；叶柄具狭鞘，有卷须，脱落点位于近顶端。伞形花序；总花梗纤细；花序托稍膨大，有宿存小苞片；花紫红色；花丝合生成短柱；雌花小，具6枚退化雄蕊。浆果熟时紫黑色。花期5~6月，果期10~11月。

【适宜生境】生于海拔1800~3400m的林下、灌丛中或山坡阴处。

【资源状况】分布于德钦、维西、贡山、玉龙等地。偶见。

【入药部位】根茎（防己叶菝葜）。

【功能主治】祛风除湿，消肿止痛，清热解毒，利关节。用于梅毒，淋浊，筋骨挛痛，脚气病，疔疮，痈肿，瘰疬。

抱茎菝葜 *Smilax ocreata* A. DC.

【标本采集号】2353290671

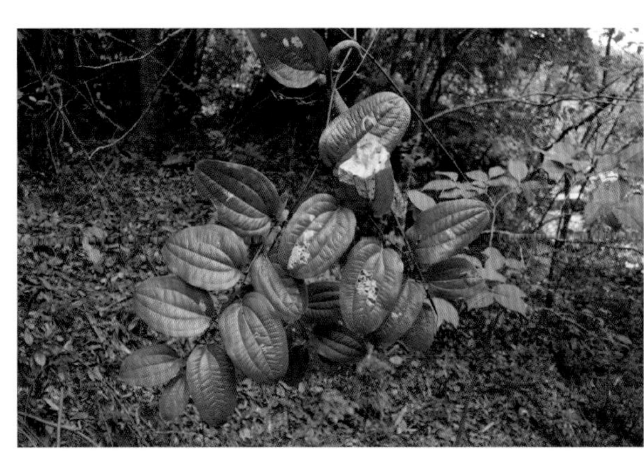
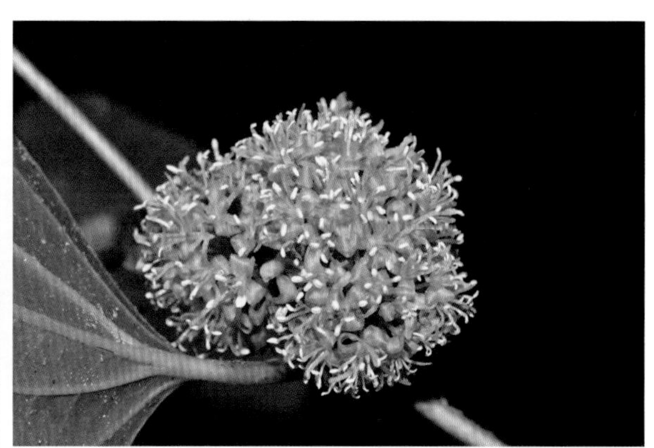

【形态特征】攀缘灌木。茎上具疏生刺。叶革质，卵形或椭圆形，下面淡绿色；叶柄基部两侧具耳状的鞘，有卷须，脱落点位于近中部；鞘外折或近直立，作穿茎状抱茎。圆锥花序，基部着生点的上方有 1 枚与叶柄相对的鳞片；花序托膨大，近球形；花黄绿色，稍带淡红色；无退化雄蕊。浆果熟时暗红色，具粉霜。花期 3~6 月，果期 7~10 月。

【适宜生境】生于海拔 2200m 以下的林中、灌丛下或阴湿的坡地、山谷中。

【资源状况】分布于玉龙。偶见。

【入药部位】全草、根茎。

【功能主治】全草：清热解毒。外用于疮疡肿毒。根茎：祛风湿，强筋骨。用于跌打损伤，风湿痹痛。

穿鞘菝葜 翅柄菝葜、穿耳菝葜、九牛力 *Smilax perfoliata* Lour.

【标本采集号】5333241812041235LY

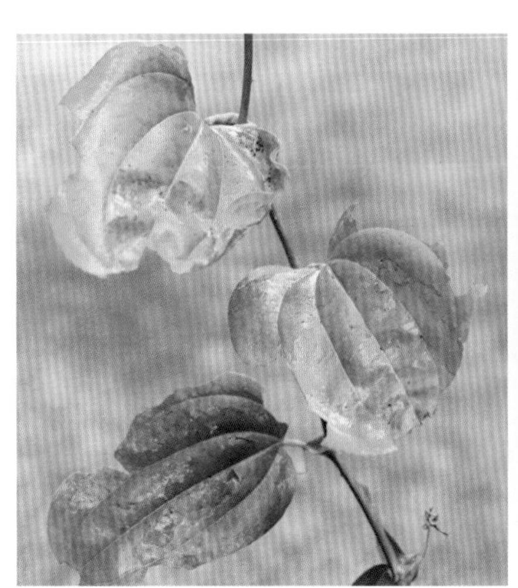
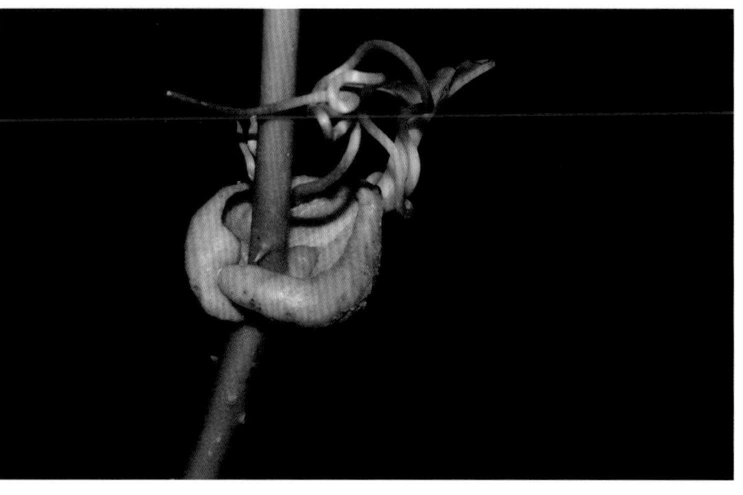

【形态特征】攀缘灌木。茎上疏生刺。叶革质，卵形或椭圆形，叶柄基部两侧具耳状的鞘，有卷须，脱落点位于近中部；鞘外折或近直立，作穿茎状抱茎。圆锥花序，花序轴常多少呈回折状；花序托膨大，近球形；花黄绿色，稍带淡红色；雄花内花被片披针形，基部比上部宽得多；雄蕊完全离生，花药条形。浆果。花期 4 月，果期 10 月。

【适宜生境】生于海拔 1500m 以下的林中或灌丛下。

【资源状况】分布于福贡等地。偶见。

【入药部位】根茎（穿鞘菝葜）。

【功能主治】健脾益胃，强筋壮骨。用于风湿腰痛，脘腹胀痛，气虚耳鸣。

劲直菝葜 *Smilax rigida* Wall. ex Kunth

【标本采集号】5333241812051241LY

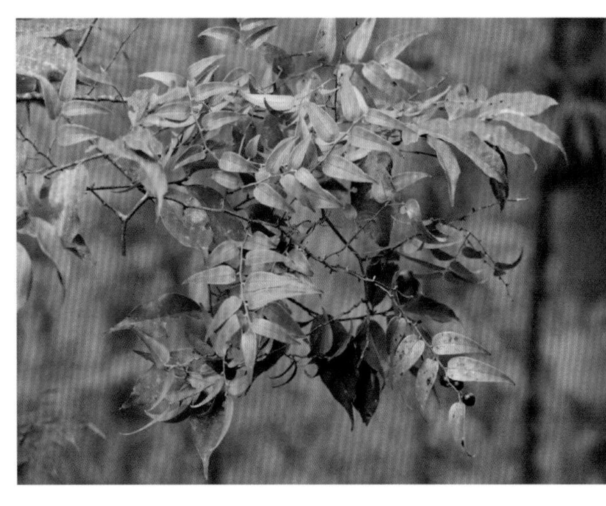

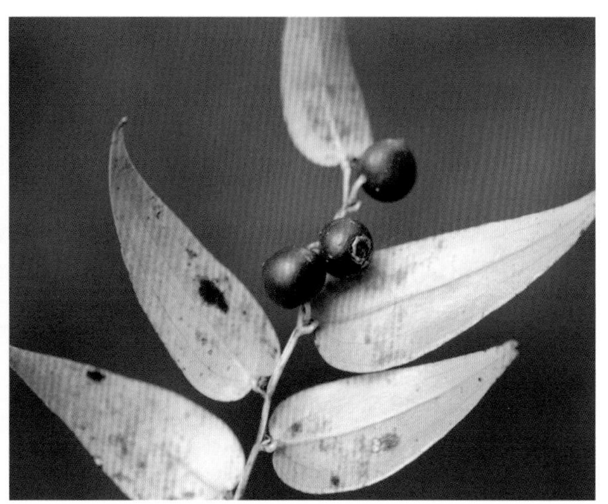

【形态特征】直立灌木。根状茎不明显；小枝扁圆形或近三棱状扁圆形，棱上常有极狭的翅状边缘，一般枝条上生有直刺。叶革质，心形、宽卵形至卵形，上面叶脉通常稍凹陷；叶柄极短，脱落点位于近中部，基部两侧各具 1 枚托叶状的耳（即鞘），边缘通常撕裂成流苏状，无卷须。伞形花序；花序托几不膨大；雄花淡绿色。浆果熟时蓝黑色。花期 7 月，果期 10 月至翌年 1 月。

【适宜生境】生于海拔 2600~2800m 的林下。

【资源状况】分布于贡山等地。偶见。

【入药部位】根茎（劲直菝葜）。

【功能主治】祛风湿，活血络，消炎镇痛。

叉柱岩菖蒲

九节莲、云南岩菖蒲、复生草

Tofieldia divergens Bur. et Franch.

【标本采集号】533324180901618LY

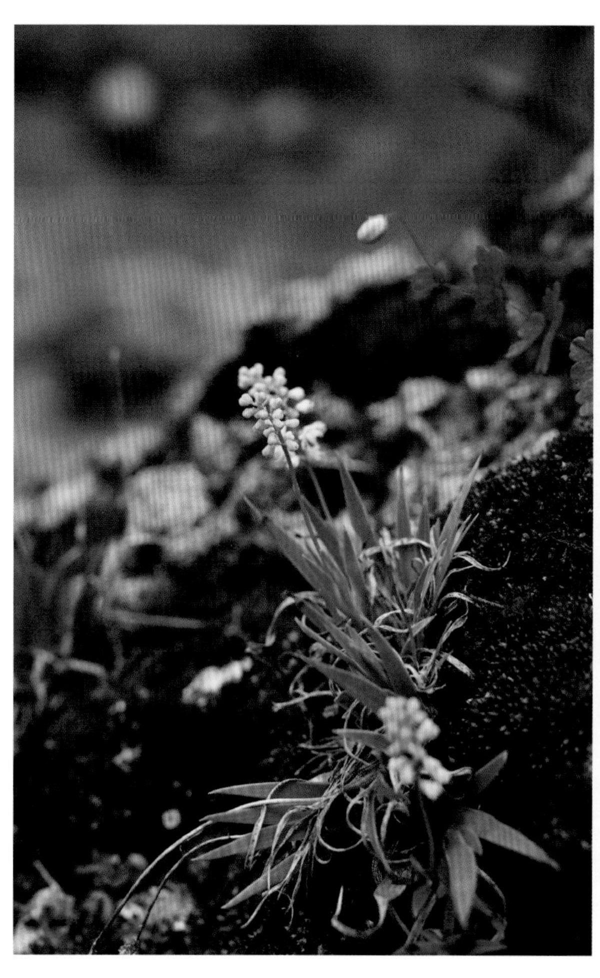

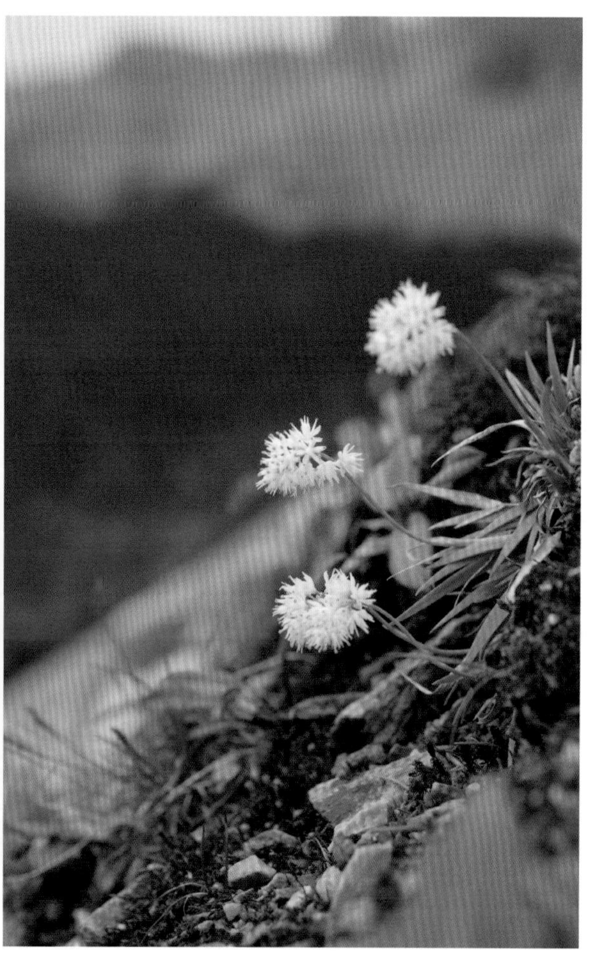

【形态特征】植株大小变化较大，一般较高大。总状花序；花白色，有时稍下垂；子房矩圆状狭卵形；花柱 3，分离，较细，明显超过花药长度。蒴果常多少下垂或平展，倒卵状三棱形或近椭圆形，上端 3 深裂约达中部或中部以下，使蒴果多少呈蓇葖果状；花柱宿存，柱头不明显。种子不具白色纵带。花期 6~8 月，果期 7~9 月。

【适宜生境】生于海拔 1000~4300m 的草坡、溪边或林下的岩缝中或岩石上。

【资源状况】分布于香格里拉、玉龙。偶见。

【入药部位】全草（叉柱岩菖蒲）。

【功能主治】利尿，调经，滋阴补虚。用于水肿，头晕，耳鸣，月经不调，胃痛，小儿泄泻，营养不良。

岩菖蒲 岩飘子

Tofieldia thibetica Franch.

【标本采集号】5334210589

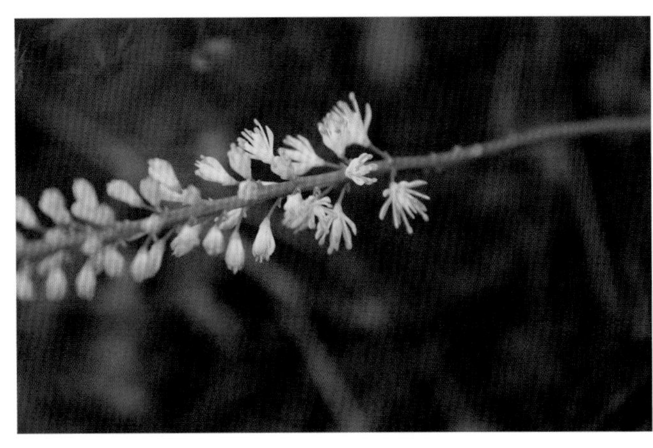
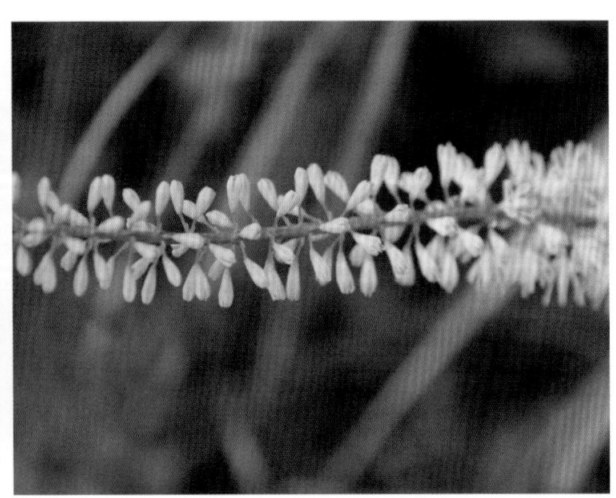

【形态特征】草本，一般较高大。叶基生，无毛，倒卵形、狭倒卵形至近椭圆形，较宽。总状花序，花白色，上举或斜立；花柱 3，分离，较细，明显超过花药长度。蒴果不下垂，倒卵状三棱形或近椭圆形，上端分裂至中部；花柱宿存。种子一侧具一纵贯的白带。花期 6~7 月，果期 7~9 月。

【适宜生境】生于海拔 700~2300m 的灌丛下、草坡或沟边的石壁或岩缝中。

【资源状况】分布于贡山等地。偶见。

【入药部位】根茎、全草。

【功能主治】根茎：活血止痛，利水消肿。全草：利尿，调经，滋阴补虚。用于水肿，头晕，耳鸣，月经不调，胃痛，小儿泄泻，营养不良，疯狗咬伤。

延龄草 芋儿七、狮儿七、头顶一颗珠

Trillium tschonoskii Maxim.

【标本采集号】533324180511187LY

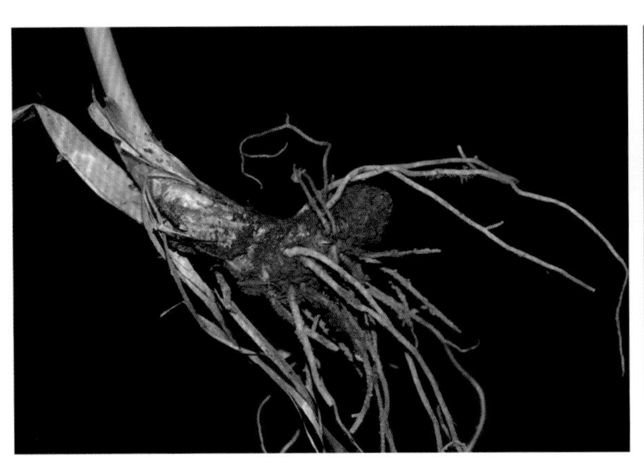
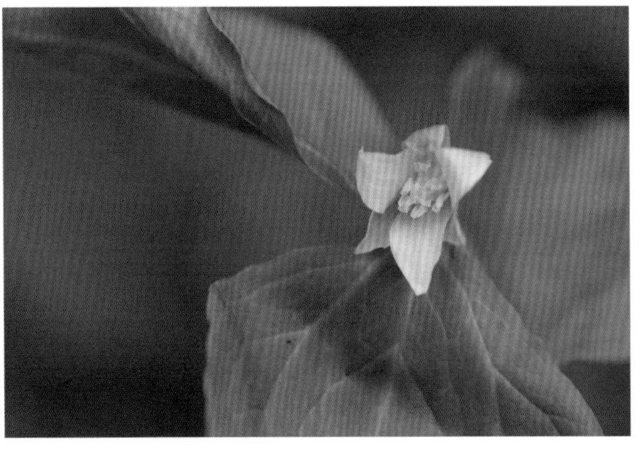

【形态特征】茎丛生于粗短的根状茎上。叶菱状圆形或菱形，近无柄。外轮花被片卵状披针形，绿色，内轮花被片白色，少有淡紫色，卵状披针形。花药短于花丝或近等长，顶端有稍突出的药隔；子房圆锥状卵形。浆果圆球形，黑紫色，有多数种子。花期4~6月，果期7~8月。

【适宜生境】生于海拔1600~3200m的林下、山谷阴湿处、山坡或路旁岩石下。

【资源状况】分布于德钦、维西、贡山、福贡、玉龙等地。偶见。

【入药部位】根茎、根、果实（头顶一颗珠）。

【功能主治】根茎、根：镇静，止痛，止血，解毒。用于眩晕头痛，高血压，神经衰弱，跌打损伤，腰腿疼痛，月经不调，崩漏；外用于疔疮。果实：用于失眠。

橙花开口箭

棕包头、毒药草、翻天印

Tupistra aurantiaca Wall. ex Baker

【标本采集号】533324180424098LY

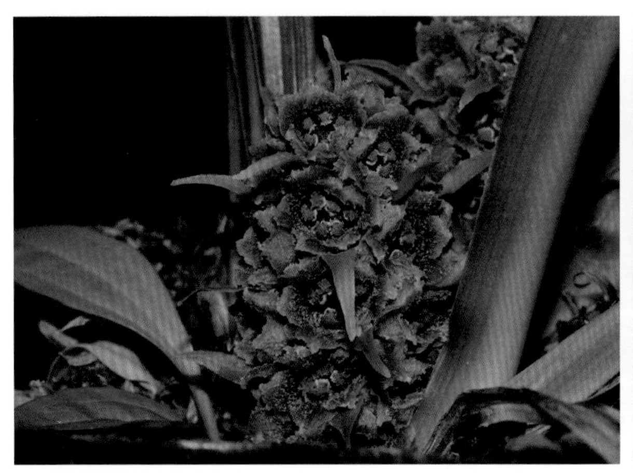

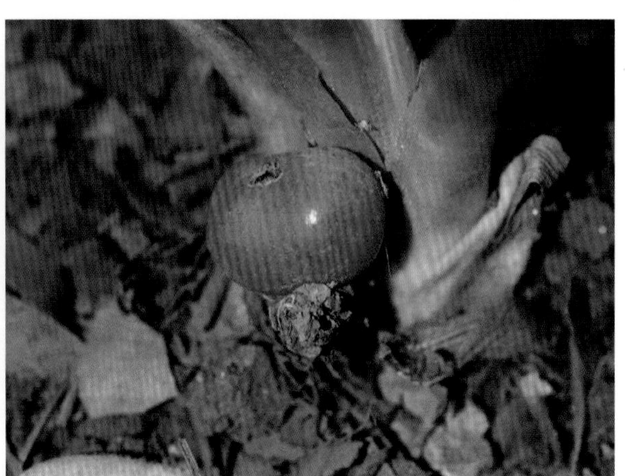

【形态特征】根状茎近垂直生长，圆柱形。叶基生，近2列的套迭，近革质，披针形或条形，中部以下渐狭成明显或不明显的柄。穗状花序直立，少有弯曲；苞片披针形，边缘有细齿，绿色，除每花有一苞片外，另有几枚无花的苞片聚生于花序顶端；花近钟状，肉质，黄色或橙色，干时褐色；花丝贴生于花被筒上。浆果幼时绿色。花期4~5月。

【适宜生境】生于海拔1800~2900m的密林中、沟边杂木林内或山坡石头上。

【资源状况】分布于维西、玉龙等地。偶见。

【入药部位】根茎、根（橙花开口箭）。

【功能主治】根茎：强心，消肿，滋阴泻火，活血调经。用于劳热咳嗽，风湿痹痛，月经不调，跌打损伤，腰酸腿痛。根：用于胃痛。

开口箭 竹根七、牛尾七、开喉箭

Tupistra chinensis Baker

【标本采集号】533324180515231LY

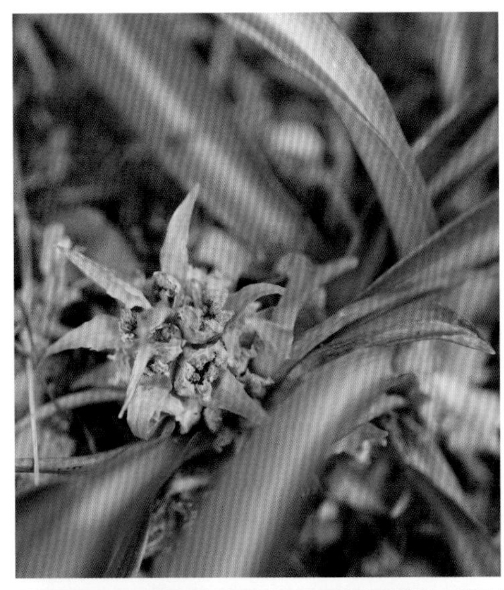

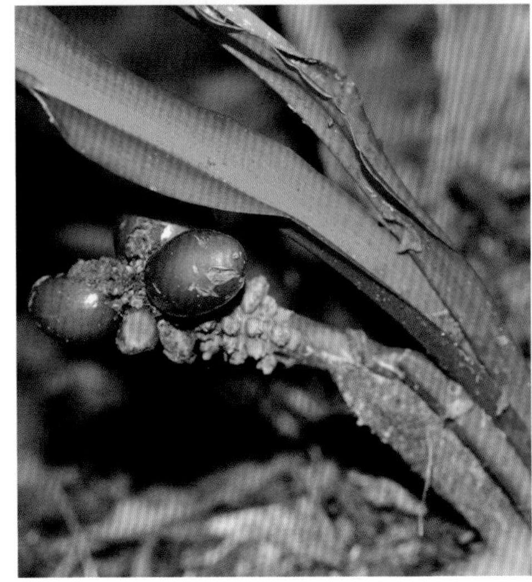

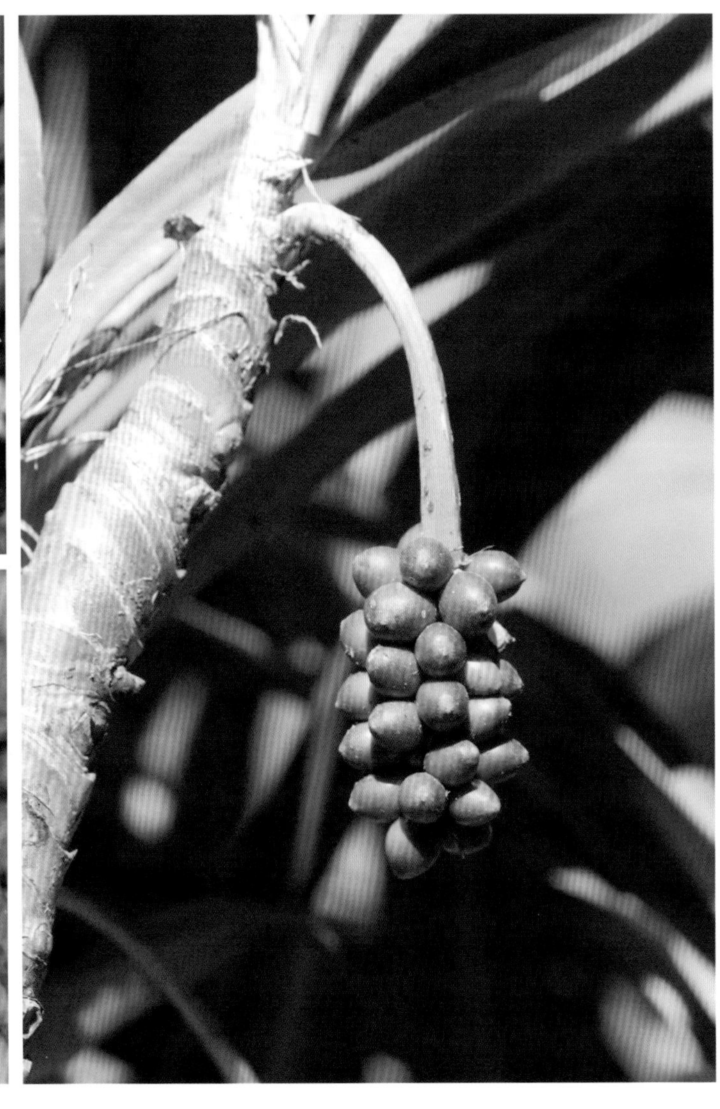

【形态特征】草本。根状茎长圆柱形，多节，绿色至黄色。叶基生，近革质或纸质，披针形；鞘叶2，披针形或矩圆形。穗状花序直立，密生多花；苞片绿色，卵状披针形至披针形，除每花有1枚苞片外，另有几枚无花的苞片在花序顶端聚生成丛；花短钟状，花被筒肉质，黄色或黄绿色；花药卵形；柱头钝三棱形，顶端3裂。浆果球形，熟时紫红色。花期4~6月，果期9~11月。

【适宜生境】生于海拔1000~2000m的林下阴湿处、溪边或路旁。

【资源状况】分布于维西等地。偶见。

【入药部位】根茎（开口箭）。

【功能主治】有毒。清热解毒，祛风除湿，散瘀止痛。用于白喉，风湿关节痛，腰腿痛，跌打损伤，狂犬咬伤，毒蛇咬伤；外用于疮痈肿毒。

剑叶开口箭

铁扁担、棕毛根、棕榈三七

Tupistra ensifolia Wang et Tang

【标本采集号】533324180910784LY

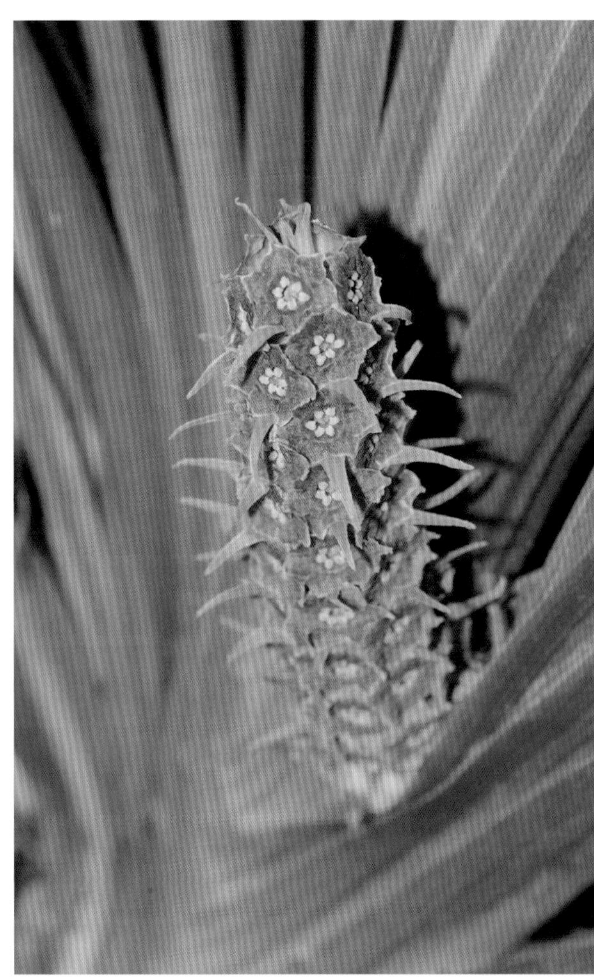

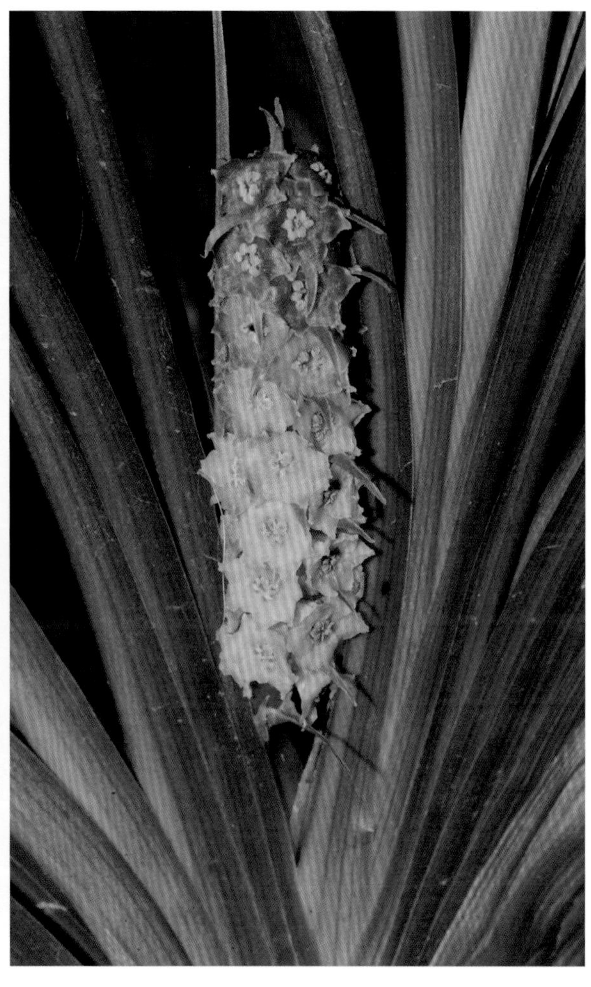

【形态特征】根状茎圆柱形，褐色或绿色；茎上多节。叶多数，明显呈 2 列，纸质，带形，抱茎，干时边缘稍反卷。穗状花序密生多花；苞片披针形或三角状披针形，长于花，绿色或淡褐色；花筒状钟形，裂片卵形，开展，肉质，褐色或绿色，边缘白膜质，呈啮蚀状。浆果红黑色。花期 6 月，果期 10 月。

【适宜生境】生于海拔 1100~3200m 的林下。

【资源状况】分布于贡山等地。少见。

【入药部位】根茎（开口箭）。

【功能主治】有毒。清热解毒，祛风除湿，散瘀止痛。用于白喉，咽喉肿痛，风湿痹痛，跌打损伤，胃痛，痈肿，疮毒，毒蛇咬伤，狂犬咬伤。

齿瓣开口箭 *Tupistra fimbriata* Hand.-Mzt.

【标本采集号】5329230339

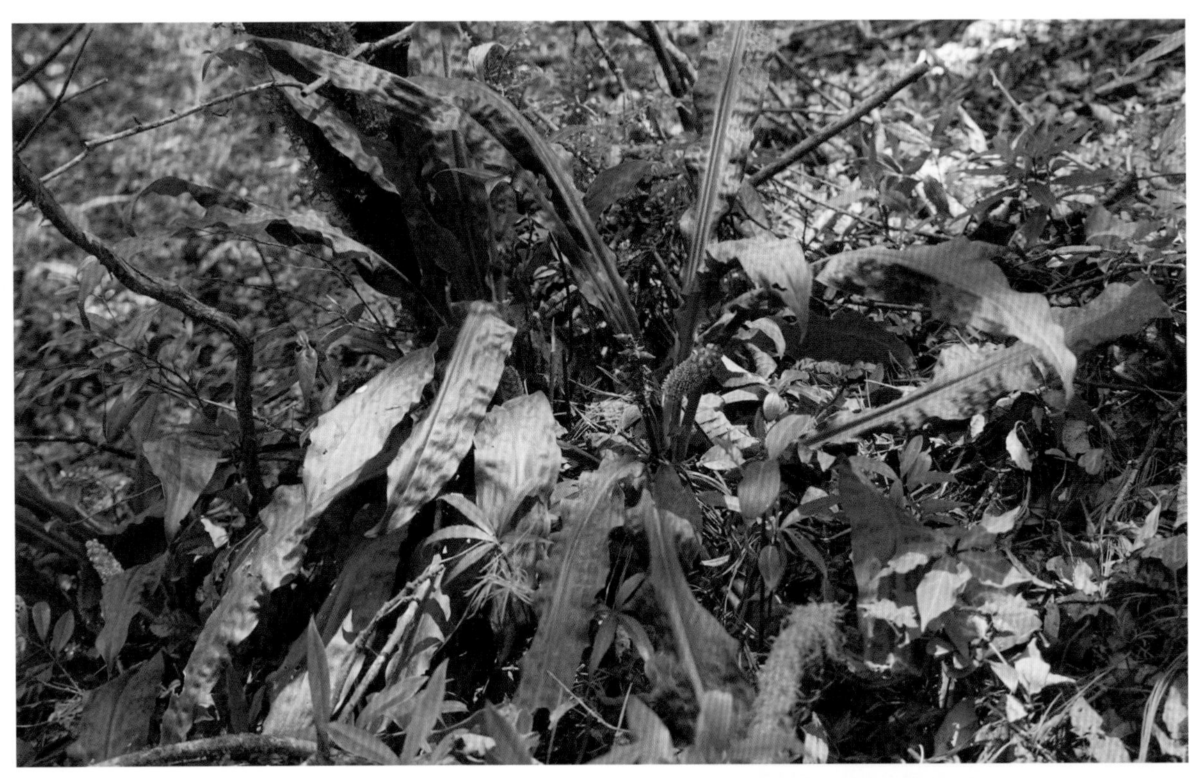

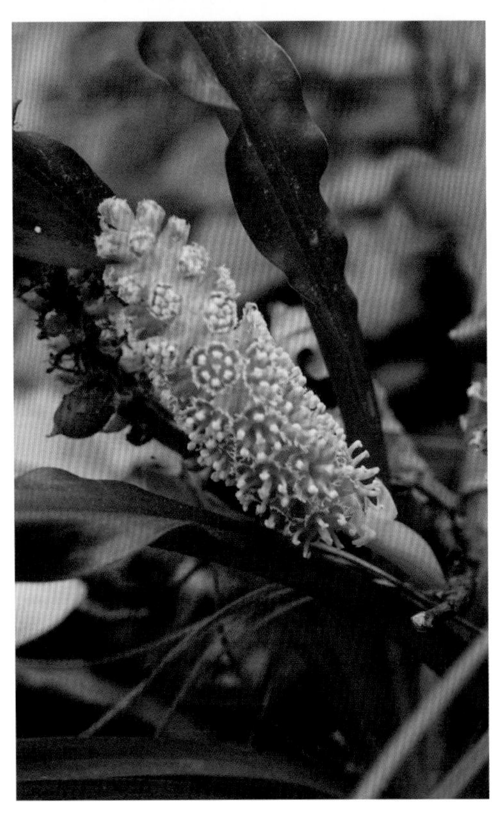

【形态特征】草本。根状茎圆柱形，黄褐色或绿色。叶基生，近 2 列的套迭，纸质，舌状披针形或倒披针形，边缘皱波状。穗状花序；苞片卵状三角形或卵状披针形；苞片膜质，淡绿色或淡褐色，边缘白色，流苏状；花筒状钟形，裂片先端稍钝，肉质，绿色，边缘白膜质，分裂成不整齐的钝齿或近流苏状；花药宽椭圆形。浆果椭圆形，熟时黄褐色。花期 5 月，果期 11 月。

【适宜生境】生于海拔 1200~2800m 的林下或灌丛中潮湿处、沟边。

【资源状况】分布于维西、贡山等地。少见。

【入药部位】根茎（齿瓣开口箭）。

【功能主治】有小毒。清热解毒，散瘀止痛，祛风湿，强心利尿，舒筋活血，解蛇毒。用于心源性水肿，毒蛇咬伤，跌打损伤，风湿痛，胃痛，外伤出血。

蒙自藜芦 小棕包、披麻草

Veratrum mengtzeanum Loes. f.

【标本采集号】5329320770

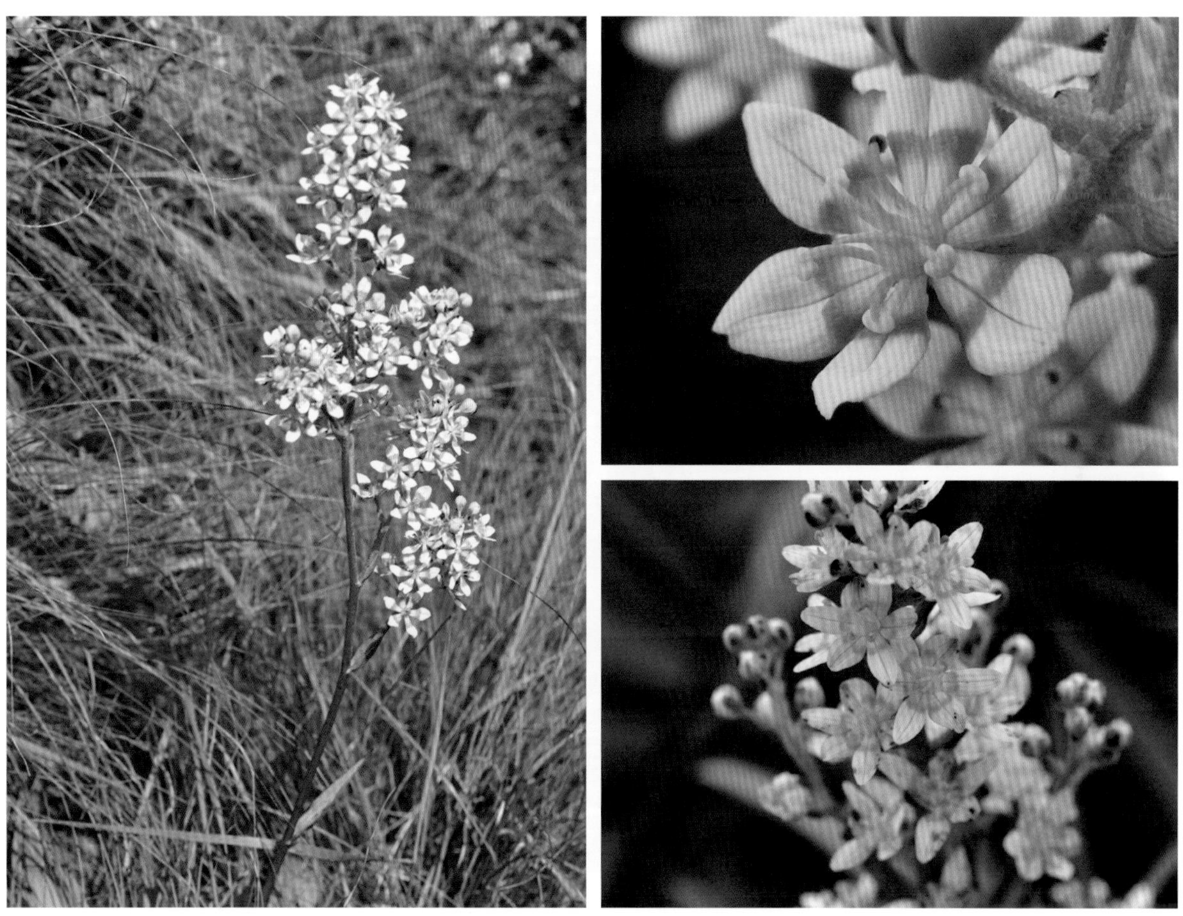

【形态特征】植株具棕褐色或浅白色的膜质鞘，鞘枯死后常在先端略破裂为带网眼的纤维网。叶在下部的数枚常近基生，狭长矩圆形或带状，先端锐尖，基部无柄，两面无毛。圆锥花序塔状，侧生总状花序轴粗壮，总轴和枝轴生短绵状毛；花淡黄绿色带白色，花被片大，伸展，质地较厚，近倒卵状匙形或椭圆状倒卵形，全缘，下部 2 个明显可见的腺体。蒴果直立。花、果期 7~10 月。

【适宜生境】生于海拔 1200~3300m 的山坡路旁或林下。

【资源状况】分布于香格里拉、玉龙等地。少见。

【入药部位】根、全草（小棕包）。

【功能主治】有毒。全草：活血散瘀，止血镇痛，催吐利水。用于跌打损伤，骨折，水肿；外用于外伤出血。根：消肿止痛，活血止血，催吐。用于跌打损伤，风湿疼痛，骨折，截瘫，癫痫，外伤出血，狂躁型精神病。

大理藜芦 披麻草

Veratrum taliense Loes. f.

【标本采集号】3229010936

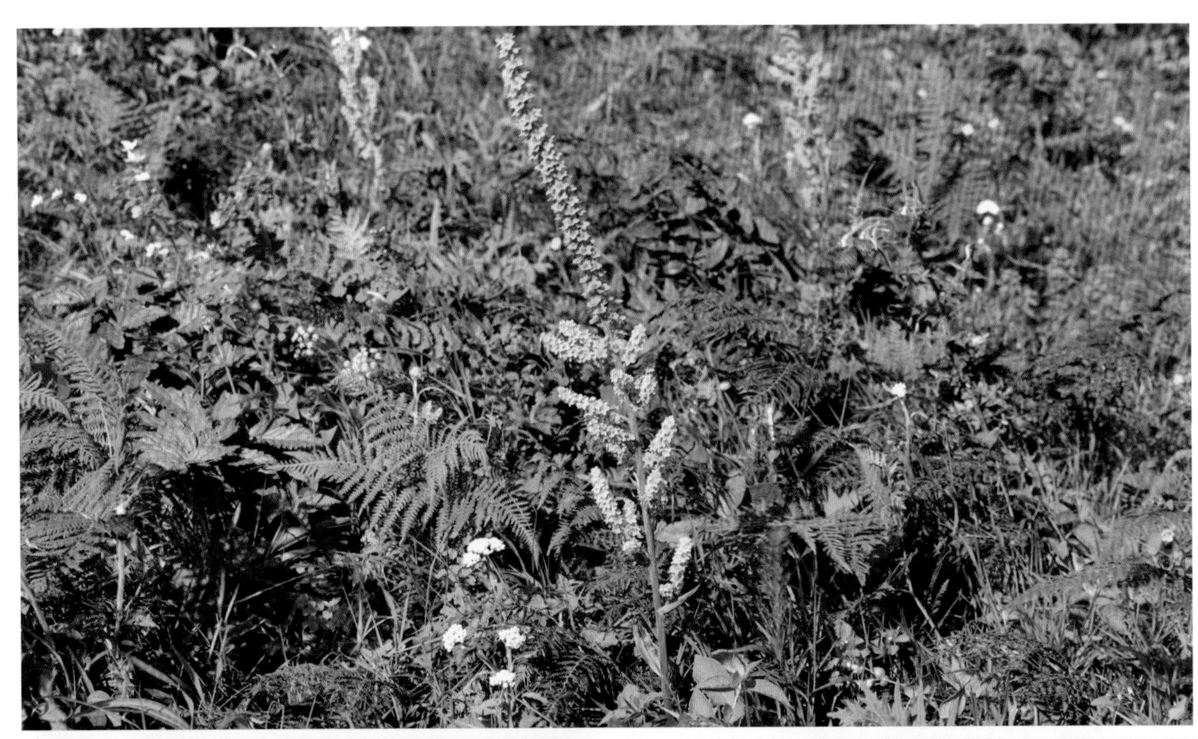

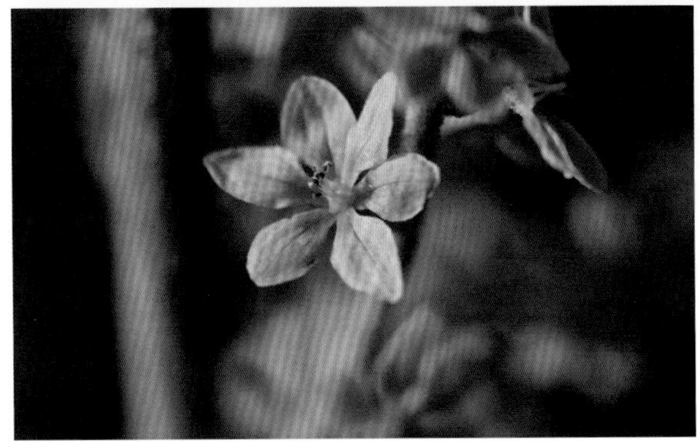

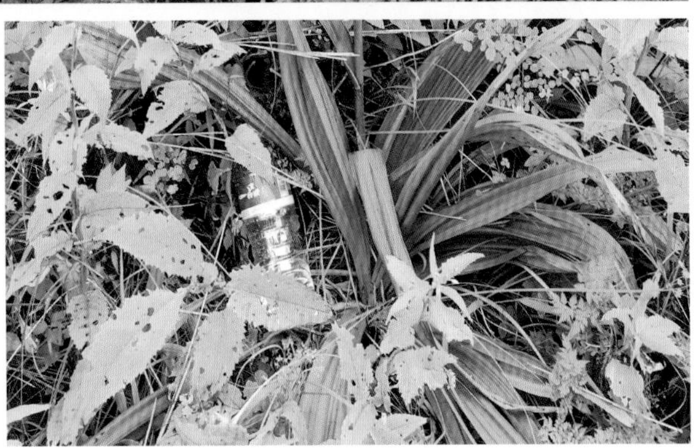

【形态特征】具棕褐色或浅白色的膜质鞘，鞘枯死后常在先端略破裂为带网眼的纤维网。叶在下部的数枚常近基生，狭长矩圆形或带状，基部无柄，两面无毛。圆锥花序长而扩展，侧生总状花序较细长，有时曲折状；花淡黄绿色带白色，花被片矩圆形，先端稍尖，基部近无柄，无明显可见的腺体。蒴果直立。花、果期 10~11 月。

【适宜生境】生于海拔 2400m 左右的山坡草地上。

【资源状况】分布于玉龙等地。偶见。

【入药部位】全草（披麻草）、根（披麻草根）。

【功能主治】有大毒。全草：接骨，祛瘀；外用止血，止痛，通窍。根：散瘀消肿，镇痛止血，祛痰，开窍。用于跌打损伤，骨折，截瘫，癫痫，风湿疼痛，创伤出血。

百部科

云南百部 狭叶百部、线叶百部

Stemona mairei (Lévl.) Krause

【标本采集号】5329320771

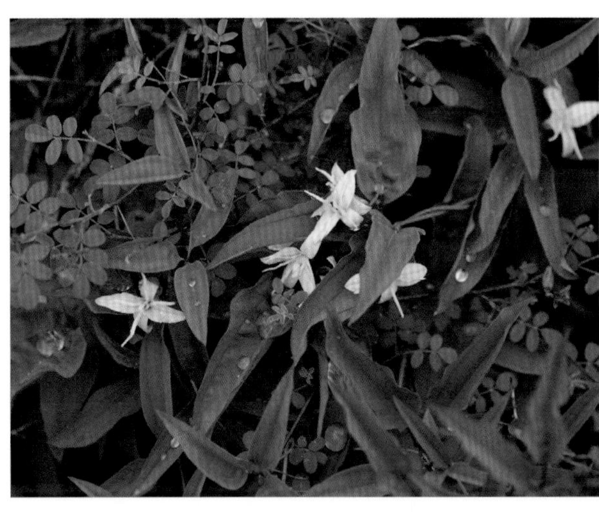

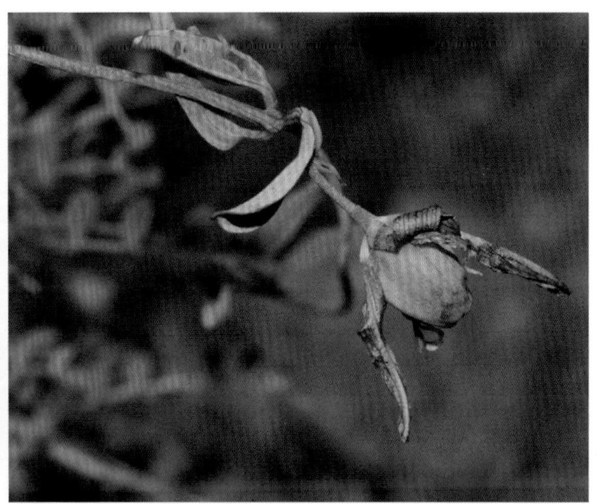

【形态特征】草本。块根肉质，长圆状卵形。茎分枝或不分枝，攀缘状，圆柱形，粉绿色，具纵条棱。叶对生或轮生，直立向上，线形或线状披针形。花单生于叶腋或叶片中脉基部，白色，有时带粉红色；苞片刚毛状；花柄丝状；花药披针形，药室基部离生，顶端延伸为线状附属物。蒴果卵形。种子卵圆形，外表面具纵槽纹，棕黑色，基部丛生泡囊状附属物。花期 4~6 月，果 7 月开裂。

【适宜生境】生于海拔约 3200m 的山坡草地上或山地路边。

【资源状况】分布于香格里拉、德钦、玉龙、泸水等地。少见。

【入药部位】块根（云南百部）。

【功能主治】润肺下气止咳，杀虫，止痒。用于百日咳，支气管炎，肺痨咳嗽，湿疹，阿米巴痢疾，蛔虫病，蛲虫病，头虱。

石蒜科

龙舌兰 剑兰、洋棕、番麻

Agave americana L.

【标本采集号】2353290484

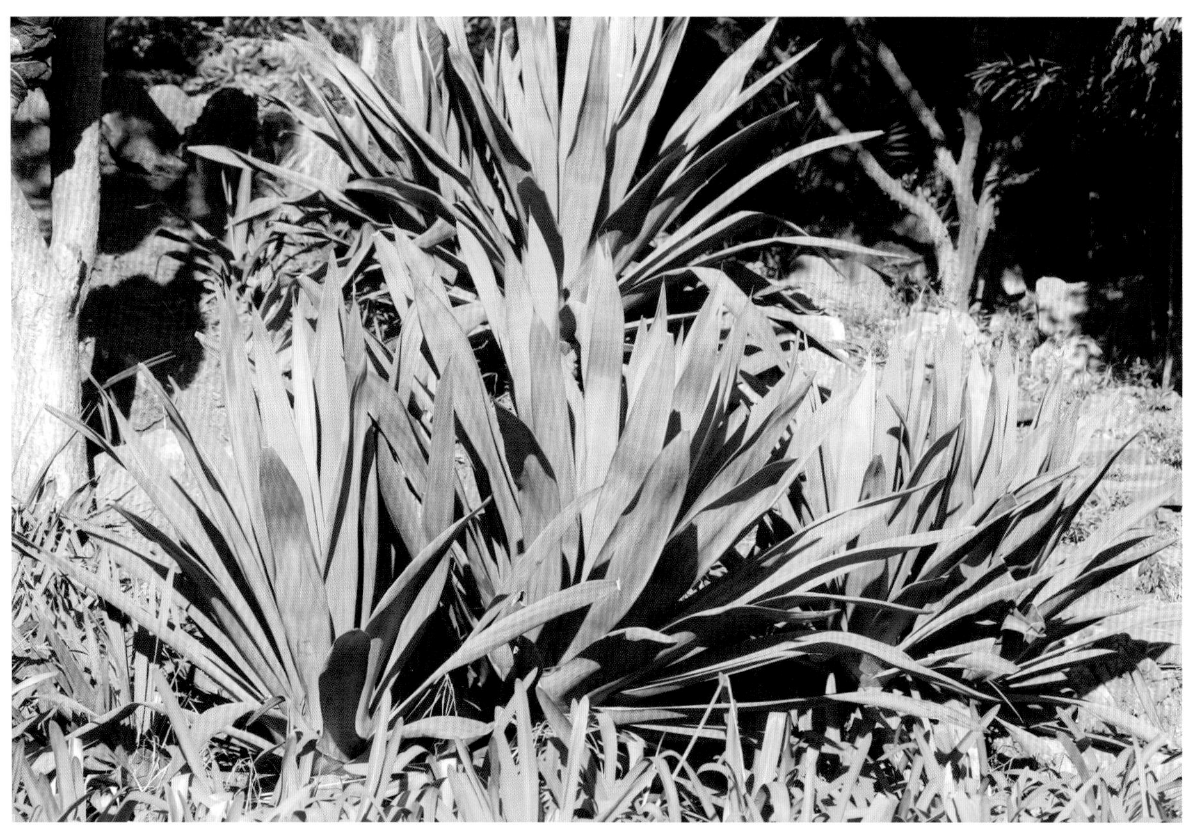

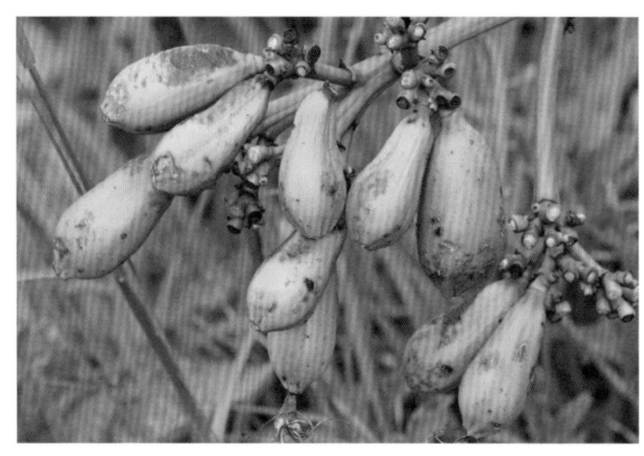

【形态特征】多年生植物。叶呈莲座式排列，大型，肉质，倒披针状线形，叶缘具有疏刺，顶端有1硬尖刺，刺暗褐色。圆锥花序大型，多分枝；花黄绿色；雄蕊长约为花被的2倍。蒴果长圆形。开花后花序上生成的珠芽极少。

【适宜生境】生于干热、干暖河谷荒坡草丛等地。

【资源状况】分布于玉龙等地。偶见。

【入药部位】叶（龙舌兰）。

【功能主治】解毒拔脓，杀虫，止血。用于痈疽疮疡，疥癣，盆腔炎，子宫出血。

剑　麻 菠萝麻

Agave sisalana Perr. ex Engelm.

【标本采集号】5329320772

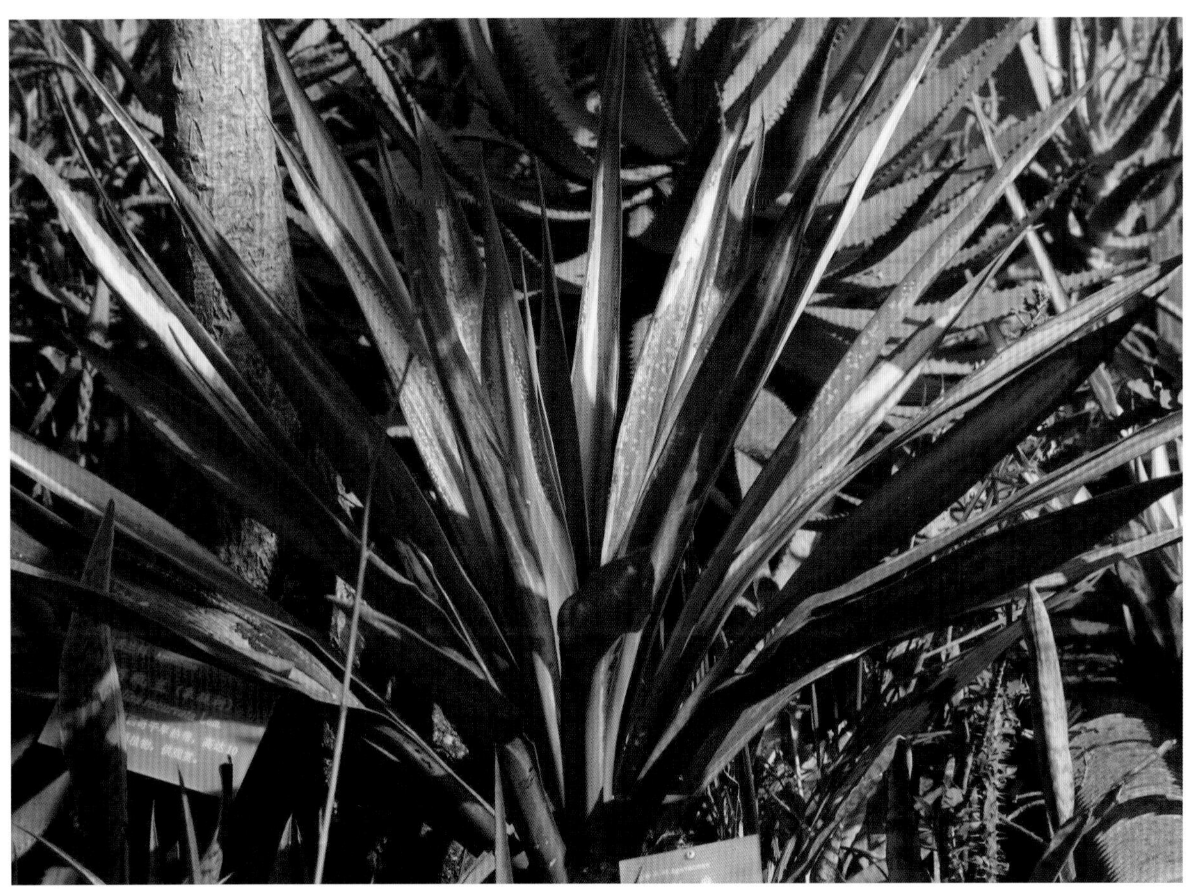

【形态特征】多年生植物。茎粗短。叶呈莲座式排列，开花之前，叶刚直，肉质，剑形，初被白霜，后渐脱落而呈深蓝绿色，表面凹，背面凸，叶缘无刺或偶具刺，顶端有 1 硬尖刺，刺红褐色。圆锥花序粗壮；花黄绿色，有浓烈的气味，花被裂片卵状披针形；雄蕊 6，着生于花被裂片基部，花药丁字着生；花柱线形，柱头稍膨大，3 裂。蒴果长圆形。花期多在秋冬间。

【适宜生境】生于干暖河谷荒坡草丛等地。

【资源状况】分布于玉龙等地。均为栽培。

【入药部位】叶（剑麻）。

【功能主治】清热解毒，接骨，凉血止血。用于疮疡肿毒，外伤出血，肺痨咯血，衄血。

文殊兰 白花石蒜、海带七、十八学士

Crinum asiaticum L. var. *sinicum* (Roxb. ex Herb.) Baker

【标本采集号】2353290502

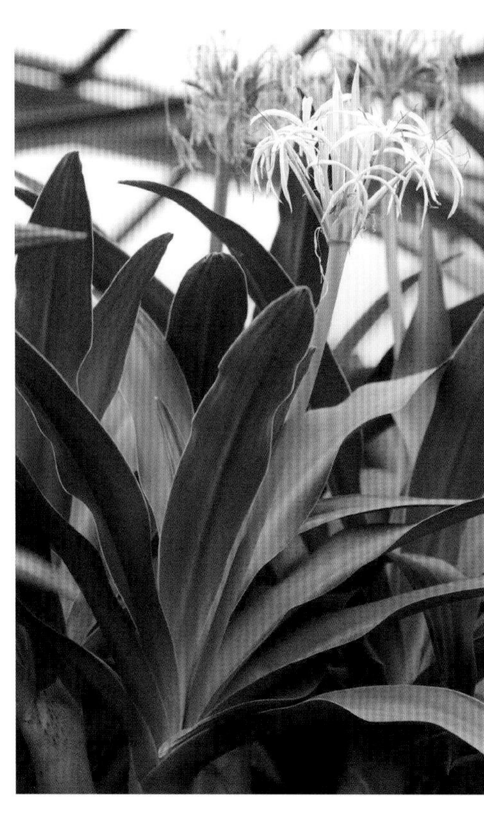

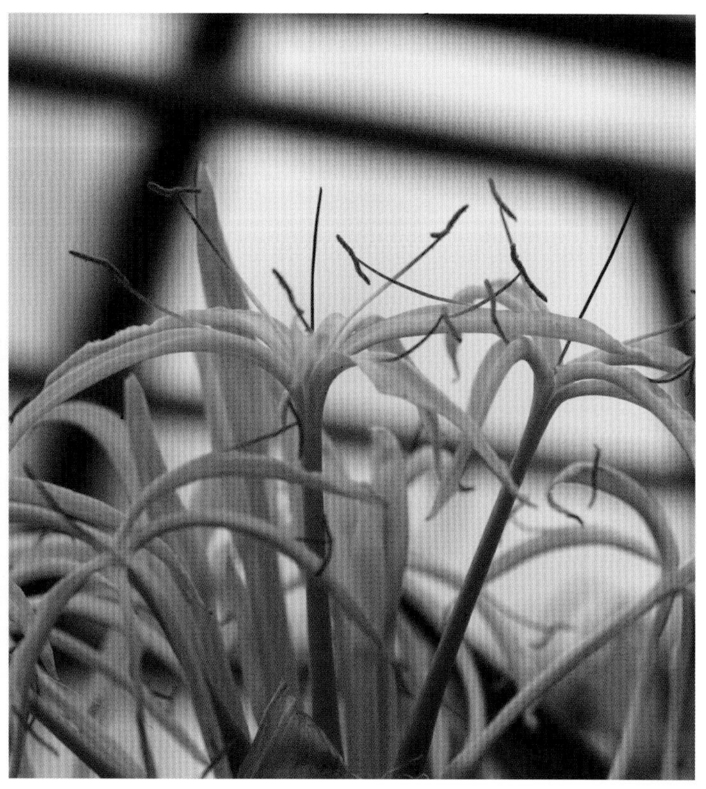

【形态特征】多年生粗壮草本。鳞茎长柱形。叶多列，带状披针形，边缘波状，暗绿色。花茎直立，几与叶等长；伞形花序，佛焰苞状总苞片披针形，膜质，小苞片狭线形；花高脚碟状，芳香，花被管纤细，伸直，绿白色，花被裂片线形，向顶端渐狭，白色；雄蕊淡红色，花药线形。蒴果近球形。花期夏季。

【适宜生境】生于河边、村边、低洼地草丛中，或栽培于庭园。

【资源状况】横断山三江并流区大部分地区有栽培。

【入药部位】叶及鳞茎（文殊兰）。

【功能主治】行血散瘀，消肿止痛。用于咽喉痛，跌打损伤，痈疖肿毒，蛇咬伤。

大叶仙茅 野棕、假槟榔树、松兰

Curculigo capitulata (Lour.) O. Kuntze

【标本采集号】533324180419029LY

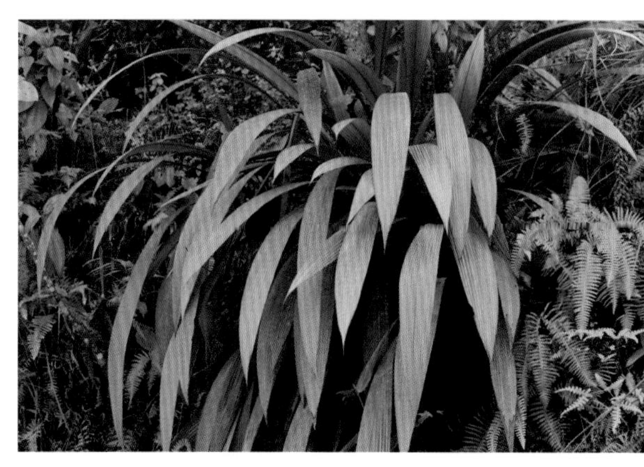

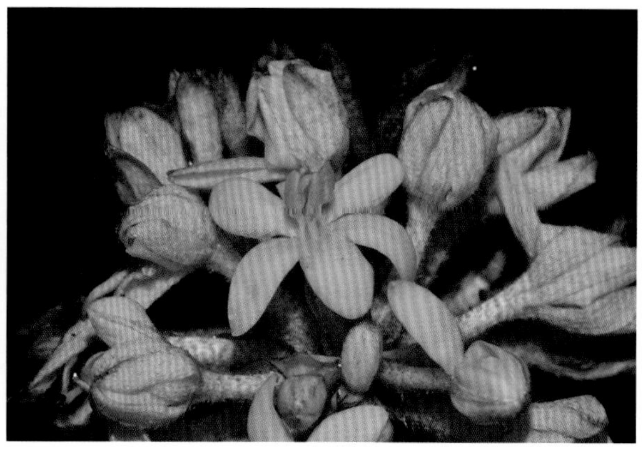

【形态特征】粗壮草本，植株被短柔毛及长柔毛。根状茎粗厚，块状，具细长的走茎。叶长圆状披针形或近长圆形，纸质，全缘，具折扇状脉；叶柄上面有槽。花茎通常短于叶，被褐色长柔毛；总状花序强烈缩短成头状，球形或近卵形，俯垂；花黄色，裂片卵状长圆形。浆果近球形，白色，无喙。种子黑色，表面具不规则的纵凸纹。花期5~6月，果期8~9月。

【适宜生境】生于海拔850~2200m的林下或阴湿处。

【资源状况】分布于贡山、泸水等地。偶见。

【入药部位】根及根茎（大叶仙茅）。

【功能主治】润肺化痰，止咳平喘，镇静健脾，补肾固精。用于肾虚喘咳，腰膝酸痛，带下病，遗精。

仙　茅 野棕、假槟榔树、千年棕

Curculigo orchioides Gaertn.

【标本采集号】533324180518251LY

【形态特征】植株散生疏柔毛。根状茎近圆柱状，粗厚，直生。叶线形、线状披针形或披针形，顶端长渐尖，基部渐狭成短柄或近无柄。花茎甚短；苞片披针形，具缘毛；总状花序多少呈伞房状；花黄色，裂片长圆状披针形；柱头3裂，分裂部分较花柱为长；子房狭长，顶端具长喙。浆果近纺锤状，顶端有长喙。种子表面具纵凸纹。花、果期4~9月。

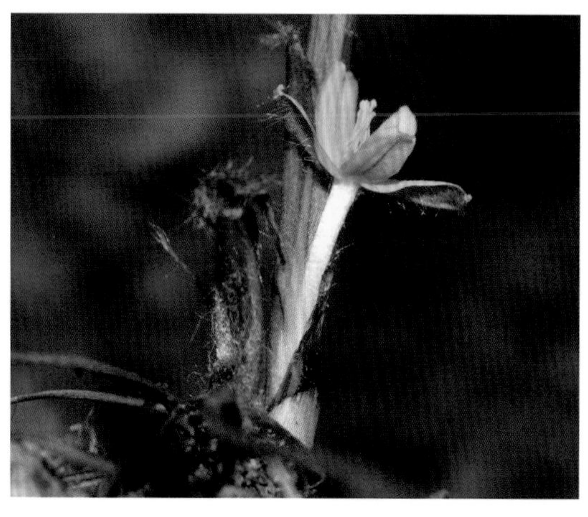

【适宜生境】生于海拔 1600m 以下的林中、草地或荒坡上。

【资源状况】分布于贡山、福贡、玉龙等地。偶见。

【入药部位】根茎（仙茅）。

【功能主治】有毒。温肾阳，强筋骨，祛寒湿。用于阳痿精冷，筋骨痿软，崩漏，腰膝冷痛，阳虚冷泻，痈疽，瘰疬，更年期高血压。

小金梅草

野鸡草、小仙茅、小金锁梅

Hypoxis aurea Lour.

【标本采集号】5329320773

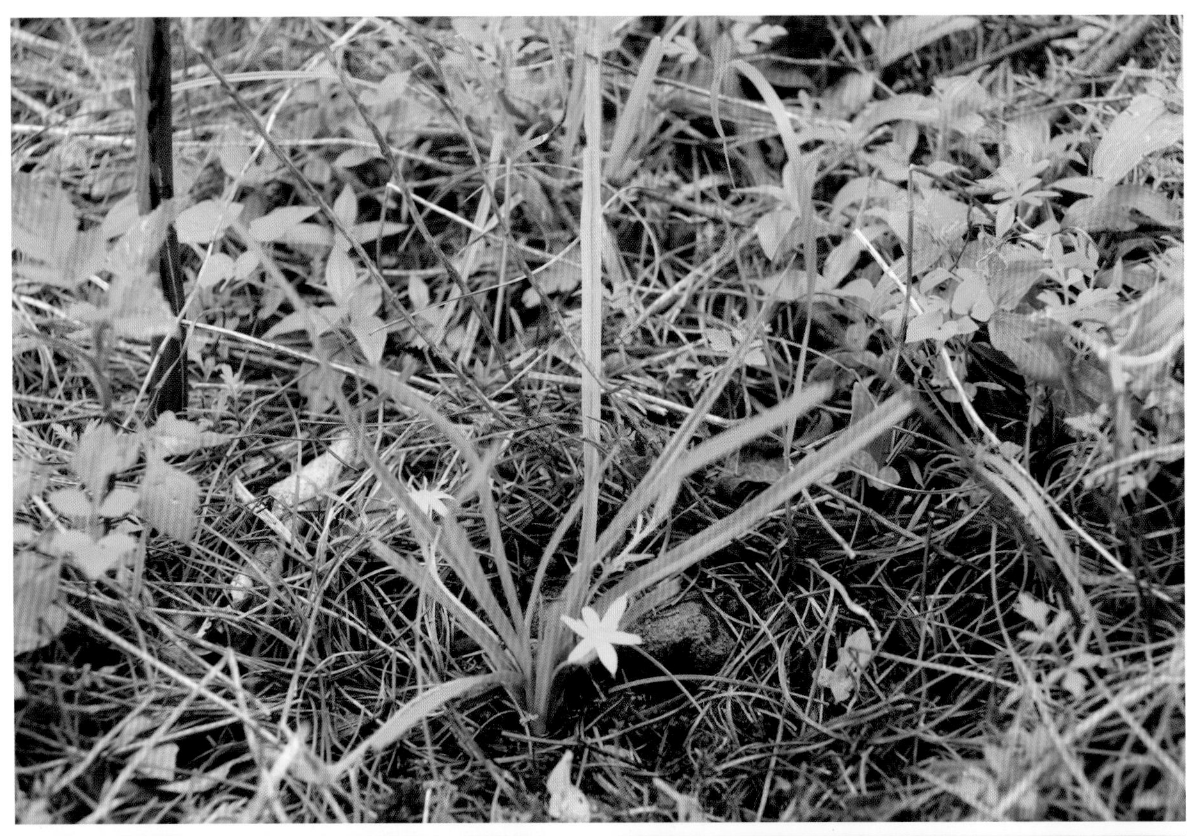

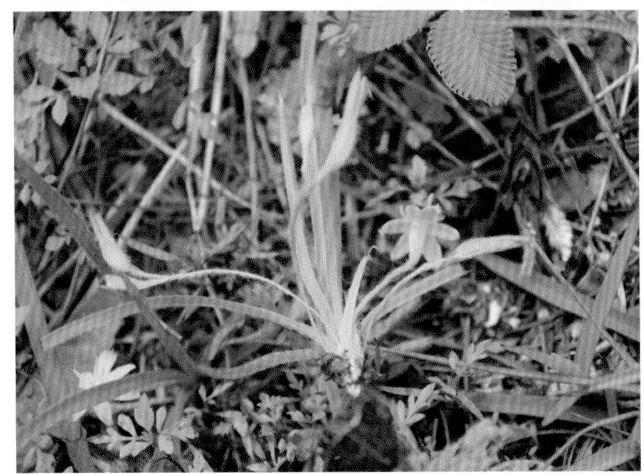

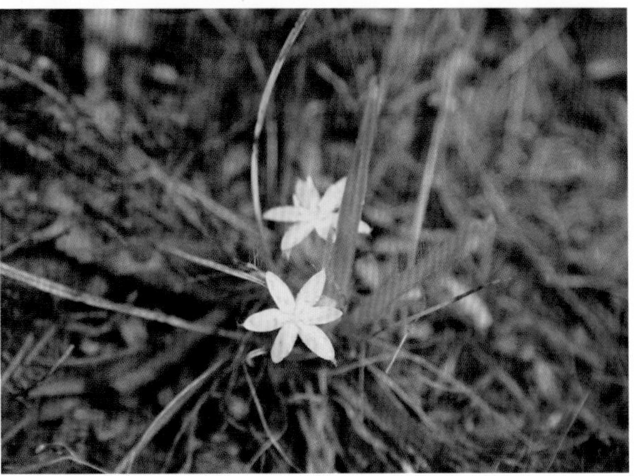

【形态特征】多年生矮小草本，具疏长毛。根状茎肉质，球形或长圆形，内面白色，外面包有老叶柄的纤维残迹。叶基生，狭线形，顶端长尖，基部膜质。花茎纤细；花序有花 1~2 朵，有淡褐色疏长毛；苞片小，刚毛状；花黄色，无花被管，花被片 6，长圆形，宿存；柱头 3 裂。蒴果棒状，成熟时 3 瓣开裂。种子多数，近球形，表面具瘤状突起。

【适宜生境】生于山野荒地。

【资源状况】分布于维西、贡山、玉龙等地。偶见。

【入药部位】全草（小金梅草）。

【功能主治】温肾壮阳，补气。用于病后阳虚，疝气痛，阳痿精冷；外用于跌打肿痛。

忽地笑 铁色箭、黄花石蒜、龙爪花

Lycoris aurea (L'Her.) Herb.

【标本采集号】3229010793

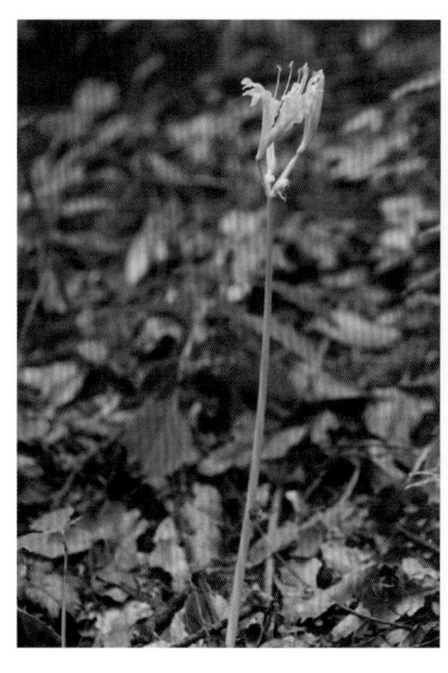

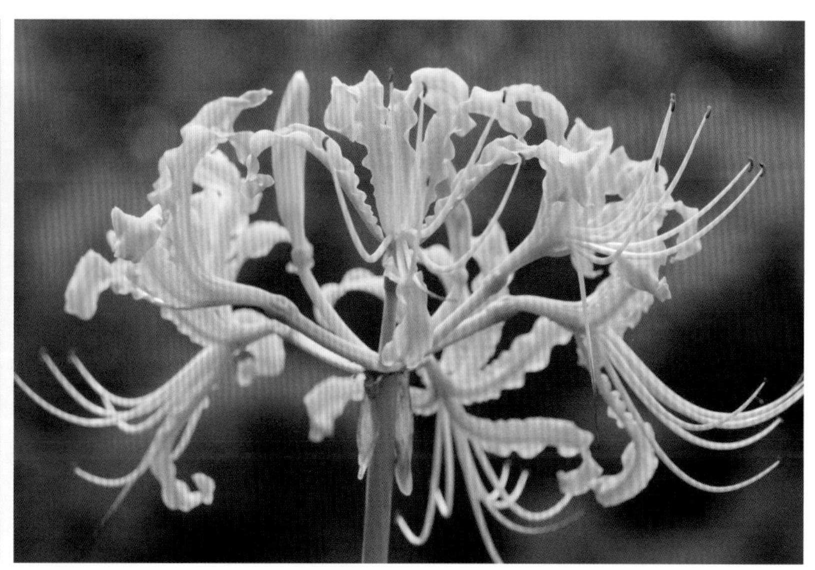

【形态特征】多年生草本。具地下鳞茎，卵形，外皮褐黑色。叶片剑形，中间淡色带明显。总苞片 2，披针形；伞形花序；花黄色，花被裂片背面具淡绿色中肋，倒披针形，强度反卷和皱缩；花丝黄色；花柱上部玫瑰红色。蒴果具 3 棱，室背开裂。花期 8~9 月，果期 10 月。

【适宜生境】生于 2800m 以下的阴湿山坡，或庭院栽培。

【资源状况】分布于贡山、泸水、福贡等地。偶见。

【入药部位】鳞茎（铁色箭）。

【功能主治】有毒。解疮毒，润肺止咳，消肿，杀虫。用于无名肿毒，小儿麻痹症；外用于烫火伤，痈肿疮毒。

韭　莲 风雨花

Zephyranthes grandiflora Lindl.

【标本采集号】5329290468

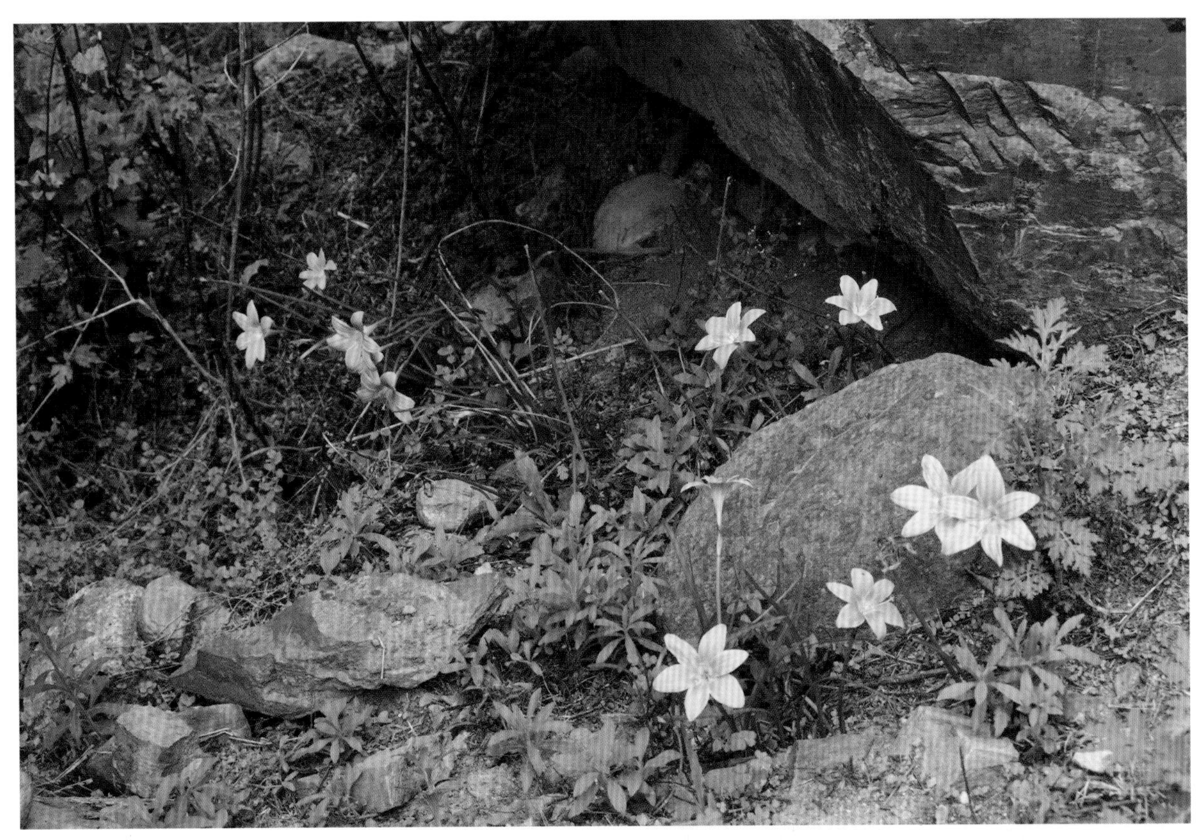

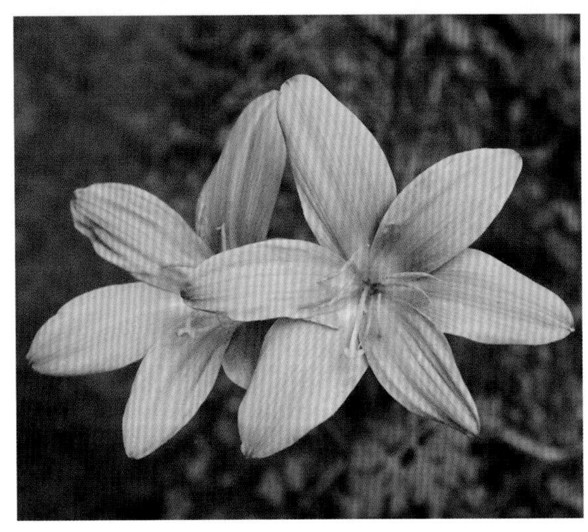

【形态特征】多年生草本。鳞茎卵球形。基生叶常数枚簇生，线形，扁平。花单生于花茎顶端；下有佛焰苞状总苞，总苞片常带淡紫红色，下部合生成管；花玫瑰红色或粉红色，花被裂片6，裂片倒卵形，顶端略尖；花药丁字着生；花柱细长，柱头深3裂。蒴果近球形。种子黑色。花、果期夏、秋季。

【适宜生境】栽培于公园、路边等地。

【资源状况】横断山三江并流区大部分地区有栽培。

【入药部位】全草（赛番红花）。

【功能主治】凉血止血，解毒消肿。用于吐血，便血，崩漏，跌伤红肿，疮痈红肿，毒蛇咬伤。

薯蓣科

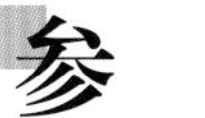

参　薯

云饼山药、脚板薯、四棱薯

Dioscorea alata L.

【标本采集号】5329291073

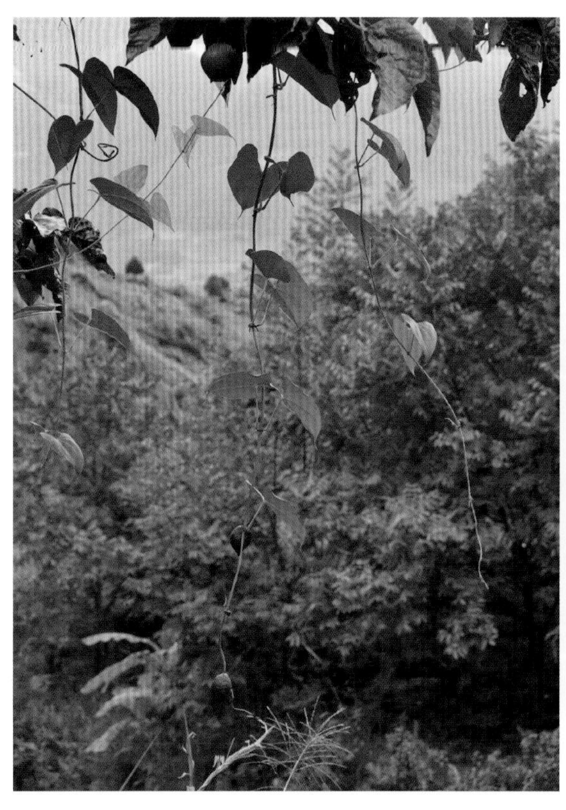

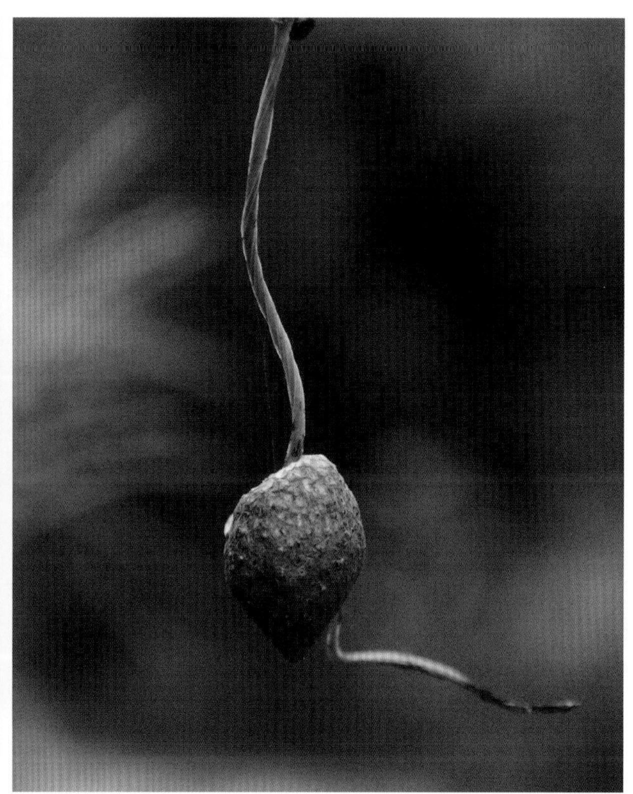

【形态特征】缠绕草质藤本。野生的块茎多数为长圆柱形，栽培的变异大，通常圆锥形或球形的块茎外皮为褐色或紫黑色，断面白色带紫色，其余的外皮为淡灰黄色，断面白色，有时带黄色；茎右旋，无毛，通常有 4 条狭翅。单叶，在茎下部的互生，中部以上的对生；叶片绿色或带紫红色，纸质，卵形至卵圆形；叶腋内有大小不等的珠芽。雌雄异株；雄花序为穗状花序，花序轴明显地呈“之”字状曲折；雌花序为穗状花序，1-3 个着生于叶腋。蒴果不反折，三棱状扁圆形，有时为三棱状倒心形。花期 11 月至翌年 1 月，果期 12 月至翌年 1 月。

【适宜生境】生于田埂、荒坡等地。

【资源状况】分布于贡山、玉龙等地。

【入药部位】块茎（毛薯）。

【功能主治】补中益气，润肺生津，解毒敛疮。用于气虚乏力，脾虚腹泻，肺虚咳嗽，小儿疳积，乳汁稀少，疮疡溃烂，汤火伤。

黄独 黄药、山慈姑、零余子薯蓣

Dioscorea bulbifera L.

【标本采集号】5334210628

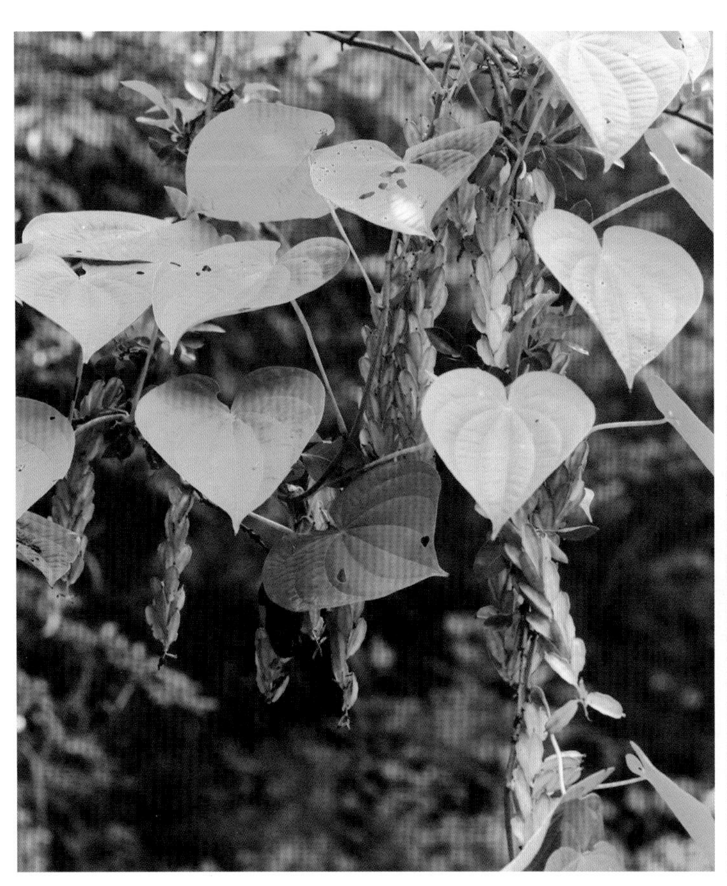

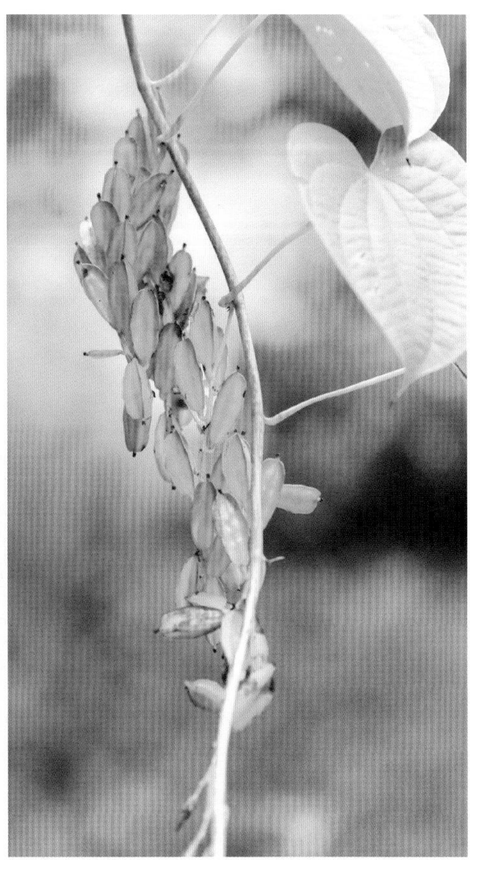

【形态特征】多年生草质藤本，光滑无毛。块茎卵圆形，单生，外皮棕黑色，密生须根；茎左旋，浅绿色稍带红紫色。叶腋内有紫棕色珠芽，表面有圆形斑点；单叶互生，叶片宽卵状心形。雄花序穗状下垂；雄花单生，密集；花被片披针形；雌花序与雄花序相似，常2至数个丛生叶腋。蒴果反折下垂，三棱状长圆形，草黄色，表面密被紫色小斑点。种子深褐色，扁卵形。花期7~10月，果期8~11月。

【适宜生境】生于海拔几十米至2000m的高山地区，或河谷边、山谷阴沟、杂木林边缘。

【资源状况】分布于香格里拉、玉龙等地。偶见。

【入药部位】块茎（黄药子）。

【功能主治】有小毒。凉血止血，解毒消肿，化痰散结，消瘿，祛湿。用于吐血，咯血，痈肿疮疖，百日咳，地方性甲状腺肿，疝气，淋巴结结核，瘿气。

叉蕊薯蓣 饭沙子、蛇头草、黄山药

Dioscorea collettii Hook. f.

【标本采集号】3229010686

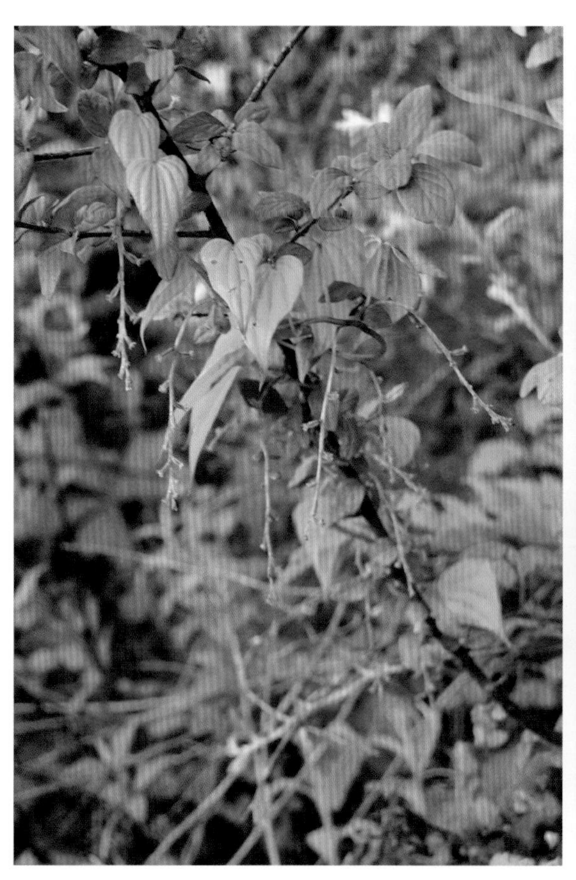

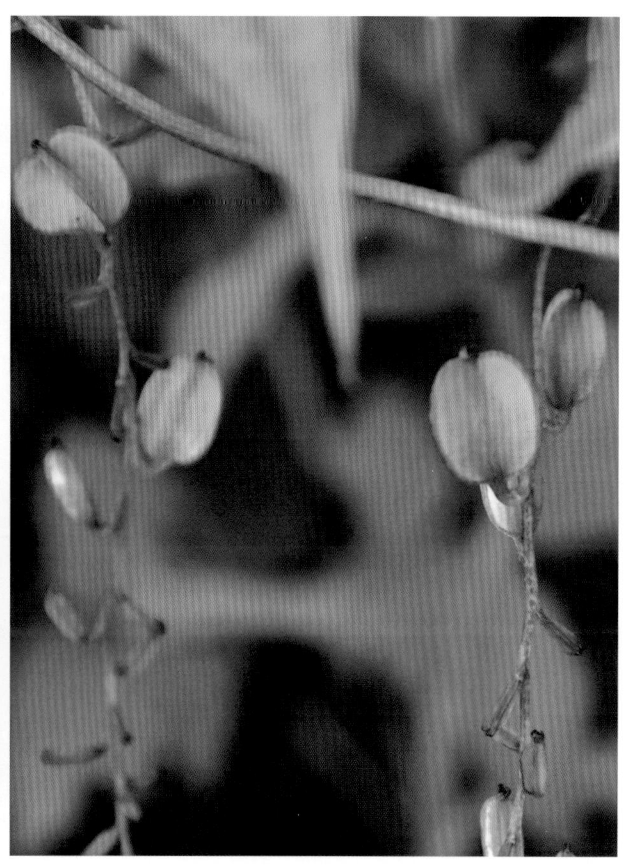

【形态特征】缠绕草质藤本。根状茎横生，竹节状，表面着生细长弯曲的须根，断面黄色；茎左旋，长圆柱形，无毛，有时密生黄色短毛。单叶互生，有时背面灰褐色有白色刺毛。雌雄异株；雄花序单生或 2~3 个簇生于叶腋；花被碟形，顶端 6 裂，裂片新鲜时黄色；雌花序穗状。蒴果三棱形，表面栗褐色，富有光泽。种子成熟时四周有薄膜状翅。花期 5~8 月，果期 6~10 月。

【适宜生境】生于海拔 1500~3200m 的河谷、山坡和沟谷的次生栎树林和灌丛中。

【资源状况】分布于德钦、维西、贡山、泸水、福贡、兰坪、玉龙等地。偶见。

【入药部位】根茎（叉蕊薯蓣）。

【功能主治】祛风除湿，止痒，止痛。用于风湿关节痛，皮炎，腰腿酸痛，尿浊，带下病，毒蛇咬伤，跌打损伤。

光叶薯蓣

苦山药、茛茹、盘薯
Dioscorea glabra Roxb.

【标本采集号】3229010241

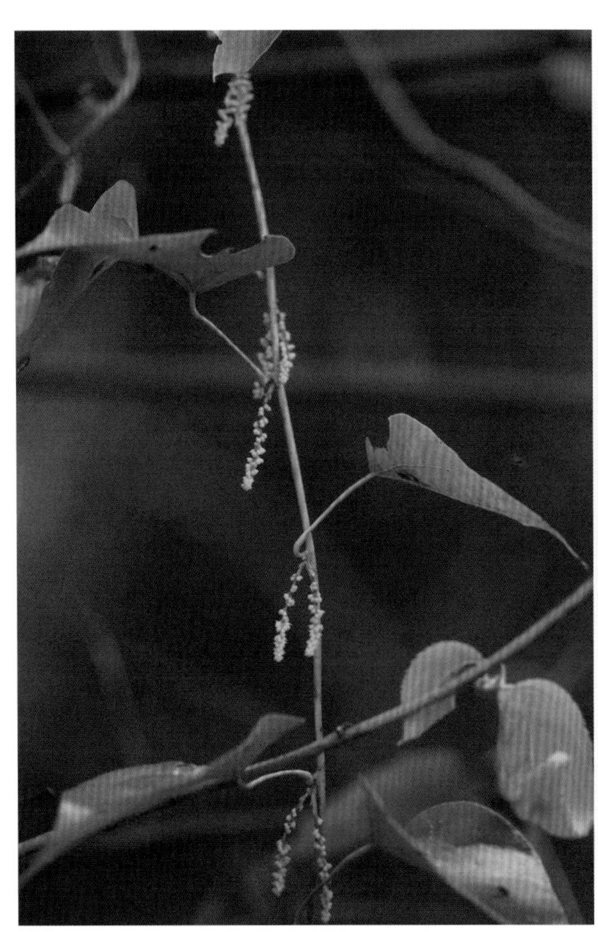

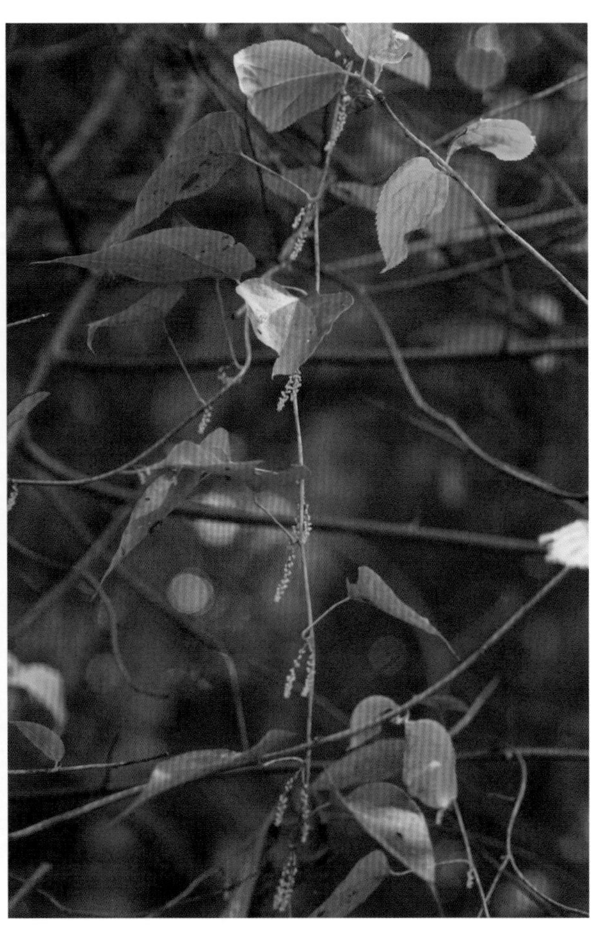

【形态特征】缠绕草质藤本。根状茎短粗，断面白色，有时渐变淡黄色，外皮易脱落，干时呈纤维状；茎无毛，右旋，基部有刺。单叶，在茎下部的互生，中部以上的对生。雌雄异株；雄花序为穗状花序，通常 2~5 个簇生或单生于花序轴上排列成圆锥花序；雌花序为穗状花序，1~2 个着生于叶腋。蒴果不反折，三棱状扁圆形。种子四周有膜质翅。花期 9~12 月，果期 12 月至翌年 1 月。

【适宜生境】生于海拔 250~1500m 的山坡、路边、沟旁的常绿阔叶林下或灌丛中。

【资源状况】分布于贡山等地。少见。

【入药部位】块茎（红山药）。

【功能主治】通经活络，止血，止痢。用于腰肌劳损，异常子宫出血，月经不调，外伤出血等。

粘山药

粘黏黏、盛末花、粘口薯

Dioscorea hemsleyi Prain et Burkill

【标本采集号】5329320775

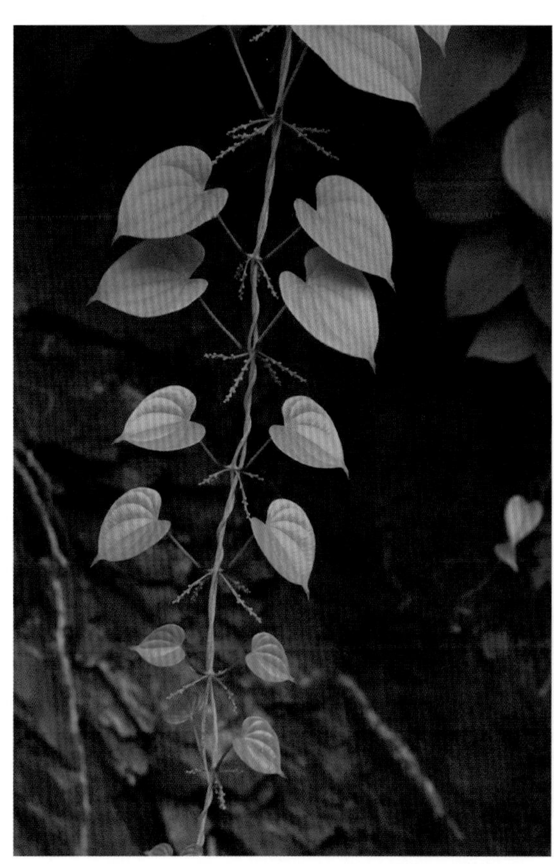
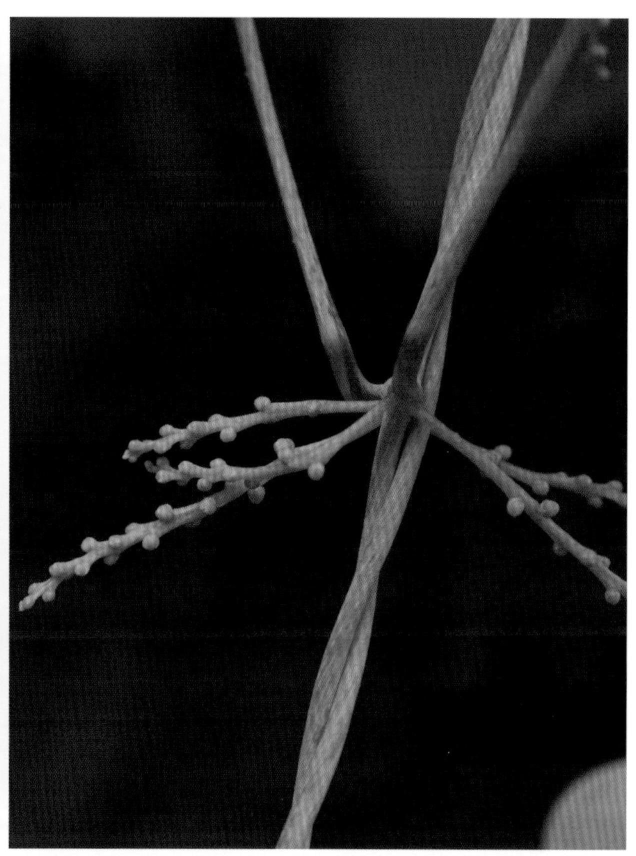

【形态特征】缠绕草质藤本。块茎圆柱形，新鲜时断面富黏滞性；茎左旋，密被曲柔毛，后渐脱落。叶片两面疏生曲柔毛，表面老时常脱落至无毛。雌雄异株；雄花常 4~8 朵簇生成小聚伞花序，若干小花序再排列成穗状花序；花被有红棕色斑点；雌花序短缩；苞片披针形，有红棕色斑点；花柱三棱形，基部膨大，柱头 3 裂，反折。蒴果三棱状长圆形。花期 7~8 月，果期 9~10 月。

【适宜生境】生于海拔 2000~3000m 的山坡稀疏灌丛中。

【资源状况】分布于德钦、贡山、玉龙等地。偶见。

【入药部位】块茎（粘山药）。

【功能主治】润肺，益肾，健脾祛湿。用于肺痨，脾虚泄泻。

高山薯蓣 滇白药子

Dioscorea henryi (Prain et Burkill) C. T. Ting

【标本采集号】533324180829533LY

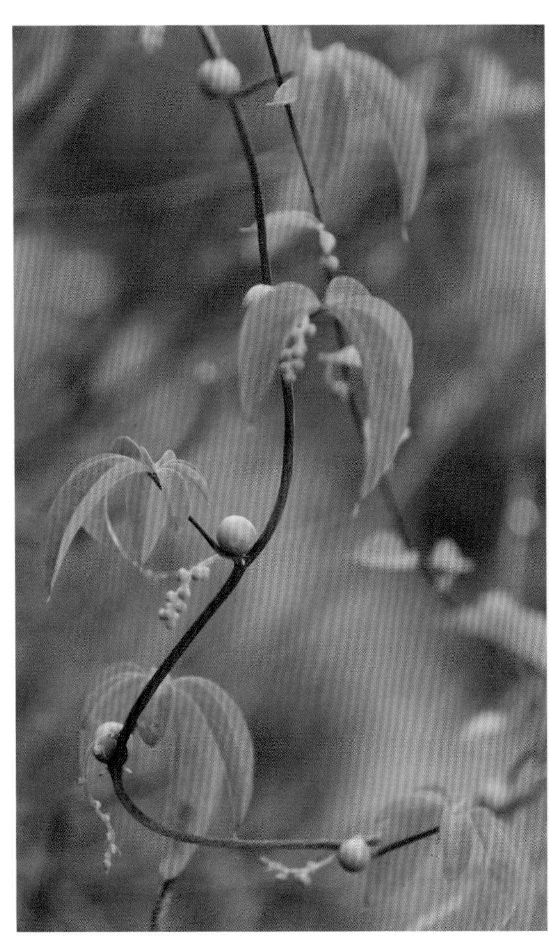

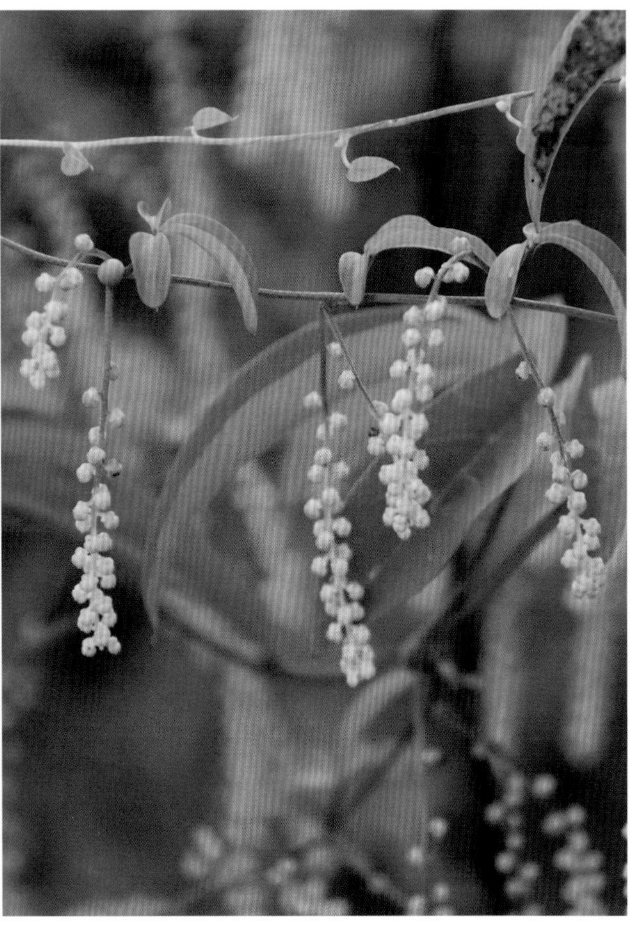

【形态特征】缠绕草质藤本。块茎长圆柱形，向基部变粗，垂直生长；茎有短柔毛，后变疏至近无毛。掌状复叶；叶全缘，两面疏生贴伏柔毛，或表面近无毛。雄花序为总状花序，花序轴、花梗有短柔毛，花被外面无毛；雌花序为穗状花序，花被片外有短柔毛。蒴果三棱状倒卵长圆形，外面疏生柔毛。花期 6~8 月，果期 8~11 月。

【适宜生境】生于海拔 2000~3000m 的林边、山坡路旁或次生灌丛中。

【资源状况】分布于贡山、玉龙等地。少见。

【入药部位】块茎（高山薯蓣）。

【功能主治】舒筋壮骨，补虚，止痛，健脾止泻，益肾，敛肺止咳。用于风湿痛，劳伤，脾虚便溏，肾虚阳痿，白带异常，虚劳久咳，无名肿毒。

黑珠芽薯蓣

黑弹子、粉渣渣、鸡爪山药

Dioscorea melanophyma Prain et Burkill

【标本采集号】5329320777

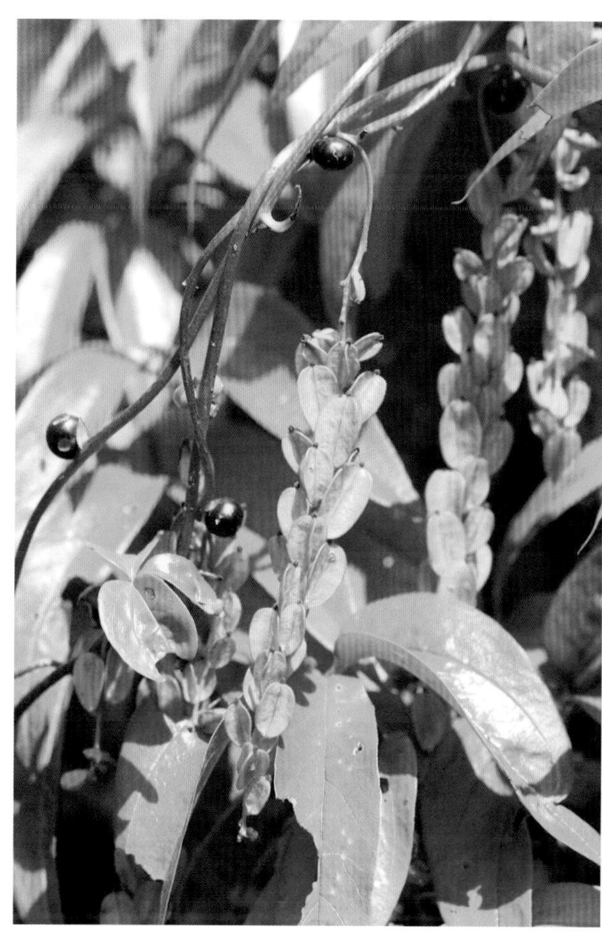

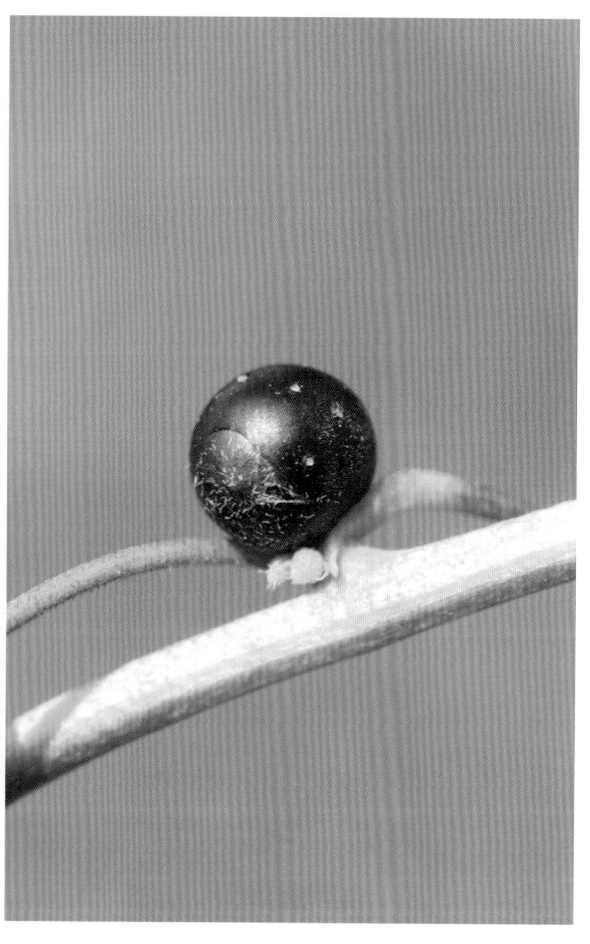

【形态特征】缠绕草质藤本。块茎卵圆形或梨形，有多数细长须根；茎无毛。掌状复叶互生，全缘或边缘微波状，两面光滑无毛。叶腋内常有圆球形珠芽，成熟时黑色，表面光滑。雌雄异株；雄花序总状，再排列成圆锥状，黄白色，被短柔毛；雌花序下垂，单生或2个生于叶腋。蒴果反折，三棱形，两端钝圆，每棱翅状，表面光滑。种子长圆形。花期8~10月，果期10~12月。

【适宜生境】生于海拔1500~2500m的林缘或稀疏灌丛中。

【资源状况】分布于德钦、玉龙等地。偶见。

【入药部位】块茎（黑珠芽薯蓣）。

【功能主治】健脾益肺，清热解毒。用于咽喉肿痛，痈肿热毒。云南部分地区以块茎作“白药子”药用。

穿龙薯蓣

穿山龙、山常山、穿山薯蓣

Dioscorea nipponica Makino

【标本采集号】5334210806

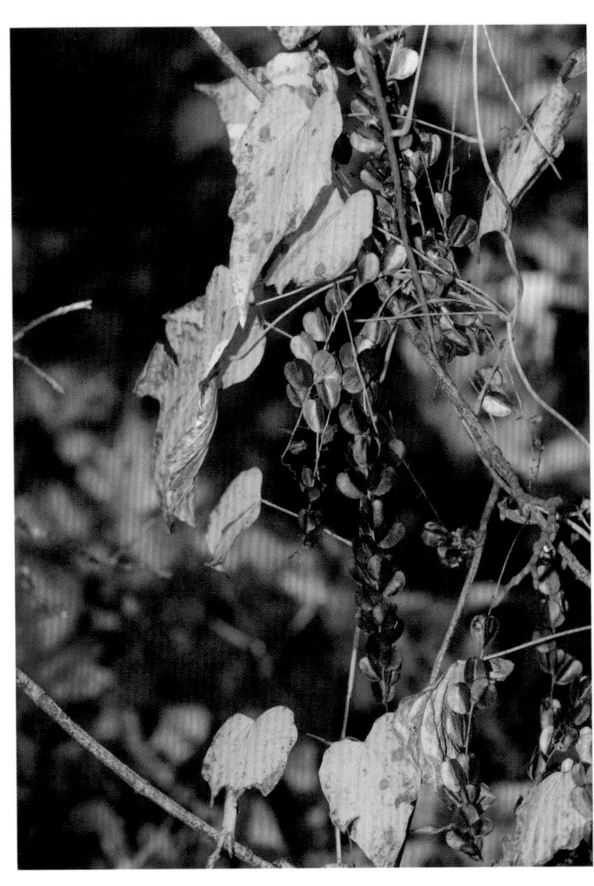
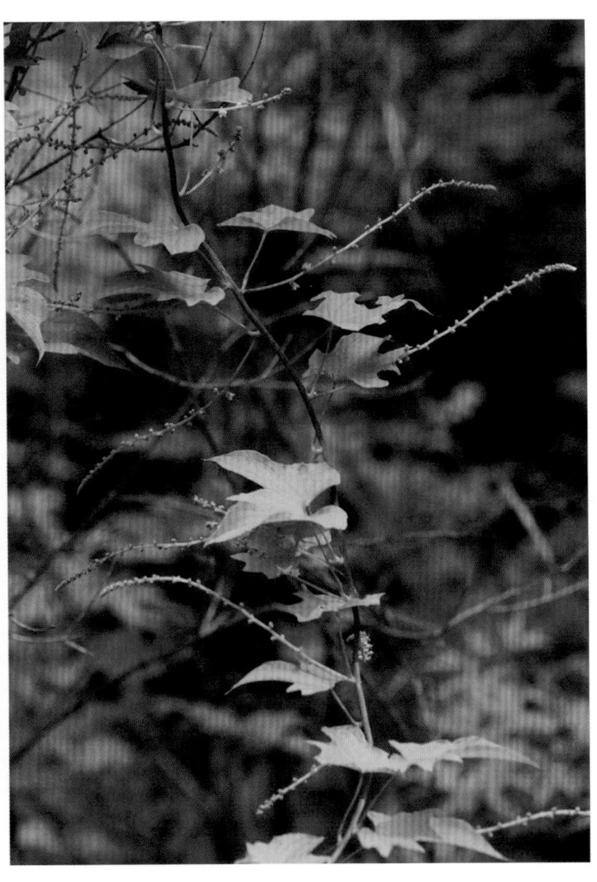

【形态特征】多年生草质缠绕藤本。根状茎横生，圆柱形，栓皮层显著剥离；茎左旋，近无毛。单叶互生；叶片掌状心形，表面黄绿色，无毛或有稀疏的白色细柔毛。雌雄异株；雄花序为腋生的穗状花序，花被碟形，6裂，裂片顶端钝圆；雌花序穗状，单生，具退化雄蕊，柱头3裂，裂片再2裂。蒴果，三棱形，每棱翅状。花期6~8月，果期8~10月。

【适宜生境】生于海拔100~1700m的山腰的河谷两侧半阴半阳的山坡灌木丛中和稀疏杂木林内及林缘。

【资源状况】分布于香格里拉等地。偶见。

【入药部位】根茎（穿山龙）。

【功能主治】祛风除湿，舒筋通络，活血止痛，止咳平喘。用于风湿痹痛，关节肿胀，疼痛麻木，跌扑损伤，闪腰岔气，咳嗽气喘。

薯 蓣

野山豆、野脚板薯、面山药

Dioscorea opposita Thunb.

【标本采集号】5333241812061322LY

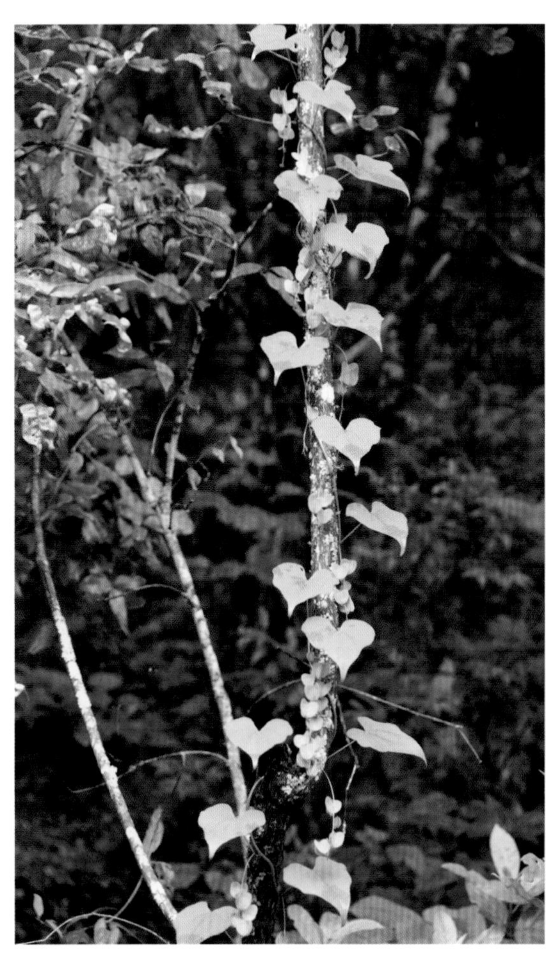

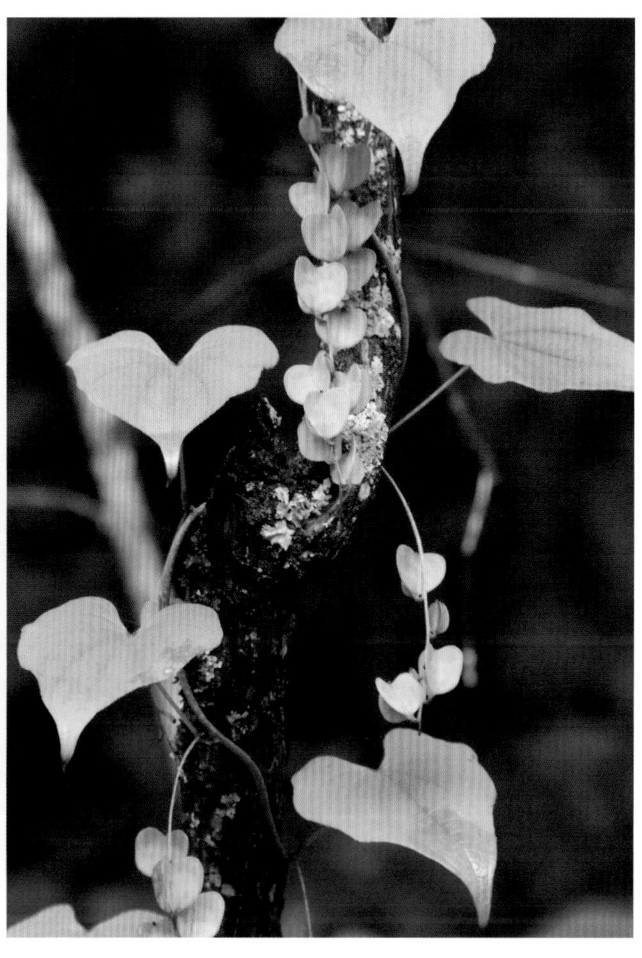

【形态特征】缠绕草质藤本。块茎长圆柱形，垂直生长，断面干时白色；茎通常带紫红色，右旋，无毛。单叶，卵状三角形至宽卵形或戟形；叶腋内常有珠芽。雌雄异株；雄花序为穗状花序，花序轴明显地呈“之”字状曲折，苞片和花被片有紫褐色斑点；雌花序为穗状，1~3 个着生于叶腋。蒴果不反折，三棱状扁圆形或三棱状圆形，外面有白粉。花期 6~9 月，果期 7~11 月。

【适宜生境】生于山坡、山谷林下，溪边、路旁的灌丛中或杂草丛中；或为栽培。

【资源状况】分布于香格里拉、贡山、玉龙等地。少见。

【入药部位】根茎（山药）。

【功能主治】补脾养胃，生津益肺，补肾涩精。用于脾虚食少，久泻不止，肺虚喘咳，肾虚遗精，带下病，尿频，虚热消渴。

小花盾叶薯蓣

苦良姜、老虎姜

Dioscorea parviflora C. T. Ting

【标本采集号】5334210738

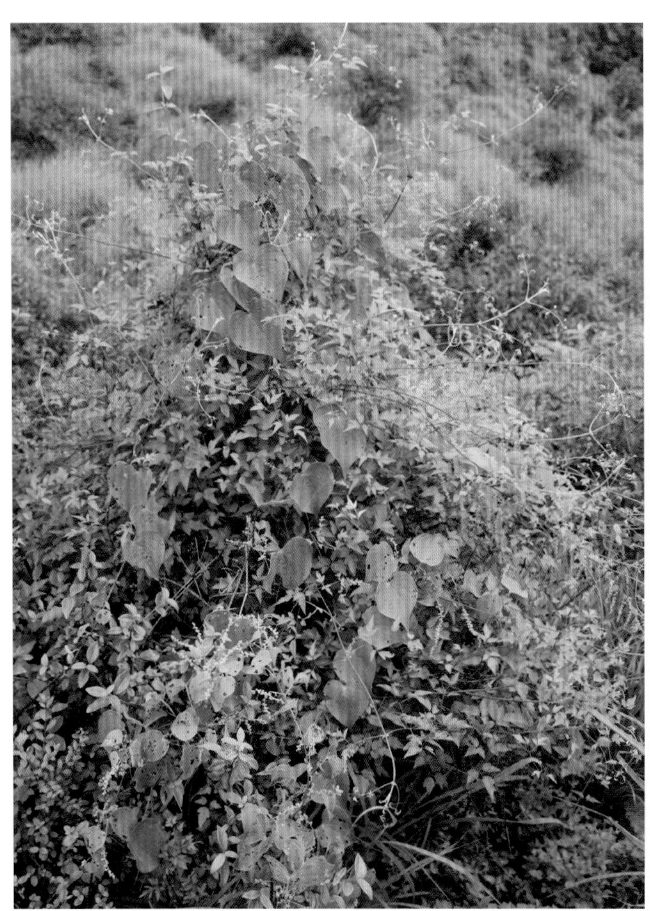

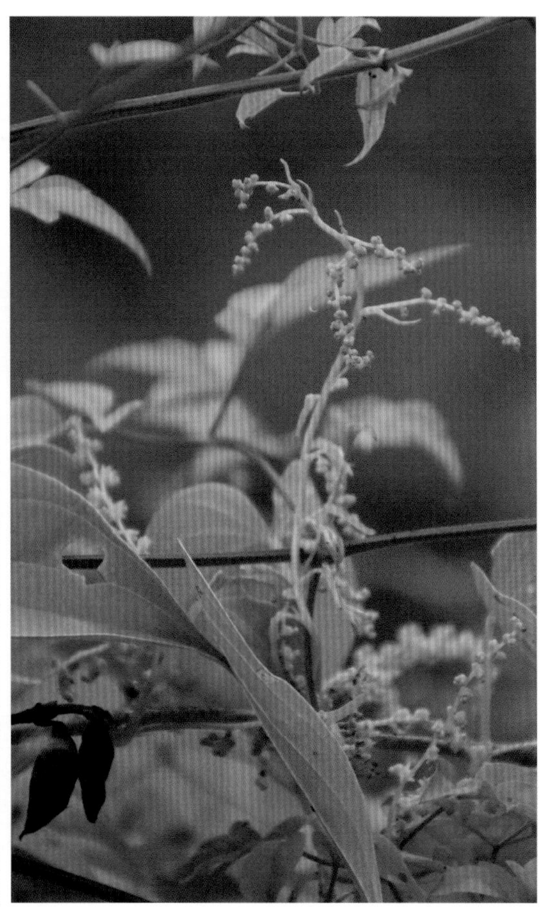

【形态特征】多年生草质缠绕藤本。根状茎横生，圆柱形，干后除去须根常留有白色点状痕迹；茎左旋，无毛。单叶互生；叶片近革质，卵形，边缘浅波状，有时边缘膜质，两面无毛。雌雄异株；雄花无梗，2~3 个簇生再排列成穗状，花被 6 裂，裂片卵形，花开时平展，紫红色，雄蕊着生于花托的边缘；雌花序与雄花序相似，退化雄蕊常呈丝状。蒴果三棱形，每棱翅状，半月形，表面常有白粉。花期 3~8 月，果期 8~12 月。

【适宜生境】生于海拔 400~2000m 的山坡石灰岩干热河谷地区的稀疏灌丛或竹林中。

【资源状况】分布于香格里拉、玉龙等地。罕见。

【入药部位】根茎（苦良姜）。

【功能主治】解毒消肿。用于早期未溃的疮疖，皮肤急性化脓性感染，软组织损伤，蜂蜇虫咬。

毛胶薯蓣

近光薯蓣、粘狗苕、牛尾参

Dioscorea subcalva Prain et Burkill

【标本采集号】5329320778

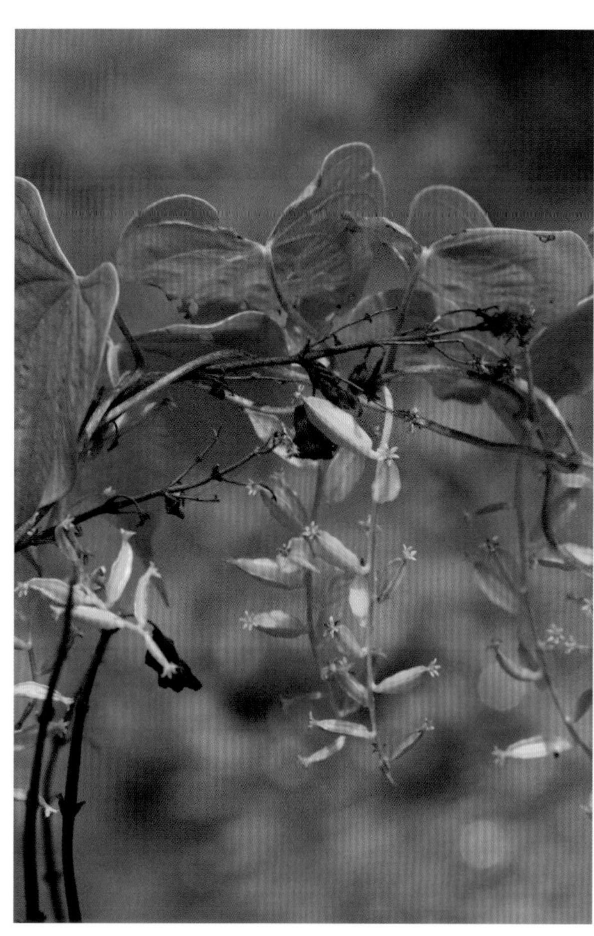

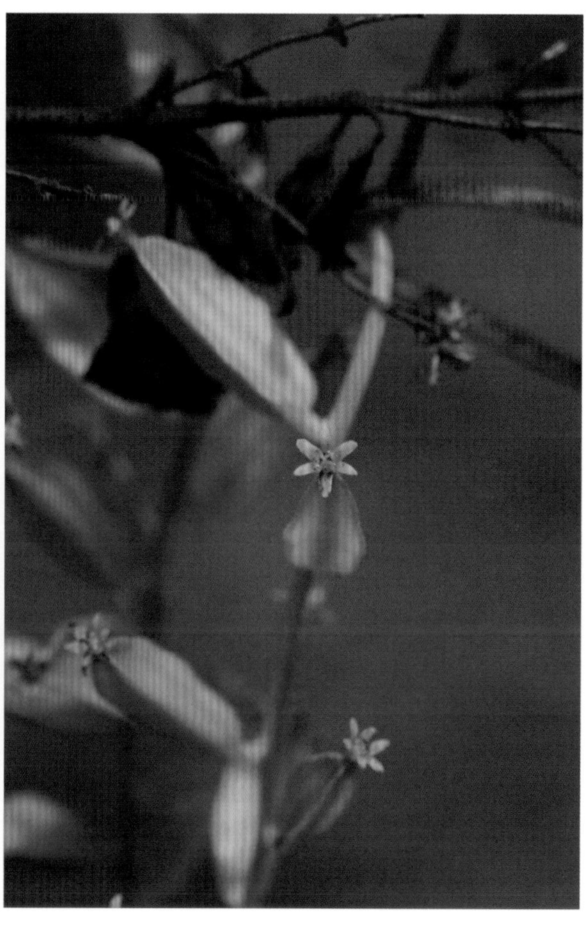

【形态特征】缠绕草质藤本。块茎圆柱形，新鲜时断面白色；茎有曲柔毛，老后逐渐脱落近无毛。叶片卵状心形，表面无毛，背面有疏毛或无毛。雌雄异株；雄花 2~6 朵组成小聚伞花序，少数单生，若干小花序再排成穗状花序，被疏柔毛或无毛，苞片卵形或三角状卵形；雌花序穗状，苞片三角状披针形。蒴果三棱状倒卵形或三棱状长圆形，全缘或浅波状，排列较密。花期 7~8 月，果期 9~10 月。

【适宜生境】生于海拔 800~3200m 的山谷、山坡灌丛或林缘、路边较湿润的地方。

【资源状况】分布于香格里拉、贡山、泸水、福贡、兰坪等地。少见。

【入药部位】块茎（牛尾参）。

【功能主治】健脾祛湿，补肺益肾。用于脾虚泄泻，肾虚遗精，消渴，肺痨咳嗽，跌打损伤。

毡毛薯蓣 山药

Dioscorea velutipes Prain et Burkill

【标本采集号】5334210663

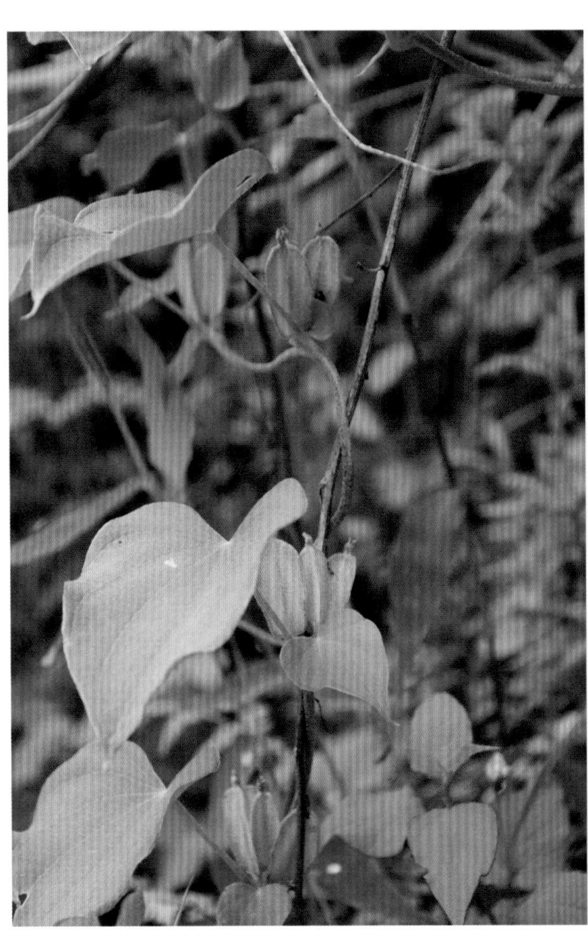

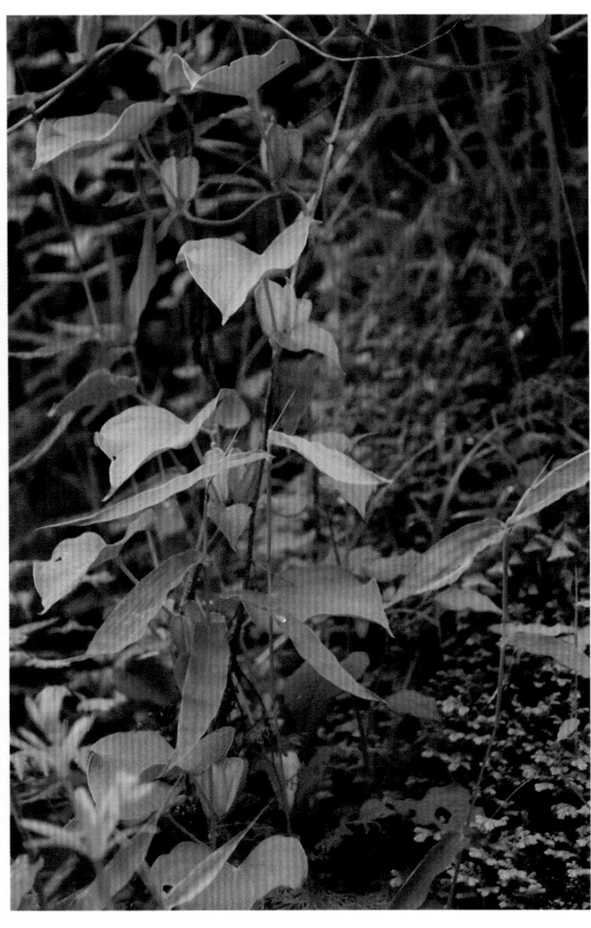

【形态特征】多年生草质缠绕藤本。茎幼时密被毛，老时毛渐少。叶片长三角状心形，表面无毛，背面有柔毛；叶柄有毛，易脱落。花单性，雌雄异株；雄花由若干小聚伞花序排列成穗状花序，花序轴分枝，被黄褐色柔毛，苞片狭卵形或卵形，与花瓣裂片均有红棕色斑点；雌花序穗状，具退化雄蕊。蒴果反折下垂，三棱状长圆形。花期 7~9 月，果期 9~10 月。

【适宜生境】生于海拔 500~1850m 的密林、疏林下或山谷阴坡及干燥山坡上。

【资源状况】分布于香格里拉等地。少见。

【入药部位】块茎。

【功能主治】健脾，补肺肾。用于结核病，脾虚，消渴，跌打损伤。

雨久花科

鸭舌草 水玉簪、猪耳菜、鸭嘴菜

Monochoria vaginalis (Burm. f.) Presl

【标本采集号】5329291038

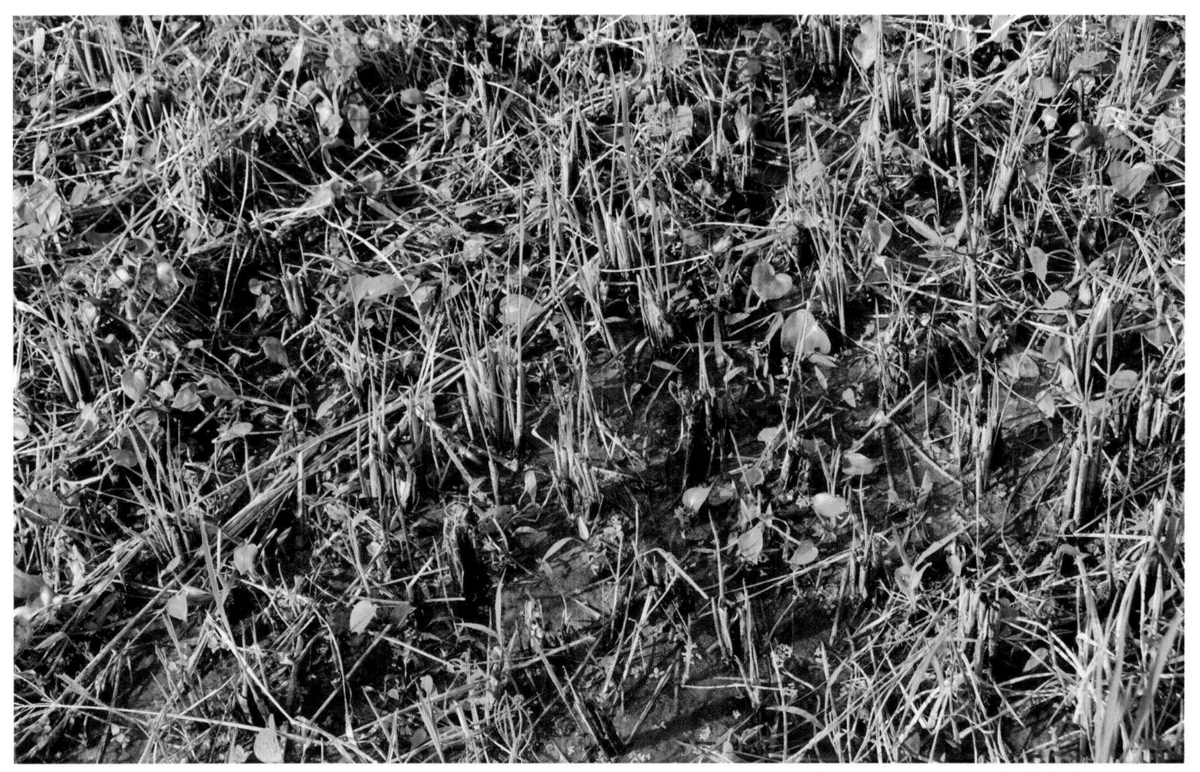

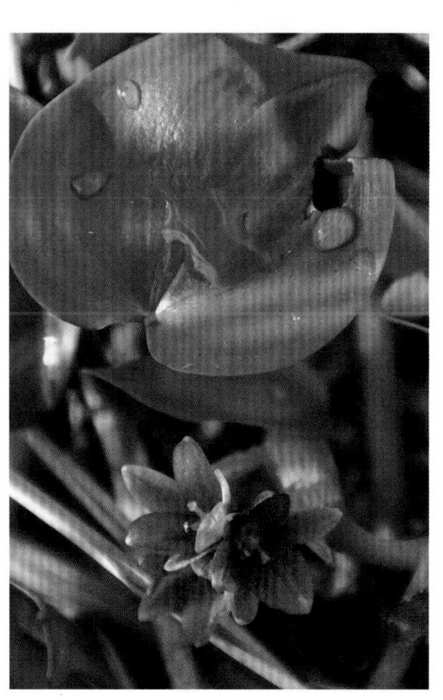

【形态特征】水生草本。根状茎极短，具柔软须根。全株光滑无毛。叶基生和茎生；叶片形状和大小变化较大，全缘，具弧状脉；叶柄基部扩大成开裂的鞘，顶端有舌状体。总状花序；花蓝色，花被片卵状披针形或长圆形；雄蕊 6，其中 1 枚较大。蒴果卵形至长圆形。种子多数，椭圆形，灰褐色，具 8~12 纵条纹。花期 8~9 月，果期 9~10 月。

【适宜生境】生于平原至海拔 1500m 的稻田、沟旁、浅水池塘等水湿处。

【资源状况】分布于玉龙等地。偶见。

【入药部位】全草（鸭舌草）。

【功能主治】清热解毒。用于泄泻，痢疾，乳蛾，牙龈脓肿，丹毒；外用于蛇虫咬伤，疮疖。

鸢尾科

射　干

交剪草、野萱花、扇子草

Belamcanda chinensis (L.) DC.

【标本采集号】3229010472

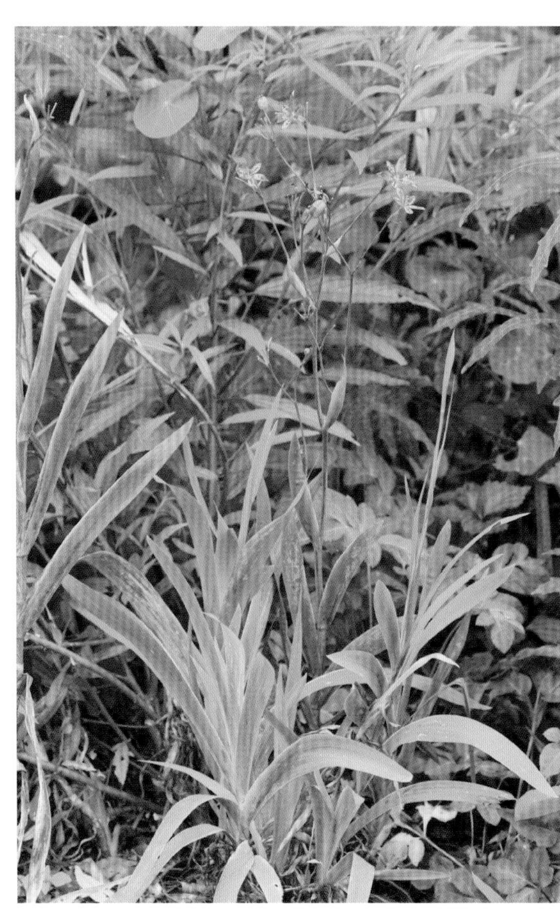

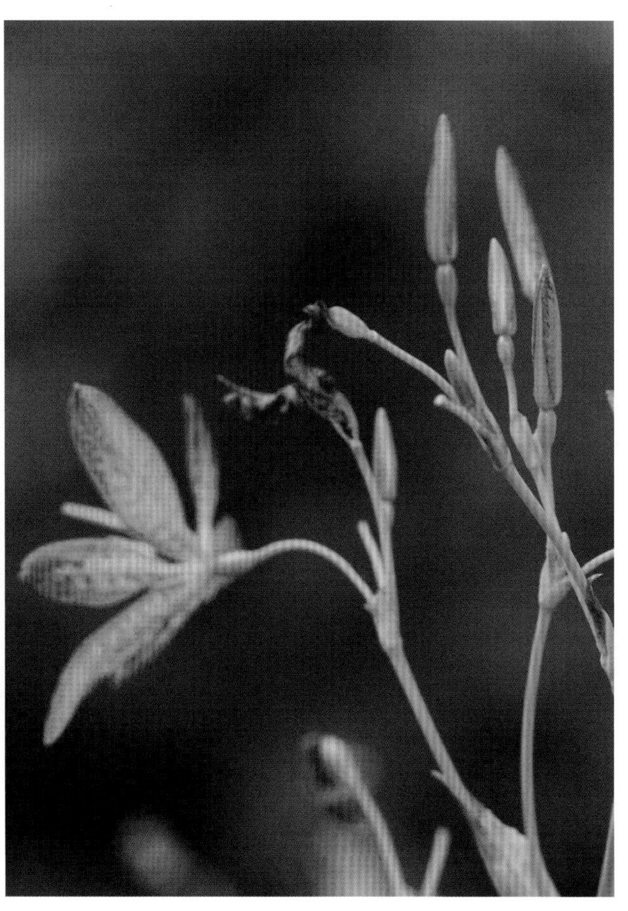

【形态特征】 多年生草本。有不规则的块状根茎；须根多数，带黄色。叶互生，嵌迭状排列，剑形，基部鞘状抱茎。花序顶生，叉状分枝；具膜质苞片；花橙红色，散生紫褐色的斑点，花被裂片 6，外轮花被裂片倒卵形或长椭圆形，内轮较外轮花被裂片略短而狭。蒴果倒卵圆形，顶端无喙，常残存有凋萎的花被，成熟时室背开裂，果瓣外翻。花期 6~8 月，果期 7~9 月。

【适宜生境】 分布于香格里拉、维西、玉龙等地。偶见。

【入药部位】 根茎（射干）。

【功能主治】 清热解毒，消痰，利咽。用于热毒痰火郁结，咽喉肿痛，痰涎壅盛，咳嗽气喘。

雄黄兰 标竿花、倒挂金钩、黄大蒜

Crocosmia crocosmiflora (Nichols.) N. E. Br.

【标本采集号】2353290299

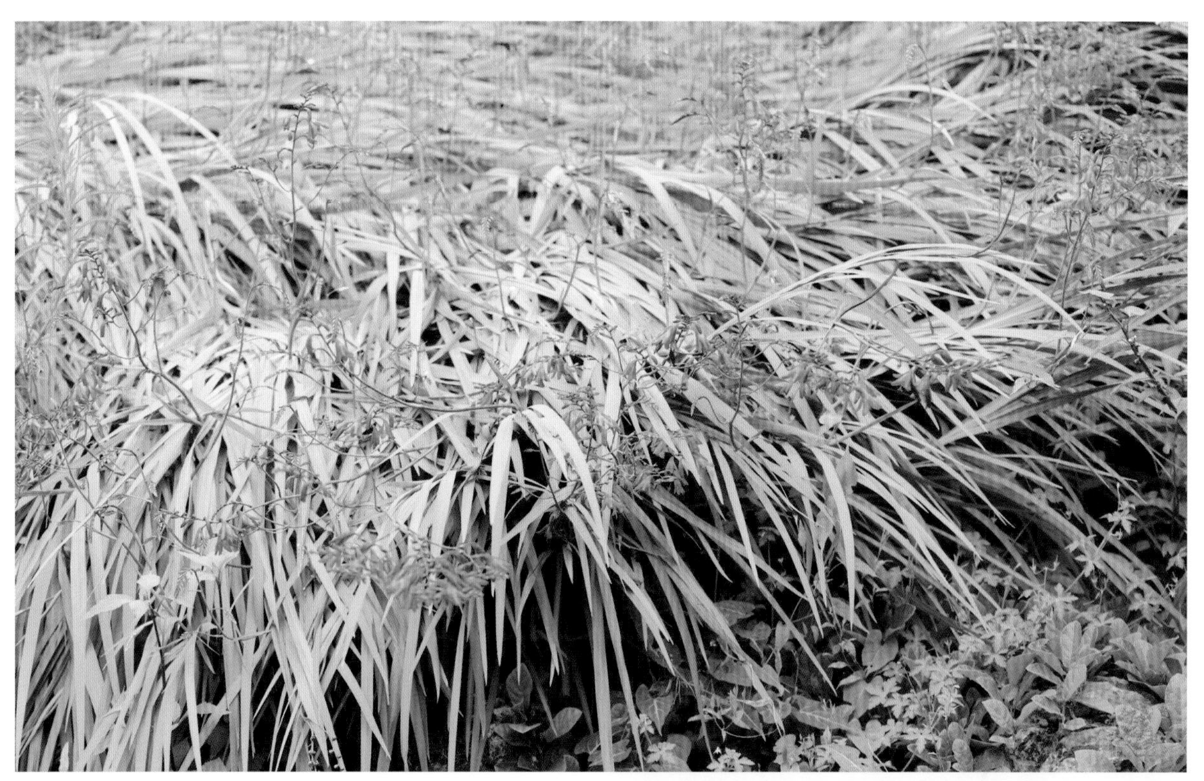

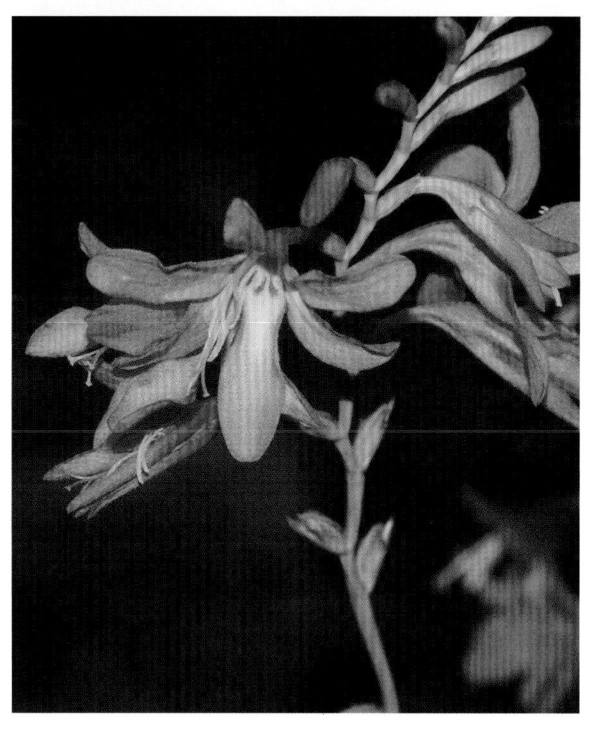

【形态特征】多年生草本。球茎扁圆球形，外包有棕褐色网状的膜质包被。叶多基生，剑形；茎生叶较短而狭。由多花组成疏散的穗状花序；每朵花基部有2枚膜质的苞片；花两侧对称，橙黄色，花被管略弯曲，花被裂片6，2轮排列，内轮较外轮的花被裂片略宽而长，外轮花被裂片顶端略尖；花药丁字着生；柱头3裂略膨大。蒴果三棱状球形。花期7~8月，果期8~10月。

【适宜生境】园艺杂交种，常用于布置花坛及绿化庭园。常逸为半野生。

【资源状况】横断山三江并流区各地多有栽培。

【入药部位】球茎（雄黄兰）。

【功能主治】解毒，消肿，止痛。用于蛊毒，脘痛，筋骨痛，痄腮，疮疡，跌打伤肿，外伤出血。

番红花 西红花
Crocus sativus L.

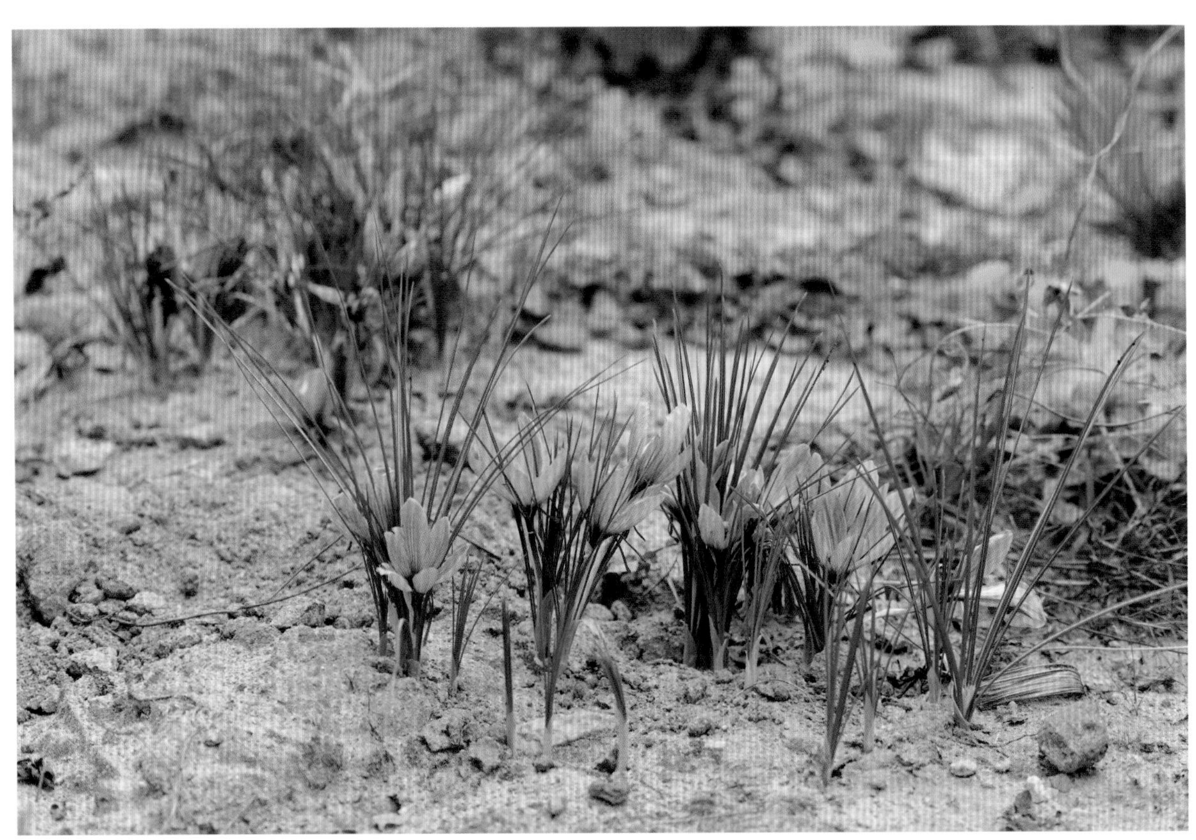

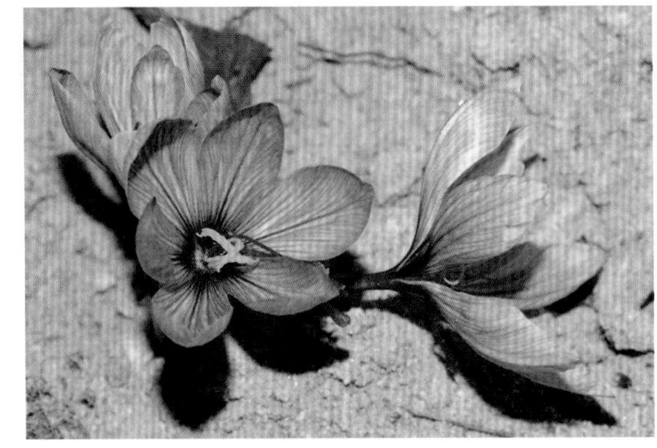

【形态特征】多年生草本。球茎扁圆球形，外有黄褐色的膜质包被。叶基生，9~15枚，条形，灰绿色，边缘反卷；叶丛基部包有4~5片膜质的鞘状叶。花茎甚短，不伸出地面；花1~2朵，淡蓝色、红紫色或白色，有香味；花被裂片6，2轮排列，内、外轮花被裂片皆为倒卵形，顶端钝；雄蕊直立，花药黄色，顶端尖，略弯曲；花柱橙红色，上部3分枝，分枝弯曲而下垂，柱头略扁，顶端楔形，有浅齿，较雄蕊长，子房狭纺锤形。蒴果椭圆形。

【适宜生境】栽培于海拔2000~3000m的山间谷地等处。

【资源状况】玉龙等地有少量栽培。偶见。

【入药部位】柱头。

【功能主治】活血化瘀，凉血解毒，解郁安神。用于经闭癥瘕，产后瘀阻，温毒发斑，忧郁痞闷，惊悸发狂。

西南鸢尾

空茎鸢尾、剧草

Iris bulleyana Dykes

【标本采集号】5334210237

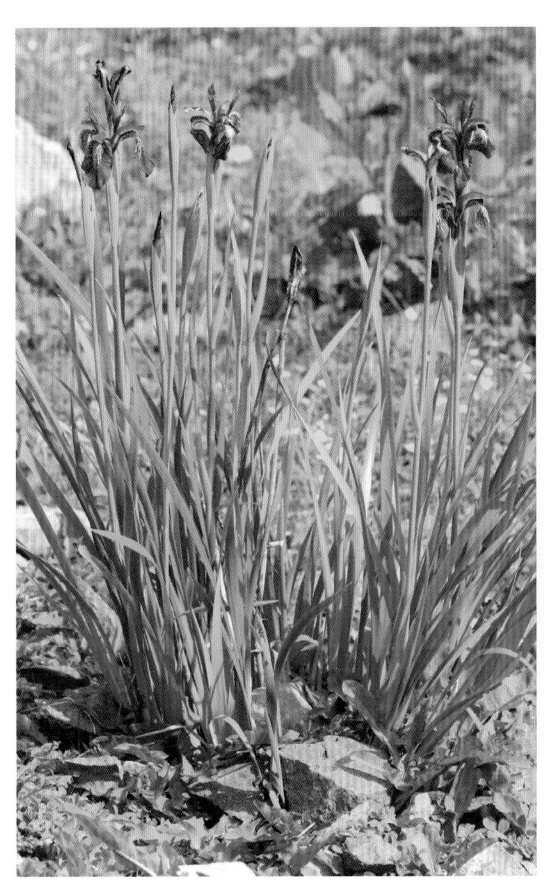

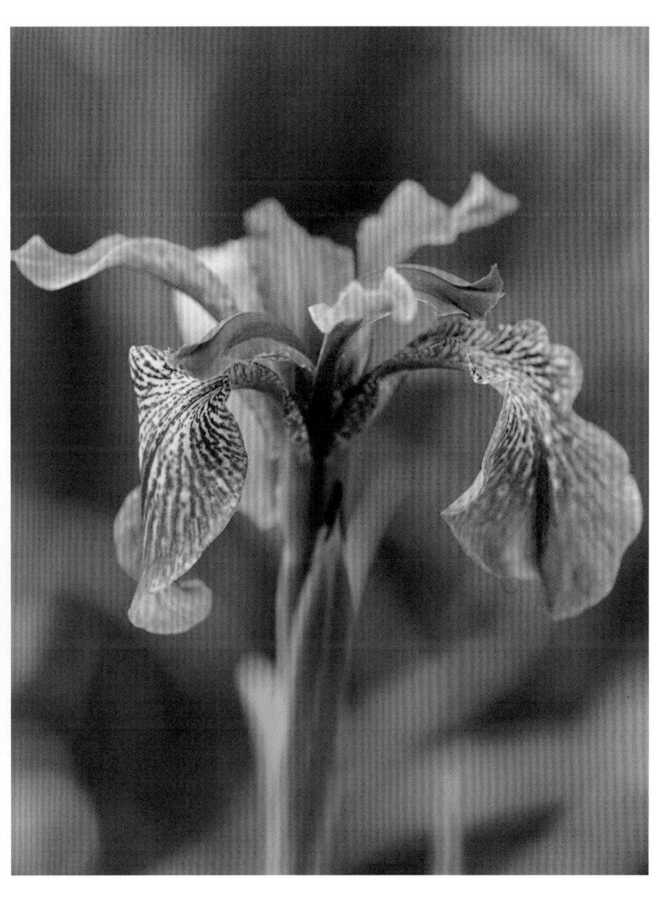

【形态特征】多年生草本。根状茎粗壮，节密集，包有红褐色的老叶残留的叶鞘及膜质的鞘状叶。叶基生，条形，基部鞘状，略带红色。花茎中空，光滑，基部围有少量红紫色的鞘状叶；苞片膜质，绿色，边缘略带红褐色；花天蓝色，花被管三棱状柱形，外花被裂片爪部楔形，中央下陷成沟状，无附属物，具蓝紫色的斑点及条纹，内花被裂片淡蓝紫色；花药乳白色。蒴果三棱状柱形，6 条肋明显。花期 6~7 月，果期 8~10 月。

【适宜生境】生于海拔 2300~3500m 的山坡草地或溪流旁的湿地上。

【资源状况】分布于香格里拉、德钦、贡山、维西、兰坪、玉龙等地。偶见。

【入药部位】全草（西南鸢尾）。

【功能主治】清热解毒，利尿通淋，活血消肿。用于喉痹，淋浊，关节痛，痈疽恶疮，金疮。

金脉鸢尾 金纹鸢尾、金网鸢尾

Iris chrysographes Dykes

【标本采集号】5334210405

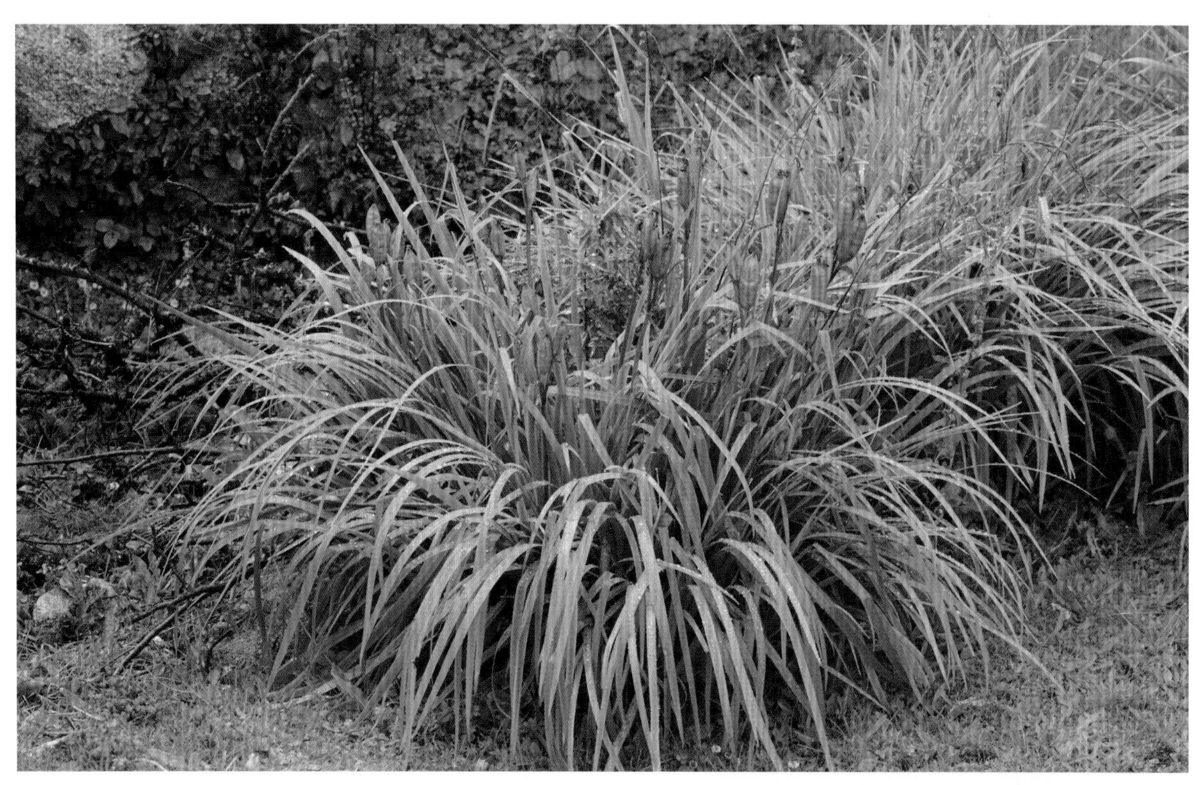

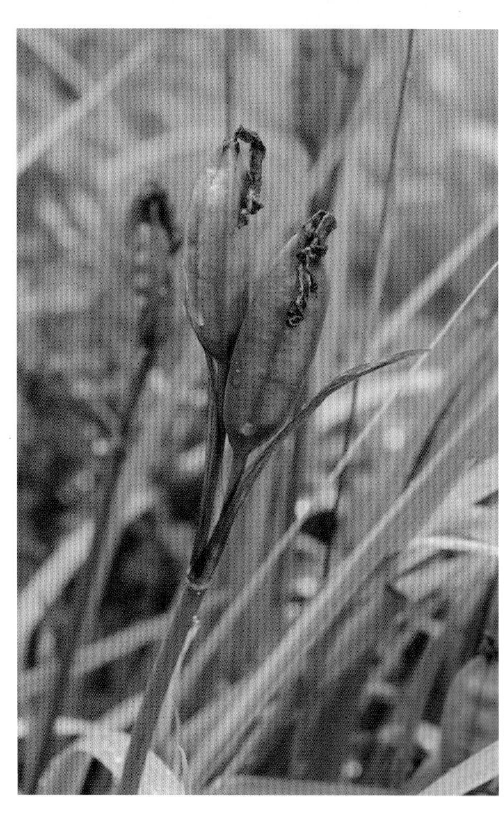

【形态特征】多年生草本，植株基部围有大量棕色披针形的鞘状叶。须根粗壮，黄白色，有皱缩的横纹。根状茎圆柱形，棕褐色，外包有老叶的残留叶鞘及棕色膜质的鞘状叶。叶基生，灰绿色，条形。花茎光滑，中空，叶鞘宽大抱茎；苞片绿色，略带红紫色，披针形；花深蓝紫色，外花被裂片有金黄色的条纹；花药蓝紫色。蒴果三棱状圆柱形。花期 6~7 月，果期 8~10 月。

【适宜生境】生于海拔 1200~4400m 的山坡草地或林缘。

【资源状况】分布于香格里拉、维西、玉龙等地。偶见。

【入药部位】种子、花。

【功能主治】种子：解毒，止痛，杀虫，生肌。用于“培根”病，“木保”病，中毒病，肠胃寒热往来，肠绞痛，胀闷，胸部壅塞，黄疸，虫病，疮口死肉，烫伤。花：明目。

高原鸢尾 小棕皮头

Iris collettii Hook. f.

【标本采集号】3229010755

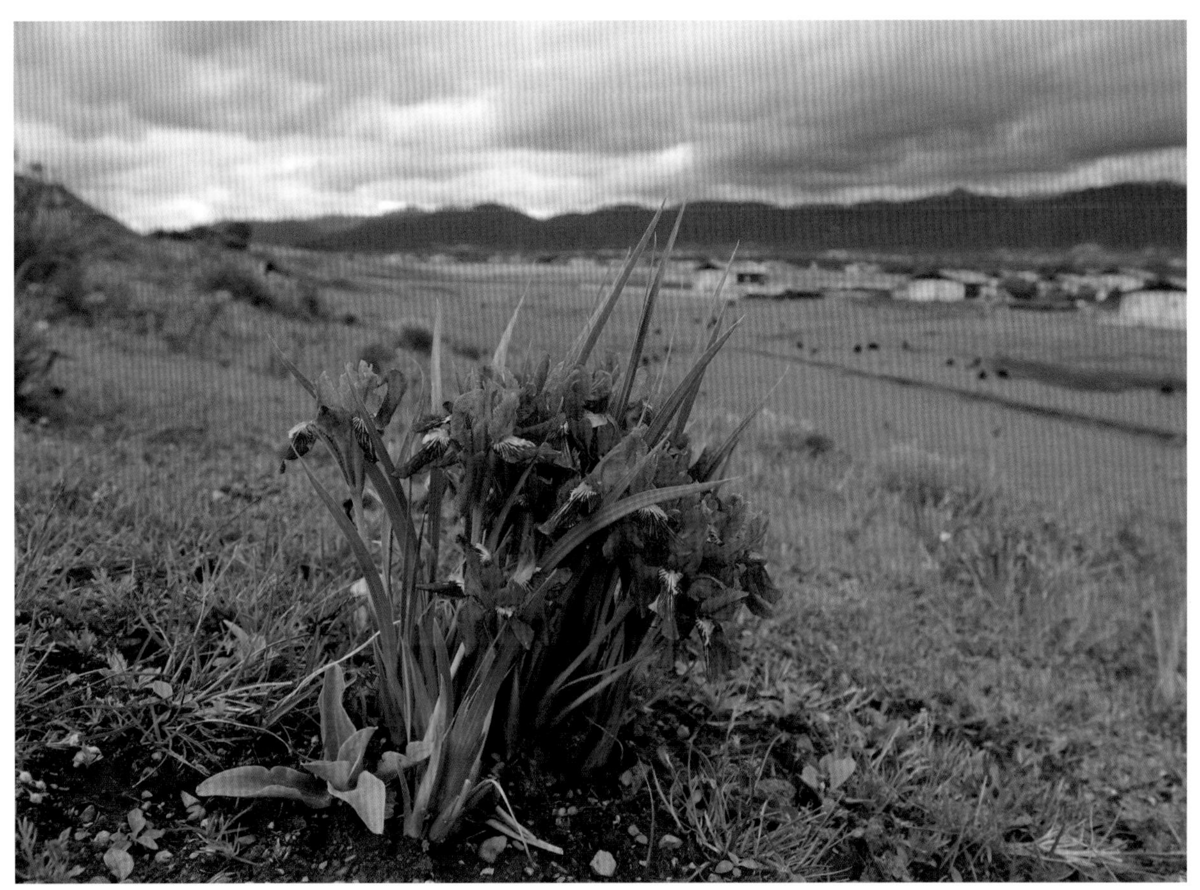

【形态特征】多年生草本，植株基部围有棕褐色毛发状的老叶残留纤维。根膨大，略呈纺锤形，棕褐色，肉质。根状茎短。叶基生，灰绿色，条形或剑形，互相套迭。苞片宽披针形或狭卵形；花深蓝色，花被管上部逐渐扩大成喇叭形，外花被裂片椭圆状倒卵形，爪部细长，中脉上有橘黄色须毛状附属物，内花被裂片倒披针形；花药黄色，花丝白色；花柱分枝花瓣状。蒴果绿色，三棱状卵形。花期 5~6 月，果期 7~8 月。

【适宜生境】生于海拔 1650~3500m 的高山草地及山坡向阳的干燥草地。

【资源状况】分布于香格里拉、维西、福贡、玉龙等地。偶见。

【入药部位】根、叶鞘纤维和叶（小棕皮头）。

【功能主治】祛瘀，止血，止痛，通窍，杀蛆。用于跌打损伤，鼻塞不通，神经性牙痛；外用于外伤出血，疮毒生蛆。

扁竹兰

扁竹根、扁竹、都拉

Iris confusa Sealy

【标本采集号】2353290556

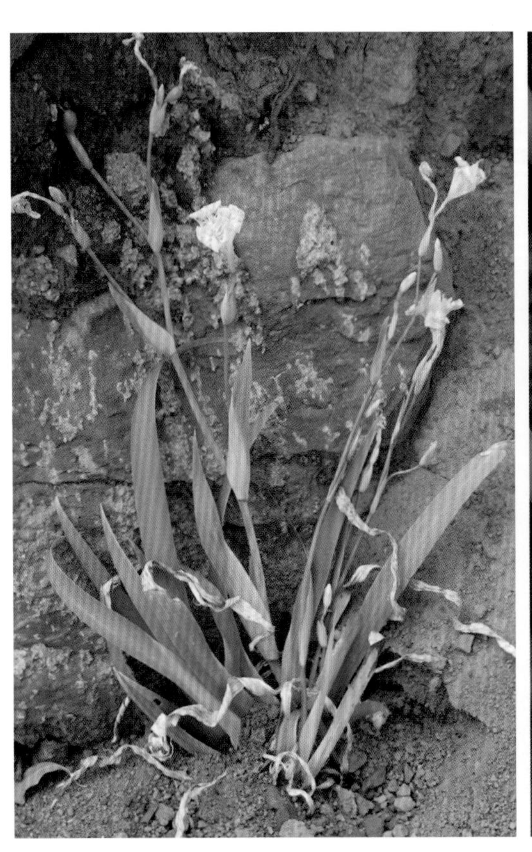

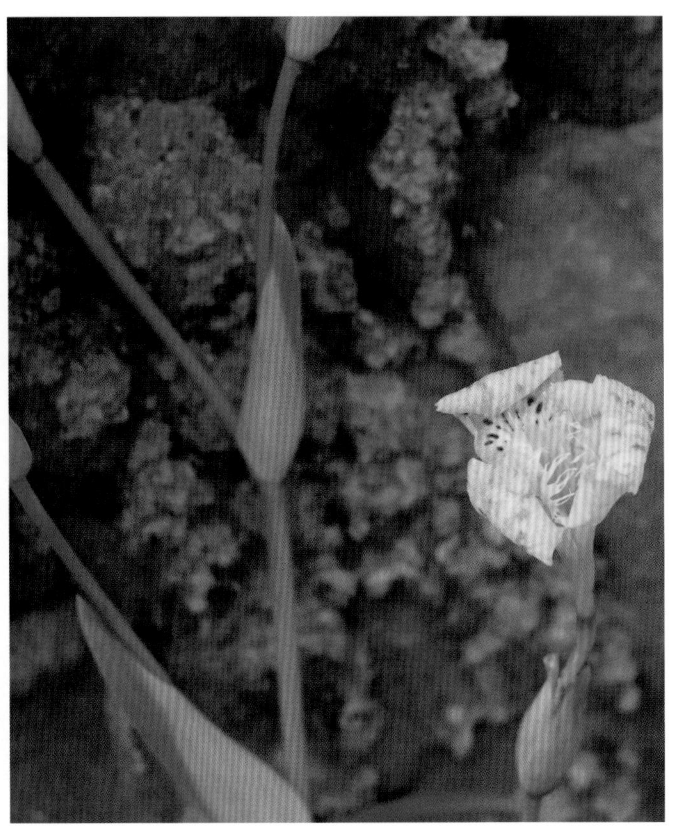

【形态特征】多年生草本。须根多分枝，黄褐色或浅黄色。根状茎黄褐色，节明显，节间较长。叶密集于茎顶，互相嵌迭，宽剑形，黄绿色，两面略带白粉。花浅蓝色或白色，外花被裂片椭圆形，边缘波状皱褶，有疏牙齿，爪部楔形，内花被裂片倒宽披针形；花药黄白色；花柱分枝淡蓝色。蒴果椭圆形，表面有网状的脉纹及 6 条明显的肋。种子黑褐色。花期 4 月，果期 5~7 月。

【适宜生境】生于林缘、疏林下、沟谷湿地或山坡草地。

【资源状况】分布于维西、福贡、玉龙等地。偶见。

【入药部位】根茎（蓝花扁竹）。

【功能主治】清热解毒，利咽消肿。用于咽喉肿痛，肺热咳喘。

矮紫苞鸢尾

俄罗斯鸢尾、紫石蒲、苏联鸢尾

Iris ruthenica Ker-Gawl. var. *nana* Maxim.

【标本采集号】5334210084

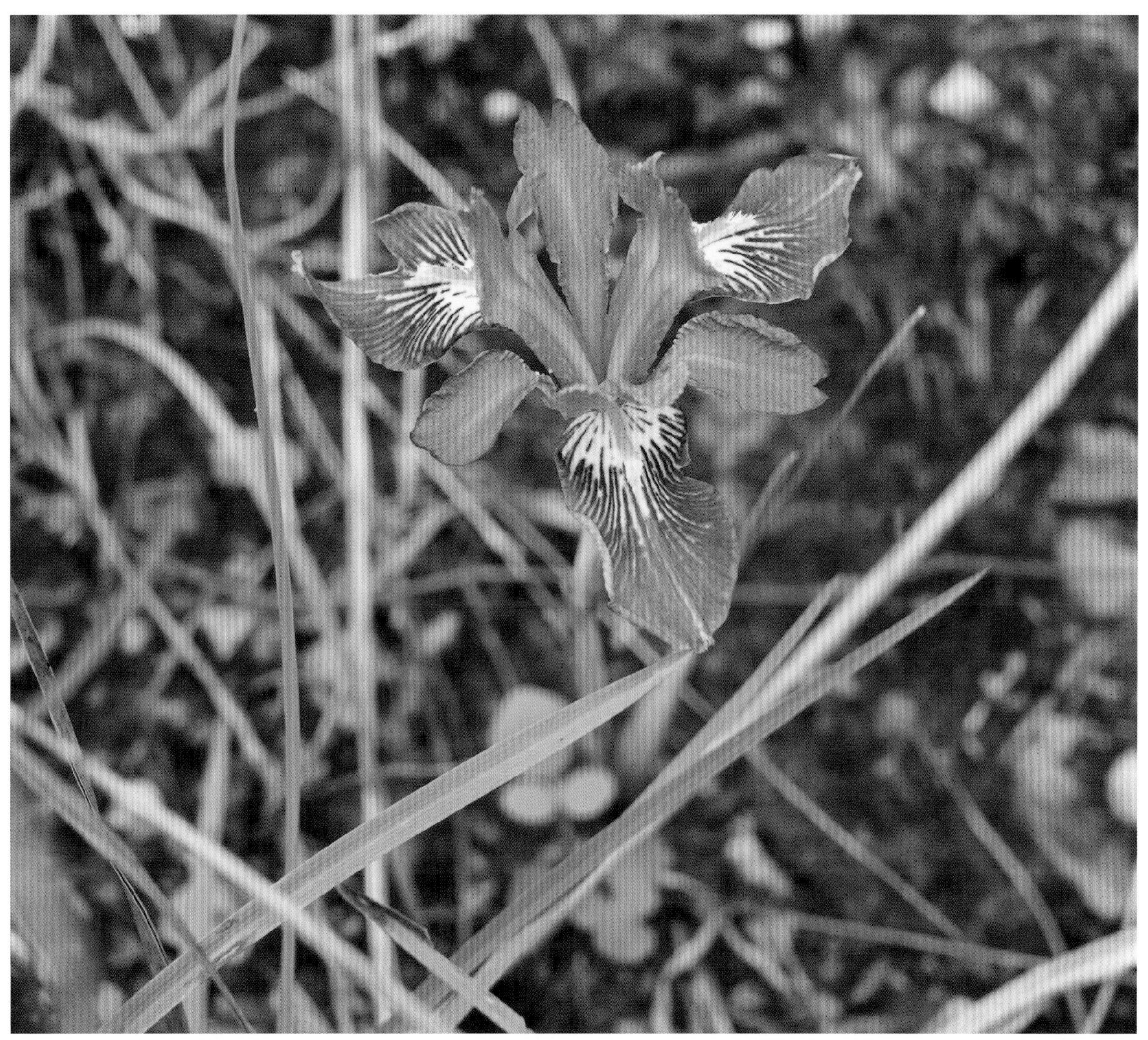

【形态特征】多年生草本，植株基部围有短的鞘状叶。须根暗褐色。根状茎二歧分枝，节部包以棕褐色老叶纤维。叶条形，灰绿色。苞片膜质，绿色，边缘带红紫色，披针形或宽披针形；花淡蓝色或紫蓝色，外花被裂片倒披针形，有深色条纹及斑点，内花被裂片直立，狭倒披针形。蒴果球形或卵圆形，6 条肋明显，顶端无喙。花期 4~5 月，果期 6~7 月。

【适宜生境】生于海拔 2500~4500m 的高山草地、灌丛、疏林下。

【资源状况】分布于香格里拉、德钦、维西、玉龙等地。偶见。

【入药部位】种子、花。

【功能主治】种子：解毒，止痛，杀虫，生肌。用于“培根”病，“木保”病，中毒病，胃肠寒热往来，肠绞痛，胀闷，黄疸，虫病，疮口死肉，烫伤。花：外用于烫伤。

鸢　尾 屋顶鸢尾、蓝蝴蝶、紫蝴蝶

Iris tectorum Maxim.

【标本采集号】5334210012

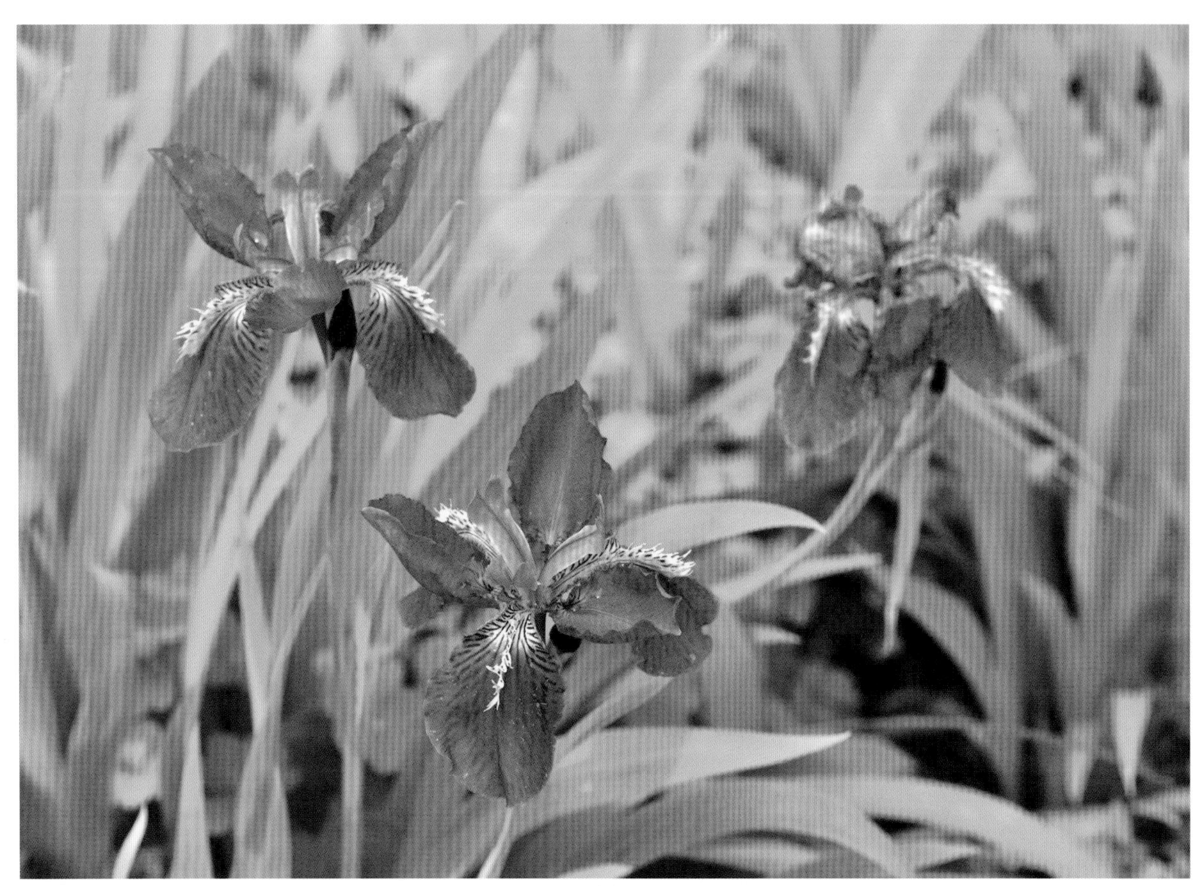

【形态特征】多年生草本，植株基部围有老叶残留的膜质叶鞘及纤维。须根细而短。根状茎二歧分枝。叶基生，黄绿色，宽剑形。花茎光滑；苞片草质，边缘膜质；花蓝紫色，花被管细长，上端膨大成喇叭形，外花被裂片圆形，内花被裂片椭圆形，花盛开时向外平展，爪部突然变细。蒴果长椭圆形或倒卵形，有 6 条明显的肋，成熟时自上而下 3 瓣裂。花期 4~5 月，果期 6~8 月。

【适宜生境】生于海拔 1600~3000m 的林缘、疏林下、山坡草地。

【资源状况】分布于香格里拉、德钦、维西、贡山、玉龙等地。偶见。

【入药部位】根茎（川射干）。

【功能主治】清热解毒，祛痰，利咽。用于热毒痰火郁结，咽喉肿痛，痰涎壅盛，咳嗽气喘。

灯心草科

葱状灯心草 *Juncus allioides* Franch.

【标本采集号】5334210365

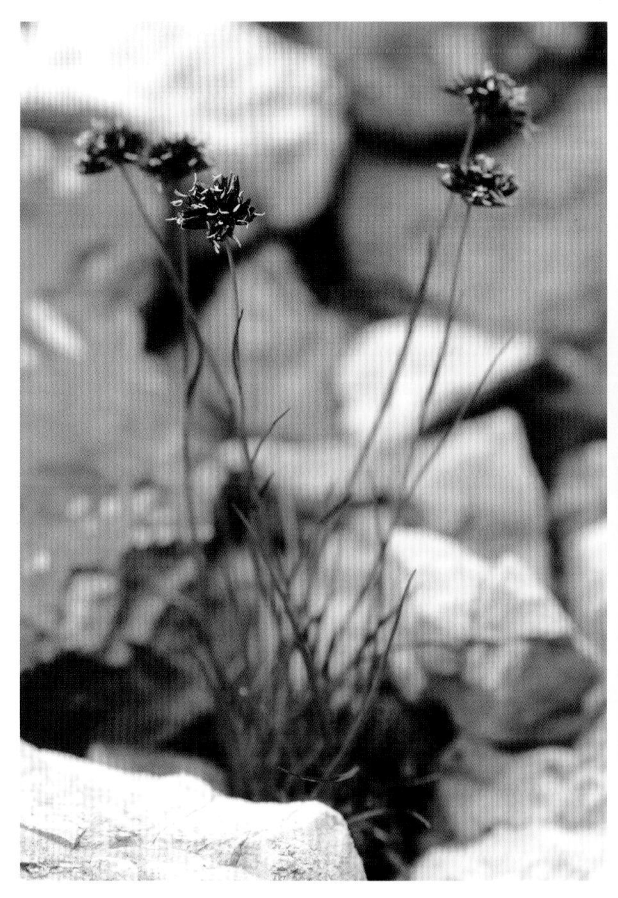

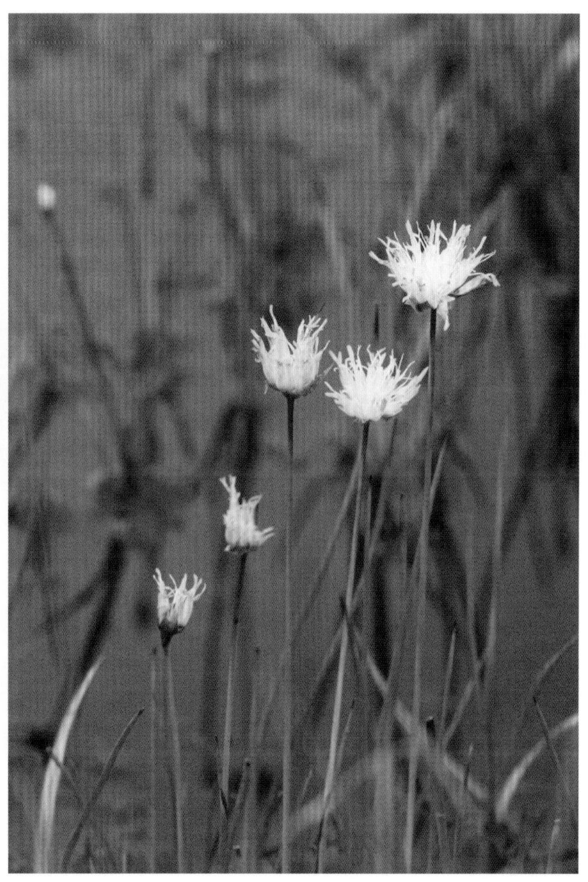

【形态特征】多年生草本。根状茎横走，具褐色细弱的须根；茎稀疏丛生，有纵条纹，光滑。叶基生和茎生；低出叶鳞片状，褐色；叶片为圆柱形，稍压扁，具明显横隔；叶鞘边缘膜质；叶耳钝圆。头状花序单一顶生；苞片披针形，褐色，在花蕾期包裹花序，呈佛焰苞状；花被片披针形，灰白色至淡黄色，膜质，常具 3 条纵脉。蒴果长卵形，顶端有尖头。种子长圆形，两端有白色附属物。花期 6~8 月，果期 7~9 月。

【适宜生境】生于海拔 1800~4700m 的山坡、草地和林下潮湿处。

【资源状况】分布于香格里拉、德钦、维西、贡山、福贡、玉龙等地。偶见。

【入药部位】全草。

【功能主治】理气止痛，调经和血。用于肝郁气滞，胸胁疼痛，月经不调，崩中带下。

走茎灯心草 拉冈

Juncus amplifolius A. Camus

【标本采集号】5334210388

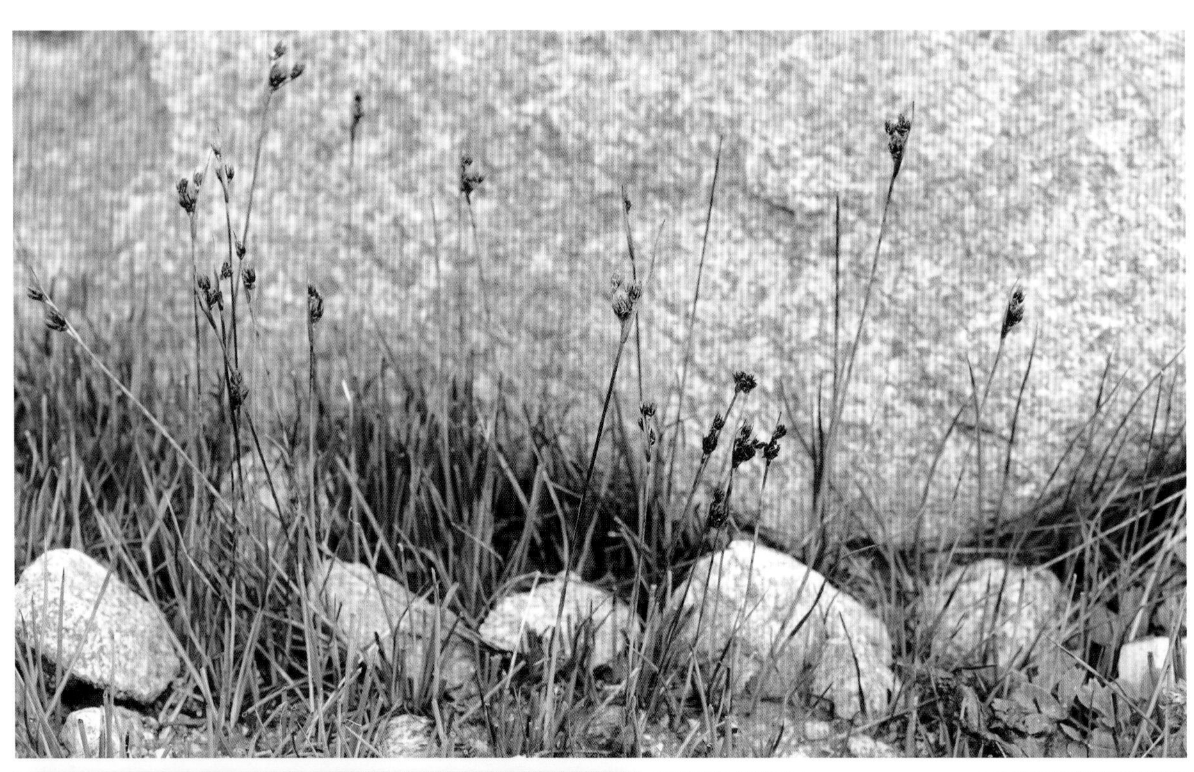

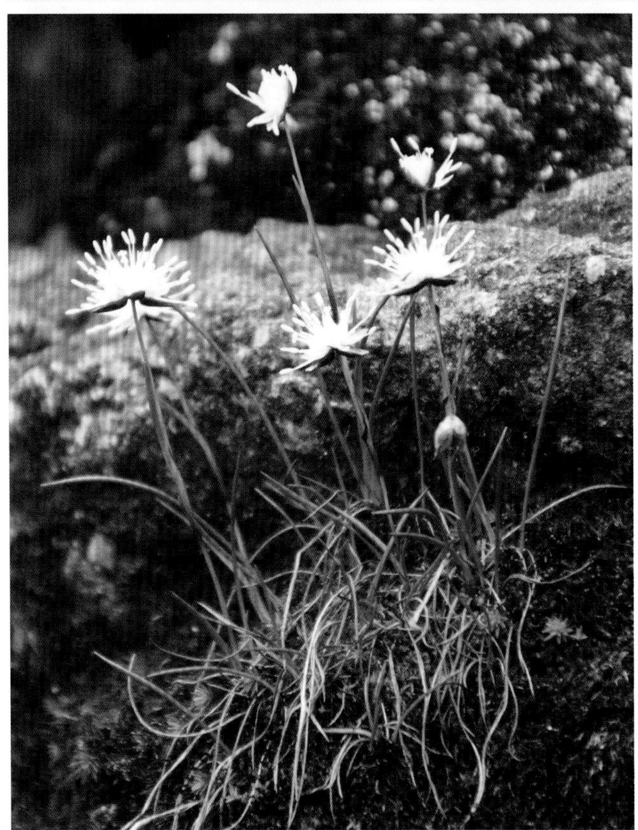

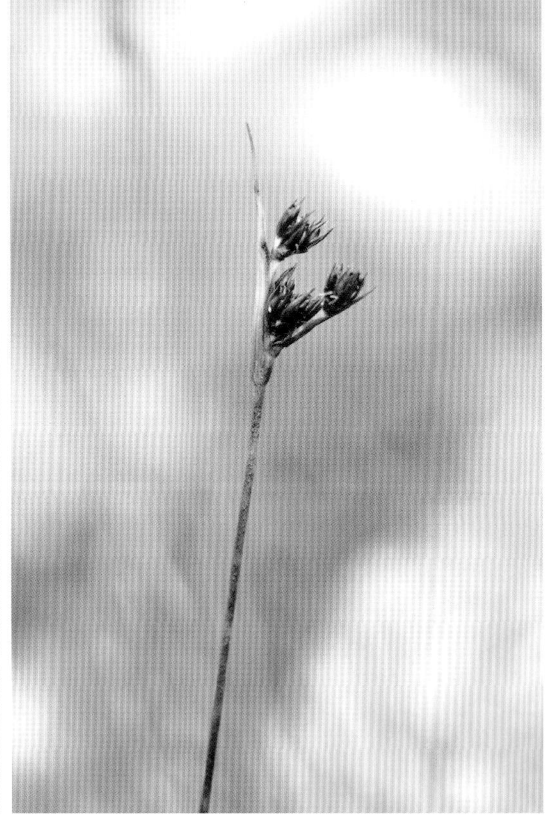

【形态特征】多年生草本。根状茎横走，外包褐色纤维状的被覆物，具须根；茎上有纵条纹。叶基生；低出叶鞘状，微红褐色；叶片线形；叶鞘边缘稍膜质，紧抱茎；无明显叶耳。顶生聚伞花序；苞片披针形，褐色；花被片披针形，具膜质边缘，红褐色至紫褐色，外轮者稍短，呈龙骨状突起。蒴果长椭圆形，深褐色，顶端具喙状短尖头。种子卵形，红褐色。花期 5~7 月，果期 6~8 月。

【适宜生境】生于海拔 1700~4889m 的高山湿草地、林下石缝及河边。

【资源状况】分布于香格里拉、德钦、贡山、泸水、福贡等地。偶见。

【入药部位】根茎（草香附）。

【功能主治】理气止痛，调经活血。用于肝郁气滞，胸胁疼痛，月经不调，崩中带下。

雅灯心草

细叶云香草、地丁、马绊肠

Juncus concinnus D. Don

【标本采集号】5329290876

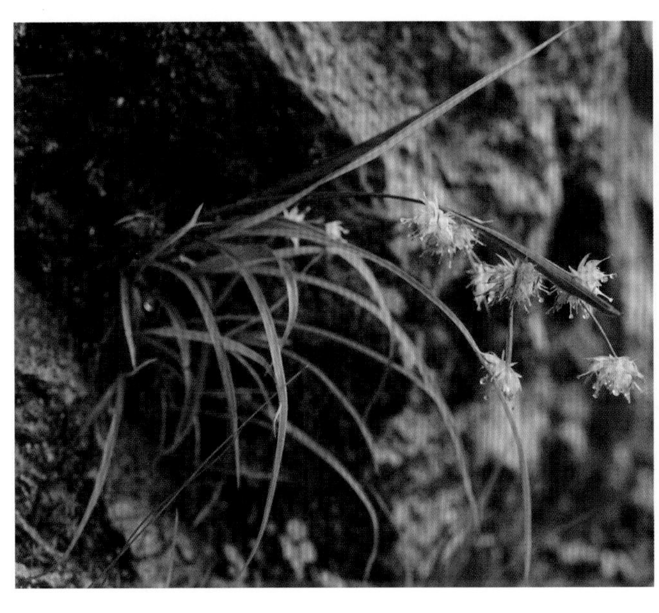

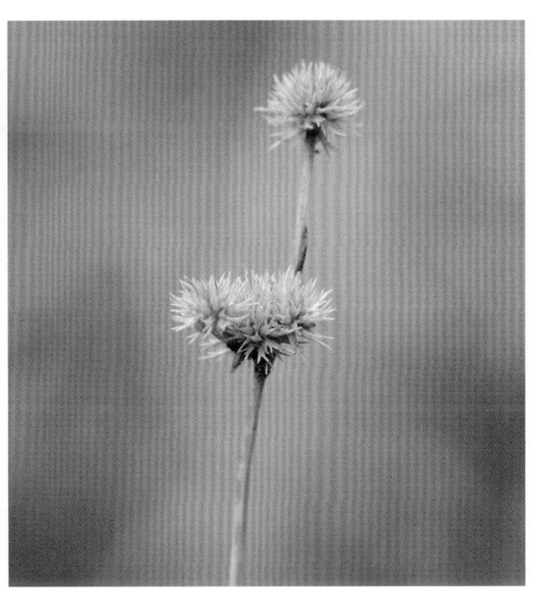

【形态特征】多年生草本。根状茎黄棕色，具褐色细弱的须根；茎表面有纵条纹。叶基生和茎生；低出叶鞘状，淡黄褐色；基生叶线形，表面有脉纹；茎生叶稍扁平或内卷成圆柱状。头状花序半球形；叶状总苞片线状披针形；苞片披针形至三角状卵形；花被片膜质，黄白色，外轮者披针形，内轮者稍长，长圆形。蒴果三棱状卵形，顶端具宿存花柱。花期 7~8 月，果期 8~9 月。

【适宜生境】生于海拔 1500~3900m 的山坡林下、草地、沟边潮湿处。

【资源状况】分布于德钦、维西、贡山、泸水、福贡、玉龙等地。偶见。

【入药部位】全草（雅灯心草）。

【功能主治】清热，消食，利尿。用于宿食内停，小便赤热。

多花灯心草

多花丝灯心草、沙苑子、芒牛旦

Juncus modicus N. E. Brown

【标本采集号】5329290787

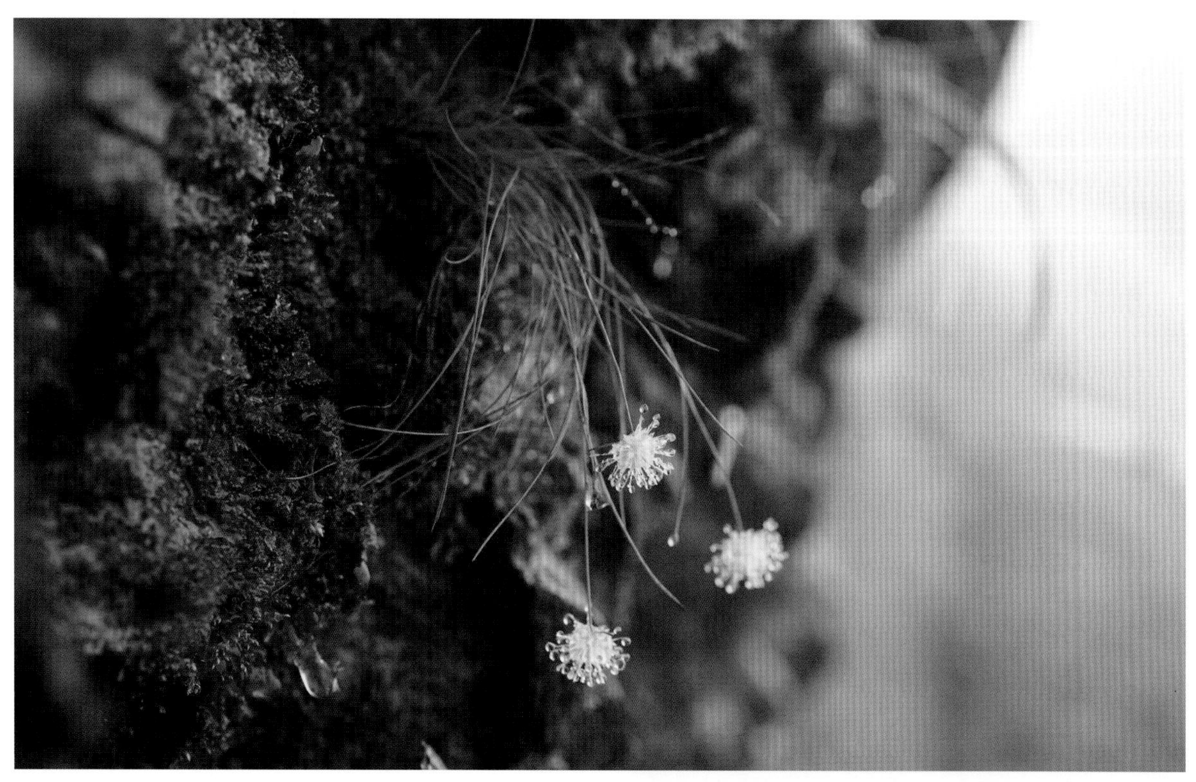

【形态特征】多年生草本。须根黄褐色，细密。茎密丛生，纤细，鬃毛状，绿色。叶基生和茎生；低出叶鞘状或鳞片状，褐色；茎生叶线形；叶鞘松弛抱茎，具膜质边缘；叶耳明显；生于茎上部的叶片短且呈刺芒状。头状花序单生茎顶；苞片披针形或卵状披针形，淡黄色至乳白色；花被片线状披针形，内、外轮近等长，乳白色或淡黄色。蒴果三棱状卵形。花期 6~8 月，果期 9 月。

【适宜生境】生于海拔 1700~2900m 的山谷、山坡阴湿岩石缝中和林下湿地。

【资源状况】分布于香格里拉、德钦等地。偶见。

【入药部位】全草（多花灯心草）。

【功能主治】清热，通淋，止血。

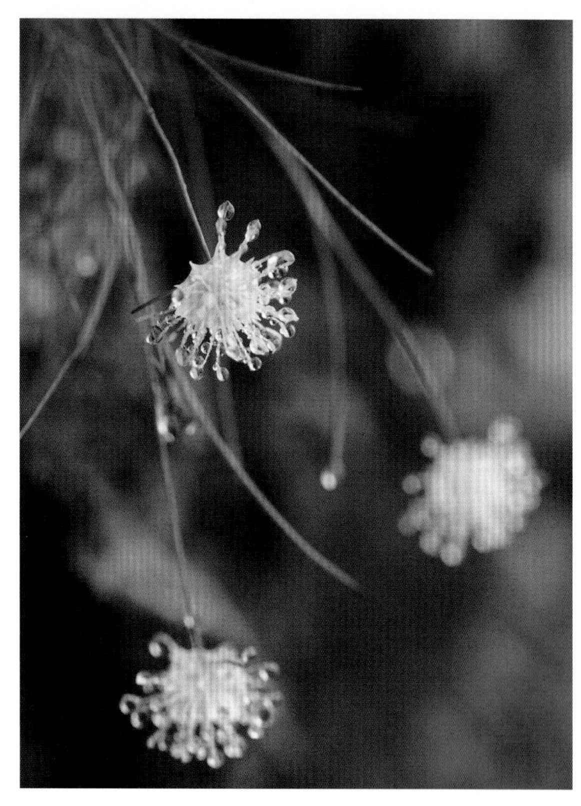

灯心草　灯草、水灯心、虎须草

Juncus effusus L.

【标本采集号】5334211097

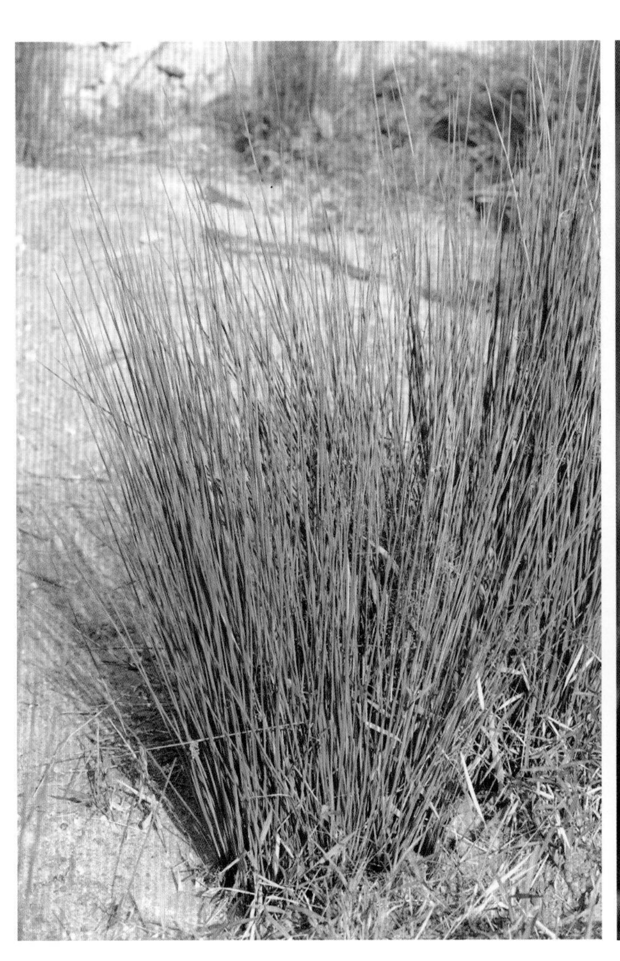

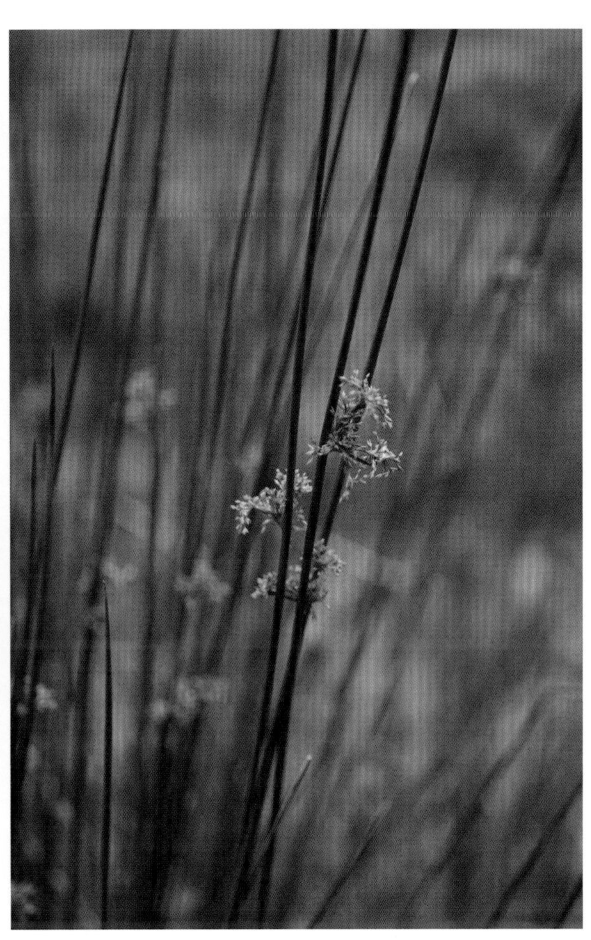

【形态特征】多年生草本。根状茎粗壮，横走，具黄褐色粗须根；茎上具纵条纹。叶为低出叶，鞘状，包围在茎的基部，基部红褐色至黑褐色；叶片退化为刺芒状。聚伞花序假侧生；总苞片圆柱形；花淡绿色，花被片线状披针形，背脊增厚突出，黄绿色，外轮者稍长于内轮者。蒴果长圆形，顶端钝或微凹。种子卵状长圆形，黄褐色。花期 4~7 月，果期 6~9 月。

【适宜生境】生于海拔 1650~3400m 的河边、池旁、水沟、稻田旁、草地及沼泽湿处。

【资源状况】分布于香格里拉、德钦、维西、泸水、玉龙等地。偶见。

【入药部位】茎髓（灯心草）。

【功能主治】清心火，利小便。用于心烦失眠，尿少涩痛，口舌生疮。

野灯心草 秧草、铁灯草、仙人针 *Juncus setchuensis* Buchen.

【标本采集号】533324180518256LY

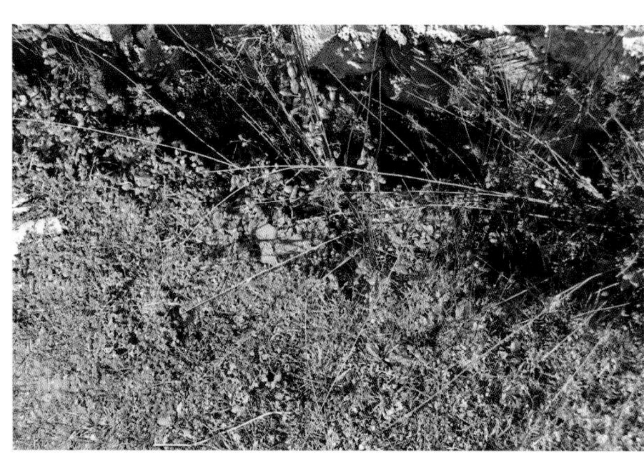
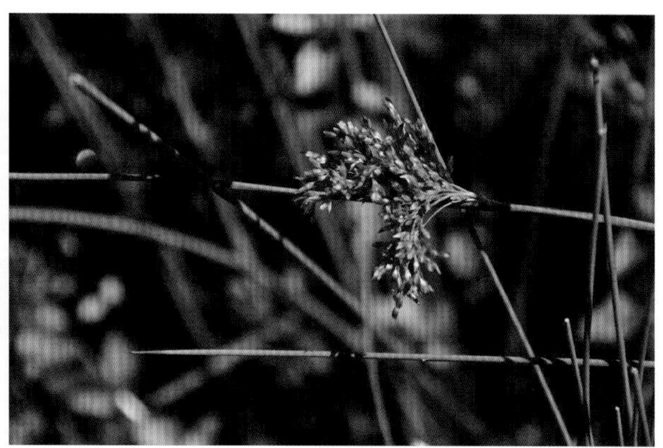

【形态特征】多年生草本。根状茎短而横走，具黄褐色稍粗的须根；茎丛生，有较深而明显的纵沟。叶全部为低出叶，呈鞘状或鳞片状，基部红褐色至棕褐色；叶片退化为刺芒状。聚伞花序假侧生；小苞片 2，三角状卵形；花淡绿色，花被片卵状披针形，内轮与外轮者等长。蒴果通常卵形。种子斜倒卵形，棕褐色。花期 5~7 月，果期 6~9 月。

【适宜生境】生于海拔 800~1700m 的山沟、林下阴湿地、溪旁、道旁的浅水处。

【资源状况】分布于香格里拉、维西、贡山、泸水、福贡、兰坪、玉龙等地。偶见。

【入药部位】地上部分（川灯心草）。

【功能主治】利水通淋，泄热，安神，凉血止血。用于热淋，肾炎水肿，烦躁，心悸失眠，口舌生疮，咽痛，目赤肿痛，衄血，咯血，尿血。

锡金灯心草 *Juncus sikkimensis* Hook. f.

【标本采集号】5334210057

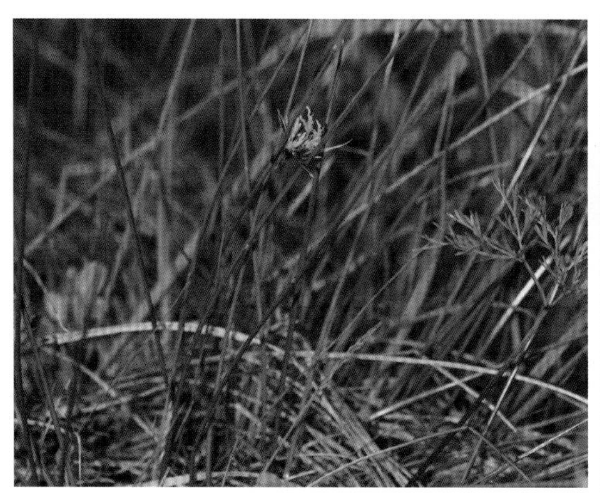
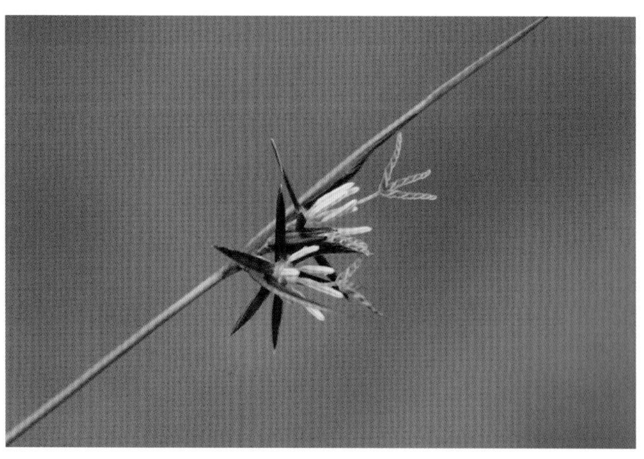

【形态特征】多年生草本。根状茎横走，具细弱褐色的须根；茎稍压扁，有纵条纹。叶全部基生，圆柱状；低出叶鞘状，棕褐色至红褐色，顶端有芒状尖头；具圆钝的叶耳。花序假侧生，由头状花序组成；叶状总苞片卵状披针形，下部黑褐色；苞片宽卵形，黑褐色；花较大，花被片披针形，黑褐色，质地厚，外轮背脊明显，内轮稍短，具宽膜质边缘。蒴果三棱状卵形，顶端有喙，栗褐色。种子长圆形，锯屑状。花期 6~8 月，果期 7~9 月。

【适宜生境】生于海拔 4000~4600m 的山坡草丛、林下、沼泽湿地。

【资源状况】分布于香格里拉、德钦、贡山等地。偶见。

【入药部位】全草。

【功能主治】理气止痛，调经和血。用于肝郁气滞，胸胁疼痛，月经不调，崩中带下。

单叶灯心草 *Juncus unifolius* A. M. Lu et Z. Y. Zhang

【标本采集号】5334210389

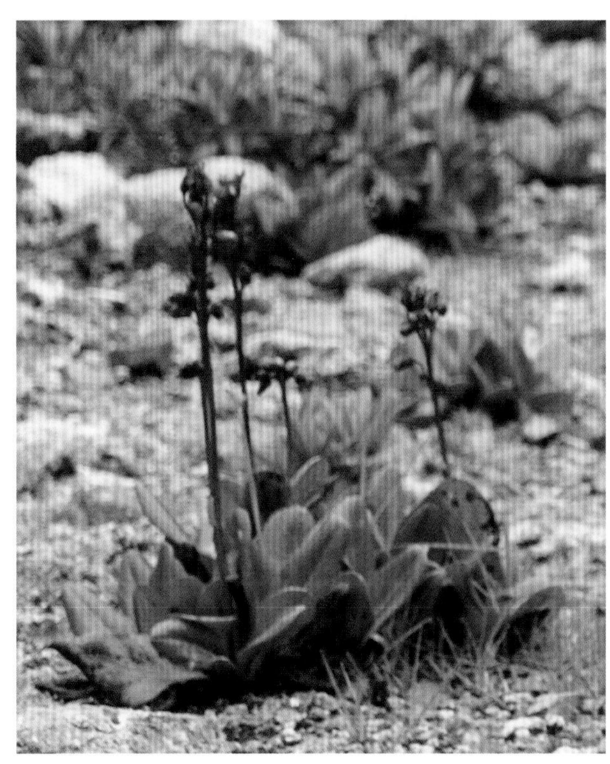

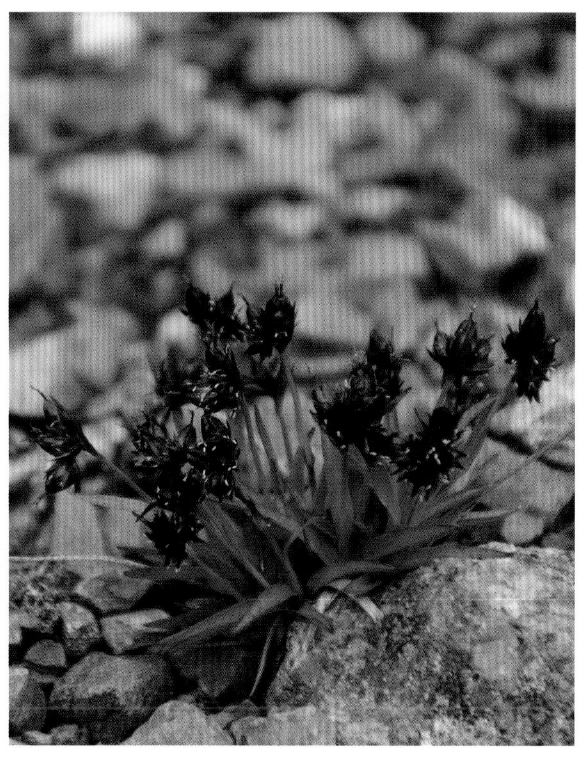

【形态特征】多年生草本。根状茎短，具多数褐色须根；茎丛生，纤细，有条纹。叶基生；低出叶鞘状，黄褐色；叶片平，线状披针形；叶耳无。头状花序单生茎顶；苞片最下面 1 片叶状，超出头状花序，披针形，栗色；花被片披针形，边缘黑栗色，内轮较长。蒴果三棱状卵形，具短尖头，黑栗色。种子锯屑状，微白色。花期 7~8 月，果期 8~9 月。

【适宜生境】生于海拔 4000~4250m 的山坡水边或石灰岩上。

【资源状况】分布于香格里拉等地。偶见。

【入药部位】全草。

【功能主治】理气止痛，调经和血。用于肝郁气滞，胸胁疼痛，月经不调，崩中带下。

多花地杨梅 野高粱

Luzula multiflora (Retz.) Lej.

【标本采集号】5329290025

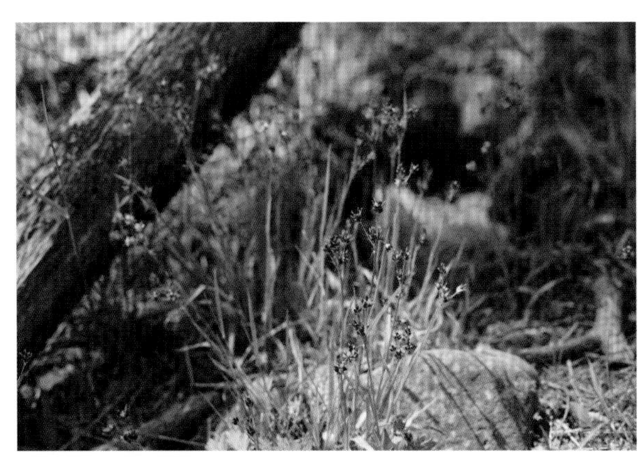
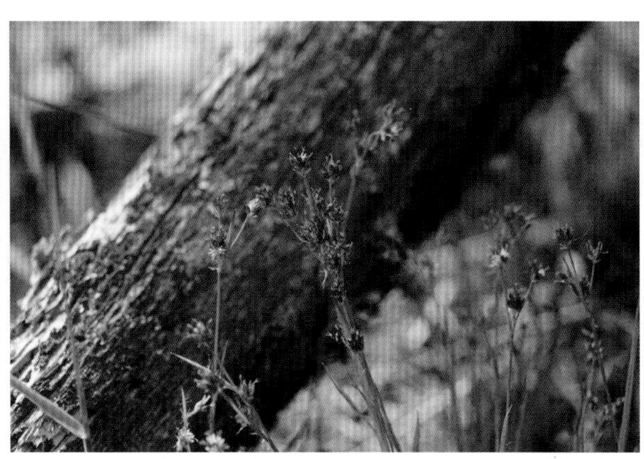

【形态特征】多年生草本。须根深褐色。根状茎短而直伸；茎密丛生，具纵沟纹。叶基生和茎生；茎生叶线形，顶端钝圆加厚成胼胝状，边缘具白色丝状长毛；叶鞘闭合紧抱茎，鞘口部密生丝状长毛。头状花序排成顶生聚伞花序；花序分枝近辐射状；花被片披针形，内、外轮近等长，淡褐色至红褐色。蒴果三棱状卵形，顶端具小尖头，红褐色至紫褐色。种子卵状椭圆形，棕褐色，基部具淡黄色的种阜。花期 5~7 月，果期 7~8 月。

【适宜生境】生于海拔 2200~3600m 的山坡草地、林缘水沟旁、溪边潮湿处。

【资源状况】分布于贡山、玉龙等地。偶见。

【入药部位】果实（多花地杨梅）。

【功能主治】清热止痢。用于赤白痢疾，淋证，便秘。

鸭跖草科

饭包草 火柴头、竹叶菜、卵叶鸭跖草

Commelina bengalensis Linn.

【标本采集号】5329320783

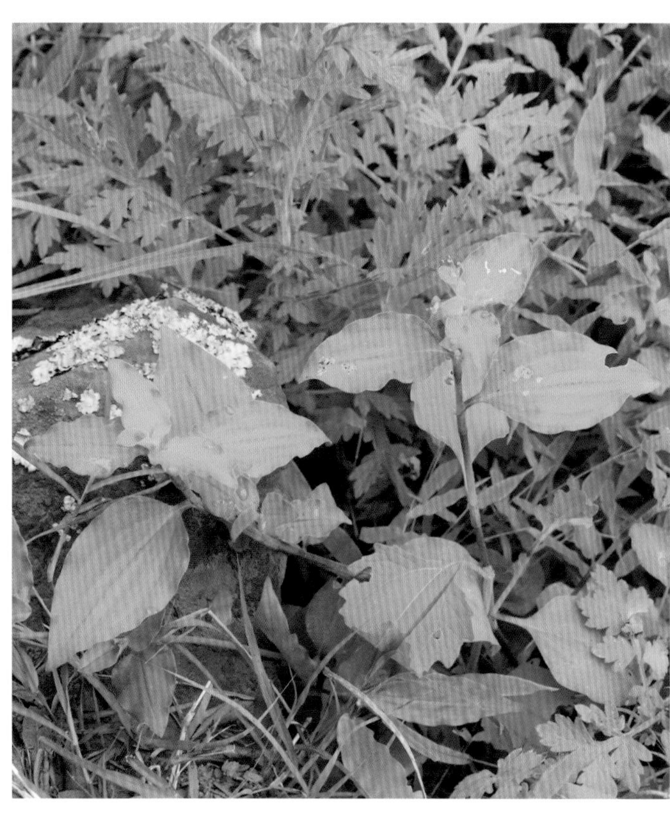

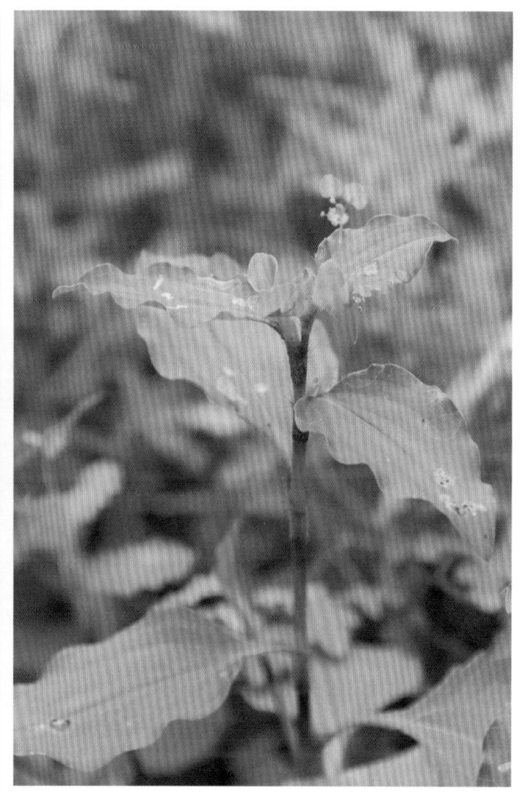

【形态特征】多年生披散草本。茎大部分匍匐，节上生根，上部及分枝上部上升，被疏柔毛。叶片卵形，近无毛；叶鞘口沿有疏而长的睫毛。总苞片漏斗状，与叶对生，被疏柔毛；花序下面一枝具细长梗，伸出佛焰苞，上面一枝有花数朵，不伸出佛焰苞；萼片膜质，披针形，无毛；花瓣蓝色，圆形，内面 2 枚具长爪。蒴果椭圆状。种子多皱并有不规则网纹，黑色。花期夏、秋季。

【适宜生境】生于海拔 2300m 以下的湿地。

【资源状况】分布于贡山、福贡、玉龙等地。偶见。

【入药部位】全草（竹叶菜）。

【功能主治】清热解毒，利水消肿。用于小儿风热咳嗽，小便不利，淋沥作痛，赤痢，疔疮肿毒，蛇咬伤。

鸭跖草 鸭食草、鸭子菜、竹鸡苋
Commelina communis L.

【标本采集号】2353290813

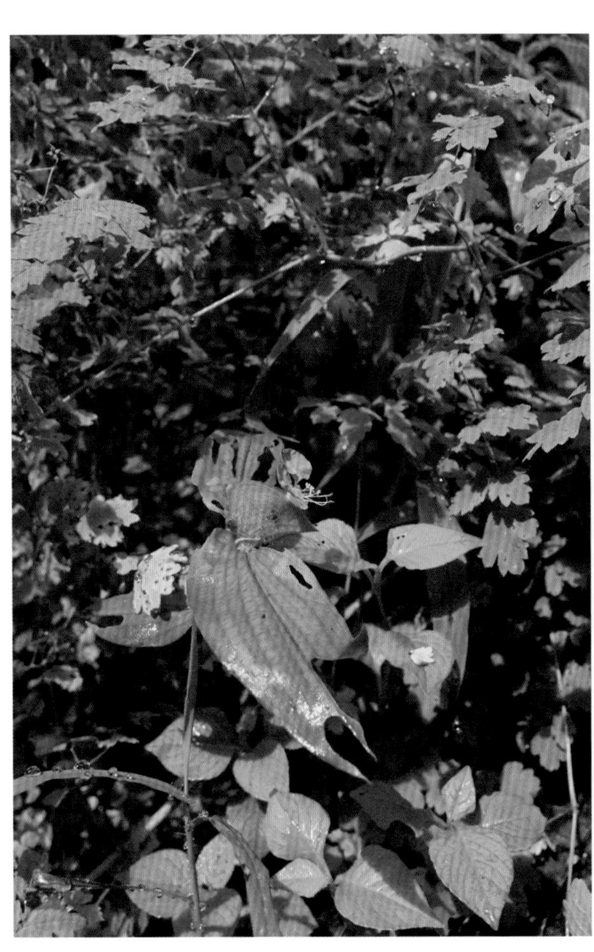

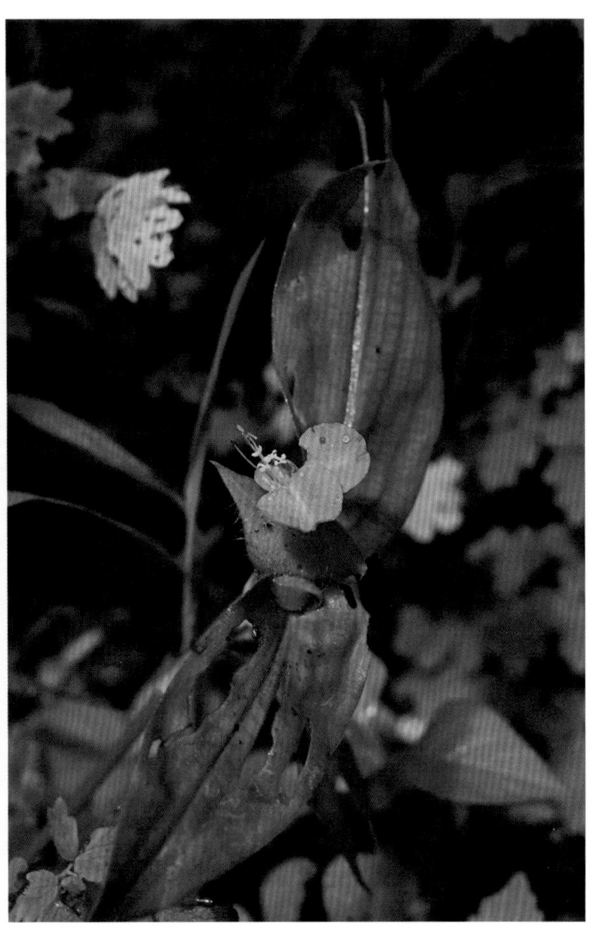

【形态特征】一年生披散草本。茎匍匐生根，多分枝，下部无毛，上部被短毛。叶披针形至卵状披针形。总苞片佛焰苞状，与叶对生，折叠状，展开后为心形，边缘常有硬毛；聚伞花序，下面一枝仅有花1朵，不孕，上面一枝具花3~4朵，几乎不伸出佛焰苞；花瓣深蓝色，内面2枚具爪。蒴果椭圆形。种子棕黄色，一端平截，腹面平，有不规则窝孔。

【适宜生境】生于湿地。

【资源状况】分布于玉龙等地。偶见。

【入药部位】全草（鸭跖草）。

【功能主治】清热解毒，利水消肿，退热。用于感冒发热，丹毒，痄腮，黄疸，咽喉肿痛，淋证，水肿，痈疽疔毒，毒蛇咬伤。

节节草 竹节菜、竹节花

Commelina diffusa Burm. f.

【标本采集号】5334210640

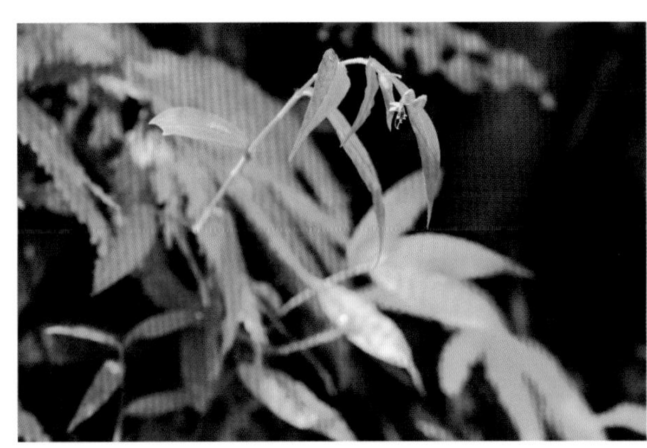

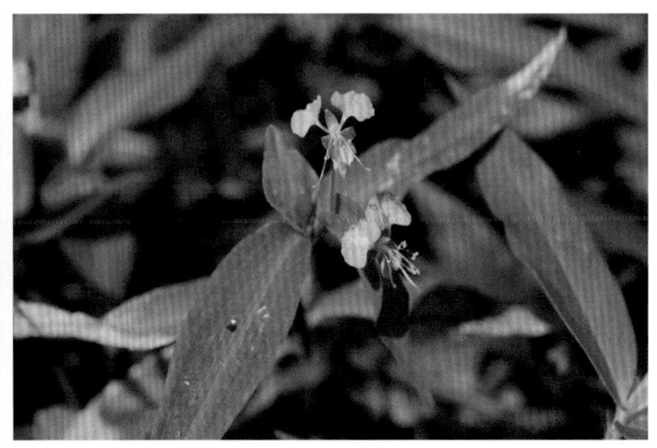

【形态特征】一年生披散草本。茎匍匐，节上生根。叶披针形或在分枝下部的为长圆形，无毛或被刚毛；叶鞘上常有红色小斑点，仅口沿及一侧有刚毛，或全面被刚毛。蝎尾状聚伞花序通常单生于分枝上部叶腋，有时呈假顶生；总苞片具柄，折叠状，外面无毛或被短硬毛；花序自基部开始二叉分枝；萼片椭圆形浅舟状，宿存，无毛；花瓣蓝色。蒴果矩圆状三棱形，不裂。种子黑色，卵状长圆形。花、果期 5~11 月。

【适宜生境】生于海拔 2100m 以下的林中、灌丛中或溪边或潮湿的旷野。

【资源状况】分布于香格里拉等地。偶见。

【入药部位】全草（竹节草）。

【功能主治】清热解毒，利尿消肿，止血。用于咽喉痛，痢疾，白浊，疮疖，小便淋痛不利；外用于外伤出血。

地地藕 小竹叶菜

Commelina maculata Edgew.

【标本采集号】5329320784

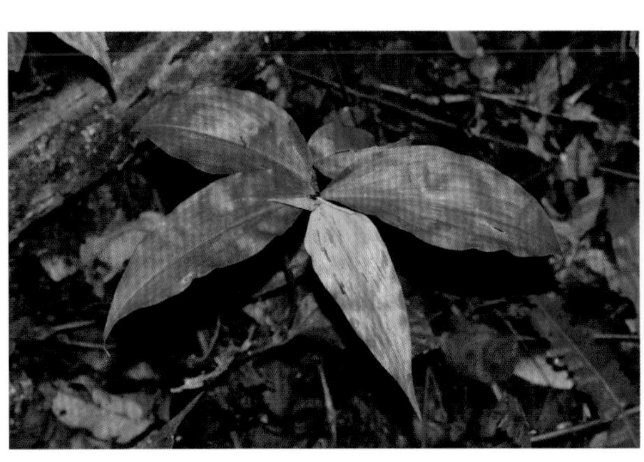

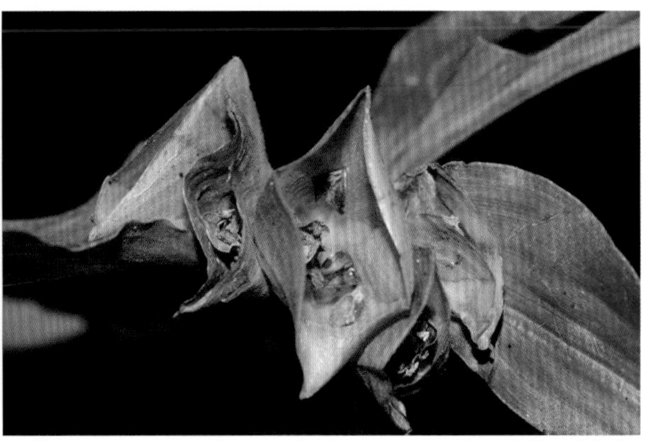

【形态特征】多年生草本，有 1 至数支天门冬状根，植株细弱，倾卧或匍匐，下部节上生根，多分枝。茎细长，无毛、疏生短毛或有 1 列硬毛。叶鞘口沿生多细胞睫毛；叶片卵状披针形或披针形，两面疏生细长伏毛。总苞片下缘合生而呈漏斗状；聚伞花序，仅盛开的花伸出佛焰苞之外，果期藏在佛焰苞内；花瓣蓝色，圆形，具爪 1 枚。蒴果圆球状三棱形，常有宿存的萼片。花、果期 6~8 月。

【适宜生境】生于海拔 2900m 以下的林缘、草地、路边、水沟边等湿润处。

【资源状况】分布于泸水、兰坪、玉龙等地。偶见。

【入药部位】全草（地地藕）。

【功能主治】清热泻火，解毒，利水消肿。用于感冒发热，热病烦渴，咽喉肿痛，水肿尿少，热淋涩痛，痈肿疔毒。

大苞鸭跖草

大鸭跖草、凤眼灵芝、大竹叶菜

Commelina paludosa Bl.

【标本采集号】533324180818350LY

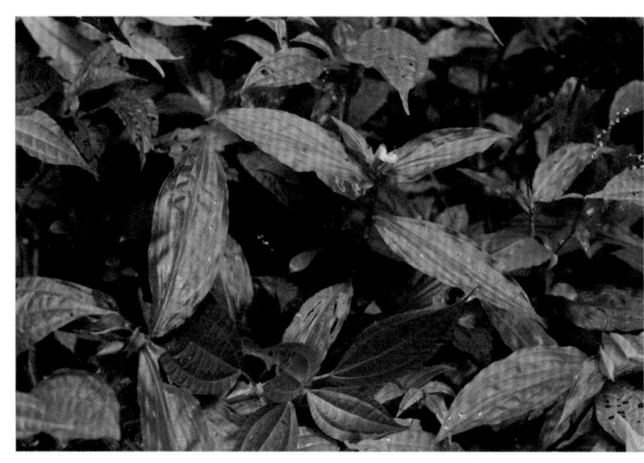

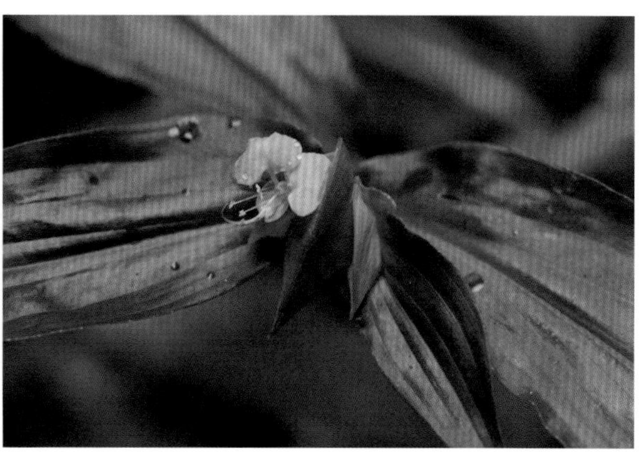

【形态特征】多年生粗壮大草本。茎常直立，有时基部节上生根，不分枝或有时上部分枝，无毛或疏生短毛。叶片披针形，两面无毛或有时上面生粒状毛而下面相当密地被细长硬毛；叶鞘通常在口沿及一侧密生棕色长刚毛。总苞片漏斗状，无毛；蝎尾状聚伞花序有花数朵，几不伸出；花瓣蓝色，匙形或倒卵状圆形，内面 2 枚具爪。蒴果卵球状三棱形。种子椭圆状，黑褐色，具细网纹。花期 8~10 月，果期 10 月至翌年 4 月。

【适宜生境】生于海拔 2800m 以下的林下及山谷溪边。

【资源状况】分布于香格里拉、贡山、福贡等地。偶见。

【入药部位】全草（大苞鸭跖草）。

【功能主治】通络止痛，利湿消肿，清热解毒，凉血止血。用于风湿痹痛，腰腿痛，四肢麻木，水肿，湿疹，脚气病，小便不利，鼻衄，血崩，痢疾，咽喉肿痛，丹毒，痈肿疮毒，蛇虫咬伤。

蓝耳草

土贝母、苦籽、鸡冠参

Cyanotis vaga (Lour.) Rome et Schult.

【标本采集号】530724180806835LY

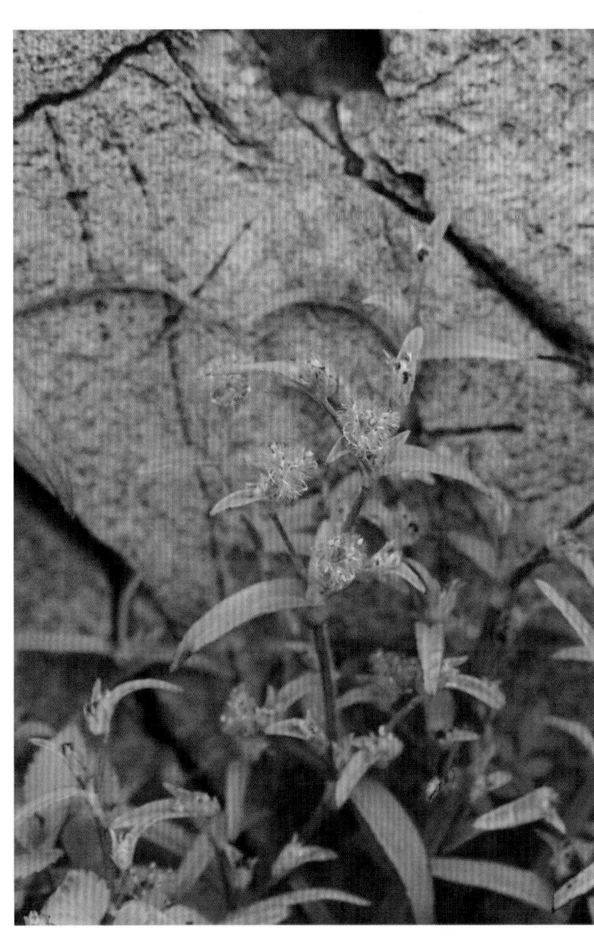

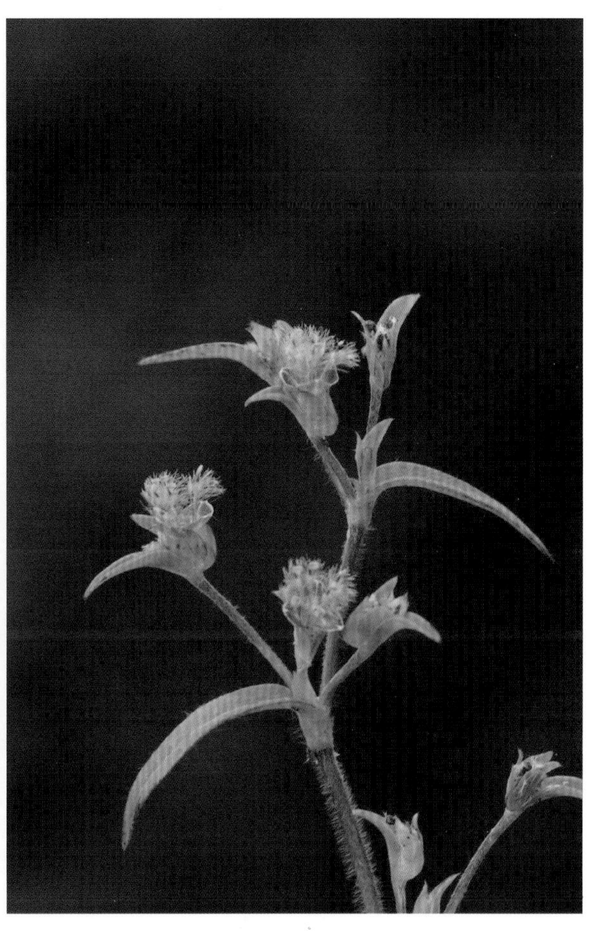

【形态特征】多年生披散草本，全体密被长硬毛，有的近无毛。基部有球状而被毛的鳞茎；茎通常自基部多分枝。叶线形至披针形。蝎尾状聚伞花序顶生并兼腋生，单生；总苞片较叶宽而短，佛焰苞状；萼片基部联合，外被白色长硬毛；花瓣蓝色或蓝紫色，顶端裂片匙状长圆形；花丝被蓝色绵毛。蒴果倒卵状三棱形。种子灰褐色，具许多小窝孔。花期 7~9 月，果期 10 月。

【适宜生境】生于海拔 3300m 以下的疏林下或山坡草地。

【资源状况】分布于玉龙等地。偶见。

【入药部位】根、全草。

【功能主治】根：清热解毒，补虚，除湿，舒筋活络。用于虚热不退，风湿性关节炎，湿疹，水肿，脚癣，湿疹，阳痿，中耳炎，刀伤创口。全草：收敛，止血，止痛。用于痈疮肿毒，刀伤，外伤出血。

紫背鹿衔草

竹叶参、山竹叶草

Murdannia divergens (C. B. Clarke) Bruckn.

【标本采集号】5329320786

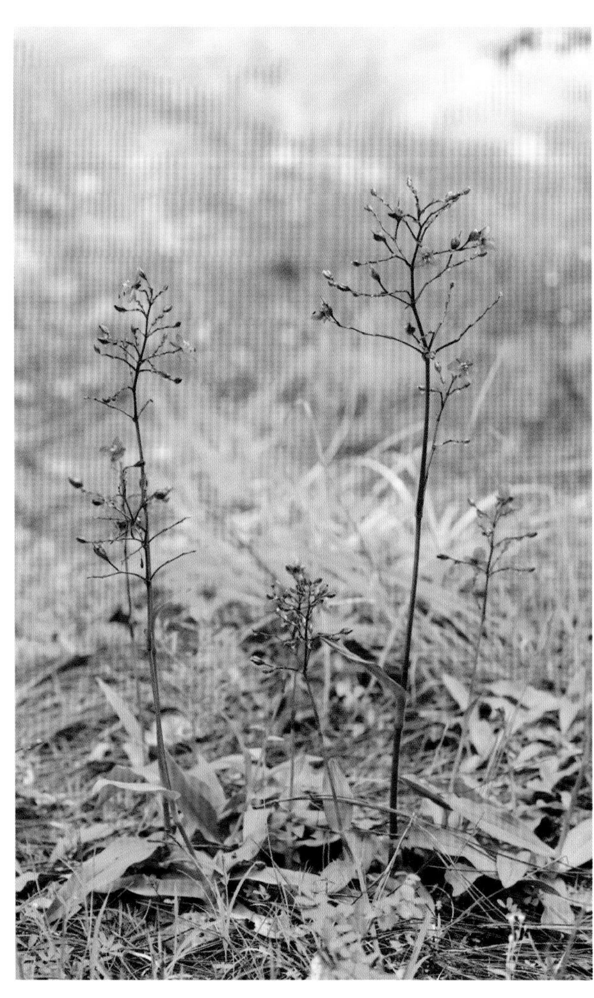

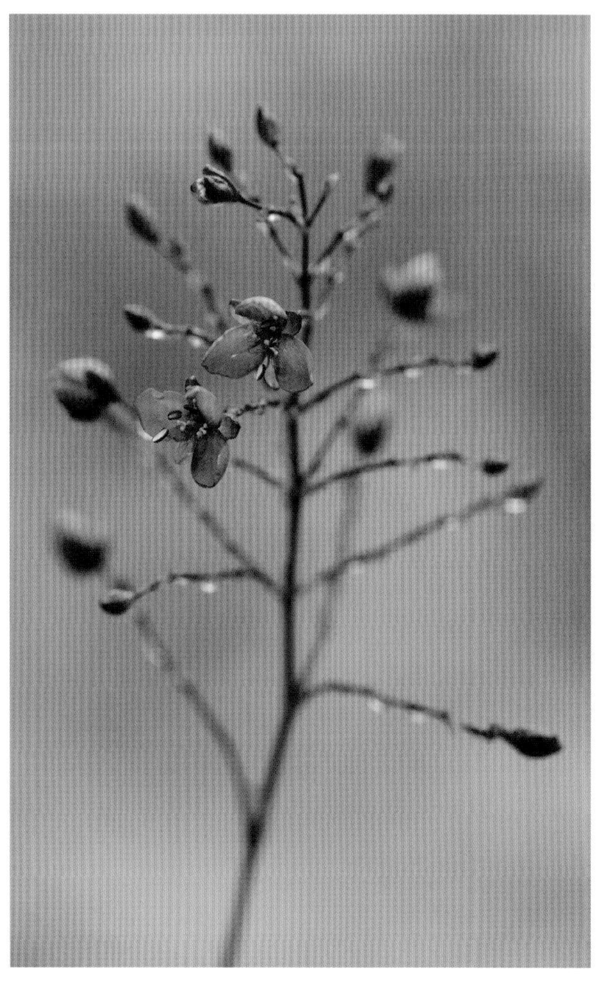

【形态特征】多年生草本。根多数，须状，中段稍纺锤状加粗，被绒毛。茎不分枝，被疏柔毛。叶鞘通常仅沿口部一侧被白色硬毛，叶片披针形至禾叶状。蝎尾状聚伞花序多数，对生或轮生，组成顶生圆锥花序，各部无毛；花瓣紫色、紫红色、紫蓝色，倒卵圆形；花丝有紫色绵毛。蒴果倒卵状三棱形或椭圆状三棱形，顶端有突尖，带有宿存的萼片。花期 6~9 月，果期 8~9 月。

【适宜生境】生于海拔 1500~3400m 的林下、林缘或湿润草地中。

【资源状况】分布于玉龙等地。偶见。

【入药部位】根或全草（花竹叶菜）。

【功能主治】清肺止咳，补肺益肾，调经止血。用于肺热咳嗽，气虚喘咳，头晕耳鸣，吐血，月经不调，骨折。

水竹叶

肉草、细竹叶高草、三角菜

Murdannia triquetra (Wall.) Bruckn.

【标本采集号】5329290517

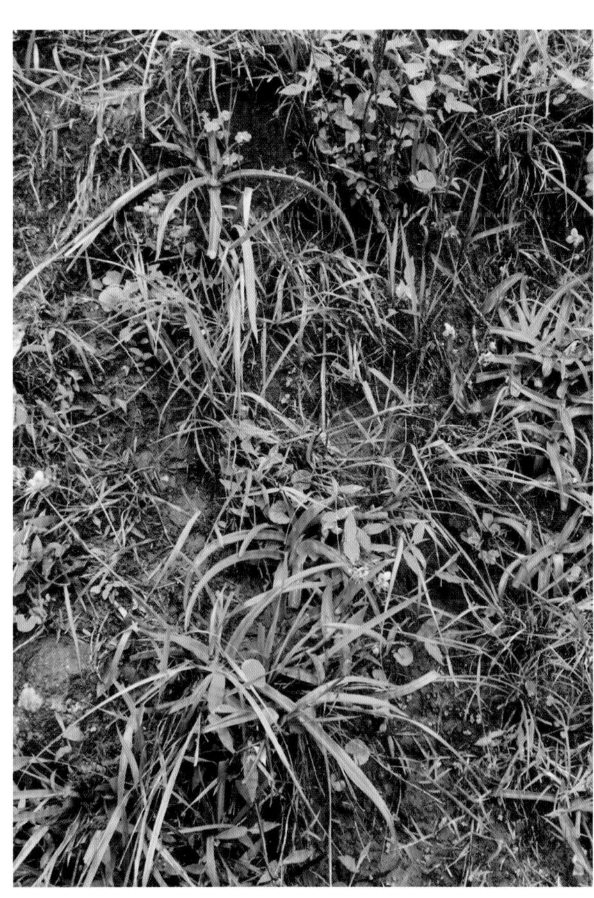

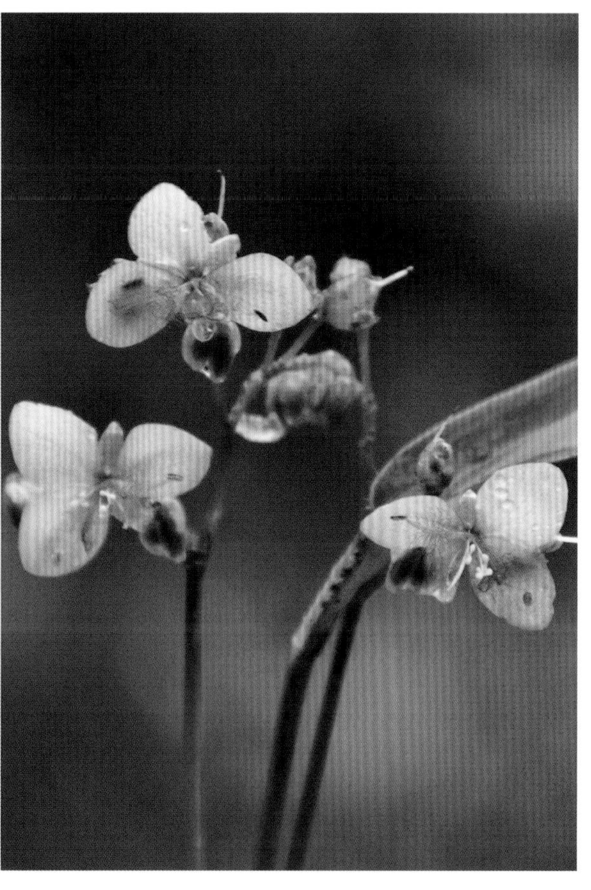

【形态特征】多年生草本，具长而横走根状茎。根状茎具叶鞘，节上具细长须状根；茎肉质，节上生根，多分枝，节间密生 1 列白色硬毛。叶片竹叶形，下部有睫毛和叶鞘合缝处有 1 列毛。花序通常仅有花单朵，顶生并兼腋生；萼片绿色，狭长圆形，浅舟状，无毛，果期宿存；花瓣粉红色、紫红色或蓝紫色，倒卵圆形，稍长于萼片；花丝密生长须毛。蒴果卵圆状三棱形。种子短柱状，红灰色。花期 9~10 月，果期 10~11 月。

【适宜生境】生于海拔 1600m 以下的水稻田边或湿地上。

【资源状况】分布于泸水、福贡等地。常见。

【入药部位】全草（水竹叶）。

【功能主治】清热解毒，利尿消肿。用于肺热咳喘，赤白下痢，小便淋痛，咽喉肿痛，痈疖疔肿；外用于关节肿痛，蛇蝎虫伤。

竹叶吉祥草

秦归、马耳草、白龙须

Spatholirion longifolium (Gagnep.) Dunn

【标本采集号】5329320787

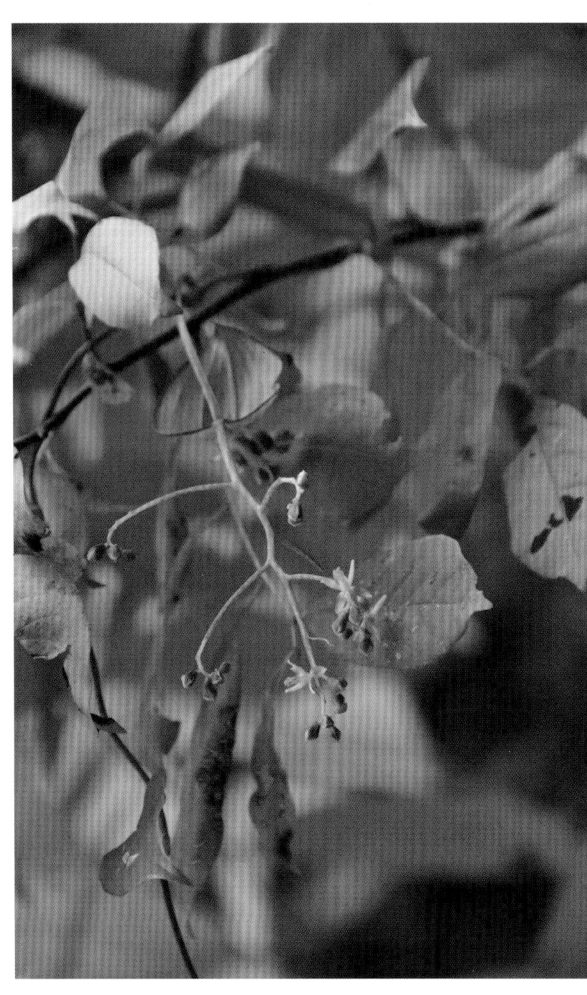

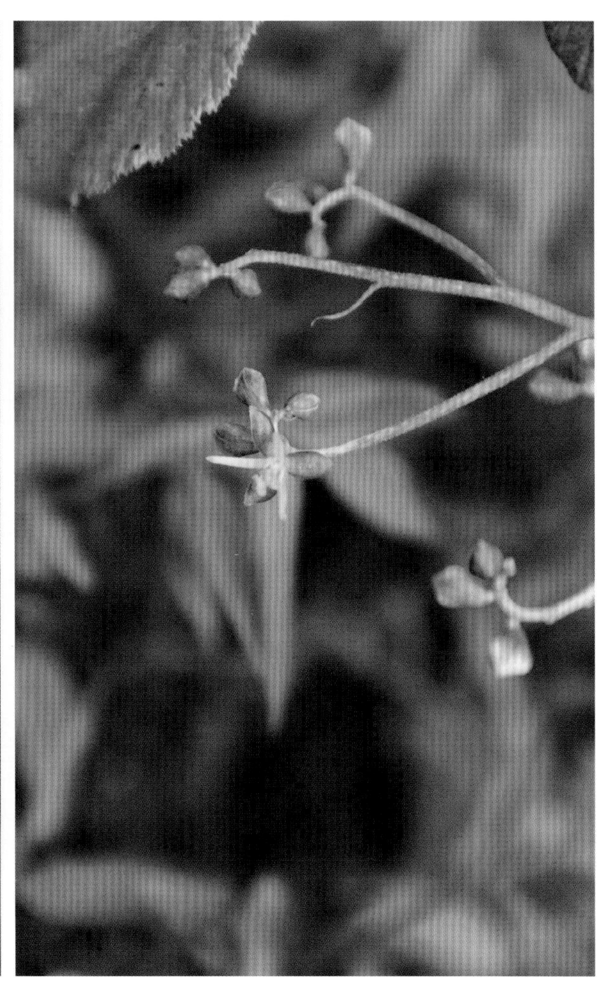

【形态特征】多年生缠绕草本，全体近无毛或被柔毛。根须状，数条，粗壮。叶片披针形至卵状披针形，顶端渐尖。圆锥花序，总苞片卵圆形，花无梗，萼片草质，花瓣紫色或白色。蒴果卵状三棱形，顶端有芒状突尖。种子酱黑色。花期 6~8 月，果期 7~9 月。

【适宜生境】生于海拔 2700m 以下的山谷密林下，少在疏林或山谷草地中，多攀缘于树干上。

【资源状况】分布于玉龙等地。偶见。

【入药部位】根（竹叶藤参）、花（珊瑚草花）。

【功能主治】根：健脾，温胃，补肾壮阳。花：调经，止痛。用于月经不调，神经性头痛。

竹叶子 猪耳朵、猪伢草、猪草

Streptolirion volubile Edgew.

【标本采集号】5334210697

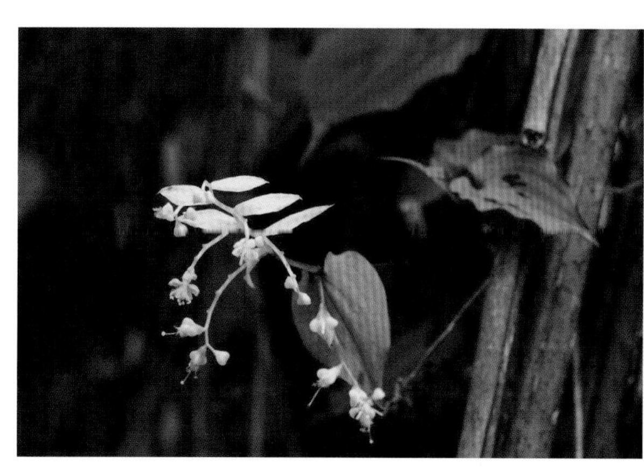

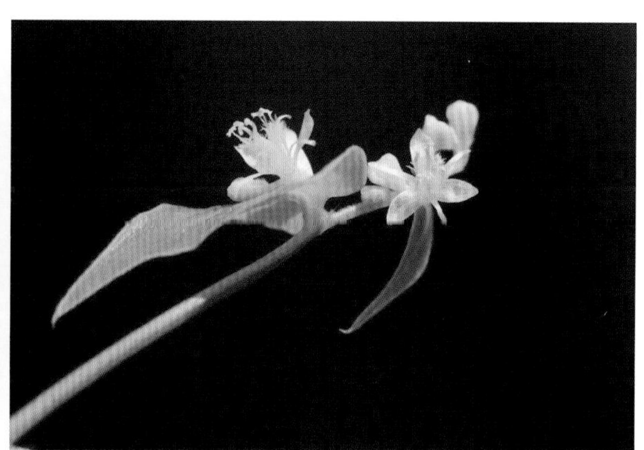

【形态特征】多年生攀缘草本。茎少直立，无毛。叶片心状圆形，上被柔毛。蝎尾状聚伞花序，集成圆锥状，总苞片叶状。花无梗；萼片顶端急尖；花瓣白色、淡紫色而后变白色，线形，略比萼长。蒴果，顶端有芒状突尖。种子褐灰色。花期 7~8 月，果期 9~10 月。

【适宜生境】生于海拔 1100~3200m 的山谷、林下。

【资源状况】分布于香格里拉、维西、贡山、玉龙等地。偶见。

【入药部位】全草（笋壳菜）。

【功能主治】清热利尿，解毒。用于感冒发热，心烦口渴，热淋，小便不利，疮痈，肿毒，咽喉肿痛。

禾本科

看麦娘 山高粱、牛头猛、道旁谷

Alopecurus aequalis Sobol.

【标本采集号】5329290266

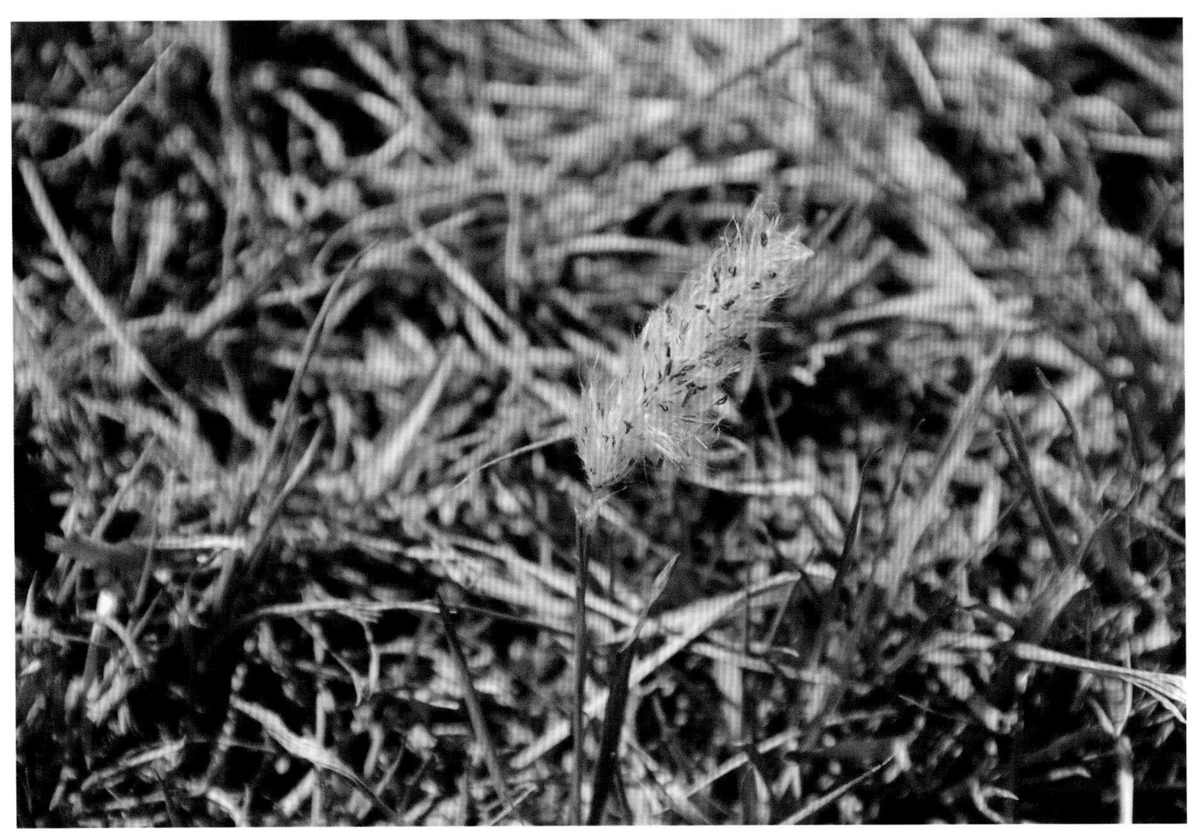

【形态特征】一年生草本。秆少数丛生，细瘦，光滑，节处常膝曲。叶鞘光滑，短于节间；叶舌膜质；叶片扁平。圆锥花序圆柱状，灰绿色；小穗椭圆形或卵状长圆形；颖膜质，基部互相联合，具3脉，脊上有细纤毛，侧脉下部有短毛；外稃膜质，先端钝，等大或稍长于颖，下部边缘互相联合，芒隐藏或稍外露；花药橙黄色。颖果。花、果期4~8月。

【适宜生境】生于海拔较低的田边及潮湿之地。

【资源状况】分布于贡山、泸水、福贡、兰坪、玉龙等地。偶见。

【入药部位】全草（看麦娘）。

【功能主治】利湿，解毒消肿。用于水肿，水痘，小儿消化不良，泄泻。

燕　麦 铃当麦、香麦、浮小麦

Avena sativa L.

【标本采集号】3229010114

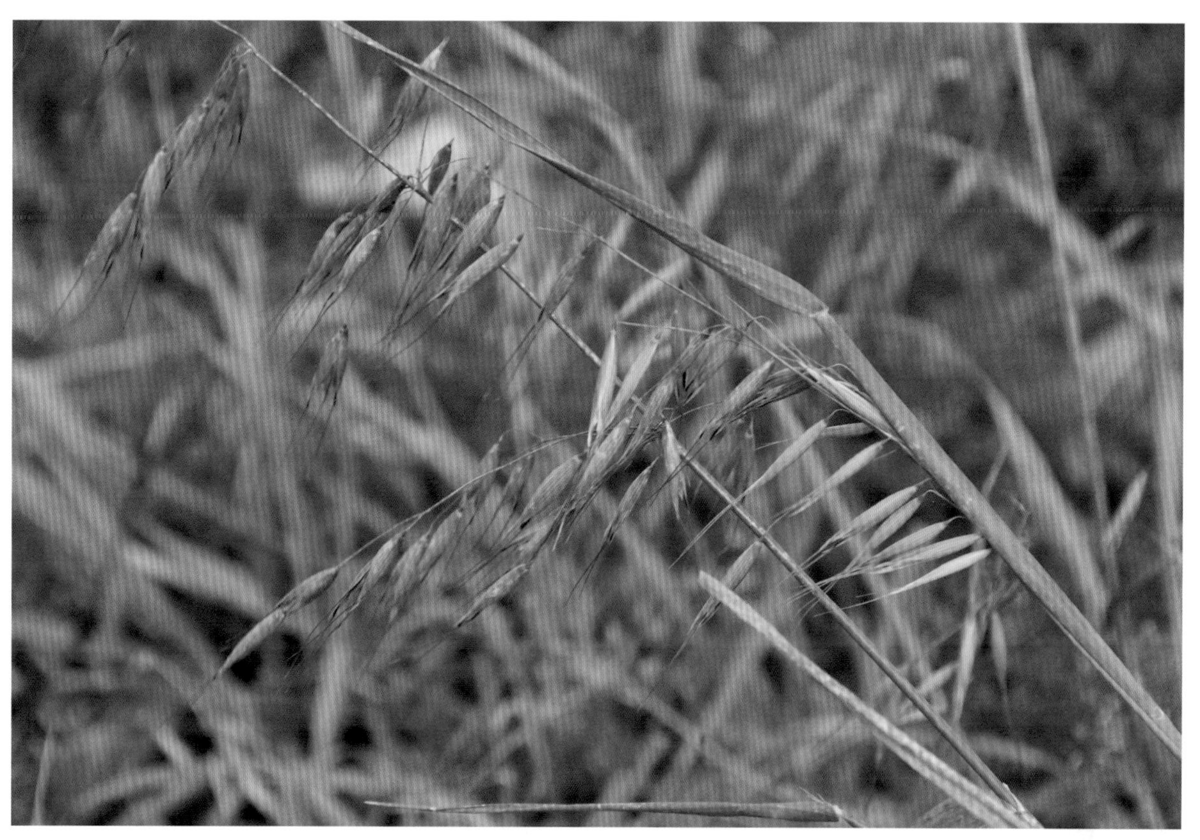

【形态特征】须根较坚韧。秆直立，光滑无毛。叶鞘松弛，光滑或基部者被微毛；叶舌透明膜质，微粗糙。圆锥花序，小穗含 1~2 小花；小穗轴近于无毛或疏生短毛，不易断落；第一外稃背部无毛，基盘仅具少数短毛或近于无毛，无芒，或仅背部有一较直的芒，第二外稃无毛，通常无芒。颖果被淡棕色柔毛，腹面具纵沟。

【适宜生境】多为栽培。

【资源状况】分布于德钦、维西、兰坪、玉龙等地。偶见。

【入药部位】全草（燕麦）。

【功能主治】祛风湿，舒筋，续骨。用于跌打损伤，骨折，风湿筋骨痛。

薏苡 草珠子、瘦珠珠、亭珠子

Coix lacryma-jobi L.

【标本采集号】5329320790

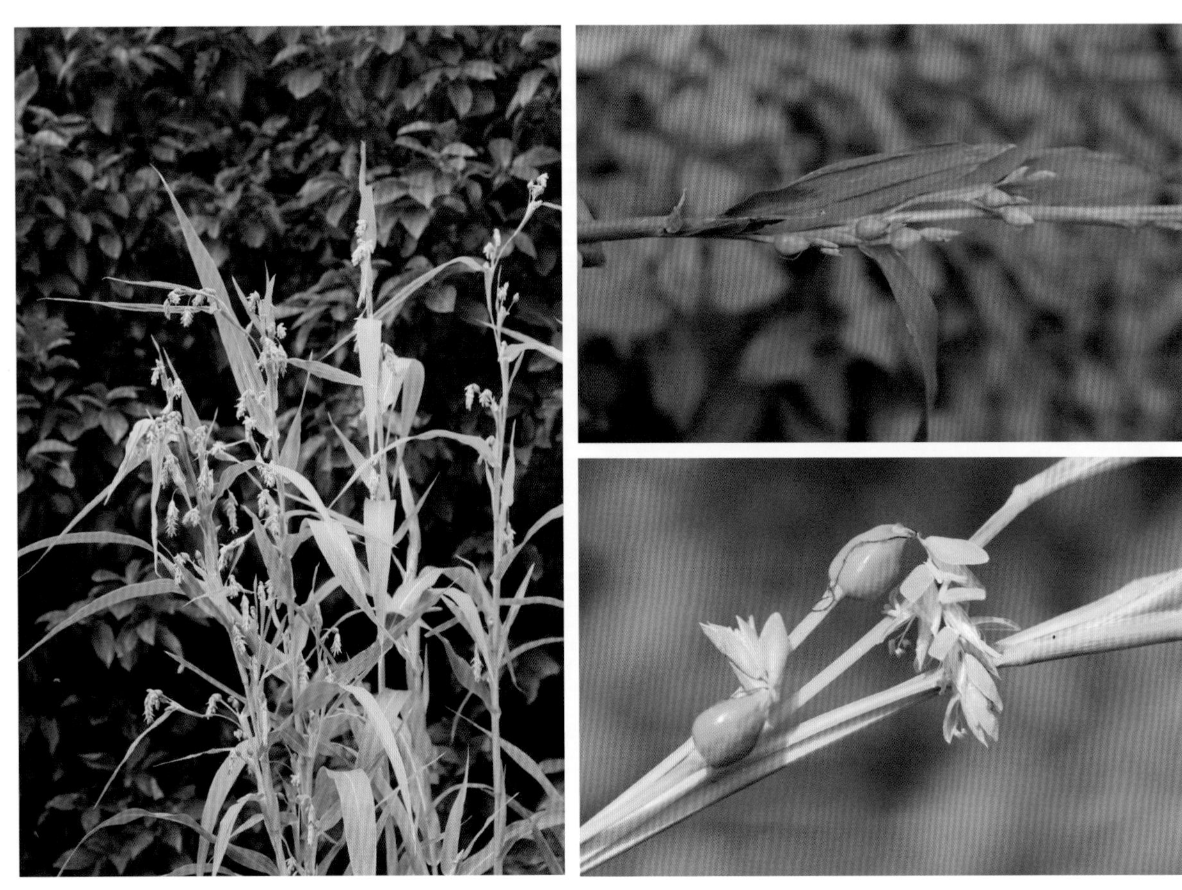

【形态特征】一年生粗壮草本。须根黄白色，海绵质。秆直立丛生。叶鞘短于其节间，无毛；叶舌干膜质；叶片扁平，宽大，开展。总状花序腋生成束，雄小穗第一颖草质，边缘内折成脊，具有不等宽之翼，第二颖舟形，外稃与内稃膜质；雌小穗位于花序之下部，外面包以骨质念珠状之总苞，卵圆形，第一颖卵圆形，顶端渐尖，呈喙状，包围着第二颖及第一外稃，第二外稃短于颖，第二内稃较小，雄蕊常退化。颖果小，含淀粉少，常不饱满。花、果期 6~12 月。

【适宜生境】生于海拔 200~2000m 的湿润屋旁、池塘、河沟、山谷、溪涧或易受涝的农田等地。

【资源状况】分布于贡山、泸水、福贡等地。偶见。

【入药部位】种仁（薏苡仁）。

【功能主治】健脾渗湿，除痹止泻，清热排脓。用于水肿，脚气病，小便淋痛不利，湿痹拘挛，脾虚泄泻，肺痈，肠痈，扁平疣。

青稞 裸麦

Hordeum vulgare L. var. *nudum* Hook. f.

【标本采集号】5334210936

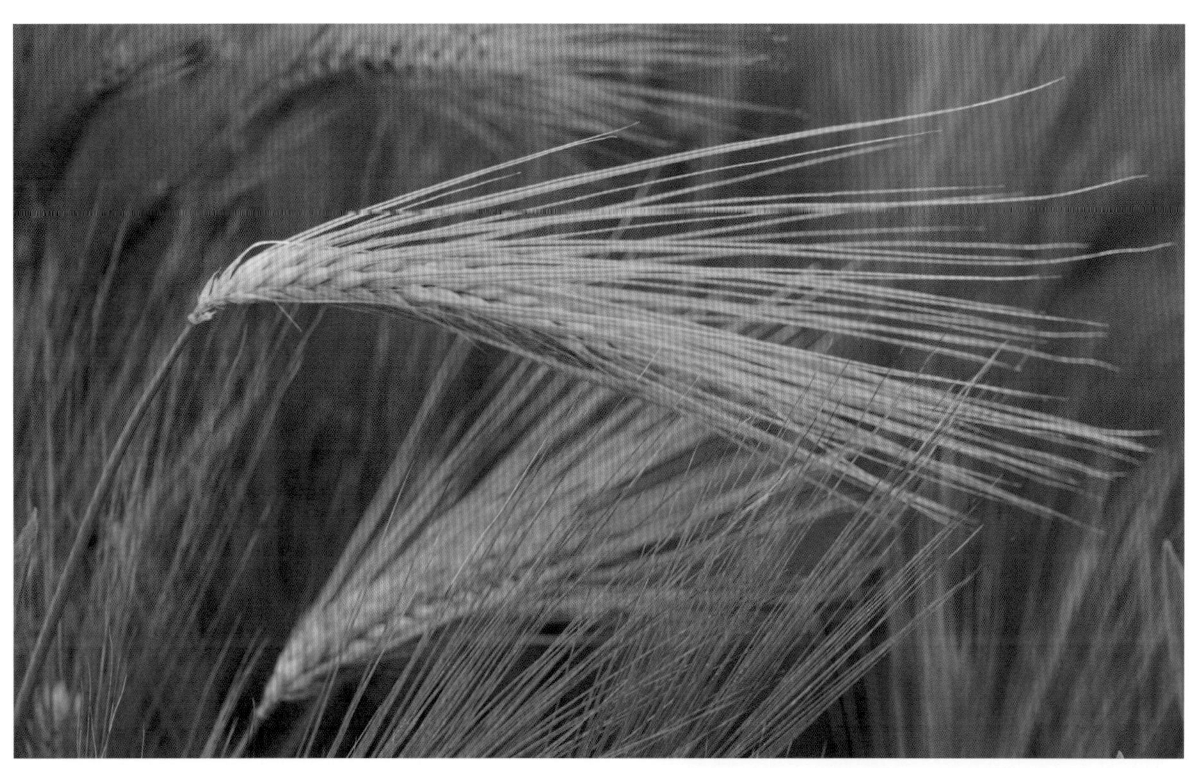

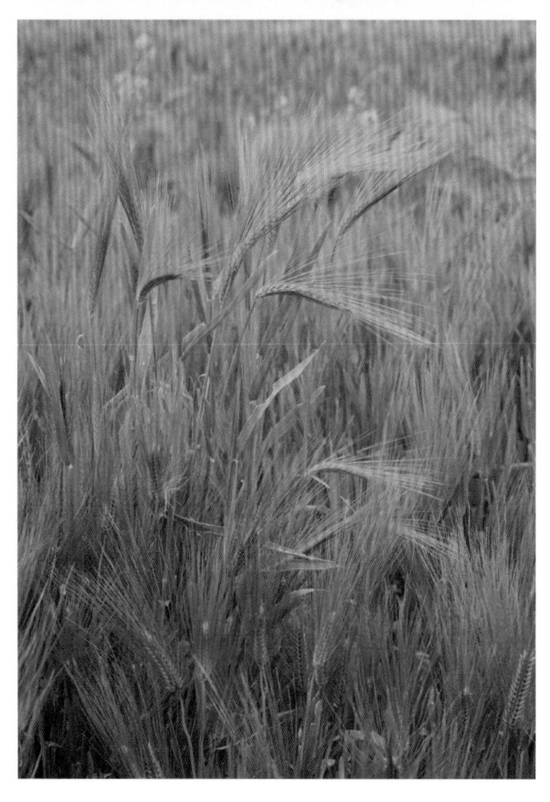

【形态特征】一年生草本。三秆直立光滑。叶鞘光滑，大都短于或基部者长于节间，两侧具两叶耳，互相抱茎；叶舌透明膜质；叶片微粗糙。穗状花序成熟后黄褐色或紫褐色；颖线状披针形，被短毛，先端渐尖，呈芒状；外稃先端延伸为芒，两侧具细刺毛。颖果成熟时易于脱出稃体。花、果期 6~8 月。

【适宜生境】生于海拔 2300~3800m 的旱地。

【资源状况】分布于香格里拉、德钦等地。多为栽培。

【入药部位】发芽的果实（扩麦蘖）、种仁。

【功能主治】发芽的果实：消食，和中。用于食积胀满，食欲不振，呕吐泄泻。种仁：补中益气。用于脾胃气虚，四肢无力，大便稀溏。

白 茅 香茅、丝茅草、茅草

Imperata cylindrica (L.) Beauv.

【标本采集号】5334210029

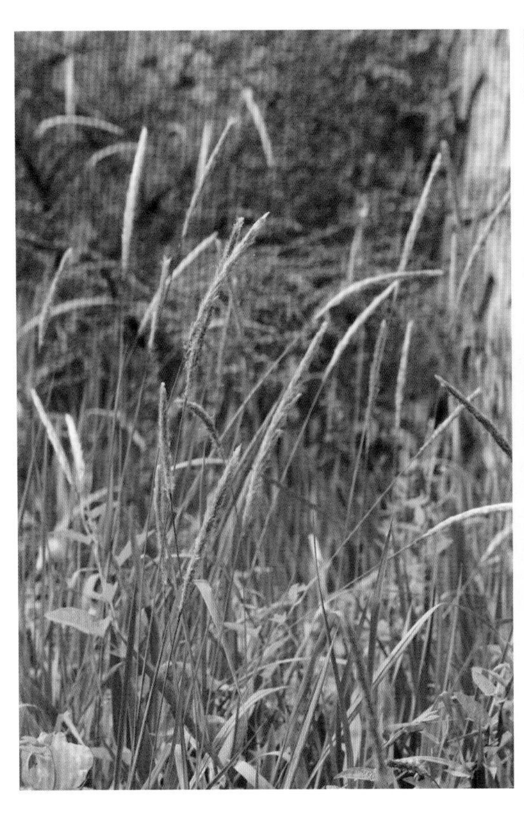

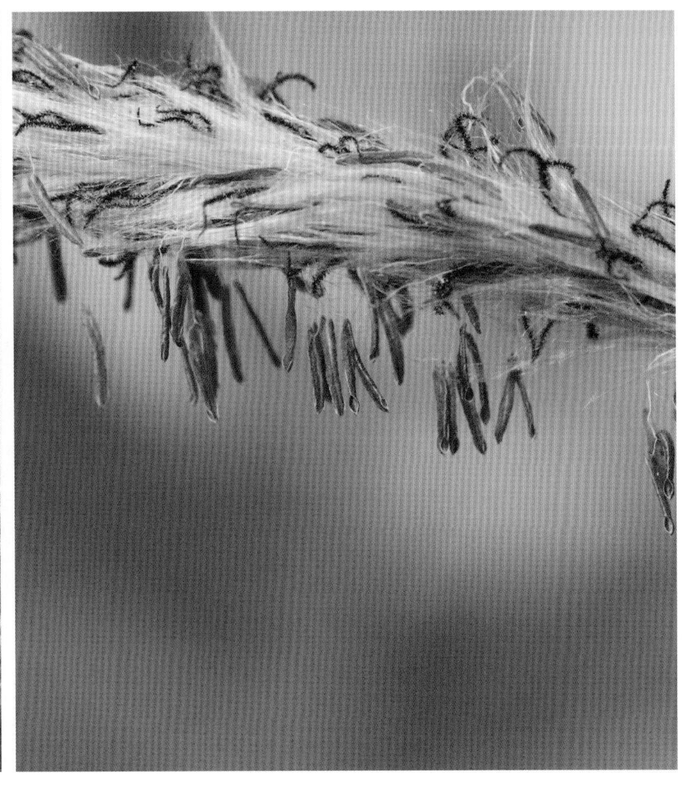

【形态特征】多年生草本。根状茎长而粗壮。秆直立，节无毛。叶鞘聚集于秆基，质地厚，老后破碎成纤维状；叶舌膜质，紧贴其背部或鞘口具柔毛；分蘖叶片扁平，质地较薄；秆生叶片窄线形，通常内卷，被白粉，基部上具柔毛。圆锥花序稠密，基盘具丝状柔毛；两颖草质及边缘膜质，常具纤毛；第一外稃卵状披针形，透明膜质，第二外稃卵圆形，顶端具齿裂及纤毛；柱头紫黑色，羽状。颖果椭圆形，胚长为颖果之半。花、果期 4~6 月。

【适宜生境】生于海拔 700~2600m 的荒地、山坡草地。

【资源状况】分布于香格里拉、福贡、玉龙等地。常见。

【入药部位】根茎（白茅根）。

【功能主治】清热，利尿，凉血，止血。用于口鼻出血，尿血，子宫出血，尿道热痛，热病烦渴。

淡竹叶

碎骨子、金鸡米、长竹叶

Lophatherum gracile Brongn.

【标本采集号】3229010777

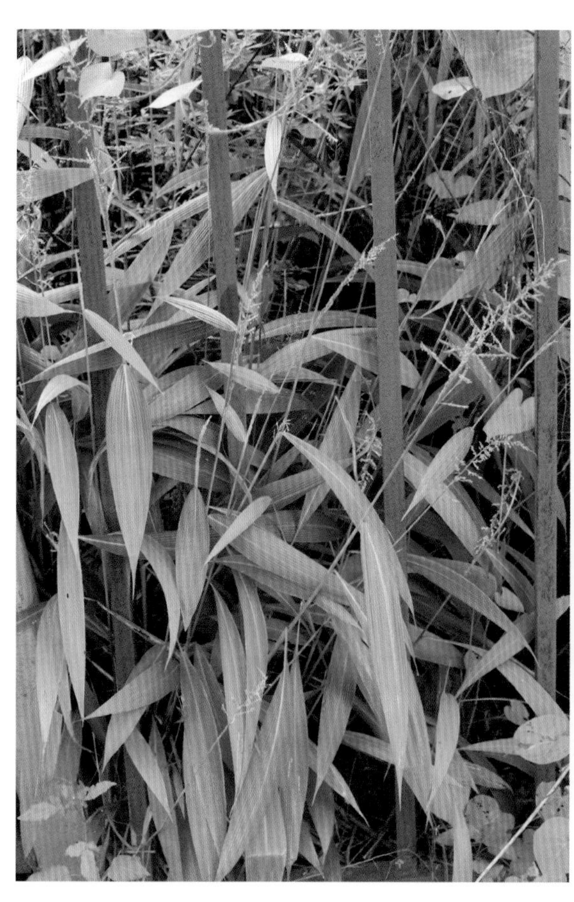

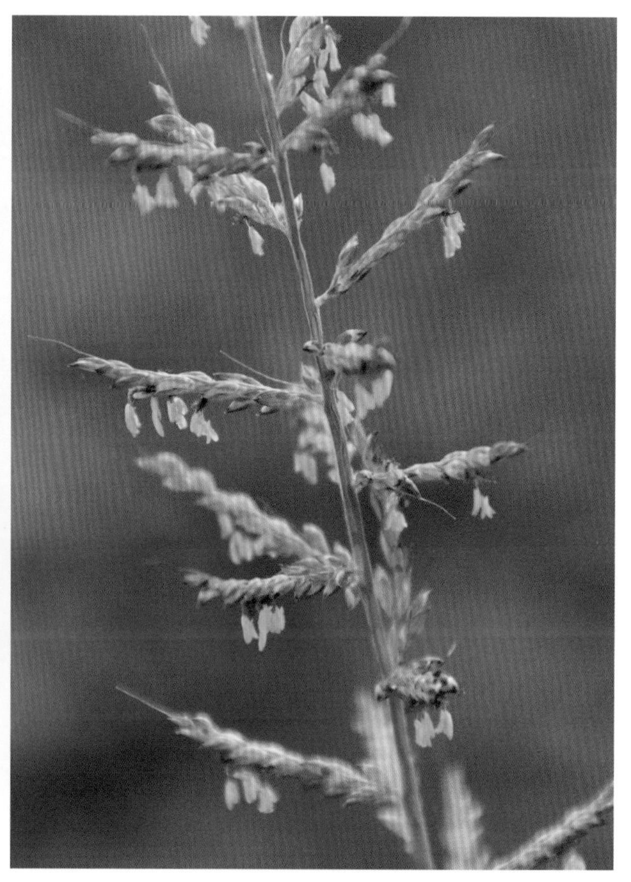

【形态特征】多年生草本，具木质根头。须根中部膨大成纺锤形小块根。秆直立，疏丛生。叶鞘平滑或外侧边缘具纤毛；叶舌质硬，褐色，背有糙毛；叶片披针形，有时被柔毛或疣基小刺毛，基部收窄成柄状。圆锥花序，分枝斜升或开展；小穗线状披针形，颖顶端钝，边缘膜质，第一外稃顶端具尖头，内稃较短，不育外稃向上渐狭小，互相密集包卷，顶端具短芒。颖果长椭圆形。花、果期 6~10 月。

【适宜生境】生于山坡、林地或林缘、道旁荫蔽处。

【资源状况】分布于玉龙。偶见。

【入药部位】茎叶（淡竹叶）。

【功能主治】清热除烦，利尿。用于热病烦渴，小便赤涩，淋痛，口舌生疮。

高粱 蜀黍、荻粱、乌禾

Sorghum bicolor (L.) Moench.

【标本采集号】5329290898

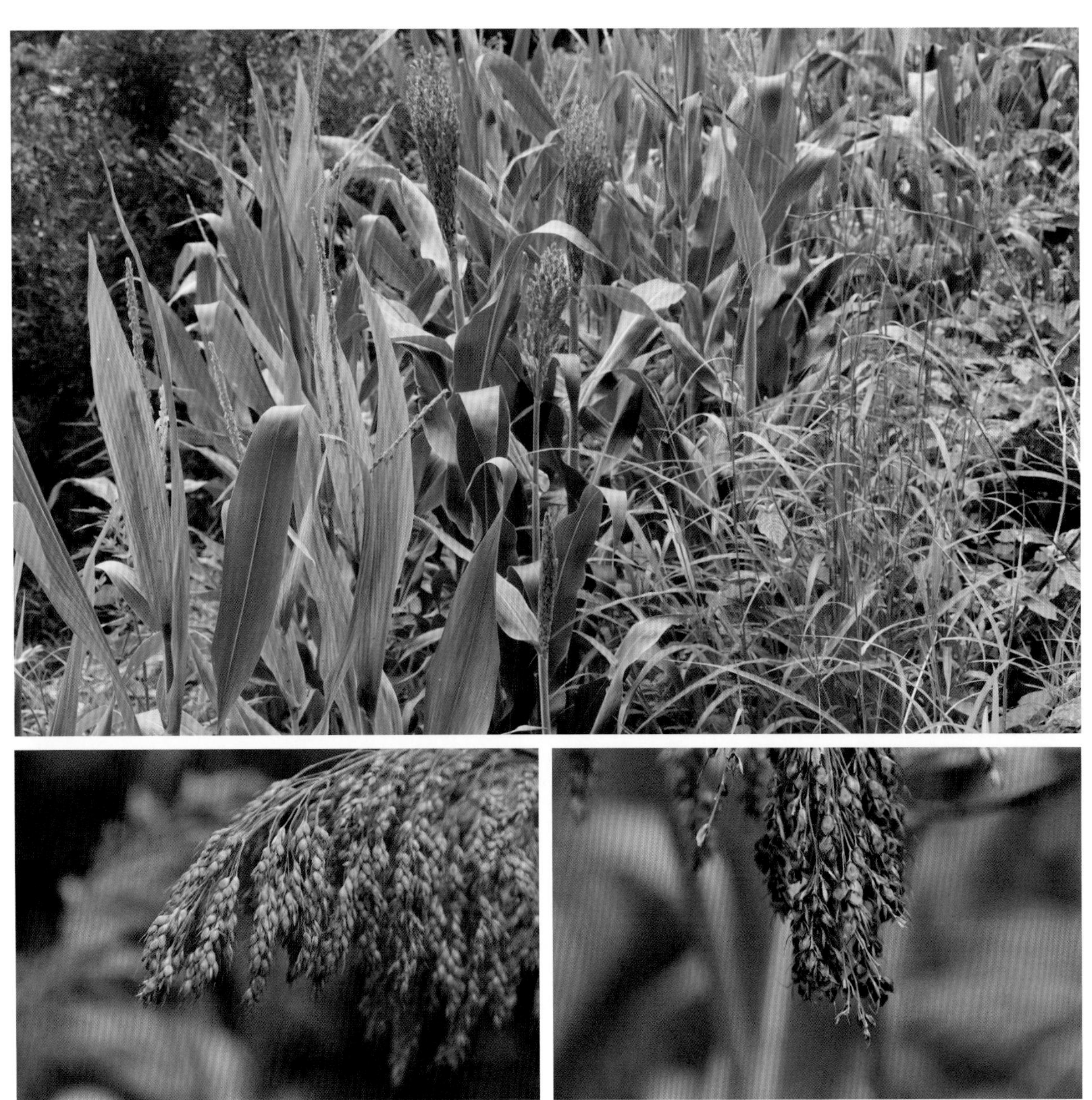

【形态特征】一年生草本。秆较粗壮，直立，基部节上具支撑根。叶鞘无毛或稍有白粉；叶舌硬膜质，边缘有纤毛；叶片线形，上面暗绿色，下面淡绿色或有白粉，两面无毛，边缘软骨质，具微细小刺毛。圆锥花序疏松，主轴具纵棱，疏生细柔毛；第一颖背部圆凸，边缘内折而具狭翼，向下变硬而有光泽；第二颖背部圆凸，近顶端具不明显的脊，边缘有细毛；外稃透明膜质，第一外稃披针形，边缘有长纤毛；第二外稃披针形，顶端稍 2 裂，自裂齿间伸出一膝曲的芒。颖果两面平凸，淡红色至红棕色，顶端微外露。花、果期 6~9 月。

【适宜生境】生于海拔 2000~3500m 的林缘、草甸等地。

【资源状况】分布于玉龙等地。广为栽培。

【入药部位】种子（高粱）、种皮、根。

【功能主治】种子：燥湿祛痰，清心安神。用于湿痰咳嗽，胃痞不舒，失眠多梦，食积。种皮：和胃消食。用于小儿消化不良。根：平喘，利水，止血，通络。用于咳嗽喘满，小便不利，产后出血，血崩，足膝疼痛。

玉蜀黍　玉米、包谷、珍珠米

Zea mays L.

【标本采集号】5307210388

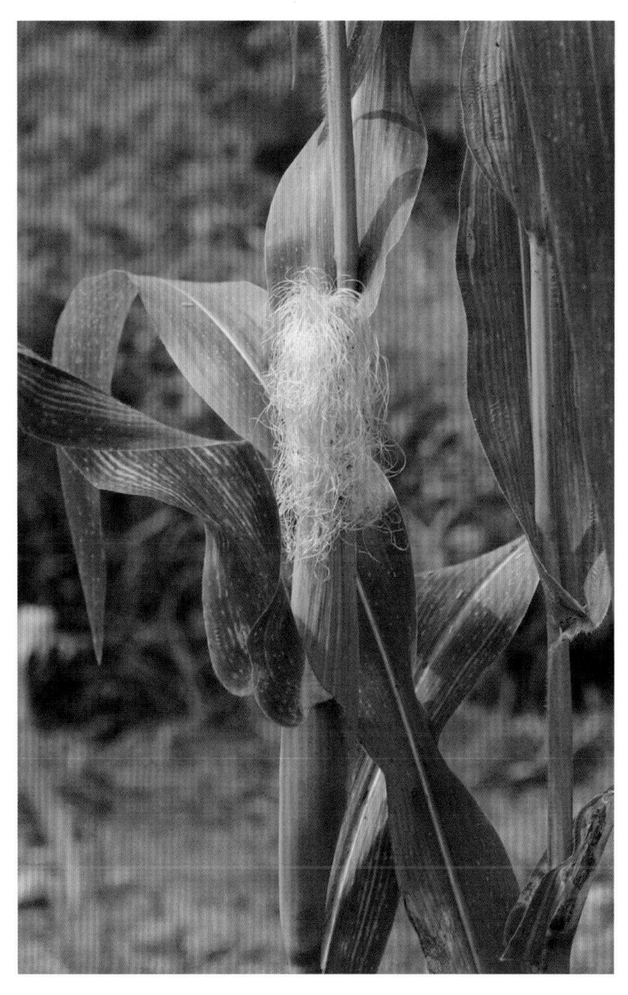

【形态特征】一年生草本。秆直立，基部节生支柱根。叶鞘具横脉；叶舌膜质；叶片扁平宽大，线状披针形，基部圆形，呈耳状，无毛或具疵柔毛，边缘微粗糙。花序单性，顶生雄性圆锥花序，两颖近等长，膜质，被纤毛；外稃及内稃透明膜质，稍短于颖；花药橙黄色；雌花序被多数宽大的鞘状苞片所包藏。颖果球形或扁球形，成熟后露出颖片和稃片之外。花、果期秋季。

【资源状况】横断山三江并流区广为栽培，为重要谷物。

【入药部位】根、叶、花柱（玉米须）、种子、穗轴（玉蜀黍）、苞片。

【功能主治】根、叶：利尿，祛瘀。用于小便淋沥。花柱：清血热，利尿，平肝，退黄消肿，利胆。用于水肿，糖尿病，胆囊炎，胆结石，黄疸性肝炎。种子：益肺宁心，健胃。穗轴：健脾利湿。用于小便不利，水肿，脚气病，泄泻。苞片：清热利尿，和胃。用于尿路结石，水肿，胃痛吐酸。

棕榈科

董　棕　阿莱皮、小黄棕

Caryota urens L.

【标本采集号】5333241812051259LY

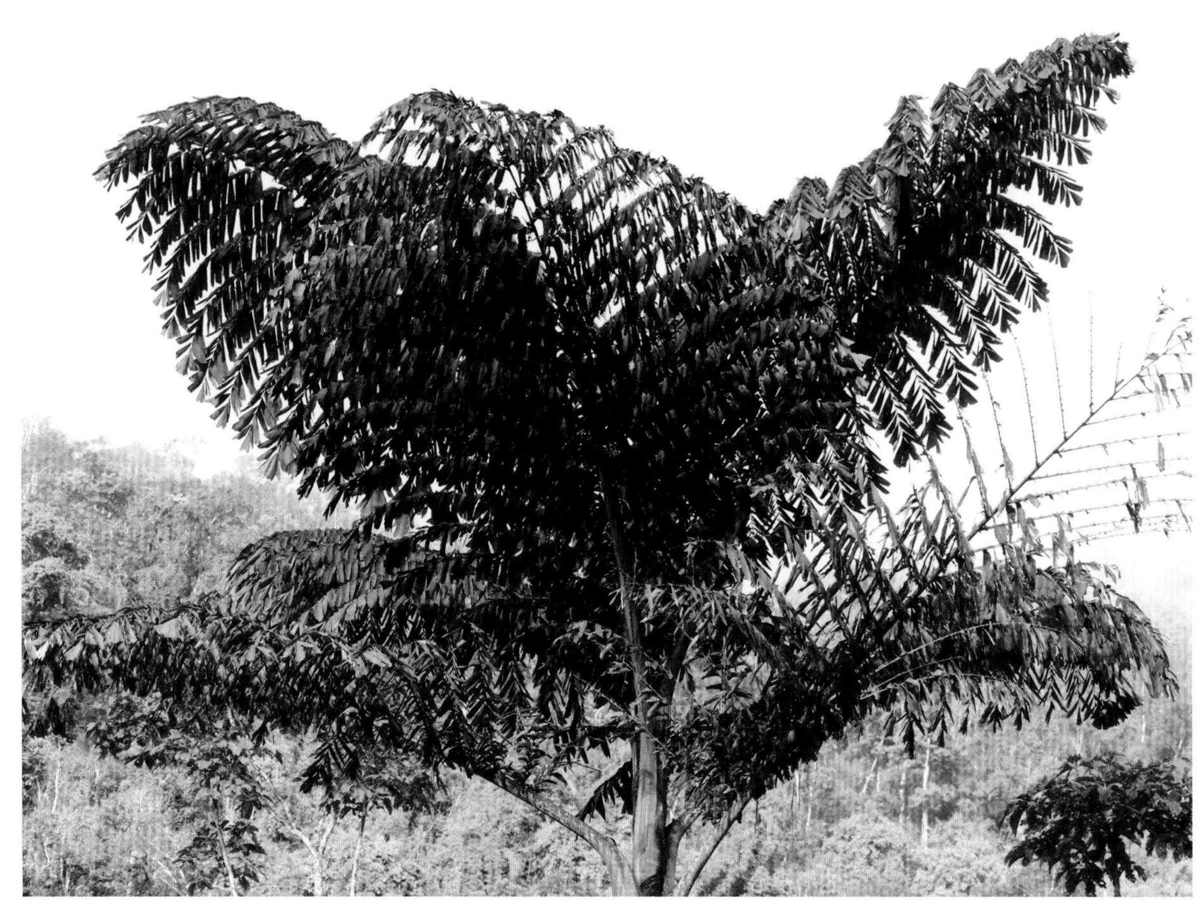

【形态特征】乔木状。茎黑褐色，具明显的环状叶痕。叶弓状下弯，羽片宽楔形或狭的斜楔形，幼叶近革质，老叶厚革质，边缘具规则的齿缺；叶柄背面凸圆，上面凹，被脱落性的棕黑色的毡状绒毛；叶鞘边缘具网状的棕黑色纤维。具佛焰苞；花序具多数密集的穗状分枝花序；花序梗上密被覆瓦状排列的苞片；雄花花萼与花瓣被脱落性的黑褐色毡状绒毛。果球形至扁球形，成熟时红色。种子近球形或半球形。

【适宜生境】生于海拔 370~1500（~2450）m 的石灰岩山地区或沟谷林中。

【资源状况】分布于贡山等地。少见。

【入药部位】茎髓部的淀粉（董棕）。

【功能主治】健脾胃，收敛止泻。用于小儿腹泻，消化不良，腹痛，赤白痢。

天南星科

菖 蒲 臭蒲、泥菖蒲、香蒲
Acorus calamus L.

【标本采集号】3229010446

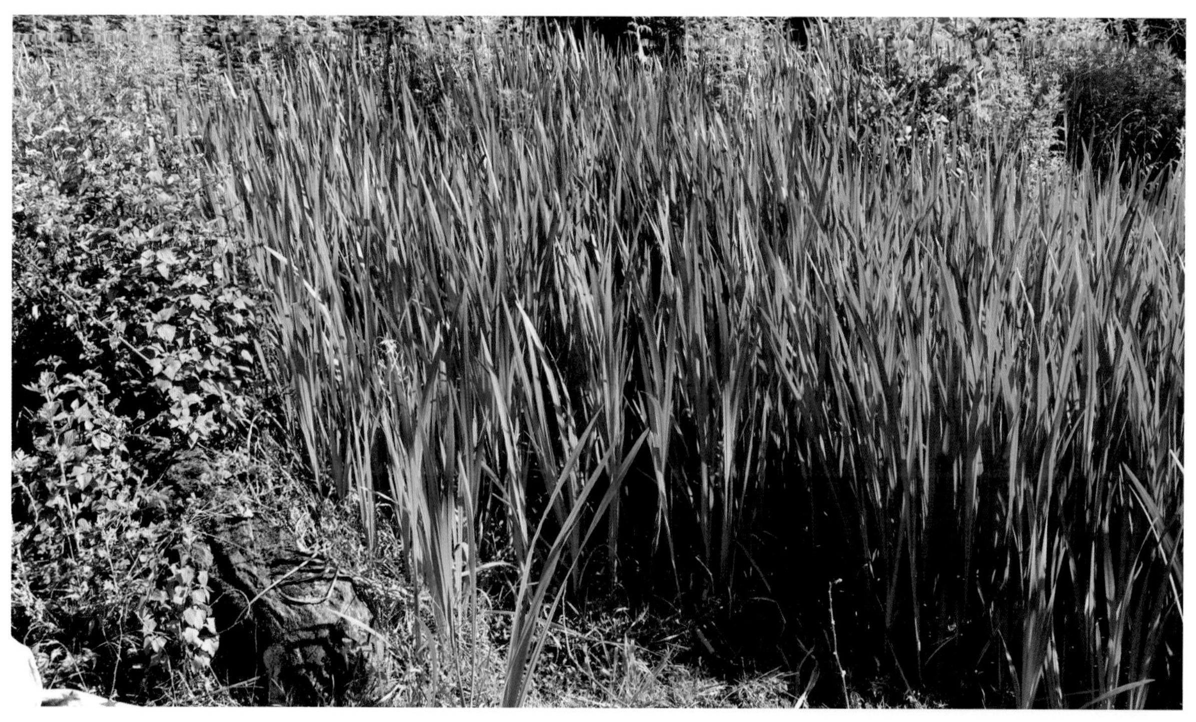

【形态特征】多年生草本。肉质根多数，具毛发状须根。根状茎横走，稍扁，分枝，外皮黄褐色，芳香。叶基生，基部两侧具膜质叶鞘。叶片剑状线形，草质，光亮，中肋在两面均明显隆起。花序柄三棱形；叶状佛焰苞剑状线形；肉穗花序斜向上或近直立，狭锥状圆柱形；花黄绿色。浆果长圆形，红色。花期（2~）6~9 月。

【适宜生境】生于海拔 2600m 以下的水池边、沼泽湿地或湖泊浮岛上，也常有栽培。

【资源状况】分布于香格里拉、维西、玉龙等地。偶见。

【入药部位】根茎（水菖蒲）。

【功能主治】化痰，开窍，健脾，利湿。用于癫痫，惊悸健忘，神志不清，湿滞痞胀，泄泻痢疾，风湿疼痛，痈肿疥疮。

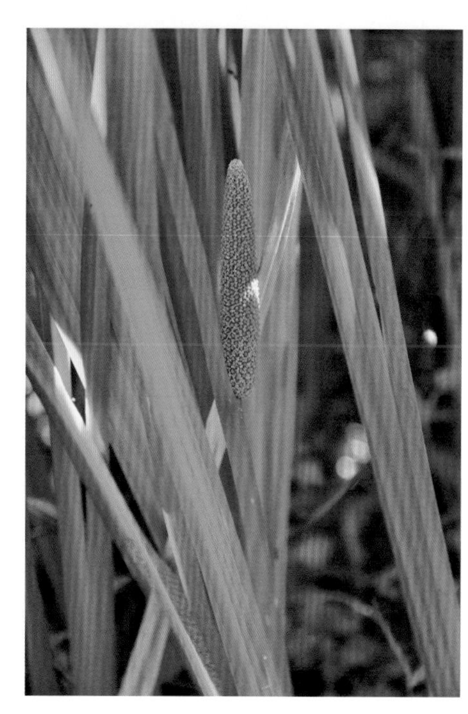

尖尾芋 大麻芋、大附子、猪不拱、老虎芋

Alocasia cucullata (Lour.) Schott

【标本采集号】533324180829546LY

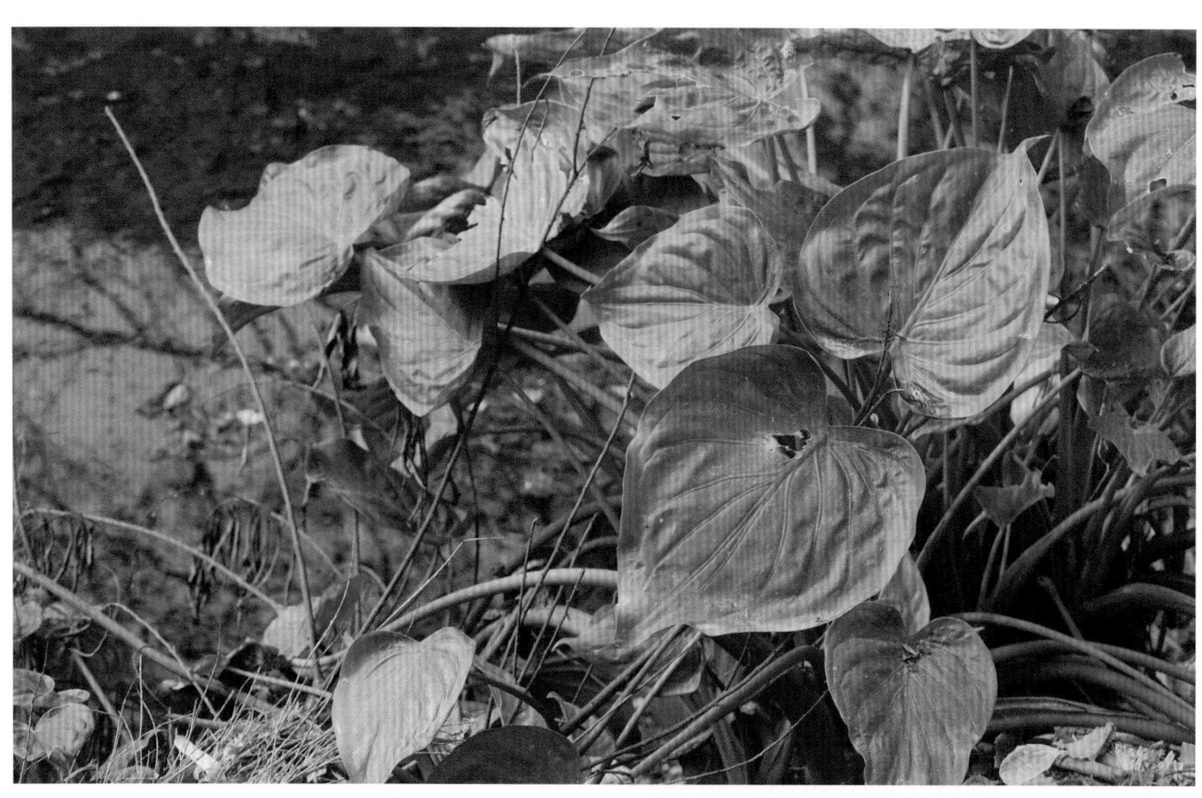

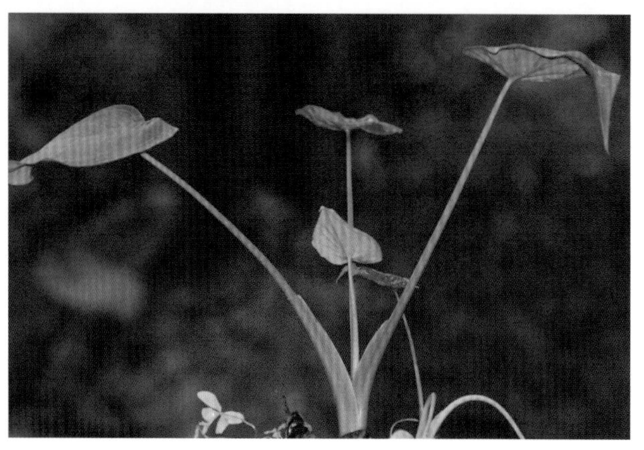

【形态特征】直立草本。地上茎圆柱形，黑褐色，具环形叶痕。叶柄绿色，由中部至基部强烈扩大成宽鞘；叶片膜质至亚革质，深绿色，背稍淡，宽卵状心形，中肋和I级侧脉均较粗。花序柄圆柱形，稍粗壮，常单生；佛焰苞近肉质，管部长圆状卵形，淡绿色至深绿色；檐部狭舟状，边缘内卷，先端具狭长的凸尖。肉穗花序比佛焰苞短；附属器淡绿色、黄绿色，狭圆锥形。浆果近球形。花期5月。

【适宜生境】生于海拔2000m以下的溪谷湿地或田边。

【资源状况】分布于贡山等地。偶见。

【入药部位】根茎（尖尾芋）。

【功能主治】清热解毒，消肿止痛。用于时行感冒，钩端螺旋体病，伤寒，肺痨，咳嗽痰喘；外用于毒蛇咬伤，毒蜂蜇伤，蜂窝织炎，肿毒初起。

滇磨芋 岩芋、滇南磨芋、长柱磨芋

Amorphophallus yunnanensis Engl.

【标本采集号】5308290275

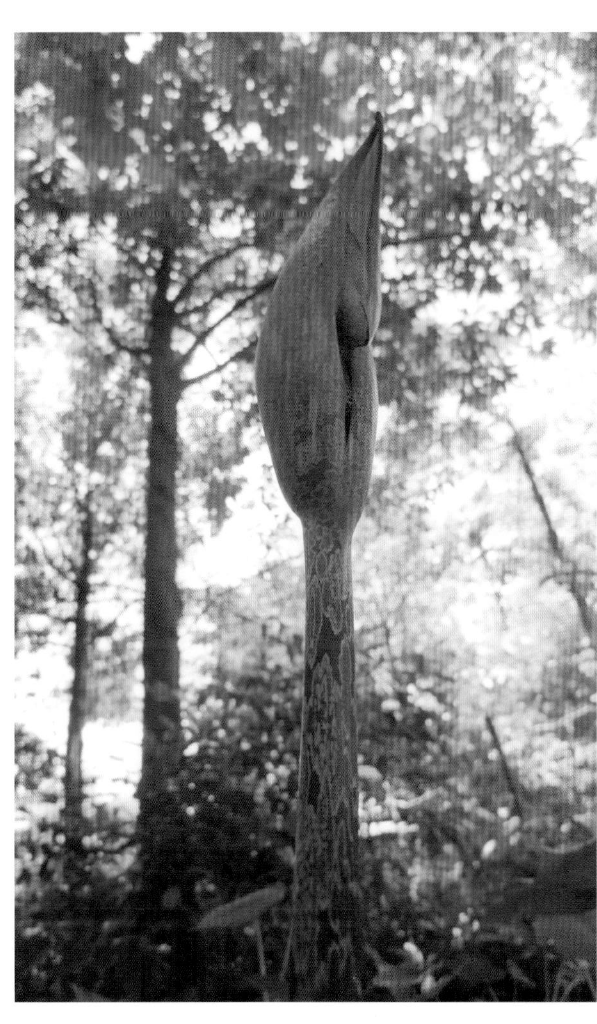

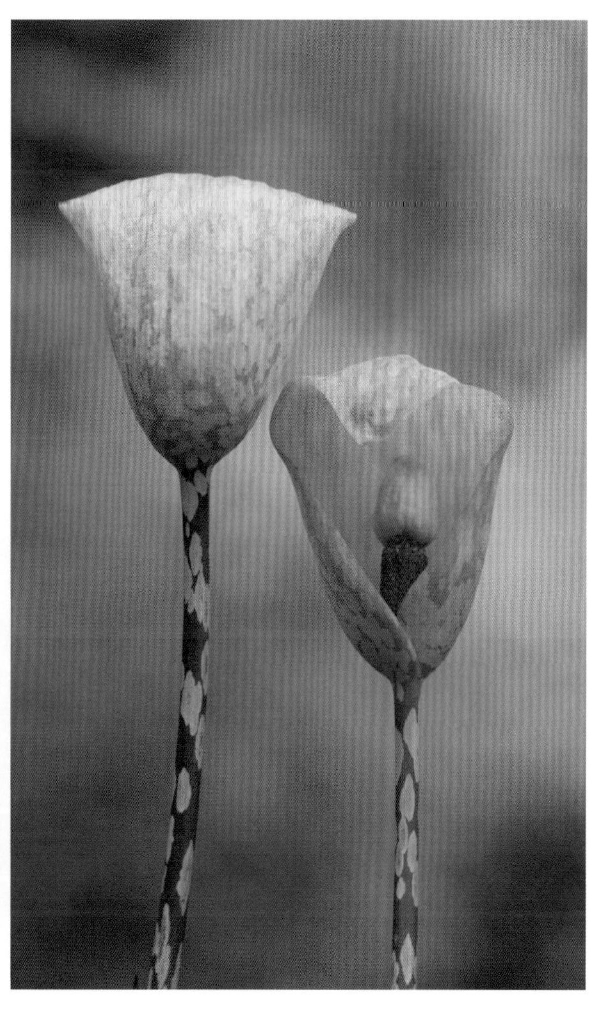

【形态特征】多年生草本。块茎球形，顶部下凹，密生肉质须根。叶单生，直立，无毛，绿色，具绿白色斑块；叶片 3 全裂，裂片二歧羽状分裂，椭圆形或披针形。花序柄绿褐色，有绿白色斑块；佛焰苞干时膜质至纸质，多少为舟状，绿色，具绿白色斑点；肉穗花序远短于佛焰苞；附属器近圆柱形或三角状卵圆形，先端钝，平滑，乳白色或幼时绿白色。花期 4~5 月。

【适宜生境】生于海拔 200~2000m 的山坡密林下、河谷疏林及荒地。

【资源状况】分布于玉龙等地。偶见。

【入药部位】块茎（滇磨芋）。

【功能主治】外用于疮疡肿毒，蛇伤，淋巴结结核，红斑狼疮。

旱生南星 *Arisaema aridum* H. Li

【标本采集号】5334210627

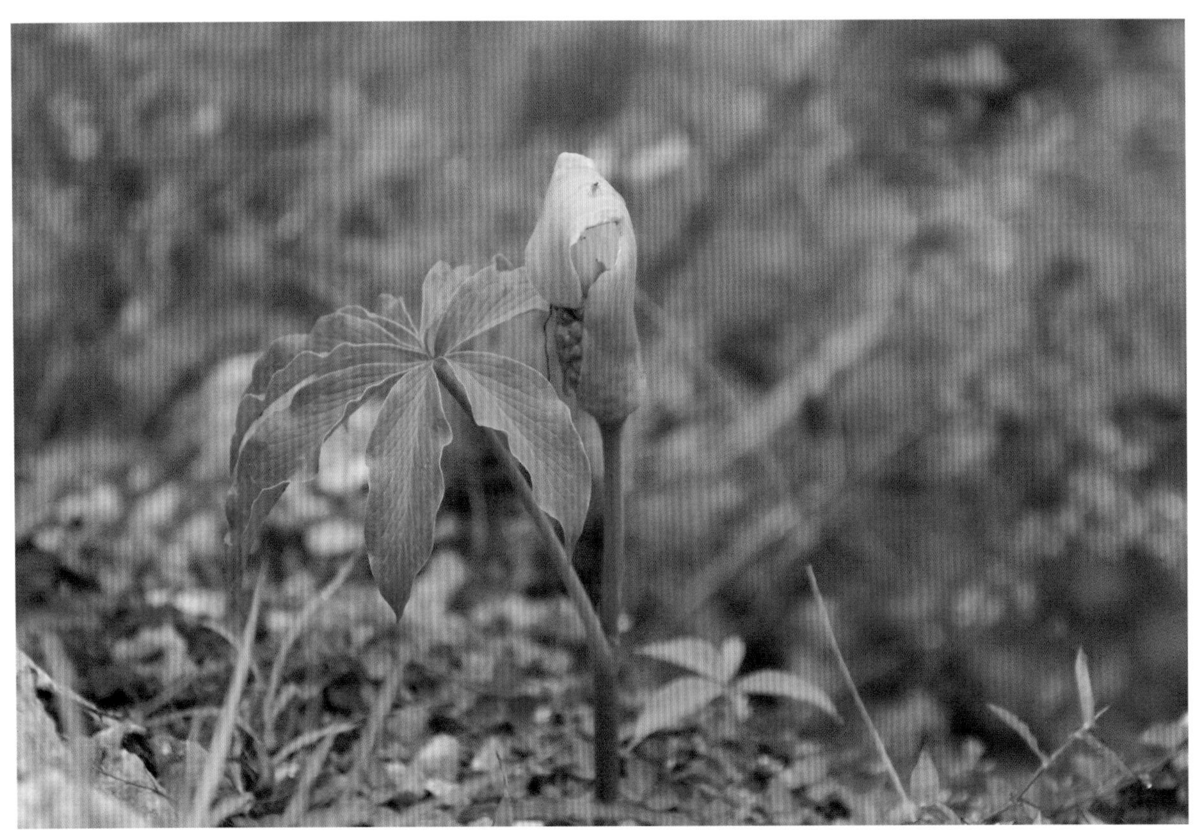

【形态特征】多年生草本。块茎近球形。鳞叶膜质，线状披针形；叶片鸟足状分裂，裂片 5，椭圆形。佛焰苞绿色，管部圆管形，喉部斜截形，无耳，几不外卷，檐部狭卵状披针形；肉穗花序单性，雄花序圆柱形，花疏，雄花具短柄；附属器纤细，无柄，线形，由喉部水平外伸，然后下垂。花期 6~7 月。

【适宜生境】生于海拔 2250~2500m 的干旱河谷灌丛或石灰岩缝中。

【资源状况】分布于香格里拉等地。少见。

【入药部位】块茎、果、花（天南星）。

【功能主治】块茎：祛胃风，消瘤块，去恶风，杀虫。用于胃痛，惊风，鼻息肉，骨刺，骨瘤，疮疖。果：破毒结。花：用于胎病，开产门。水煎膏配驱虫药治肠虫病，外敷治皮肤虫病。

象南星 大麻芋子、麻芋子、银半夏

Arisaema elephas Buchet

【标本采集号】5334210055

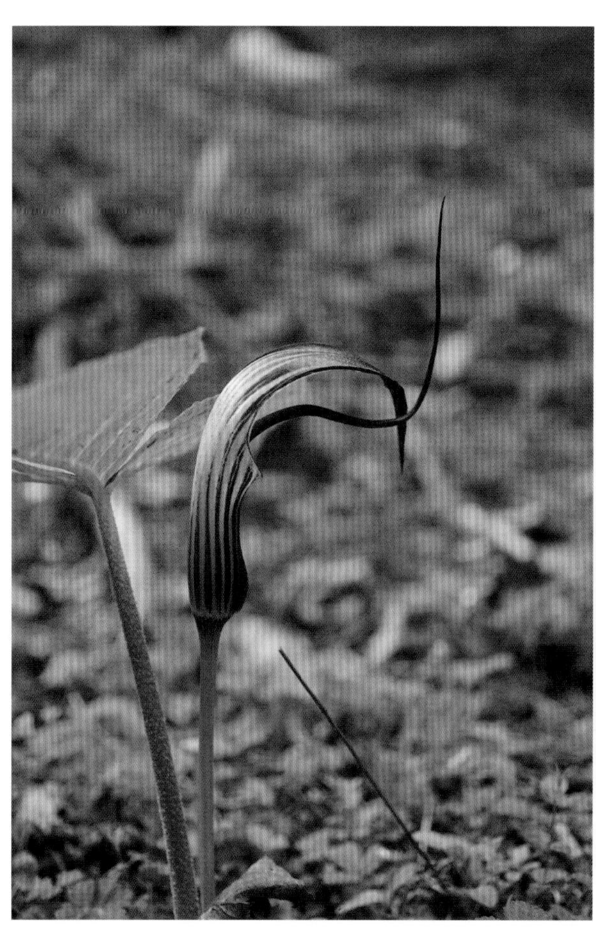
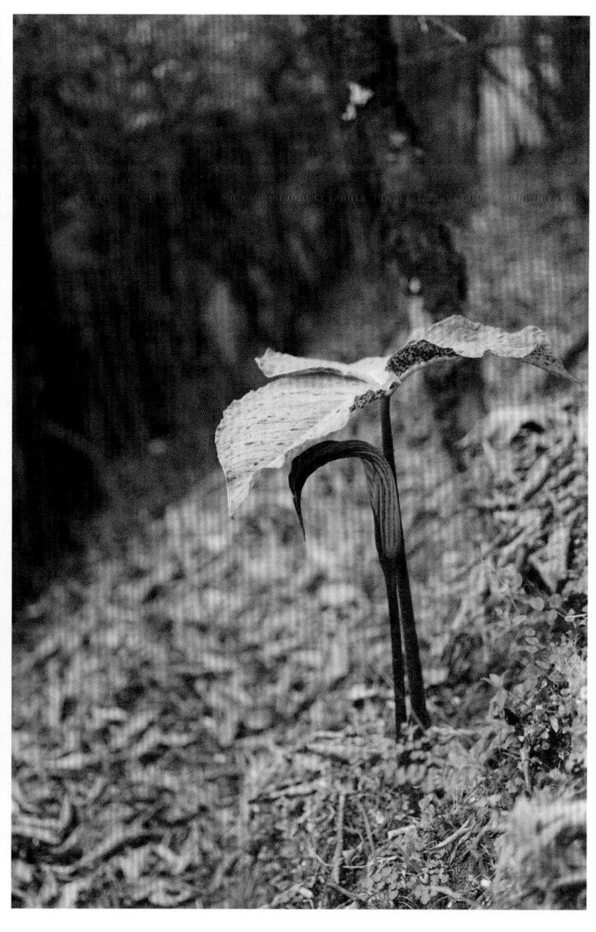

【形态特征】多年生草本。块茎近球形，密生须根。叶3全裂，中肋背面明显隆起；叶柄无鞘，光滑或多少具疣状突起。花序具细疣状突起或否；佛焰苞青紫色，管部具白色条纹，上部全为深紫色，喉部边缘斜截形，檐部长圆披针形。肉穗花序单性；雄花序附属器基部略细成柄状，中部以上渐细，最后呈线形，从佛焰苞喉部附近下弯，然后呈“之”字形上升或弯转360° 后上升或蜿蜒下垂；雌花柱头盘状，被绒毛。浆果砖红色，椭圆状。花期5~6月，果8月成熟。

【适宜生境】生于海拔1800~4000m的河岸、山坡林下、草地或荒地。

【资源状况】分布于香格里拉、德钦、维西、玉龙等地。偶见。

【入药部位】块茎（象鼻南星）。

【功能主治】燥湿化痰，祛风定惊，消肿散结。用于腹痛，中风痰壅，半身不遂，惊风，癫痫，风痰眩晕，痈肿，跌打损伤，蛇虫叮咬。

一把伞南星 虎掌南星、麻蛇饭、刀口药

Arisaema erubescens (Wall.) Schott

【标本采集号】5334210312

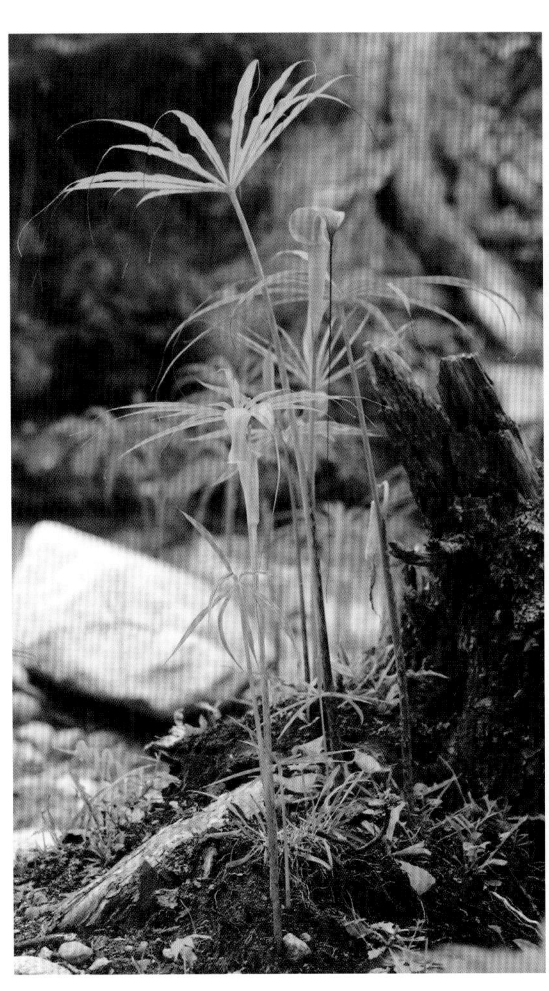

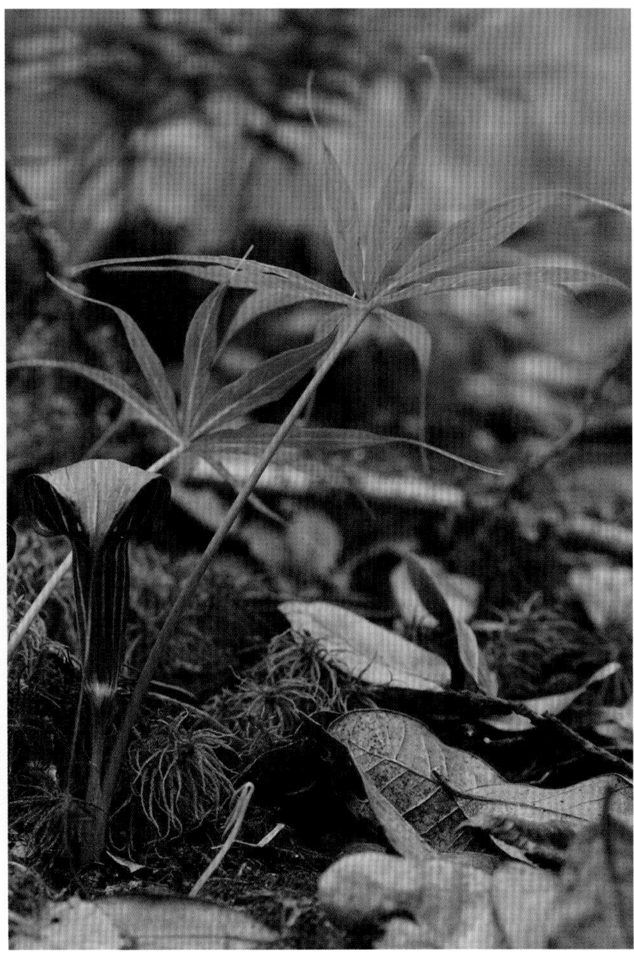

【形态特征】多年生草本。块茎扁球形，表皮黄色。鳞叶绿白色、粉红色，有紫褐色斑纹。叶 1，中部以下具鞘，鞘部粉绿色；叶片放射状分裂，裂片无定数。佛焰苞绿色，背面有清晰的白色条纹，或淡紫色至深紫色而无条纹，管部圆筒形，喉部边缘截形或稍外卷，檐部通常颜色较深；肉穗花序单性，雄花具短柄，淡绿色、紫色至暗褐色；雌花柱头无柄。浆果红色。种子球形，淡褐色。花期 5~7 月，果 9 月成熟。

【适宜生境】生于海拔 3200m 以下的林下、灌丛、草坡、荒地。

【资源状况】分布于香格里拉、德钦、维西、贡山、福贡、玉龙等地。偶见。

【入药部位】块茎（一把伞南星）。

【功能主治】有毒。祛风定惊，化痰散结，解毒消肿。用于中风痰壅，口眼歪斜，惊风，破伤风，痈肿，蛇虫咬伤。

象头花 老母猪半夏、岩芋、小独角莲

Arisaema franchetianum Engl.

【标本采集号】5334210888

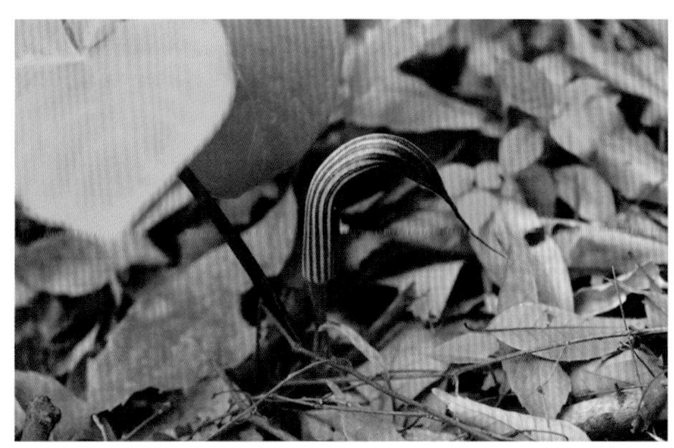

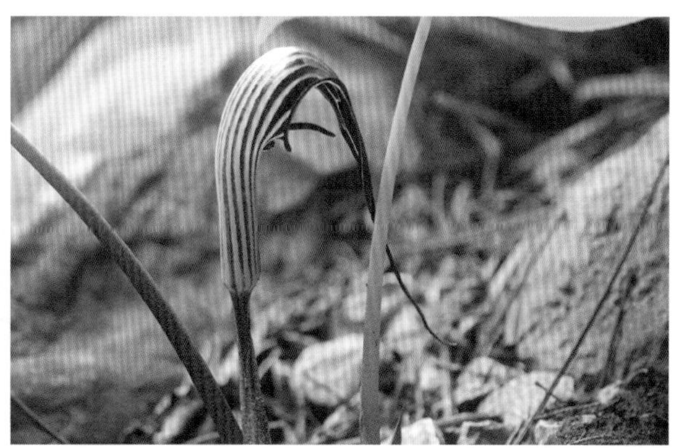

【形态特征】多年生草本。块茎扁球形，颈部生多数圆柱状肉质根，周围有多数肉红色小球茎。鳞叶披针形，膜质，淡褐色，带紫色斑，包围叶柄及花序柄，上部分离；叶柄肉红色，幼株叶片轮廓心状箭形，全缘；成年植株叶片 3 全裂，裂片无柄或近无柄。佛焰苞污紫色、深紫色，具白色或绿白色宽条纹，檐部下弯成盔状；肉穗花序单性，雄花序紫色，长圆锥形，花疏，药室球形，顶孔开裂；雌花序圆柱形，花密。浆果绿色，干时黄褐色，倒圆锥形。花期 5~7 月，果期 9~10 月。

【适宜生境】生于海拔 960~3000m 的林下、灌丛或草坡。

【资源状况】分布于香格里拉、玉龙等地。偶见。

【入药部位】块茎（象头花）。

【功能主治】有大毒。散瘀解毒，消肿止痛。用于乳痈，瘰疬，无名肿毒，毒蛇咬伤，跌打损伤。

花南星 蛇芋头、大麦冬、蛇磨芋

Arisaema lobatum Engl.

【标本采集号】533324180521334LY

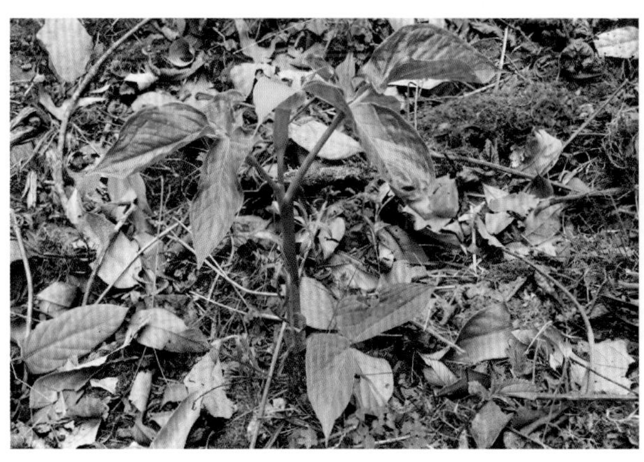

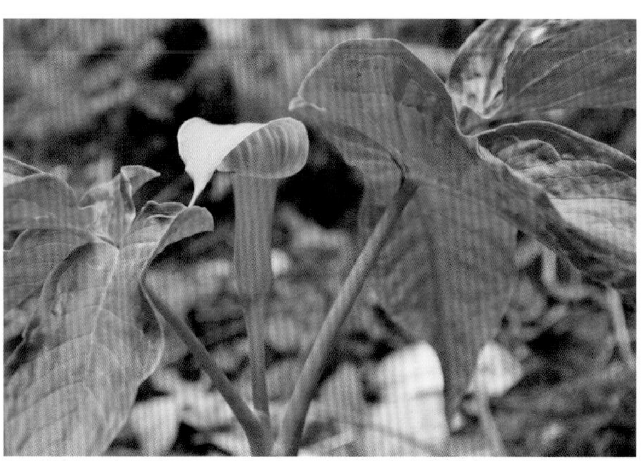

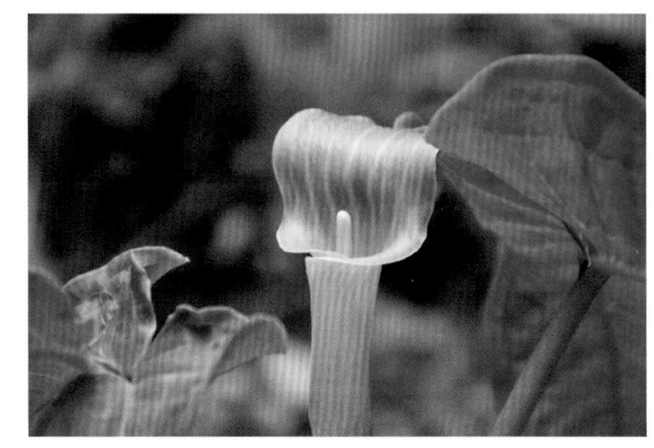

【形态特征】块茎近球形。鳞叶膜质，线状披针形，先端锐尖或钝，黄绿色，有紫色斑块，形如花蛇；叶片3全裂。佛焰苞外面淡紫色，管部漏斗状，喉部无耳，斜截形，略外卷或否，骤狭为檐部；檐部披针形，深紫色或绿色，下弯或垂立。肉穗花序单性；雄花具短柄，药室卵圆形，青紫色，顶孔纵裂；子房倒卵圆形，钝，柱头无柄。浆果。花期4~7月，果期8~9月。

【适宜生境】生于海拔600~3300m的林下、草坡或荒地。

【资源状况】分布于维西、贡山等地。偶见。

【入药部位】块茎（花南星）。

【功能主治】有毒。燥湿，化痰，祛风，消肿，散结。用于咳嗽痰多，中风口眼㖞斜，半身不遂，小儿惊风，痈肿，蛇咬伤。

岩生南星 半夏、布什都扎、布什扎

Arisaema saxatile Buchet

【标本采集号】5329320794

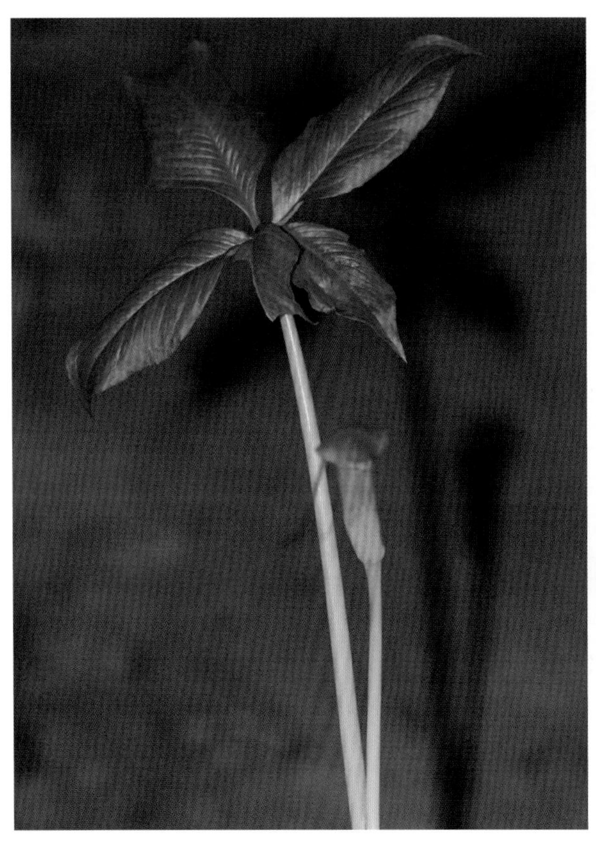

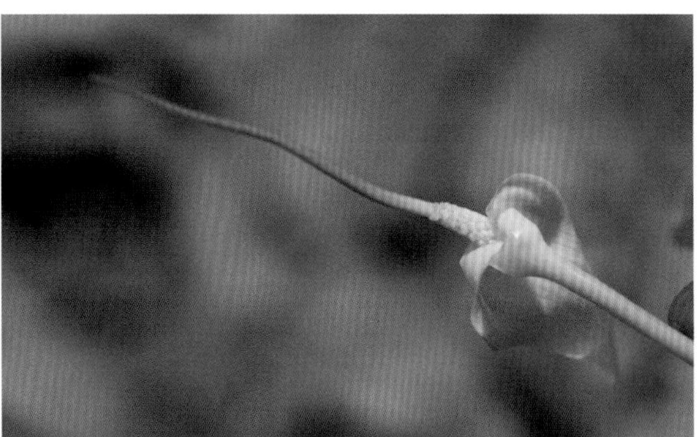

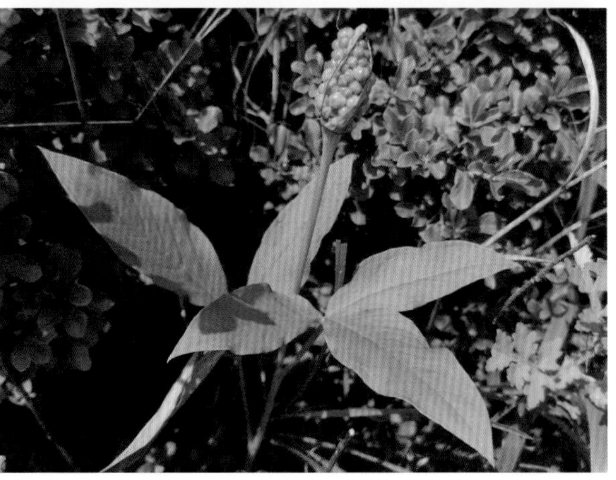

【形态特征】块茎近球形。鳞叶披针形，锐尖；叶具宽鞘，绿褐色或绿白色，叶片鸟足状分裂，线形、椭圆形至卵状披针形。花序柄有纵条纹。佛焰苞黄绿色、绿白色、淡黄色，管部长椭圆形或圆柱形，喉部边缘无耳，斜截形，檐部近直立，椭圆状披针形至披针形。肉穗花序单性，雄花序圆柱形，药室近球形，顶孔开裂为圆形；雌花序圆锥形。浆果。花、果期 6~10 月。

【适宜生境】生于海拔 1800~2800m 的草坡或河谷灌丛中。

【资源状况】分布于玉龙等地。偶见。

【入药部位】块茎（岩生南星）。

【功能主治】接骨续筋，消肿生肌，止痛。用于跌打损伤，风湿疼痛，外伤出血，毒蛇咬伤。

山珠南星　长虫磨芋、小南星、山珠半夏

Arisaema yunnanense Buchet

【标本采集号】5307210214

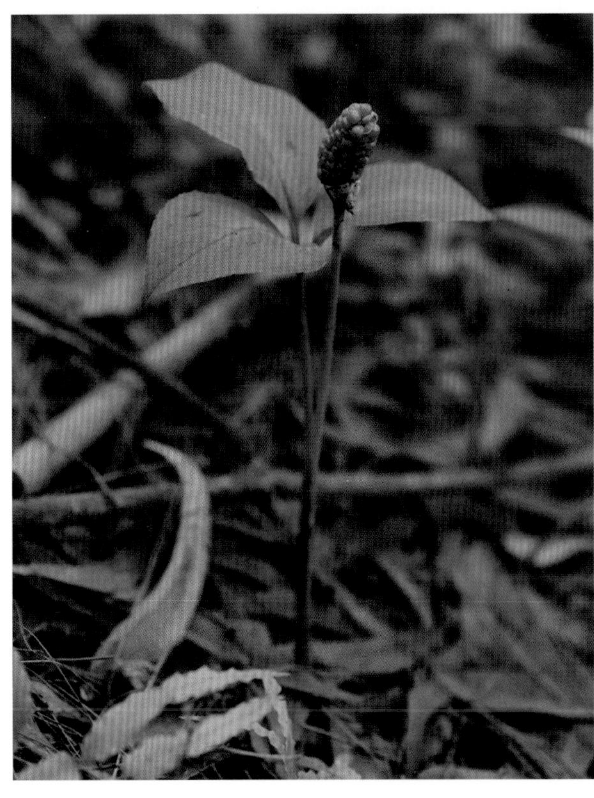

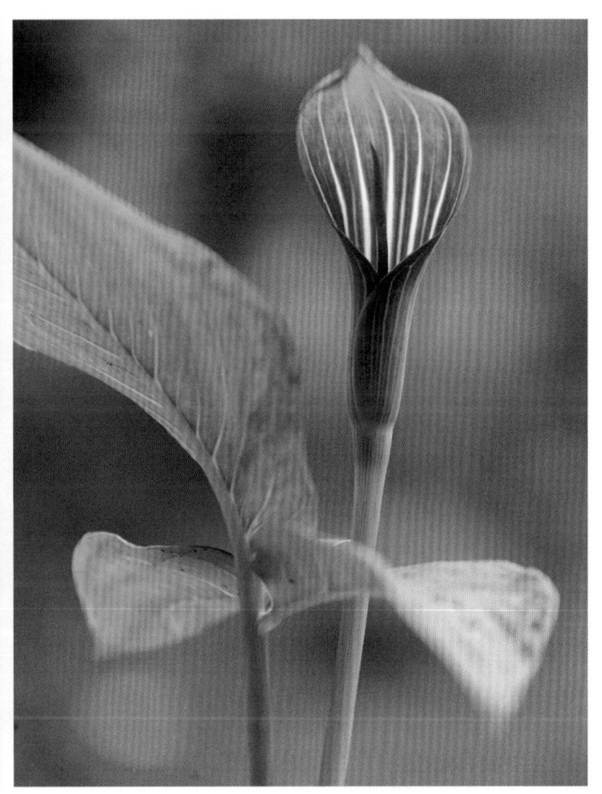

【形态特征】多年生草本。块茎扁球形。鳞叶钝，具短尖头。幼株叶片全缘，长圆状三角形；成年植株叶片 3 全裂。佛焰苞绿白色，背面中央饰以浅绿色纵条纹，喉部斜截形，无耳，檐部直立或微弯。肉穗花序单性；雄花序长圆锥形，花疏，雄蕊 2，药室球形，顶孔圆裂；雌花序圆锥形，花密集。果序近圆柱形，浆果红色。种子卵球形，红色或红褐色。花期 5~7 月，果熟期 8~9 月。

【适宜生境】生于海拔 700~3200m 的松林、松栎混交林、荒坡、荒地至高山草地。

【资源状况】分布于香格里拉、维西、贡山、玉龙等地。偶见。

【入药部位】块茎（滇南星）。

【功能主治】有毒。清热解毒。用于鼻息肉，鼻炎。

野　芋

野芋头、红芋、野山芋

Colocasia antiquorum Schott

【标本采集号】5329291037

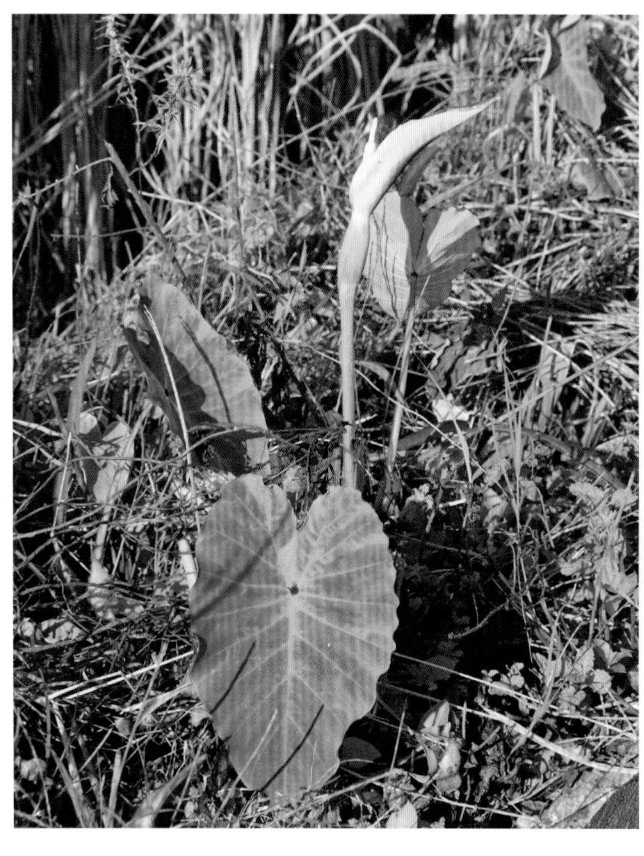

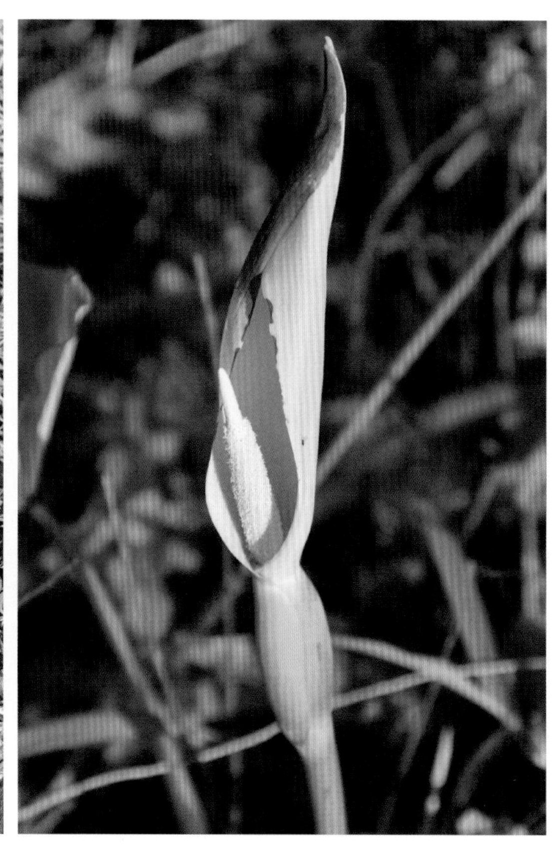

【形态特征】湿生草本。块茎球形，有多数须根；匍匐茎常从块茎基部外伸，长或短，具小球茎。叶柄肥厚，直立；叶片薄革质，表面略发亮，盾状卵形，基部心形，前裂片宽卵形，锐尖，长稍胜于宽，后裂片卵形，钝，基部弯缺为宽钝的三角形或圆形。佛焰苞苍黄色，管部淡绿色，长圆形，檐部狭长线状披针形，先端渐尖。肉穗花序短于佛焰苞。浆果。

【适宜生境】生于林下阴湿处，亦有栽培。

【资源状况】横断山三江并流区有栽培。偶见。

【入药部位】全草及块茎（野芋）。

【功能主治】有小毒。解毒，消肿止痛。用于痈疖肿毒，急性颈淋巴结炎，指头疔，创伤出血，蛇虫咬伤。

麒麟叶

百宿蕉、上树龙、百足藤

Epipremnum pinnatum (L.) Engl.

【标本采集号】5329290433

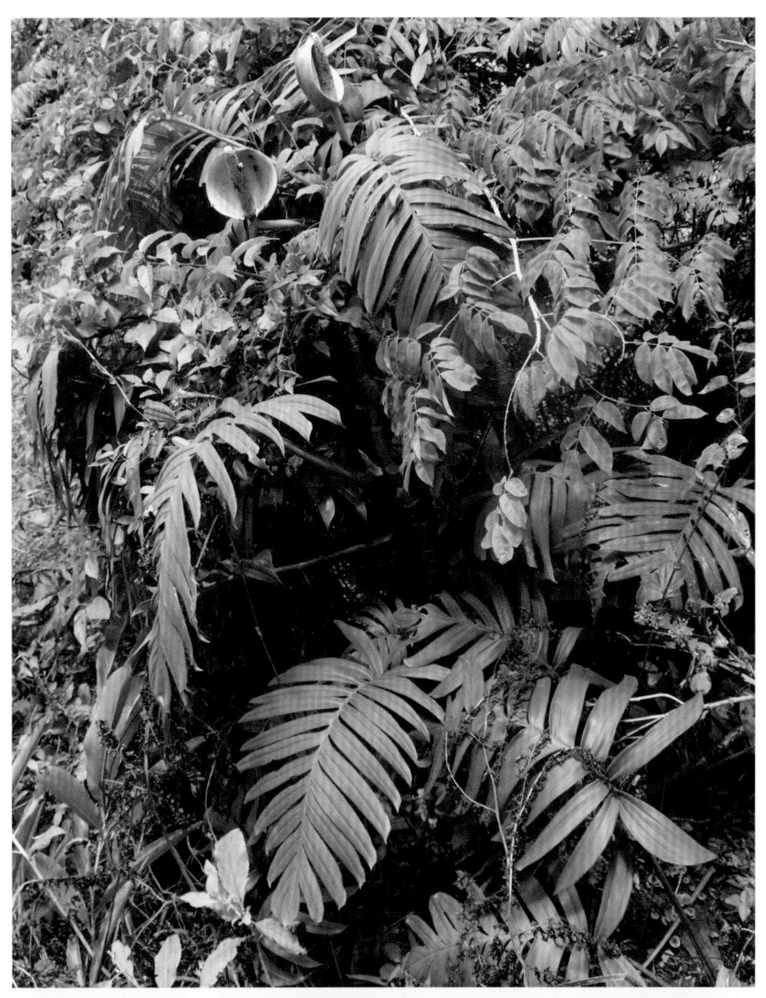

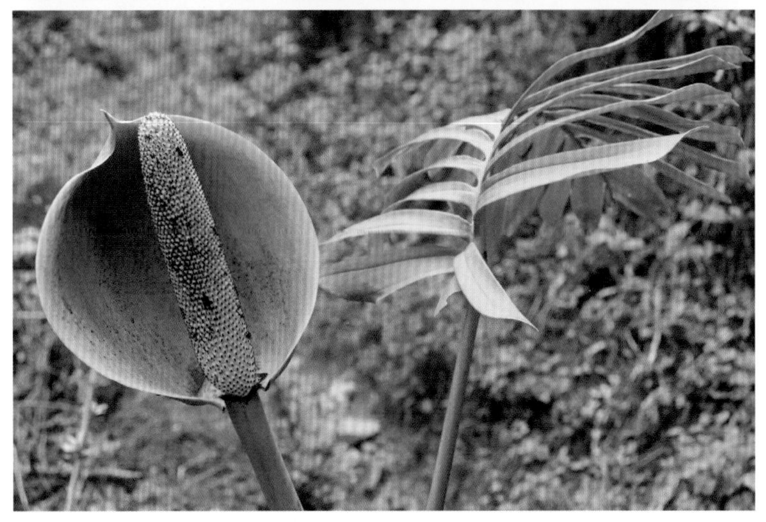

【形态特征】藤本植物，攀缘极高。气生根具发达的皮孔，紧贴于树皮或石面上。茎圆柱形，粗壮，多分枝。叶鞘膜质，上达关节部位，逐渐撕裂，脱落；叶片薄革质，叶长圆形，基部宽心形，沿中肋有2行星散的小穿孔，两侧不等地羽状深裂，线形。花序柄基部有鞘状鳞叶包围；佛焰苞外面绿色，内面黄色；肉穗花序圆柱形，钝；雌蕊具棱。种子肾形，稍光滑。花期4~5月。

【适宜生境】生于热带雨林的大树上或岩壁上。

【资源状况】分布于泸水等地。偶见。

【入药部位】茎叶或根（麒麟叶）。

【功能主治】祛瘀止血，消肿止痛。用于骨折，跌打损伤，风湿腰腿痛，痈疖疮肿，感冒，咽喉肿痛。

曲苞芋 野木鱼、岩芋

Gonatanthus pumilus (D. Don) Engl. et Krause.

【标本采集号】5329320797

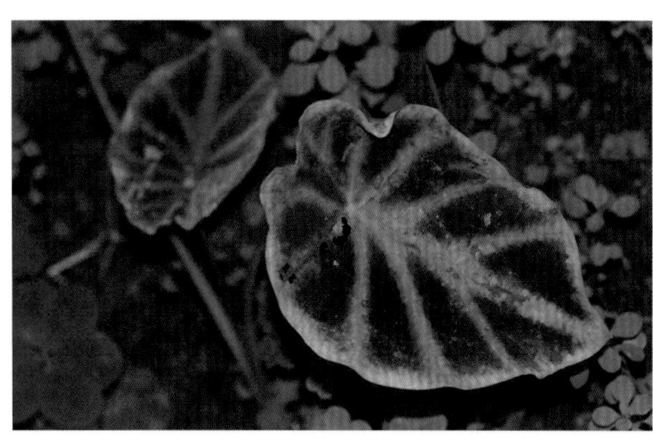

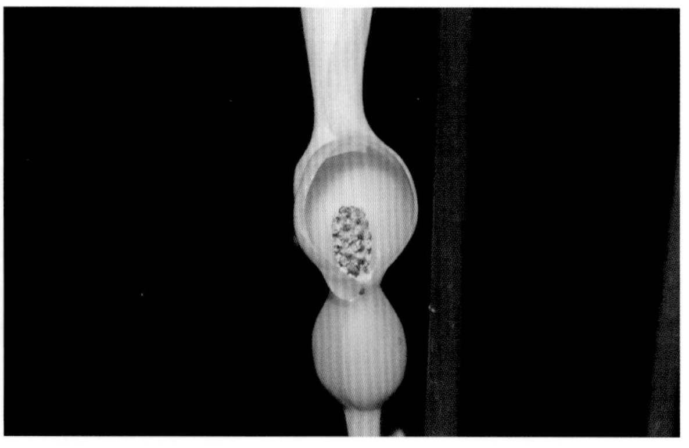

【形态特征】块茎小，球形，外皮黄棕色。芽条细长，分枝；芽鳞线形，先端下弯。鳞叶多数，长披针形，常纤维状撕裂，宿存；叶柄圆柱形，具鞘，叶片革质，上面暗绿色，下面淡绿色或青紫色，卵形或长圆状卵形。佛焰苞管部绿色，长圆状卵形，檐部两面淡黄色或黄绿色，最下部肿胀成球形；肉穗花序；雌花序浅绿色；不育雄花序黄色，能育雄花序短棒状，钝，青紫色。浆果内藏于佛焰苞管内。花期 5~7 月。

【适宜生境】生于海拔 1000~2800m 的密林或灌丛中的石灰岩露头上。

【资源状况】分布于香格里拉、玉龙等地。偶见。

【入药部位】块茎（野木鱼）、花（野芋花）。

【功能主治】有毒。块茎：解毒消肿，活血止痛。用于乳痈，跌打瘀肿，痈疖疮毒，癣疥，风湿关节痛。花：用于哮喘，荨麻疹，癫痫。

半　夏 三叶半夏、三步跳、麻芋果

Pinellia ternata (Thunb.) Breit.

【标本采集号】530702051

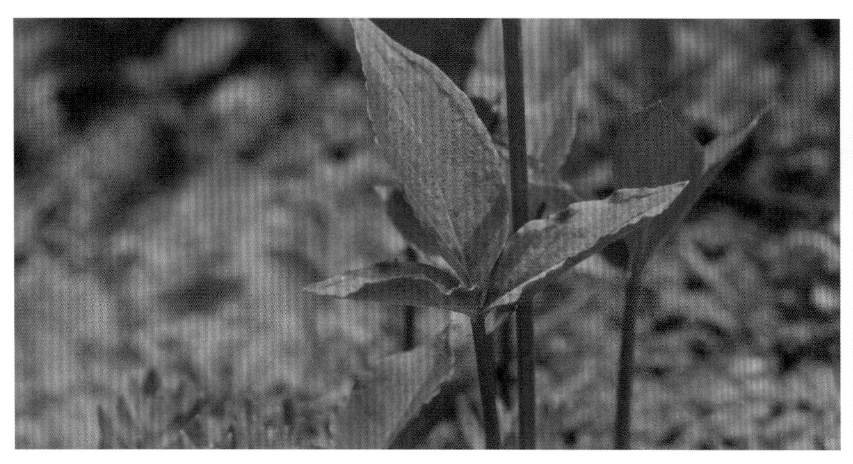

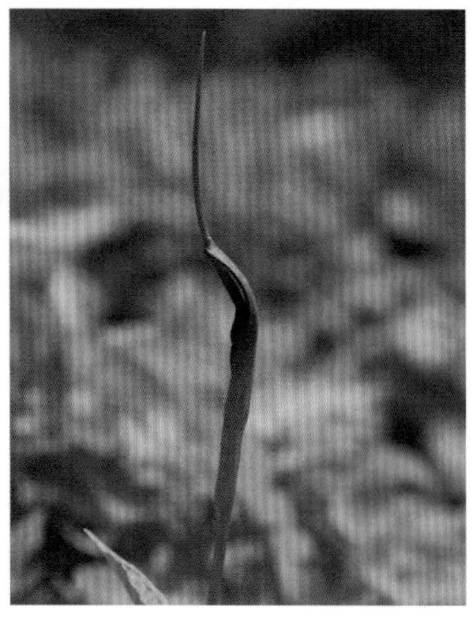

【形态特征】块茎圆球形，具须根。叶 2~5，有时 1。叶柄基部具鞘，鞘内、鞘部以上或叶片基部（叶柄顶头）有珠芽；幼苗叶片卵状心形至戟形，为全缘单叶；老株叶片 3 全裂，长圆状椭圆形或披针形，全缘或具不明显的浅波状圆齿，细脉网状，密集。佛焰苞绿色或绿白色，管部狭圆柱形，檐部长圆形，有时边缘青紫色；肉穗花序；附属器绿色变青紫色，直立，有时“S”形弯曲。浆果卵圆形。花期 5~7 月，果 8 月成熟。

【适宜生境】生于海拔 2500m 以下的地方，常见于草坡、荒地、玉米地、田边或疏林下，为旱地杂草。

【资源状况】分布于玉龙等地。偶见。

【入药部位】块茎（半夏）。

【功能主治】燥湿化痰，降逆止呕，消痞散结，止咳，解毒。用于咳嗽痰多，胸闷胀满，恶心呕吐，头晕不眠；外用于疮痈肿毒。

爬树龙

过山龙、青竹标、老蛇藤

Rhaphidophora decursiva (Roxb.) Schott

【标本采集号】533324180515214LY

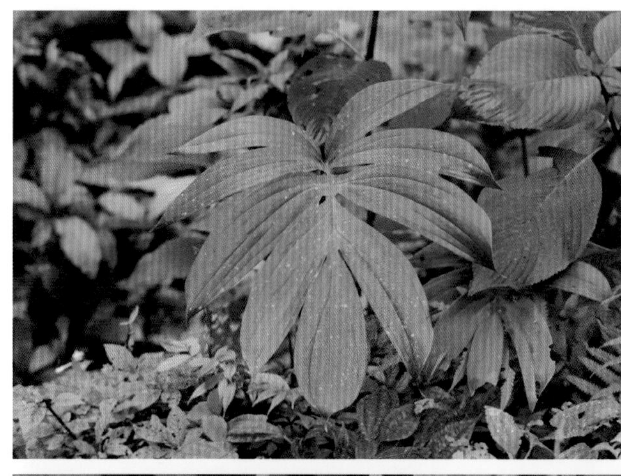

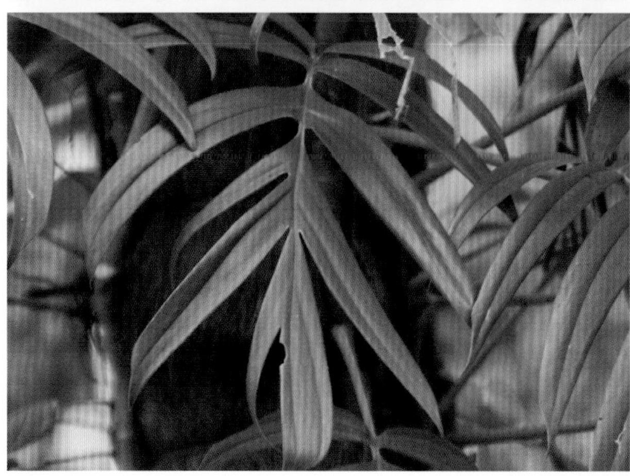

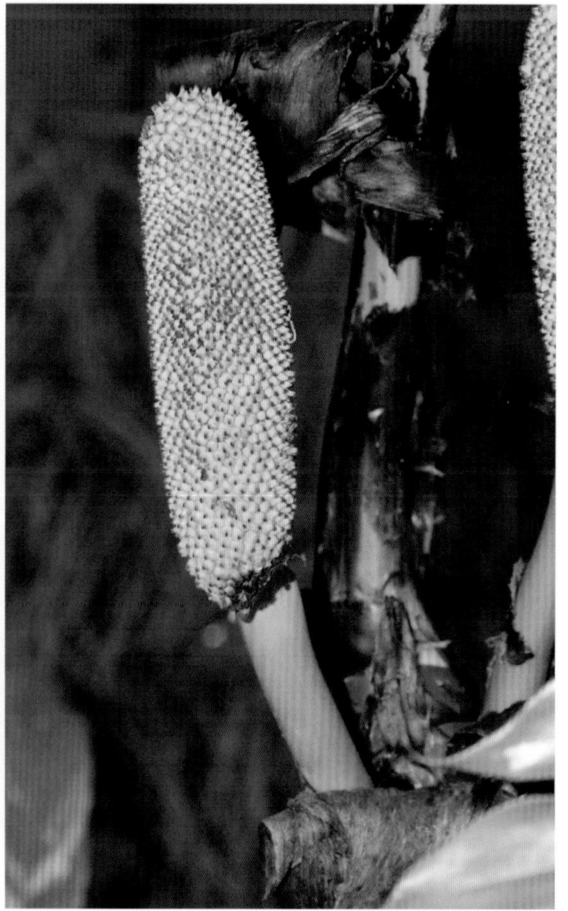

【形态特征】附生藤本。茎粗壮，背面绿色，腹面黄色，节环状，黄绿色，生多数肉质气生根。幼枝上叶片圆形，全缘，成熟枝叶片卵状长圆形、卵形，表面发亮，不等侧羽状深裂达中肋，裂片多对。花序腋生，序柄粗壮，圆柱形；佛焰苞肉质，二面黄色，边缘稍淡，卵状长圆形。浆果锥状楔形，绿白色，下部白色透明或黄色。果皮厚，内含丰富的无色黏液。花期 5~8 月。

【适宜生境】生于海拔 2200m 以下的季雨林和亚热带沟谷常绿阔叶林内。

【资源状况】分布于贡山等地。偶见。

【入药部位】茎、根（大过山龙）。

【功能主治】活血舒筋，解表镇咳，消肿解毒。用于跌打骨折，风湿痹痛，流行性乙型脑炎，感冒，咳嗽，百日咳，咽喉肿痛，疮痈疖肿，外伤出血，蛇咬伤，风湿性关节炎，烧伤等。

西南犁头尖 半夏、鸡包谷、红南星

Typhonium omeiense H. Li

【标本采集号】2353290325

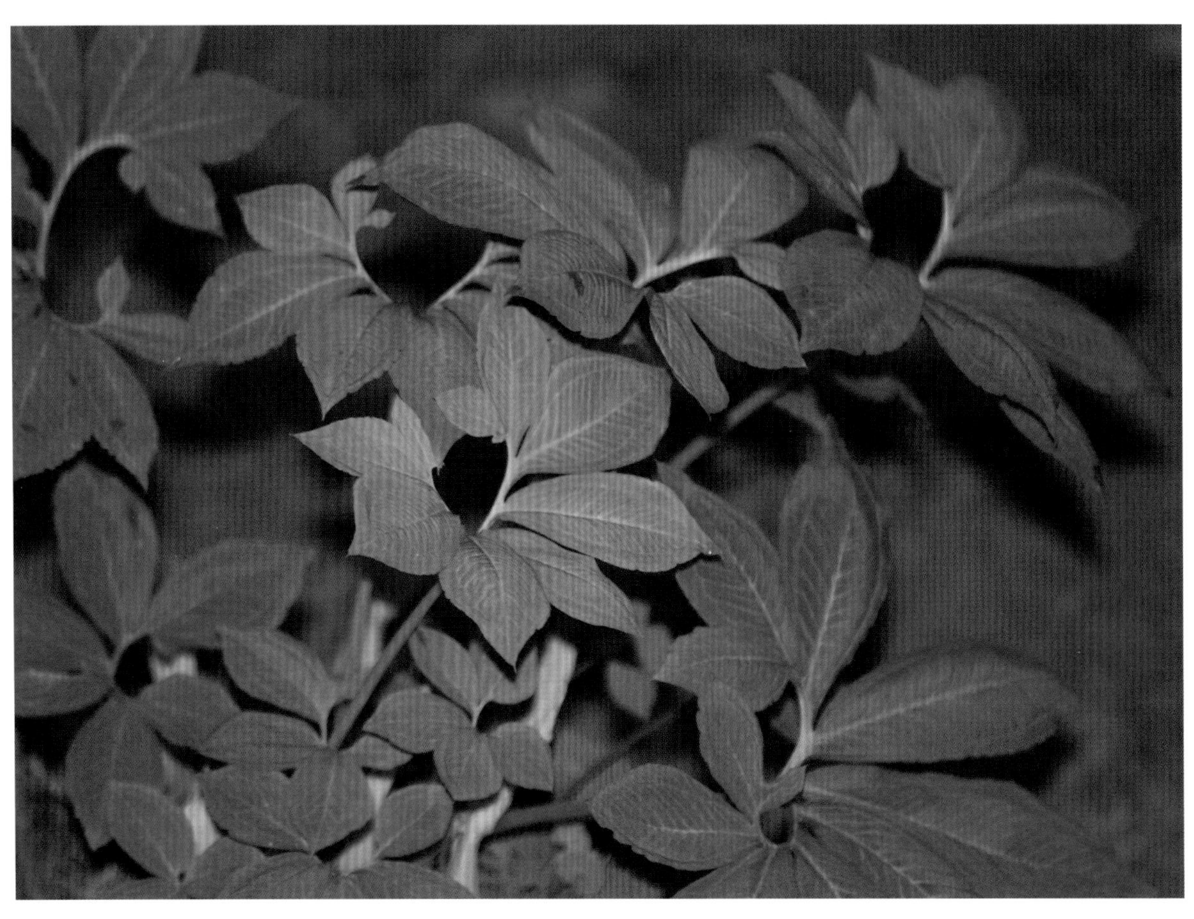

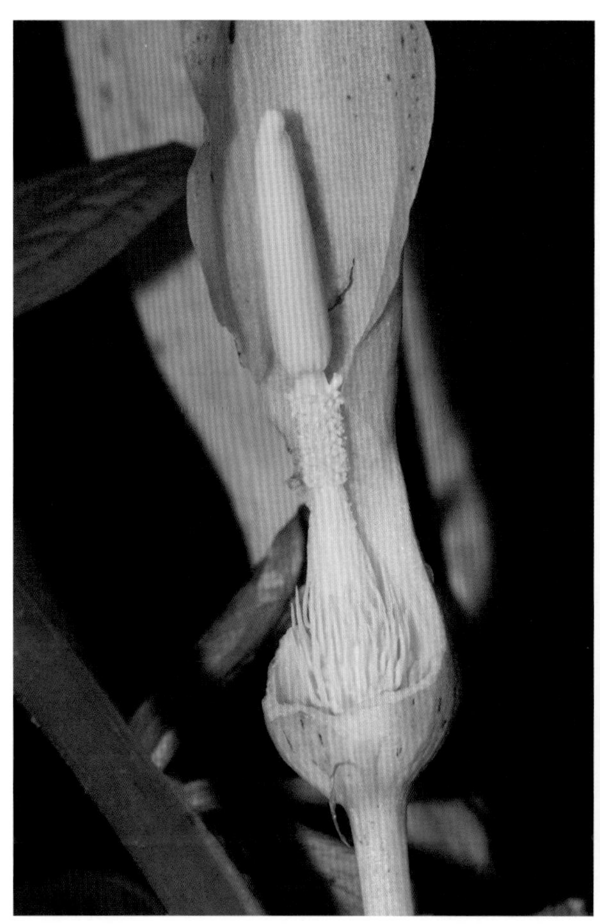
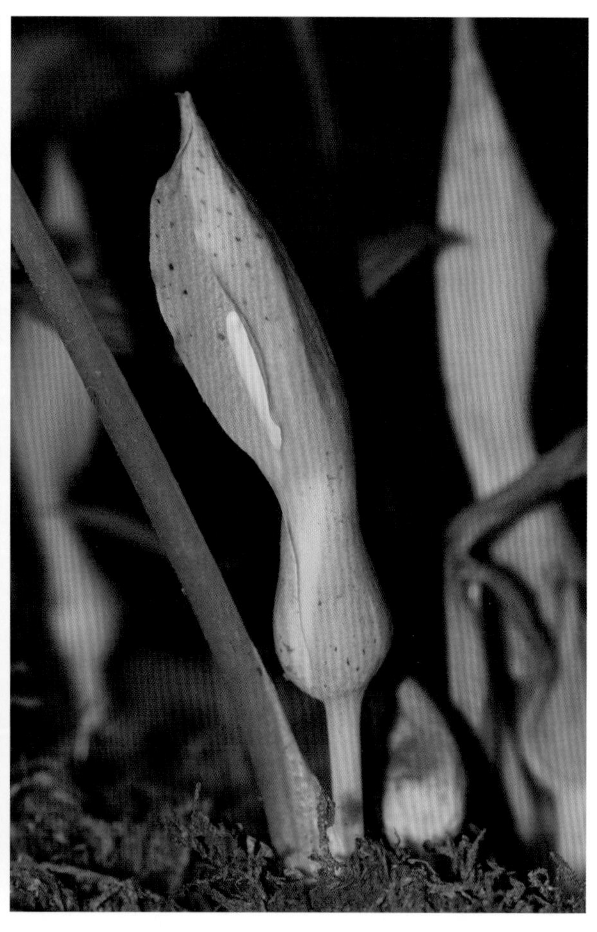

【形态特征】块茎小，近球形，颈部密生须根。鳞叶披针形；叶 1~2，叶柄红色，下部鞘状，叶片鸟足状深裂，基部多少联合，全缘。花序柄比叶柄短，从叶柄鞘中抽出，顶部增粗；佛焰苞绿色，管部卵圆形，向上收缩，檐部长圆状披针形；肉穗花序：雌花序短圆柱形；中性花线形，密；雄花序圆柱形；附属器纺锤形，具细柄。浆果卵圆形。种子 1，生于基底胎座，直立，棕色。花期 5~6 月，果期 7~8 月。

【适宜生境】生于竹林下杂草丛中。

【资源状况】分布于泸水。偶见。

【入药部位】块茎（西南犁头尖）。

【功能主治】消肿，散瘀，止血。用于毒蛇咬伤，乳痈，疔疮。

莎草科

十字薹草 三角草、三棱草、油草

Carex cruciata Wahlenb.

【标本采集号】5329320789

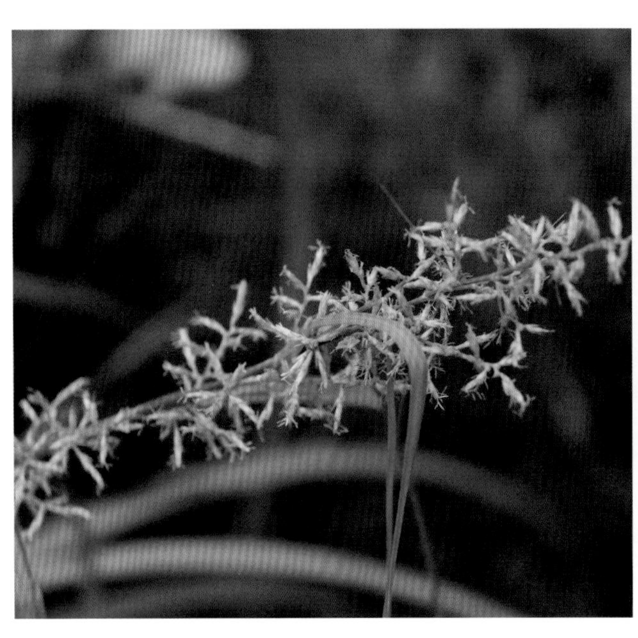

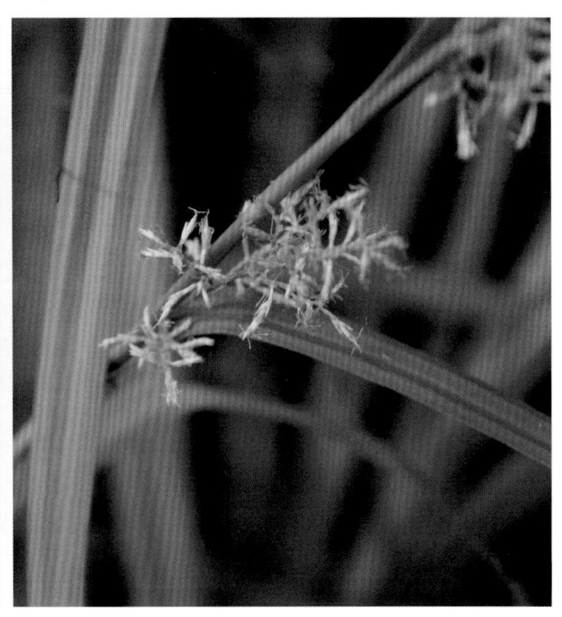

【形态特征】多年生草本。根状茎粗壮，木质，具匍匐枝，须根甚密。秆丛生，坚挺，三棱形，平滑。叶基生和秆生，长于秆，扁平，下面粗糙，上面光滑，边缘具短刺毛，基部具暗褐色、分裂成纤维状的宿存叶鞘。苞片叶状，长于枝花序，基部具长鞘；圆锥花序复出；枝圆锥花序数个；枝花序轴锐三棱形，密生短粗毛；枝先出叶囊状，内无花，被短粗毛；雄花鳞片披针形，具短尖，淡褐白色；雌花鳞片卵形，具短芒，淡褐色。果囊长于鳞片，淡褐白色，具棕褐色斑点和短线，有数条隆起的脉；小坚果卵状椭圆形，三棱形。花、果期 5~11 月。

【适宜生境】生于海拔 330~2500m 的林边或沟边草地、路旁、火烧迹地。

【资源状况】分布于贡山、泸水、福贡、兰坪等地。偶见。

【入药部位】全草（十字薹草）。

【功能主治】凉血，止血，解表透疹。用于痢疾，麻疹不出，消化不良。

香附子 夜夜青、雷公草、辣姜草

Cyperus rotundus L.

【标本采集号】5329230454

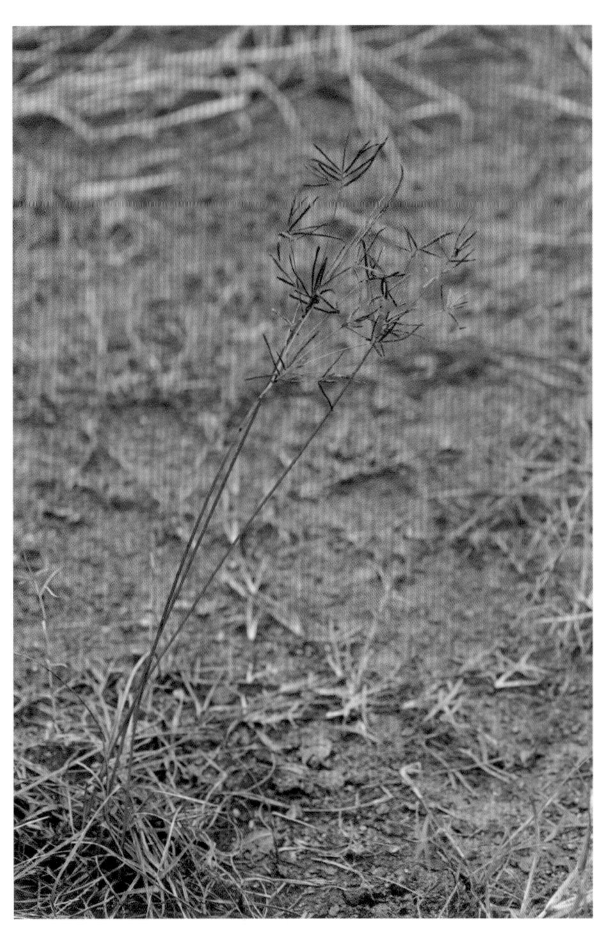

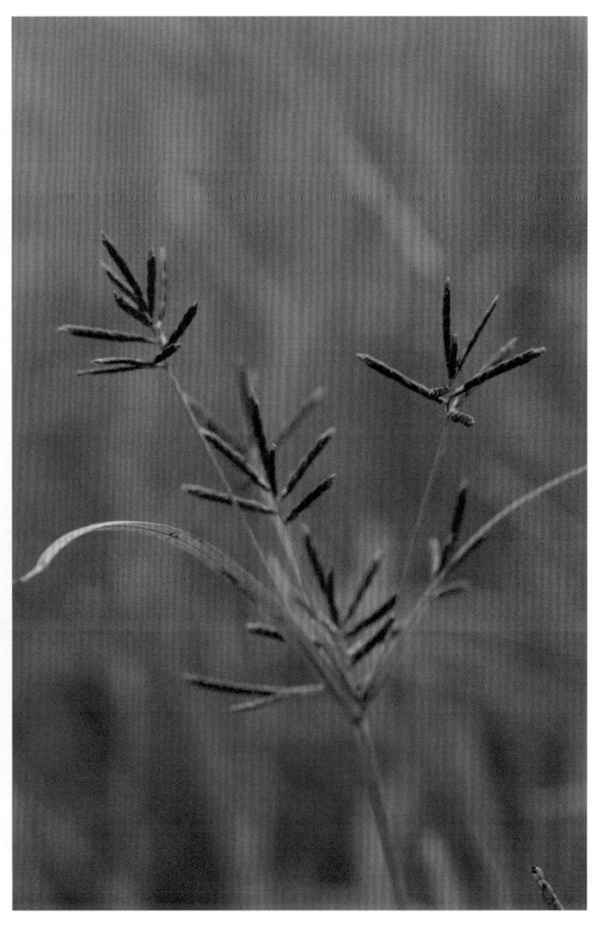

【形态特征】多年生草本。具椭圆形块茎；匍匐根状茎长；秆锐三棱形，平滑，基部呈块茎状。叶较多；鞘棕色，常裂成纤维状。叶状苞片；长侧枝聚伞花序简单或复出，具辐射枝；穗状花序轮廓为陀螺形，具多个小穗；小穗斜展开，线形，具花多朵；小穗轴具较宽的白色透明的翅；鳞片稍密地覆瓦状排列，膜质，卵形或长圆状卵形，两侧紫红色或红棕色；雄蕊 3，花药长，暗血红色；花柱长，柱头 3，细长。小坚果长圆状倒卵形，三棱形，具细点。花、果期 5~11 月。

【适宜生境】生于山坡荒地草丛中或水边潮湿处。

【资源状况】分布于玉龙等地。偶见。

【入药部位】根茎（香附）。

【功能主治】理气解郁，调经止痛。用于肝郁气滞，胸胁、脘腹胀痛，消化不良，胸脘痞闷，寒疝腹痛，乳房胀痛，月经不调，经闭，痛经。

砖子苗 假香附、三棱草、伞序三棱草

Mariscus umbellatus Vahl

【标本采集号】5334210635

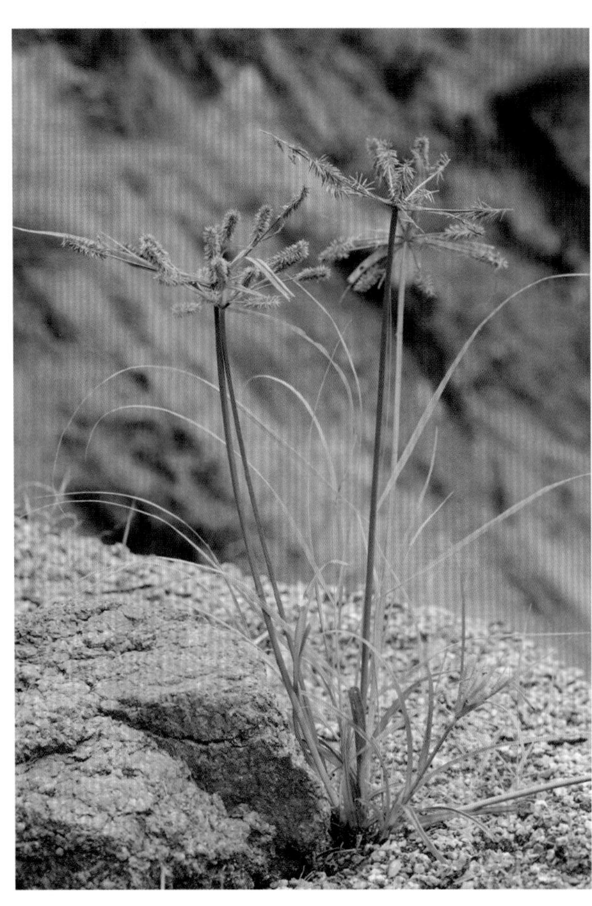

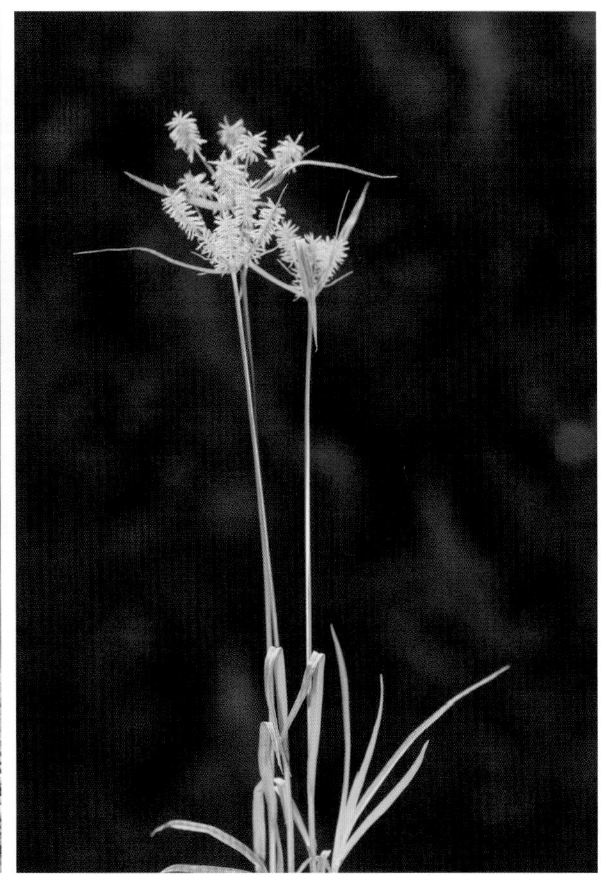

【形态特征】一年生草本。根状茎短，锐三棱形，基部膨大。叶短于秆，叶鞘褐色或红棕色。叶状苞片多枚；长侧枝聚伞花序简单，穗状花序圆筒形或长圆形，具多数密生的小穗；小穗平展或稍俯垂，线状披针形，具小坚果1~2个；小穗轴具宽翅，翅披针形，白色透明；鳞片膜质，长圆形，边缘常内卷；雄蕊3，花药线形；花柱短，柱头3，细长。小坚果狭长圆形，三棱形，初期麦秆黄色，表面具微突起细点。花、果期4~10月。

【适宜生境】生于海拔200~3200m的山坡阳处、路旁草地、溪边以及松林下。

【资源状况】分布于香格里拉、德钦、维西、贡山、兰坪、玉龙等地。偶见。

【入药部位】根茎或全草（大香附子）。

【功能主治】根茎：调经止痛，行气解表。用于感冒，月经不调，慢性子宫内膜炎，产后腹痛，跌打损伤，风湿关节痛。全草：祛风止痒，解郁调经。用于皮肤瘙痒，月经不调，血崩。

水 葱 冲天草、翠管草、水文葱

Scirpus validus Vahl

【标本采集号】5334210957

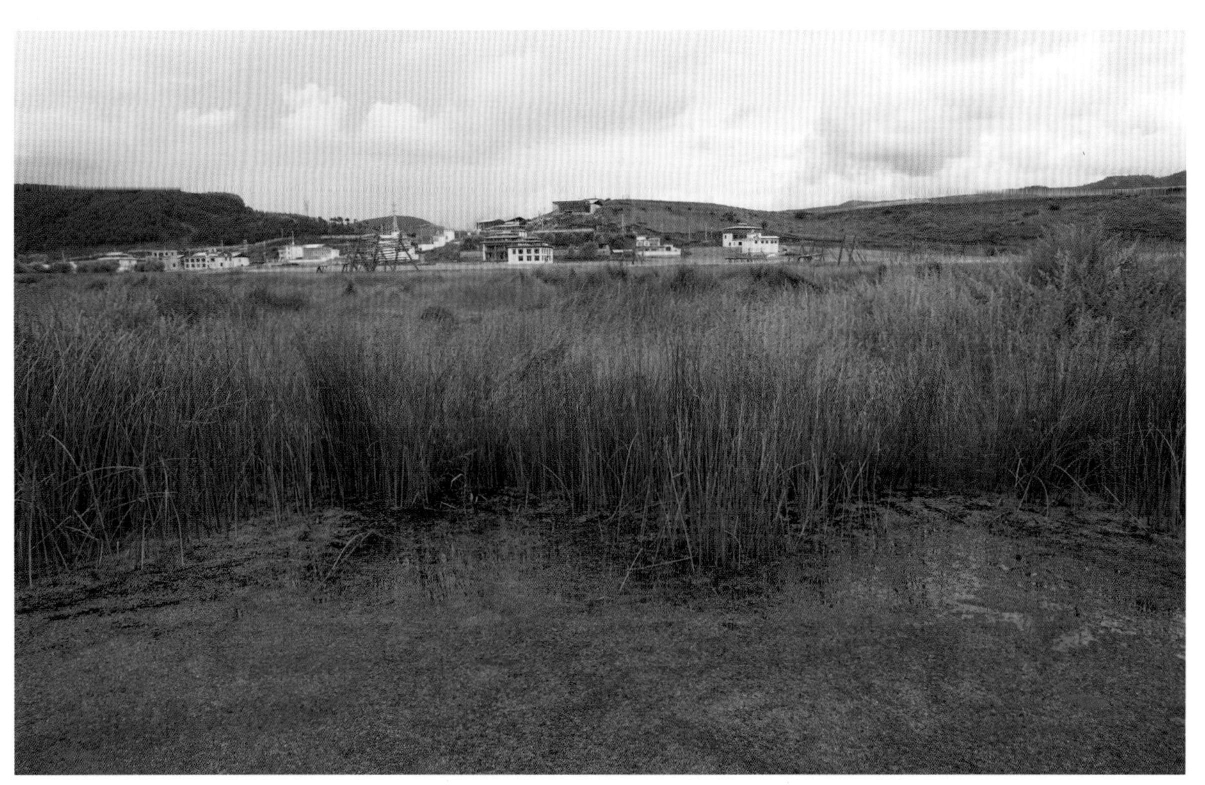

【形态特征】多年生草本。匍匐根状茎粗壮，多须根。秆大，圆柱状，基部具叶鞘。叶片线形。苞片钻状；长侧枝聚伞花序简单或复出，假侧生，具辐射枝；辐射枝一面凸，一面凹，边缘有锯齿；小穗单生或2~3个簇生于辐射枝顶端，卵形或长圆形，具多数花；鳞片椭圆形或宽卵形，膜质，棕色或紫褐色，背面有铁锈色突起小点，边缘具缘毛；下位刚毛多条，红棕色，有倒刺；雄蕊3。小坚果倒卵形或椭圆形，双凸状。花、果期6~9月。

【适宜生境】生于湖边或浅水塘中。

【资源状况】分布于香格里拉等地。偶见。

【入药部位】全草（水葱）。

【功能主治】利尿渗湿。用于水肿胀满，小便不利。

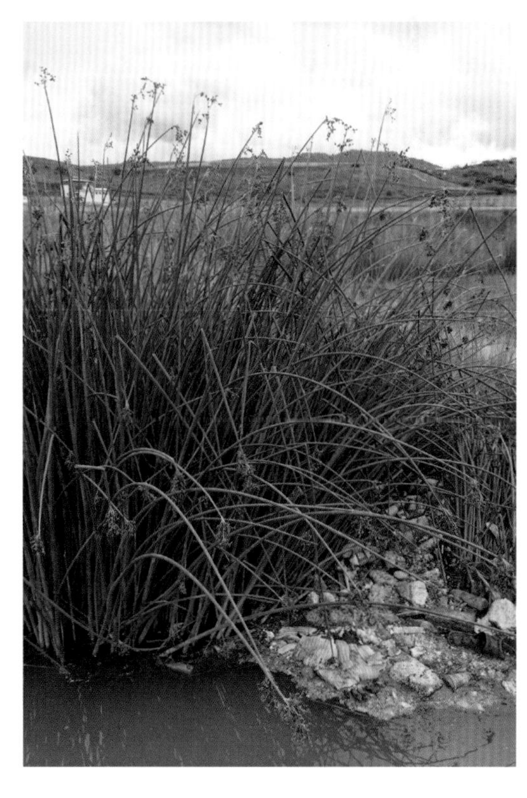

姜 科

艳山姜 良姜、糕叶、土砂仁

Alpinia zerumbet (Pers.) Burtt. & Smith

【标本采集号】5329320800

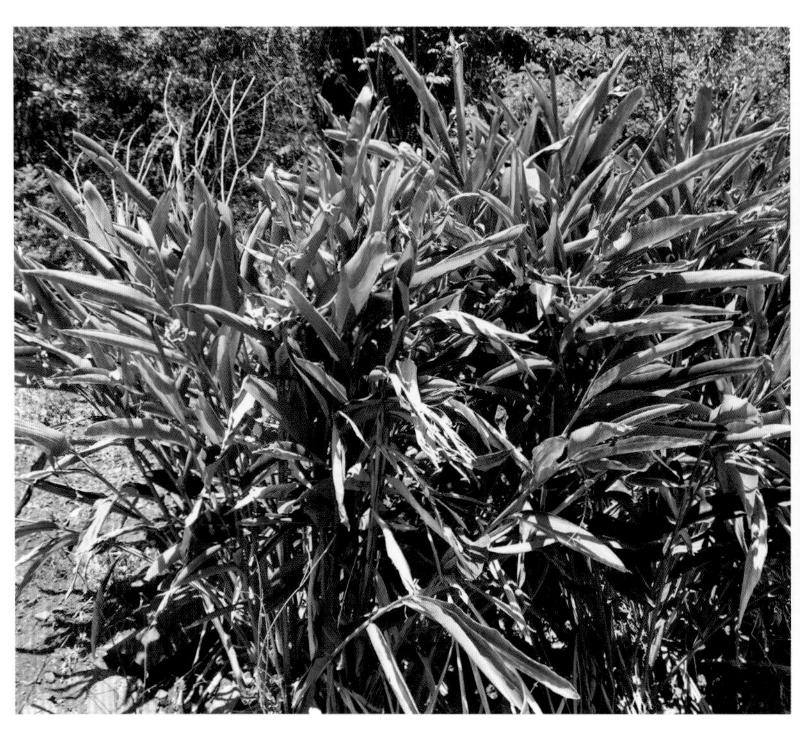

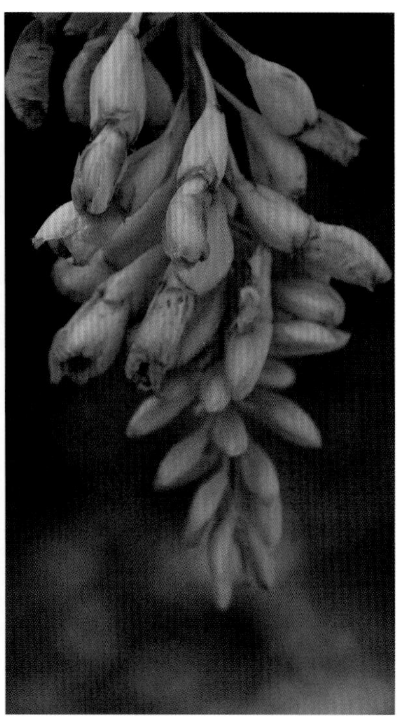

【形态特征】多年生草本，株高 2~3m。叶片披针形，顶端有小尖头，边缘具短柔毛，两面均无毛。圆锥花序呈总状花序式，下垂；花序轴紫红色，被绒毛；小苞片椭圆形，白色，顶端粉红色，蕾时包裹住花，无毛；花萼近钟形，白色，顶端粉红色且齿裂；花冠管裂片长圆形，后方的 1 枚较大，乳白色，顶端粉红色，侧生退化雄蕊钻状，唇瓣匙状宽卵形，顶端皱波状，黄色而有紫红色条纹；子房被金黄色粗毛。蒴果卵圆形，被粗毛，具条纹，顶端常冠以宿存萼，熟时朱红色。种子有棱角。花期 4~6 月，果期 7~10 月。

【适宜生境】生于林下。

【资源状况】分布于玉龙等地。栽培。野生偶见。

【入药部位】根茎及果实（川砂仁）。

【功能主治】燥湿祛痰，除痰截疟，健脾暖胃。用于脘腹冷痛，胸腹胀满，痰湿积滞，消化不良，呕吐腹泻，咳嗽。

草　果 白草果、麻吼、草果仁

Amomum tsao-ko Crevost & Lemarie

【标本采集号】5333241812071330LY

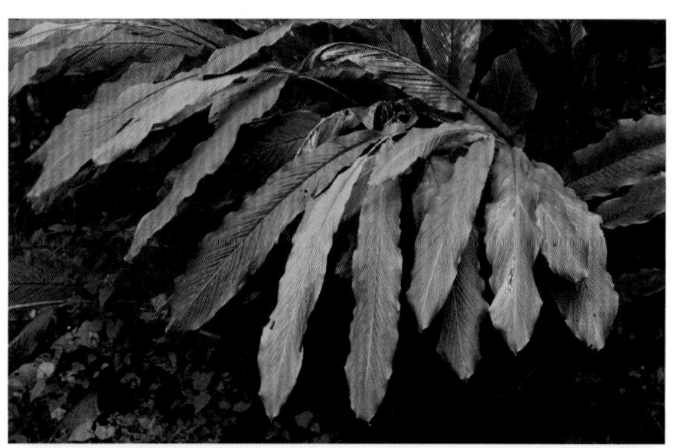

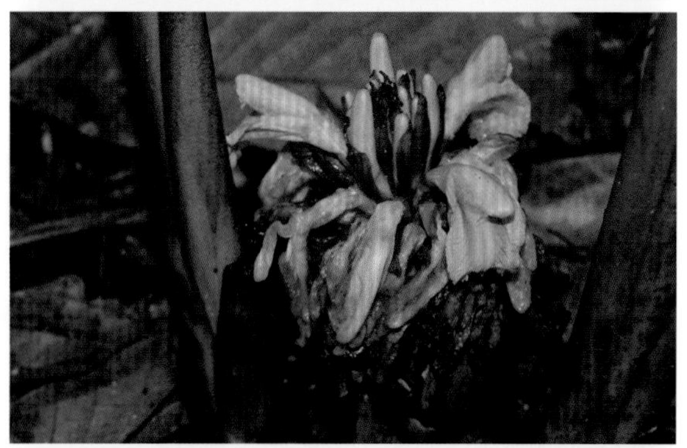

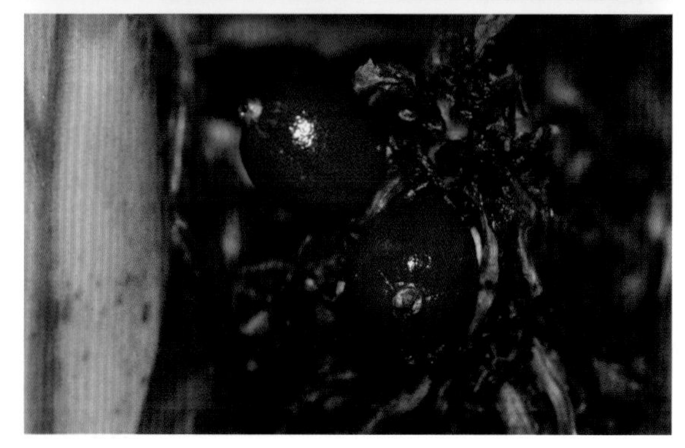

【形态特征】茎丛生，全株有辛香气，地下部分略似生姜。叶片长椭圆形或长圆形，边缘干膜质，两面光滑无毛，无柄或具短柄，叶舌全缘，顶端钝圆。穗状花序不分枝；总花梗被密集的鳞片；鳞片长圆形或长椭圆形，干后褐色；苞片披针形；小苞片管状，一侧裂至中部，顶端齿裂；花冠红色，裂片长圆形，唇瓣椭圆形，顶端微齿裂；药隔附属体 3 裂。蒴果密生，熟时红色，干后褐色。花期 4~6 月，果期 9~12 月。

【适宜生境】生于海拔 1100~1800m 的疏林下，或栽培。

【资源状况】分布于贡山等地。少见。

【入药部位】果实（草果）。

【功能主治】燥湿散寒，祛痰截疟，消食化积。用于脘腹胀满冷痛，反胃呕吐，疟疾，痰饮，泻痢，食积。

评　述

1. 药用历史　草果，入药始载于宋代《太平惠民和剂局方》。《本草品汇精要》记载："草果生广南及海南。形如橄榄，其皮薄，其色紫，其仁如缩砂仁而大。又云南出者，名云南草果，其形差小耳。"《本草纲目》记载："草豆蔻、草果虽是一物，然微有不同……滇广所产草果，长大如诃子，其皮黑浓而棱密，其子粗而辛臭，正如斑蝥之气。"《本草汇言》记载："草果，长如荔枝，其皮黑厚有直纹，内子大粒成团。"《本草从新》记载："草果，形如诃子，皮黑浓而棱密，子粗而辛臭……滇广所产。"

2. 商品规格　根据市场流通情况，将草果药材分为“选货”和“统货”两个等级，选货和统货的共同点：均呈长椭圆形，具三钝棱。表面灰棕色至红棕色，具纵沟及棱线，顶端有圆形突起的柱基，基部有果梗或果梗痕。有特异香气，味辛、微苦。无开裂，无破损。其中选货根据有梗、短梗（梗长 1cm 以内）和每 500g 内所含个数进行等级划分为一等、二等。一等：短果梗，每 500g 小于等于 150 个；二等：有果梗，每 500g 小于等于 200 个。

3. 化学成分　主要含有挥发油类成分。

大苞姜 姜三七

Caulokaempferia yunnanensis (Gagnep.) R. M. Smith

【标本采集号】5329320801

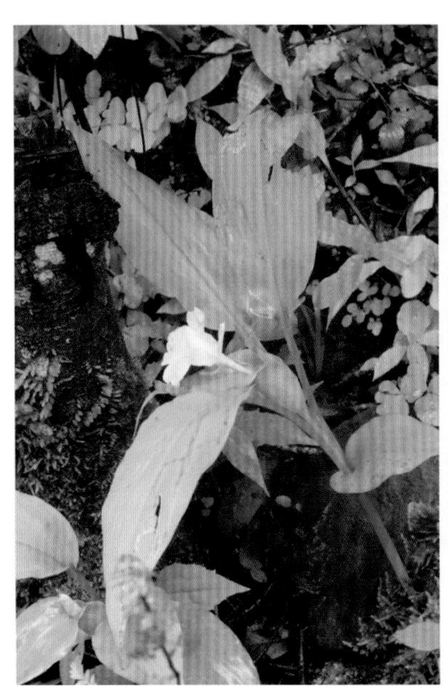

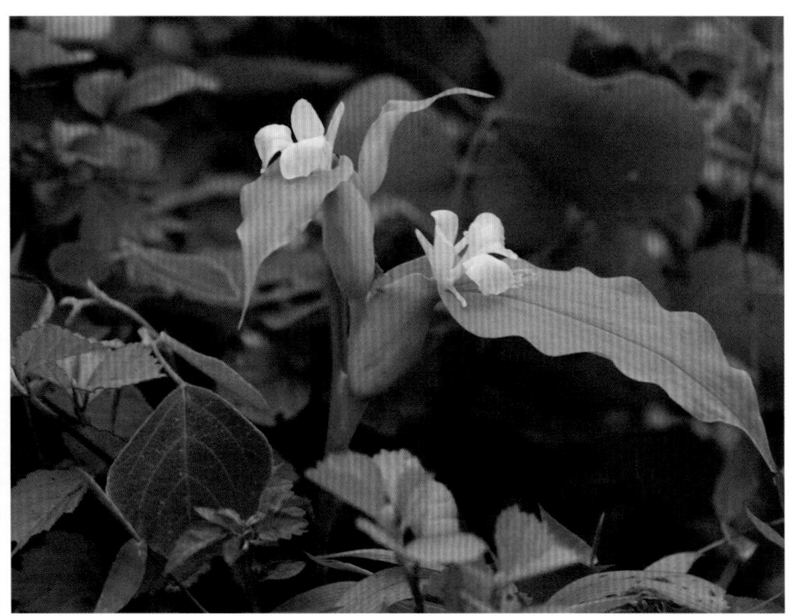

【形态特征】多年生草本。须根粗壮。根状茎球形，茎直立。叶片长圆形、长圆状披针形或卵形，顶端渐尖，基部急尖、近圆形或渐狭成槽状的叶柄；叶面无毛，叶背被短柔毛；叶舌薄膜质，2 裂。花序顶生，叶状苞片 1~3 枚，基部边缘与花序轴贴生成囊状，每一苞片内有花 1~2 朵；花黄色，易凋谢；花萼一侧开裂，顶端具 2 齿；花冠管裂片狭披针形；侧生退化雄蕊近线形；唇瓣深 2 裂，裂片卵形；花丝短，药隔顶端附属体三角形，全缘。蒴果近圆形，果皮上有细脉纹。花期 9~10 月，果期 11~12 月。

【适宜生境】生于海拔 1500~2800m 的山地密林中。

【资源状况】分布于玉龙等地。少见。

【入药部位】根茎（姜三七）。

【功能主治】止血消肿。用于跌打损伤，骨折，吐血，衄血，崩漏，外伤出血。

距药姜 *Cautleya gracilis* (Smith) Dandy

【标本采集号】533324180830590LY

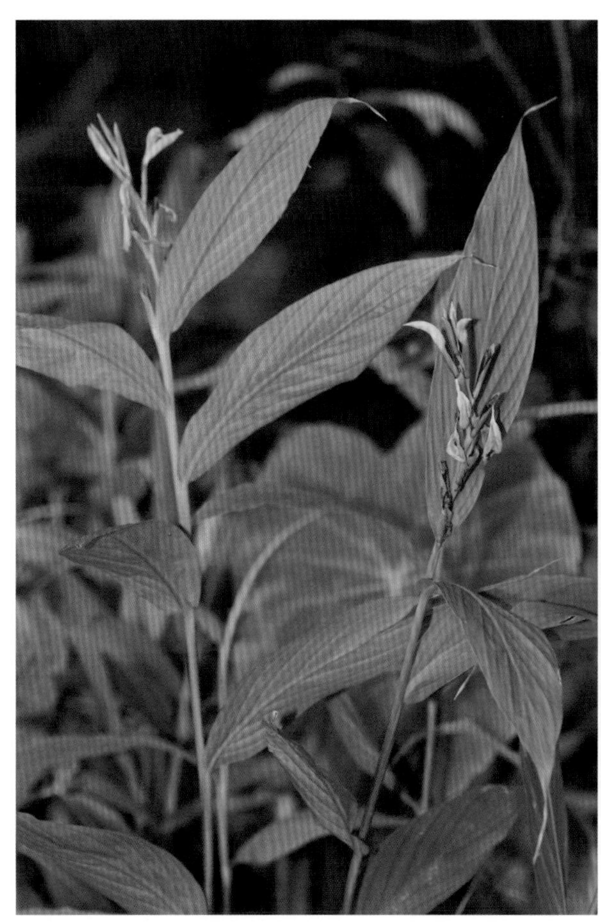

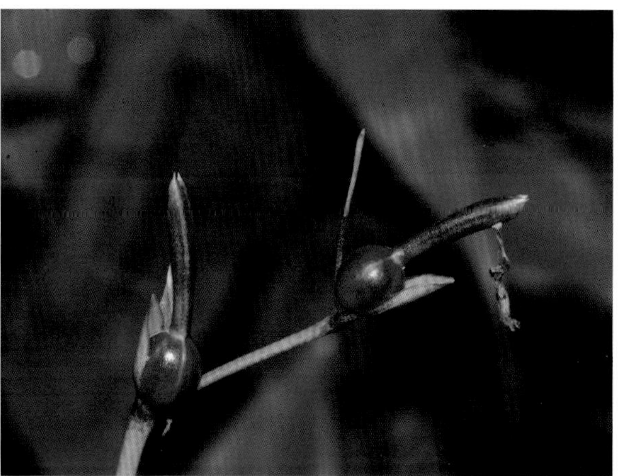

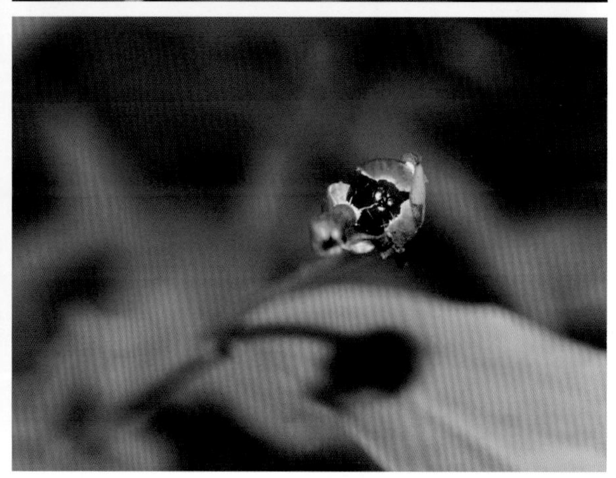

【形态特征】多年生草本，株高 25~80cm。根簇生，延长，增粗。茎基部具鳞片状膜质鞘。叶片长圆状披针形或披针形，下面紫色或绿色，两面均无毛，无柄；叶舌膜质，圆形；叶鞘具紫红色斑点或绿白色。花疏离地排成顶生穗状花序，花序轴红色，微呈“之”字形；苞片披针形，绿色；萼管紫红色，顶端具齿，一侧开裂；花冠黄色，花冠管较萼管为长，裂片披针形；侧生退化雄蕊花瓣状，直立，与后方的 1 枚花冠裂片靠合成盔状；唇瓣倒卵形，深裂成 2 瓣。蒴果球形，熟时红色，3 瓣裂几达基部，果皮反卷。花期 8~9 月，果期 9~11 月。

【适宜生境】生于海拔 950~3100m 的湿谷中。

【资源状况】分布于香格里拉、贡山、泸水、福贡、玉龙等地。偶见。

【入药部位】根茎（距药姜）。

【功能主治】温中散寒，除湿消肿，祛风止咳。用于风寒感冒，咳嗽，妇女肚腹寒冷结起的痞块；外用于蜜蜂和昆虫蜇咬伤。

舞花姜 羊合七、竹叶草

Globba racemosa Smith

【标本采集号】5329290985

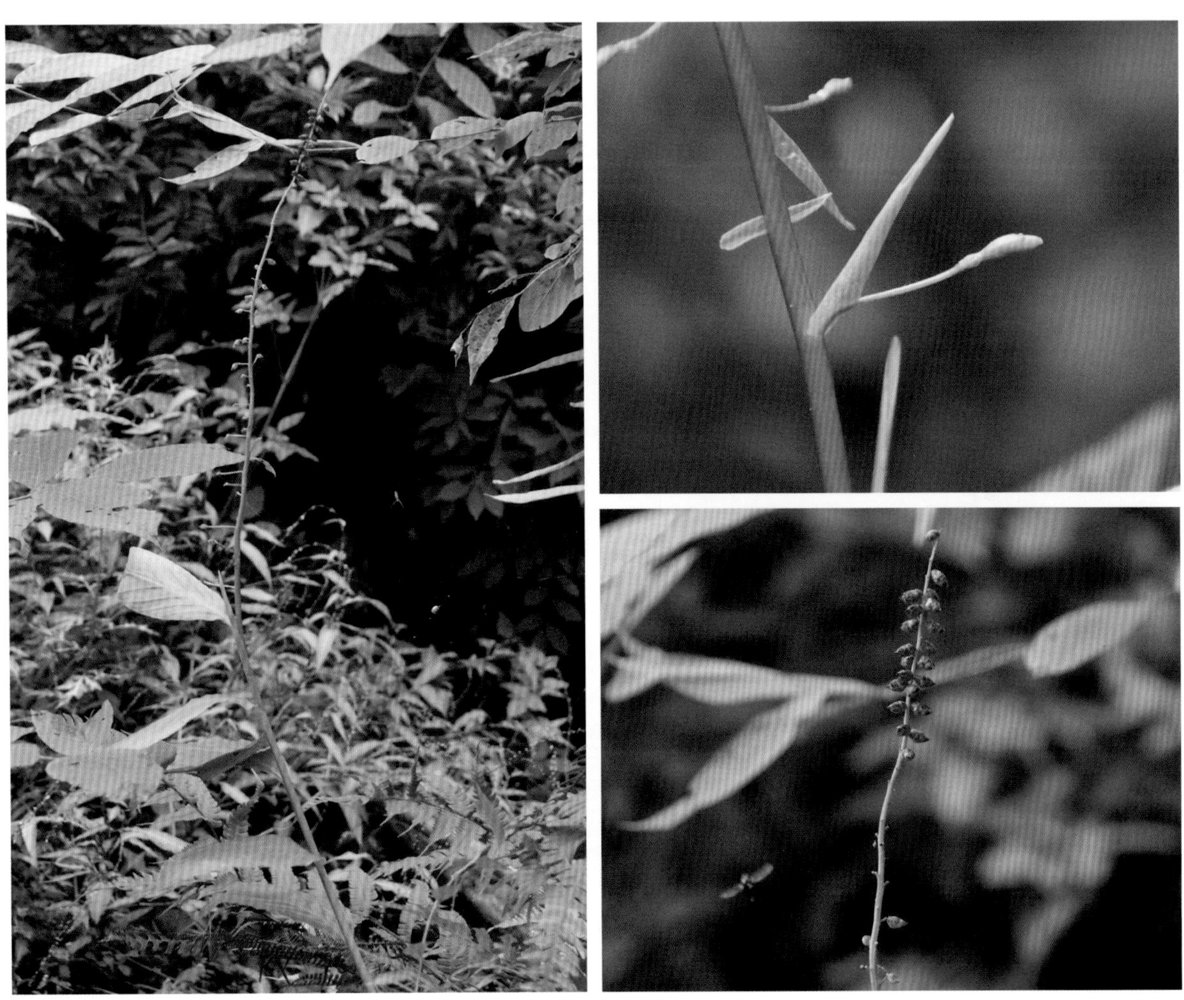

【形态特征】多年生草本。茎基膨大。叶片长圆形或卵状披针形，叶片两面的脉上疏被柔毛或无毛，无柄或具短柄；叶舌及叶鞘口具缘毛。圆锥花序顶生；花黄色，各部均具橙色腺点；花萼管漏斗形，顶端具 3 齿；侧生退化雄蕊披针形；唇瓣倒楔形，顶端 2 裂，反折，两侧无翅状附属体。蒴果椭圆形，无疣状突起。花期 6~9 月，果期 9~11 月。

【适宜生境】生于海拔 400~1300m 的林下阴湿处。

【资源状况】分布于香格里拉、贡山等地。偶见。

【入药部位】根茎（舞花姜）。

【功能主治】开胃健脾，消肿止痛。用于急性水肿，崩漏，劳伤，咳嗽痰喘，腹胀。

红姜花 *Hedychium coccineum* Buch. -Ham.

【标本采集号】5329290753

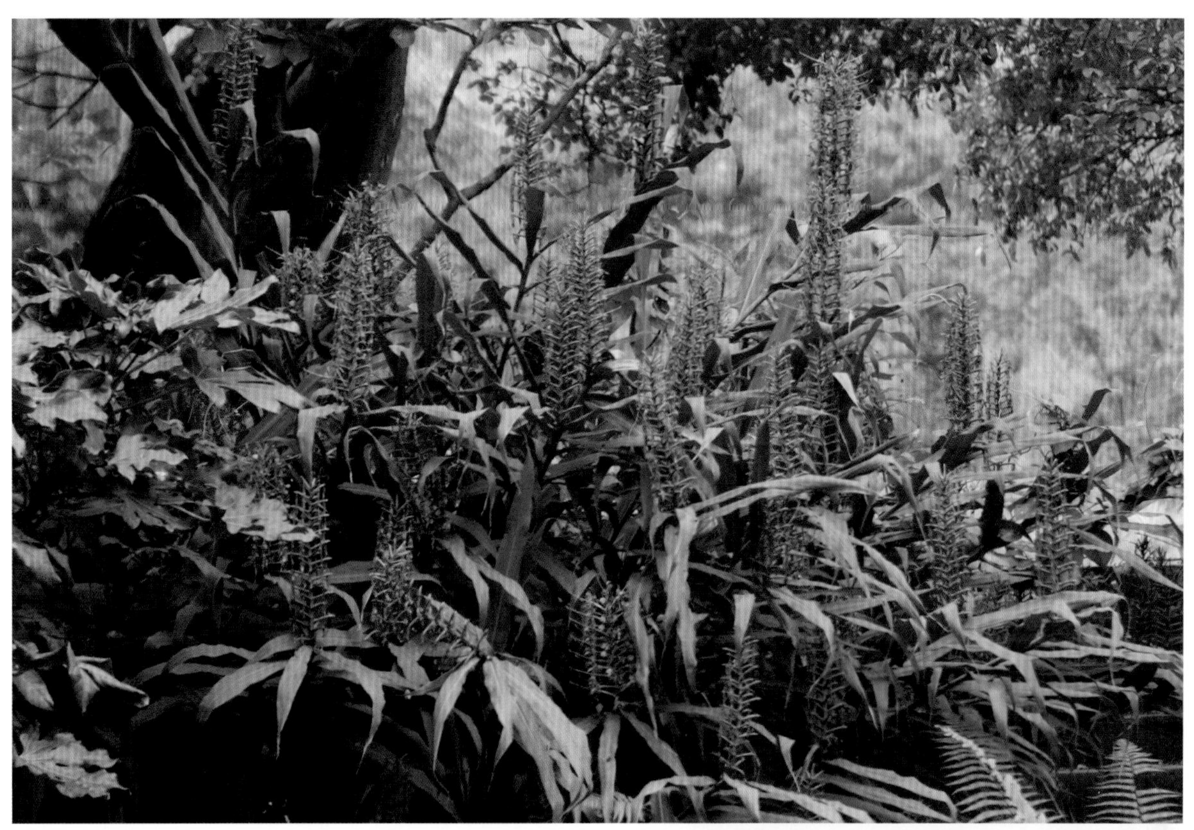

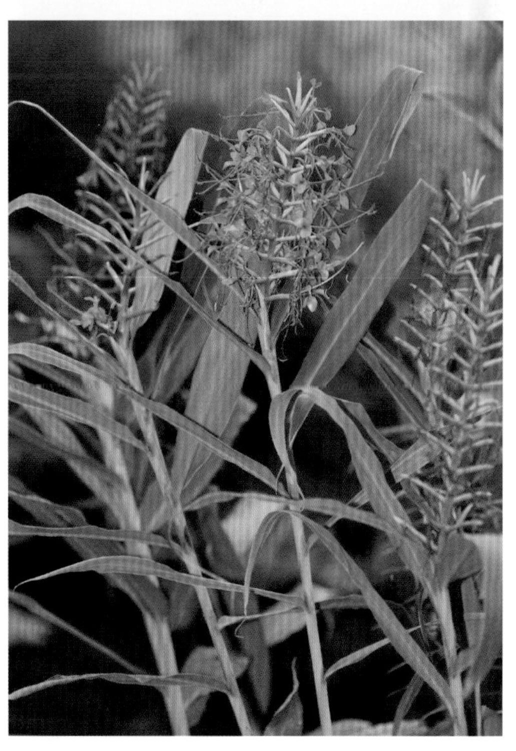

【形态特征】多年生草本。根状茎高大。叶片狭线形，两面无毛，无柄。穗状花序稠密，圆柱形，花序轴粗壮，无毛；苞片革质，内卷或在稠密的花序上较扁平，长圆形，顶端被毛，内有 3 花；花红色；花萼具 3 齿，特别是顶部被疏柔毛；侧生退化雄蕊披针形；唇瓣圆形，深 2 裂，基部具瓣柄；子房被绢毛。蒴果球形。花期 6~8 月，果期 10 月。

【适宜生境】生于海拔 700~2900m 的林中。

【资源状况】分布于香格里拉、维西、贡山、福贡等地。偶见。

【入药部位】根茎（红姜花）。

【功能主治】祛风散寒，敛气止痛。用于虚弱自汗，胃气寒痛，消化不良，风寒痹痛。

姜　花

蝴蝶花、白草果

Hedychium coronarium Koen.

【标本采集号】5333241812051215LY

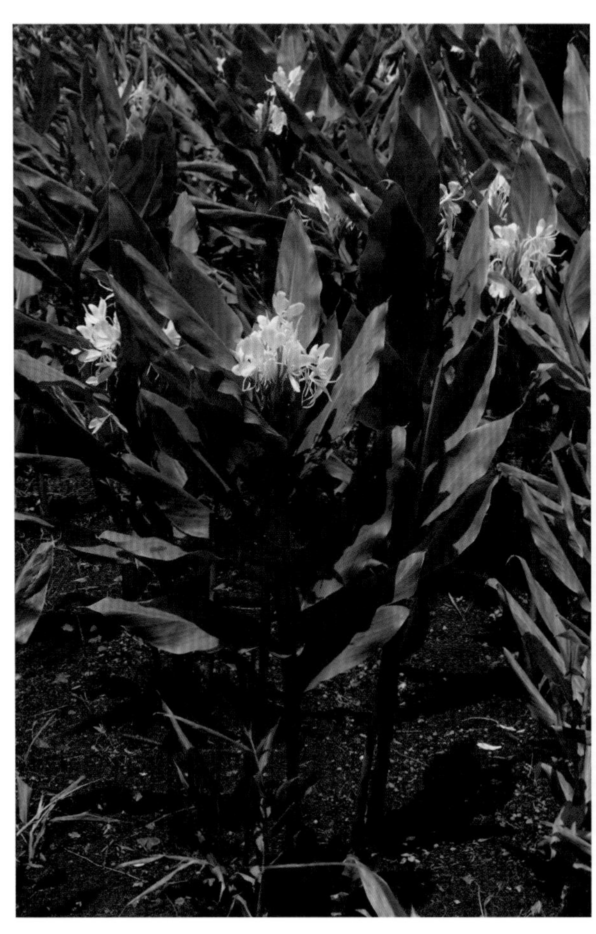

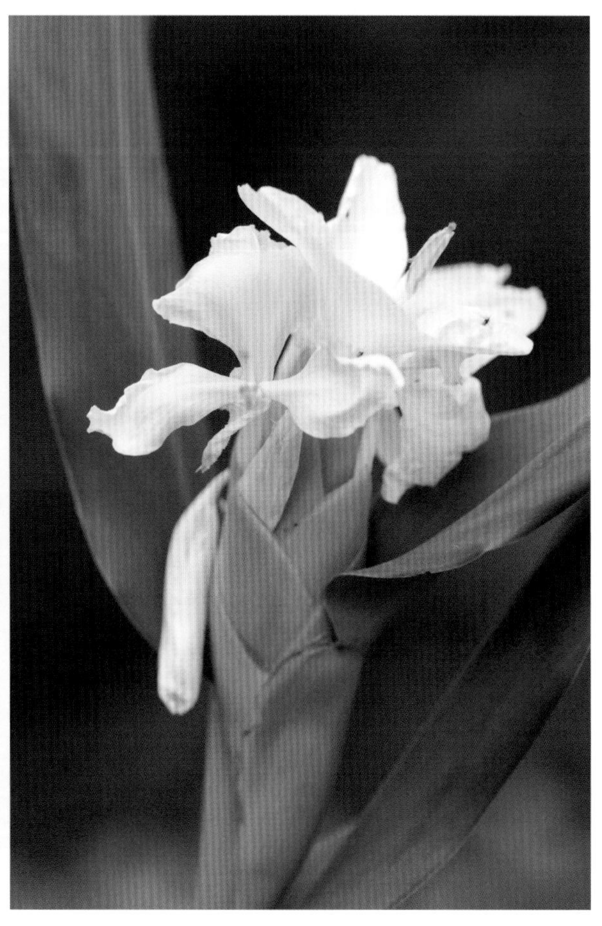

【形态特征】草本。茎高 1~2m。叶片长圆状披针形或披针形，上面光滑，下面被短柔毛；无柄；叶舌薄膜质。穗状花序顶生，椭圆形；苞片呈覆瓦状排列，卵圆形，每一苞片内有花 2~3 朵；花芬芳，白色；花萼管顶端一侧开裂；花冠管纤细，裂片披针形，后方的 1 枚呈兜状，顶端具小尖头；侧生退化雄蕊长圆状披针形；唇瓣倒心形，白色，基部稍黄，顶端 2 裂。花期 8~12 月。

【适宜生境】生于林中，或栽培。

【资源状况】分布于贡山、玉龙等地。偶见。

【入药部位】根茎（路边姜）。

【功能主治】祛风散寒，温经止痛。用于风寒感冒，头痛身痛，风湿筋骨疼痛，跌打损伤，寒湿白带。

黄姜花 月家草
Hedychium flavum Roxb.

【标本采集号】5333241812051215LY

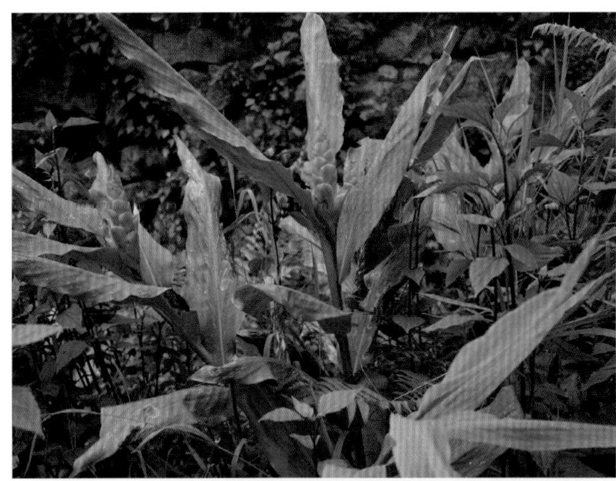

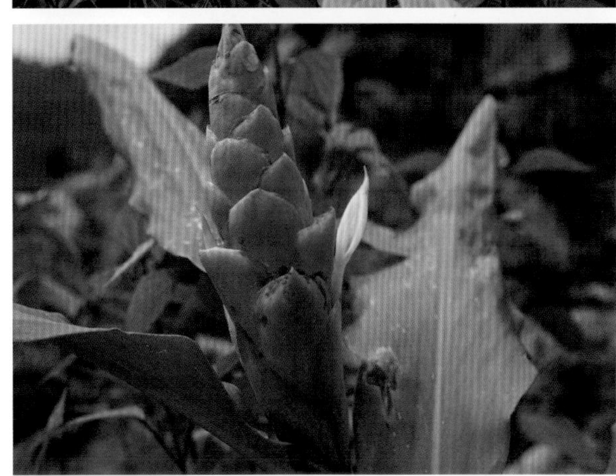

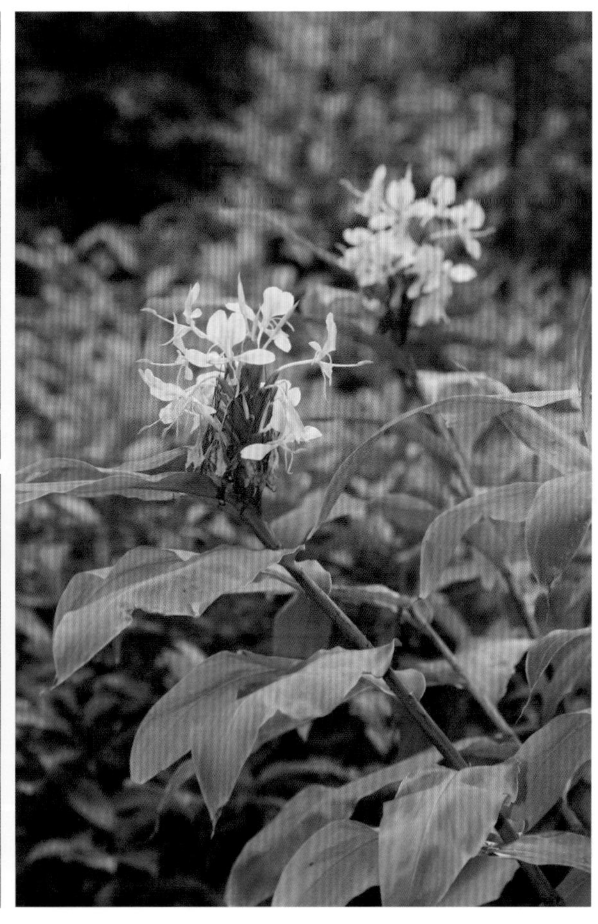

【形态特征】草本。茎高 1.5~2m。叶片长圆状披针形或披针形，顶端渐尖，并具尾尖，两面均无毛；无柄；叶舌膜质，披针形。穗状花序长圆形；苞片覆瓦状排列，长圆状卵形，顶端边缘具髯毛，小苞片内卷，呈筒状；花黄色；花萼外被粗长毛，顶端一侧开裂；花冠管较萼管略长，裂片线形；侧生退化雄蕊倒披针形；唇瓣倒心形，黄色，当中有 1 个橙色斑，顶端微凹，基部有短瓣柄；柱头漏斗形，子房被长粗毛。花期 8~9 月。

【适宜生境】生于海拔 900~1200m 的山谷密林中。

【资源状况】分布于贡山、玉龙等地。偶见。

【入药部位】根茎、花。

【功能主治】根茎：用于咳嗽。花：温中散寒，健脾止痛。用于胃寒腹痛，腹泻，食积停滞，消化不良。

草果药

豆蔻、疏穗姜花

Hedychium spicatum Ham. ex Smith

【标本采集号】5334211103

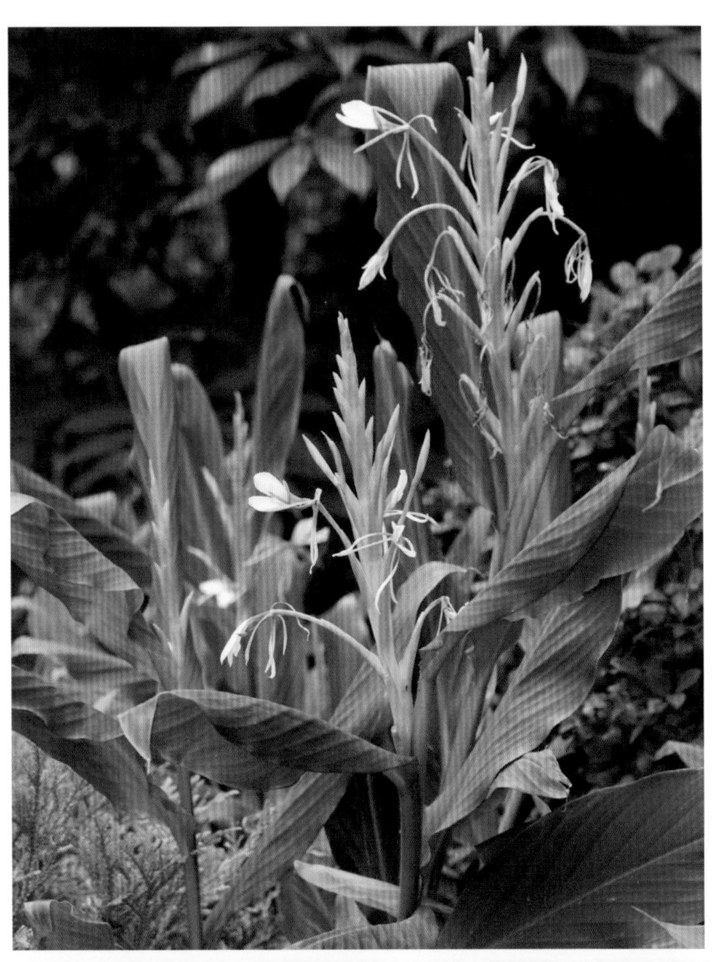

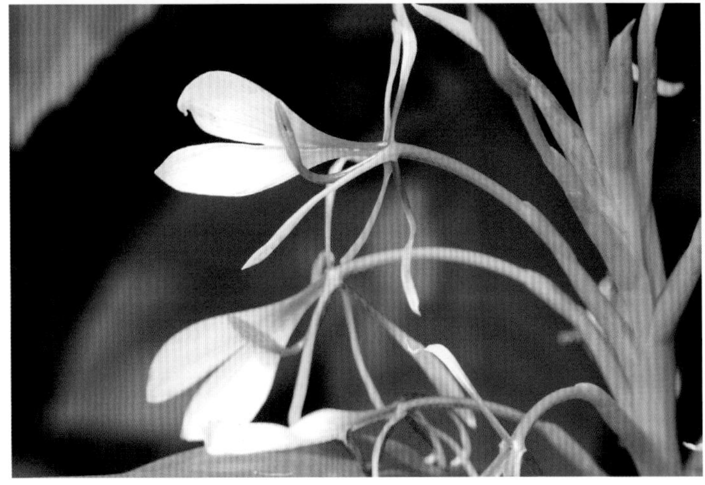

【形态特征】多年生草本。根状茎块状。叶片长圆形或长圆状披针形，无毛或仅下面中脉略被长柔毛。叶舌膜质，全缘。穗状花序多花；苞片长圆形，内生单花；花芳香，白色，萼具3齿，顶端一侧开裂；花冠淡黄色；侧生退化雄蕊匙形，白色；唇瓣倒卵形，裂为2瓣，瓣片急尖，具瓣柄，白色或变黄色；花丝淡红色。蒴果扁球形。花期6~7月，果期10~11月。

【适宜生境】生于海拔1200~2900m的山地密林中。

【资源状况】分布于香格里拉、维西、贡山、泸水、福贡、玉龙等地。偶见。

【入药部位】根茎（土良姜）。

【功能主治】温中散寒，理气止痛。用于胃寒痛，呕吐，食滞，寒疝气痛，牙痛，雀斑。

滇姜花 云南姜花

Hedychium yunnanense Gagnep.

【标本采集号】533324180830588LY

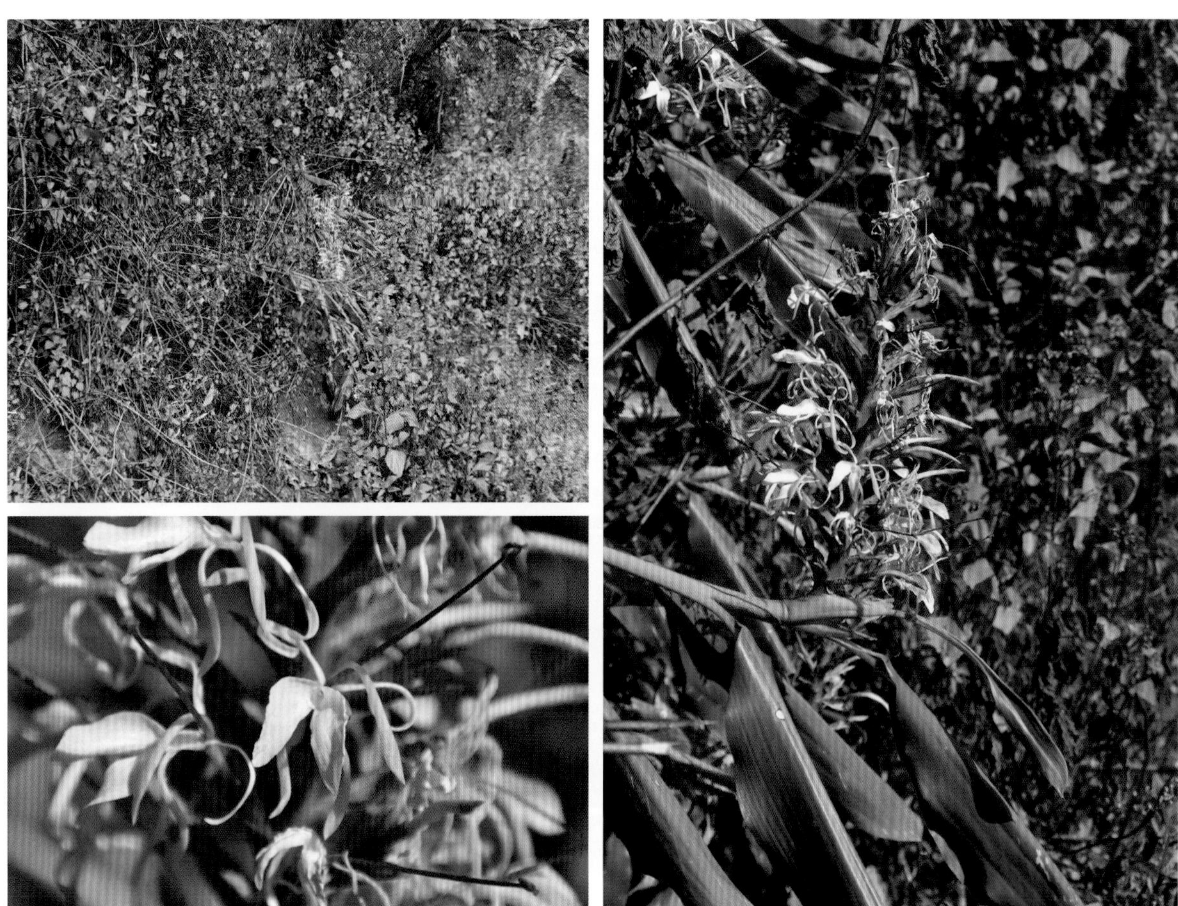

【形态特征】草本。茎粗壮。叶片卵状长圆形至长圆形，两面均无毛；叶舌长圆形，膜质。穗状花序；苞片披针形，内卷，无毛，内生 1 花；花萼管状，顶端具不明显的钝 3 齿，有缘毛；花冠管纤细，裂片线形；侧生退化雄蕊长圆状线形，基部收窄，较花冠裂片稍短，但较阔；唇瓣倒卵形，2 裂至中部，基部具瓣柄；柱头具缘毛，子房被疏柔毛。蒴果具钝 3 棱，无毛。种子具撕裂状红色假种皮。花期 9 月。

【适宜生境】生于山地密林中。

【资源状况】分布于香格里拉、贡山、福贡、玉龙等地。偶见。

【入药部位】根茎、花。

【功能主治】根茎：祛风除湿，舒筋活络，调经止痛。用于咳嗽，风湿痹痛，慢性腰腿痛，跌打损伤，月经不调，虚寒不孕等。花：芳香健胃。

高山象牙参 *Roscoea alpina* Royle

【标本采集号】5334210905

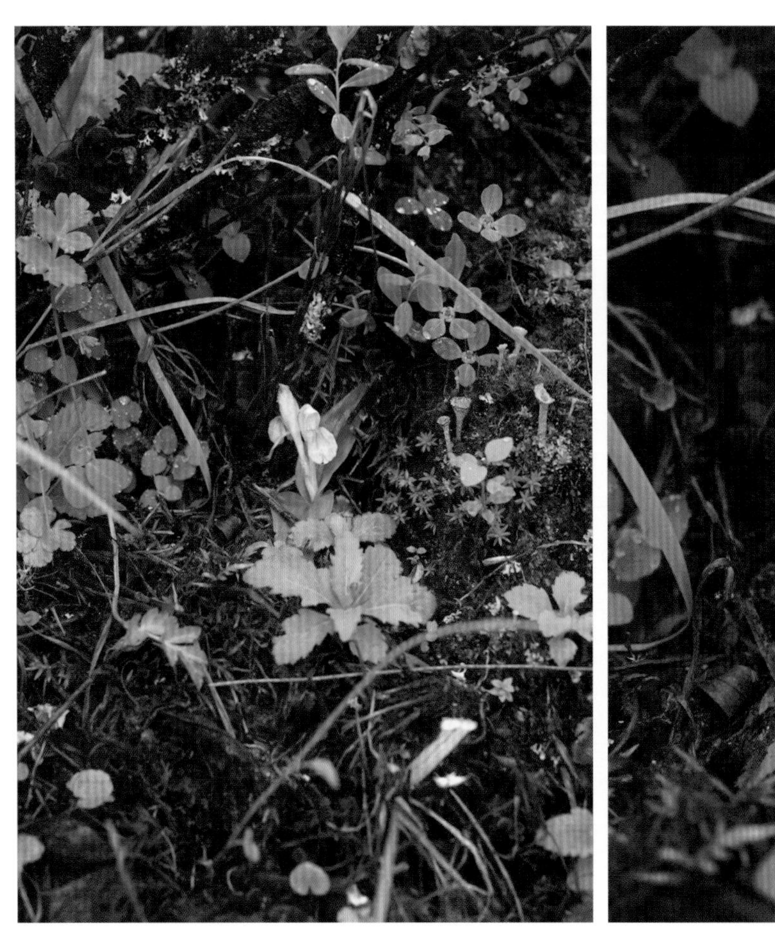
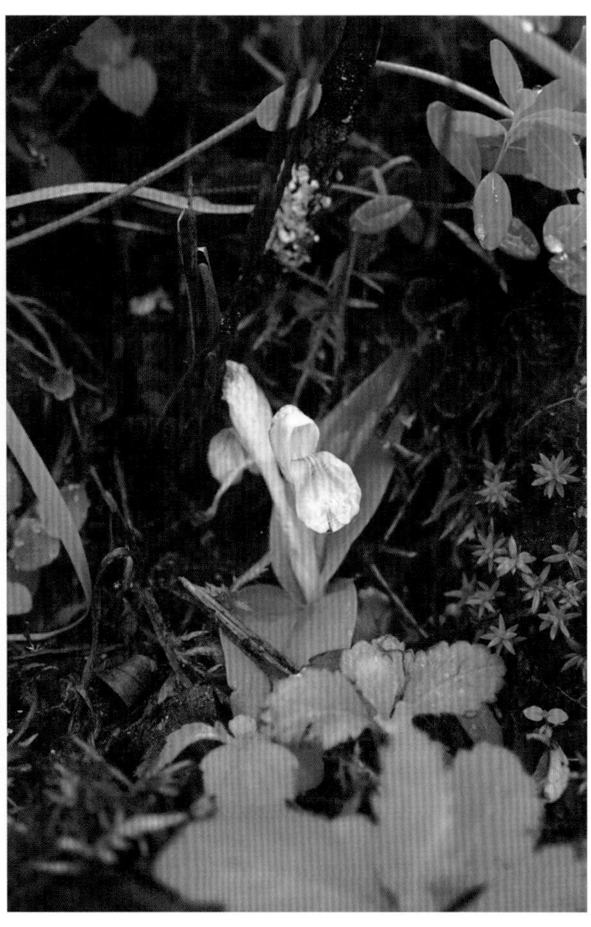

【形态特征】多年生草本。根簇生，粗厚。茎基部通常有 2 枚薄膜质的鞘。叶片 2~3 枚，开花时常未全部张开，长圆状披针形或线状披针形，两面均无毛。花单朵顶生，紫色，无柄；花萼管顶部短 2 裂，膜质；花冠管较萼管为长，纤细，花冠管后方的 1 枚花冠裂片圆形，具细尖头，两侧的裂片线状长圆形，反折；侧生退化雄蕊花瓣状，短而直立，唇瓣楔状倒卵形。花期 6~8 月。

【适宜生境】生于海拔达 3000m 的松林或杂木林下。

【资源状况】分布于香格里拉、兰坪等地。偶见。

【入药部位】根（高山象牙参）。

【功能主治】活血解郁，通经活络，接骨止痛，温中散寒，消食止痛，润肺止咳，补虚。用于咳嗽，哮喘，病后体虚，虚性水肿。

早花象牙参 *Roscoea cautleoides* Gagnep.

【标本采集号】5334210070

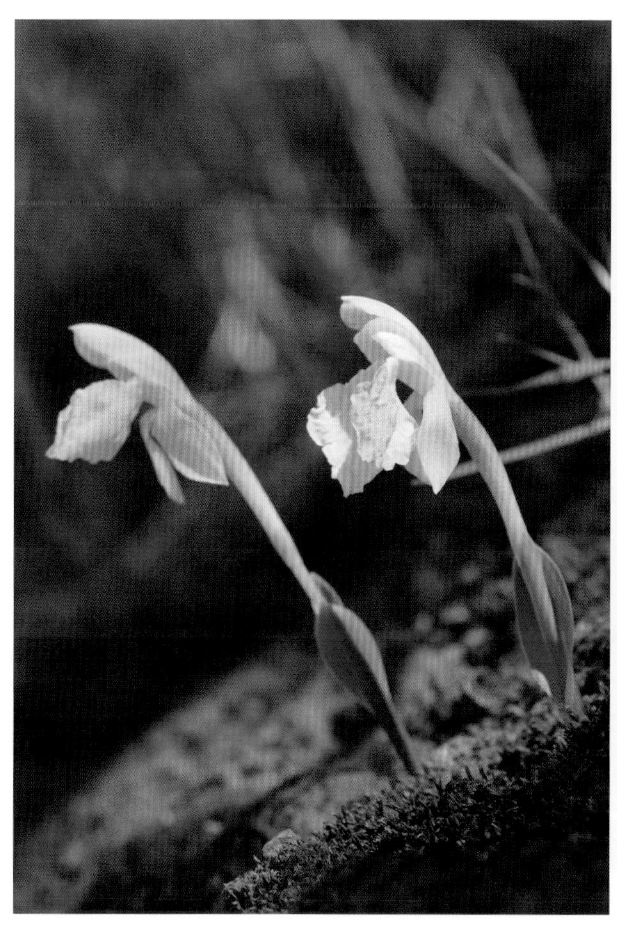

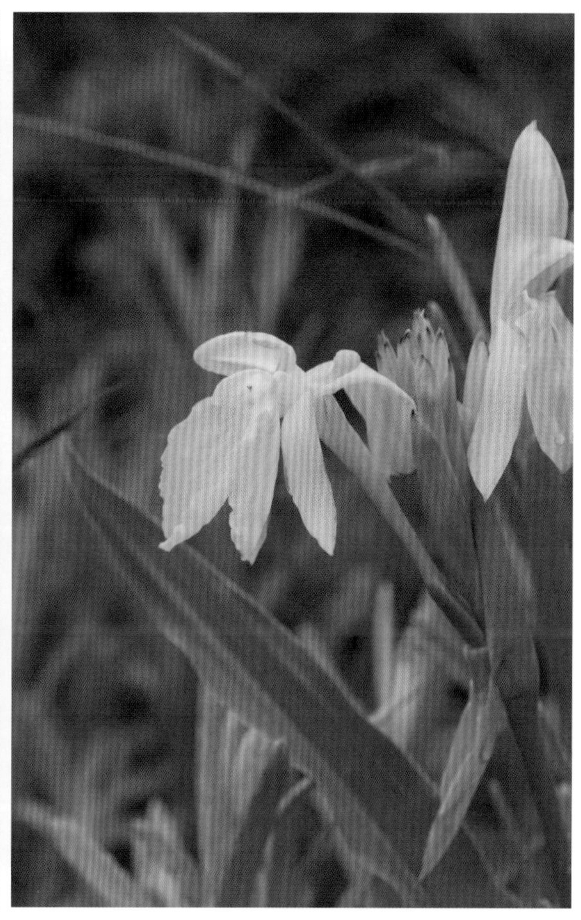

【形态特征】多年生草本。根粗，棒状。茎基具薄膜质的鞘。叶披针形或线形，稍折叠，无柄。穗状花序，基部包于卷成管状的苞片内，总花梗显著；花黄色或蓝紫色、深紫色、白色；花萼管一侧开裂至中部，顶端 2 裂；花冠管纤细，较萼管稍长，裂片披针形，后方的 1 枚兜状而具小尖头；侧生退化雄蕊近倒卵形；唇瓣倒卵形，2 深裂几达基部，外缘皱波状。蒴果长圆形。花期 6~8 月。

【适宜生境】生于海拔 2100~3500m 的山坡草地、灌丛或松林下。

【资源状况】分布于香格里拉、贡山、玉龙等地。偶见。

【入药部位】根（早花象牙参）。

【功能主治】活血解郁，通经活络，接骨止痛，温中散寒，消食止痛，润肺止咳，补虚。用于咳嗽，哮喘，病后体虚，虚性水肿。

双唇象牙参 矮狮花

Roscoea chamaeleon Gagnep.

【标本采集号】5334210678

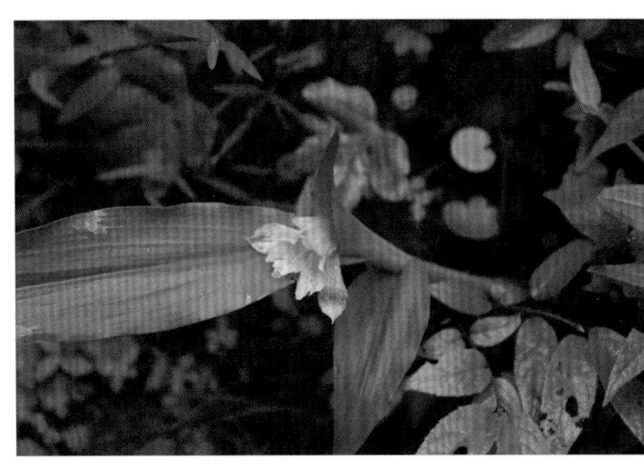

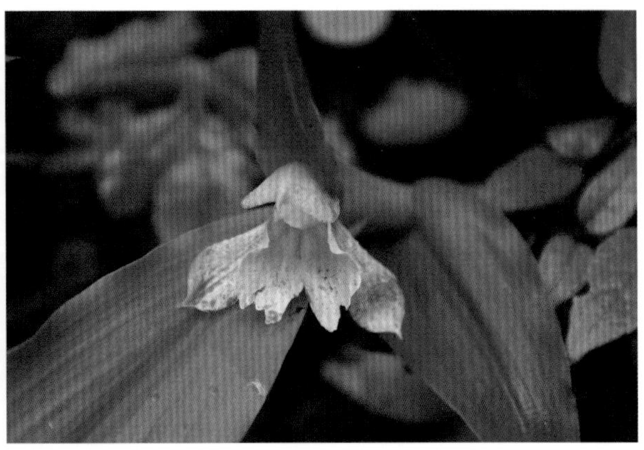

【形态特征】多年生草本。根簇生，增粗成纺锤形。茎直立；下部具 4~6 枚鳞片状鞘。花顶生，无总花梗，先叶而出，紫色、青紫色或黄色；花萼一侧开裂，顶端具 2 齿尖，齿尖上具纤毛；花冠管与萼等长或较长，裂片披针形，后方的 1 枚较宽，内凹，直立；侧生退化雄蕊卵状披针形；唇瓣倒卵形，2 裂至基部，裂片披针形，较之花冠的侧裂片为大；花药基部缢缩，花丝宽，具槽；柱头陀螺状，被长柔毛。花期 4~5 月。

【适宜生境】生于海拔 2000~3400m 的林下或草地上。

【资源状况】分布于香格里拉、德钦、玉龙等地。偶见。

【入药部位】根（双唇象牙参）。

【功能主治】清肺定喘。用于咳嗽，哮喘。

象牙参

Roscoea purpurea Smith

【标本采集号】2353290291

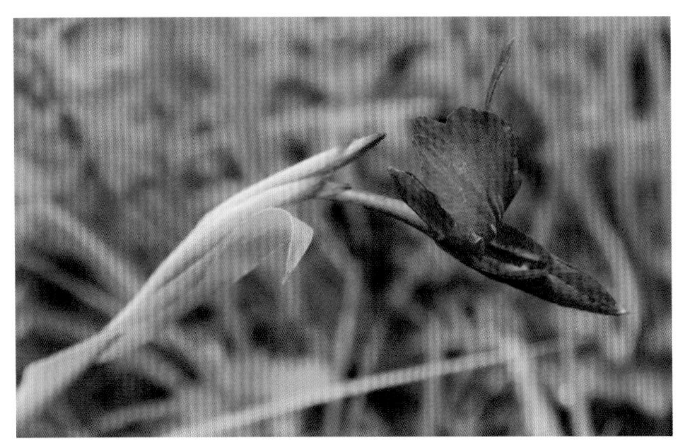

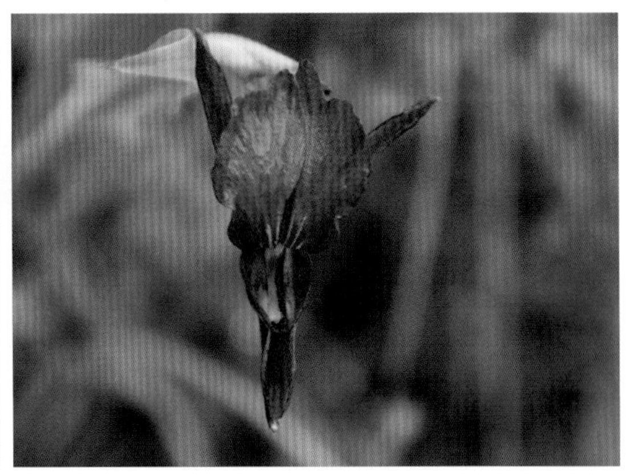

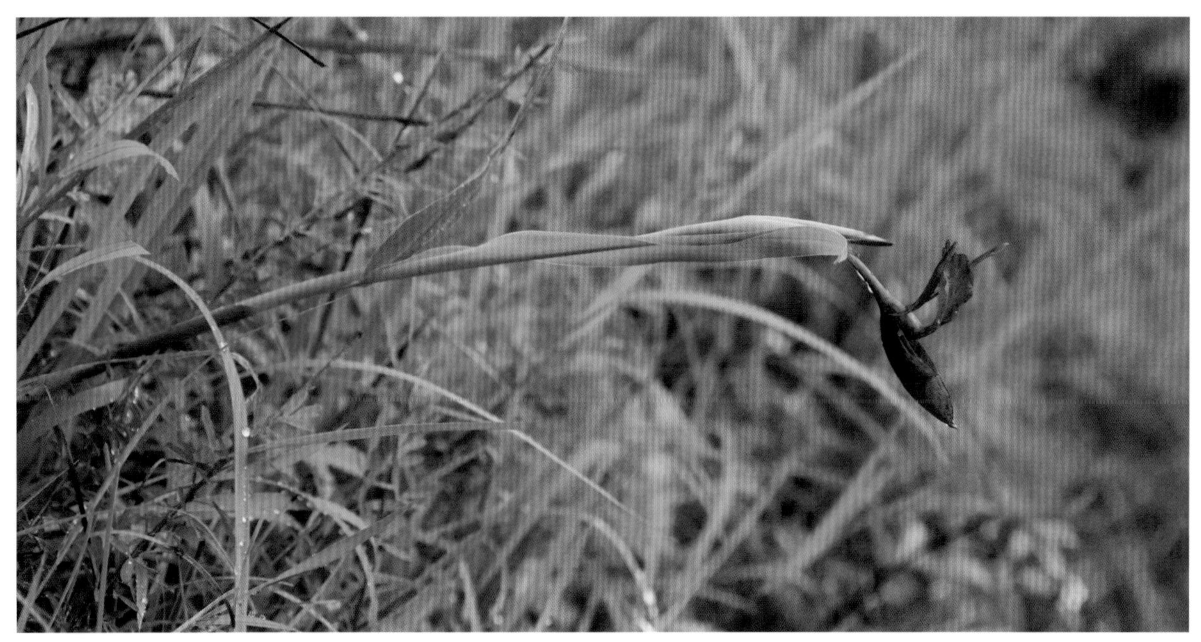

【形态特征】株高 15~45cm。根簇生，膨大，呈纺锤状。茎基有鳞片状鞘。叶披针形或长圆形，无叶柄。花序顶生，近头状，有花 2~4，无总花梗，半隐于顶叶的基部；苞片数枚，长圆形，包藏住花被管；花紫色或蓝紫色，花萼上部一侧开裂，花冠管较萼管长或等长，裂片披针形，后方的 1 枚宽度为两侧的 2 倍；侧生退化雄蕊倒卵形，较唇瓣小；唇瓣深 2 裂。花期 6~7 月。

【适宜生境】生于海拔 2500~2600m 的山坡松林下。

【资源状况】分布于玉龙等地。偶见。

【入药部位】根。

【功能主治】温中散寒，止痛消食。用于咳嗽，哮喘，病后体虚，虚性水肿。

藏象牙参

鸡脚玉兰、鸡脚参、象牙参

Roscoea tibetica Bat.

【标本采集号】5329320806

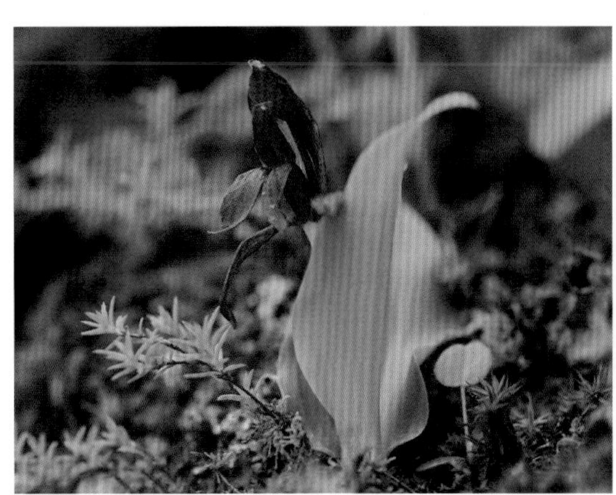

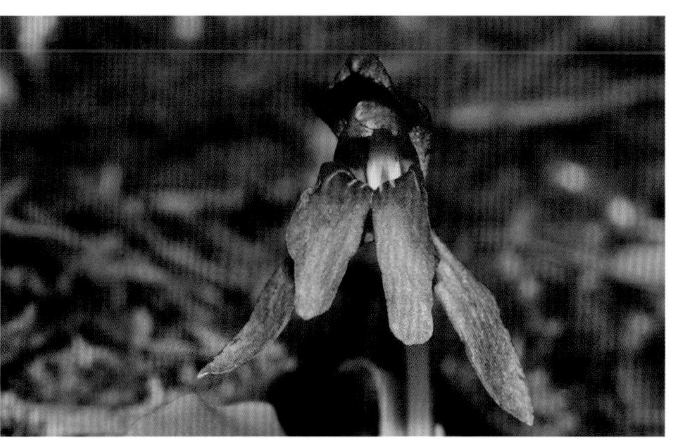

【形态特征】多年生草本。根粗厚。茎基部有膜质的鞘，密被腺点。叶椭圆形。花生于茎顶，紫红或蓝紫色；萼管顶部具 3 齿；花冠管稍较萼为长，突出部分稍扩大，后方的 1 枚裂片长圆形，具短尖头，内凹，侧生裂片披针形；侧生退化雄蕊长圆形；唇瓣倒卵形，与花冠裂片近等长。花期 6~7 月。

【适宜生境】生于海拔 2100~3800m 的山坡草地、林下。

【资源状况】分布于香格里拉、德钦、维西、贡山、玉龙等地。偶见。

【入药部位】根。

【功能主治】清肺定喘。用于咳嗽，哮喘。

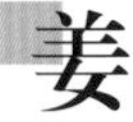

姜 干姜、姜皮、姜叶、炮姜、生姜

Zingiber officinale Rosc.

【标本采集号】5333210462

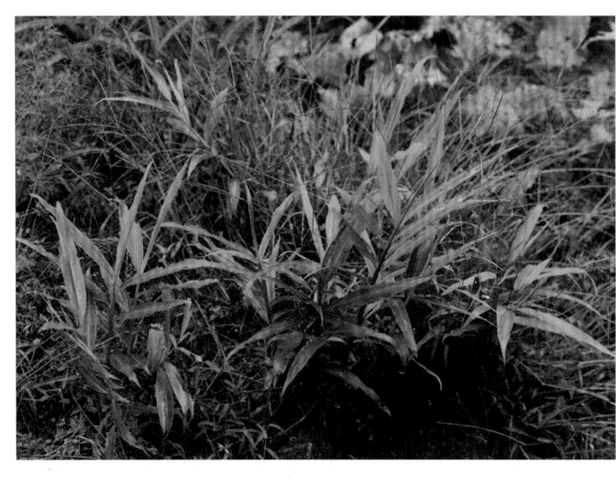

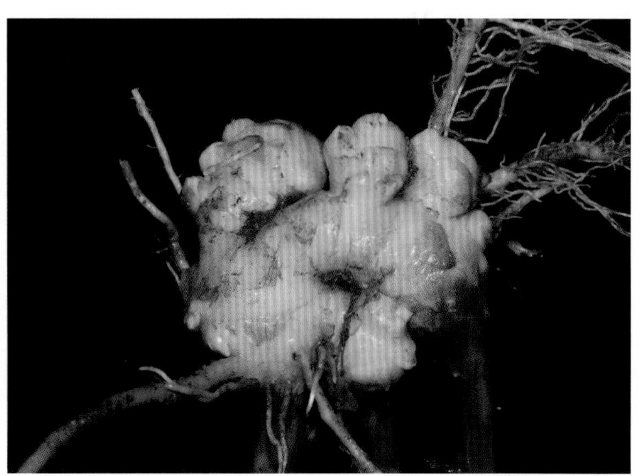

【形态特征】根状茎肥厚，有芳香及辛辣味。叶片无毛，无柄；叶舌膜质。穗状花序；苞片卵形，淡绿色或边缘淡黄色，顶端有小尖头；花冠黄绿色，裂片披针形；唇瓣中央裂片长圆状倒卵形，短于花冠裂片，有紫色条纹及淡黄色斑点，侧裂片卵形；雄蕊暗紫色；药隔附属体钻状。花期秋季。

【适宜生境】栽培于海拔 1600~3000m 的林缘荒地、河谷地带等。

【资源状况】横断山三江并流区各地均有栽培。常见。

【入药部位】根茎。

【功能主治】解表散寒，温中止呕，化痰止咳，解鱼蟹毒。用于风寒感冒，胃寒呕吐，寒痰咳嗽，食鱼蟹中毒。

美人蕉科

美人蕉 小芭蕉头、观音姜、红蕉

Canna indica L.

【标本采集号】5329291087

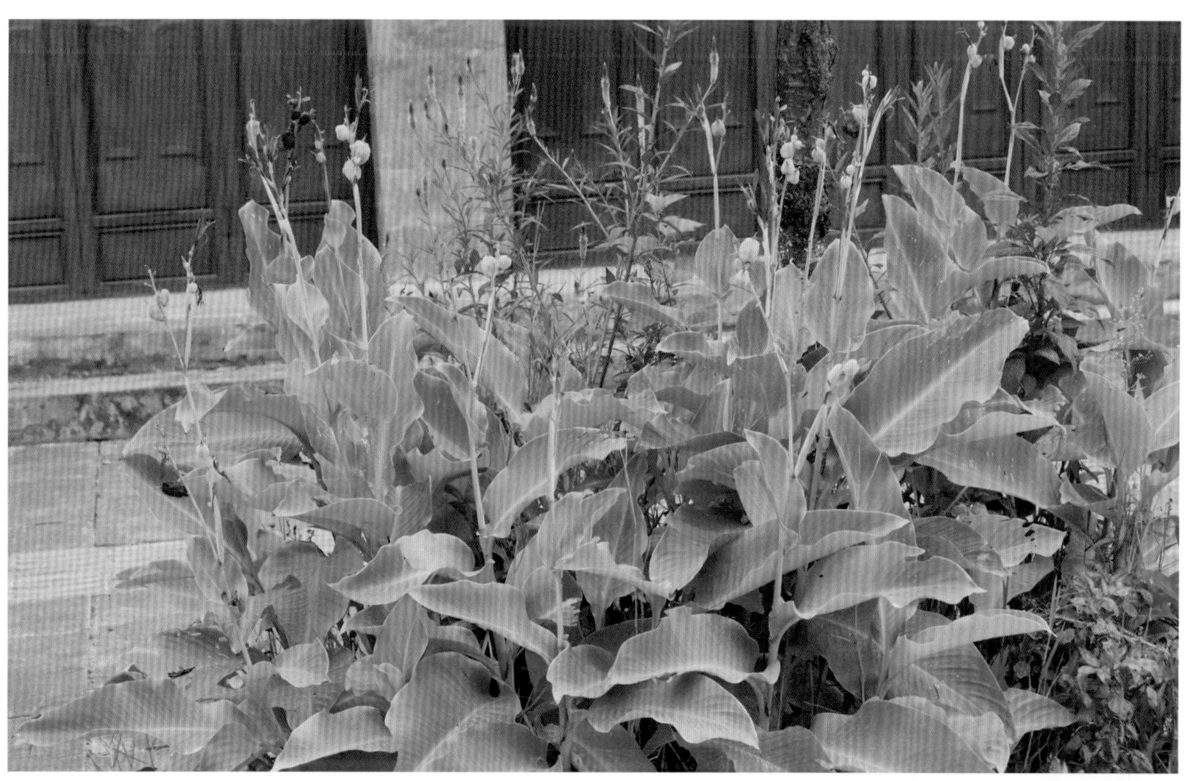

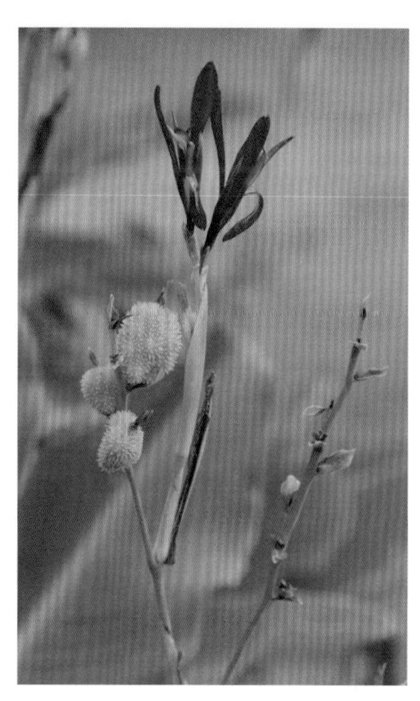

【形态特征】多年生宿根草本植物。叶片卵状长圆形。总状花序疏花；花红色，单生；苞片卵形，绿色；萼片 3，披针形，绿色而有时染红；花冠裂片披针形，绿色或红色；外轮退化雄蕊，鲜红色，其中 2 枚倒披针形，另一枚如存在则特别小；唇瓣披针形，弯曲；花柱扁平，一半和发育雄蕊的花丝联合。蒴果绿色，长卵形，有软刺。花、果期 3~12 月。

【适宜生境】生于海拔 800~1500m 的河谷地区。

【资源状况】分布于贡山、泸水、玉龙等地。多为栽培。

【入药部位】根茎（美人蕉根）、花（美人蕉花）。

【功能主治】根茎：清热利湿，安神降压。用于黄疸，神经官能症，高血压，久痢，咯血，血崩，带下病，月经不调，疮毒痈肿。花：止血。用于金疮，外伤出血。

兰　科

筒瓣兰 小白芨

Anthogonium gracile Lindl.

【标本采集号】533324180914879LY

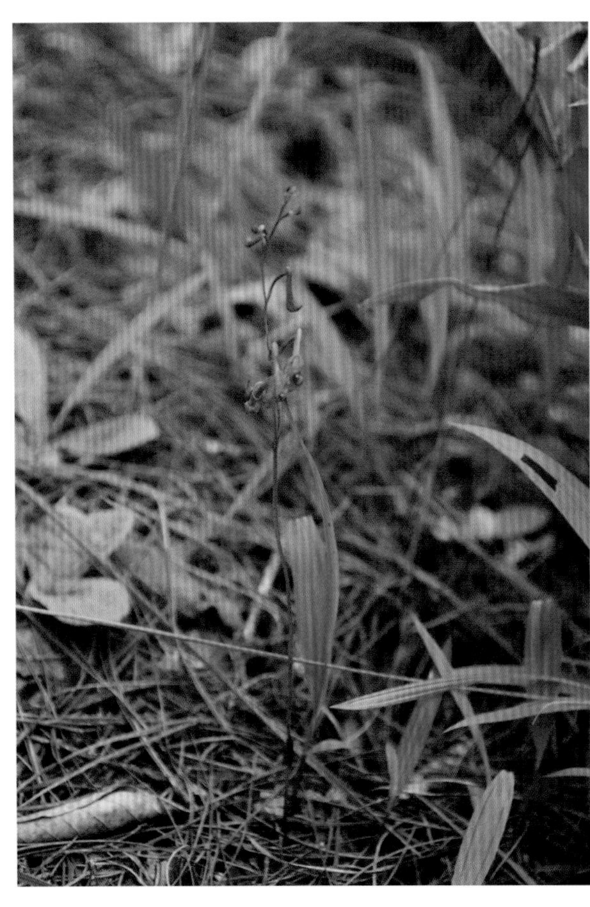

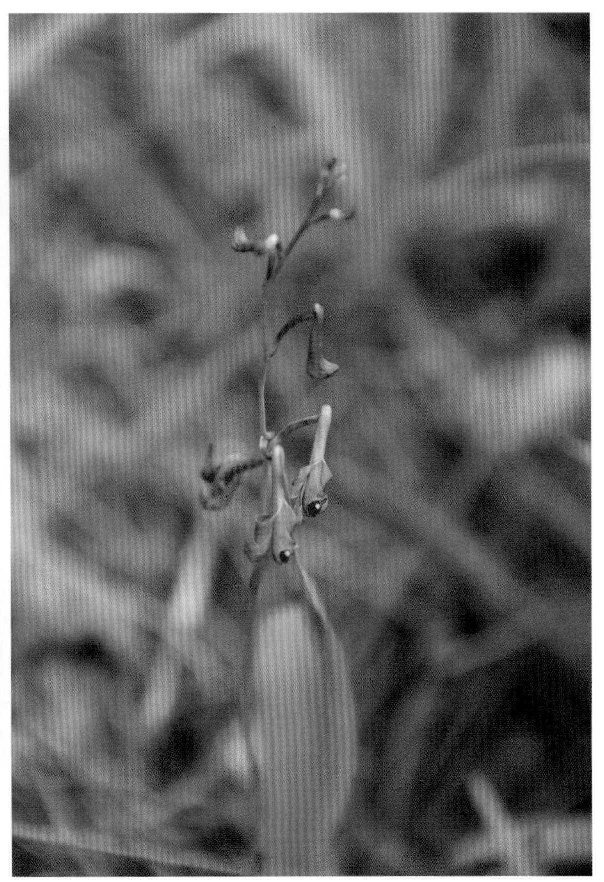

【形态特征】假鳞茎单生或聚生。叶纸质，狭椭圆形或狭披针形，基部收狭为短柄；叶柄和鞘包卷而形成纤细假茎。花葶纤细，不分枝或偶然在上部分枝，无毛，被数枚筒状鞘；总状花序；花苞片小，卵状披针形，先端急尖；花下倾，纯紫红色或白色而带紫红色的唇瓣；萼片下半部合生成狭筒状，上半部分离；中萼片长圆状披针形，凹陷；侧萼片镰刀状匙形；花瓣狭长圆状匙形，与萼片等长；唇瓣基部具爪，前端 3 裂；侧裂片卵状三角形；中裂片近卵形，与侧裂片近等大。花期 8~10 月。

【适宜生境】生于海拔 1180~2300m 的山坡草丛中或灌丛下。

【资源状况】分布于贡山等地。偶见。

【入药部位】根（红花小独蒜）。

【功能主治】活血调经，止咳，补肝。用于月经不调，经期腹痛，肝炎。

小白及 台湾白及
Bletilla formosana (Hayata) Schltr.

【标本采集号】5329320808

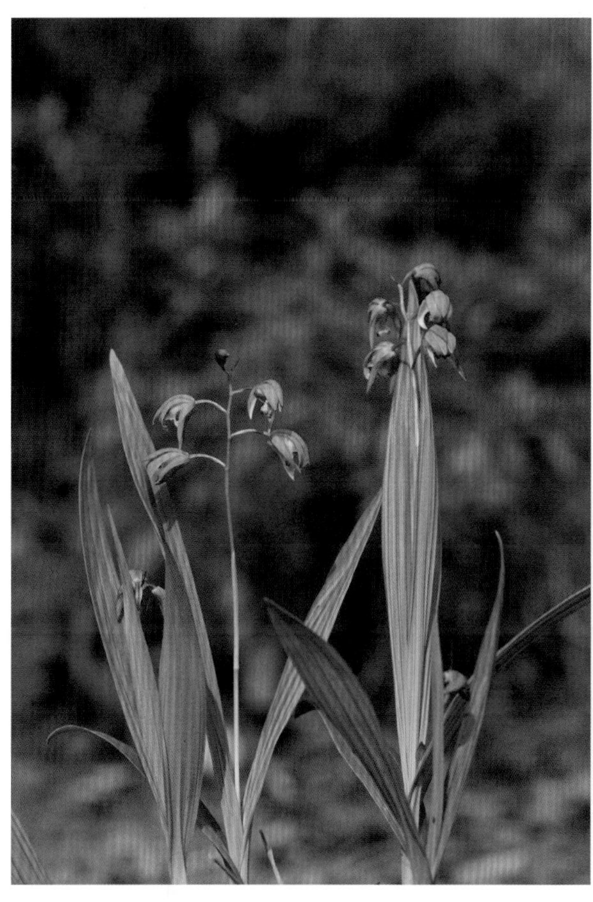
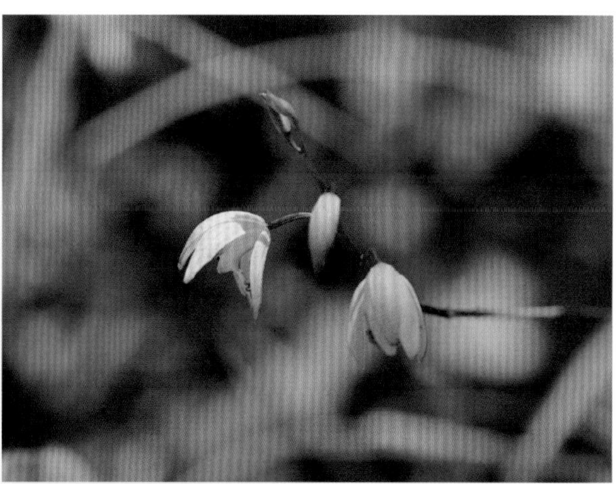
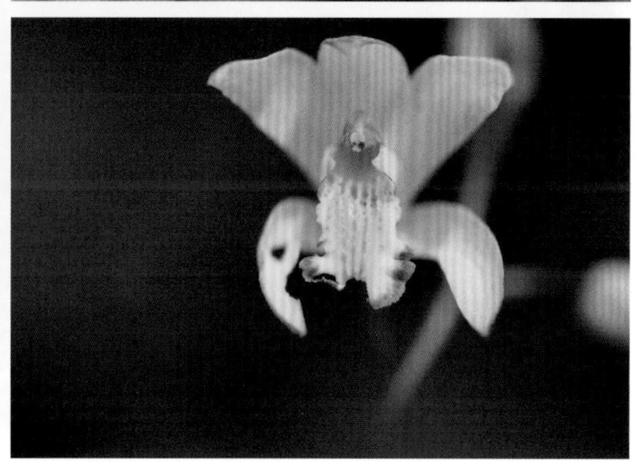

【形态特征】假鳞茎扁卵球形，较小，上面具与荸荠相似的环带，富黏性；茎纤细或较粗壮。叶一般较狭，基部收狭成鞘并抱茎。总状花序；花序轴呈“之”字状曲折；花苞片长圆状披针形，开花时凋落；花较小，淡紫色或粉红色，罕白色；萼片和花瓣狭长圆形，近等大；唇瓣椭圆形，中部以上 3 裂；侧裂片直立，斜的半圆形，围抱蕊柱；中裂片近圆形或近倒卵形，边缘微波状；唇盘上具 5 条纵脊状褶片；褶片从基部至中裂片上面均为波状；蕊柱具狭翅，稍弓曲。花期 4~5（~6）月。

【适宜生境】生于海拔 600~3100m 的常绿阔叶林、栎林、针叶林下、路边、沟谷草地或草坡及岩石缝中。

【资源状况】分布于德钦、维西、贡山、泸水、玉龙等地。罕见。

【入药部位】根茎（小白及）。

【功能主治】补肺，止血，生肌，收敛。用于肺痨咯血，硅肺，胃肠出血，跌打损伤。

白　及 白根、地螺丝、白鸡儿

Bletilla striata (Thunb. ex A. Murray) Rchb. f.

【标本采集号】5333241904161388LY

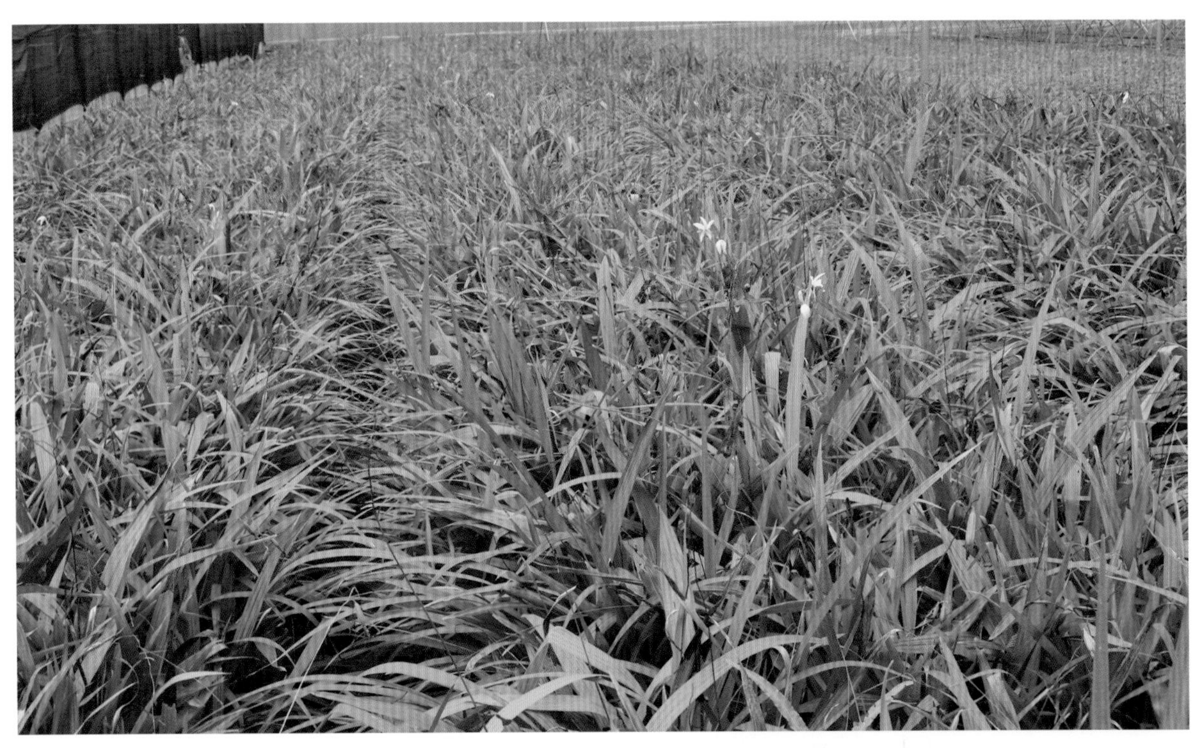

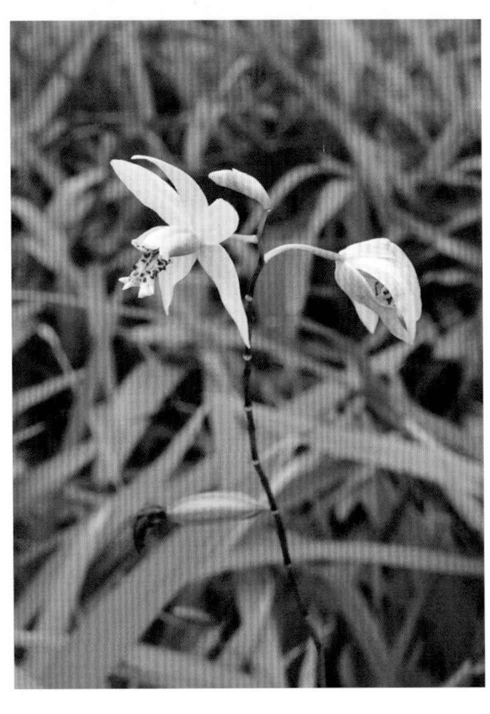

【形态特征】假鳞茎扁球形，上面具与荸荠相似的环带，富黏性；茎粗壮，劲直。叶狭长圆形或披针形，基部收狭成鞘并抱茎。花序具花3~10朵，常不分枝；花序轴呈“之”字状曲折；花苞片长圆状披针形，开花时常凋落；花大，紫红色或粉红色；唇瓣较萼片和花瓣稍短，倒卵状椭圆形，白色带紫红色，具紫色脉；唇盘上面具5条纵褶片，从基部伸至中裂片近顶部，仅在中裂片上面为波状；合蕊柱具狭翅，稍弓曲。花期4~5月。

【适宜生境】生于海拔100~3200m的常绿阔叶林下、栎树林或针叶林下、路边草丛或岩石缝中。

【资源状况】分布于香格里拉、德钦、贡山、玉龙等地。多栽培。

【入药部位】假鳞茎（白及）。

【功能主治】收敛止血，消肿生肌。用于咯血，吐血，衄血，便血，外伤出血，疮痈肿毒，烫灼伤，手足皲裂，肛裂。

大苞石豆兰 *Bulbophyllum cylindraceum* Lindl.

【标本采集号】533324180919949LY

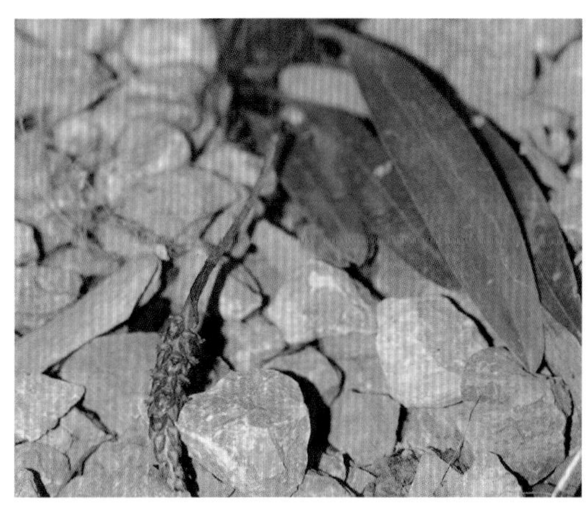

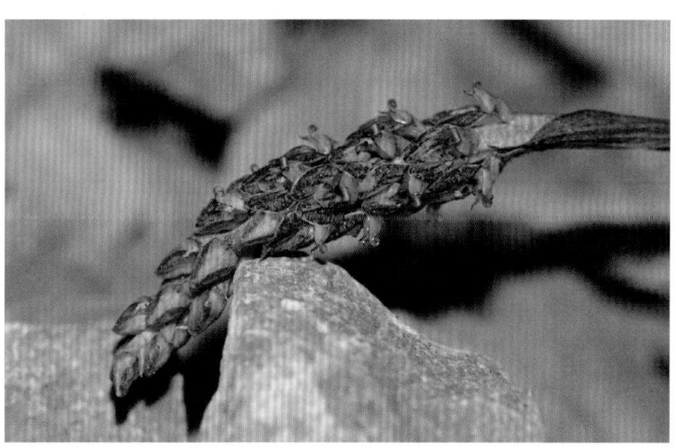

【形态特征】植物体聚生。根状茎粗壮，匍匐生根；假鳞茎很小，坚硬，与叶柄一起被褐色长鞘或鞘腐烂后残存的纤维。叶肉质或革质，椭圆状长圆形，基部收狭为柄；叶柄对折而呈半圆柱形。总状花序俯垂，圆筒状，密生许多覆瓦状排列的花，基部具1枚总苞片；总苞片大型，佛焰苞状；花苞片小，卵形；萼片背面被糠秕状鳞片；花淡紫色，质地较厚；唇瓣肉质，舌形，基部具凹槽；唇盘具3条龙骨状突起，密被乳突；蕊柱足很短，无明显的分离部分，蕊柱齿狭镰刀状。花期11月。

【适宜生境】生于海拔1400~1600m的山地林中树干上或林下岩石上。

【资源状况】分布于贡山等地。少见。

【入药部位】全草（大苞石豆兰）。

【功能主治】滋阴，清热，化痰。

密花石豆兰 万年桃、一匹草、石枣子 *Bulbophyllum odoratissimum* (J. E. Smith) Lindl.

【标本采集号】533324180829538LY

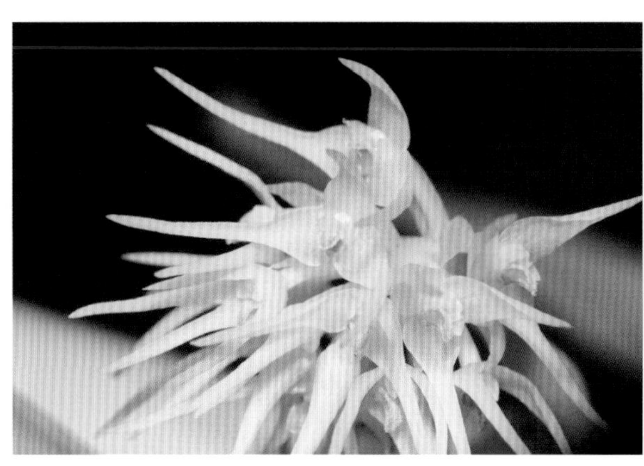

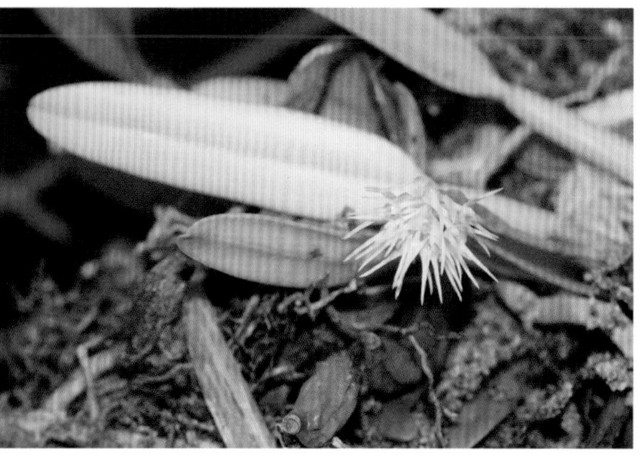

【形态特征】附生草本。根成束，分枝。根状茎分枝，被筒状膜质鞘，具假鳞茎。叶革质，长圆形，先端钝并且稍凹入，基部收窄，近无柄。花葶淡黄绿色；总状花序缩短，呈伞状，常点垂；鞘宽筒状，宽松地抱于花序柄，鞘口斜截形，稍张开，淡白色；花苞片膜质，卵状披针形，淡白色；花稍有香气，初时萼片和花瓣白色，以后中部以上转变为橘黄色，萼片离生，质地较厚；花瓣质地较薄，白色，近卵形或椭圆形；唇瓣橘红色，肉质，舌形，基部具短爪并且与蕊柱足末端连接，边缘具细乳突或白色腺毛，上面具 2 条密生细乳突的龙骨脊；蕊柱齿短钝，呈三角形或牙齿状，蕊柱足橘红色。花期 4~8 月。

【适宜生境】生于海拔 200~2300m 的混交林中树干上或山谷岩石上。

【资源状况】分布于贡山、福贡、兰坪等地。偶见。

【入药部位】全草（果上叶）。

【功能主治】润肺化痰，舒筋活络，消肿。用于肺痨咳血，咳嗽痰喘，咽喉肿痛，虚热咳嗽，风火牙痛，头晕，疝气，小便淋沥，风湿筋骨痛，跌打损伤，骨折，刀伤。

泽泻虾脊兰

细点根节兰、八仙草、九子连环草

Calanthe alismaefolia Lindl.

【标本采集号】533324180911836LY

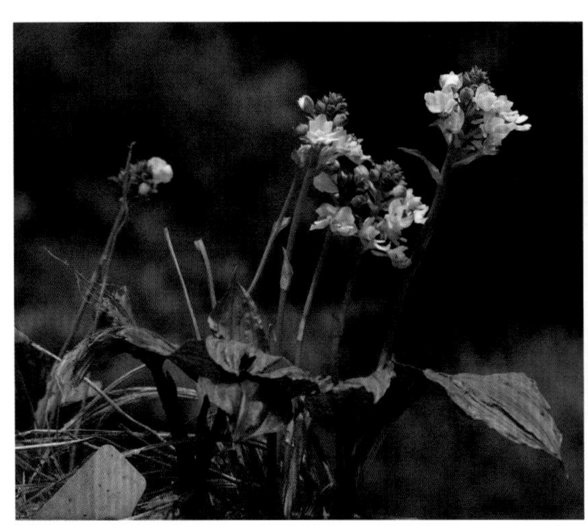

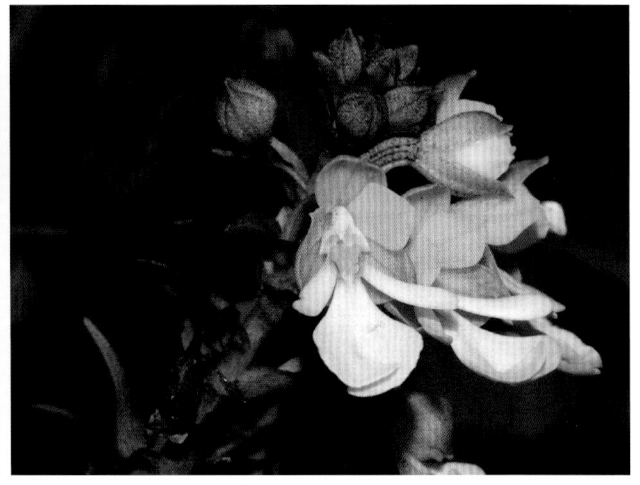

【形态特征】地生草本。根状茎不明显；假鳞茎细圆柱形，无明显的假茎。叶在花期全部展开，椭圆形，形似泽泻叶，边缘稍波状，两面无毛，有时背面疏被短毛。花葶纤细，约与叶等长，密被短柔毛，鞘筒状；总状花序；花苞片宿存，草质，宽卵状披针形；萼片背面被黑褐色糙伏毛；花白色或有时带浅紫堇色，花瓣近菱形，无毛；唇瓣基部与整个蕊柱翅合生，3 深裂；两侧裂片之间具数个瘤状的附属物和密被灰色长毛；合蕊柱上端稍扩大，无毛，蕊喙 2 裂。花期 6~7 月。

【适宜生境】生于海拔 800~1700m 的常绿阔叶林下。

【资源状况】分布于维西、贡山等地。偶见。

【入药部位】全草（棕叶七）。

【功能主治】清热解毒，祛风除湿，散瘀消肿，活血止痛。用于肠痈，疖肿，瘰疬，热淋，尿血，跌打损伤。

虾脊兰 九子连环草、肉连环、一串钮子

Calanthe discolor Lindl.

【标本采集号】2353290651

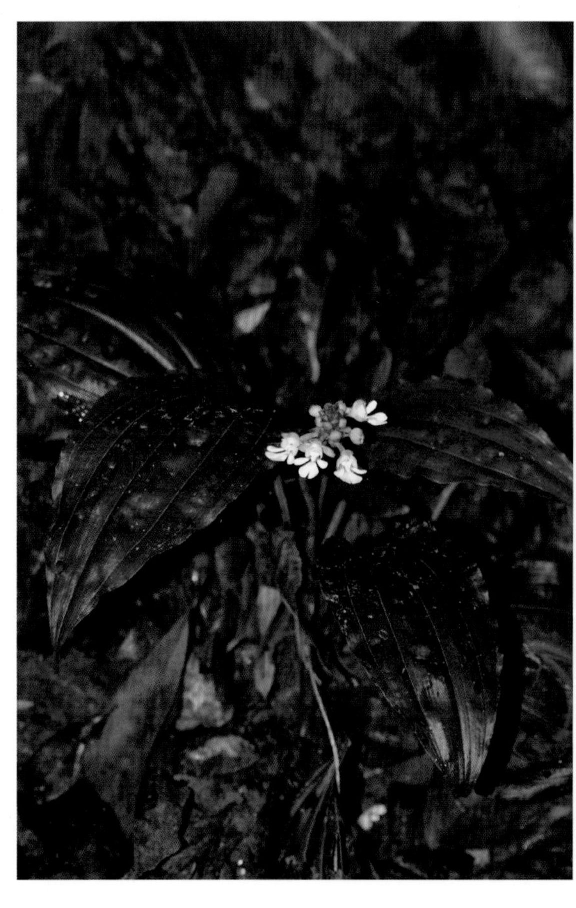

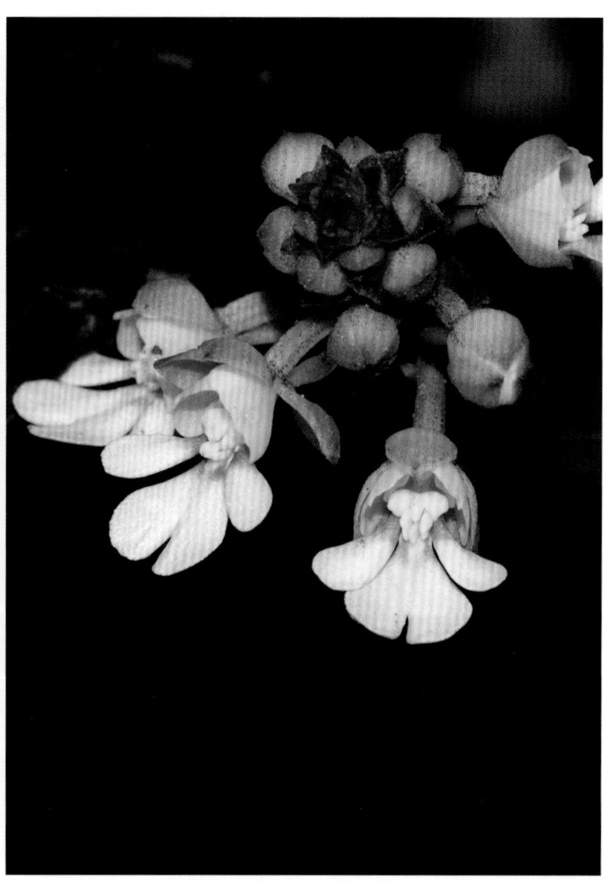

【形态特征】地生草本。根状茎不甚明显；假鳞茎粗短，近圆锥形，具 3~4 枚鞘和 3 枚叶。叶在花期全部未展开，倒卵状长圆形至椭圆状长圆形，先端急尖或锐尖，基部收狭为长 4~9cm 的柄，背面密被短毛。花葶从假茎上端的叶间抽出，密被短毛；总状花序长 6~8cm，疏生约 10 朵花。花期 4~5 月。

【适宜生境】生于海拔 780~1500m 的常绿阔叶林下。

【资源状况】分布于泸水、贡山。偶见。

【入药部位】全草（九子连环草）。

【功能主治】活血化瘀，消痈散结。用于瘰疬，风湿骨痛，疮痈肿毒，跌打损伤。

肾唇虾脊兰 九子连环草

Calanthe brevicornu Lindl.

【标本采集号】533324180509152LY

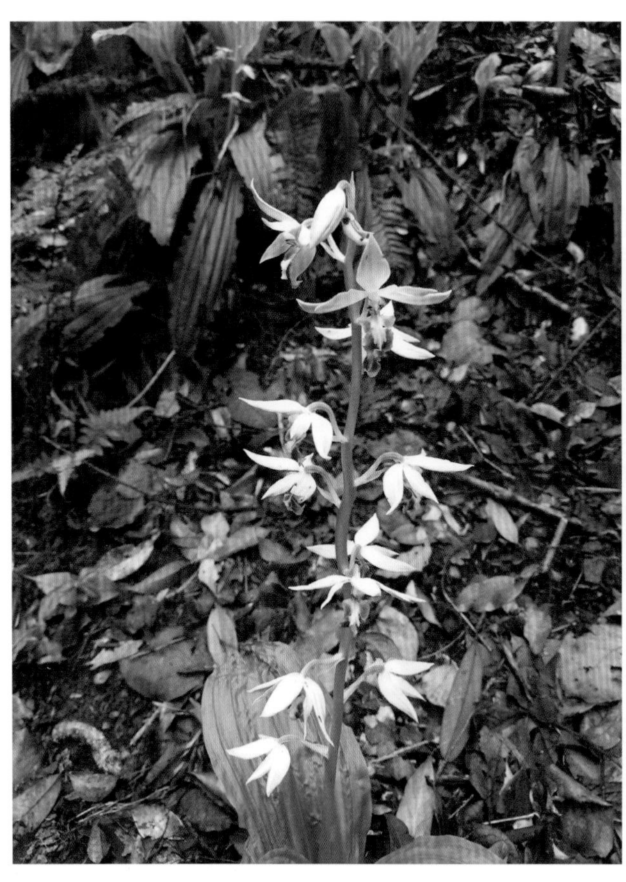

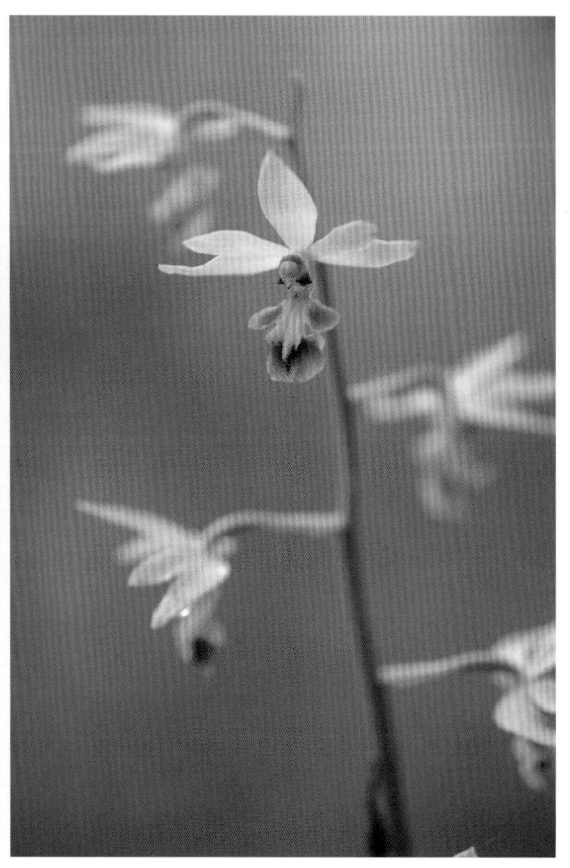

【形态特征】地生草本。假鳞茎粗短，圆锥形。假茎粗壮。叶在花期全部未展开，椭圆形或倒卵状披针形，基部收狭为鞘状柄，边缘多少波状，两面无毛。花葶密被短毛，中部以下具 1 枚膜质鞘；鞘鳞片状，卵状披针形，无毛；总状花序；花苞片宿存，膜质，披针形，近无毛；萼片和花瓣黄绿色；花瓣长圆状披针形，比萼片短，基部具爪，无毛；唇瓣基部具短爪，与合蕊柱中部以下的蕊柱翅合生，3 裂；唇盘粉红色，具 3 条黄色的高褶片；合蕊柱长约 4mm，上端稍扩大，正面被长毛，蕊喙 2 裂，裂片尖牙齿状。花期 5~6 月。

【适宜生境】生于海拔 1600~2700m 的山地密林下。

【资源状况】分布于维西、贡山、泸水等地。偶见。

【入药部位】全草（肾唇虾脊兰）。

【功能主治】活血化瘀，消肿散结。用于痈肿疮毒，跌打损伤，毒蛇咬伤。

密花虾脊兰 竹叶根节兰、密花根节兰

Calanthe densiflora Lindl.

【标本采集号】533324180911843LY

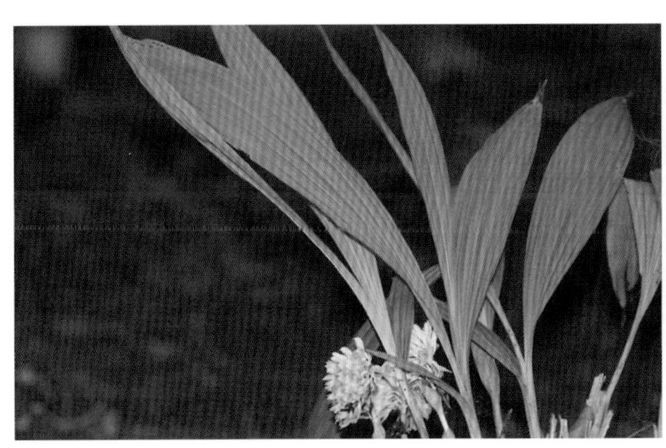

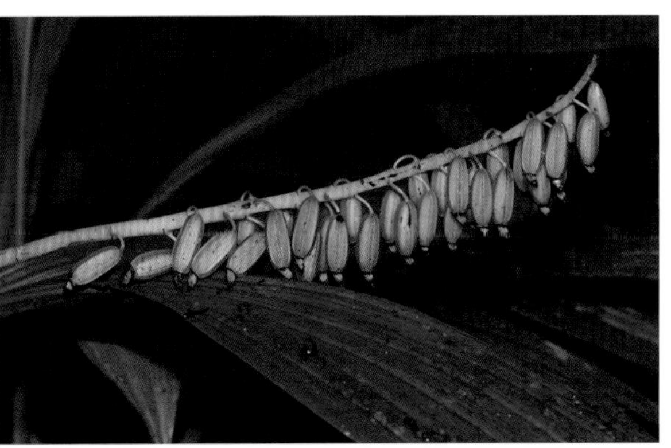

【形态特征】地生草本。根状茎匍匐，长而粗壮，被覆鳞片状鞘。叶披针形或狭椭圆形，基部收窄为柄；叶柄细，在与叶鞘相连接处具 1 个关节。总状花序呈球状，由许多放射状排列的花组成；花苞片早落，狭披针形；花淡黄色，干后变黑色；萼片先端急尖并呈芒状；花瓣近匙形；唇瓣基部合生于合蕊柱基部上方的蕊柱翅上，中上部 3 裂；唇盘上具 2 条褶片；褶片膜质，三角形；合蕊柱细长，多少弧曲，基部扩大，蕊喙宽卵状三角形，不裂。花期 8~9 月，果期 10 月。

【适宜生境】生于海拔 1000~2600m 的混交林下和山谷溪边。

【资源状况】分布于维西、贡山、福贡等地。偶见。

【入药部位】全草（密花虾脊兰）。

【功能主治】活血化瘀，消肿散结，祛风除湿。用于风湿关节痛，腰腿酸痛，疮痈肿痛，跌打损伤。

叉唇虾脊兰 九子连环草

Calanthe hancockii Rolfe

【标本采集号】533324180511175LY

【形态特征】地生草本。假鳞茎圆锥形；假茎粗壮。叶在花期尚未展开，椭圆形或椭圆状披针形，边缘波状，下面被短毛。总状花序，花疏生；花苞片宿存，膜质，狭披针形，无毛，花大，稍垂头，具难闻气味；萼片和花瓣黄褐色；花瓣近椭圆形，无毛，唇瓣柠檬黄色，基部

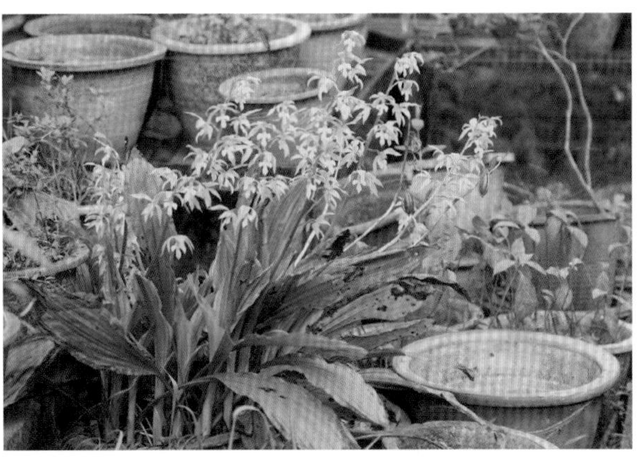

具短爪，与整个蕊柱翅合生，3 裂；唇盘上具 3 条平行的波状褶片；距浅黄色，纤细，外面被短毛，距口具白色绒毛；合蕊柱上端扩大，疏被短毛，蕊喙 2 裂，裂片狭三角形。花期 4~5 月。

【适宜生境】生于海拔 1000~2600m 的山地常绿阔叶林下和山谷溪边。

【资源状况】分布于香格里拉、维西、贡山、福贡等地。偶见。

【入药部位】全草（叉唇虾脊兰）。

【功能主治】清热解毒，软坚散结，祛风镇痛。用于痰喘，瘰疬，咽喉肿痛，毒蛇咬伤。

三棱虾脊兰 三板根节兰、铁连环、竹叶石风丹

Calanthe tricarinata Lindl.

【标本采集号】533324180509156LY

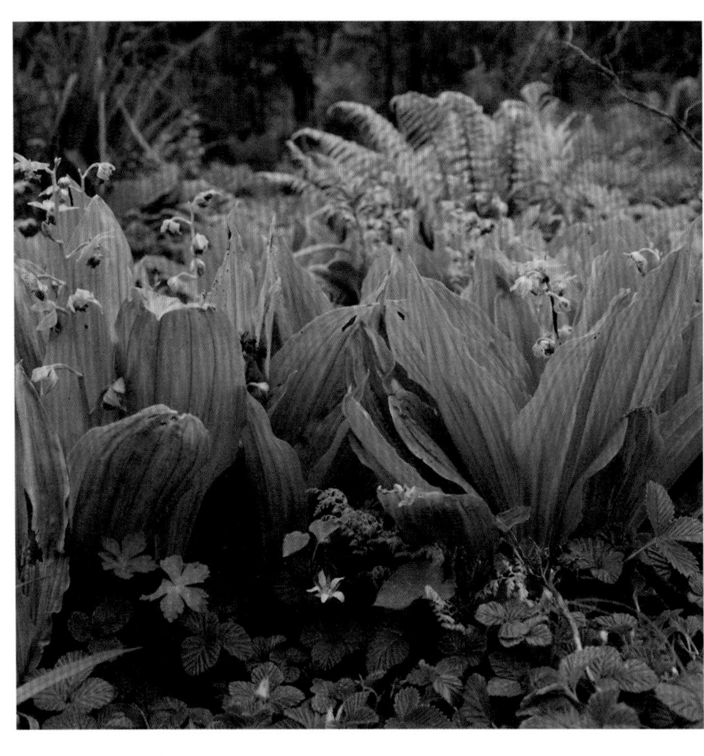

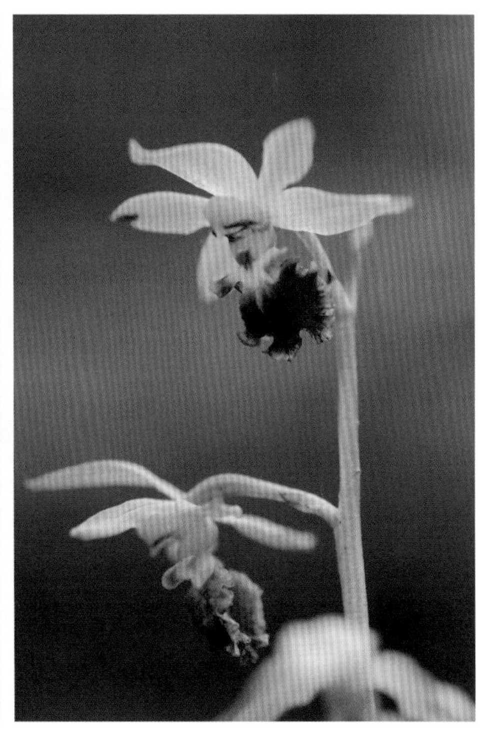

【形态特征】多年生草本。根状茎不明显；假鳞茎圆球状；假茎粗壮，鞘大型。叶薄纸质，椭圆形或倒卵状披针形，基部收狭为鞘状柄，边缘波状，下面密被短毛。花葶直立，粗壮，被短毛；总状花序，疏生少数至多数花；花苞片宿存，膜质，卵状披针形，无毛；花质地薄，萼片和花瓣浅黄色；萼片背面疏生毛；花瓣倒卵状披针形，基部收狭为爪，无毛；唇瓣红褐色，基部合生于整个蕊柱翅上，3 裂；唇盘上具 3~5 条鸡冠状褶片，无距；合蕊柱粗短，腹面疏生毛，蕊喙 2 裂，裂片三角形。花期 5~6 月。

【适宜生境】生于海拔 1600~3500m 的山坡草地上或混交林下。

【资源状况】分布于香格里拉、德钦、维西、贡山、玉龙等地。偶见。

【入药部位】全草、根茎（肉连环）。

【功能主治】舒筋活络，祛风除湿，止痛。用于风湿关节痛，类风湿关节痛，腰肌劳损，胃痛，跌打损伤。

头蕊兰 长叶头蕊兰

Cephalanthera longifolia (L.) Fritsch

【标本采集号】5334211150

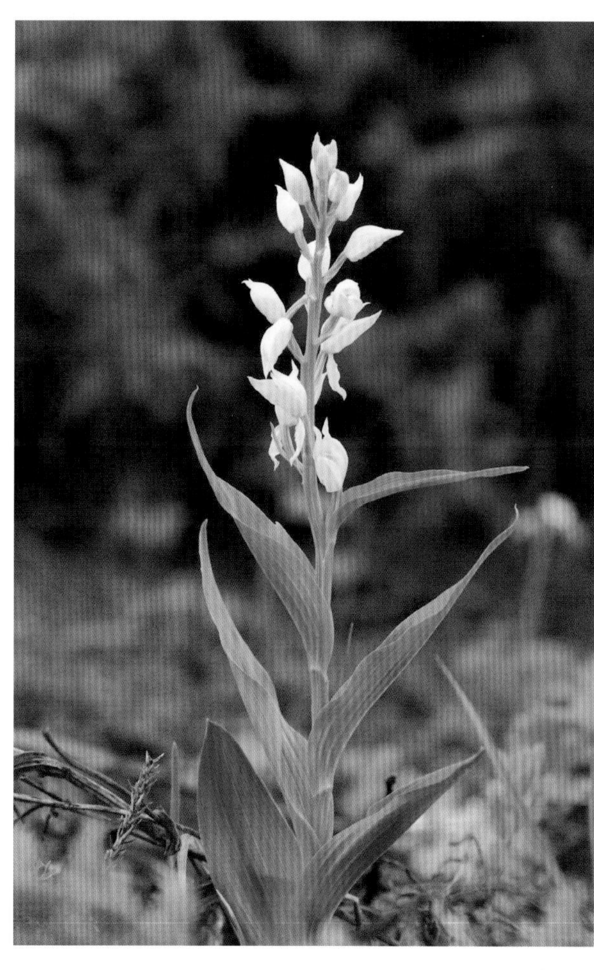

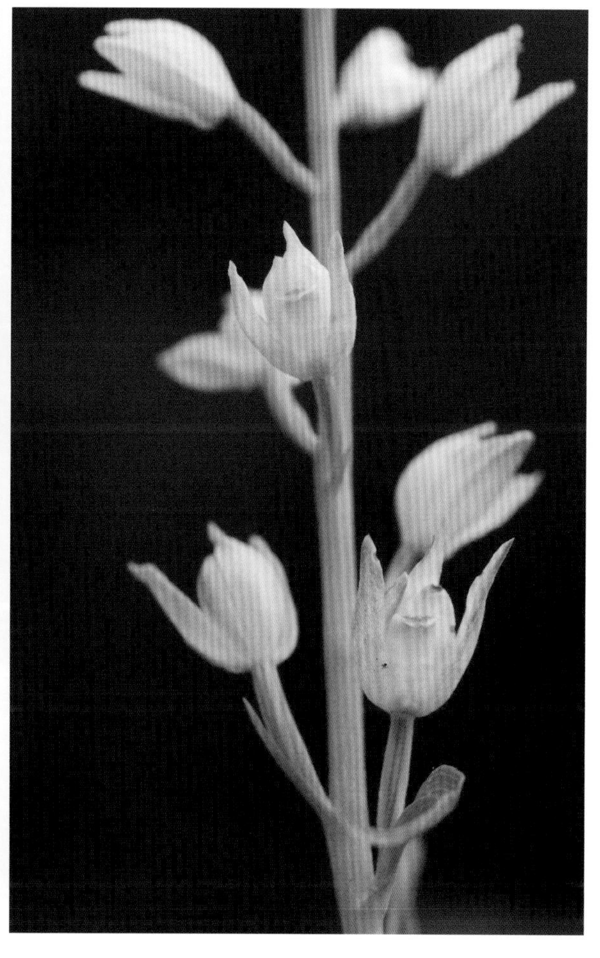

【形态特征】多年生草本。茎直立，下部具排列疏松的鞘。叶片披针形、宽披针形或长圆状披针形，基部抱茎。总状花序；花苞片线状披针形至狭三角形；花白色；花瓣近倒卵形，唇瓣3裂，基部具短囊，中裂片三角状心形，近顶端处密生乳突；唇瓣基部的囊短而钝，包藏于侧萼片基部之内。蒴果椭圆形。花期5~6月，果期9~10月。

【适宜生境】生于海拔1000~3300m的林下、灌丛中、沟边或草丛中。

【资源状况】分布于香格里拉、德钦、维西、玉龙等地。偶见。

【入药部位】全草（头蕊兰）。

【功能主治】清热解毒，消肿止痛。用于咽喉肿痛，毒蛇咬伤。

眼斑贝母兰 果上叶、止血果
Coelogyne corymbosa Lindl.

【标本采集号】533324180830585LY

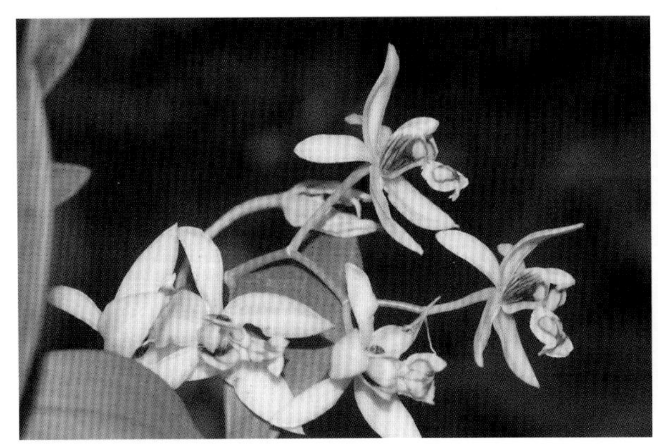
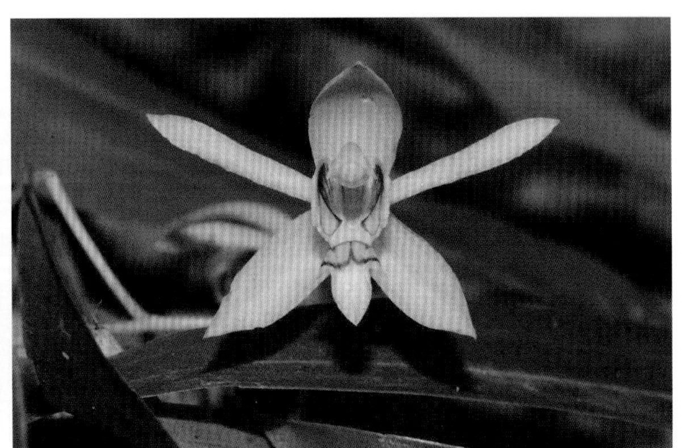

【形态特征】附生草本。根状茎较坚硬，密被褐色鳞片状鞘；假鳞茎较密集，长圆状卵形或近菱状长圆形，基部具数枚鞘。叶长圆状倒披针形至倒卵状长圆形，近革质，上面可见浮凸的横脉。花葶连同幼嫩假鳞茎和叶从靠近老假鳞茎基部的根状茎上发出，中部以下为鞘所包；总状花序；花苞片早落；花白色或稍带黄绿色，但唇瓣上有4个黄色、围以橙红色的眼斑；唇瓣近卵形，3裂；唇盘上有2~3条脊，从基部延伸至中裂片下部；合蕊柱稍向前弯曲，两侧边缘具翅。蒴果近倒卵形，略带3棱。花期5~7月，果期翌年7~11月。

【适宜生境】生于海拔1300~3100m的林缘树干上或湿润岩壁上。

【资源状况】分布于维西、贡山等地。偶见。

【入药部位】全草。

【功能主治】化痰止咳，活血祛瘀，舒筋止痛。用于感冒，咳嗽痰喘，跌打损伤。

流苏贝母兰 石仙桃
Coelogyne fimbriata Lindl.

【标本采集号】LGD-WX030

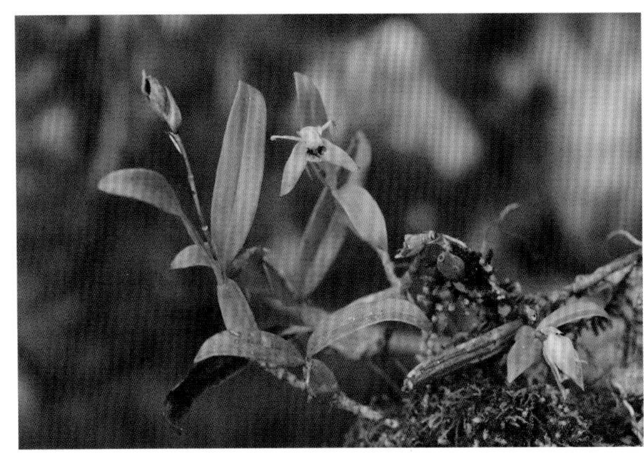
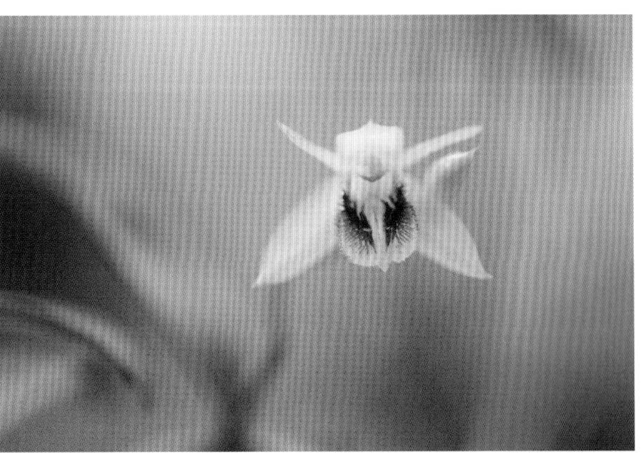

【形态特征】多年生草本。根状茎较细长，匍匐；假鳞茎狭卵形至近圆柱形。叶长圆形或长圆状披针形，纸质。花葶基部套叠有数枚圆筒形的鞘；鞘紧密围抱花葶；总状花序；花序轴顶端为数枚白色苞片所覆盖；花苞片早落；花淡黄色或近白色，仅唇瓣上有红色斑纹；萼片长圆状披针形；花瓣丝状或狭线形；唇瓣卵形，3裂；唇盘上通常具2条纵褶片，从基部延伸至中裂片上部近顶端处，唇盘基部还有1条短褶片；合蕊柱稍向前倾，两侧具翅。蒴果倒卵形。花期8~10月，果期翌年4~8月。

【适宜生境】生于海拔500~1200m的溪旁岩石上或林中、林缘树干上。

【资源状况】分布于贡山、维西等地。少见。

【入药部位】假鳞茎、叶（流苏贝母兰）。

【功能主治】用于感冒，咳嗽，风湿骨痛。

长鳞贝母兰

贝母兰

Coelogyne ovalis Lindl.

【标本采集号】533324180919931LY

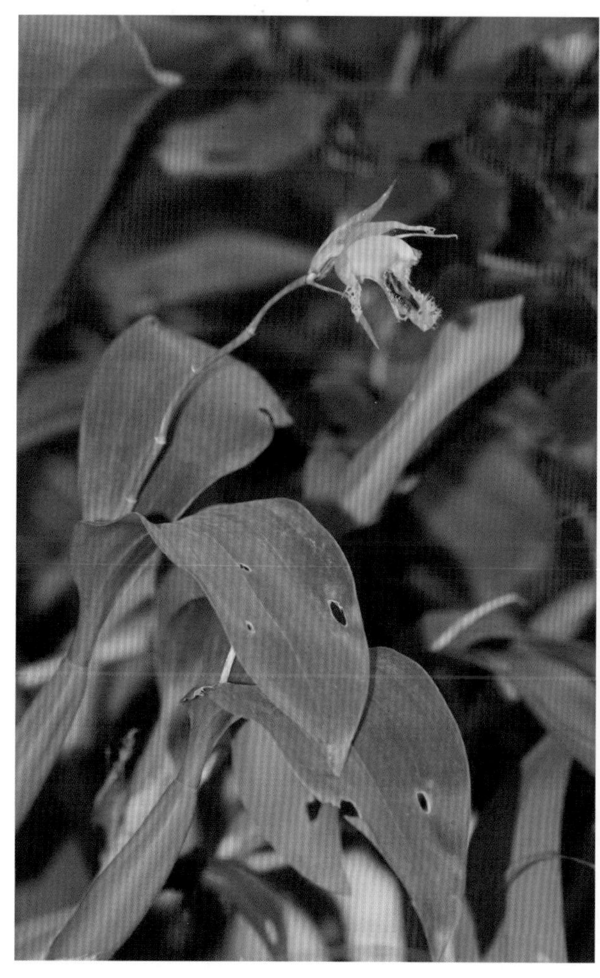

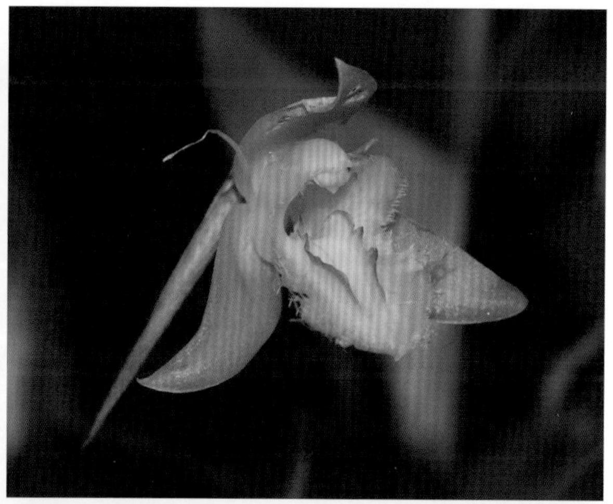

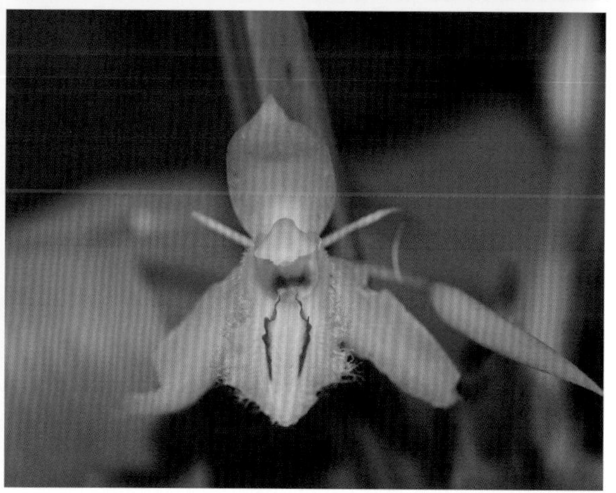

【形态特征】草本。根状茎匍匐，较长；假鳞茎近圆柱形，基部具2枚鞘，膜质，老时脱落。叶披针形、长圆状披针形或卵状披针形，纸质。花葶基部套叠有数枚圆筒形的鞘，紧密围抱花葶；总状花序，同一时间仅1朵开放；花序轴顶端为数枚白色苞片所覆盖；花苞片早落；花绿黄色，仅唇瓣有紫红色斑纹；花瓣丝状或狭线形，与萼片近等长；唇瓣近长圆状卵形，3裂；唇盘上有2条纵褶片，从基部延伸至中裂片中部以上或近顶端处，紫色；合蕊柱稍向前倾，两侧具翅；翅向上渐宽，顶端钝。蒴果近倒卵形。花期8~11月，果期翌年9月。

【适宜生境】生于海拔1200~3200m的河谷旁林下树干上或岩石上。

【资源状况】分布于贡山、福贡等地。偶见。

【入药部位】全草（长鳞贝母兰）。

【功能主治】清热，化痰，止咳。

莎草兰 长叶兰

Cymbidium elegans Lindl.

【标本采集号】533324180830572LY

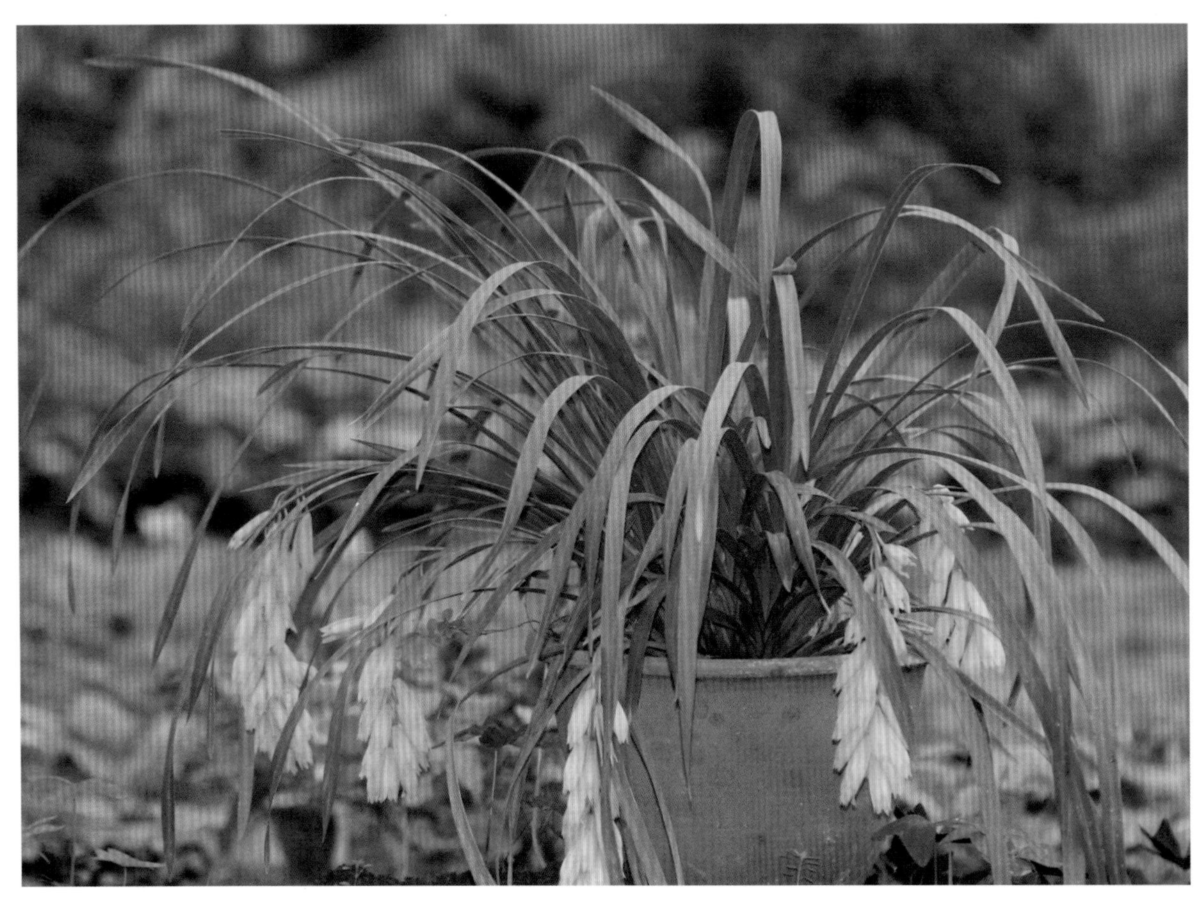

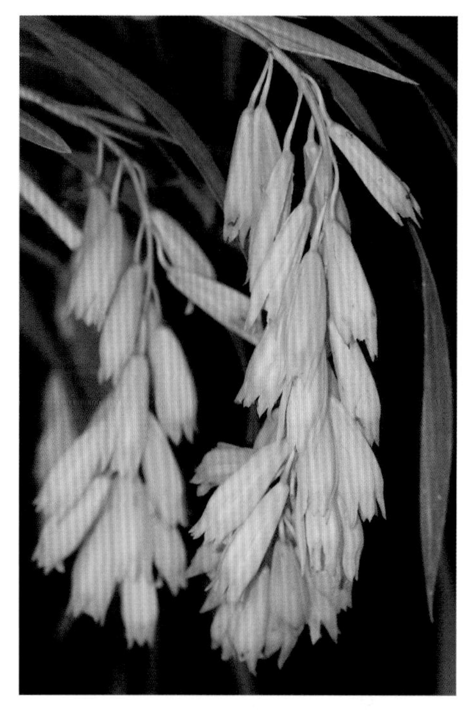

【形态特征】附生草本。假鳞茎近卵形，包藏于叶基之内。叶2列，带形，通常略2裂。花葶下弯；总状花序下垂；花苞片小；花狭钟形，几不开放，稍有香气，奶油黄色至淡黄绿色，有时略有淡粉红色晕或唇瓣上偶见少数红斑点，褶片亮橙黄色；花瓣宽线状倒披针形；唇瓣倒披针状三角形，3裂，基部与合蕊柱合生；唇盘上的2条纵褶片从基部延伸至中裂片基部，在近末端处汇合并具短毛，在基部增粗并在两褶片间形成槽状凹陷；合蕊柱腹面下部疏生微毛；花粉团2个，近棒状。蒴果椭圆形。花期10~12月。

【适宜生境】生于海拔1700~2800m的林中树上或岩壁上。

【资源状况】分布于香格里拉、贡山、福贡、玉龙等地。罕见。

【入药部位】全草（莎草兰）。

【功能主治】除湿热，利小便。用于五淋便浊，小便急胀，赤白带下，下阴作痒，鼻出血。

兔耳兰 地青梅、搜山虎、续筋草

Cymbidium lancifolium Hook.

【标本采集号】3229010163

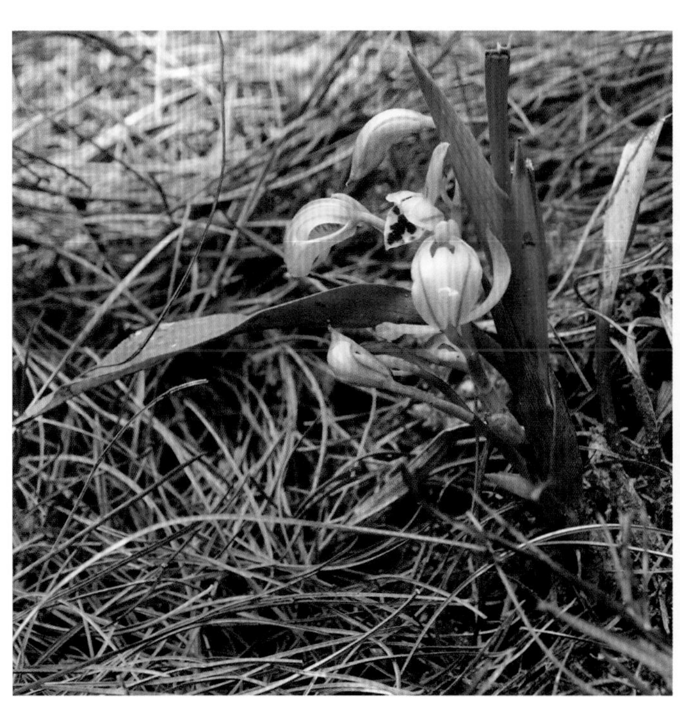

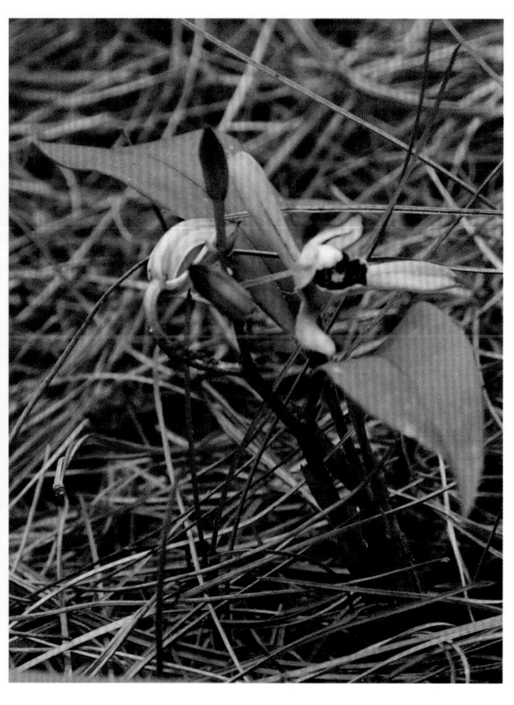

【形态特征】半附生植物。假鳞茎近扁圆柱形或狭梭形，有节，多少裸露。叶倒披针状长圆形至狭椭圆形，上部边缘有细齿，基部收狭为柄。花葶从假鳞茎下部侧面节上发出；花序具2~6朵花，较少减退为单花或具更多的花；花通常白色至淡绿色，花瓣上有紫栗色中脉；唇瓣上有紫栗色斑，唇瓣近卵状长圆形，稍3裂；唇盘上2条纵褶片从基部上方延伸至中裂片基部，上端向内倾斜并靠合，多少形成短管。蒴果狭椭圆形。花期5~8月。

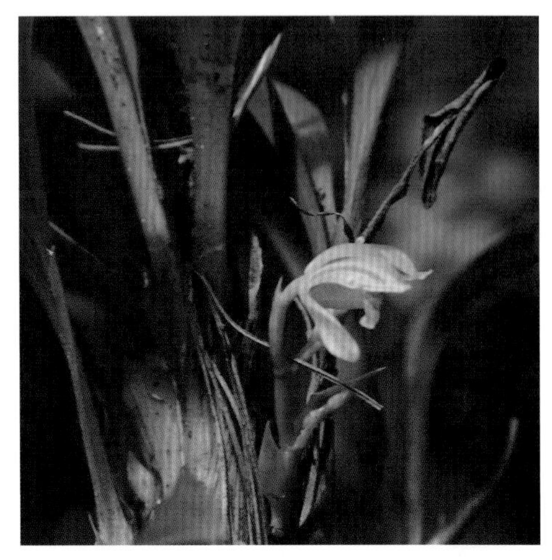

【适宜生境】生于海拔300~2200m的疏林下、竹林下、林缘、阔叶林下或溪谷旁的岩石上、树上或地上。

【资源状况】分布于维西、贡山等地。偶见。

【入药部位】全草（兔耳兰）。

【功能主治】补肝肺，祛风除湿，强筋骨，清热解毒，消肿。

黄花杓兰 *Cypripedium flavum* P. F. Hunt et Summerh.

【标本采集号】5334210581

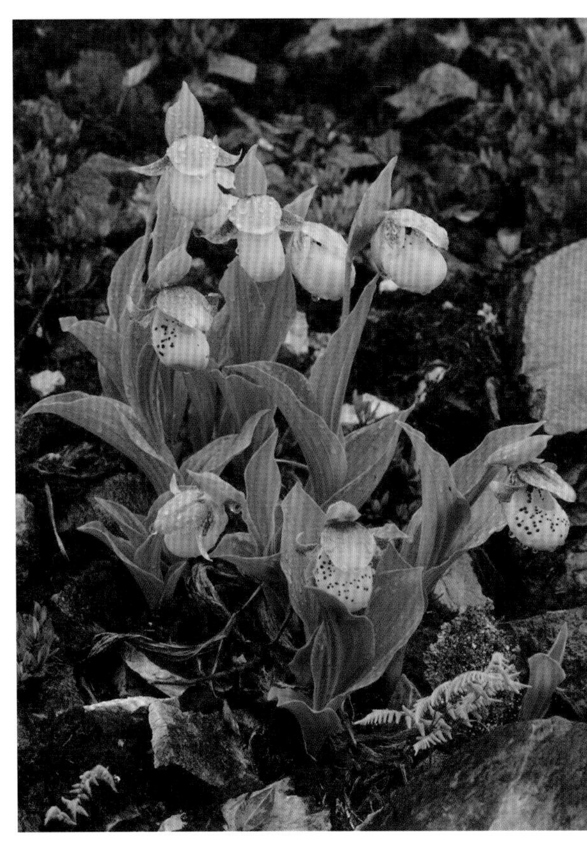

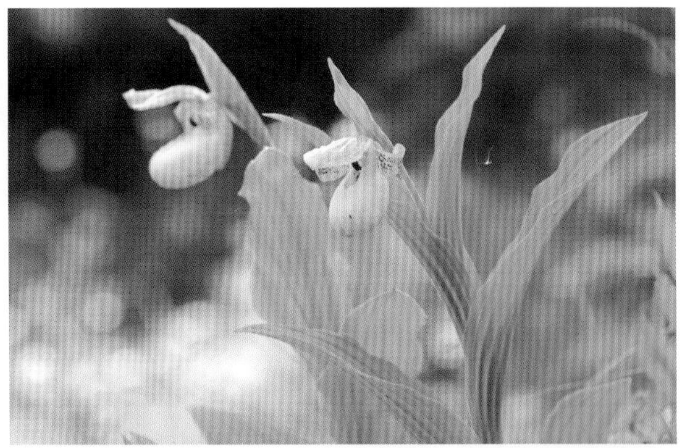

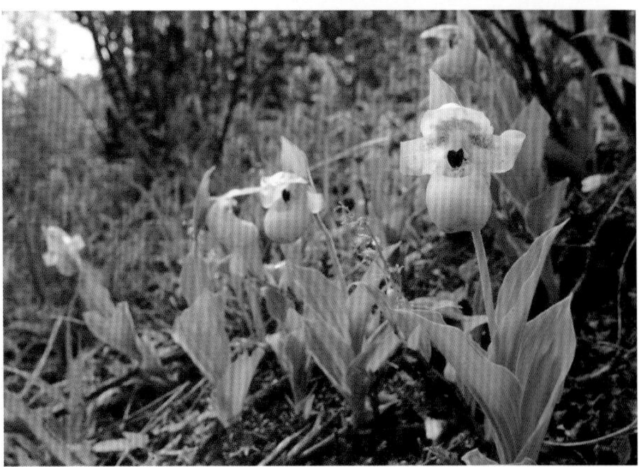

【形态特征】多年生草本。根状茎粗短；茎直立，被短柔毛。叶疏离，椭圆状披针形。花序顶生；花序柄被短柔毛；花苞片叶状、椭圆状披针形；花黄色，有时有红色晕，唇瓣上偶见栗色斑点；花瓣长圆形至长圆状披针形；唇瓣深囊状，椭圆形，两侧和前沿均有较宽阔的内折边缘，囊底具长柔毛；退化雄蕊近圆形或宽椭圆形，下面略有龙骨状突起，上面有明显的网状脉纹。蒴果狭倒卵形，被毛。花、果期 6~9 月。

【适宜生境】生于海拔 1800~3450m 的林下、林缘、灌丛中或草地上多石湿润之地。

【资源状况】分布于香格里拉、德钦、维西、玉龙等地。偶见。

【入药部位】根或根茎（黄花杓兰）。

【功能主治】强心利尿，活血调经。用于劳伤，跌打损伤。

紫点杓兰 小口袋花

Cypripedium guttatum Sw.

【标本采集号】5333241809221000LY

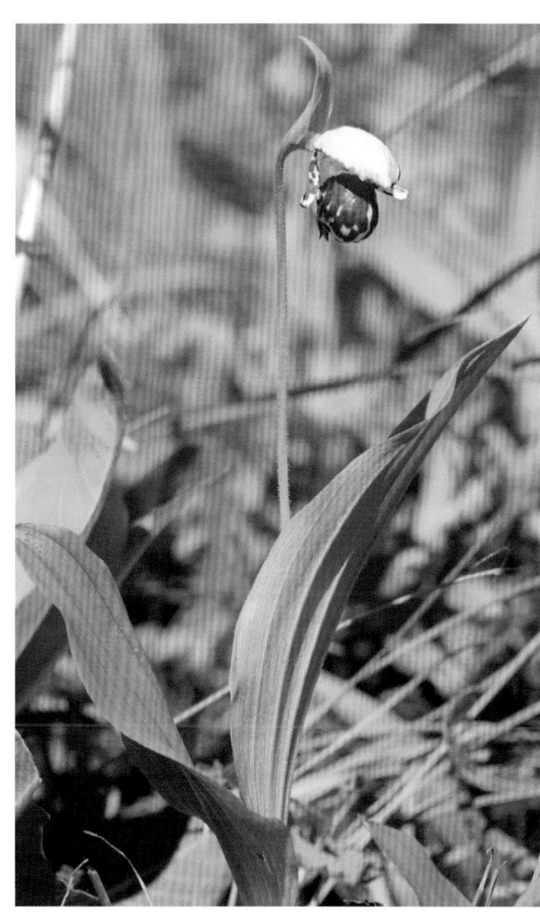

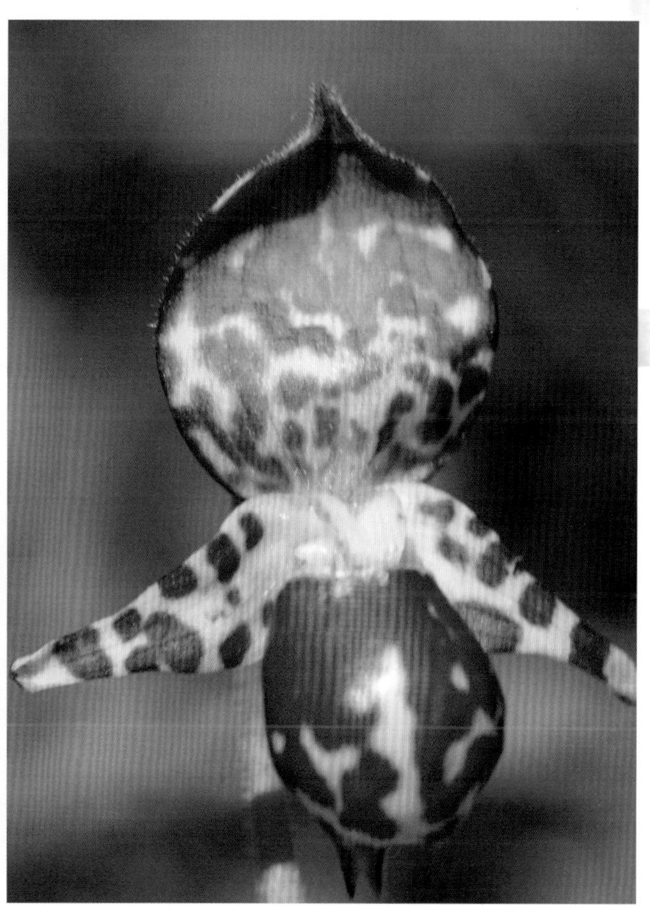

【形态特征】地生草本。具细长而横走的根状茎；茎直立，被短柔毛和腺毛，基部具数枚鞘。叶常对生或近对生，偶见互生；叶片椭圆形，背面脉上疏被短柔毛或近无毛。花序顶生，具1花；花序柄密被短柔毛和腺毛；花苞片卵状披针形；花白色，具淡紫红色或淡褐红色斑；花瓣常近匙形或提琴形，先端常略扩大并近浑圆，内表面基部具毛；唇瓣深囊状，钵形或深碗状，具宽阔的囊口，不具内折的边缘，囊底有毛；退化雄蕊卵状椭圆形，上面有细小的纵脊突，背面有较宽的龙骨状突起。蒴果下垂，被微柔毛。花期5~7月，果期8~9月。

【适宜生境】生于海拔500~4000m的林下、灌丛中或草地上。

【资源状况】分布于香格里拉、德钦、贡山等地。罕见。

【入药部位】全草、花（斑花杓兰）。

【功能主治】镇静止痛，发汗解热。用于神经衰弱，癫痫，小儿高热惊厥，头痛，胃脘痛。

西藏杓兰

敦朴江区

Cypripedium tibeticum King ex Rolfe

【标本采集号】5334210582

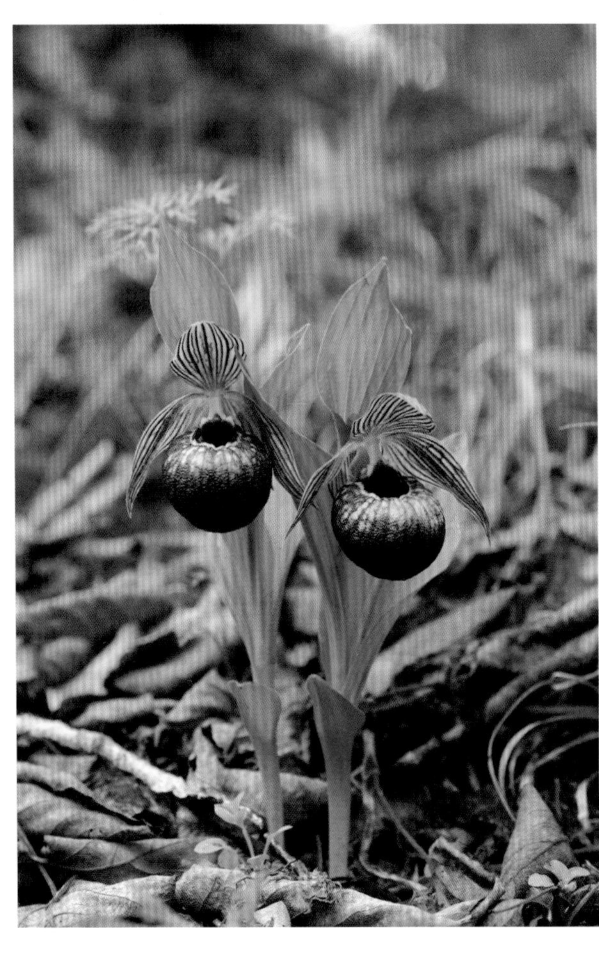

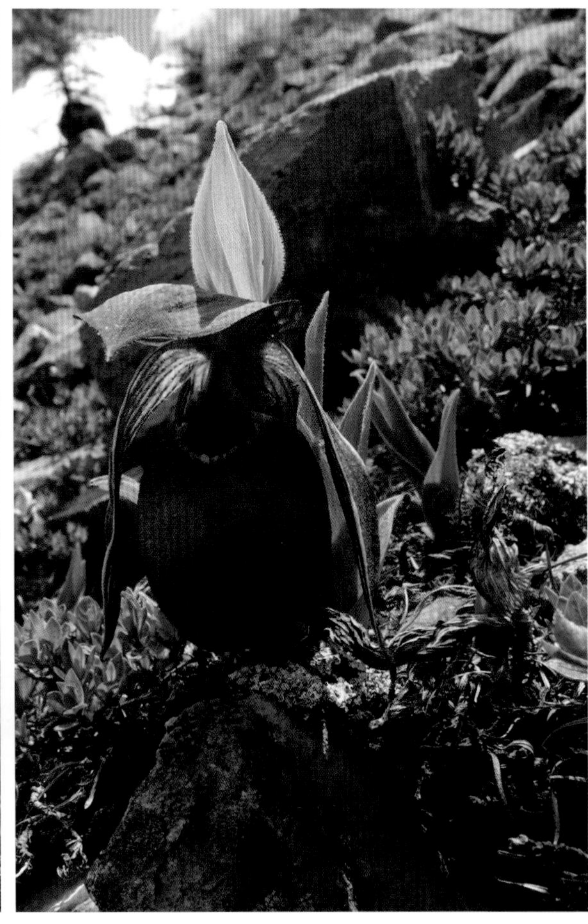

【形态特征】多年生草本。根状茎短而粗壮；茎直立，无毛，基部具数枚鞘。叶片椭圆形、卵状椭圆形或宽椭圆形，无毛或疏被微柔毛。花序顶生，具1花；花苞片椭圆形至卵状披针形；花大，俯垂，紫色、紫红色或暗栗色，有淡绿黄色的斑纹，唇瓣的囊口周围有白色或浅色的圈；花瓣披针形或长圆状披针形，内表面基部密生短柔毛，边缘疏生细缘毛；唇瓣深囊状，近球形至椭圆形，外表面常皱缩，囊底有长毛；退化雄蕊背面多少有龙骨状突起。花期5~8月。

【适宜生境】生于海拔2300~4200m的透光林下、林缘、灌木坡地、草坡或乱石地上。

【资源状况】分布于香格里拉、德钦、维西、贡山、玉龙等地。偶见。

【入药部位】根。

【功能主治】有小毒。利尿，消肿，止痛，活血。用于风湿腿痛，下肢水肿，跌打损伤，淋病，白带异常。

束花石斛

金兰、大黄草、马鞭草

Dendrobium chrysanthum Lindl.

【标本采集号】533324180830603LY

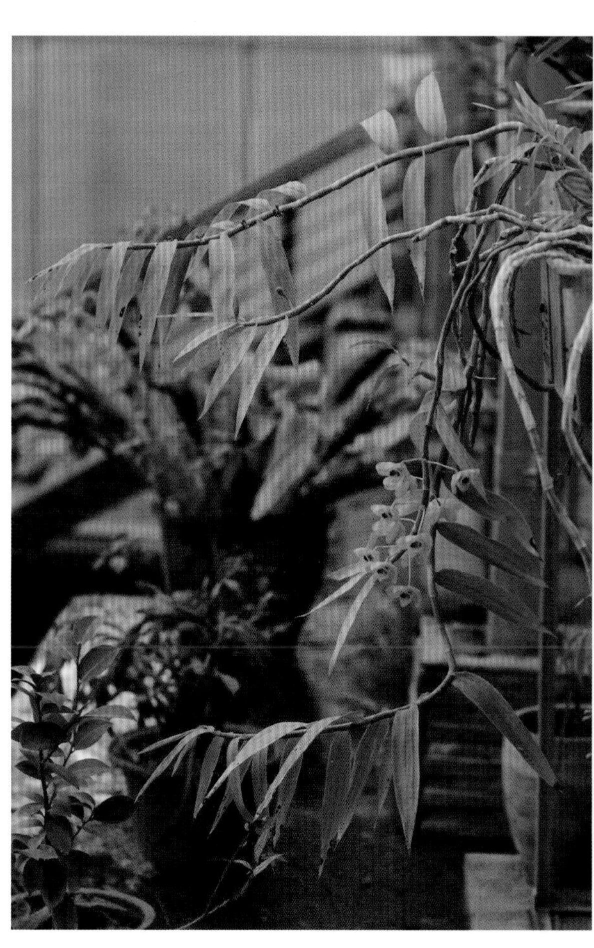

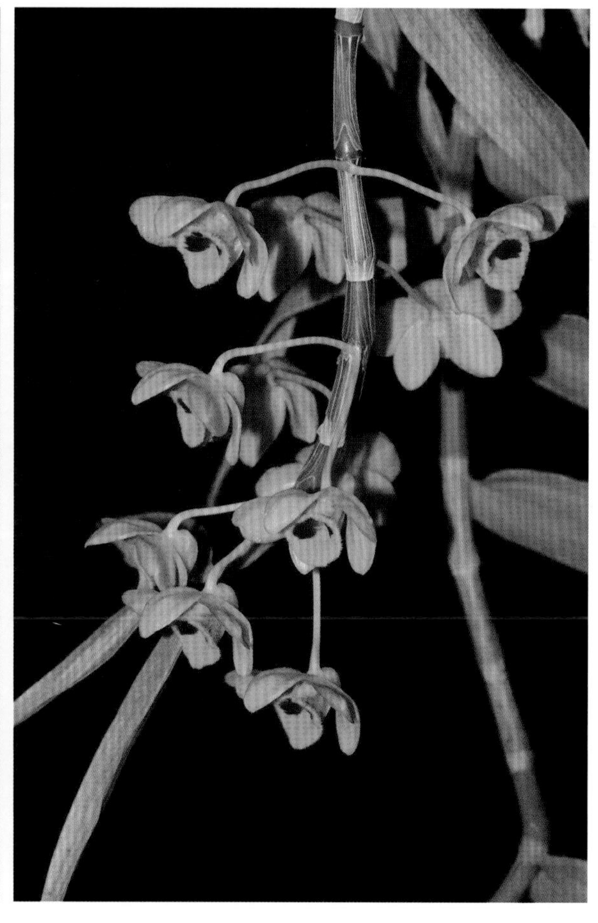

【形态特征】附生草本。茎粗厚，肉质，下垂或弯垂，不分枝。叶 2 列，互生，纸质，长圆状披针形，基部具鞘；叶鞘纸质，干后鞘口常杯状张开，常浅白色。伞状花序近无花序柄，侧生于具叶的茎上部；花苞片膜质，卵状三角形；花黄色，质地厚；花瓣稍凹的倒卵形，全缘或有时具细啮蚀状；唇瓣凹的，不裂，肾形或横长圆形，基部具 1 个长圆形的胼胝体并且骤然收狭为短爪，上面密布短毛，下面除中部以下外亦密布短毛；唇盘两侧各具 1 个栗色斑块，具 1 条宽厚的脊从基部伸向中部。蒴果长圆柱形。花期 9~10 月。

【适宜生境】生于海拔 700~2500m 的山地密林中树干上或山谷阴湿的岩石上。

【资源状况】分布于贡山、福贡等地。少见。

【入药部位】茎（黄草石斛）。

【功能主治】益胃生津，滋阴清热。用于阴伤津亏，口干烦渴，食少干呕，病后虚热，目暗不明。

长距石斛

长角石斛

Dendrobium longicornu Lindl.

【标本采集号】5329290484

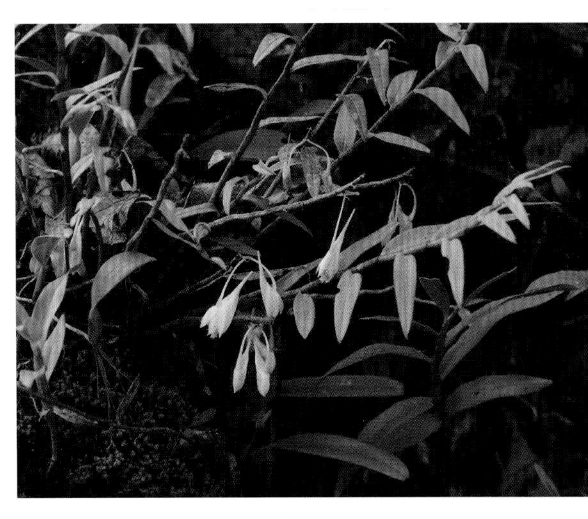

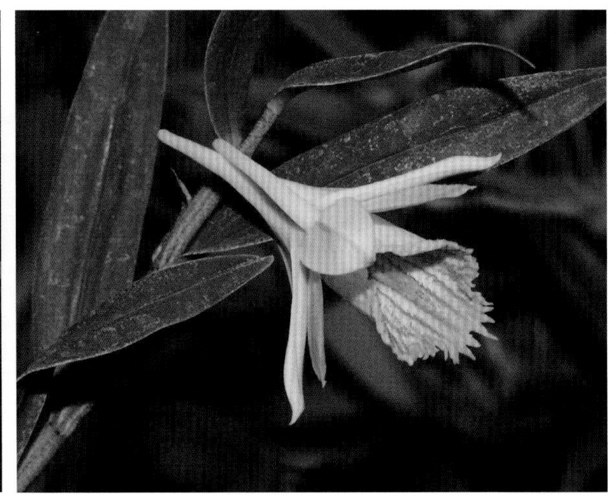

【形态特征】多年生草本。茎丛生，质地稍硬，不分枝。叶薄革质，数枚，狭披针形，先端不等侧 2 裂，基部下延为抱茎的鞘，两面和叶鞘均被黑褐色粗毛。总状花序从具叶的近茎端发出；花苞片卵状披针形，背面被黑褐色毛；花开展，除唇盘中央橘黄色外，其余为白色；萼囊狭长；花瓣长圆形或披针形，边缘具不整齐的细齿；唇瓣近倒卵形或菱形；唇盘沿脉纹密被短而肥的流苏，中央具 3~4 条纵贯的龙骨脊。花期 9~11 月。

【适宜生境】生于海拔 1200~2500m 的山地林中树干上。

【资源状况】分布于福贡等地。少见。

【入药部位】茎（长距石斛）。

【功能主治】养阴益胃，生津止渴。用于热病伤津，口干烦渴，病后虚热。

细茎石斛 铜皮石斛、清水山石斛、台湾石斛

Dendrobium moniliforme (L.) Sw.

【标本采集号】533324180421069LY

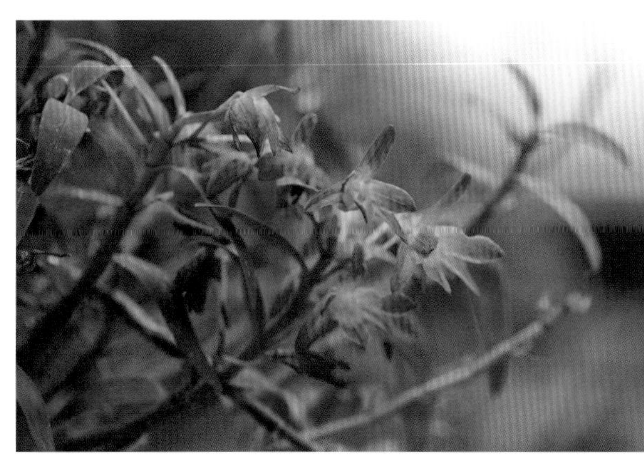
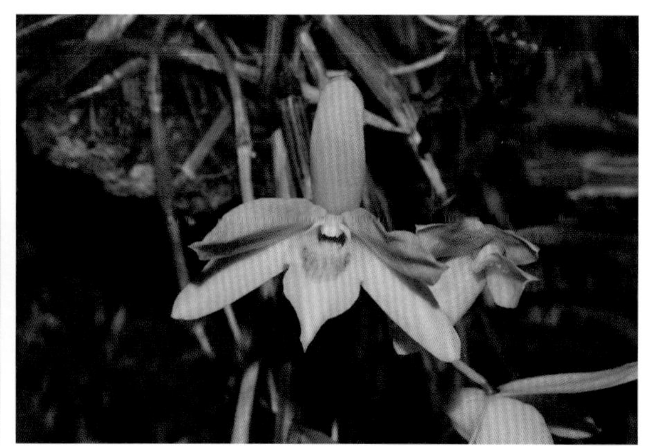

【形态特征】茎直立。叶 2 列，互生，披针形或长圆形，先端稍不等 2 裂，基部具抱茎鞘。花序 2 至数个；花苞片干膜质，白色带褐色斑块，卵形；花黄绿色、白色或白色带淡紫红色；花瓣通常比萼片稍宽；唇瓣白色、淡黄绿色或绿白色，带淡褐色或紫红色至浅黄色斑块，比萼片稍短，3 裂；唇盘在两侧裂片之间密布短柔毛，基部常具 1 个椭圆形胼胝体，近中裂片基部通常具 1 个紫红色、淡褐色或浅黄色的斑块；蕊柱足基部常具紫红色条纹。花期 3~5 月。

【适宜生境】生于海拔 590~3000m 的阔叶林中树干上或山谷岩壁上。

【资源状况】分布于贡山等地。少见。

【入药部位】茎（环草石斛）。

【功能主治】用于热病伤津，劳伤咳血，口干烦渴，病后虚热，食欲不振。

石　斛 大马鞭草、大黄草、马棒草、金钗石斛

Dendrobium nobile Lindl.

【标本采集号】533324180818355LY

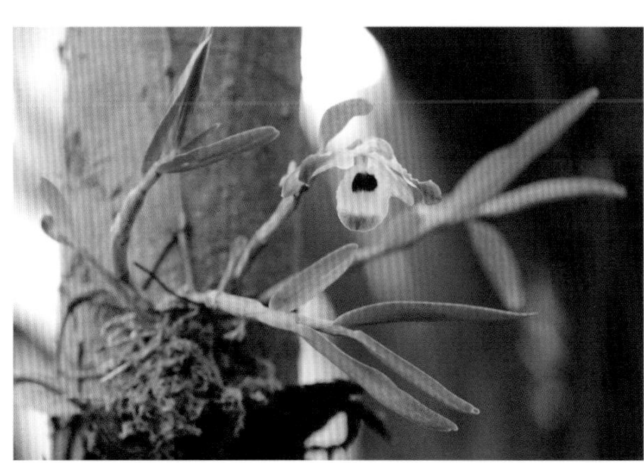
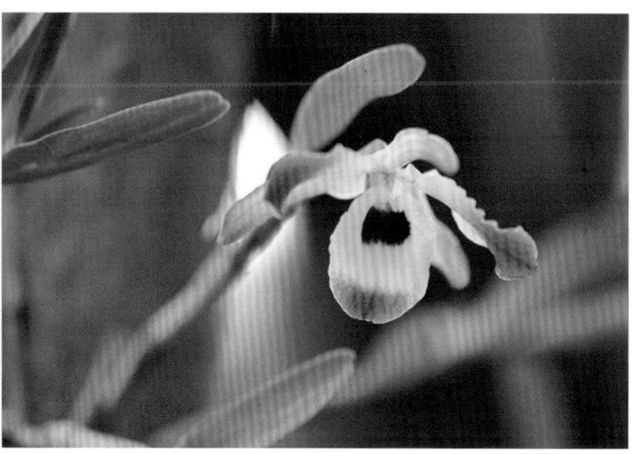

【形态特征】茎直立，肉质状肥厚，上部多少回折状弯曲，基部明显收狭，不分枝。叶革质，长圆形，先端钝且不等侧 2 裂，基部具抱茎的鞘。总状花序，花序柄基部被数枚筒状鞘；花苞片膜质，卵状披针形；花梗和子房淡紫色；花大，白色带淡紫色先端；花瓣多少斜宽卵形，基部具短爪，全缘；唇瓣宽卵形，基部两侧具紫红色条纹并且收狭为短爪，中部以下两侧围抱合蕊柱，边缘具短的睫毛，两面密布短绒毛；唇盘中央具 1 个紫红色大斑块；药帽紫红色，密布细乳突，前端边缘具不整齐的尖齿。花期 4~5 月。

【适宜生境】生于海拔 480~1700m 的山地林中树干上或山谷岩石上。

【资源状况】分布于贡山等地。少见。

【入药部位】茎（石斛）。

【功能主治】益胃生津，滋阴清热。用于阴伤津亏，口干烦渴，食少干呕，病后虚热，目暗不明。

火烧兰

小花火烧兰、野竹兰

Epipactis helleborine (L.) Crantz.

【标本采集号】5334210888

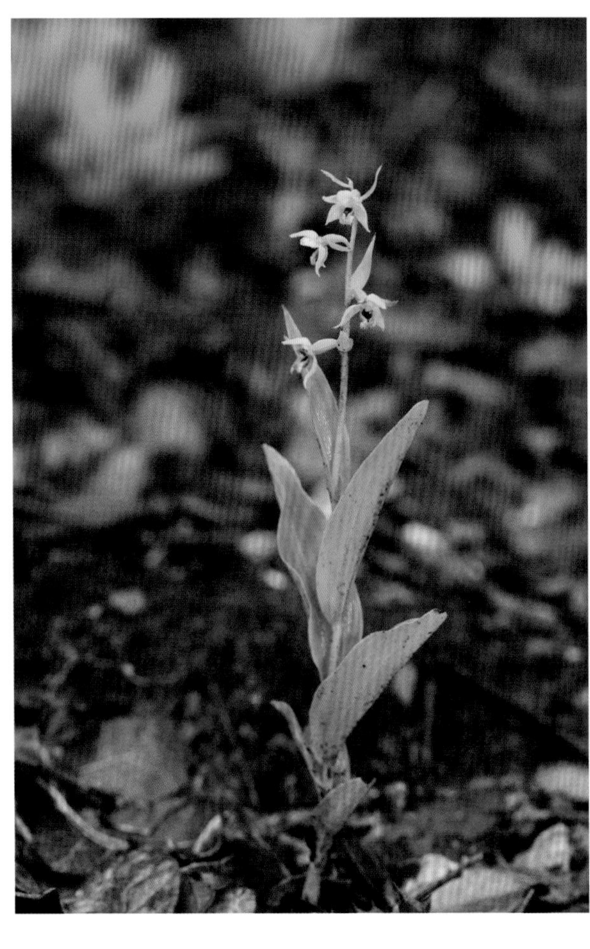

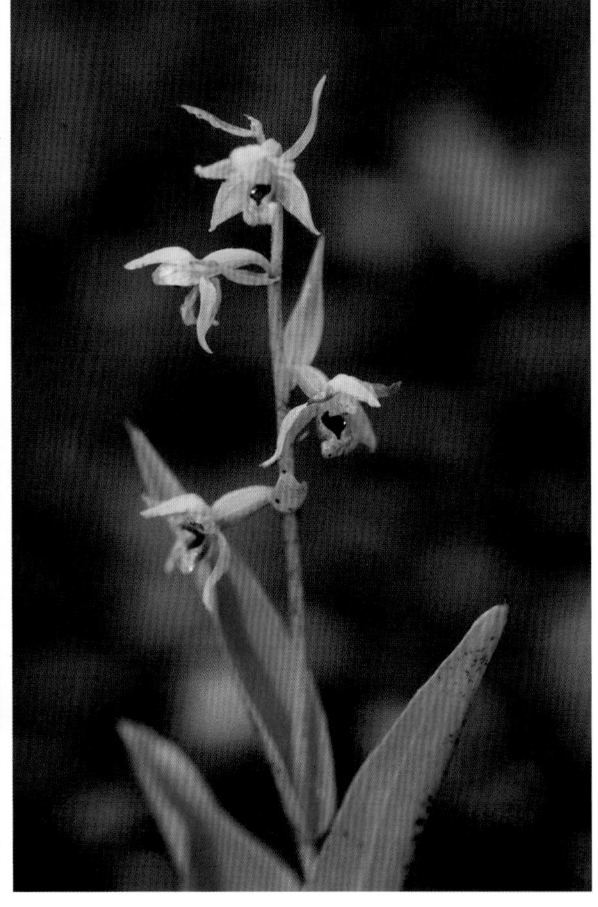

【形态特征】地生草本。根状茎粗短；茎上部被短柔毛，下部无毛。叶互生，卵圆形、卵形至椭圆状披针形；向上叶逐渐变窄而成披针形或线状披针形。总状花序；花苞片线状披针形；花梗和子房具黄褐色绒毛；花绿色或淡紫色，下垂，较小；花瓣椭圆形；唇瓣中部明显缢缩，下唇兜状，上唇近三角形或近扁圆形，在近基部两侧各有 1 枚长约 1mm 的半圆形褶片，近先端有时脉稍呈龙骨状。蒴果倒卵状椭圆状，具极疏的短柔毛。花期 7 月，果期 9 月。

【适宜生境】生于海拔 250~3600m 的山坡林下、草丛或沟边。

【资源状况】分布于香格里拉、德钦、维西、贡山、泸水、福贡、兰坪、玉龙等地。偶见。

【入药部位】根（野竹兰）。

【功能主治】清热解毒，化痰止咳。用于肺热咳嗽，痰稠，咽喉肿痛，声音嘶哑，牙痛，目赤，病后虚弱，霍乱吐泻，疝气。

大叶火烧兰

鸡子花、小乌纱、黑搜山虎

Epipactis mairei Schltr.

【标本采集号】5329320812

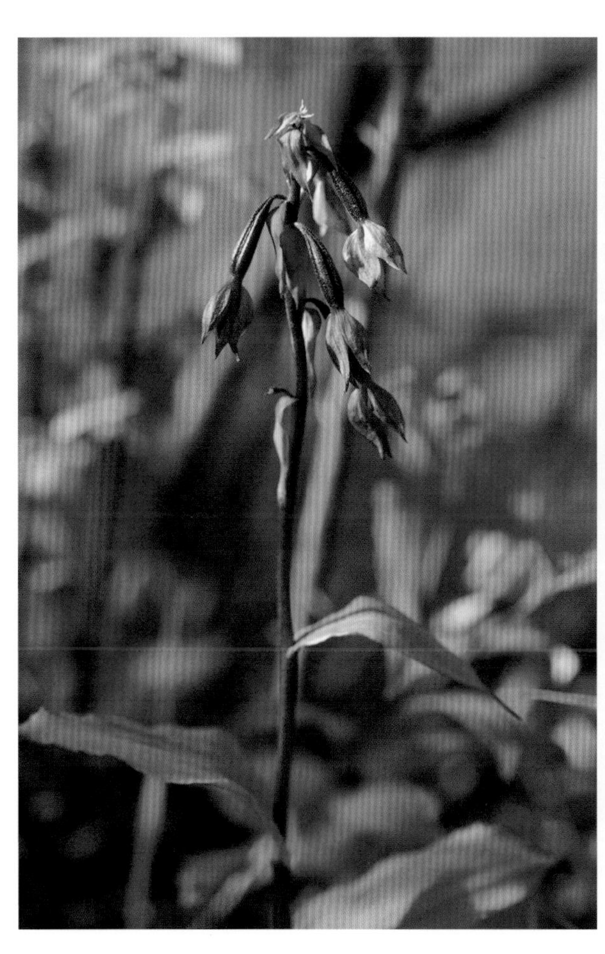

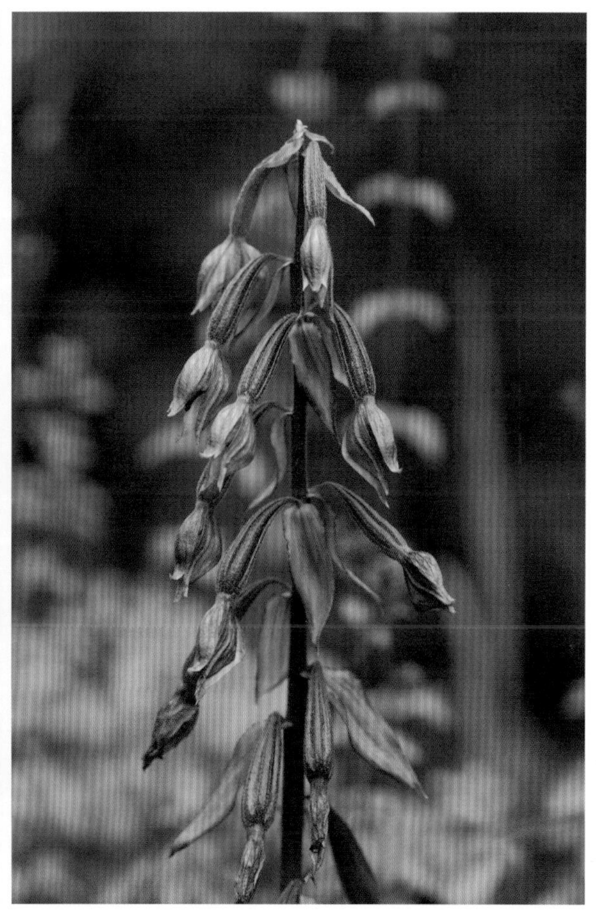

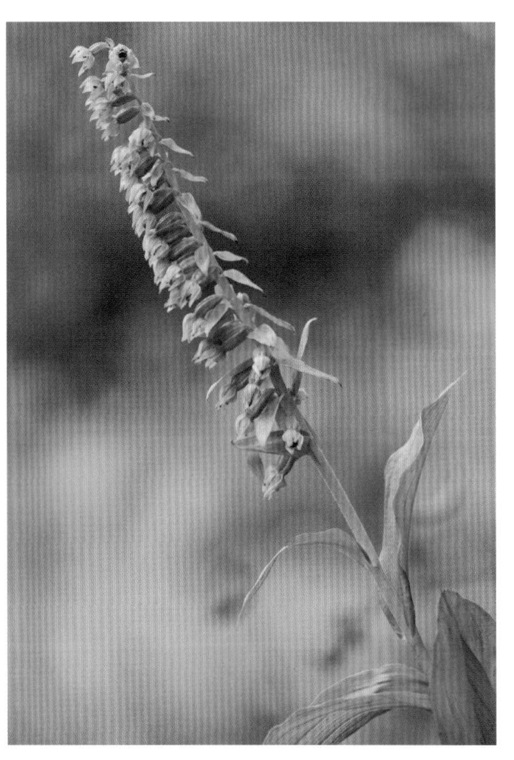

【形态特征】地生草本。根多少呈“之”字形曲折，幼时密被黄褐色柔毛，后期毛脱落。根状茎粗短，具多条细长的根；茎上部和花序轴被锈色柔毛，下部无毛。叶互生，卵圆形。总状花序；花苞片椭圆状披针形；子房和花梗被黄褐色或绣色柔毛；花黄绿色带紫色、紫褐色或黄褐色，下垂；花瓣长椭圆形；唇瓣中部稍缢缩而成上、下唇，下唇两侧裂片近斜三角形，中央具 2~3 条鸡冠状褶片；褶片基部稍分开且较低，往上靠合且逐渐增高，上唇肥厚，卵状椭圆形、长椭圆形或椭圆形。蒴果椭圆状，无毛。花期 6~7 月，果期 9 月。

【适宜生境】生于海拔 2400~3400m 的林下或灌丛草地。

【资源状况】分布于香格里拉、德钦、维西、贡山、玉龙等地。偶见。

【入药部位】根及根茎（兰竹参）。

【功能主治】理气活血，祛瘀解毒。用于咳嗽，胸痛，疮疡肿毒，跌打损伤。

足茎毛兰 *Eria coronaria* (Lindl.) Rchb. f.

【标本采集号】533324180830581LY

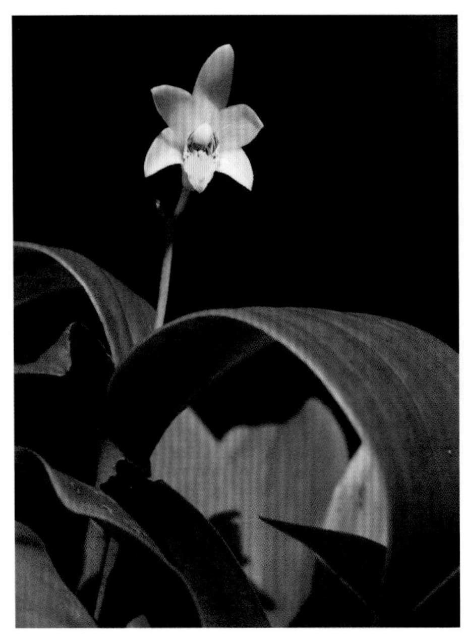

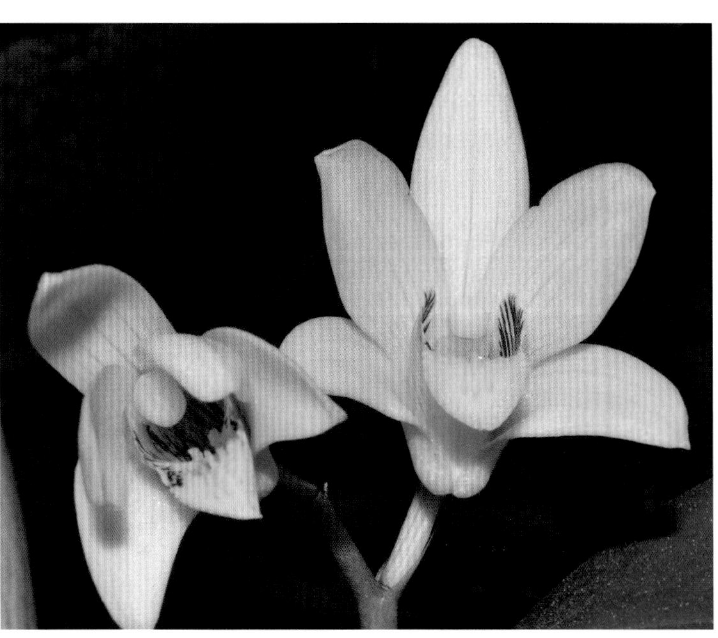

【形态特征】附生植物，植物体无毛。根状茎上常有漏斗状革质鞘，先端边缘白色；假鳞茎基部被1枚多少撕裂成纤维状的鞘。叶着生于假鳞茎顶端，长椭圆形或倒卵状椭圆形，基部收窄，无柄。花序1个，上部常弯曲，基部具1枚鞘状物；花苞片通常披针形或线形，极少卵状披针形；花白色，唇瓣上有紫色斑纹；花瓣长圆状披针形；唇瓣轮廓长圆形，3裂；唇盘上面具3条全缘或波浪状的褶片。蒴果倒卵状圆柱形。花期5~6月。

【适宜生境】生于海拔1300~2000m的林中树干上或岩石上。

【资源状况】分布于贡山等地。偶见。

【入药部位】全草（足茎毛兰）。

【功能主治】清热解毒，益胃生津。

禾叶毛兰

禾颐苹兰

Eria graminifolia Lindl.

【标本采集号】533324180829564LY

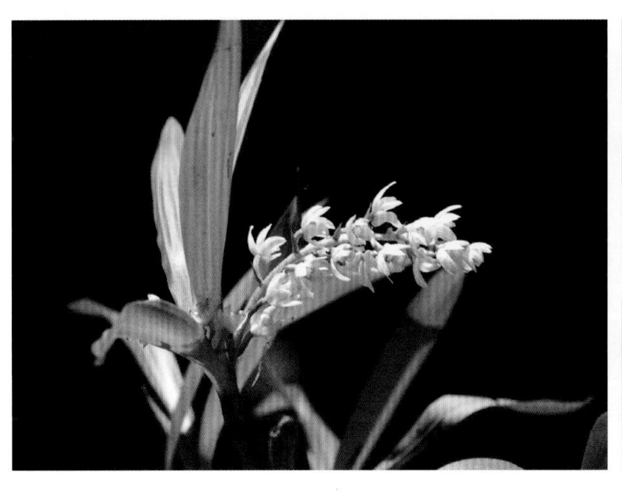

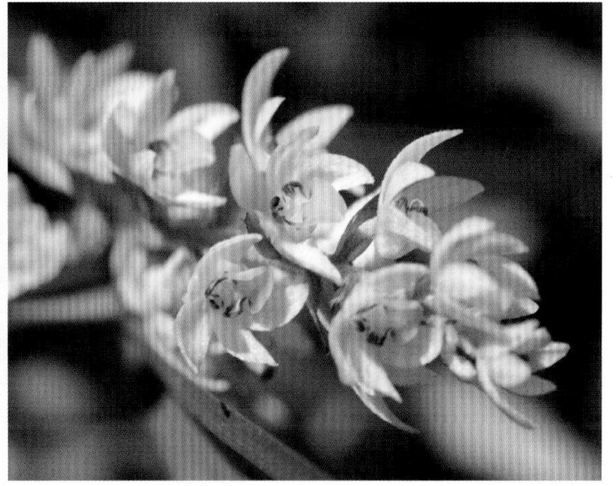

【形态特征】附生植物。假鳞茎不膨大，在根状茎上紧密排成1列，圆柱形，具膜质鞘。叶椭圆形或长圆状披针形，先端渐尖或长渐尖，基部收狭，无柄。花序从近茎顶端处发出，短于叶；花序轴和子房密被黄褐色柔毛；花苞片卵形，无毛；花白色，唇瓣带黄色斑点；花瓣狭长圆形，先端钝；唇瓣轮廓为倒卵形，3裂；合蕊柱近圆柱形，先端稍膨大；药床两侧具狭翅；花粉团倒卵状圆柱形，褐色。蒴果圆柱形。花期6~7月，果期8月。

【适宜生境】生于海拔1600~2500m林中的树干或岩石上。

【资源状况】分布于贡山等地。偶见。

【入药部位】全草（禾叶毛兰）。

【功能主治】益胃生津。用于热病伤津，口干烦渴，病后虚热，胃酸缺乏。

毛萼山珊瑚

公子天麻、鬼天麻、猫屎瓜

Galeola lindleyana (Hook. f. et Thoms.) Rchb. f.

【标本采集号】5333241809221009LY

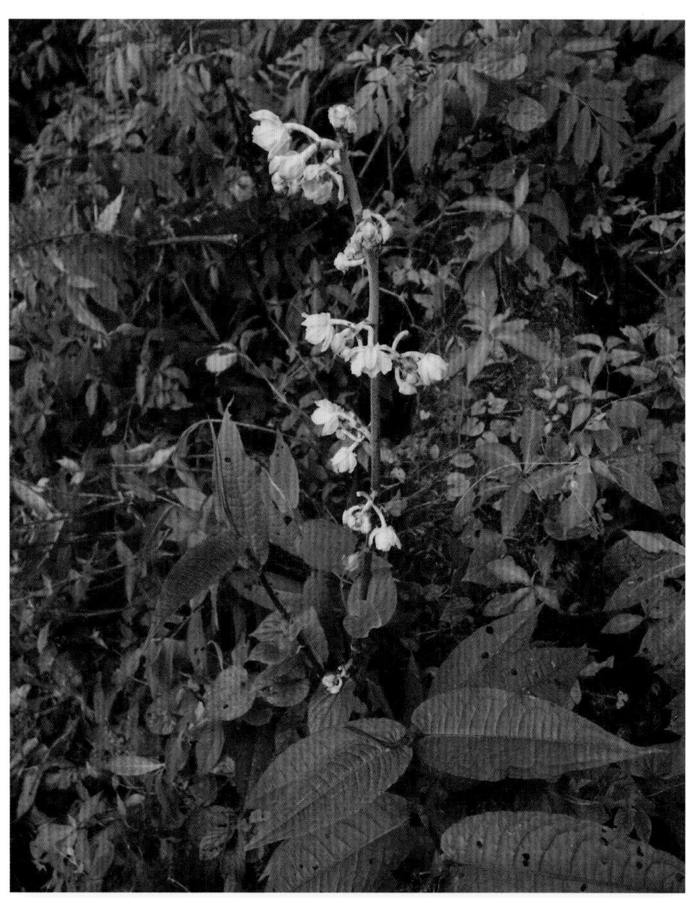

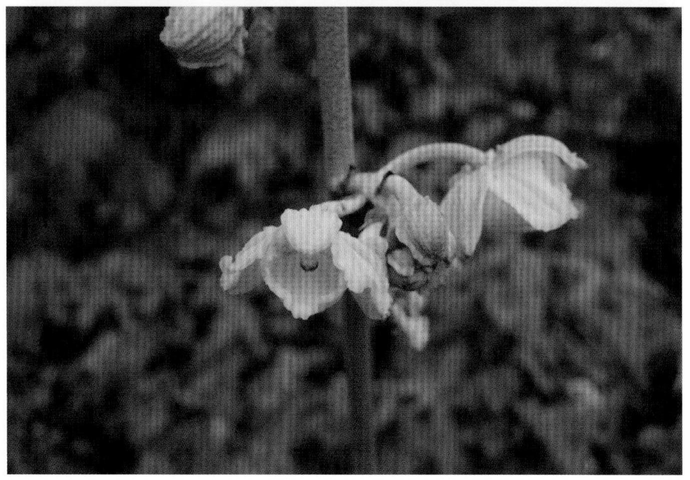

【形态特征】高大植物，半灌木状。根状茎粗厚，疏被卵形鳞片；茎红褐色，基部多少木质化，节上具宽卵形鳞片。圆锥花序由顶生与侧生总状花序组成；总状花序基部的不育苞片卵状披针形；花部多处密被锈色短绒毛；花黄色；萼片背面具龙骨状突起；花瓣宽卵形至近圆形，略短于中萼片，唇瓣凹陷成杯状，近半球形，边缘具短流苏，内面被乳突状毛，近基部处有1个平滑的胼胝体。果近长圆形，外形似厚的荚果，淡棕色。花期5~8月，果期9~10月。

【适宜生境】生于海拔740~2200m的疏林下、稀疏灌丛中、沟谷边腐殖质丰富、湿润、多石处。

【资源状况】分布于贡山、泸水、福贡等地。偶见。

【入药部位】全草（毛萼山珊瑚）。

【功能主治】祛风除湿，润肺止咳，利水通淋。用于风湿骨痛，头痛，眩晕，肢麻木，肺痨咳嗽。

天 麻 赤箭、山土豆、明麻

Gastrodia elata Bl.

【标本采集号】5307241811151100LY

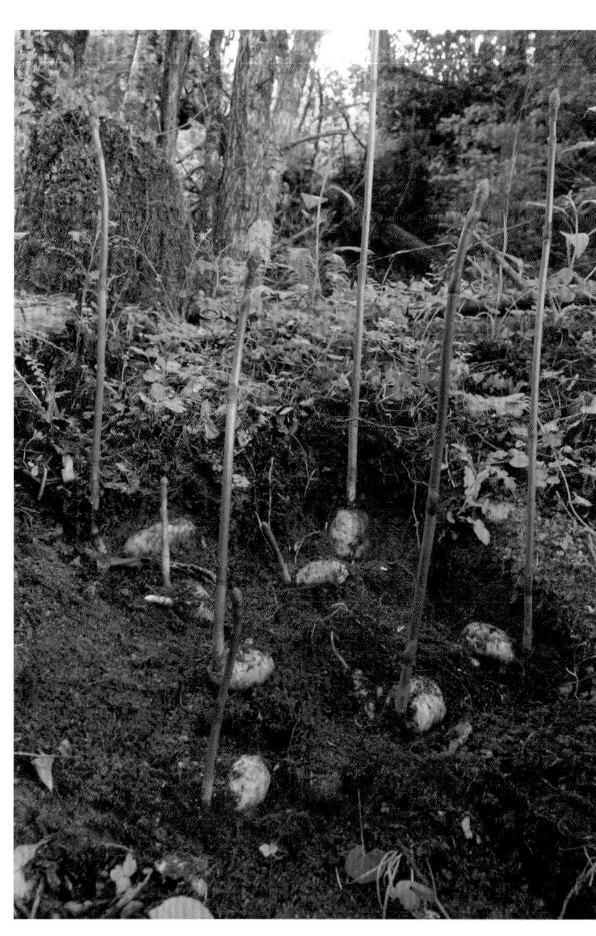

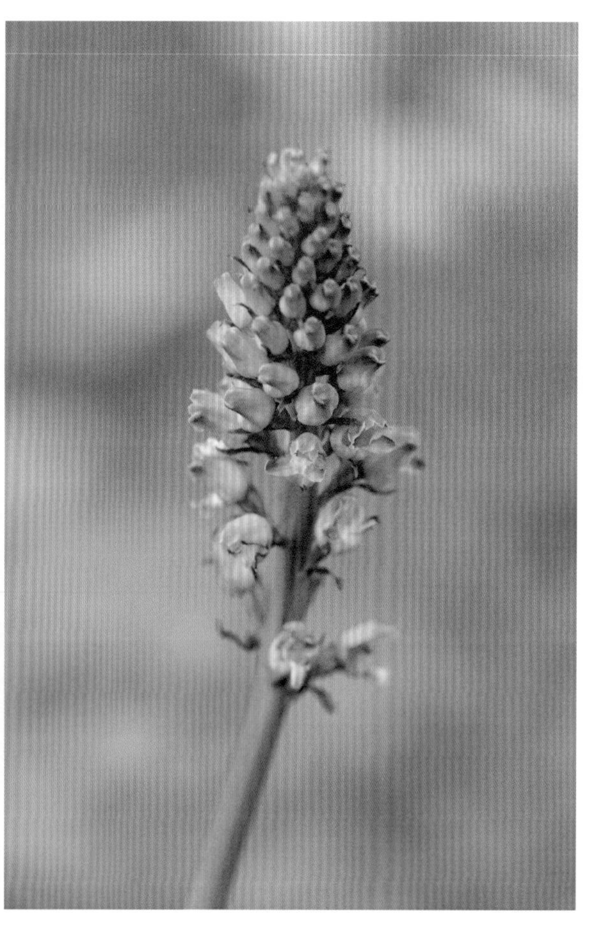

【形态特征】根状茎肥厚，椭圆形至近哑铃形，肉质，具较密的节，节上被许多三角状宽卵形的鞘。茎直立，橙黄色、黄色、灰棕色或蓝绿色，无绿叶，下部被数枚膜质鞘。总状花序；花苞片长圆状披针形，膜质；花扭转，橙黄色、淡黄色、蓝绿色或黄白色；花被筒近斜卵状圆筒形，顶端具 5 枚裂片，筒的基部向前方凸出；外轮裂片（萼片离生部分）卵状三角形，内轮裂片（花瓣离生部分）近长圆形，较小；唇瓣长圆状卵圆形，3 裂，基部贴生于蕊柱足末端与花被筒内壁上并有 1 对肉质胼胝体，上部离生，具乳突，边缘有不规则短流苏。蒴果倒卵状椭圆形。花、果期 5~7 月。

【适宜生境】生于海拔 400~3200m 的疏林下、林中空地、林缘、灌丛边缘。

【资源状况】分布于香格里拉、贡山、玉龙等地。少见。

【入药部位】块茎（天麻）。

【功能主治】息风定惊，平肝活血。用于头晕目眩，头风头痛，半身不遂，惊痫。

大花斑叶兰

长花斑叶兰、双花斑叶兰、大斑叶兰

Goodyera biflora (Lindl.) Hook. f.

【标本采集号】2353290590

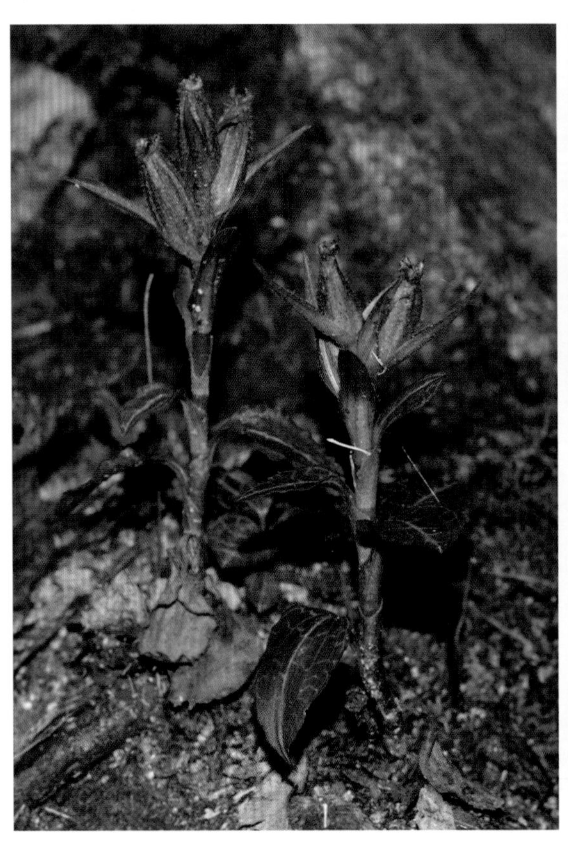

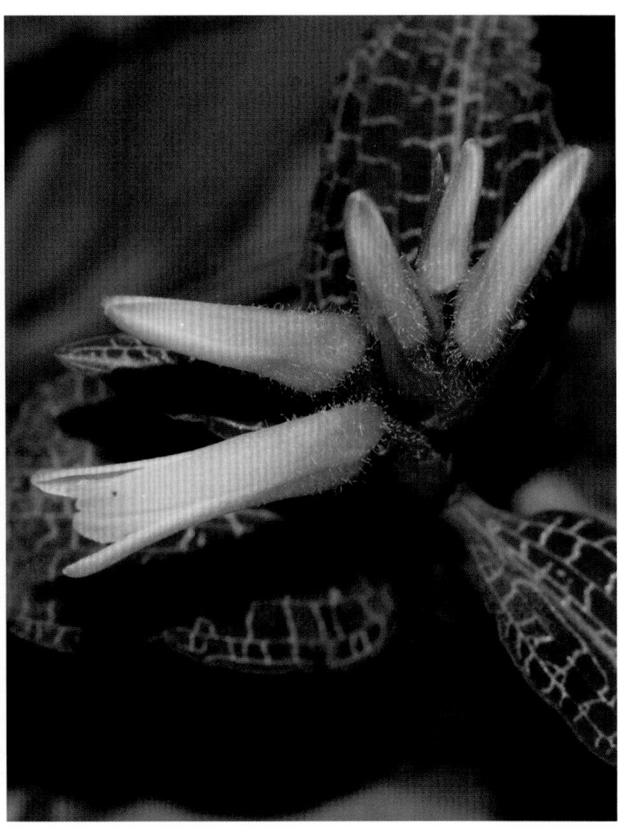

【形态特征】根状茎伸长，茎状，匍匐，具节。叶片卵形或椭圆形，上面绿色，具白色均匀细脉连接成的网状脉纹，背面淡绿色，有时带紫红色，叶柄基部扩大成抱茎的鞘。总状花序常偏向一侧；花苞片披针形，背面被短柔毛；花大，长管状，白色或带粉红色；萼片线状披针形，背面被短柔毛，中萼片与花瓣黏合成兜状；花瓣白色，无毛，稍斜菱状线形；唇瓣白色，线状披针形，基部凹陷，呈囊状，内面具多数腺毛，前部伸长，舌状，先端近急尖且向下卷曲；合蕊柱短；蕊喙细长，叉状2裂。花期2~7月。

【适宜生境】生于海拔560~2200m的林下阴湿处。

【资源状况】分布于贡山、福贡等地。少见。

【入药部位】全草（斑叶兰）。

【功能主治】清热解毒，行气活血，祛风止痛。用于风湿关节痛，瘀肿疼痛，疮痈肿毒，毒蛇咬伤。

小斑叶兰

袖珍斑叶兰、匍枝斑叶兰、南投斑叶兰

Goodyera repens (L.) R. Br.

【标本采集号】533324180830577LY

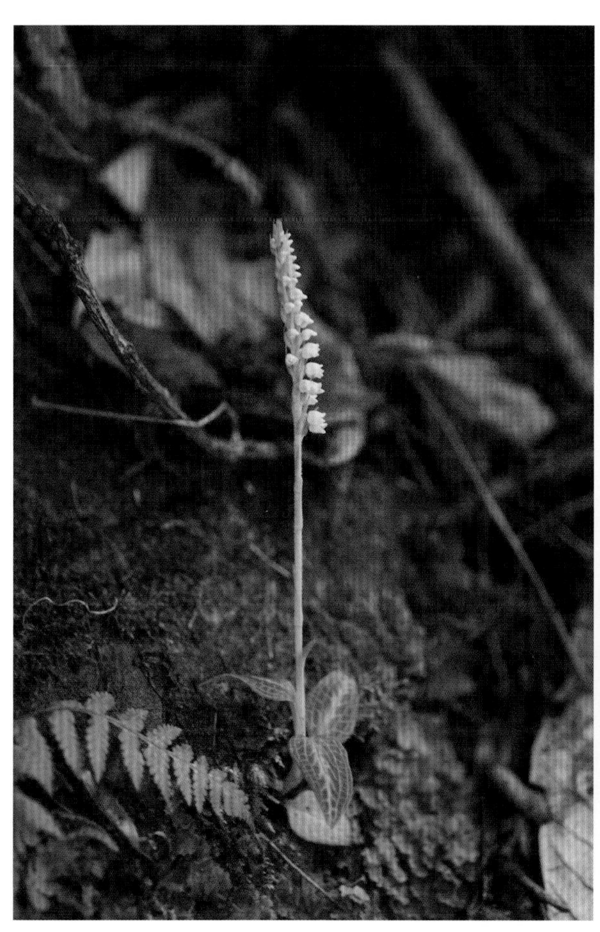

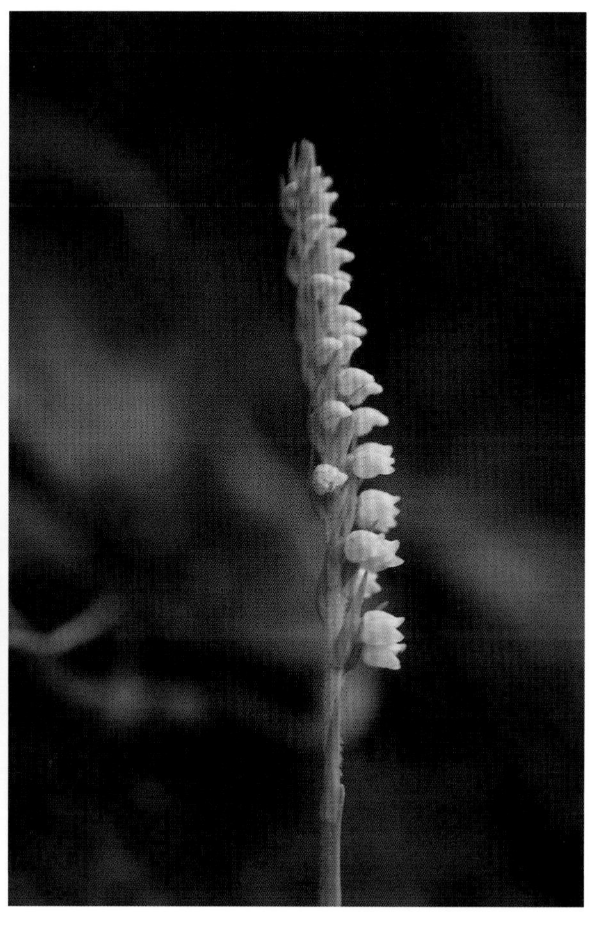

【形态特征】根状茎伸长，匍匐，具节。叶片卵形或卵状椭圆形，上面深绿色，具白色斑纹，下面淡绿色，基部扩大成抱茎的鞘。花茎被白色腺状柔毛；总状花序；花小，白色或带绿色或带粉红色，半张开；萼片背面被腺状柔毛，中萼片与花瓣黏合成兜状；花瓣斜匙形，无毛，先端钝，具 1 脉；唇瓣卵形，基部凹陷，呈囊状，内面无毛，前部短的舌状，略外弯；蕊喙叉状 2 裂。花期 7~8 月。

【适宜生境】生于海拔 700~3800m 的山坡、沟谷林下。

【资源状况】分布于香格里拉、德钦、维西、贡山、福贡等地。偶见。

【入药部位】全草（小斑叶兰）。

【功能主治】补肺益肾，散肿止痛。用于肺痨咳嗽，瘰疬，肺肾虚弱，喘咳，头晕，目眩，遗精，阳痿，肾虚腰膝疼痛；外用于痈肿疮毒，虫蛇咬伤。

斑叶兰

大斑叶兰、白花斑叶兰、大武山斑叶兰

Goodyera schlechtendaliana Rchb. f.

【标本采集号】5334211124

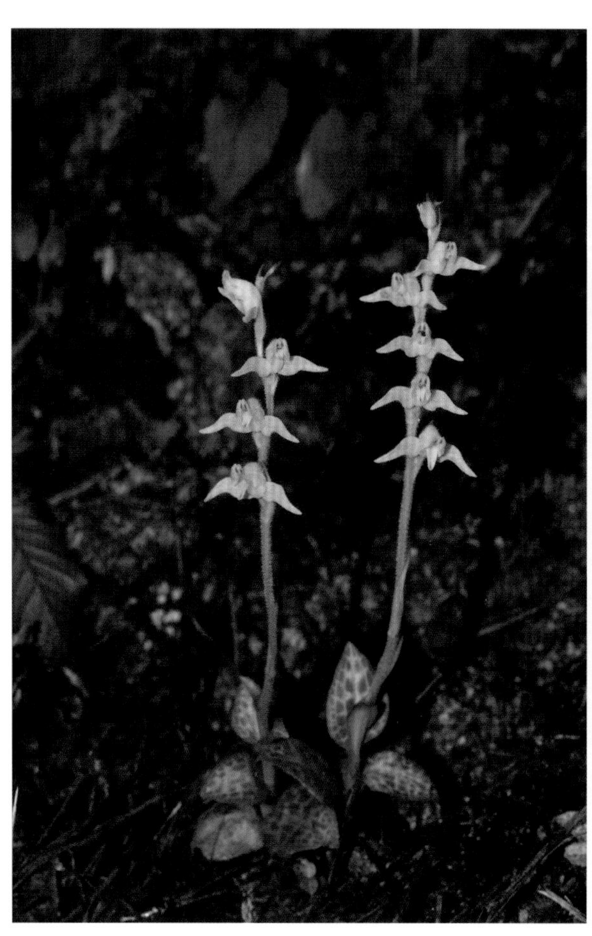

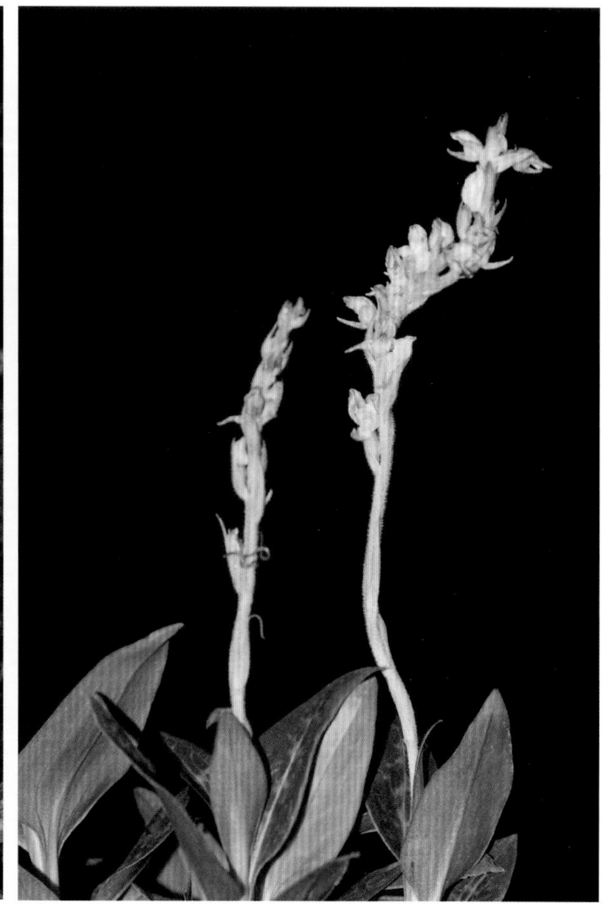

【形态特征】多年生草本。根状茎伸长，匍匐，具节。叶片卵形或卵状披针形，具白色不规则的点状斑纹；叶柄基部扩大成抱茎的鞘。花茎被长柔毛；总状花序；花苞片披针形，背面被短柔毛；花较小，白色或带粉红色，半张开；萼片背面被柔毛，具1脉，中萼片与花瓣黏合成兜状；花瓣菱状倒披针形，无毛；唇瓣卵形，基部凹陷，呈囊状，内面具多数腺毛，前部舌状，略向下弯；蕊喙直立，叉状2裂。花期8~10月。

【适宜生境】生于海拔500~2800m的山坡或沟谷阔叶林下。

【资源状况】分布于香格里拉、贡山等地。少见。

【入药部位】全草（斑叶兰）。

【功能主治】清肺止咳，解毒消肿，止痛。用于肺痨咳嗽，痰喘，肾气虚弱；外用于毒蛇咬伤，骨节疼痛，痈疖疮疡。

手 参 手儿参、佛手参、佛掌参

Gymnadenia conopsea (L.) R. Br.

【标本采集号】5307210190

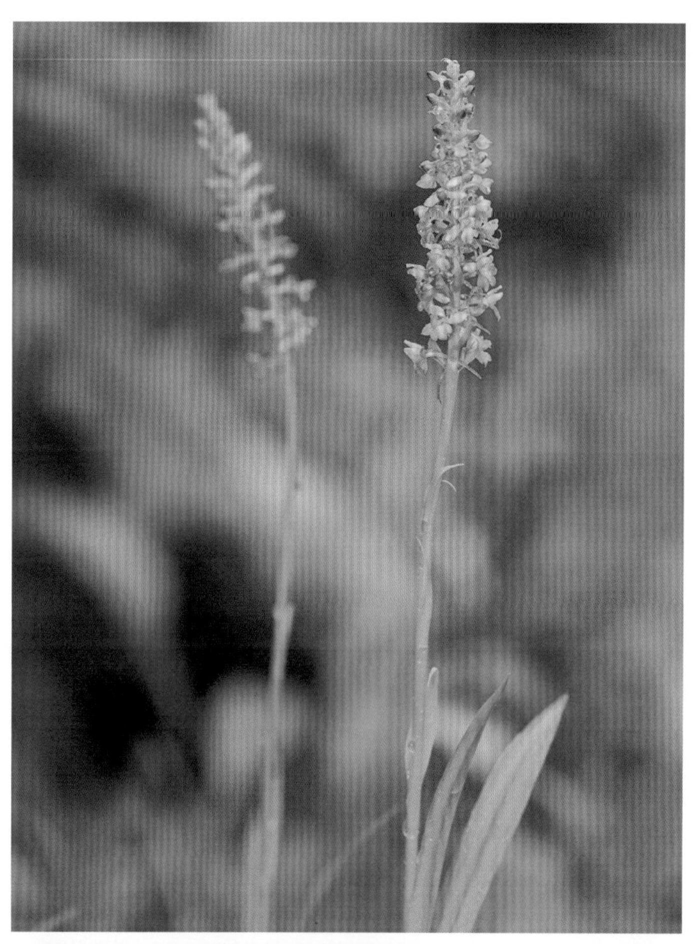

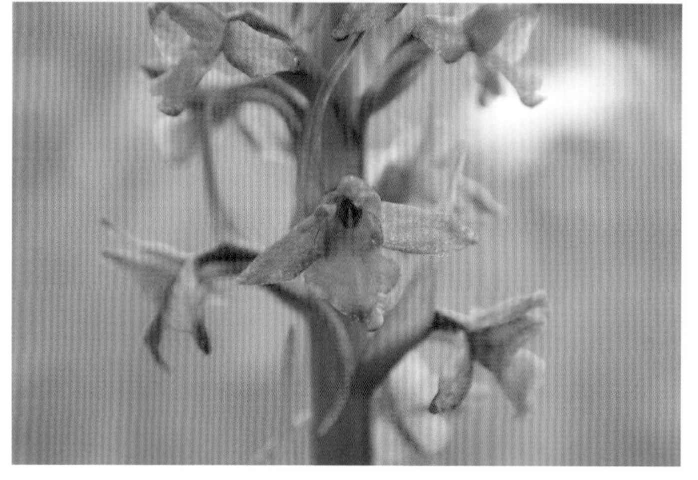

【形态特征】多年生草本。块茎椭圆形，肉质，下部掌状分裂，裂片细长。叶片线状披针形、狭长圆形或带形，基部收狭成抱茎的鞘。总状花序具多数密生的花，花苞片披针形；花粉红色，稀白色，花瓣直立，斜卵状三角形，与中萼片等长，与侧萼片近等宽，边缘具细锯齿；唇瓣向前伸展，宽倒卵形，前部 3 裂，中裂片较侧裂片大，三角形；距细而长，狭圆筒形，下垂，稍向前弯，向末端略增粗或略渐狭，长于子房；花粉团卵球形，具细长的柄和黏盘，黏盘线状披针形。花期 6~8 月。

【适宜生境】生于海拔 265~4700m 的山坡林下、草地或砾石滩草丛中。

【资源状况】分布于玉龙等地。少见。

【入药部位】块根（手参）。

【功能主治】滋养，生津，止血。用于久病体虚，肺虚咳嗽，失血，久泻，阳痿。

西南手参 佛手参

Gymnadenia orchidis Lindl.

【标本采集号】5334210440

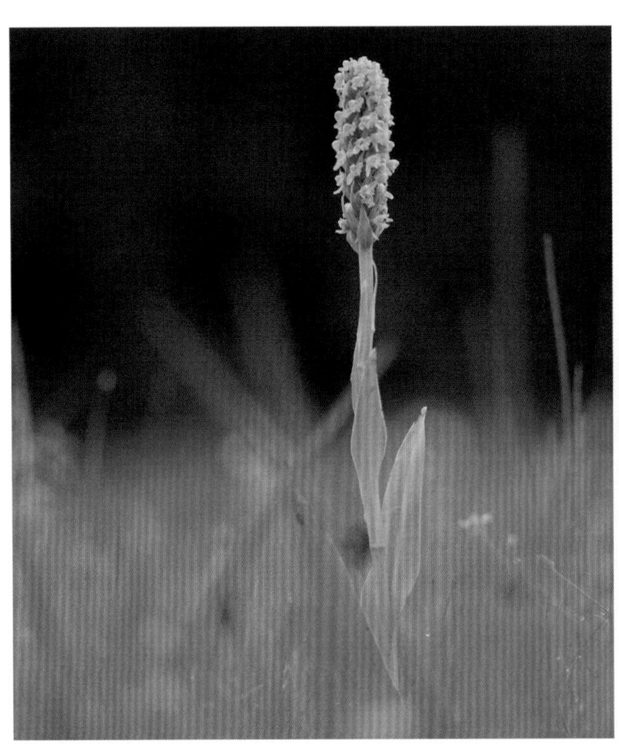

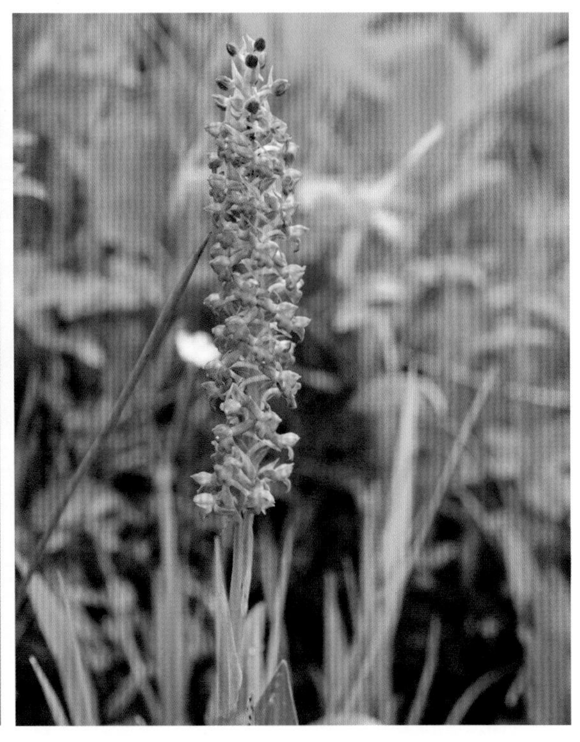

【形态特征】多年生草本。块茎卵状椭圆形，肉质，下部掌状分裂，裂片细长。叶片椭圆形或椭圆状长圆形，基部收狭成抱茎的鞘。总状花序具多数密生的花；花苞片披针形，直立伸展，先端渐尖，不呈尾状；花紫红色或粉红色；花瓣直立，斜宽卵状三角形，边缘具波状齿；唇瓣向前伸展，宽倒卵形，前部 3 裂，中裂片较侧裂片稍大或等大，三角形，先端钝或稍尖；距细而长，狭圆筒形，下垂；花粉团卵球形，具细长的柄和黏盘，黏盘披针形。花期 7~9 月。

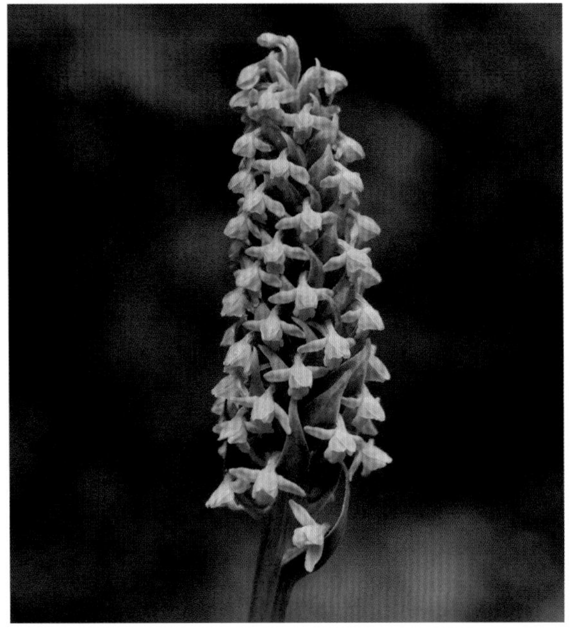

【适宜生境】生于海拔 2800~4100m 的山坡林下、灌丛下和高山草地中。

【资源状况】分布于香格里拉、德钦、维西、贡山、福贡、玉龙等地。少见。

【入药部位】块根（手掌参）。

【功能主治】滋养，生津，止血。用于久病体虚，肺虚咳嗽，失血，久泻，阳痿。

落地金钱

一面锣

Habenaria aitchisonii Rchb. f.

【标本采集号】5329320814

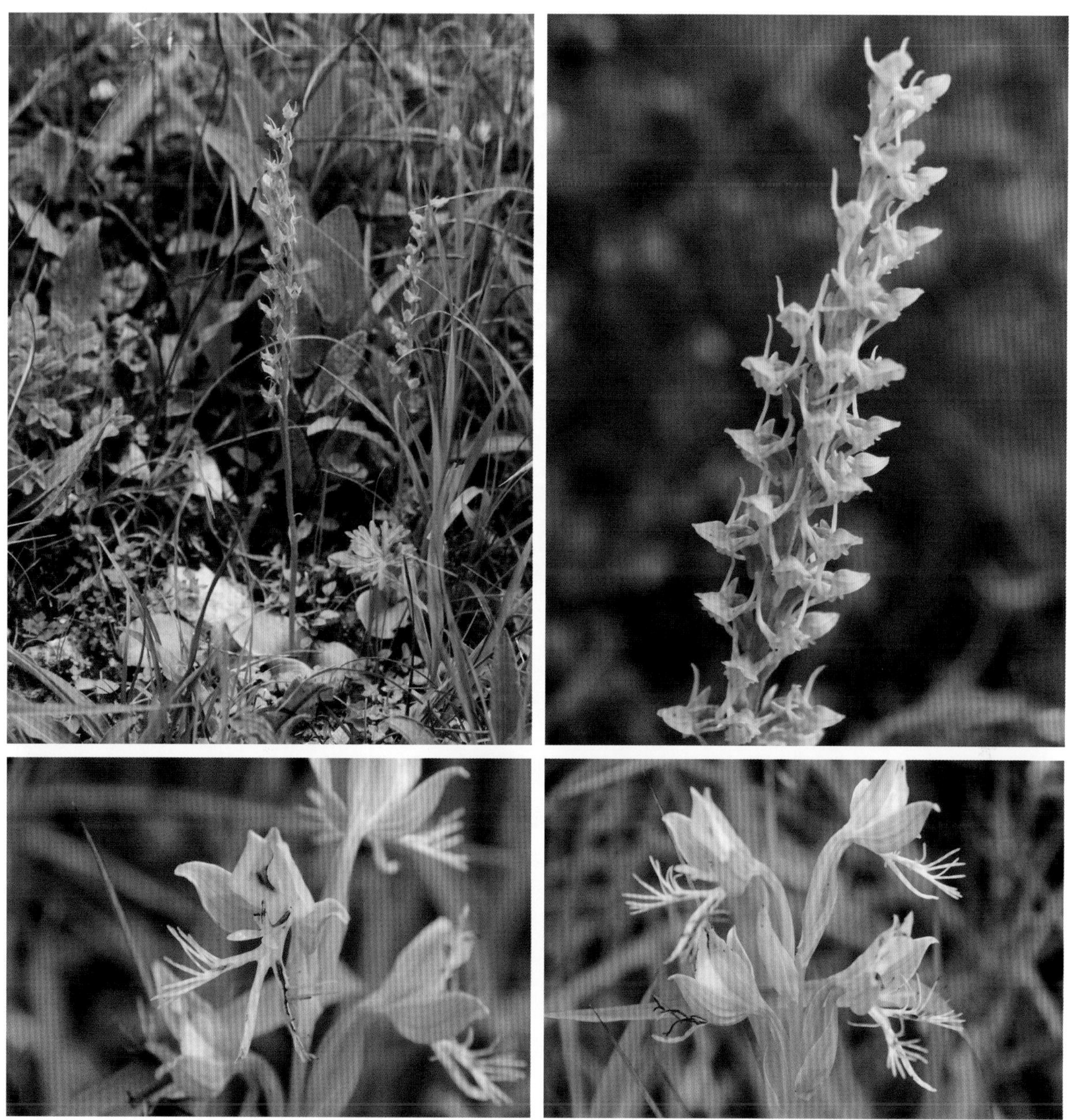

【形态特征】块茎肉质，长圆形或椭圆形。茎被乳突状柔毛。叶片平展，卵圆形或卵形，基部圆钝，收狭并抱茎，稍肥厚。总状花序具几朵至多数密生或较密生的花，花序轴被乳突状毛；花苞片卵状披针形，先端渐尖；花较小，黄绿色或绿色；花瓣直立，2 裂，上裂片斜镰状披针形，基部前侧具 1 枚齿状、小的下裂片；唇瓣较萼片长，基部之上 3 深裂；中裂片线形，反折；侧裂片近钻形，镰状向上弯曲，角状；距圆筒状棒形，下垂，较子房短；合蕊柱短；药隔较窄，顶部凹陷，药室伸长的沟短且向上弯；柱头的突起向前伸，近棒状，粗短。花期 7~9 月。

【适宜生境】生于海拔 2100~4300m 的山坡林下、灌丛下或草地上。

【资源状况】分布于香格里拉、德钦、维西、玉龙等地。偶见。

【入药部位】茎叶（疝气草）。

【功能主治】调气和血，补肾壮腰。用于疝气，睾丸炎，遗精，月经不调，痛经，劳伤腰痛，胃痛，肺痨，肿瘤。

长距玉凤花 对对参、鸡肾参、肾阳草

Habenaria davidii Franch.

【标本采集号】5329320815

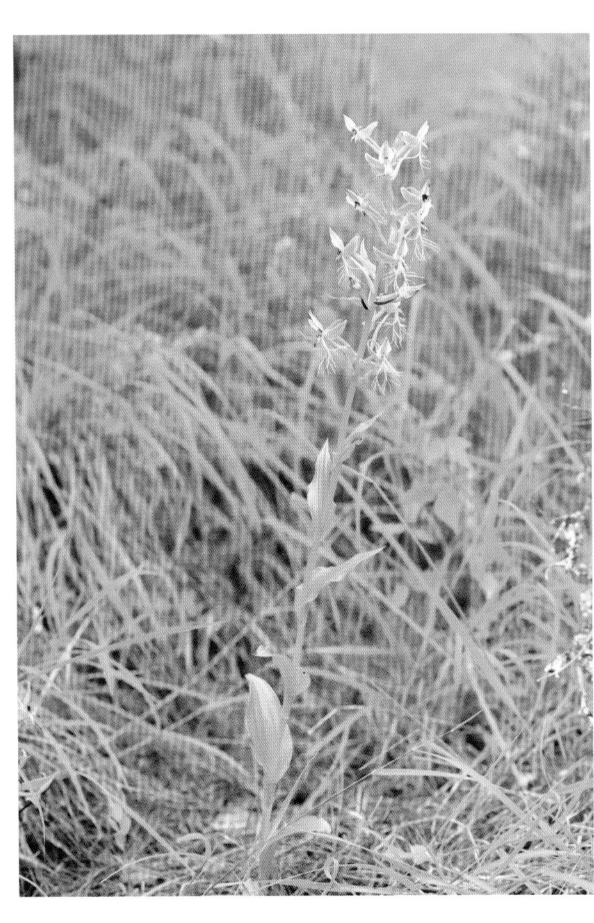

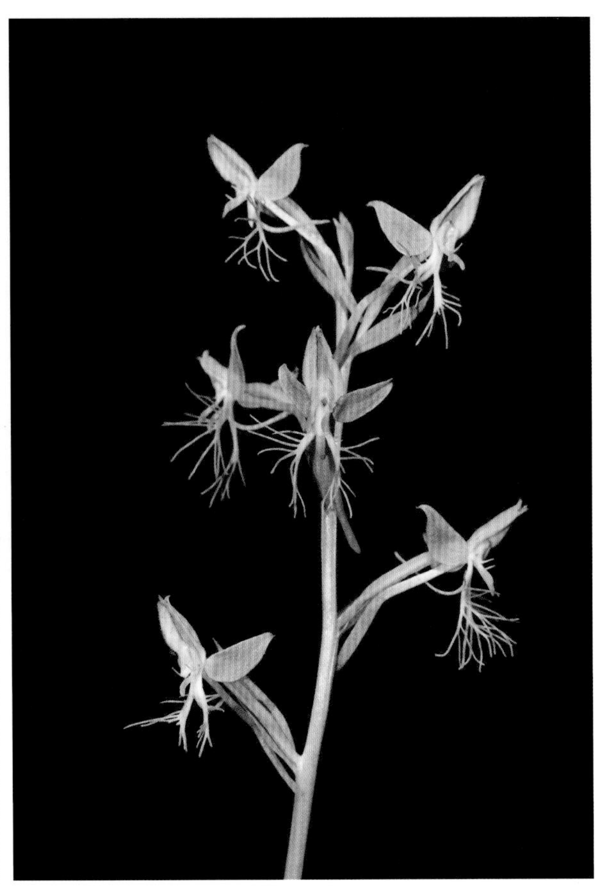

【形态特征】地生草本。块茎肉质；茎粗壮。叶片卵形，基部抱茎，向上逐渐变小。总状花序；花苞片披针形，下部的长于子房；花大，绿白色或白色；萼片淡绿色或白色，边缘具缘毛。花瓣白色，直立，斜披针形，近镰状，不裂，外侧边缘不臌出，边缘具缘毛，与中萼片靠合，呈兜状；唇瓣白色或淡黄色，基部不裂，在基部以上 3 深裂，裂片具缘毛；距细圆筒状，下垂，稍弯曲，末端稍膨大而钝，较子房长；花药直立；花粉团狭椭圆形，具线形且向上弯的柄和黏盘，黏盘小，近圆形；柱头的突起物细长，棒状，前部镰状膨大，且向上弯曲；退化雄蕊小，长椭圆形。花期 6~8 月。

【适宜生境】生于海拔 800~3200m 的山坡林下、灌丛下或草地。
【资源状况】分布于香格里拉、维西、贡山、玉龙等地。偶见。
【入药部位】块茎（双肾草）。
【功能主治】补肝肾，散寒邪，调经。用于阳痿，遗精，腰痛，子痈，带下病。

厚瓣玉凤花 鸡肾草、鸡肾子、双合草

Habenaria delavayi Finet

【标本采集号】533324180919945LY

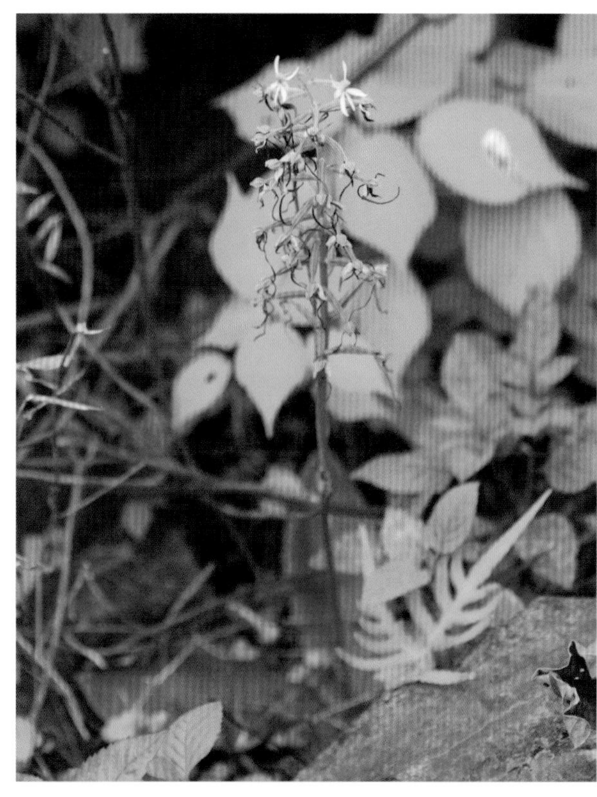
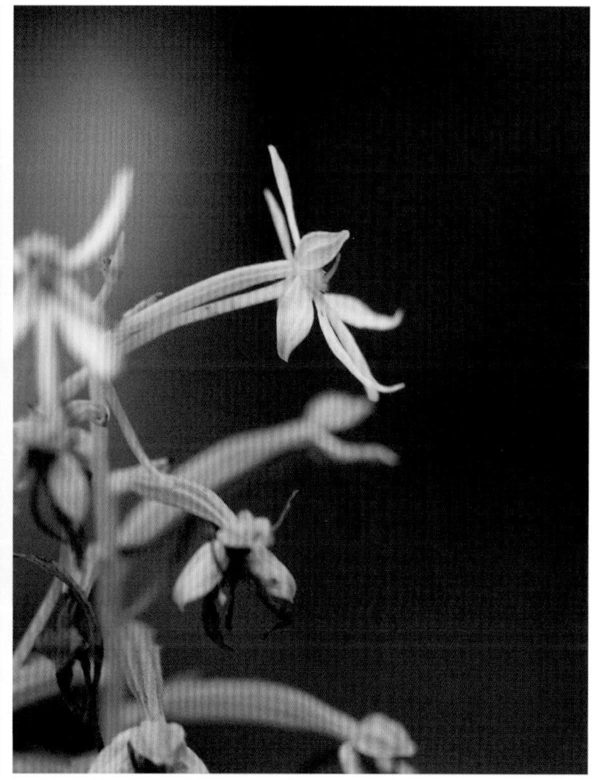

【形态特征】多年生草本。块茎肉质，长圆形或卵形；茎直立，无毛，基部叶极密集，呈莲座状。叶片圆形或卵形，稍肉质。总状花序；花苞片披针形，先端渐尖，呈芒状；花白色；萼片边缘具柔毛；花瓣线形，基部扭卷，向后倾斜，伸展，呈狭镰形；唇瓣近基部 3 深裂，裂片狭窄，等宽，较厚；距下垂，从纤细基部向末端逐渐增粗，呈棒状，口的前缘具 1 枚稍向内弯的钻状附属物；花粉团倒卵形；柱头突起较蕊喙稍长，水平伸展，棒状，先端具乳突。花期 6~8 月。
【适宜生境】生于海拔 1500~3000m 的山坡林下、灌丛下或草地上。
【资源状况】分布于香格里拉、贡山、玉龙等地。偶见。
【入药部位】块根（鸡肾参）。
【功能主治】补肾益气。用于肾虚腰酸，肾炎，神经官能症。

粉叶玉凤花

疝气药、双叶兰、鸡肾草

Habenaria glaucifolia Bur. et Franch.

【标本采集号】5329320818

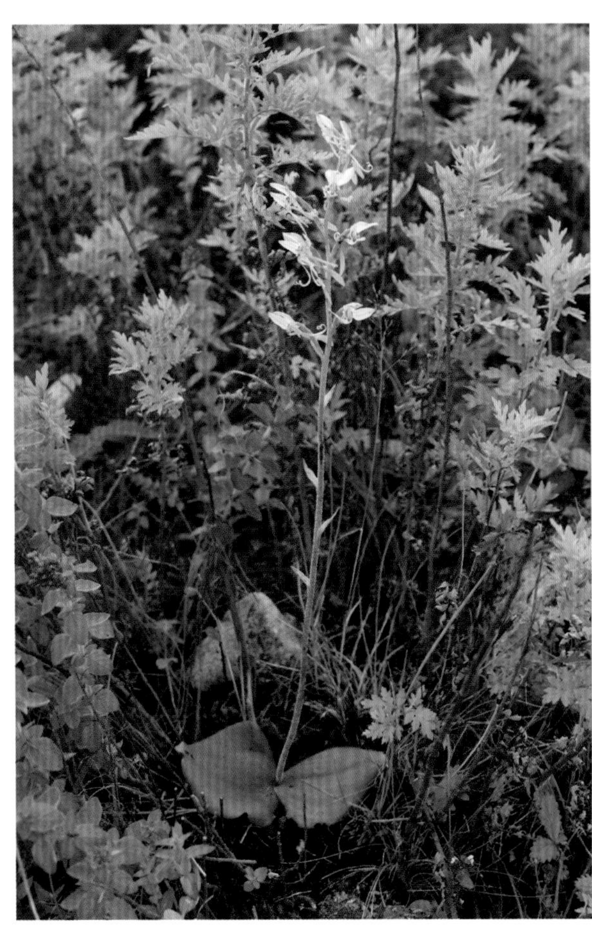

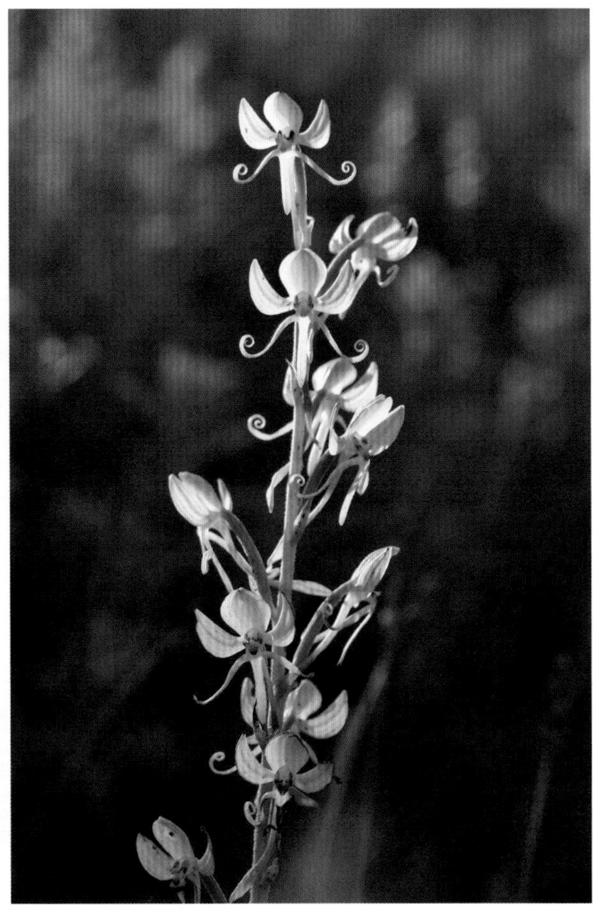

【形态特征】多年生草本。块茎肉质，长圆形或卵形；茎被短柔毛。叶片较肥厚，近圆形或卵圆形，上面粉绿色，下面带灰白色，基部圆钝，骤狭并抱茎。总状花序，花序轴被短柔毛；花苞片直立伸展，披针形或卵形；花较大，白色或白绿色；花瓣直立，2深裂，上裂片与中萼片近等长，匙状长圆形，先端钝，具3脉，边缘具缘毛；唇瓣反折，较萼片长多，基部具短爪，基部之上3深裂；距下垂，细圆筒状在近末端稍膨大增粗，近棒状，末端稍钝；药隔极宽；柱头的突起长，披针形，伸出，并行。花期7~8月。

【适宜生境】生于海拔2000~4300m的山坡林下、灌丛下或草地上。

【资源状况】分布于香格里拉、德钦、维西、玉龙等地。偶见。

【入药部位】块根（粉叶玉凤花）。

【功能主治】补肾健脾，行气活血，生肌，消炎，止痛。用于肾虚腰痛，遗精，脾虚腹泻，病后体虚，疝气痛，子痈，胃脘疼痛，月经不调。

宽药隔玉凤花 大叶双肾草、大理鸭头兰

Habenaria limprichtii Schltr.

【标本采集号】5329320819

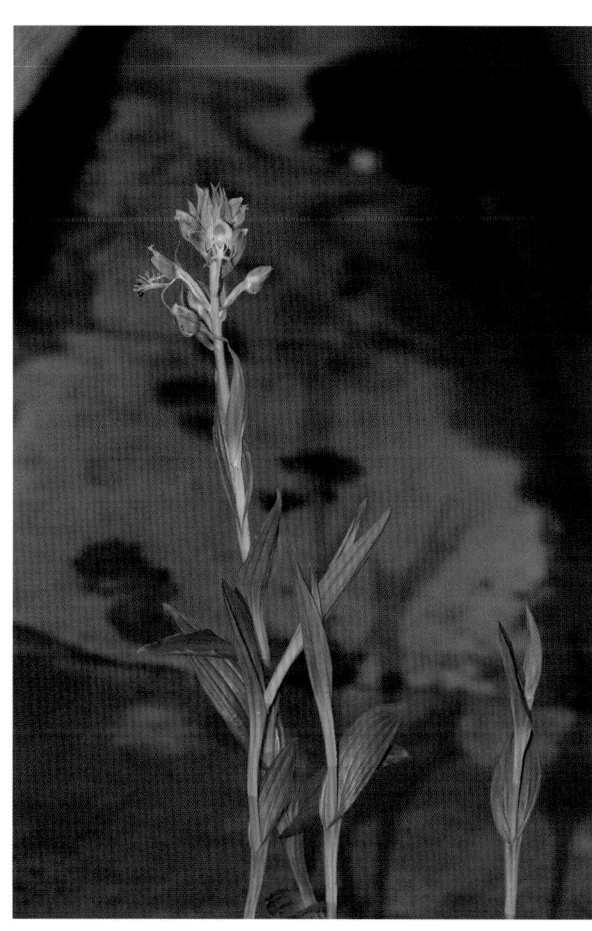

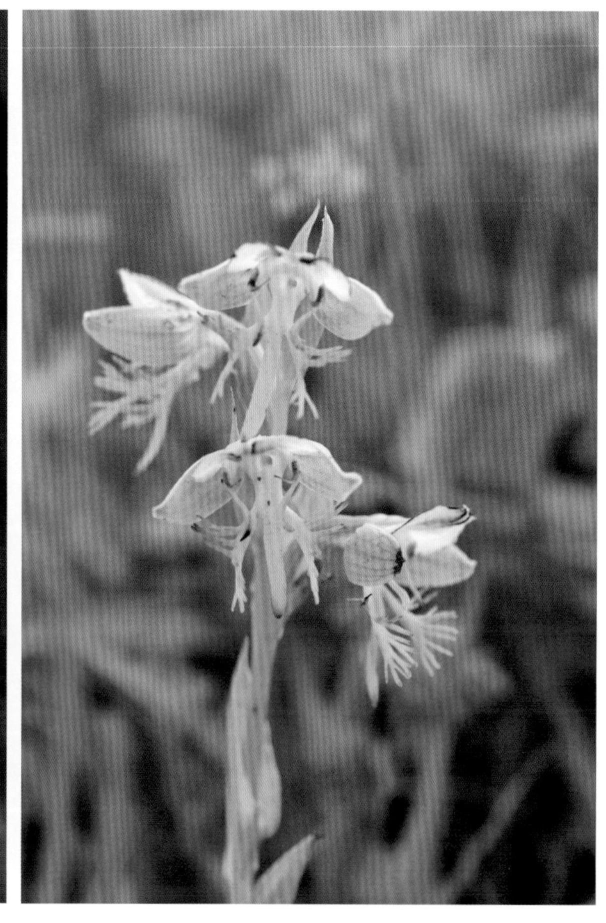

【形态特征】块茎卵状椭圆形或长圆形，肉质。叶片卵形至长圆状披针形，先端渐尖或急尖，基部抱茎。总状花序；花苞片卵状披针形，下部的与子房等长；花较大，绿白色；萼片绿色或白绿色，前部边缘具缘毛；花瓣白色，直立，偏斜长圆形，镰状，不裂，外侧边缘不臌出，边缘具缘毛；唇瓣白色，较萼片稍长，基部不裂，在基部以上 3 深裂，裂片近等长，具毛；距圆筒状，下垂，末端钝，与子房等长或较短；花药直立，药隔极宽；花粉团卵球形，具细长、线形和向上弯曲的柄和黏盘，黏盘小；柱头的突出伸长，棒状，较药室长，前部镰状膨大且向上弯曲。花期 6~8 月。

【适宜生境】生于海拔 2200~3500m 的山坡林下、灌丛或草地。

【资源状况】分布于玉龙等地。偶见。

【入药部位】块茎（宽药隔玉凤花）。

【功能主治】补肺肾，利尿。用于肾盂肾炎。

坡　参　土沙参、沙姜、大贝母兰

Habenaria linguella Lindl.

【标本采集号】5334210887

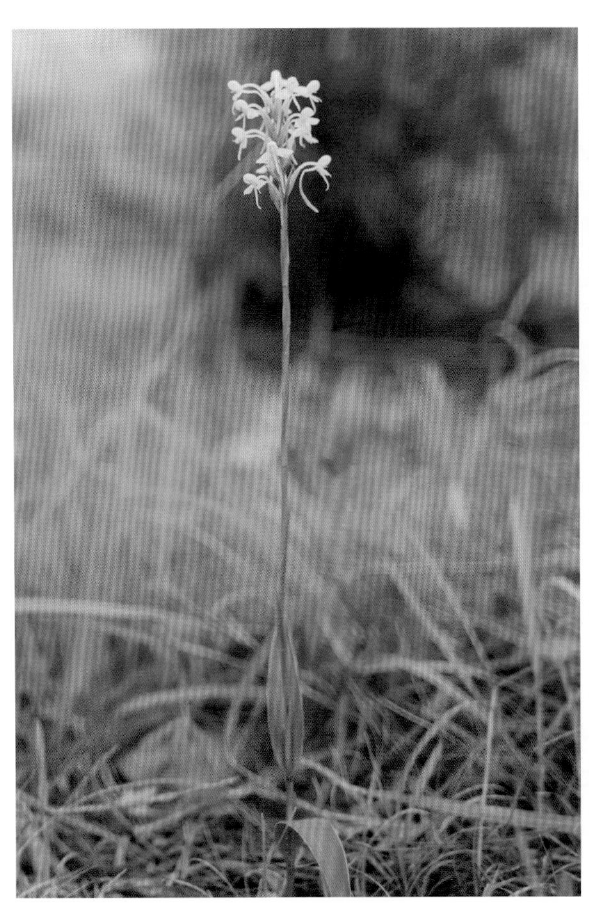

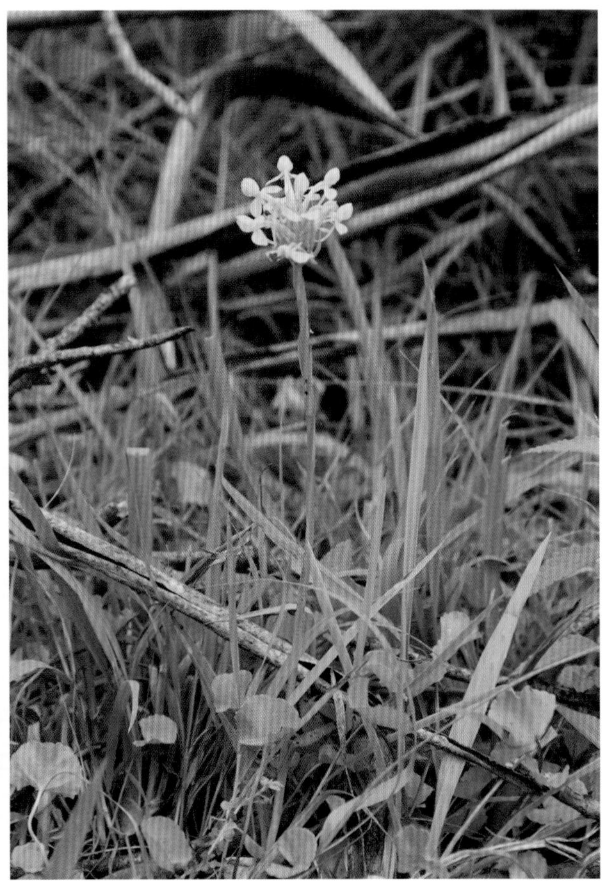

【形态特征】多年生草本。块茎肉质，茎无毛。叶片狭长圆形，基部抱茎。总状花序；花苞片线状披针形，边缘具缘毛；花小，细长，黄色或褐黄色；花瓣直立，斜狭卵形，先端钝，具1脉，边缘无毛或前部边缘具极稀疏细缘毛；唇瓣基部3裂；距极细的圆筒形，下垂，下部稍增粗，末端钝；合蕊柱短；花药直立，药隔狭，顶部凹缺，基部伸长的沟与蕊喙臂伸长的沟两者靠合成细的管，且向上弯；花粉团狭倒卵形，具长线形较花粉团长的柄和卵形的小黏盘；柱头2个，突起，弯曲，围抱距的口部；距口前方具很矮的环状物。花期6~8月。

【适宜生境】生于海拔500~2500m的山坡林下或草地。

【资源状况】分布于香格里拉等地。少见。

【入药部位】块根（坡参）。

【功能主治】润肺益肾，强壮筋骨。用于肺热咳嗽，阳痿，遗精，肺痨，跌打损伤，疮疡肿毒，疝气，劳伤腰痛。

棒距玉凤花 川滇玉凤花

Habenaria mairei Schltr.

【标本采集号】5334210888

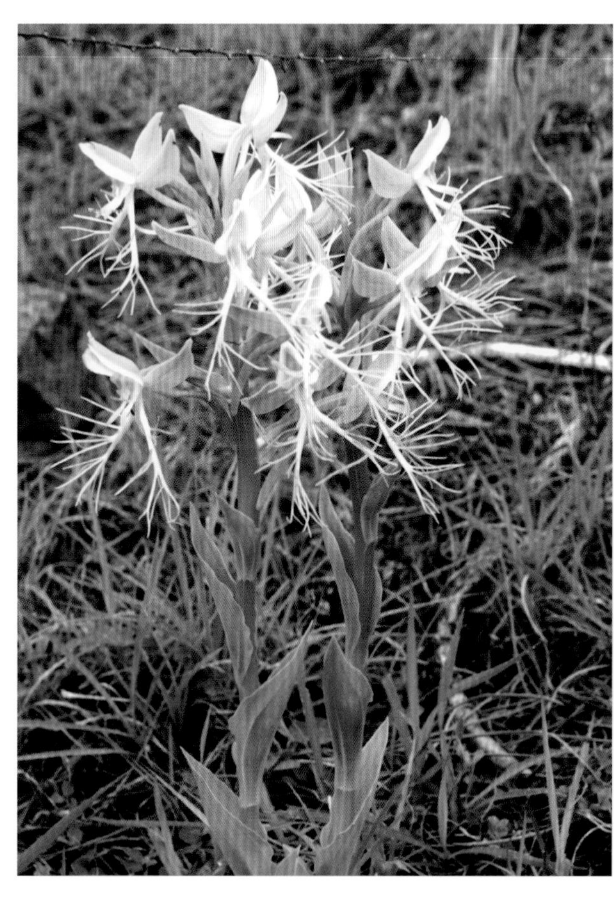
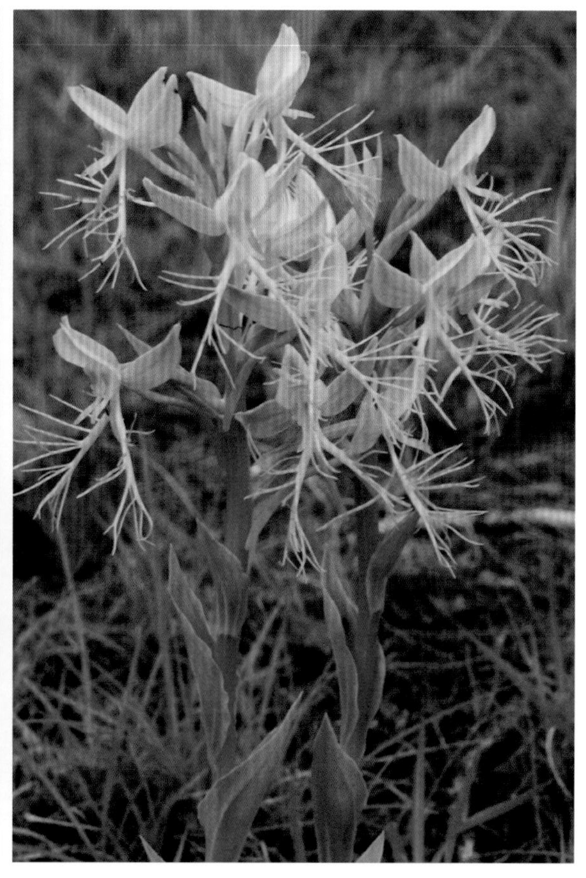

【形态特征】多年生草本。块茎肉质，长圆形或卵形。叶片椭圆状舌形或长圆状披针形，基部抱茎。总状花序；花苞片椭圆状披针形，边缘具缘毛；花大，绿白色；萼片黄绿色，边缘具缘毛；花瓣白色，直立，斜长圆形，不裂，边缘具缘毛，内侧边缘不臌出，与中萼片靠合而呈兜状；唇瓣白色或黄白色，基部不裂，在基部以上 3 深裂，裂片近等长，具缘毛；距圆筒状棒形，下垂；花药直立，药隔顶部凹陷；药室叉开，基部伸长的沟与蕊喙臂伸长的沟两者靠合成细的管，管上举；花粉团狭椭圆形。花期 7~8 月。

【适宜生境】生于海拔 2400~3400m 的林下或灌丛草地。

【资源状况】分布于香格里拉、维西、贡山等地。少见。

【入药部位】块根（川滇玉凤花）。

【功能主治】补肺肾，利尿。用于肾盂肾炎。

心叶舌喙兰 *Hemipilia cordifolia* Lindl.

【标本采集号】5334210071

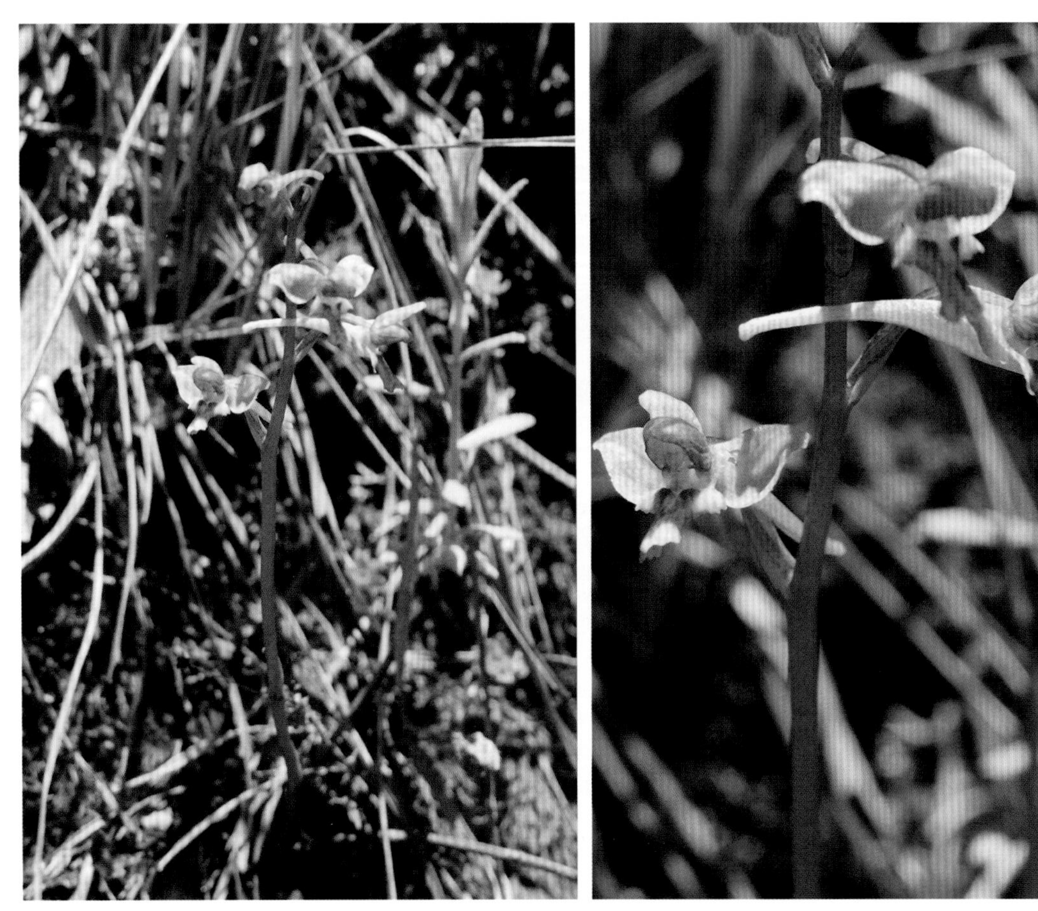

【形态特征】直立草本。块茎卵圆形或近球形。叶 1 枚，基生，肉质，叶片卵状心形，先端急尖或钝，基部心形，抱茎。总状花序长 5~6cm，具几朵疏散的花；花苞片披针形，渐尖，较花梗和子房短；花紫红色；中萼片长圆形或卵状披针形；花瓣卵形，稍偏斜，近急尖。蒴果长约 2.5cm。花期 8~9 月。

【适宜生境】生于海拔约 2400m 的山坡岩石上。

【资源状况】分布于香格里拉等地。

【入药部位】块根（心叶舌喙兰）。

【功能主治】滋阴润肺，补虚，止血。用于肺热燥咳，虚损劳嗽，虚热，盗汗，肾虚腰痛，小便脓血，外伤出血。

舌喙兰 单肾草、一面锣

Hemipilia cruciata Finet

【标本采集号】5329320820

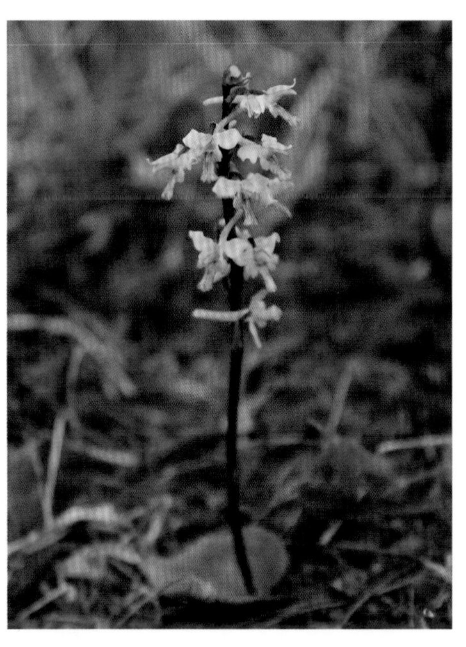

【形态特征】直立草本。块茎椭圆状；茎基部具膜质鞘，具1枚叶及1~3枚鞘状退化叶。叶片心形、宽卵形或宽心形，基部抱茎。总状花序；花浅红色至紫红色；花瓣卵状三角形，具5脉；唇瓣与侧萼片等长，上面被细小的乳突，在基部近距口处具2枚胼胝体；距近圆柱形；花药明显高出蕊喙。花期6~8月。

【适宜生境】生于海拔2300~3500m的林下或山坡上。

【资源状况】分布于香格里拉、德钦、维西、玉龙等地。少见。

【入药部位】全草（牛胆参）。

【功能主治】补肺益肾。用于病后体虚，胃痛，疝气痛，遗精，白浊，肾虚腰痛，肺虚喘咳；外用于中耳炎，外伤出血。

扇唇舌喙兰 一面锣、无柄一叶兰、独叶一枝花

Hemipilia flabellata Bur. et Franch.

【标本采集号】5334210722

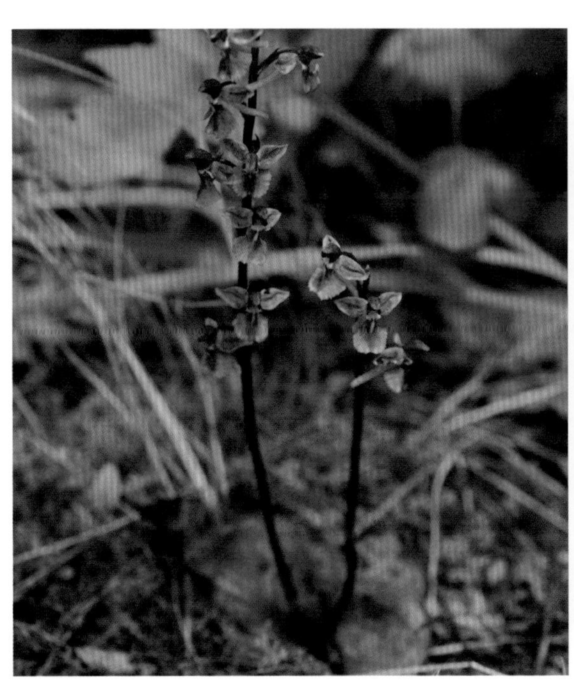

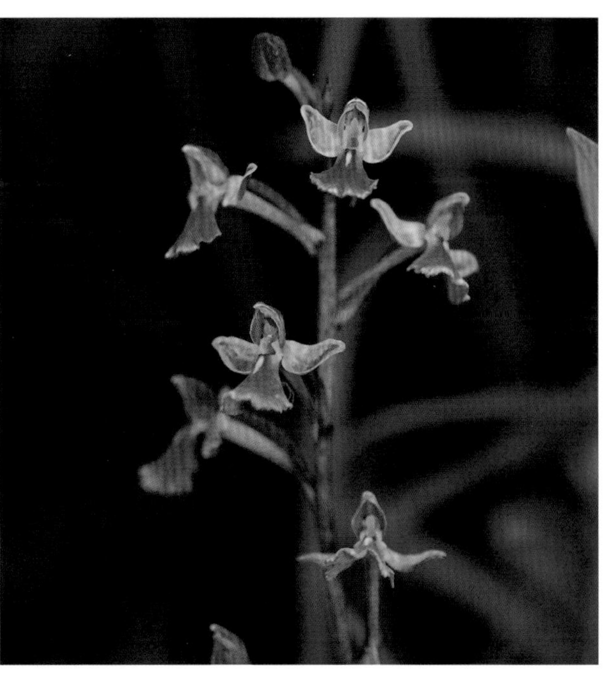

【形态特征】多年生草本。块茎狭椭圆状；茎基部具 1 枚膜质鞘。叶片心形、卵状心形或宽卵形，具紫色斑点，背面紫色，无毛；鳞片状小叶卵状披针形。总状花序；花苞片披针形；花的颜色从紫红色到近纯白色；花瓣宽卵形，具 5 脉；唇瓣基部具明显的爪；爪长圆形或楔形；爪以上扩大成扇形或近圆形，有时五菱形，边缘具不整齐细齿，先端平截或圆钝，有时微缺；近距口处具 2 枚胼胝体；距圆锥状圆柱形，向末端渐狭，直或稍弯曲，末端钝或 2 裂；蕊喙舌状，肥厚，上面具细小乳突。蒴果圆柱形。花期 6~8 月。

【适宜生境】生于海拔 2000~3200m 的林下、林缘或石灰岩石缝中。

【资源状况】分布于香格里拉、维西、贡山、泸水、玉龙等地。偶见。

【入药部位】全草（独叶一枝花）。

【功能主治】滋阴润肺，补虚益损。用于肺燥咳吐腥痰，虚热，疝气，肾虚腰痛，小便脓血；外用于中耳炎，外伤出血。

叉唇角盘兰

角盘兰余粮子草、脚根兰、细叶零余子草

Herminium lanceum (Thunb. ex Sw.) Vuijk

【标本采集号】5329290822

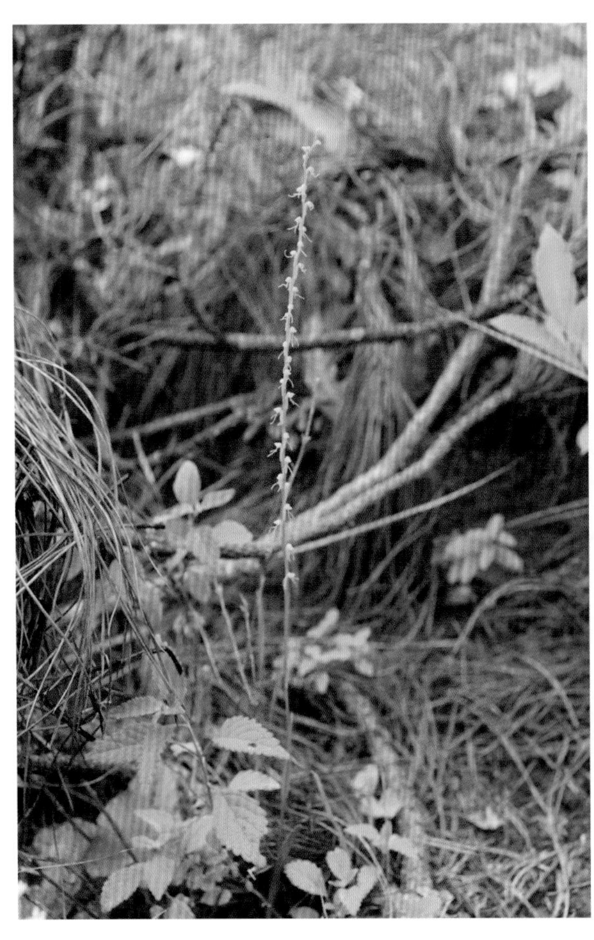

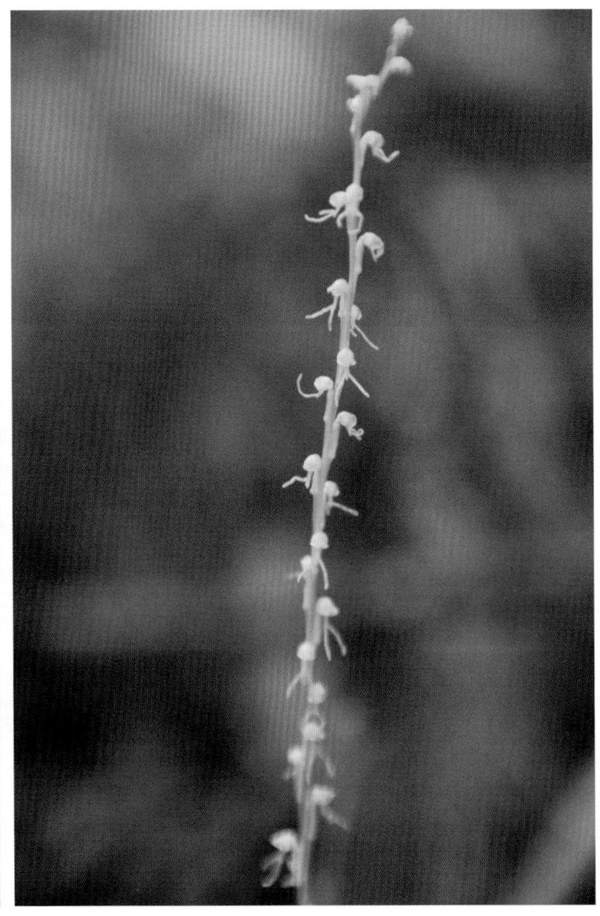

【形态特征】块茎圆球形或椭圆形，肉质；茎常细长，无毛。叶互生，叶片线状披针形，先端急尖或渐尖，基部渐狭并抱茎。总状花序具多数密生的花；花小，黄绿色或绿色；花瓣直立，线形；唇瓣轮廓为长圆形，常下垂，基部扩大，凹陷，中部通常缢缩，中部以上呈叉状3裂；合蕊柱粗短；有退化雄蕊。花期6~8月。

【适宜生境】生于海拔730~3400m的山坡杂木林至针叶林下、竹林下、灌丛下或草地中。

【资源状况】分布于香格里拉、德钦、维西、贡山、玉龙等地。偶见。

【入药部位】块茎、全草（腰子草）。

【功能主治】补肾壮阳，理气止带，润肺抗痨，止血。用于肾虚腰痛，小腹痛，阳痿遗精，睾丸肿痛，血浊，白带异常，淋证，肺痨，小儿疝气，小儿遗尿。

角盘兰 开口箭、人参果、人头七

Herminium monorchis (L.) R. Br.

【标本采集号】5329320822

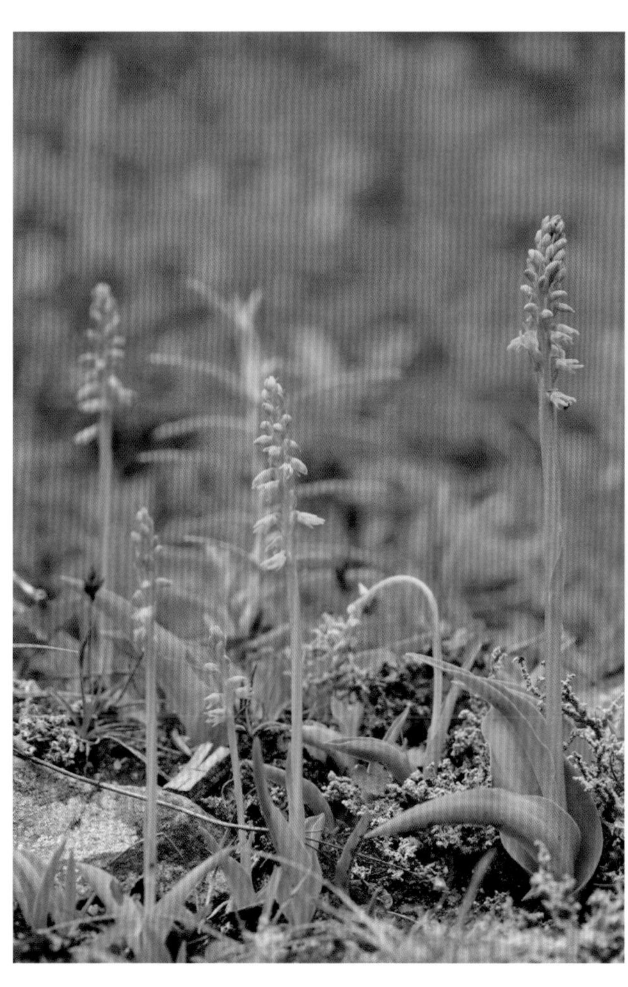

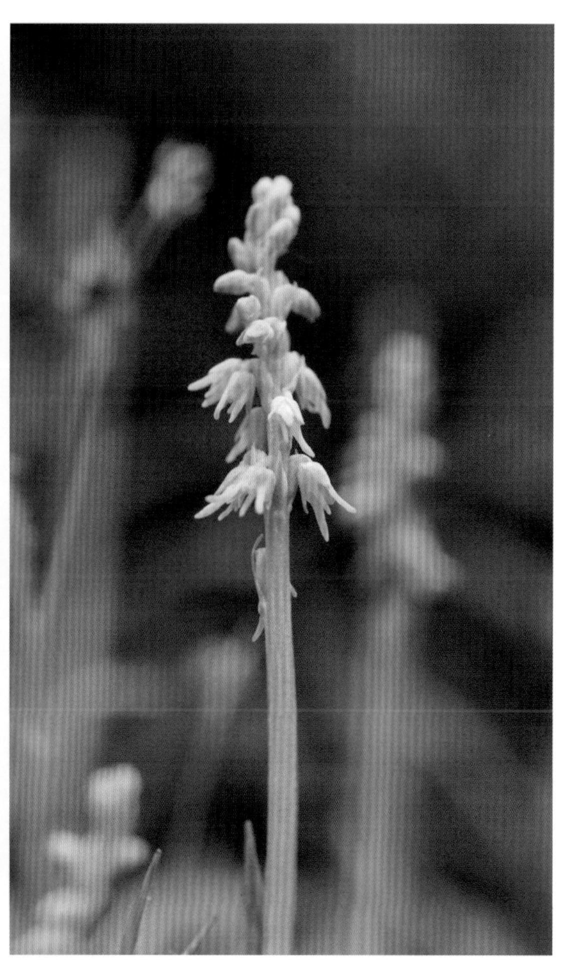

【形态特征】多年生草本。块茎球形，肉质；茎直立，无毛。叶片狭椭圆状披针形或狭椭圆形，基部渐狭并略抱茎。总状花序具多数花；花小，黄绿色，垂头；花瓣近菱形，上部肉质增厚，较萼片稍长，向先端渐狭；唇瓣与花瓣等长，肉质增厚，基部凹陷，呈浅囊状；合蕊柱粗短；有退化雄蕊。花期 6~7（~8）月。

【适宜生境】生于海拔 600~4500m 的山坡阔叶林至针叶林下、灌丛下、山坡草地或河滩沼泽草地中。

【资源状况】分布于香格里拉、玉龙等地。少见。

【入药部位】全草（角盘兰）。

【功能主治】强心补肾，生津止渴，补脾健胃，调经活血。用于神经衰弱，失眠头晕，烦躁口渴，不思饮食。

镰翅羊耳蒜 果上叶、石虾、石莲草

Liparis bootanensis Griff.

【标本采集号】533324180830579LY

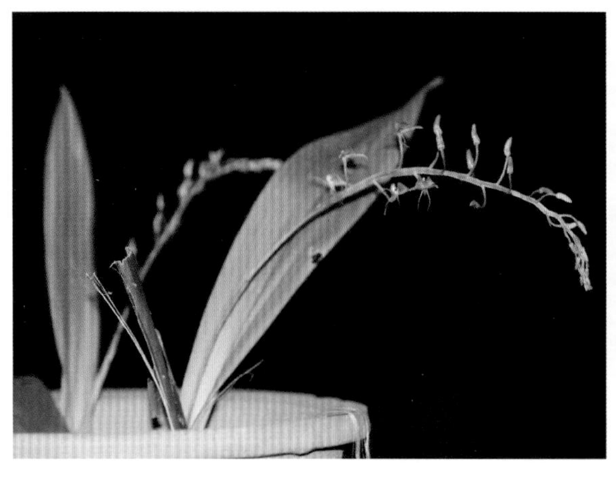

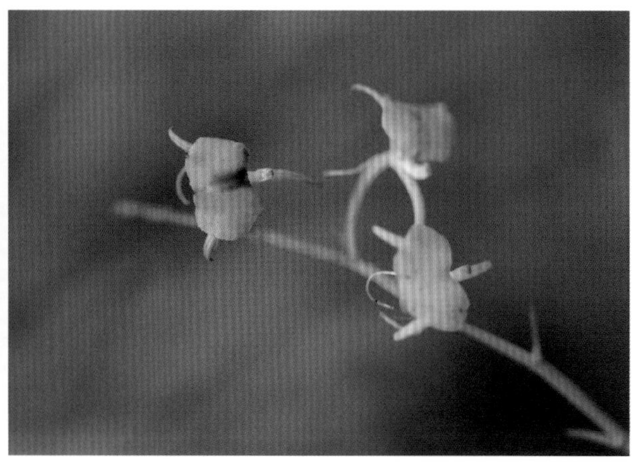

【形态特征】附生草本。假鳞茎密集，卵形、卵状长圆形或狭卵状圆柱形。叶狭长圆状倒披针形至近狭椭圆状长圆形，纸质或坚纸质，基部收狭成柄，有关节。花序柄略压扁，两侧具很狭的翅；总状花序外弯或下垂；花通常黄绿色；唇瓣近宽长圆状倒卵形，先端近截形并有凹缺或短尖；合蕊柱稍向前弯曲，上部两侧各有 1 翅。蒴果倒卵状椭圆形。花期 8~10 月，果期翌年 3~5 月。

【适宜生境】生于海拔 800~2300m 的林缘、林中或山谷阴处的树上或岩壁上，在云南贡山县可达 3100m。

【资源状况】分布于贡山。少见。

【入药部位】全草（九莲灯）。

【功能主治】清热解毒，祛瘀散结，活血调经，除湿。用于肺痨，瘰疬，痰多咳喘，跌打损伤，白浊，月经不调，疮痈肿毒，风湿腰腿痛，腹胀痛，血吸虫病腹水。

羊耳蒜 鸡心七、算盘七、珍珠七

Liparis japonica (Miq.) Maxim.

【标本采集号】3229010875

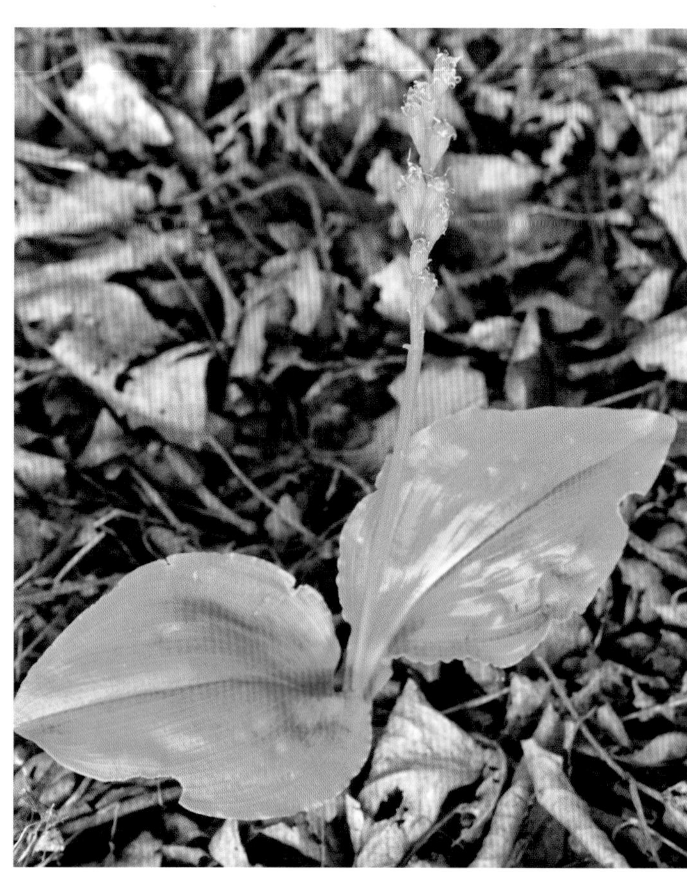

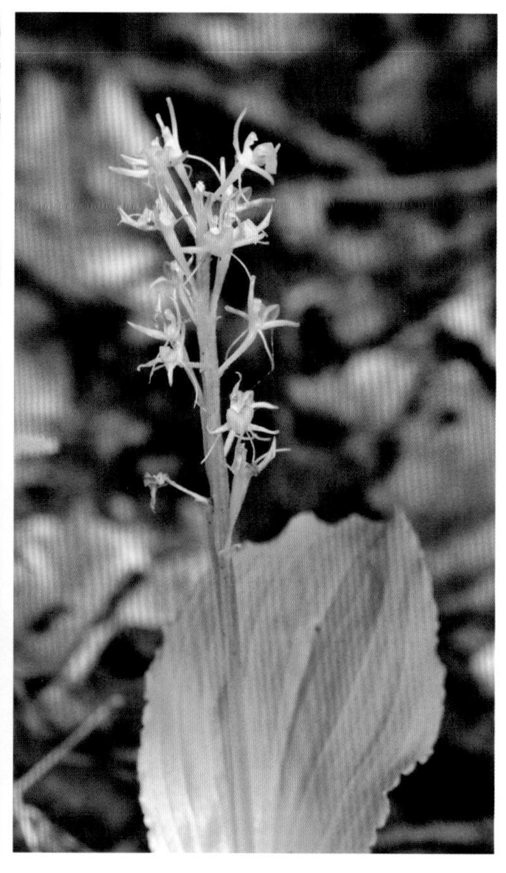

【形态特征】地生草本。假鳞茎卵形，外被白色的薄膜质鞘。叶 2 枚，卵形、卵状长圆形或近椭圆形，膜质或草质，基部收狭成鞘状柄。总状花序；花苞片狭卵形；花通常淡绿色；花瓣丝状，唇瓣近倒卵形；合蕊柱略有翅。蒴果倒卵状长圆形。花期 6~8 月，果期 9~10 月。

【适宜生境】生于海拔 1100~2750m 的林下、灌丛中或草地荫蔽处。

【资源状况】分布于贡山。少见。

【入药部位】全草（羊耳蒜）。

【功能主治】止血止痛，活血调经，强心，镇静。用于带下病，崩漏，产后腹痛，外伤出血。

短柱对叶兰 *Listera mucronata* Panigmhi et J. J. Wood

【标本采集号】5329290736

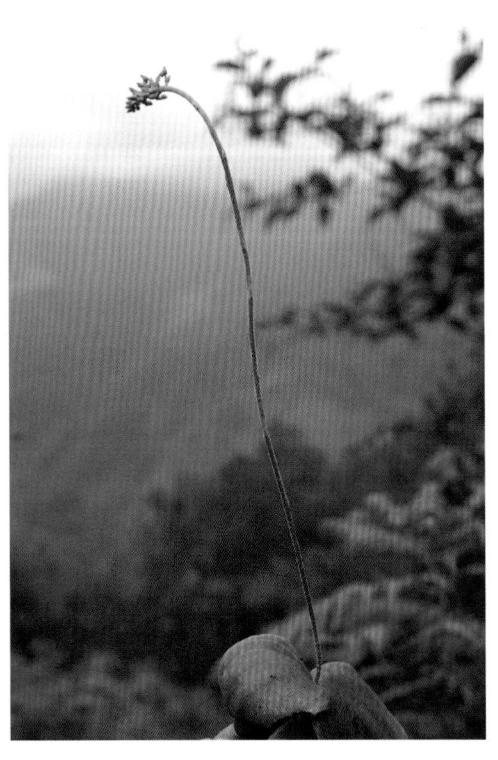

【形态特征】植株具缩短的根状茎。茎稍粗壮，在近中部处具2枚对生叶，叶以上部分被短柔毛。叶片宽卵形至近心形，基部宽楔形或近心形。总状花序具疏松排列的花；花序轴被短柔毛；花苞片卵状披针形；花绿色；花瓣线形或匙状线形；唇瓣近倒卵状楔形，先端2深裂，两裂片间具明显的细尖头，裂片近长圆形，叉开边缘具乳突状细缘毛，基部内侧各有1浅裂缝；合蕊柱很短；花药位于药床之中，向前俯倾，蕊喙大，位于花药下方。花期7~8月。

【适宜生境】生于海拔2400m左右的林中荫蔽处。

【资源状况】分布于兰坪等地。少见。

【入药部位】全草（短柱对叶兰）。

【功能主治】清热解毒，润肺止咳。

二叶兜被兰 兜被兰、鸟巢兰 *Neottianthe cucullata* (L.) Schltr.

【标本采集号】5329320825

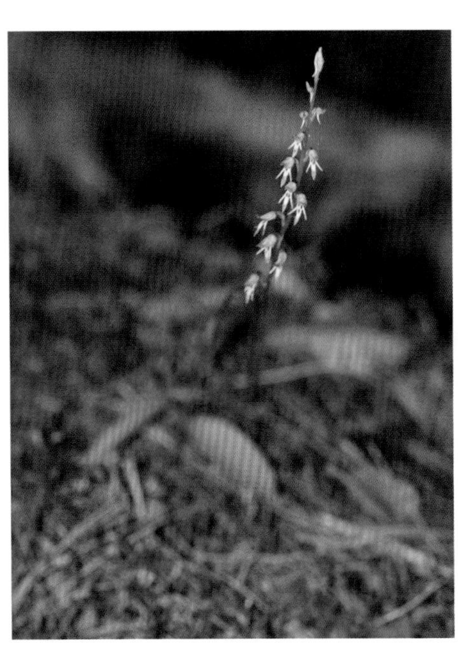

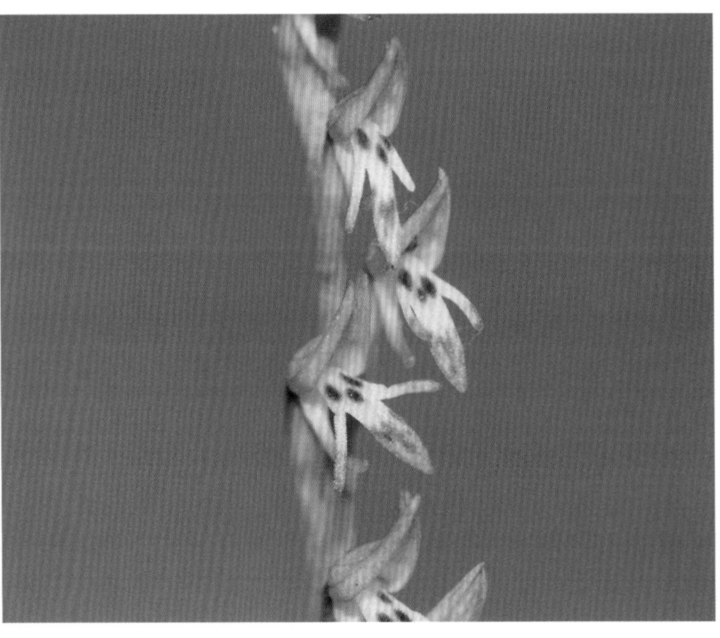

【形态特征】块茎圆球形或卵形；茎直立或近直立，基部具圆筒状鞘，其上具 2 枚近对生的叶。叶片卵形、卵状披针形或椭圆形，先端急尖或渐尖，叶上面有时具少数或多而密的紫红色斑点。总状花序常偏向一侧；花苞片披针形；花紫红色或粉红色；萼片彼此紧密靠合成兜；花瓣披针状线形，具 1 脉，与萼片贴生；唇瓣向前伸展，上面和边缘具细乳突，基部楔形，中部 3 裂；距细圆筒状圆锥形，中部向前弯曲，近呈“U”字形。花期 8~9 月。

【适宜生境】生于海拔 400~4100m 的山坡林下或草地。

【资源状况】分布于德钦、玉龙等地。少见。

【入药部位】全草（百步还阳丹）。

【功能主治】活血散瘀，接骨生肌。用于外伤性昏迷，跌打损伤，骨折。

广布红门兰 库莎红门兰、肾子草

Orchis chusua D. Don

【标本采集号】5334210585

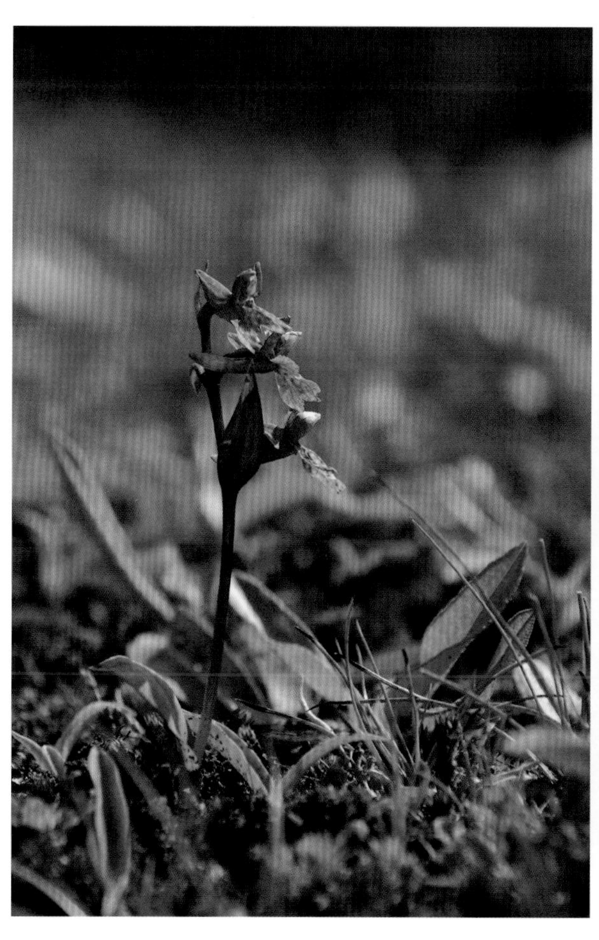

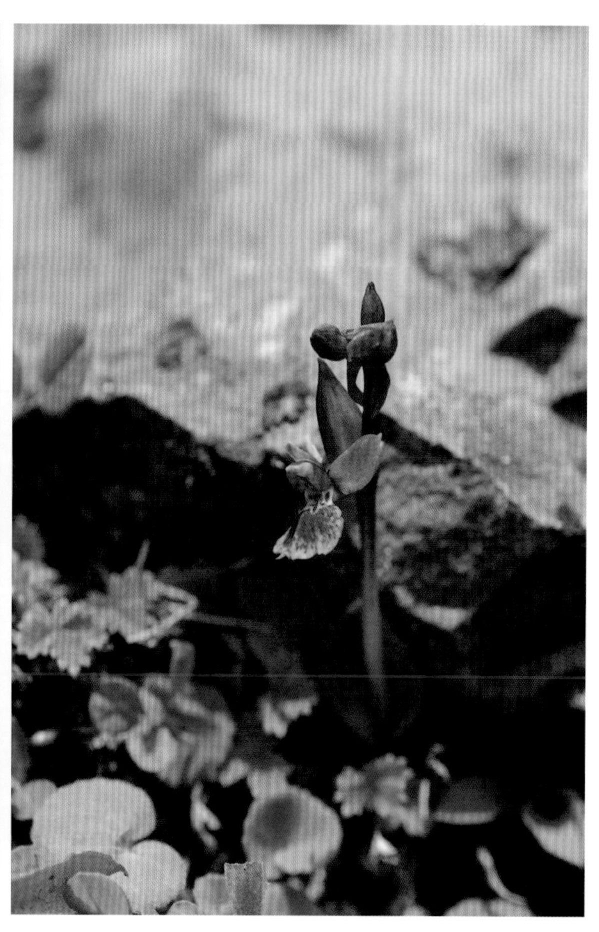

【形态特征】多年生草本。块茎长圆形或圆球形，肉质，不裂。叶片长圆状披针形至线形。花苞片披针形或卵状披针形；子房圆柱形；花紫红色或粉红色；花瓣直立，斜狭卵形、宽卵形或狭卵状长圆形，边缘无睫毛，前侧近基部边缘稍臌出或明显臌出，具3脉；唇瓣向前伸展，较萼片长和宽多，边缘无睫毛，3裂；距圆筒状或圆筒状锥形，常向后斜展或近平展，向末端常稍渐狭，口部稍增大，末端钝或稍尖，通常长于子房。花期6~8月。

【适宜生境】生于海拔500~4500m的山坡林下、灌丛下、高山灌丛草地或高山草甸中。

【资源状况】分布于香格里拉、德钦、维西、贡山、福贡、玉龙等地。偶见。

【入药部位】全草（珍珠参）。

【功能主治】补肾，益气。用于白浊。

二叶红门兰 双花红门兰

Orchis diantha Schltr.

【标本采集号】5334210423

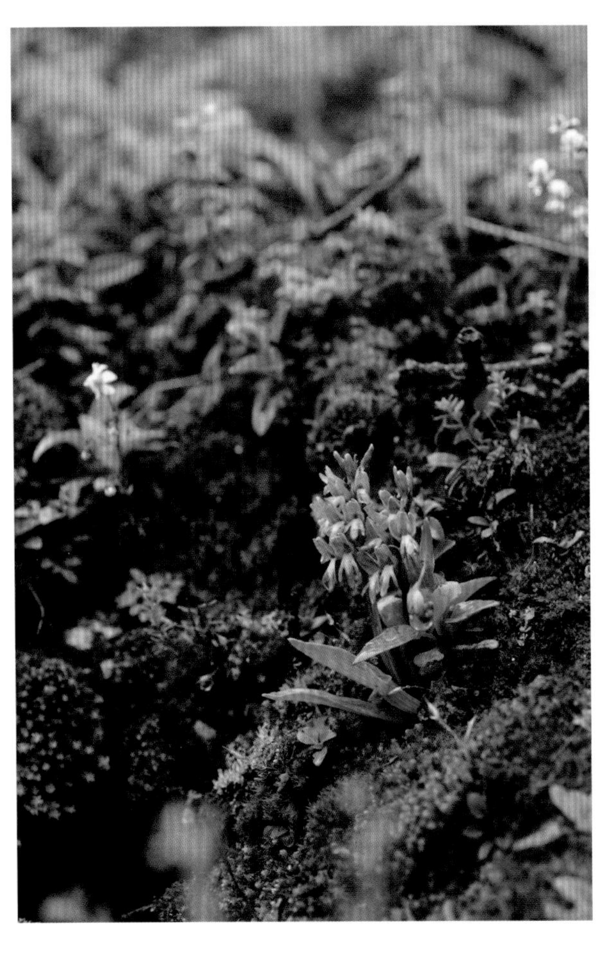

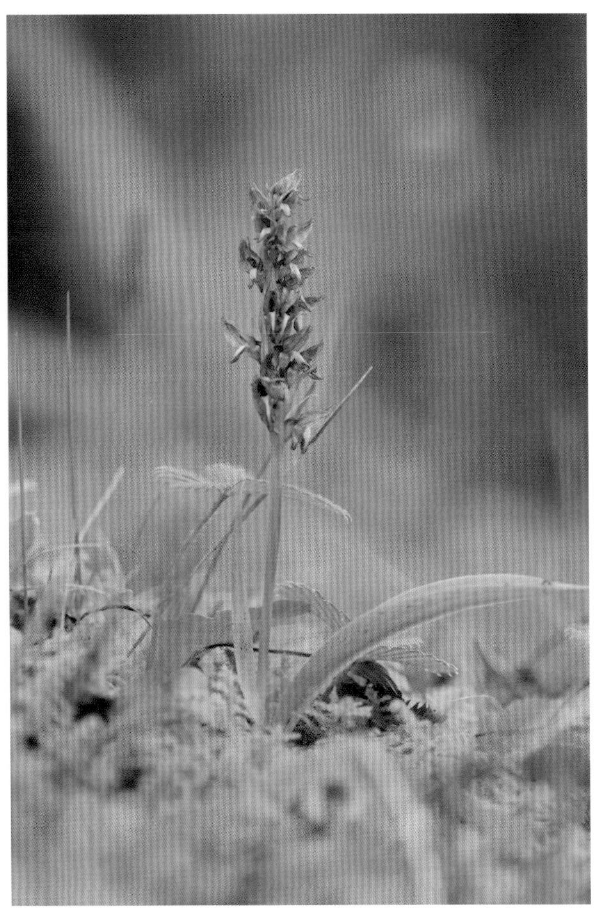

【形态特征】多年生草本。无块茎，具伸长、细、平展的根状茎。叶 2 枚，近对生，叶片狭匙状倒披针形、狭椭圆形、椭圆形或匙形，基部渐狭成柄；叶柄长，对折，其下部抱茎。花茎直立，花序轴无毛；花苞片近长圆形或狭椭圆状披针形；花紫红色；花瓣直立，卵状长圆形或近长圆形，具 3 脉，边缘无睫毛；唇瓣长圆形、椭圆形、卵圆形或近四方形，与萼片等长，不裂，上面具乳头状突起，基部收狭呈短爪，具距，先端圆钝或近截形，略波状，边缘近全缘，无睫毛；距短。花期 6~8 月。

【适宜生境】生于海拔 2300~4300m 的山坡灌丛下或高山草地上。

【资源状况】分布于香格里拉、德钦、维西、玉龙等地。偶见。

【入药部位】根茎（二叶红门兰）。

【功能主治】清热解毒，消肿。

短梗山兰 *Oreorchis erythrochrysea* Hand. -Mazz.

【标本采集号】5334210174

【形态特征】多年生草本。假鳞茎宽卵形至近长圆形，以短的根状茎相连接，多少被撕裂成纤维状的鞘。叶 1 枚，生于假鳞茎顶端，狭椭圆形至狭长圆状披针形。花葶自假鳞茎侧面发出；总状花序；花苞片卵状披针形；花黄色，唇瓣有栗色斑；萼片狭长圆形；花瓣狭长圆状匙形，常多少弯曲，先端钝；唇瓣轮廓近长圆形；唇盘上在两枚侧裂片之间有 2 条很短的纵褶片；合蕊柱较粗。花期 5~6 月。

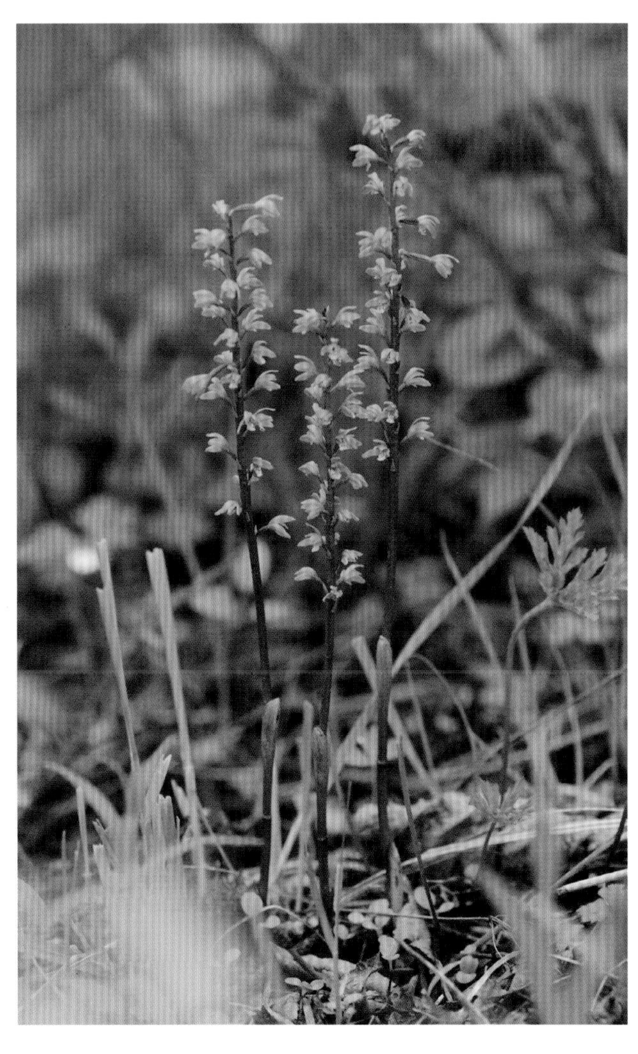

【适宜生境】生于海拔 2900~3600m 的林下、灌丛中和高山草坡上。

【资源状况】分布于香格里拉、德钦、维西、玉龙等地。少见。

【入药部位】假球茎（短梗山兰）。

【功能主治】消肿散结，化痰，解毒。用于痈疽，疔肿，蛇虫咬伤。

龙头兰 兔耳草、和气草、土玉竹

Pecteilis susannae (L.) Rafin.

【标本采集号】5329290965

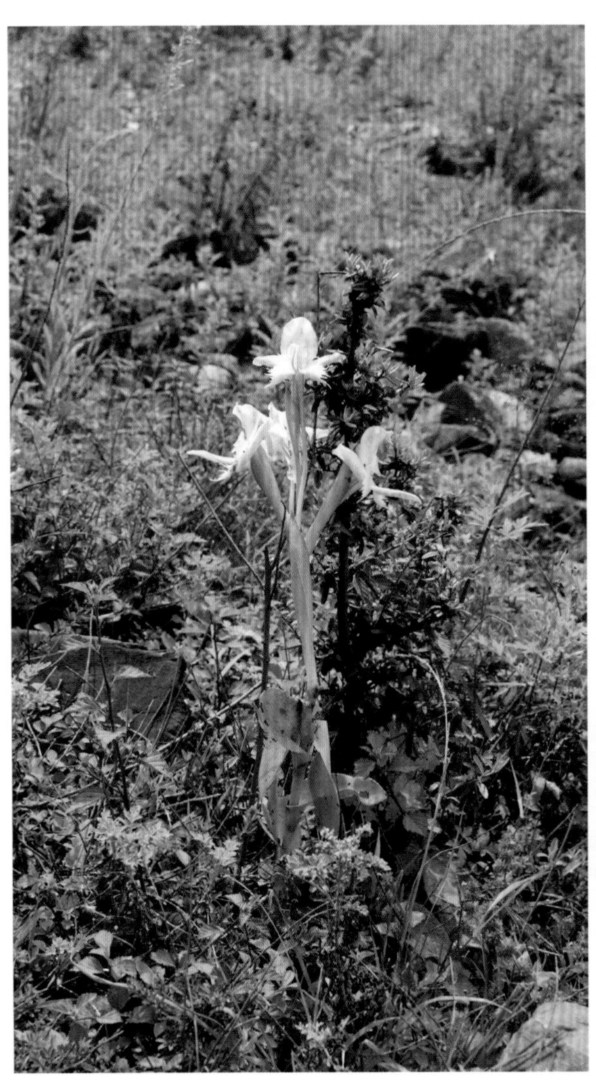

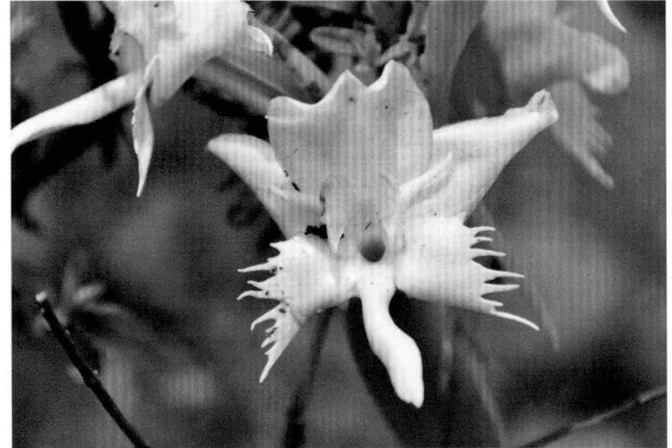

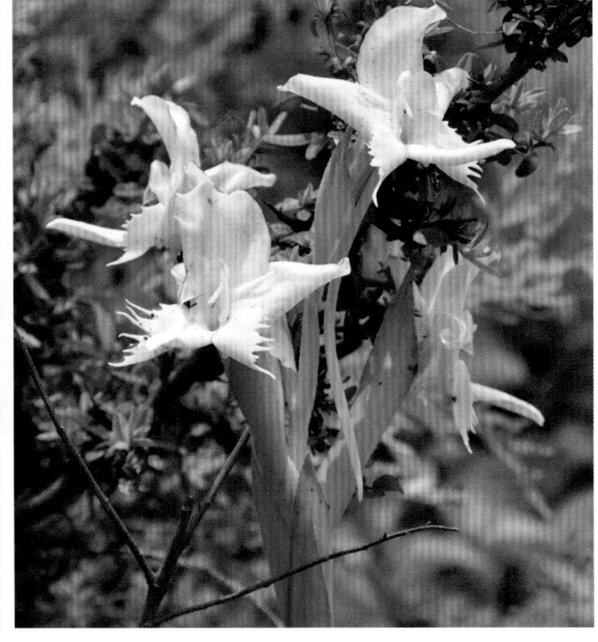

【形态特征】块茎长圆形，肉质。茎基部具鞘，其上具多枚叶。叶着生至花序基部，下部的叶片卵形至长圆形，上部的叶片变为披针形、苞片状。总状花序；花苞片叶状；花大，白色，芳香；花瓣线状披针形，甚狭小，唇瓣中裂片线状长圆形，全缘，肉质，直立，侧裂片宽阔，近扇形，外侧边缘成篦状或流苏状撕裂，内侧边缘几全缘；距下垂，较粗。花期 7~9 月。

【适宜生境】生于海拔 540~2500m 的山坡林下、沟边或草坡。

【资源状况】分布于兰坪等地。罕见。

【入药部位】全草（白蝶花）。

【功能主治】温肾壮阳。用于肾虚腰痛，阳痿，遗精，滑精，寒疝，水肿，脾胃虚弱。

凸孔阔蕊兰 凸孔角盘兰

Peristylus coeloceras Finet

【标本采集号】5334210884

【形态特征】多年生草本。块茎卵球形。茎直立，无毛。叶片狭椭圆状披针形或椭圆形，直立伸展，基部渐狭并抱茎。总状花序具多数花；花苞片披针形；花小，较密集，白色；花瓣直立，斜卵形，前部稍增厚，有时前面具2或3齿裂，具3脉，唇瓣楔形，前伸，基部具距，前部3裂，裂片半广椭圆形，先端急尖，侧裂片较中裂片稍短；唇盘上具明显隆起的胼胝体；胼胝体半球形，围绕距口，顶部向后钩曲，无毛；距圆球状；合蕊柱粗短，花粉团具极短的花粉团柄和黏盘，蕊喙小，三角形，具短臂。花期6~8月。

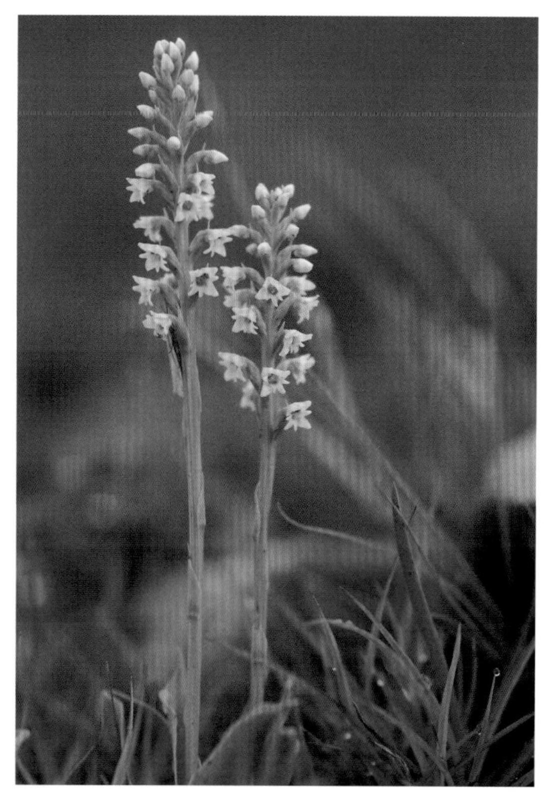

【适宜生境】生于海拔2000~3900m的山坡针阔叶混交林下、山坡灌丛下和高山草地。

【资源状况】分布于香格里拉、玉龙等地。偶见。

【入药部位】块茎（凸孔阔蕊兰）。

【功能主治】补肾壮阳，润肺抗痨。外用于止血。

节茎石仙桃 飞都鲁列耳、石枵腿、石莲

Pholidota articulata Lindl.

【标本采集号】533324180420056LY

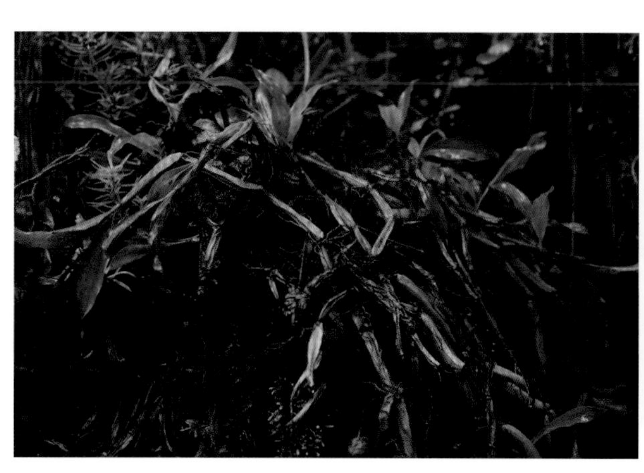

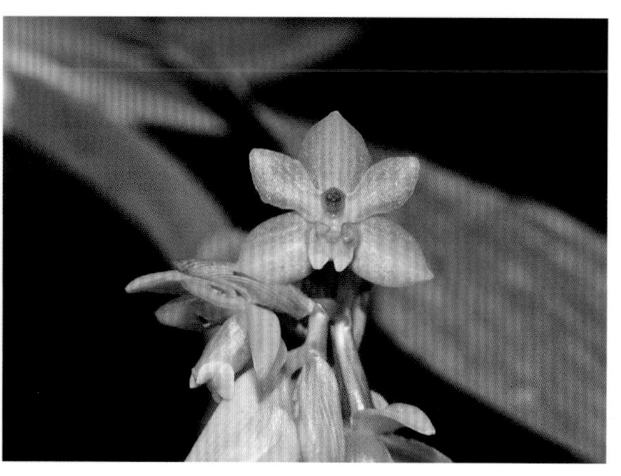

【形态特征】假鳞茎近圆筒形，肉质，有时两端略收狭，彼此以首尾相连接，貌似长茎状。叶 2 枚，生于新假鳞茎顶端，倒卵状椭圆形，先端近急尖或钝，具折扇状脉。花葶从假鳞茎顶端两叶中央发出；总状花序；花苞片狭卵状长圆形；花通常淡绿白色或白色而略带淡红色，2 列排列，略疏离；花瓣长圆状披针形或近倒披针形，与萼片均具 5 脉，唇瓣轮廓为宽长圆形，上部缢缩而成前后唇；后唇凹陷成舟状，略宽于前唇，近基部处有 5 条纵褶片；前唇横椭圆形，边缘皱波状，合蕊柱粗壮，顶端在药床周围有翅，蕊喙甚大，宽卵形至圆形，先端有短尖头。蒴果椭圆形，略具 3 棱。花期 6~8 月，果期 10~12 月。

【适宜生境】生于海拔 800~2500m 的林中树上或稍荫蔽的岩石上。

【资源状况】分布于贡山、福贡等地。偶见。

【入药部位】全草（石上仙桃）。

【功能主治】养阴，清肺，利湿，消瘀。用于月经不调，子宫脱垂，肺虚咳嗽；外用于骨髓炎。

二叶舌唇兰 土白芨、蛇儿参

Platanthera chlorantha Cust. ex Rchb.

【标本采集号】LGD-XGLL202

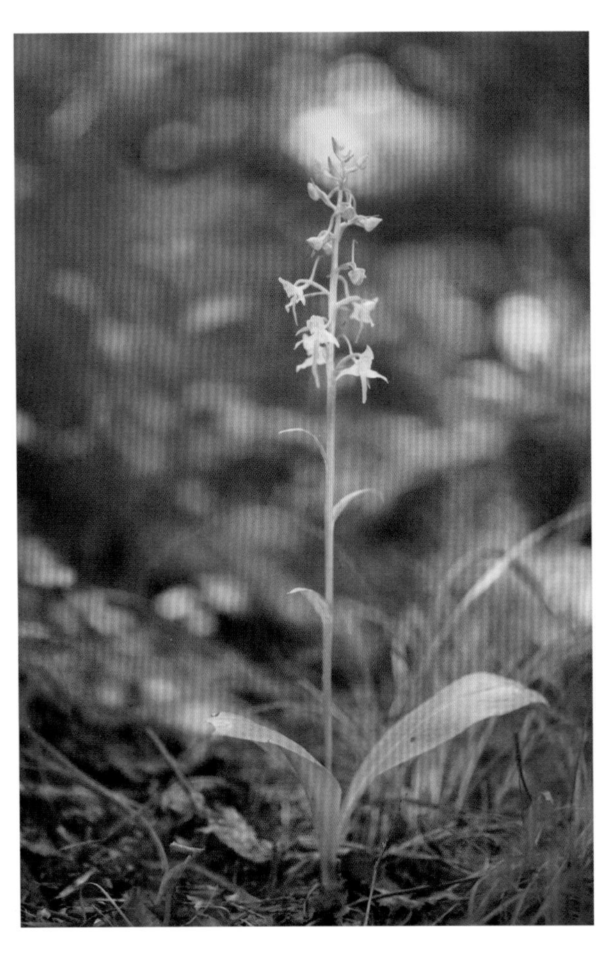

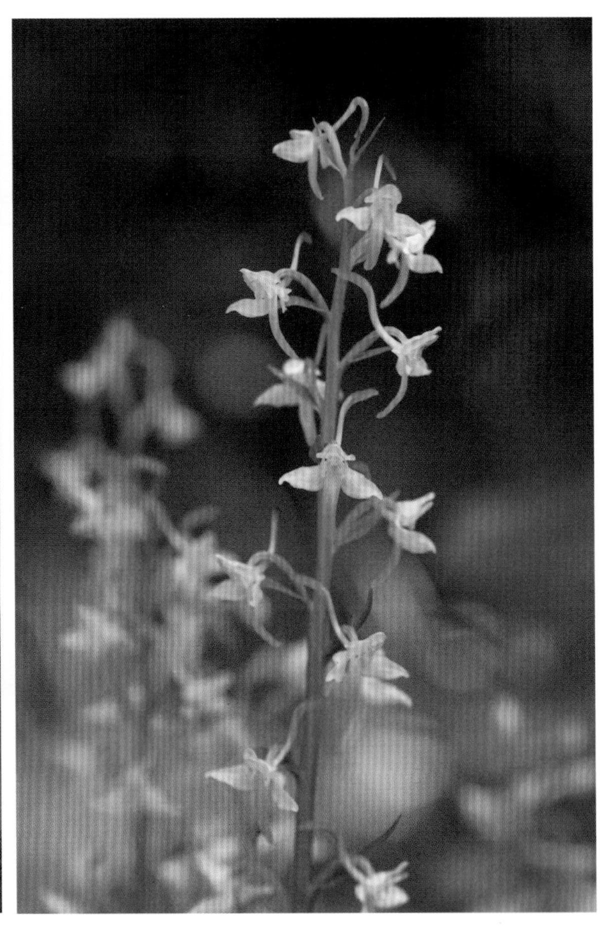

【形态特征】多年生草本。块茎卵状纺锤形，肉质；茎直立，无毛。基部大叶片椭圆形或倒披针状椭圆形，基部收狭成抱茎的鞘状柄。总状花序；花苞片披针形；花较大，绿白色或白色；花瓣直立，偏斜，狭披针形，不等侧，弯曲，逐渐收狭成线形，与中萼片相靠合而呈兜状，唇瓣向前伸，舌状，肉质；距棒状圆筒形，水平或斜的向下伸展，稍微钩曲或弯曲，向末端明显增粗，末端钝，明显长于子房；合蕊柱粗，药室明显叉开；药隔颇宽；花粉团椭圆形，具细长的柄和近圆形的黏盘；退化雄蕊显著；蕊喙宽，带状。花期6~7（~8）月。

【适宜生境】生于海拔400~3300m的山坡林下或草丛中。

【资源状况】分布于香格里拉、维西等地。偶见。

【入药部位】块茎（蛇儿参）。

【功能主治】补肺，生肌，化瘀，止血。用于肺痨咳血，吐血，衄血；外用于创伤出血，痈肿，烧烫伤。

小舌唇兰 小长距兰、卵唇粉蝶兰、高山粉蝶兰

Platanthera minor (Miq.) Rchb. f.

【标本采集号】2353290338

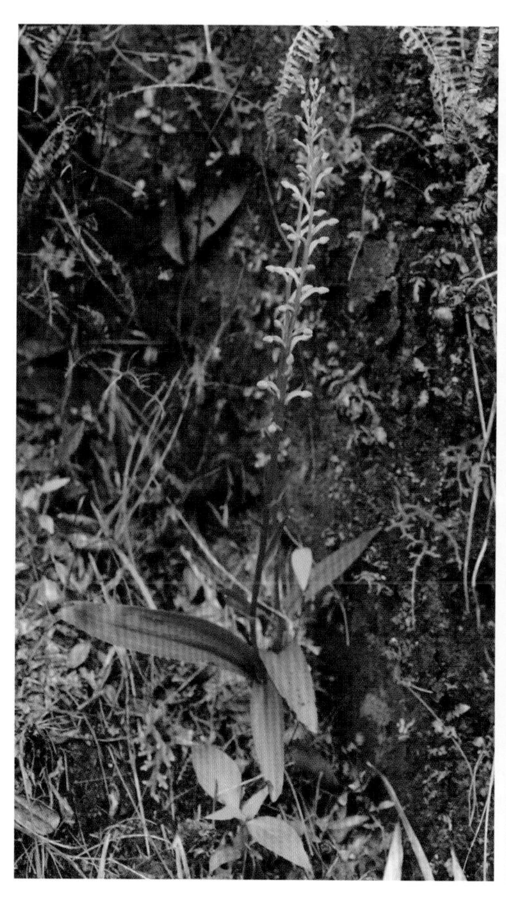

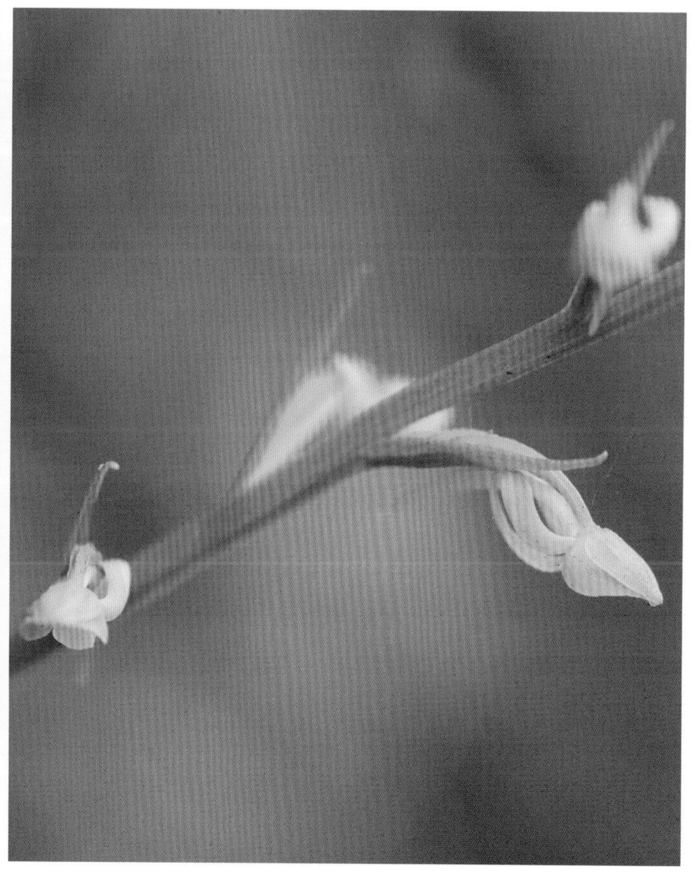

【形态特征】块茎椭圆形，肉质。茎粗壮，直立，基部具筒状鞘。叶互生，最下面的1枚最大，叶片椭圆形、卵状椭圆形或长圆状披针形，基部鞘状抱茎。总状花序具多数疏生的花；花苞片卵状披针形；花黄绿色；萼片3脉，边缘全缘；花瓣直立，斜卵形，先端钝，基部的前侧扩大，有基出2脉及1支脉，与中萼片靠合呈兜状，唇瓣舌状，肉质，下垂，先端钝；距细圆筒状，下垂，稍向前弧曲；合蕊柱短；药室略叉开，药隔宽，顶部凹陷；花粉团倒卵形，具细长的柄和圆形的黏盘；退化雄蕊显著；蕊喙短而宽；柱头1个，大，凹陷，位于蕊喙之下。花期5~7月。

【适宜生境】生于海拔250~2700m的山坡林下或草地。

【资源状况】分布于维西等地。偶见。

【入药部位】全草（猪獠参）。

【功能主治】养阴润肺，益气生津。用于咳痰带血，咽喉肿痛，病后体弱，遗精，头昏身软，肾虚腰痛，咳嗽气喘，肠胃湿热，小儿疝气。

独蒜兰

冰球子、泥冰子、毛慈姑

Pleione bulbocodioides (Franch.) Rolfe

【标本采集号】5334210039

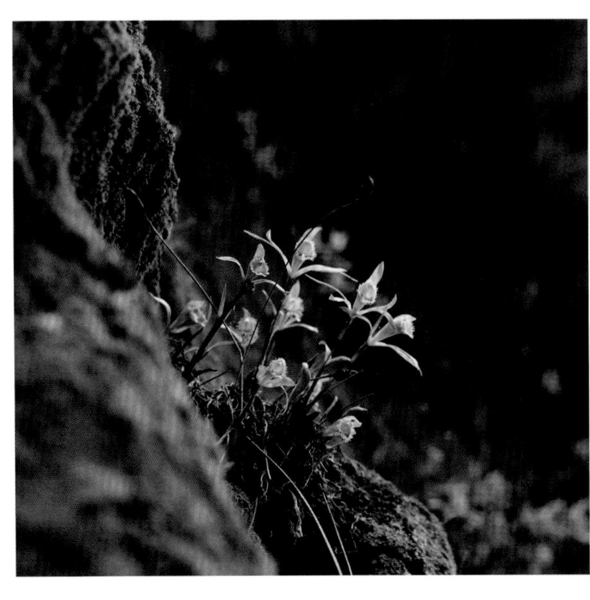

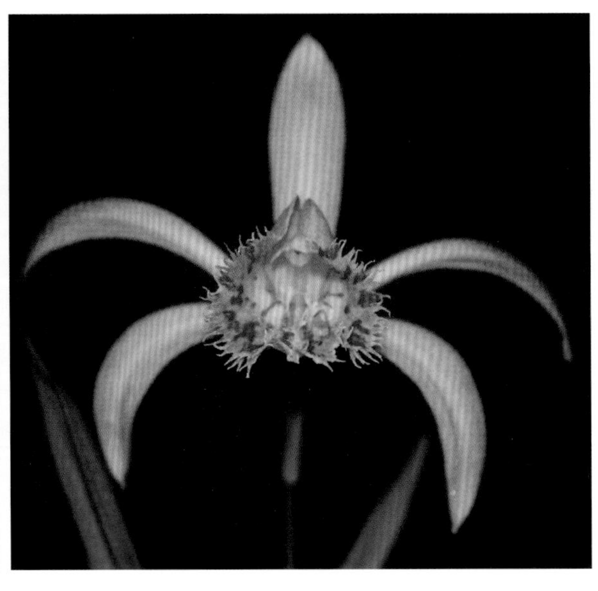

【形态特征】半附生草本。假鳞茎卵形至卵状圆锥形，上端有明显的颈。叶狭椭圆状披针形，纸质。花葶从无叶的老假鳞茎基部发出；花苞片线状长圆形；花粉红色至淡紫色，唇瓣上有深色斑；花瓣倒披针形，唇瓣轮廓为倒卵形或宽倒卵形，不明显3裂，上部边缘撕裂状，基部楔形并多少贴生于合蕊柱上，通常具4~5条褶片；褶片啮蚀状，向基部渐狭直至消失；中央褶片常较短而宽，有时不存在；合蕊柱多少弧曲，两侧具翅。蒴果近长圆形。花期4~6月。

【适宜生境】生于海拔 900~3600m 的常绿阔叶林下或灌木林缘腐殖质丰富的土壤上或苔藓覆盖的岩石上。

【资源状况】分布于香格里拉、维西等地。偶见。

【入药部位】假鳞茎（山慈菇）。

【功能主治】清热解毒，化痰散结。用于痈肿疔毒，瘰疬痰核，喉痹疼痛，蛇虫咬伤，狂犬咬伤，癥瘕痞块。

疣鞘独蒜兰　*Pleione praecox* (J. E. Smith) D. Don

【标本采集号】5334210726

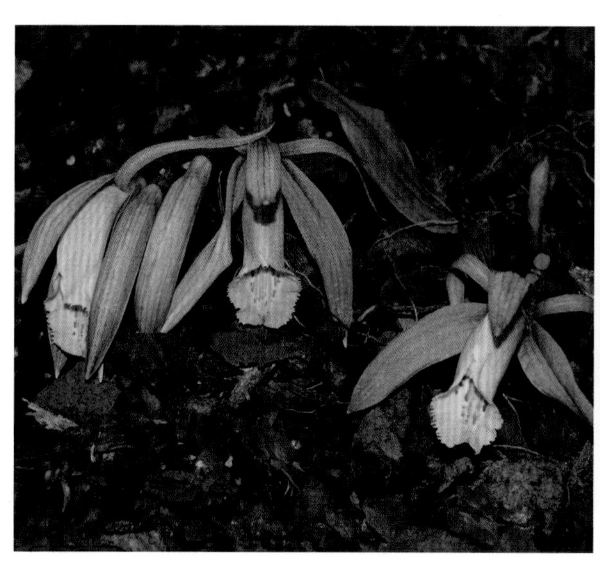

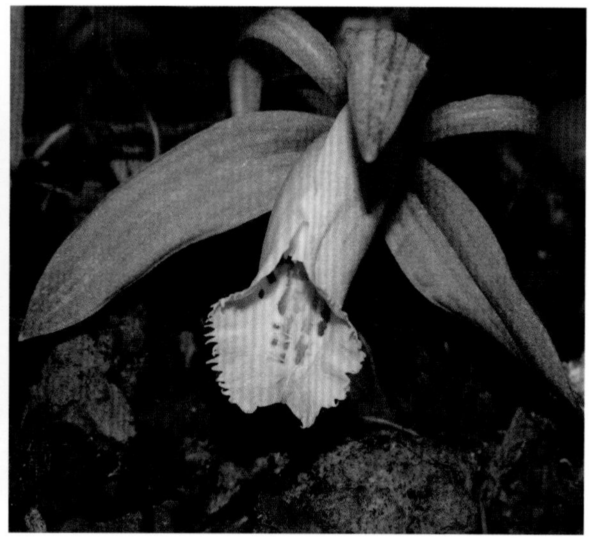

【形态特征】附生草本。假鳞茎陀螺状，顶端收狭成明显的喙，绿色与紫褐色相间成斑，外面的鞘具疣状突起。叶椭圆状倒披针形至椭圆形，纸质。花葶从具叶的老假鳞茎基部发出；花大，淡紫红色，唇瓣上的褶片黄色；花瓣线状披针形，多少镰刀状，唇瓣倒卵状椭圆形或椭圆形，略 3 裂；唇盘至中裂片基部具 3~5 条褶片；褶片分裂成流苏状或乳突状齿；合蕊柱多少弧曲，顶端有不规则齿缺。花期 9~10 月。

【适宜生境】生于海拔 1200~2500m 的林中树干上或苔藓覆盖的岩石或岩壁上。

【资源状况】分布于香格里拉等地。少见。

【入药部位】块茎（疣鞘独蒜兰）。

【功能主治】清热解毒，补肺生肌，消肿散结，止咳化痰，止血。用于结核，百日咳，支气管炎，消化道出血，痈肿，外伤出血。

云南独蒜兰

冰球子、糯白芨、独叶白芨

Pleione yunnanensis (Rolfe) Rolfe

【标本采集号】5329290131

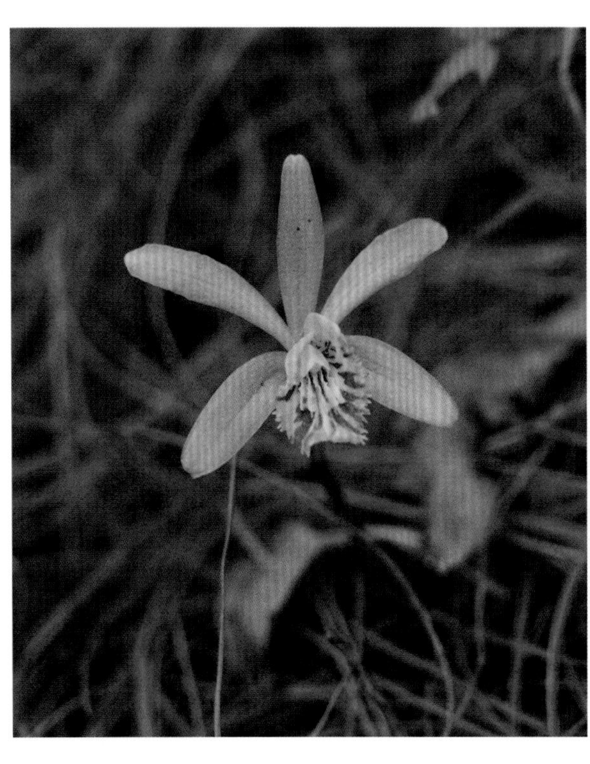

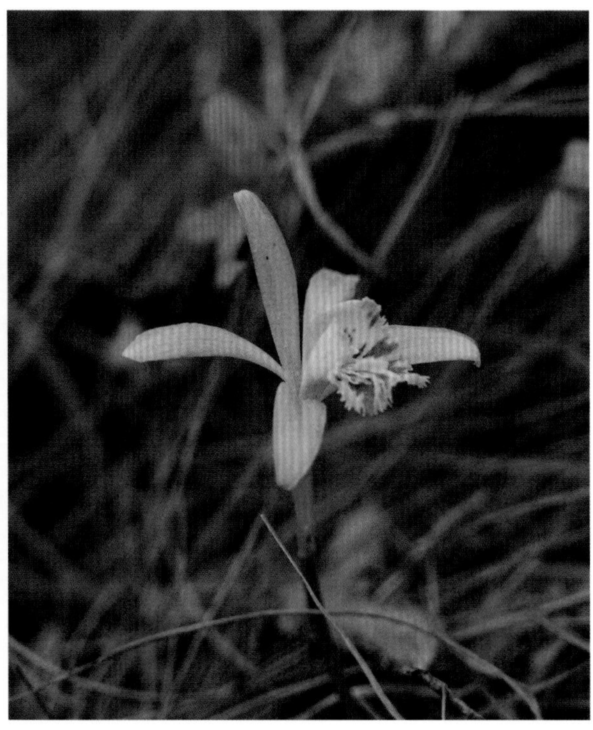

【形态特征】地生或附生草本。假鳞茎卵形、狭卵形或圆锥形，上端有明显的长颈。叶披针形至狭椭圆形，纸质，先端渐尖或近急尖，基部渐狭成柄。花亭从无叶的老假鳞茎基部发出，基部有数枚膜质筒状鞘，顶端具 1 花；花淡紫色、粉红色或有时近白色，唇瓣上具有紫色或深红色斑；花瓣倒披针形，展开，唇瓣近宽倒卵形；唇盘上通常具褶片；褶片近全缘或略呈波状并有细微缺刻；合蕊柱两侧具翅。蒴果纺锤状圆柱形。花期 4~5 月，果期 9~10 月。

【适宜生境】生于海拔 1100~3500m 的林下和林缘多石地上或苔藓覆盖的岩石上，也见于草坡稍荫蔽的砾石地上。

【资源状况】分布于香格里拉、玉龙等地。少见。

【入药部位】假鳞茎（山慈菇）。

【功能主治】清热解毒，化痰散结。用于痈肿疔毒，瘰疬痰核，喉痹疼痛，蛇虫咬伤，狂犬咬伤，肺痨，咳嗽痰喘，外伤出血，跌打损伤，癥瘕痞块。

缘毛鸟足兰 假天麻、蜡烛花、鸡肾草

Satyrium ciliatum Lindl.

【标本采集号】5334210944

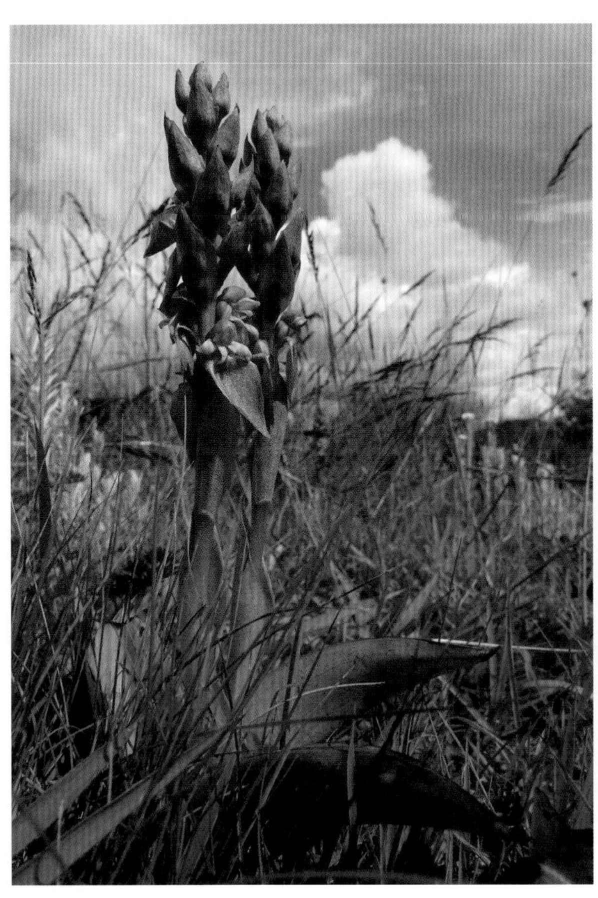

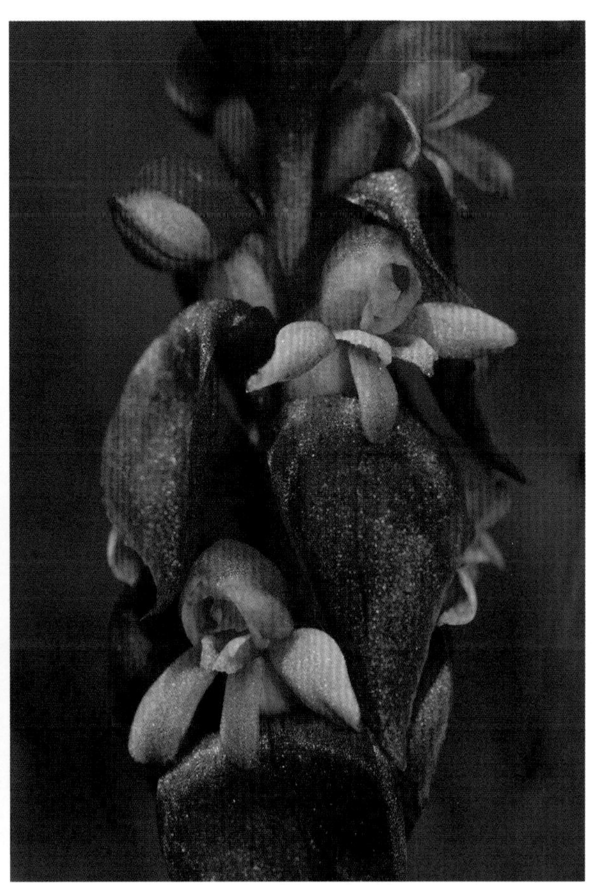

【形态特征】多年生草本。地下具块茎，块茎长圆状椭圆形或椭圆形。叶片卵状披针形至狭椭圆状卵形，边缘略皱波状。总状花序；花苞片卵状披针形，反折；花粉红色，通常两性；花瓣匙状倒披针形，唇瓣位于上方，兜状，半球形，背面有明显的龙骨状突起；距较少缩短而成囊状或完全消失；柱头唇近方形；蕊喙唇 3 裂。蒴果椭圆形。花、果期 8~10 月。

【适宜生境】生于海拔 1800~4100m 的草坡上、疏林下或高山松林下。

【资源状况】分布于香格里拉、维西、贡山、泸水、玉龙等地。少见。

【入药部位】块茎（缘毛鸟足兰）。

【功能主治】壮腰益肾，养血安神。用于肾虚腰痛，水肿，面足浮肿，心脏病，头晕目眩，遗精，阳痿，疝气痛。

绶　草 龙抱柱、小猪獠参、懒蛇上树

Spiranthes sinensis (Pers.) Ames

【标本采集号】5334210857

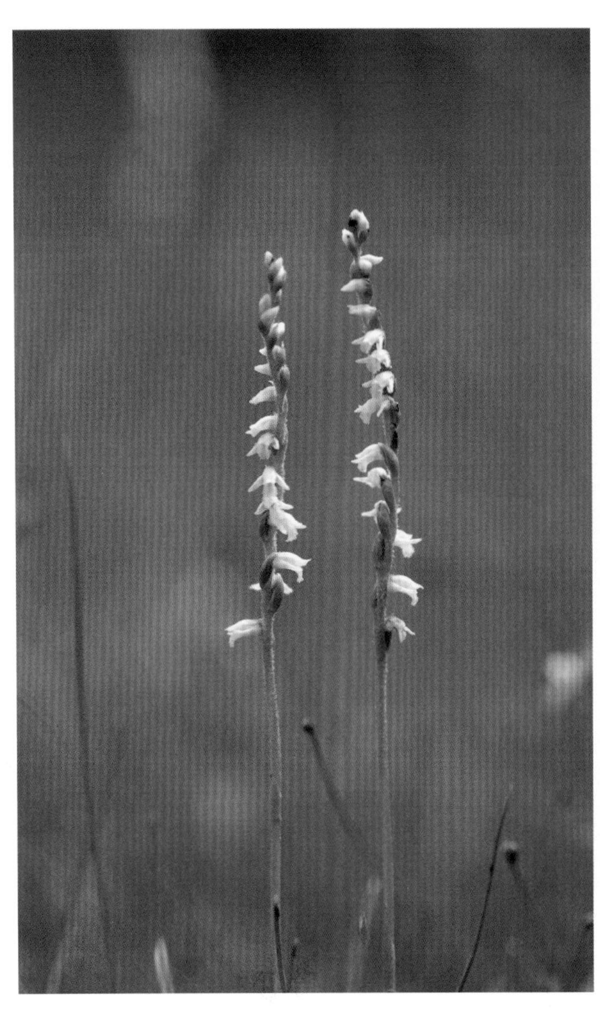

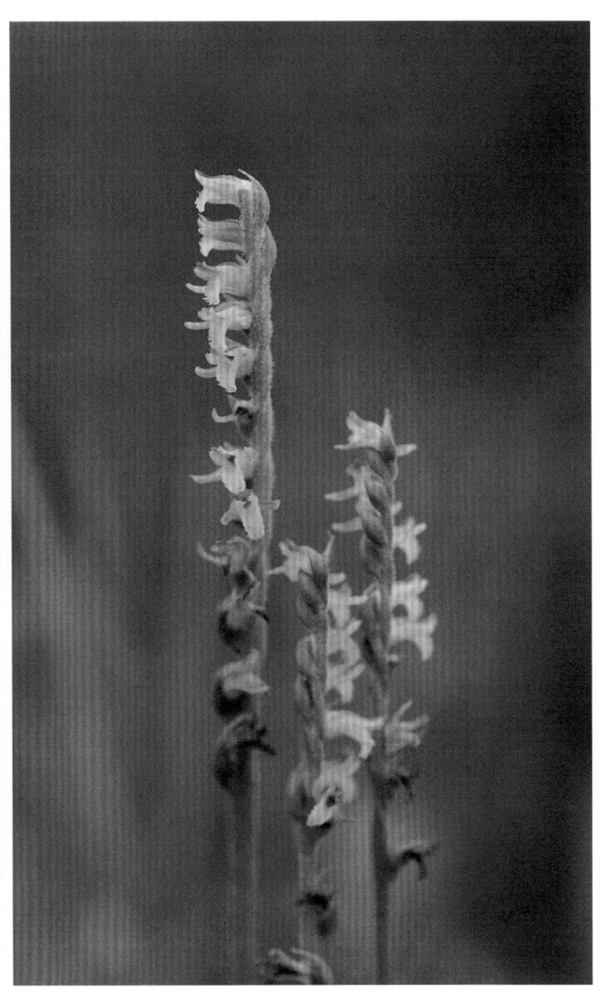

【形态特征】多年生草本。根数条，指状，肉质，簇生于茎基部。茎短。叶片宽线形或宽线状披针形，基部收狭具柄状抱茎的鞘。总状花序具多数密生的花，呈螺旋状扭转；花苞片卵状披针形；子房纺锤形，扭转，被腺状柔毛；花小，紫红色、粉红色或白色，螺旋状排生；花瓣斜菱状长圆形，唇瓣宽长圆形，前半部上面具长硬毛且边缘具强烈皱波状啮齿。花期 7~8 月。

【适宜生境】生于海拔 200~3400m 的山坡林下、灌丛下、草地或河滩沼泽草甸中。

【资源状况】分布于香格里拉、德钦、维西、贡山、福贡、玉龙等地。少见。

【入药部位】全草、根（盘龙参）。

【功能主治】滋阴益气，凉血解毒，涩精。用于病后气血两虚，少气无力，气虚白带，遗精，失眠，燥咳，咽喉肿痛，缠腰火丹，肾虚，肺痨咯血，消渴，小儿暑热症；外用于毒蛇咬伤，疮肿。

参考文献

[1] 中国科学院中国植物志编辑委员会. 中国植物志［M］. 北京：科学出版社，1993.

[2] 国家中医药管理局《中华本草》编委会. 中华本草［M］. 上海：上海科学技术出版社，1999.

[3] 杨竞生. 中国藏药植物资源考订［M］. 昆明：云南科技出版社，2016.

[4] 全国中草药汇编编写组. 《全国中草药汇编》［M］. 3 版. 北京：人民卫生出版社，2014.

[5] 中国药材公司. 中国中药资源志要［M］. 北京：科学出版社，1994.

[6] 国家药典委员会. 中华人民共和国药典［M］. 2020 年版. 北京：中国医药科技出版社，2020.

[7] 江纪武. 药用植物辞典［M］. 天津：天津科学技术出版社，2005.

[8] 王义昭. 神奇美丽的横断山：地壳演化塑造的奇迹——"三江并流"世界自然遗产地形成地质背景浅析［J］. 地质通报，2006，25（1-2）：282-294.

[9] 孙克勤. 世界自然遗产云南三江并流保护区存在的问题和保护对策［J］. 资源与产业，2010，12（6）：118-124.

[10] 王国良. 我国西南三江并流区域地理环境概述［J］. 中国地名，2019（5）：43.

[11] 云南三江并流保护区［J］. 世界遗产，2015（1）：198-202.

[12] 李菊雯. 三江并流区植物多样性和各片区特点综述［J］. 科技信息，2009（15）：335-337，345.

[13] 陈矼，曹礼昆，陆树刚. 三江并流的世界自然遗产价值——生物多样性［J］. 中国园林，2004（2）：45-48.

[14] 辛文华. 云南省三江并流区域资源环境保护法律对策的建立［D］. 昆明：昆明理工大学，2006.

[15] 范祖锜. "三江并流"地区少数民族传统文化和生物多样性的保护［J］. 云南民族大学学报（哲学社会科学版），2004，21（2）：42-47.

[16] 刘学敏，宋敏. "三江并流"及相邻地区：现状、问题和对策［J］. 全球化，2013（3）：92-101.

[17] 周元川，郑进. 怒江流域民族医药［M］. 昆明：云南科技出版社，2010.

[18] 沈宇明，郭世民，余永琼，等. 普米族医药调查及发展初探［J］. 云南中医中药杂志，2018，39（11）：83-84.

[19] 梁志庆，高敏，和丽生，等. 纳西东巴医药中的"药引子"管窥［J］. 云南中医中药杂志，2019，318（12）：61-63.

[20] 覃丝，马芸，李铭. 纳西东巴医药在大健康背景下的传承与发展探究［J］. 中国民族民间医药，2020，29（10）：5-8.

附录一　横断山三江并流区药用动物资源名录

序号	动物名	拉丁学名	科名	入药部位	保护级别
1	红珊瑚	*Corallium japonicum* (Kishinouye)	红珊瑚科	珊瑚	I
2	宽体金线蛭	*Whitmania pigra* Whitman	水蛭科	全体	—
3	杂色鲍	*Haliotis diversicolor* Reeve	鲍科	贝壳	—
4	盘大鲍	*Haliotis gigantea discus* Reeve	鲍科	贝壳	—
5	云南溪蟹	*Potamon yunnanense* Kemp	溪蟹科	全体	—
6	锐刺溪蟹	*Potamon (paratephusula) spinescens* Calma	溪蟹科	全体	—
7	九香虫	*Aspongopus chinensis* Dallas	蝽科	全虫	—
8	紫胶虫	*Laccifer lacca* Kerr	胶蚧科	在树枝上所分泌的胶质	—
9	黄黑小斑蝥	*Mylabris cichorii* Linnaeus	芫菁科	全体	—
10	南方大斑蝥	*Mylabris phalerata* Pallas	芫菁科	全体	—
11	土蜂	*Discolia vittifrons* Sch.	土蜂科	幼虫	—
12	中华蜜蜂	*Apis cerana* Fabricus	蜜蜂科	蜂蜜、蜂蜡	—
13	意大利蜂	*Apis mellifera* Linnaeus	蜜蜂科	蜂蜜、蜂蜡、蜂胶	—
14	鲤鱼	*Cyprinus carpio* Linnaeus	鲤科	全体	—
15	黄鳝	*Monopterus albus* Zuiew	合鳃鱼科	肉、全体	—
16	鳖	*Pelodiscus sinensis* Wiegmann	鳖科	背甲	—
17	乌梢蛇	*Zaocys dhumnades* Cantor	游蛇科	去内脏全体	—
18	鹅	*Anser domestica* Geese	鸭科	沙囊内壁、油	—
19	普通秋沙鸭	*Mergus merganser* Linnaeus	鸭科	肉、胆汁、脑 、骨	—
20	赤麻鸭	*Tadorna ferruginea* Pallas	鸭科	肉、胆汁	—
21	胡兀鹫	*Gypaetus barbatus* Linnaeus	鹰科	粪、心、脑、胃、喉管、胆、肉、羽毛	I
22	绿孔雀	*Pavo muticus* Linnaeus	雉科	肉、心、血、胆、尾翎、粪	I
23	雉	*Phasianus colchicus* Linnaeus	雉科	肉、头	—
24	藏雪鸡	*Tetraogallus tibetanus* Gould	雉科	肉、羽毛	II
25	黑颈鹤	*Grus nigricollis* Przevalski	鹤科	肉、骨	I

续表

序号	动物名	拉丁学名	科名	入药部位	保护级别
26	白腰草鹬	*Tringa ochropus* Linnaeus	鹬科	肉	Ⅱ
27	家鸽	*Columba livia domestica* Gmelin	鸠鸽科	肉、卵	—
28	岩鸽	*Columba rupestris* Pallas	鸠鸽科	肉、脑、血、羽、粪	—
29	绯胸鹦鹉	*Psittacula alexandri* Linnaeus	鹦鹉科	心、胆汁	—
30	灰头鹦鹉	*Psittacula himalayana* Lesson	鹦鹉科	心、胆汁	Ⅱ
31	大杜鹃	*Cuculus canorus* Linnaeus	杜鹃科	肉	—
32	家燕	*Hirundo rustica* Linnaeus	燕科	巢泥	—
33	红嘴山鸦	*Pyrrhocorax pyrrhocorax* Linnaeus	鸦科	血	—
34	树麻雀	*Passer montanus* Linnaeus	文鸟科	肉、粪	—
35	刺猬	*Erinaceus amurensis* Schrenk	猬科	肝或胆、脑、皮刺	—
36	穿山甲	*Manis pentadactyla* Linnaeus	穿山甲科	鳞甲	Ⅰ
37	金钱豹	*Panthera pardus* Linnaeus	猫科	骨骼	—
38	虎	*Panthera tigris* Linnaeus	猫科	肉、骨、骨灰、须灰、尿、齿	Ⅰ
39	狼	*Canis lupus* Linnaeus	犬科	肉、舌、胃、齿、毛、粪	Ⅱ
40	藏狐	*Vulpes ferrilata* Hodgson	犬科	心、肺、尿、粪、骨、肠、眼、舌、胆、脑	Ⅱ
41	赤狐	*Vulpes vulpes* Linnaeus	犬科	心、肺、尿、粪、骨、肠、眼、舌、胆、脑	Ⅱ
42	棕熊	*Ursus arctos* Linnaeus	熊科	胆、肉、心、脑、犬齿、尾毛	Ⅱ
43	黑熊	*Ursus thibetanus* G.［Baron］Cuvier	熊科	胆、肉、心、脑、犬齿、尾毛	Ⅱ
44	水獭	*Lutra lutra* Linnaeus	鼬科	肝脏、肉	Ⅱ
45	驴	*Equus asinus* Linnaeus	马科	血、肉、舌、脂、蹄、前腿右蹄灰、公驴尾、奇蹄类兽骨	—
46	野猪	*Sus scrofa* Linnaeus	猪科	肉、犬齿、骨髓、骨、血	—
47	林麝	*Moschus berezovskii* Flerov	麝科	成熟雄体香囊中的干燥分泌物	Ⅰ
48	马麝	*Moschus chrysogaster* Hodgson	麝科	成熟雄体香囊中的干燥分泌物	Ⅰ

续表

序号	动物名	拉丁学名	科名	入药部位	保护级别
49	喜马拉雅麝	*Maschus leucogaster* Hodgson	麝科	成熟雄体香囊中的干燥分泌物	I
50	白唇鹿	*Cervus albirostris* Przewalski	鹿科	角、鹿茸、血、睾丸、鹿鞭、胎、骨髓、油脂	I
51	马鹿	*Cervus elaphus* Linnaeus	鹿科	雄鹿未骨化密生茸毛的幼角、已骨质化的老角、胆、血	II
52	白臀鹿	*Cervus macneilli* Lydekker	鹿科	角、鹿茸、血、睾丸与鹿鞭、胎、骨髓、油脂	I
53	獐	*Hydropotes inermis* Swinhoe	鹿科	肉	II
54	牦牛	*Bos grunniens* Linnaeus	牛科	角	—
55	黄牛	*Bos taurus domesticus* Gmelin	牛科	胆管中的结石、肉、胆囊	—
56	鬣羚	*Capricornis sumatraensis* Bechstein	牛科	角	II
57	盘羊	*Ovis ammon* Linnaeus	牛科	公兽角、肺、睾丸、血	II
58	藏羚	*Pantholops hodgsoni* Abvel	牛科	角、血	I
59	藏原羚	*Procapra picticaudata* Hodgson	牛科	角、血	II
60	岩羊	*Pseudois nayaur* Hodgson	牛科	角、肉、血、胆	II
61	亚洲象	*Elephas maximus* Linnaeus	象科	胆汁、胆结石、象牙、肉、皮	I
62	印度犀	*Rhinoceros unicornis* Linnaeus	犀科	角、皮	I
63	猕猴	*Macaca mulatta* Zimmermann	猴科	骨、心、脑、胆	II
64	黄胸鼠	*Rattus flavipectus* Milne Edwards	鼠科	皮、胆、眼、粪	—
65	豪猪	*Hystrix brachyura* Gray	豪猪科	豪猪签	—
66	云南豪猪	*Hystrix yunnanensis* Anderson	豪猪科	豪猪签	—

附录二　横断山三江并流区药用矿物资源名录

序号	矿物名
1	金刚石
2	铜绿
3	明矾
4	琥珀
5	龙骨
6	银
7	硼砂
8	胆矾
9	朱砂
10	水晶（石英）
11	赭石
12	汞
13	石灰
14	芒硝
15	雄黄
16	盐
17	卤盐
18	炉甘石
19	钟乳石
20	硫黄
21	滑石
22	碱花
23	锌

附录三　横断山三江并流区怒族药资源名录

序号	中文名	拉丁学名	怒族药名
1	石松	*Lycopodium japonicum* Thunb. ex Murray	班巴来尼秋
2	刺齿贯众	*Cyrtomium caryotideum* (Wall. ex Hook. et Grev.) Presl	肋卡四路
3	大叶贯众	*Cyrtomium macrophyllum* (Makino) Tagawa	肋卡四路
4	鳞轴小膜盖蕨	*Araiostegia perdurans* (Christ) Cop.	秀布冷
5	糯米团	*Gonostegia hirta* (Bl.) Miq.	将背
6	滇藏荨麻	*Urtica mairei* Levl.	得肉
7	梨果寄生	*Scurrula philippensis* (Cham. et Schlecht.) G. Don	撒比计
8	柳叶钝果寄生	*Taxillus delavayi* (Van Tiegh.) Danser	卡冷就比计
9	何首乌	*Fallopia multiflora* (Thunb.) Haraldson	肋白
10	头花蓼	*Polygonum capitatum* Buch. -Ham. ex D. Don	自巴信
11	珠芽蓼	*Polygonum viviparum* L.	龙秀伟信
12	滇藏五味子	*Schisandra neglecta* A. C. Smith	认不色
13	钝叶桂	*Cinnamomum bejolghota* (Buch. -Ham.) Sweet	写
14	小白撑	*Aconitum nagarum* Stapf var. *heterotrichum* Fletch. et Lauener	卡布腊
15	升麻	*Cimicifuga foetida* L.	奔卡
16	毛木通	*Clematis buchananiana* DC.	松才仁
17	云南黄连	*Coptis teeta* Wall.	给莫
18	五月瓜藤	*Holboellia fargesii* Reaub.	格了认
19	地不容	*Stephania epigaea* Lo	背来尼供
20	蕺菜	*Houttuynia cordata* Thunb.	—
21	宝兴马兜铃	*Aristolochia moupinensis* Franch.	信汉垫
22	茶	*Camellia sinensis* (L.) O. Ktze.	夹
23	七叶鬼灯檠	*Rodgersia aesculifolia* Batalin	普腊然背
24	路边青	*Geum aleppicum* Jacq.	肯阿卜
25	西南委陵菜	*Potentilla fulgens* Wall. ex Hook.	四笼信
26	月季花	*Rosa chinensis* Jacq.	讲龙垫

续表

序号	中文名	拉丁学名	怒族药名
27	矮地榆	*Sanguisorba filiformis* (Hook. f.) Hand. -Mazz	公然七拐
28	花椒	*Zanthoxylum bungeanum* Maxim.	垫
29	裂叶秋海棠	*Begonia palmata* D. Don	撒
30	八角枫	*Alangium chinense* (Lour.) Harms	卡冷就
31	楤木	*Aralia chinensis* L.	八安
32	三七	*Panax pseudo-ginseng* Wall. var. *notoginseng* (Burkill) Hoo & Tseng	给让
33	当归	*Angelica sinensis* (Oliv.) Diels	秦归
34	有柄柴胡	*Bupleurum petiolulatum* Franch.	布瓦信
35	归叶藁本	*Ligusticum angelicifolium* Franch.	长供
36	短片藁本	*Ligusticum brachylobum* Franch.	背认
37	川芎	*Ligusticum chuanxiong* Hort.	木容
38	丁座草	*Boschniakia himalaica* Hook. f. et Thoms	当过莫干
39	车前	*Plantago asiatica* L.	瓦那信
40	鬼吹箫	*Leycesteria formosa* Wall.	达古拟来
41	血满草	*Sambucus adnata* Wall.	给兰
42	蜘蛛香	*Valeriana jatamansi* Jones	达以给信
43	川续断	*Dipsacus asperoides* C. Y. Cheng et T. M. Ai	瓦然信
44	川西小黄菊	*Pyrethrum tatsienense* (Bur. et Franch.) Ling ex Shih	木楸
45	云木香	*Saussurea costus* (Falc.) Lipech.	木香
46	绵头雪兔子	*Saussurea laniceps* Hand.-Mazz.	肋卡米朵
47	千里光	*Senecio scandens* Buch.-Ham. ex D. Don	路东米多
48	头花龙胆	*Gentiana cephalantha* Franch. ex Hemsl.	巴五谁给
49	粗茎秦艽	*Gentiana crassicaulis* Duthie ex Burk.	巴五谁红
50	黄秦艽	*Veratrilla baillonii* Franch.	肋卡把五谁胡
51	牛皮消	*Cynanchum auriculatum* Royle ex Wight	斑给
52	攀茎耳草	*Hedyotis scandens* Roxb.	认四道信
53	滇紫草	*Onosma paniculatum* Bur. et Franch.	古摸
54	马鞭草	*Verbena officinalis* L.	达尼却信

续表

序号	中文名	拉丁学名	怒族药名
55	益母草	*Leonurus artemisia* (Lour.) S. Y. Hu	秋让信
56	夏枯草	*Prunella vulgaris* L.	公然信
57	滇黄芩	*Scutellaria amoena* C. H. Wright	然怪
58	三分三	*Anisodus acutangulus* C. Y. Wu et C. Chen	肋卡巴腊
59	羊齿天门冬	*Asparagus filicinus* Ham. ex D. Don	丹怪信
60	川贝母	*Fritillaria cirrhosa* D. Don	肋卡么肯
61	卷叶黄精	*Polygonatum cirrhifolium* (Wall.) Royle	日木下
62	叉柱岩菖蒲	*Tofieldia divergens* Bur. et Franch.	乐卡然背
63	开口箭	*Tupistra chinensis* Baker	巴秀
64	白茅	*Imperata cylindrica* (L.) Beauv.	麻信
65	董棕	*Caryota urens* L.	思摸
66	菖蒲	*Acorus calamus* L.	然背
67	一把伞南星	*Arisaema erubescens* (Wall.) Schott	不巴哈
68	白及	*Bletilla striata* (Thunb. ex A. Murray) Rchb. f.	当卡路印
69	天麻	*Gastrodia elata* Bl.	路胡比

附录四　横断山三江并流区藏药资源名录

序号	中文名	拉丁学名	藏药名
1	石松	*Lycopodium japonicum* Thunb. ex Murray	只面卡达
2	鳞轴小膜盖蕨	*Araiostegia perdurans* (Christ) Cop.	须能然
3	银杏	*Ginkgo biloba* Linn.	共安
4	云南松	*Pinus yunnanensis* Franch.	托星
5	侧柏	*Platycladus orientalis* (L.) Franco	甲秀
6	云南榧树	*Torreya yunnanensis* W. C. Cheng & L. K. Fu	西嘎得甲
7	尼泊尔桤木	*Alnus nepalensis* D. Don	四木信北巴
8	杜仲	*Eucommia ulmoides* Oliv.	豆生
9	无花果	*Ficus carica* L.	丝友
10	地果	*Ficus tikoua* Bur.	东西里
11	柳叶钝果寄生	*Taxillus delavayi* (Van Tiegh.) Danser	带嘎甲
12	珠芽蓼	*Polygonum viviparum* L.	拉卡阿目给列
13	虎杖	*Reynoutria japonica* Houtt.	龙必麻
14	尼泊尔酸模	*Rumex nepalensis* Spreng.	啊木给列
15	商陆	*Phytolacca acinosa* Roxb.	倒虫
16	梨果仙人掌	*Opuntia ficus-indica* (Linn.) Mill.	不龙及来
17	野棉花	*Anemone vitifolia* Buch. -Ham. ex DC.	落着扎
18	毛木通	*Clematis buchananiana* DC.	形它
19	云南黄连	*Coptis teeta* Wall.	细咱
20	长柱十大功劳	*Mahonia dolichostylis* Takeda	当蔡信
21	蕺菜	*Houttuynia cordata* Thunb.	恰白来
22	短蒟	*Piper mullesua* D. Don	胡椒
23	西南委陵菜	*Potentilla fulgens* Wall. ex Hook.	阿紫白甲
24	花椒	*Zanthoxylum bungeanum* Maxim.	也木
25	八角枫	*Alangium chinense* (Lour.) Harms	八果泽江
26	三七	*Panax pseudo-ginseng* Wall. var. *notoginseng* (Burkill) Hoo & Tseng	三七

续表

序号	中文名	拉丁学名	藏药名
27	当归	*Angelica sinensis* (Oliv.) Diels	假瓦
28	川芎	*Ligusticum chuanxiong* Hort.	川芎
29	血满草	*Sambucus adnata* Wall.	熊秀
30	少蕊败酱	*Patrinia monandra* C. B. Clarke	根扎
31	蜘蛛香	*Valeriana jatamansi* Jones	木容
32	川续断	*Dipsacus asperoides* C. Y. Cheng et T. M. Ai	哈着余骨
33	党参	*Codonopsis pilosula* (Franch.) Nannf.	路帮度记
34	牛蒡	*Arctium lappa* L.	西瓦带嘎
35	绵头雪兔子	*Saussurea laniceps* Hand.-Mazz.	卡拉米朵
36	蒲公英	*Taraxacum mongolicum* Hand.-Mazz.	阿妈正正
37	苍耳	*Xanthium sibiricum* Patrin ex Widder	细成
38	头花龙胆	*Gentiana cephalantha* Franch. ex Hemsl.	拉卡破子
39	粗茎秦艽	*Gentiana crassicaulis* Duthie ex Burk.	秦艽
40	黄秦艽	*Veratrilla baillonii* Franch.	部晒部
41	马鞭草	*Verbena officinalis* L.	豆生面
42	三分三	*Anisodus acutangulus* C. Y. Wu et C. Chen	腊卡朵
43	川贝母	*Fritillaria cirrhosa* D. Don	拉卡怪路
44	卷叶黄精	*Polygonatum cirrhifolium* (Wall.) Royle	日木侠
45	叉柱岩菖蒲	*Tofieldia divergens* Bur. et Franch.	拉卡恰达
46	淡竹叶	*Lophatherum gracile* Brongn.	成认女骂
47	一把伞南星	*Arisaema erubescens* (Wall.) Schott	着打包
48	草果药	*Hedychium spicatum* Ham. ex Smith	嘎面
49	白及	*Bletilla striata* (Thunb. ex A. Murray) Rchb. f.	当卡路认
50	天麻	*Gastrodia elata* Bl.	哼骂洋芋

附录五　横断山三江并流区傈僳族药资源名录

序号	中文名	拉丁学名	傈僳族药名
1	石松	*Lycopodium japonicum* Thunb. ex Murray	司别了
2	垂穗石松	*Palhinhaea cernua* (L.) Vasc. et Franco	本杉麻图爪
3	问荆	*Equisetum arvense* L.	阿莫念子夺
4	披散木贼	*Equisetum diffusum* D. Don	阿莫念子夺司噶
5	云南松	*Pinus yunnanensis* Franch.	坨逆却、坨子
6	胡桃	*Juglans regia* L.	阿朵司伟
7	杜仲	*Eucommia ulmoides* Oliv.	尼古爪撒拉
8	糯米团	*Gonostegia hirta* (Bl.) Miq.	妥把阿诺爪
9	滇藏荨麻	*Urtica mairei* Lévl.	嫩蒲
10	柳叶钝果寄生	*Taxillus delavayi* (Van Tiegh.) Danser	阿夺左
11	头花蓼	*Polygonum capitatum* Buch. -Ham. ex D. Don	阿尺那花
12	水蓼	*Polygonum hydropiper* L.	阿格辣贼
13	杠板归	*Polygonum perfoliatum* L.	尼副雀木
14	掌叶大黄	*Rheum palmatum* L.	沃韭子
15	尼泊尔酸模	*Rumex nepalensis* Spreng.	恩剪莫
16	紫茉莉	*Mirabilis jalapa* L.	哀莫莫启
17	土人参	*Talinum paniculatum* (Jacq.) Gaertn.	充其腊
18	落葵薯	*Anredera cordifolia* (Tenore) Van Steen	刷普雨韭
19	牛膝	*Achyranthes bidentata* Blume	除闷额乃
20	草玉梅	*Anemone rivularis* Buch. -Ham.	阿奈切布拉
21	野棉花	*Anemone vitifolia* Buch. -Ham. ex DC.	尼撒拉
22	驴蹄草	*Caltha palustris* L.	打给来
23	升麻	*Cimicifuga foetida* L.	米哦子
24	云南黄连	*Coptis teeta* Wall.	西习
25	禺毛茛	*Ranunculus cantoniensis* DC.	打果里莫
26	偏翅唐松草	*Thalictrum delavayi* Franch.	尼架而拉

续表

序号	中文名	拉丁学名	傈僳族药名
27	木里小檗	*Berberis muliensis* Ahrendt	阿达除
28	粉叶小檗	*Berberis pruinosa* Franch.	阿达子
29	长柱十大功劳	*Mahonia dolichostylis* Takeda	四迁来
30	五月瓜藤	*Holboellia fargesii* Reaub.	拉之子
31	蕺菜	*Houttuynia cordata* Thunb.	擦白沃
32	宝兴马兜铃	*Aristolochia moupinensis* Franch.	健猕拉打
33	金钩如意草	*Corydalis taliensis* Franch.	阿丫吾
34	荠	*Capsella bursa-pastoris* (L.) Medic.	肋乌
35	萝卜	*Raphanus sativus* L.	沃尺咧憋
36	七叶鬼灯檠	*Rodgersia aesculifolia* Batalin	沃九渥
37	蛇莓	*Duchesnea indica* (Andr.) Focke	窝八阿格雷
38	西南草莓	*Fragaria moupinensis* (Franch.) Card.	阿格雷
39	黄毛草莓	*Fragaria nilgerrensis* Schlecht. ex Gay	阿格雷
40	路边青	*Geum aleppicum* Jacq.	兰布莫
41	蓖麻	*Ricinus communis* L.	阿拿称很
42	枣	*Ziziphus jujuba* Mill.	丝乌四丝
43	牛奶子	*Elaeagnus umbellata* Thunb.	赛琪
44	茅瓜	*Solena amplexicaulis* (Lam.) Gandhi	海阿卜
45	八角枫	*Alangium chinense* (Lour.) Harms	来瓜拍来缺子
46	头状四照花	*Dendrobenthamia capitata* (Wall.) Hutch.	司就
47	吴茱萸五加	*Acanthopanax evodiaefolius* Franch.	曲地三却子
48	楤木	*Aralia chinensis* L.	栎沃子
49	掌叶梁王茶	*Nothopanax delavayi* (Franch.) Harms ex Diels	阿北肋
50	珠子参	*Codonopsis convolvulacea* Kurz var. *forrestii* (Diels) Ballard	以卡比
51	三七	*Panax pseudo-ginseng* Wall. var. *notoginseng* (Burkill) Hoo & Tseng	三七
52	有柄柴胡	*Bupleurum petiolulatum* Franch.	鸡比慈
53	短片藁本	*Ligusticum brachylobum* Franch.	维系沃

续表

序号	中文名	拉丁学名	傈僳族药名
54	川芎	*Ligusticum chuanxiong* Hort.	摸次蚍
55	车前	*Plantago asiatica* L.	阿知纳
56	鬼吹箫	*Leycesteria formosa* Wall.	阿尼念子很
57	血满草	*Sambucus adnata* Wall.	色呢我乃
58	蜘蛛香	*Valeriana jatamansi* Jones	托巴么杰
59	川续断	*Dipsacus asperoides* C. Y. Cheng et T. M. Ai	阿尼沃蕾
60	党参	*Codonopsis pilosula* (Franch.) Nannf.	池内韭
61	贡山蓟	*Cirsium eriophoroides* (Hook. f.) Petrak	贡山阿莫楚
62	红花	*Carthamus tinctorius* L.	思为思思
63	菊叶鱼眼草	*Dichrocephala chrysanthemifolia* DC.	哇念涩
64	鳢肠	*Eclipta prostrata* (L.) L.	莫沃本
65	牛膝菊	*Galinsoga parviflora* Cav.	那兹沃
66	绵头雪兔子	*Saussurea laniceps* Hand.-Mazz.	洼葶莫
67	千里光	*Senecio scandens* Buch.-Ham. ex D. Don	沃尼沃
68	苦苣菜	*Sonchus oleraceus* L.	阿伊达处窝普
69	蒲公英	*Taraxacum mongolicum* Hand.-Mazz.	儿打丑沃
70	红花龙胆	*Gentiana rhodantha* Franch. ex Hemsl.	迪夸呵勒
71	青蛇藤	*Periploca calophylla* (Wight) Falc.	尼巫就司噶
72	攀茎耳草	*Hedyotis scandens* Roxb.	吾夺杂子
73	鸡矢藤	*Paederia scandens* (Lour.) Merr.	阿嘎克木
74	山土瓜	*Merremia hungaiensis* (Lingelsh. et Borza) R. C. Fang	阿么
75	马鞭草	*Verbena officinalis* L.	阿莫门
76	藿香	*Agastache rugosa* (Fisch. et Mey.) O. Ktze.	莫松
77	灯笼草	*Clinopodium polycephalum* (Vaniot) C. Y. Wu et Hsuan ex P. S. Hsu	别杂别思尾
78	牛至	*Origanum vulgare* L.	阿伊达处窝普
79	夏枯草	*Prunella vulgaris* L.	别咋别司威
80	香茶菜	*Rabdosia amethystoides* (Benth.) Hara	涅马哦其撒
81	龙葵	*Solanum nigrum* L.	除比司儿

续表

序号	中文名	拉丁学名	傈僳族药名
82	毛蕊花	*Verbascum thapsus* L.	阿把野节沃
83	羊齿天门冬	*Asparagus filicinus* Ham. ex D. Don	细来比
84	大百合	*Cardiocrinum giganteum* (Wall.) Makino	果应麻
85	川百合	*Lilium davidii* Duchartre	宜普
86	开口箭	*Tupistra chinensis* Baker	阿嘎美儿
87	鸢尾	*Iris tectorum* Maxim.	美儿普
88	玉蜀黍	*Zea mays* L.	括刷
89	尖尾芋	*Alocasia cucullata* (Lour.) Schott	阿奈局
90	密花石豆兰	*Bulbophyllum odoratissimum* (J. E. Smith) Lindl.	萼怒沃七

中文名笔画索引

一画

一丈深 /1550
一支腊 /1400
一支蒿 /1482
一匹草 /123，1837
一文钱 /455
一叶萩 /790
一代宗 /553
一朵云 /77
一把伞 /779
一把伞南星 /1804
一把抓 /1189
一把香 /887
一把扇 /1607
一串红 /1295
一串珍珠 /1398
一串钮子 /1839
一枝香 /488
一枝箭 /374，1568
一面锣 /1865，1873
一点红 /1562

二画

二叶舌唇兰 /1884
二叶红门兰 /1880
二叶兜被兰 /1878
二色瓦韦 /122
二色胡枝子 /689
二色香青 /1491
二色锦鸡儿 /689
二郎箭 /1116，1121，1488
二核冬青 /837
丁茄子 /1319
丁香 /1165
丁香叶 /1165
丁座草 /1400
十八学士 /1746
十月红 /656
十字薹草 /1814
十萼茄 /1313
七寸金 /488，806
七叶一枝花 /1719
七叶龙胆 /1107
七叶赤爬 /918
七叶连 /1035
七叶鬼灯檠 /579
七里香 /639，1438
七指报春 /1064
七星草乌 /363
七星莲 /896
七裂报春 /1064
七筋姑 /1692
人头七 /1875
人头发 /93
人参果 /622，1875
人参媳妇 /1433
入地紫牛 /797
八木 /847
八月白 /998
八月瓜 /453
八月春 /906
八月喜 /906
八仙草 /1838
八仙蜡莲绣球 /569
八地麻 /1440
八朱 /293
八里麻 /1438
八角枫 /945
八面风 /865，866，1044
八零麻 /601
九子 /1715
九子连环草 /1838，1839，1840，1841
九牛二虎草 /793
九牛力 /1733
九节 /1168
九节莲 /1735
九龙草 /234
九龙盘 /274
九叶岩陀 /580
九仙草 /234
九头妖 /1664
九头狮子七 /554
九头狮子草 /1272

九百锤 /798
九里火 /389
九里花 /393
九里明 /1641
九层风 /329
九层麻 /196
九层塔 /1259
九味一枝蒿 /1219
九果根 /933
九结莲 /1073
九莲灯 /1038
乃前能 /794
刀口药 /613，1044，1804
刀口箭 /1489
力参 /296

三画

三七 /963
三七草 /1574
三万花 /1140
三开瓢 /901
三爪 /615
三爪皮 /1086
三分三 /1306
三月泡 /660
三叶五加 /954
三叶半夏 /1810
三叶赤瓟 /918
三叶青 /1273
三叶枫 /961
三叶委陵菜 /626
三叶金 /747
三叶鬼针草 /1519，1521
三叶莲 /453
三叶悬钩子 /654
三叶紫堇 /501
三叶鼠尾草 /1296
三叶翻白叶 /629
三加皮 /953
三台观音 /556
三台草 /999
三百棒 /1687
三尖叶猪屎豆 /697
三尖杉 /150
三尖角刺 /838
三尖栝楼 /925
三年桐 /789
三色马先蒿 /1354
三色苋 /327
三花冬青 /840
三花兔儿风 /1489
三花莸 /1224
三杈树 /1324
三步跳 /1810
三角丹 /248
三角叶党参 /1465
三角枫 /398
三角草 /1814
三角菜 /1787
三枝九芦草 /446
三板根节兰 /1842
三轮蒿 /1491
三股筋 /347
三股筋香 /347
三妹木 /723
三春水柏枝 /903
三指雪兔子 /1637
三柱韭 /1680
三星花 /596
三咳草 /446
三桠乌药 /346
三铃子 /752
三棱草 /1814，1816
三棱虾脊兰 /1842
三裂叶蛇葡萄 /864
三裂蛇葡萄 /864
三裂槭 /822
三颗针 /441，444
千香树 /233
干姜 /1832
干葛 /738
干蕨鸡 /72
土丁桂 /1182
土人参 /296，307，1457，1462
土三七 /271，962
土大香 /335
土大黄 /280，284
土千年健 /1024
土王根 /284

土天冬 /1688
土木香 /454
土木贼 /74
土贝母 /1785
土牛膝 /323
土丹皮 /1026
土玉竹 /1882
土甘草 /694，713
土生地 /1379，1380
土白芍 /901
土白芨 /1884
土瓜狼毒 /780
土地瓜 /1023
土当归 /104，1457
土血竭 /268
土防风 /1240
土苁蓉 /246
土连翘 /489
土沙苑子 /698
土沙参 /1460，1870
土灵芝草 /1399
土鸡母 /289
土知母 /99
土迮翘 /482
土参 /1580
土荆芥 /321，1251
土茵陈 /1360
土茯苓 /1729
土厚朴 /336
土砂仁 /1818
土香榧 /151
土胆草 /1149
土洋参 /1696
土蚕药 /322
土桂皮 /342
土桔梗 /1460
土党参 /1462，1465
土海带 /306
土黄芩 /1298
土黄连 /69，405，427，431
土黄芩 /498
土黄莲 /1132
土萆薢 /1729
土梨 /637
土紫菀 /382
下田菊 /1484
下白鼠曲草 /1572
寸金草 /1225
大一支箭 /1551
大丁香 /696
大九股牛 /958
大力子 /1499
大力草 /1302
大千生 /1316
大马鞭草 /1853
大王马先蒿 /1347
大无花果 /203
大五加皮 /966
大车前 /1406
大瓦韦 /124
大贝母兰 /1870
大毛毛花 /676
大风寒草 /1224
大乌泡 /658
大孔微孔草 /1197
大巴 /1243
大巴豆 /730
大石韦 /134
大叶一枝箭 /1489
大叶三七 /965
大叶山绿豆 /690
大叶子胖 /892
大叶木通 /402
大叶丹参 /1282
大叶火烧兰 /1855
大叶双肾草 /1869
大叶玉叶金花 /1166
大叶玉树 /929
大叶仙茅 /1747
大叶白叶藤 /1136
大叶包针 /129
大叶兰芝 /110
大叶有加利 /929
大叶光板力刚 /393
大叶冷水花 /223
大叶青冈 /186
大叶虎榛子 /176
大叶金银花 /1414
大叶贯众 /111
大叶茜草 /1174

大叶茶 /470
大叶韭 /1679
大叶香茶菜 /1275
大叶桉树 /929
大叶通草 /951
大叶蛇总管 /275
大叶假鹤虱 /1196
大叶猫枝簕 /800
大叶椒簕 /800
大叶鲁萁 /110
大叶榕 /212
大叶蜡树 /1091
大叶醉鱼草 /1096
大白饭果 /1027
大白顶草 /1641
大白蒿 /1507
大瓜楼菜 /924
大包赤爮 /917
大头毛香 /1595
大头黄 /286
大头续断 /1444
大头蒲公英 /1656
大奶浆草 /775
大加皮 /966
大发散 /1324
大对月草 /1424
大芒萁 /81
大百合 /1690
大竹叶菜 /1784
大血草 /1422
大阳花 /1512
大羽芒萁 /81
大羽鳞毛蕨 /113
大红袍 /580，688
大麦冬 /1805
大花卫矛 /846
大花木通 /402
大花双参 /1447
大花龙胆 /1118
大花玄参 /1358
大花红景天 /551
大花角蒿 /1380
大花青藤 /360
大花刺参 /1442
大花虎耳草 /593
大花金丝梅 /486
大花柳叶菜 /941
大花韭 /1681
大花扁蕾 /1105
大花菟丝子 /1180
大花斑叶兰 /1860
大花蝇子草 /312
大花囊苞花 /1447
大丽花 /1554
大附子 /1800
大武山斑叶兰 /1862
大青叶 /537
大青树 /210
大青根 /537
大青蓝 /719
大青蒿 /1508
大青藤 /1431
大苦参 /1135
大苞大黄 /276
大苞石豆兰 /1837
大苞赤爮 /917
大苞柳 /172
大苞姜 /1820
大苞鸭跖草 /1784
大构 /199
大刺儿菜 /1486，1536
大齿叉蕨 /118
大果大戟 /783
大果山楂 /606
大果榕 /203
大明橘 /1029
大岩酸 /908
大金刚藤 /699
大金钱草 /1038
大金银花 /1411
大鱼鳅串 /1621
大油瓶子 /648
大茜草 /1175
大草乌 /375
大荞花草 /272
大茶药 /1102
大荨麻 /220
大药獐牙菜 /1133
大树木瓜 /905
大树杨梅 /160

大映山红 /1013
大钟花 /1126
大钮子七 /1271
大香果 /347
大独脚金 /1361
大将军 /1476
大籽蒿 /1507
大籽獐牙菜 /1127，1130
大活血 /258
大捆仙绳 /121
大莫永登 /894
大栗 /178
大鸭跖草 /1784
大狼毒 /778
大烟 /524
大绣花针 /692
大理天门冬 /1690
大理无心菜 /300
大理白前 /1145
大理百合 /1712
大理鸭头兰 /1869
大理菊 /1554
大理景天 /552
大理藜芦 /1742
大黄 /1601
大黄连 /449
大黄草 /1851，1853
大黄橐吾 /1601
大菟丝子 /1179
大野坝艾 /1236
大脖子药 /1398
大麻 /200
大麻芋 /1800
大麻芋子 /1803
大婆婆纳 /1366
大巢豆 /749
大斑叶兰 /1860，1862
大搜山虎 /1306
大散血 /1040，1437
大萼蓝钟花 /1475
大椒 /798
大紫丹参 /1289
大黑洋参 /1584
大黑根 /1584
大鹅肠菜 /318
大痞子药 /1607
大寒药 /465
大蒜芥 /543
大蓝 /719
大蓟 /1534
大酸浆草 /285
大酸酸 /285
大蝎子草 /220
大藤铃儿草 /509
大藤菊 /1661
大瓣紫花山金梅 /667
大瓣紫花山莓草 /667
万丈深 /1552
万年青 /206，845，1511
万年桃 /1837
万年蒿 /1505
万朵刺 /641
万寿竹 /1694
万寿菊 /1654
万把刀 /232
万里香 /598
万刺藤 /783
上天龙 /959
上牛膝 /679
上树龙 /1809
小一点红 /1562
小二仙草 /944
小寸金黄 /1042
小万寿菊 /1654
小口袋花 /1849
小山楂 /606
小卫矛 /848
小飞蓬 /1539
小天仙子 /1312
小木通 /387，388，391，397，399
小升麻 /561
小长距兰 /1885
小乌纱 /1855
小乌泡 /654，662
小叶九重葛 /291
小叶三点金 /704
小叶子厚朴 /337
小叶女贞 /1092
小叶艾 /1504

小叶石梓 /1214
小叶地丁草 /808
小叶麦冬 /1718
小叶冻绿 /861
小叶忍冬 /1416
小叶刺果卫矛 /844
小叶金鸡尾巴草 /113
小叶金露梅 /631
小叶帚菊 /1615
小叶荆 /1217
小叶复盆子 /662
小叶栒子 /613
小叶党参 /1463
小叶桑 /203
小叶鹅绒藤 /1142
小叶楼梯草 /220
小叶榕 /204，206
小叶嫩蒲柴 /357
小仙茅 /1748
小仙桃草 /1332
小白及 /1835
小白芨 /1834
小白袍 /359
小白淑气花 /875
小白棉 /1473
小白蜡 /1090
小白撑 /370
小头蓼 /263
小对经草 /940
小地扭 /1331
小地松 /1592
小百合 /1711
小百部 /1689
小舌唇兰 /1885
小舌紫菀 /1509
小竹叶菜 /1783
小血藤 /340，1171，1662
小合萌 /680
小米团花 /1210
小米麻草 /214
小米辣 /1308
小红丹参 /1296
小红花 /1273
小红参 /1160，1176，1296
小红袍 /650
小红蓼 /257
小报春 /1058
小花风毛菊 /1631
小花火烧兰 /1854
小花远志 /806
小花金挖耳 /1529
小花盾叶薯蓣 /1760
小花倒提壶 /1191
小花琉璃草 /1191
小花酸藤子 /1027
小苍耳七 /572
小芭蕉头 /1833
小杜鹃 /1015
小伸筋草 /1327
小鸡尾草 /93
小青香 /233
小青黄 /850
小苦苣 /1585
小茄 /1042
小茎叶天冬 /1688
小板栗 /180
小构树 /888
小刺蒴麻 /879
小果荨麻 /229
小果菱 /928
小岩灶草 /1355
小垂头菊 /1545
小金梅草 /1748
小金锁梅 /1748
小肺筋草 /1674，1676
小鱼眼草 /1556
小狗脊子 /113
小法罗海 /980
小录果 /950
小姑娘茶 /1027
小茜草 /1160，1172，1176
小草乌 /365
小茴香 /978
小南星 /1807
小柳叶菜 /937
小响铃 /695
小骨碎补 /131
小钟沙参 /1453
小秋葵 /873
小胖药 /318

小独角莲 /1805
小将军 /378
小活血 /1160
小窃衣 /1000
小扁豆 /811
小神砂草 /625
小盐灶菜 /1355
小根蒜 /1681
小柴胡 /971
小钱花 /875
小笔筒草 /75
小酒瓶花 /1082
小通花 /899
小通草 /596，899，900，950
小黄 /278
小黄芩 /1303
小黄泡刺 /655
小黄柏 /449
小黄断肠草 /500
小黄棕 /1798
小萝卜 /1247
小菜子七 /529
小雀花 /688
小眼子菜 /1673
小蛇莲 /913
小铜锤 /1479
小猪宗草 /97
小猪獠参 /1890
小粘药 /221
小粘榔 /228
小清喉 /853
小婆婆纳 /1367
小绿柴 /861
小斑叶兰 /1861
小棕包 /1741
小棕皮头 /1769
小黑牛 /369
小黑药 /1583
小寒药 /455
小蓝花 /1058
小蓝雪花 /1073
小蓟 /1526，1534
小蓬草 /1539
小蓑衣藤 /395
小楠 /354
小楠木 /354，356
小锦花 /1101
小蓼花 /265
小酸浆 /1318
小蜡 /1092
小膜盖蕨 /120
小漆树 /817
小藜 /322
小鹭鸶草 /1697
山八角 /335
山力叶 /634
山土瓜 /918，1183
山土豆 /1859
山大烟 /523
山小叶杨 /168
山小茴 /975
山小紫苏 /1285
山马豆 /755
山木通 /388，393，402
山木通藤 /388
山牛蒡 /1653
山毛羌 /980
山巴椒 /797
山玉兰 /336
山甘草 /694，713
山艾 /1507
山石榴 /644，1014，1019
山白芷 /1581
山白菜 /1058
山冬瓜 /922
山头姑娘 /613
山丝苗 /200
山地卫矛 /848
山地豆草 /747
山地虎耳草 /589
山地菊 /1540
山芝麻 /1239
山西瓜秧 /873
山竹叶草 /1786
山羊血 /224
山羊参 /583，1380
山羊柿子 /1429
山羊臭虎耳草 /585
山米壳 /523

山红花 /718
山芹菜 /986，1457
山杞子 /1424
山杨 /168
山豆根 /708，755，1026
山丽报春 /1051
山里红 /607
山谷子 /275
山谷蓼 /266
山角豆 /705
山附子 /373
山鸡血藤 /730
山鸡条子 /842
山鸡椒 /349
山青菜 /1261，1639
山苦瓜 /752
山苦荬 /1585，1647
山茄子 /871，1306，1307
山林果 /606
山枇杷 /798
山板凳 /853
山刺梨 /646
山枣子 /664
山岭麻黄 /156
山货榔 /842
山金凤 /829
山波萝 /336
山指甲 /1092
山茵陈 /1506
山荼 /471
山茶仔 /475
山胡麻 /682
山胡椒 /352
山荔枝 /949
山药 /1762
山栀子 /1161
山柳 /168
山柳叶糖芥 /536
山柳菊 /1579
山柳菊叶糖芥 /536
山柿 /1075
山韭菜 /1678，1685，1696，1697
山蚂蝗 /1187
山美人鹿蹄草 /1009
山姜花 /1725
山珠半夏 /1807
山珠南星 /1807
山埔姜 /1094
山莲藕 /714
山莴苣 /1589
山莴笋 /516
山莨菪 /1308
山桂花 /598，795
山桐子 /892
山桃 /602
山桃花 /1141
山夏枯草 /1225
山砻糖 /163
山高粱 /275，1790
山烟花 /619
山桑 /203
山黄枝 /1161
山萝卜 /1060，1183
山梧桐 /892
山常山 /1758
山野烟 /1307
山银花 /1414
山梨 /576
山梨儿 /1023
山麻子 /1179
山麻梨 /638
山萩 /1494
山葱 /1676
山落豆秧 /750
山棉花 /390，400
山紫苏 /1234
山紫茉莉 /293
山紫菀 /1600
山黑豆 /708
山椿 /471
山楂 /606，607
山楂扣 /607
山槐 /699
山蜂子 /626
山蜂蜜 /1248
山慈姑 /1752
山慈菇 /1704
山溪金腰 /566
山蓼 /252

山槟榔 /1297
山膀子 /1311
山辣椒 /420，1322
山漆树 /817
山踯躅 /1019
山薄荷 /1272，1276
山薄荷香茶菜 /1276
山檀香 /1023
山藕 /579
山蟛蜞菊 /1663
山藿香 /1226，1286
千斤坠 /1400
千斤拔 /710
千斤香 /346
千打槌 /881
千只眼 /127
千岁藟 /868
千年生 /1147
千年红 /812
千年青 /854，855
千年柏 /68
千年棕 /1747
千年矮 /1024
千把刀 /1375
千把钩 /330
千里马 /432，434
千里木 /1177
千里光 /419，721，1641
千针万线草 /318
千金子 /779
千金草 /1327
千金藤 /457
千屈菜 /926
千萼忍冬 /1420
川大黄 /280
川山七 /508
川贝母 /1699
川牛膝 /331
川乌 /362
川甘蒲公英 /1656
川白芍 /415
川芎 /985
川西小黄菊 /1620
川西无心菜 /300
川西沙参 /1449
川西楤木 /956
川西锦鸡儿 /690
川西獐牙菜 /1130
川百合 /1707
川防风 /984
川参 /742
川梨 /638
川续断 /1443
川续断然 /1443
川楝 /804
川滇三角枫 /823
川滇三角槭 /823
川滇小檗 /442
川滇女蒿 /1580
川滇无患子 /825
川滇风毛菊 /1636
川滇玉凤花 /1871
川滇花楸 /669
川滇变豆菜 /999
川滇香薷 /1239
川滇柴胡 /970
川滇绣线菊 /672
川滇雀儿豆 /694
川滇野丁香 /1163
川滇盘果菊 /1609
川滇瑞香 /883
川滇蔷薇 /648
川滇蜡树 /1089
川滇槲蕨 /135
川藏沙参 /1455
川藏蛇菰 /245
广木香 /1624
广布红门兰 /1879
广布野豌豆 /750
广东石榴 /931
广达卡 /164
广防风 /1240
广杷叶 /616
广栀仁 /599
卫矛 /842，845
卫尖菜 /842
子宫草 /1304
女儿红 /860，1174
女儿茶 /860
女贞 /1091

女贞叶忍冬 /1415
女萝 /59
飞天漆 /680
飞扬草 /775
飞机草 /1567
飞来鹤 /1144
飞连草 /122
飞疔药 /1331
飞松 /143
飞故子 /819
飞都鲁列耳 /1883
飞蓬 /1539
飞蛾藤 /1181
飞廉 /1526
飞燕草 /1553
习见蓼 /270
叉柱岩菖蒲 /1735
叉须崖爬藤 /865
叉唇角盘兰 /1874
叉唇虾脊兰 /1841
叉蕊薯蓣 /1753
马干铃 /925
马干铃栝楼 /925
马下消 /730
马口铃 /695
马石头 /710
马兰 /1588
马兰头 /1588
马兰花 /1041
马礼士杜鹃 /1014
马奶奶 /467
马耳朵果 /469
马耳草 /1788
马先蒿 /1343
马舌树 /1610
马衣叶 /1240
马苋 /295
马利筋 /1141
马利筋女娄菜 /309
马屁泡 /48
马尿花 /557
马尾连 /432，433，437
马尾参 /1550
马尾黄连 /428，430，434，436
马刺楷 /1178
马齿苋 /295
马爬瓜 /922
马泡 /663
马绊肠 /1775
马勃 /48
马蚤子叶 /791
马铃草 /685
马浮草 /75
马桑 /812
马桑寄生 /239，241
马鹿菜 /1255
马棒草 /1853
马粪包 /48
马蜂七 /257
马缨丹 /1215
马缨花 /1012
马缨杜鹃 /1012
马鞍子 /812
马蹄叶红仙茅 /1282
马蹄包 /48
马蹄防风 /997
马蹄细辛 /1653
马蹄草 /382，894
马蹄香 /1439
马蹄荷 /549
马蹄黄 /669
马蹄樟 /549
马鞭草 /1216，1851
马鞭草叶马先蒿 /1355

四画

丰花草 /1155
王子垂头菊 /1546
王瓜 /920，922
王瓜藤 /917
王母牛 /288
井口边草 /89，90
井栏边草 /90
开口箭 /1738，1875
开心果 /87
开花矮陀陀 /883
开萼鼠尾草 /1283
开喉箭 /1738
天山一支龙 /1315

天门冬 /1687，1688
天目杜鹃 /1013
天生草 /1697
天仙子 /1312
天名精 /1526
天竺牡丹 /1554
天荞麦 /247
天韭 /1683
天星吊红 /811
天荷叶 /593
天梓树 /947
天麻 /1859
天麻子果 /788
天蒜 /1683
天蓝 /727
天蓝沙参 /1451
天蓝苜蓿 /727
天蔓青 /1526
元江锥 /182
无毛南蛇藤 /842
无毛粉条儿菜 /1674
无毛野芹菜 /424
无心菜 /300
无名草 /1220
无花果 /205
无茎荠 /539
无茎黄花 /678
无茎黄芪 /678
无茎黄耆 /678
无刺茎荨麻 /229
无刺菝葜 /1731
无柄一叶兰 /1873
无被覆盆子 /656
无娘藤 /1180
无瓣女娄菜 /311
无瓣蔊菜 /541
云木香 /1624
云归 /969
云生毛茛 /423
云苓 /47
云苔草 /1056
云南丁香 /1093
云南土沉香 /784
云南小连翘 /484
云南山蚂蝗 /707
云南山梅花 /575
云南山楂 /606
云南千斤拔 /712
云南卫矛 /850
云南马兜铃 /466
云南马蓝 /1388
云南无心菜 /301
云南无患子 /825
云南勾儿茶 /857
云南双盾木 /1408
云南双楯 /1408
云南甘草 /713
云南龙胆 /1122
云南龙眼独活 /958
云南老鹳草 /766
云南百部 /1743
云南米口袋 /747
云南红豆杉 /154
云南红景天 /556
云南杨梅 /160
云南沙参 /1454
云南沙棘 /891
云南鸡矢藤 /1170
云南松 /143
云南岩菖蒲 /1735
云南金丝桃 /484
云南金莲花 /439
云南肺衣 /55
云南兔儿风 /1490
云南油杉 /142
云南茜草 /1175，1176
云南茶花 /474
云南荨麻 /230
云南香青 /1498
云南重楼 /1720
云南独蒜兰 /1888
云南姜花 /1827
云南冠唇花 /1253
云南蚤缀 /301
云南桤叶树 /1025
云南柴胡 /974
云南铁线莲 /402
云南高山豆 /747
云南绣线菊 /674
云南黄芪 /684

云南黄杞 /164
云南黄连 /403
云南菟丝子 /1180
云南野扇花 /855
云南猪屎豆 /698
云南鹿藿 /741
云南旌节花 /900
云南清风藤 /827
云南散血丹 /1318
云南葛藤 /739
云南葶苈 /535
云南棘豆 /733
云南紫菀 /1519
云南景天 /556
云南鹅耳杨 /175
云南鹅耳枥 /175
云南蓍 /1482
云南锦鸡儿 /691
云南鼠尾草 /1297
云南鼠刺 /570
云南腹水草 /1371
云南蔓龙胆 /1103
云南榧树 /155
云南槲蕨 /135
云南樟 /343
云饼山药 /1751
云通 /1409
云雾雀儿豆 /693
云锦杜鹃 /1013
扎柏 /125
木大通 /391
木艾树 /478
木本化血丹 /796
木本远志 /807
木本青竹标 /846
木瓜 /605，905
木兰金 /121
木兰乳 /1291
木半夏 /889
木耳菜 /1573
木防己 /454，465
木豆 /687
木里小檗 /443
木里报春 /1050
木里秋海棠 /908
木灵芝 /46
木矽草 /76
木质山海螺 /1214
木穹典元 /515
木帚子 /612
木帚栒子 /612
木茶 /475
木香 /148，1559
木香子 /352
木香花 /640
木姜子 /352
木姜菜 /1239
木莲花 /337
木荷 /478
木贼叶石松 /65
木通 /401
木通藤 /399
木菌子 /246
木梨子 /645
木棉 /872
木蓝 /719
木榧 /151
木槿 /872
五匹青 /995
五爪龙 /1372
五爪藤 /866
五月瓜藤 /452
五凤草 /773
五叶老鹳草 /758
五叶赤飑 /918
五叶草 /758，759，763
五加藤 /452
五行草 /295
五朵云 /773
五色梅 /1215
五花头 /413
五角叶葡萄 /869
五角枫 /822，999
五转七 /1424
五虎下西山 /778
五味子 /341
五味草 /506
五狗卧花心 /1150
五指通 /967
五星草 /1050，1576

五香血藤 /341
五香草 /1260
五彩花 /1215
五裂槭 /822
五裂蟹甲草 /1614
五蕊寄生 /236
五瓣花 /763
支柱蓼 /274
不丹红景天 /550
太白山葱 /1684
太白石豇豆 /123
太白龙胆 /1107
太白参 /1347
太白茶 /54
太白韭 /1684
太白黄连 /427
太白菊 /1513
太阳花 /757
犬形鼠尾草 /1286
区茹程丹 /1479
友水龙骨 /132
友谊草 /1207
匹他山茶 /473
车串串 /1405
车轮花 /1531
车轮草 /1404
车轮棠 /610
车轱辘 /1405
车前 /1404，1406
车前叶报春 /1068
车前状垂头菊 /1544
车前草 /1405，1406
车桑子 /824
车辙子草 /1406
巨麦 /304
牙什扎更布 /49
牙刷草 /1284
牙痈草 /1191
切柔赛保 /1234
切赛 /745
瓦山蜡树 /1089
瓦子草 /706
瓦韦 /124，125，127
瓦氏鳞毛蕨 /113
瓦草 /315
止血果 /1844
止血草 /1615
止血药 /1529
止痢蒿 /1219，1220
少女的发丝 /96
少花粉条儿菜 /1675
少蕊败酱 /1434
日日草 /1140
日本女贞 /1090
日本蹄盖蕨 /103
中亚卫矛 /848
中华小苦荬 /1585
中华山蓼 /253
中华车前报春 /1068
中华双扇蕨 /101
中华石蝴蝶 /1397
中华老鹳草 /761
中华扫春紫 /1069
中华青荚叶 /950
中华柳 /168
中甸山楂 /606
中甸凤仙 /828
中甸凤仙花 /831
中甸珍珠菜 /1039
中甸黄芩 /1300
中甸蓝钟花 /1470
中甸翠雀花 /411
中国拟铁 /569
中型千屈菜 /926
内折香茶菜 /1276
内酒药 /1239
水大靛 /1255
水水花 /927
水牛膝 /326
水升麻 /1250
水乌头 /369
水凤仙 /836
水文葱 /1817
水玉簪 /1763
水龙骨风毛菊 /1632
水白菜 /1669
水瓜 /911
水冬瓜 /174，351
水冬瓜树 /174
水母雪兔子 /1628

水母雪莲花 /1628
水竹叶 /1787
水灯心 /790，1777
水防风 /1001
水红子 /262
水红木 /1426
水红花子 /262
水红树 /480
水折耳 /460
水苋菜 /223
水花生 /324
水苏麻 /214
水杉 /67
水灵芝 /1131
水青冈 /184
水苦荬 /1369
水茄 /1325
水枝柏 /903
水咙蚣 /262
水金凤 /833，834
水泽兰 /937
水郎鸡 /91
水草蒙 /1690
水荞麦 /266
水柏枝 /903
水柳 /926
水前胡 /595
水珠麻 /215
水桐树 /947
水栒子 /614
水黄 /276
水黄连 /376，429，431，436，506，1131
水黄莲 /1132
水梨子 /948
水麻 /216
水麻叶 /216，224
水葱 /1817
水晶兰 /1007
水晶金钩如意草 /506
水蛤蟆叶 /1669
水湿蓼 /265
水蓼 /261，262，270
水漂沙 /653
水蕹菜 /324
水薄荷 /1252
贝母兰 /1845
贝折 /190
贝壳草 /711
贝椒子 /797
见血飞 /839
见血封喉 /368
见肿消 /288，619，1575
手儿参 /1863
手参 /1863
牛儿藤 /856
牛口刺 /1536
牛口蓟 /1536
牛木香 /454
牛心贯众 /103
牛巴嘴 /706
牛头猛 /1790
牛奶子 /890
牛奶草 /1480
牛奶柿 /1076
牛奶莓 /663
牛皮冻 /1169
牛皮消 /1144
牛耳朵草 /1404
牛达敦 /710
牛至 /1260
牛舌头棵 /284
牛肋巴刺 /449
牛角瓜 /1150
牛角花 /725
牛角椒 /1308
牛角藤 /1136
牛尾 /1502
牛尾七 /278，1738
牛尾子 /562
牛尾木 /675
牛尾参 /359，1464，1694，1761
牛尾贯众 /110
牛茎 /324
牛泷草 /937
牛牯大力 /729
牛脱 /889
牛蒡 /1499
牛嗓管树 /469

牛鼻足秧 /857
牛鼻圈 /856
牛膝 /324，331
牛膝菊 /1567
毛八角枫 /946
毛大丁草 /1570
毛子草 /1375
毛木叶 /479
毛木通 /388
毛牛耳大黄 /1618
毛丹 /350
毛丹公 /350
毛打碗花 /1178
毛叶丁香 /1214
毛叶千紫花 /378
毛叶血藤 /359
毛叶合欢 /676
毛叶花 /1363
毛叶草 /1390
毛叶轴脉蕨 /117
毛叶重楼 /1721
毛叶黄花木 /736
毛叶黄杞 /162
毛叶紫喇叭 /1393
毛叶鼠李 /859
毛瓜 /917
毛头蓟 /1486
毛发唐松草 /436
毛地黄鼠尾草 /1287
毛芨蕨 /99
毛羽蕨 /117
毛红莲 /439
毛花龙胆 /1113
毛杨梅 /160
毛连菜 /1618
毛冷蕨 /102
毛鸡腿子 /622
毛板栗 /178
毛刺头 /641
毛刺花椒 /796
毛刺蒴麻 /879
毛果岩金梅 /625
毛果委陵菜 /625
毛狗条 /173
毛茛 /378，421
毛茛状金莲花 /438
毛茛铁线莲 /400
毛南芥 /525
毛药草 /1241
毛柱滇紫草 /1204
毛轴铁角蕨 /105
毛重楼 /1721
毛脉附地菜 /1201
毛脉柳叶菜 /937
毛脉蚤休 /1721
毛脉高山栎 /189
毛独活 /982
毛桃 /602
毛栗 /181
毛栗子 /178
毛柴胡 /1618
毛胶薯蓣 /1761
毛球莸 /1209
毛黄木 /351
毛黄花木 /736
毛萝菜 /1187
毛菊苣 /1533
毛盔马先蒿 /1353
毛葶大将军 /1477
毛葶山珊瑚 /1858
毛葶山梗菜 /1477
毛葶香茶菜 /1274
毛葶香薷 /1235
毛葡萄 /869
毛裂蜂斗菜 /1616
毛猴子 /625
毛筷子芥 /525
毛慈姑 /1886
毛豨莶 /1643
毛蜡树 /351
毛辣花 /1182
毛翠雀花 /411
毛蕊花 /1363
毛蕊铁线莲 /397
毛槲蕨 /136
毛穗香薷 /1234
毛瓣山梗菜 /1477
气喘药 /1280
升麻 /385
长瓦韦 /125

长毛八角枫 /946
长毛风毛菊 /1626
长毛赤飑 /921
长毛松 /143
长勾刺蒴麻 /880
长叶女贞 /1087
长叶水麻 /215
长叶毛花忍冬 /1420
长叶兰 /1846
长叶头蕊兰 /1843
长叶百蕊草 /234
长叶吊灯花 /1149
长叶茜草 /1171
长叶雀舌 /786
长叶绿绒蒿 /515
长叶蜡莲绣球 /569
长托菝葜 /1730
长尖叶蔷薇 /643
长虫磨芋 /1807
长竹叶 /1795
长舟马先蒿 /1339
长花马先蒿 /1344
长花荛花 /887
长花铁线莲 /401
长花斑叶兰 /1860
长花蓝钟花 /1475
长豆 /753
长角石斛 /1852
长序缬草 /1438
长尾栲 /179
长尾越橘 /1022
长苞十大功劳 /449
长茎毛茛 /423
长茎还阳参 /1549
长松萝 /59
长果升麻 /427
长命菜 /295
长波叶山蚂蝗 /706
长春花 /1140
长柄山毛榉 /184
长柄胡颓子 /888
长柱十大功劳 /447
长柱垂头菊 /1547
长柱磨芋 /1801
长籽柳叶菜 /940
长根老鹳草 /758
长梗过路黄 /1044
长梗蓼 /255
长距玉凤花 /1866
长距石斛 /1852
长距忍冬 /1411
长距翠雀花 /409
长葶沿阶草 /1717
长裂黄鹌菜 /1665
长蕊万寿竹 /1694
长蕊珍珠菜 /1044
长蕊斑种草 /1188
长穗兔儿风 /1488
长穗美汉花 /1250
长鞭红景天 /552
长鳞贝母兰 /1845
仁丹草 /1218
爪哇唐松草 /434
反瓣老鹳草 /764
分枝鼠李 /861
公子天麻 /1858
公母树 /967
公孙树 /140
公藤 /760
月下红 /777
月牙一只蒿 /1688
月月花 /642
月季红 /642
月季花 /642
月亮花 /1247
月家草 /1825
风不动 /133
风车藤 /805
风柜斗草 /935
风雨花 /1750
风药 /1474
风颈草 /1216
风葫芦草 /1246
风筝果 /805
风藤草 /399，827
丹若 /634
丹参 /1291
乌禾 /1796
乌头 /362，375
乌头力刚 /389

乌母黑－沙里尔日 /1502
乌地龙 /618
乌麦 /249
乌龟梢 /456
乌饭树 /1022
乌拉音－伊黑日－额布苏 /936
乌泡倒触伞 /658
乌鸦果 /1024
乌骨鸡 /1152
凤仙花 /829，830，1393
凤尾兰 /1686
凤尾伸筋 /66
凤眼灵芝 /1784
凤眼草 /802
凤凰爪 /742
凤凰尾巴草 /116
勾儿茶 /856，857
勾多猛 /786
六月冷 /225
六月柿 /1314
六月霜 /1565
六叶葎 /1156
六甲 /1181
六耳铃 /1523，1590
六耳棱 /1590
六检子 /771
六棱菊 /1590
六棱麻 /1273
六棱锋 /1590
六稔子 /771
文光果 /645
文殊兰 /1746
方叶垂头菊 /1546
方茎紫苏 /1281
方枝柏 /148
方枝桧 /148
方香柏 /148
火艾 /1593
火把花 /1228
火把果 /636
火把草 /1127
火杨梅 /160
火草 /1492，1592，1593
火毡花 /1668
火炮子 /1083
火绒草 /1595
火柴头 /1781
火烧叶 /1661
火烧兰 /1854
火烧尖 /670
火梅木 /160
火麻 /222
火葱 /1677
火棘 /636
火焰 /333
火镰扁豆 /707，720
斗霜红 /892
心叶一支箭 /78
心叶山黑豆 /707
心叶石蚕 /1223
心叶舌喙兰 /1872
心叶青藤 /359
心叶荚蒾 /1430
心叶秋海棠 /908
心叶琉璃草 /1192
心肺草 /1487
孔雀尾 /68
孔雀草 /1654
巴巴叶 /876
巴东黄鹌菜 /1665
巴尔巴大 /512
巴雅杂巴 /1330
巴塘报春 /1048
巴塘报春花 /1048
巴塘葵叶报春 /1048
巴塘紫菀 /1511
邓氏马先蒿 /1340
双叶兰 /1868
双白刺花 /640
双耳子 /879
双合草 /1867
双花红门兰 /1880
双花堇菜 /894
双花斑叶兰 /1860
双股箭 /1490
双参 /1446
双核冬青 /837
双核枸骨 /837
双唇象牙参 /1830

双翎草 /1237
双筋草 /484
书带蕨 /100

五画

玉山瓦韦 /125
玉札 /664
玉叶金花 /1166
玉兰 /339
玉米 /1797
玉米花 /1116
玉如意 /881
玉周丝哇 /497
玉树梅花草 /571
玉皇李 /633
玉蜀黍 /1797
打火草 /1495
打布巴 /1243
打米花 /1181
打冷冷 /825
打油果 /632
打铁树 /1029
打鼓子 /779
打鼓藤 /466
打碗花 /1185
巧根藤 /122
正杉 /144
扒岩枫 /959
扒墙虎 /1138
甘川铁线莲 /386
甘西鼠尾 /1293
甘西鼠尾草 /1293
甘孜沙参 /1453
甘青乌头 /373
甘青老鹳草 /764
甘青青兰 /1233
甘青微孔草 /1198
甘松香 /1433
甘肃棘豆 /733
甘茶蔓 /912
甘薯 /1183
甘橿 /346
艾 /1501
艾草 /1577
艾菜 /1532
艾蒿 /1501
古钩藤 /1136
节毛飞廉 /1525
节节红 /256，1522
节节花 /326
节节草 /76，775，1783
节节高 /1668，1724
节茎石仙桃 /1883
节裂角茴香 /512
术活 /561
札阿中 /435
左转藤 /84
右辛 /1472
石刁柏 /1689
石上挡 /85
石上草 /70
石山金银花 /1410
石子藤 /65
石子藤石松 /65
石风丹 /273
石龙芽草 /491
石龙芮 /424
石龙胆 /1117
石仙桃 /1844
石灰菜 /1222
石吊兰 /1393
石竹 /304
石竹子 /304
石如意大黑药 /1584
石花 /56，1393，1397
石芥菜 /532
石角 /131
石苔花 /56
石林珠 /108
石板柴 /612
石松 /66
石枣子 /1837
石岩报春 /1056
石委陵菜 /623
石肺筋 /1116
石波菜 /534
石妹刺 /444
石茵陈 /1506
石茶 /124
石柱子花 /304

石虾 /1876
石胆草 /1393
石莲 /559，1003，1883
石莲花 /1393
石莲草 /1876
石格菜 /532
石豇豆 /123、1396
石砾唐松草 /435
石海椒 /770
石菖蒲 /532
石盘藤 /1138
石斛 /1853
石棒子 /671
石椒草 /793
石筋草 /225
石楞腿 /1883
石稔草 /225
石榴 /634
石膏垂头菊 /1546
石蝴蝶 /1397
石箭 /121
布什扎 /1806
布什都扎 /1806
龙爪花 /1749
龙爪菜 /1670
龙头凤尾 /99
龙头兰 /1882
龙头草 /1250
龙老根 /1294，1304
龙吐珠 /615
龙舌兰 /1744
龙芽草 /601
龙抱柱 /1890
龙骨风 /1138
龙骨树 /782
龙骨星蕨 /127
龙须子 /1179
龙须尖 /918
龙须草 /1698
龙须菜 /1689
龙胆 /1109
龙胆地丁 /1117
龙胆草 /1115
龙珠菜 /902
龙葵 /1322
平车前 /1405
平苞川木香 /1558
平枝栒子 /613
平瓣报春花 /1061
东北地刷子 /64
东亚紫茉莉 /293
东京樟 /344
东俄洛风毛菊 /1630
东俄洛乌头 /373
东俄洛龙胆 /1119
东党 /1467
卡卡果 /643
卡达折 /709
卡哑迟 /859
北茉栾藤 /1184
北鱼黄草 /1184
北京茴芹 /996
北京铁角蕨 /107
北给铜布 /818
凸孔角盘兰 /1883
凸孔阔蕊兰 /1883
占车 /1625
卢都子 /890
归叶藁本 /983
目莲金 /100
叶下红 /1370
叶下珠 /777
叶上子 /951
叶上花 /774
叶上花根 /878
叶上果 /951
叶上珠 /951
叶生子 /951
叶芒嘎保 /392
叶里藏珠 /1155
叶苞过路黄 /1043
叶象花 /774
叶萼龙胆 /1112
叶穗香茶菜 /1280
甲打色尔娃 /503
甲由草 /702
甲黄连 /1357
甲满 /1027
甲橡旺利 /482
申枝莲 /508

号筒花 /1690
田七 /963
田边菊 /1579，1588
田芹菜 /1279
田卷耳 /302
田萌葛 /680
田葛缕子 /975
田蒜芥 /543
叫出冬 /1136
凹瓦韦 /126
凹叶瑞香 /884
凹脉菝葜 /1730
凹瓣梅花草 /572
四川沟酸浆 /1336
四川桑寄生 /242
四川婆婆纳多毛亚种 /1368
四不正 /1103
四月子 /889
四方马兰 /1284
四方草 /1103
四叶一支花 /1437
四叶草 /1159
四叶葎 /1159
四角马氏菱 /928
四季红 /257
四季报春 /1059
四季青 /847
四季素馨 /1083
四美草 /1246
四翅月见草 /942
四棱草 /1131
四棱茶 /842
四棱薯 /1751
四蕊朴 /192
生姜 /1832
生等 /859
生等刺马起马 /652
矢车菊 /1531
禾木树 /477
禾叶毛兰 /1857
禾叶风毛菊 /1625
禾虾菜 /927
禾颐苹兰 /1857
仙人头 /540
仙人针 /1778
仙人饭 /1724
仙人掌 /333
仙巴掌 /333
仙灵脾 /446
仙茅 /1747
仙草 /1243
仙桃 /332
仙桃草 /1367
仙藤 /1153
白山羊 /224
白及 /1836
白马连鞍 /1136
白马鞭 /1216
白元参 /1265，1287
白车轴草 /748
白牛膝 /303
白毛将 /1182
白毛夏枯草 /1221
白毛堇菜 /896
白毛蒿 /1505
白毛藤 /1321
白古羊藤 /1170
白龙须 /1220，1484，1695，1788
白叶子 /1166
白叶火草 /1650
白叶花 /1097
白叶莸 /1208
白叶蒿 /1505
白兰 /339
白头翁 /1565，1570
白头蒿 /1491
白奴花 /1003
白边瓦韦 /125
白丝草 /1263
白地瓜 /1464
白地泡 /619
白地黄瓜 /896
白地榆 /629，669，762
白当归 /1041
白合欢 /724
白芷 /968，981
白花 /1185
白花丹 /1074
白花丹参 /1291

白花石蒜 /1746
白花仔 /326
白花舌头草 /379
白花羊牯枣 /723
白花杜鹃 /1016
白花豆 /707
白花苜蓿 /748
白花刺参 /1441
白花岩陀 /1074
白花败酱 /1434
白花草 /1332
白花草木犀 /726
白花艳山红 /1016
白花夏枯 /1244
白花黄芩 /1303
白花曼陀罗 /1311
白花蛇舌草 /1155
白花斑叶兰 /1862
白花棍儿茶 /629
白花矮陀陀 /884
白花滇紫草 /1202
白花醉鱼草 /1099
白花藤 /1181
白克木 /549
白杜鹃花 /1013
白杨 /168
白牡丹 /413，1034
白身树 /893
白陈艾 /1501
白鸡儿 /1836
白鸡骨头树 /960
白苦葛 /739
白英 /1321
白苞筋骨草 /1221
白苞猩猩草 /774
白茅 /1794
白刺 /814
白刺花 /640，741
白刺玫 /641
白虎草 /793
白味莲 /912
白果树 /140
白侧耳根 /460
白金三角咪 /853
白狗屁藤 /1170
白泡 /617
白弩箭药 /370
白带草 /530
白草 /896，1321
白草木樨 /726
白草果 /1819，1824
白柯 /184
白栎树 /186
白背大丁草 /1569
白背枫 /1094
白背铁线蕨 /97
白背崖爬藤 /865，866
白背紫菀 /1509
白映山红 /1016
白香樟 /355
白亮独活 /979
白前 /1145
白洋参 /1265
白眉 /1570
白秦艽 /1266
白莲蒿 /1505
白桦 /175
白根 /1836
白根五加 /953
白栗 /181
白党 /1468
白党参 /1465
白狼毒 /411
白酒草 /1540
白绣球 /1438
白球花 /734
白接骨 /1383
白菊木 /1572
白雪花 /1074
白甜车轴草 /726
白鸽草 /1182
白麻 /1382
白淋草 /223
白葶青兰 /1232
白缅花 /339
白瑞香 /883
白蒿 /1501，1505，1507，
1508，1593
白楠 /356
白蜡树 /1080，1091

白辣树 /1214
白蝴蝶 /1166
白薇 /1142，1570
白檀 /1078
白穗柯 /179
白簕 /954
白癞鸡婆 /289
白糯米条子 /1432
白糯米泡 /618
仔仁 /294
他枯 /1027
瓜子金 /808，809
瓜子草 /703
瓜叶乌头 /367
瓜蒌 /924
瓜槌草 /309
瓜楼 /924
丛毛矮柳 /170
丛生荽叶委陵菜 /623
丛花荚蒾 /1429
丛茎滇紫草 /1206
丛菔 /545
印度仙人掌 /332
印度白绒绣球 /568
印度鸡血藤 /732
印度崖豆 /732
冬布嘎拉 /943
冬虫夏草 /49
冬苋菜 /874
冬花 /1616
冬青 /244，354，1087
冬青卫矛 /847
冬珊瑚 /1323
冬凌草 /1280
冬葵 /874
冬寒菜 /874
冬樱花 /602
鸟不宿 /858
鸟不踏 /662
鸟足毛茛 /418
鸟巢兰 /1878
包谷 /1797
包谷陀子 /1424
包疮叶 /1027
包袱花 /1478
兰木香 /453
兰石草 /1330
兰叶大戟 /772
兰花茗 /750
兰香 /1259
兰香草 /1208
半天雷 /721
半牛尾藤 /1429
半边伞 /217
半边红 /924
半边扇 /217
半边脸 /1398
半边藕 /101
半枝莲 /1299，1302
半春子 /890
半荷包紫堇 /501
半夏 /1806，1810，1812
头花马先蒿 /1337
头花龙胆 /1109
头花杯苋 /330
头花荨麻 /223
头花猪屎豆 /696
头花蓼 /257
头状四照花 /949
头状蓼 /266
头顶一颗珠 /1736
头蕊兰 /1843
汉三七 /963
汉虎掌 /379
汉荭鱼腥草 /765
汉葱 /1677
宁硕厦曼巴 /888
永宁白芷 /982
永宁独活 /982
永胜木蓝 /716
尼泊尔水东哥 /469
尼泊尔双蝴蝶 /1134
尼泊尔四带芹 /980
尼泊尔老鹳草 /759
尼泊尔羊蹄 /287
尼泊尔香青 /1495
尼泊尔独活 /980
尼泊尔桤木 /174
尼泊尔黄花木 /735

尼泊尔绿绒蒿 /516
尼泊尔蓼 /266
尼泊尔酸模 /287
奶汁草 /775
奶浆果 /205，1472
奶浆参 /1552
奶浆树 /208
奶浆藤 /1147
奴拓 /201
加拿大蓬 /1539
对口元宝草 /1276
对月草 /319
对节子 /1424
对叶草 /487
对叶莲 /926
对生耳蕨 /115
对对参 /1446，1866
对座草 /1038
对嘴果 /205
台党 /1467
台湾石斛 /1853
台湾白及 /1835
台湾槲寄生 /244
母草 /1330
母猪藤 /467
丝毛飞廉 /1526
丝瓜花 /397
丝冬 /1687
丝茅草 /1794
丝带蕨 /121
丝栗 /182
丝棉木 /197，845
丝棉木卫矛 /845
丝棉树 /197
丝棉树皮 /197
丝藻 /1673

六画

邦子毒乌 /1445
邦见恩保 /1118
动虫 /984
圭骨红 /323
吉儿巴 /441
吉儿把 /442
吉尔哇 /441
吉吉格－乌日阿拉格 /631
吉吉格－那布其特－达邻－哈力苏 /1416
吉察 /418
扣子七 /965
托叶冷水花 /219
托叶楼梯草 /219
托柄菝葜 /1729
老山芹 /980
老少年 /327
老龙皮 /56
老龙骨 /132
老龙须 /395
老头草 /1595
老汉背娃娃 /950
老母猪半夏 /1805
老母猪桂皮 /342
老妈妈棵 /1237
老来少 /327
老君须 /1142，1438
老虎爪草 /421
老虎耳 /593
老虎芋 /1800
老虎尾巴根 /1687
老虎泡 /662
老虎须 /421，425
老虎姜 /1722，1760
老虎脚底板 /421
老虎脚迹草 /1037
老京藤 /714
老官草 /763
老鸦甘令果 /925
老鸦瓜 /922
老鸦泡 /1024
老鸦糊 /1210
老鸦嘴 /1391
老蛇藤 /464，1811
老麻藤 /1171
老鼠刺 /569，1266
老鼠黄瓜 /916
老鹳草 /758，759
老鹳筋 /309
扫帚七 /432
扫雪苗 /682
地丁 /1775

地八角 /679
地不容 /456
地水麻 /214
地石榴 /1327
地仙草 /601
地瓜儿苗 /1249
地瓜藤 /211
地皮风 /629
地皮消 /1387
地地藕 /1783
地耳草 /487，488
地红子 /609
地红豆 /1327
地麦子 /1304
地芙蓉 /456
地冻风 /601
地青梅 /1847
地虎耳 /661
地果 /211
地茶 /54
地胡椒 /425
地柏枝 /107
地柏树 /72
地骨 /1314
地盆草 /1301
地胆草 /1219
地洋参 /296
地笋 /1249
地疳 /1273
地涩涩 /1367
地菍 /1526
地萝卜 /1443
地葫芦 /1261
地棠花 /620
地榆 /664
地雷草 /325
地蜈蚣草 /926
地蜂子 /624
地锦 /776
地槟榔 /628
地飘儿 /619
地螺丝 /1836
扬子毛茛 /425
耳叶牛皮消 /1144
耳叶凤仙花 /833
耳叶紫菀 /1510
耳环草 /935
耳挖草 /1302，1562
耳柄蒲儿根 /1644
芋儿七 /1736
芍药 /415
芒牛旦 /1776
芒尖赛保 /1545
芒药苍耳七 /571
芒种草 /1369
芒萁 /82
亚麻 /769
亚麻仁 /769
芝麻 /1382
芎菩子 /985
朴于树 /192
朴伊桐 /893
朴树 /192
朴香果 /345
机机草花 /830
机麻 /1382
过山龙 /64，211，341，1811
过山枫藤 /841
过山照 /393
过桥风 /1138
过路黄 /483，486，1038，1437
西小茴 /978
西归 /983，1002
西瓜 /911
西红花 /1766
西红柿 /1314
西伯利亚远志 /810
西伯利亚鱼黄草 /1184
西昌党参 /1468
西茵陈 /1506
西南山梗菜 /1476
西南山梅花 /575
西南菥子梢 /687
西南木荷 /479
西南木蓝 /717
西南手参 /1864
西南毛茛 /421
西南风铃草 /1460

西南石梓 /1214
西南羽叶参 /956
西南红山茶 /473
西南红豆杉 /154
西南花楸 /668
西南杭子梢 /687
西南鸢尾 /1767
西南虎耳草 /592
西南委陵菜 /628
西南草莓 /617
西南唐松草 /432
西南绣球 /596
西南琉璃草 /1193
西南野草莓 /617
西南犁头尖 /1812
西南粗糠树 /1195
西南萱草 /1701
西南楤木 /956
西南楼梯草 /220
西南蝇子草 /310
西南獐牙菜 /1128
西南樱桃 /603
西南囊苞花 /1446
西洋红 /1295
西洋菊 /902
西域青荚叶 /951
西域旌节花 /899
西康玉兰 /338
西康花楸 /669
西番柳 /665
西番莲 /902，1554
西番菊 /1654
西藏三七草 /1573
西藏小檗 /445
西藏马兜铃 /464
西藏凹乳芹 /1002
西藏赤瓟 /920
西藏报春 /1070
西藏杓兰 /1850
西藏忍冬 /1417
西藏猫乳 /859
西藏棱子芹 /994
西藏紫菀 /1516
西藏獐牙菜 /1133
在羊古 /1233
有柄柴胡 /973
百大解 /762
百日菊 /1668
百鸟不落 /955
百年青 /854，855
百花茶 /1166
百里香叶婆婆纳 /1367
百足藤 /1809
百尾笋 /1695
百味参 /1675
百乳草 /1403
百脉根 /725
百倍 /324
百宿蕉 /1809
百裂风毛菊 /1622
灰毛川木香 /1559
灰毛风铃草 /1459
灰毛果莓 /653
灰毛莸 /1208
灰毛蓝钟花 /1473
灰叶子 /1426
灰叶南蛇藤 /841
灰叶堇菜 /895
灰叶算盘子 /791
灰田苋 /322
灰白桠 /687
灰灰菜 /320
灰苋菜 /320
灰条菜 /320
灰果蒲公英 /1659
灰岩黄芩 /1302
灰岩紫堇 /495
灰贯众 /115
灰栒子 /614
灰桑 /201
灰绿黄堇 /493
灰蓟 /1534
灰楸 /1374
达氏算盘子 /791
达刺 /652
列当 /1402
死麻蛇 /794
夹竹桃 /1136
师子色巴 /493
尖刀苦马菜 /1617

尖叶子 /1042
尖叶花椒 /801
尖叶杜鹃 /1016
尖叶荀子 /608
尖叶栒子 /608
尖叶榕 /208
尖叶藁本 /983
尖舌苣苔 /1398
尖尾芋 /1800
尖尾樱 /602
尖尾樱桃 /602
尖果马先蒿 /1345
尖栗 /177
尖被百合 /1710
尖萼金丝桃 /482
尖瓣紫堇 /505
光千屈菜 /926
光叶子花 /291
光叶花椒 /800
光叶肺筋草 /1674
光叶兔儿风 /1487
光叶珙桐（变种）/948
光叶高山栎 /189
光叶绣线菊 /670
光叶黄华 /743
光叶薯蓣 /1754
光杆穷 /1241
光陈子 /819
光板石韦 /134
光果婆婆纳 /1365
光肺衣 /56
光泽杜鹃 /1020
光亮黄芪 /681
光亮黄耆 /681
光素馨 /1086
光萼黄芪 /681
光萼黄蓍 /681
光棍树 /782
光瓣堇菜 /896
当归 /969
当归叶藁本 /983
当归藤 /1027
当药 /1130
当喔呷热 /383
早生紫堇 /493
早花象牙参 /1829
吐红草 /1384
虫豆 /747
虫莲 /664
曲花紫堇 /497
曲苞芋 /1810
曲枝柏 /147
曲金丝 /57
曲莲 /913
曲桧 /147
团花山矾 /1077
团花杜鹃 /1011
团花溲疏 /566
团葱 /1681
吊子银花 /1418
吊白叶 /1426
吊瓜 /922
吊钟黄 /1523
回龙草 /400
回头草 /268
回回蒜 /419
刚毛赤爬 /920
刚毛忍冬 /1413
网脉星蕨 /130
网脉橐吾 /1600
肉色土圞儿 /677
肉豆 /707
肉连环 /1839
肉果草 /1330
肉草 /1787
肉根还阳参 /1551
肉菊 /1649
年景花 /1059
朱子草 /294
朱赤木 /1177
朱砂莲 /1146
朱砂藤 /1146
朱噶尔 /979
朱薯 /1183
舌喙兰 /1873
竹节人参 /965
竹节花 /1783
竹节菜 /1783
竹叶七 /1692
竹叶子 /1789

竹叶艾 /1541
竹叶石风丹 /1842
竹叶吉祥草 /1788
竹叶防风 /972
竹叶花椒 /797
竹叶参 /1008，1786
竹叶草 /254，1822
竹叶根节兰 /1841
竹叶柴胡 /972
竹叶菜 /1781
竹园荽 /84
竹鸡苋 /1782
竹根七 /964，1738
竹根假万寿竹 /1693
竹柴胡 /974
竹凌霄 /1694
乔木茵芋 /794
伏牛花 /1156
伏毛铁棒锤 /365
伏蛇皮 /202
优秀红景天 /555
优昙花 /336
优越虎耳草 /583
延叶珍珠菜 /1041
延寿草 /622
延龄草 /1736
华中悬钩子 /653
华火绒草 /1596
华斗菜 /895
华瓜木 /945
华西龙头草 /1250
华西忍冬 /1421
华西美汉花 /1250
华丽马先蒿 /1351
华丽柳 /173
华泽兰 /1565
华南鹤虱 /1000
华紫报春 /1069
华蒲公英 /1655
华楹 /675
血人参 /718
血风藤 /731
血乌 /368
血地胆 /250
血当归 /1422
血参 /1662
血茜草 /1173
血盆草 /1280
血筋草 /1487
血满草 /1422
血榧 /150
血藤 /714
向阳花 /1315，1567
舟叶橐吾 /1599
舟形马先蒿 /1338
全叶马先蒿 /1343
全红豆 /754
全缘叶绿绒蒿 /514
全缘角蒿 /1376
全缘兔耳草 /1328
合欢 /724
合柄铁线莲 /391
合轴荚蒾 /1432
合钹草 /457
合掌木 /549
伞托树 /967
伞花山柳菊 /1579
伞花绢毛菊 /1649
伞花黄堇 /496
伞序三棱草 /1816
肋柱花 /1124
杂兰 /884
杂毕样 /1233
杂各尔手把 /1628
杂玛冬罗玛切瓦 /88
多氏老鹳草 /758
多叶香茶菜 /1278
多叶碎米荠 /531
多头苦荬菜 /1587
多头莴苣 /1587
多年生亚麻 /768
多舌飞蓬 /1564
多色杜鹃 /1016
多花勾儿茶 /856
多花丝灯心草 /1776
多花地杨梅 /1780
多花灯心草 /1776
多花杭子梢 /688
多花荆芥 /1257
多花栝楼 /923

多花栒子 /614
多花蓼 /251
多花醉鱼草 /1100
多苞斑种草 /1187
多枝黄芪 /681
多枝滇紫草 /1204
多刺天门冬 /1688
多齿叶报春 /1065
多药商陆 /290
多星韭 /1685
多须公 /1565
多脉冬青 /839
多脉报春 /1062
多脉茵芋 /794
多裂紫菊 /1609
多雄蕊商陆 /290
多腺小叶蔷薇 /650
多蕊蛇菰 /246
多蕊商陆 /290
多穗假虎杖 /270
多穗蓼 /270
多鳞粉背蕨 /91
色瓦色 /649
色打阿巴 /426
色尔格美多 /915
色玛 /767
色玛拉高 /767
冲天草 /1817
冰岛蓼 /260
冰果草 /119
冰耘草 /1381
冰凌草 /1280
冰粉子 /1316
冰球子 /1886，1888
刘寄奴 /1360
齐头蒿 /1503
交剪草 /1764
闭鱼花 /1099
问荆 /74
羊下巴 /1618
羊不食 /434，435
羊毛花 /676
羊毛金刚山槟榔 /960
羊巴巴 /1248
羊奶奶 /467
羊耳风 /1581
羊耳朵 /286
羊耳草 /1490
羊耳菊 /1581
羊耳蒜 /1877
羊合七 /1822
羊肌藤 /827
羊肝狼头草 /1347
羊肚菌 /51
羊肚菜 /51
羊肚蘑 /51
羊角七 /367
羊角天麻 /1612
羊角草 /1138
羊齿天门冬 /1688
羊浸树 /1150
羊蹄 /286
羊蹄草 /1562
羊膻臭 /997
并头草 /1299
米子蓼 /270
米团花 /1248
米汤菜 /770
米壳花 /524
米花木 /681
米花香荠菜 /530
米饭花 /1010
米饭树 /1022
米格曼一嗓杰 /757
米麻 /214
米锥 /179，180
灯儿草 /1174
灯心草 /1777
灯草 /1777
灯架虎耳草 /582
灯盏花 /1563
灯盏细辛 /1563
灯笼红萝卜 /540
灯笼花 /1225
灯笼草 /67，319，1226，1318，1366
灯笼棵 /1244
江南山柳 /1025
江南卷柏 /69
兴山醉鱼草 /1096

兴安柳叶菜 /937
守城满山红 /1014
安石榴 /634
农吉利 /1706
那安安得勒 /1387
那林－哈拉特日干那 /1625
那猪草 /1524
异叶水车前 /1670
异叶赤瓟 /918
异叶虎耳草 /583
异叶泽兰 /1566
异叶茴芹 /998
异叶高山豆 /745
异叶海桐 /599
异叶黄鹌菜 /1666
异叶梁王茶 /961
异叶蒴莲 /901
异叶楼梯草 /218
异叶鼠李 /860
异色山黄麻 /196
异被冷水花 /223
阳檖 /637
阴地三叉蕨 /118
阴地蕨 /77
阴行草 /1360
阴阳和 /437
阴阳扇 /1424
防己叶菝葜 /1732
防风七 /595
防风草 /1240
防痧药 /783
如意朴 /334
如意花 /1669
如意卷厚朴 /334
好实俄 /941
羽叶三七 /964
羽叶山黄麻 /195
羽叶竹节参 /964
羽叶鬼灯檠 /580
羽叶蓼 /271
羽芒菊 /1660
羽衣草 /1482
羽苞藁本 /986
羽脉山黄麻 /195
羽脉野扇花 /854
羽裂星蕨 /128
羽裂楼梯草 /218
观音杉 /153
观音豆 /687
观音草 /484，1008，1389
观音姜 /1833
观音莲 /128
观音倒座草 /761
红八角莲 /909
红三叶 /749
红千层 /930
红子刺 /636
红马羊刺 /1526
红马蹄窝 /253
红五加 /865
红车轴草 /749
红水麻 /228
红毛大字草 /591
红毛大戟 /772
红毛千里光 /1651
红毛马先蒿 /1348
红毛鸡草 /690
红毛虎耳草 /591
红毛悬钩子 /662
红升麻 /562，1566
红心柏 /146
红心柳 /173
红玉簪花头 /1703
红龙 /805
红龙胆 /1114
红叶 /813
红叶木姜子 /353
红叶黄栌 /813
红由 /350
红白二丸 /907
红头小仙 /1524
红头垂头菊 /1547
红头带 /221
红丝线 /1313
红耳坠根 /1314
红芋 /1808
红百合 /1725
红血儿 /1174
红色木莲 /337
红花 /1532

红花五味子 /341
红花升麻 /562
红花月见草 /941
红花龙胆 /1114
红花夹竹桃 /1136
红花茉莉 /1082
红花岩梅 /1004
红花油茶 /474
红花茜草 /1171
红花柳叶菜 /941
红花栝楼 /923
红花悬钩子 /656
红花寄生 /238
红芪 /700
红豆七 /360
红豆杉 /153
红伸筋草 /258
红鸡屎藤 /297
红青菜 /1297
红顶珠 /1327，1479
红苞大戟 /772
红枝卷柏 /72
红刺皮 /639
红刺苔 /663
红刺泡 /656
红金梅 /871
红波罗花 /1377
红姑娘 /1318
红南星 /1812
红药 /715
红背叶 /1562
红香师菜 /1263
红姜花 /1823
红前胡 /986
红秦艽 /1282，1293
红素馨 /1082
红荷兰翘摇 /749
红根草 /1035，1173
红瓶刷 /930
红海椒 /1308
红黄草 /1654
红菽草 /749
红萆薢 /1731
红梗草 /1566
红梗越橘 /1020
红梅果 /871
红梅消 /660
红雪茶 /57
红雪柳 /1476
红盘 /908
红博落 /1280
红棕杜鹃 /1018
红紫苏 /1250
红紫草 /1205
红掌草 /705
红童儿 /909
红寒药 /1387
红蓝花 /1532
红蓖麻 /788
红楠 /354
红雾水葛 /228
红锥 /180
红腺忍冬 /1414
红腺悬钩子 /663
红骡子 /579
红缨合耳菊 /1651
红缨尾药菊 /1651
红蕉 /1833
红霞报春 /1049
纤细马先蒿 /1341
纤细老鹳草 /765
纤细苦荬菜 /1586
纤细黄堇 /500
纤细雀梅藤 /862
纤细碎米荠 /530
纤维鳞毛蕨 /112
纤裂马先蒿 /1352

七画

寿桃 /602
麦门冬叶柴胡 /970
麦冬 /1718
麦朵刚拉 /1627
麦参 /318
麦夏枯 /1270
麦筛亮 /192
麦强日（热）尔瓦 /503
麦蓝菜 /319
麦穗夏枯草 /1269，1270
玛毛小鸡藤 /709

远羽里白 /83
扶芳藤 /845
扶桑 /812
找正 /504
走马灯笼草 /1226
走马芹 /968
走马胎 /1062、1268
走司马 /885
走茎灯心草 /1774
坝川芎 /985
贡山蓟 /1486
贡布美多露米 /1528
赤小豆 /754
赤木通 /864
赤地利 /247
赤地胆 /250
赤地榆 /762
赤芝 /46
赤苏 /1262
赤参 /1291，1297
赤胫散 /272
赤梨 /637
赤脚草 /1035
赤麻 /216
赤箭 /1859
折菇草 /1569
抓桑 /496
抢把拿朵 /411
护生草 /528
块根紫菀 /1509
扭瓦韦 /123
扭豆 /687
扭连钱 /1267
扭果紫金龙 /509
报春花 /1059
拟山枇杷 /799
拟秀丽绿绒蒿 /518
拟蚌壳花椒 /799
拟蚬壳花椒 /799
拟康定乌头 /372
拟楼斗菜 /417
芙蓉 /459
芙蕖 /459
芜菁还阳参 /1551
苇谷草 /1615
苣叶报春 /1070
苣叶脆蒴报春 /1070
苣荬菜 /1647
芽生虎耳草 /584
芮改容 /1142
芮德花楸 /668
苋 /327
苋菜三七 /1040
苋菜藤 /329
花女娄菜 /312
花木通 /390
花叶滇苦菜 /1646
花生草 /484
花白丹 /1044
花荞 /249
花荞莲 /256
花南星 /1805
花扁担 /271
花被单 /776
花商陆 /289
花斑竹 /275
花葶驴蹄草 /383
花棒 /700
花椒 /798
花椒簕 /801
花蝴蝶 /272
芥菜 /527
芥菜子 /527
苍山乌头 /363
苍山冷杉 /141
苍山越橘 /1023
苍山醉鱼草 /1098
苍山橐吾 /1606
苍耳 /1664
苍耳七 /574
苍耳子 /1664
芳樟 /342
芦枝 /617
芦荟 /1686
芦橘 /617
苏门白酒草 /1541
苏巴 /313
苏尔公玛保 /1634
苏利蔷薇 /648
苏杷叶 /616

苏罗尕布 /539
苏罗尕保 /539
苏格毛 /442
苏麻 /1262
苏联鸢尾 /1771
杜瓜 /922
杜仲 /197
杜宏山 /1028
杜松 /142
杜梨 /637
杜鹃 /1019
杜鹃花 /1019
杠板归 /269
杏叶防风 /997
杏叶沙参 /1456
杏叶茴芹 /997
杉木 /144
杉叶藻 /943
杉松果 /155
杉寄生 /237
杓儿菜 /1527
李 /633
李子 /633
杨石榴 /1139
杨树 /171
杨梅 /160，161
杨梅根 /160
求江蔷薇 /649
求股 /71
束花石斛 /1851
吾巴拉恩博 /515
豆角柴 /687
豆莪大夏 /733
豆浆果 /1195
豆豉姜 /349
豆梨 /637
豆麻 /768
豆搭子 /1429
豆酱草 /1439
豆蔻 /1826
豆腐柴 /945
豆腐渣 /162
豆瓣草 /944
豆瓣绿 /461
两头毛 /1375
两头尖 /365
两色瓦韦 /122
两型沙参 /1451
两面针 /800
丽子藤 /1151
丽江一支箭 /1551
丽江大黄 /279
丽江山慈菇 /1704
丽江马尾黄连 /495
丽江风毛菊 /1627
丽江乌头 /366
丽江市胡颓子 /888
丽江吊灯花 /1148
丽江金不换 /1135
丽江秋海棠 /908
丽江柴胡 /974
丽江黄芩 /1303
丽江麻黄 /157
丽江棱子芹 /993
丽江紫金龙 /508
丽江蓟 /1535
丽江槭 /820
丽花报春 /1062
辰沙草 /806
还阳参 /1553
还阳参景天 /553
还阳草根 /1347
歼疟单 /808
连合子 /548
连核梅 /548
坚龙胆 /1109
坚杆火绒草 /1594
旱生丛菔 /546
旱生南星 /1802
旱皂角 /679
旱柳 /171
旱莲草 /1561
旱烟 /1317
旱蕨 /93
时计草 /902
吴茱叶五加 /952
吴茱萸五加 /952
里白 /83
园刺葵 /641
足茎毛兰 /1856

串莲草 /305
串鼻龙 /395
吹风散 /340
针叶风铃草 /1458
针叶帚菊 /1615
针色达奥 /588
针筒线 /940
钉茄 /1319，1320
牡丹 /416
牡蒑 /1503
牡蒿 /1503
秃头菜 /286
秃裸悬钩子 /656
秀丽火把花 /1229
秀丽炮仗花 /1229
秀丽绿绒蒿 /522
秀英花 /1083
秀苞败酱 /1435
何树 /478
何首乌 /251
伸长红景天 /550
伸筋草 /66
身保暖 /883
皂子 /698
皂柳 /173
佛手参 /1863，1864
佛甲草 /558
佛指甲 /558
佛掌参 /1863
近凹瓣梅花草 /573
近光薯蓣 /1761
余甘子 /787
希如文－奥日图哲 /717
谷精草 /300
肝火草 /1389
肚子银花 /1410
角豆 /753
角盘兰 /1875
角盘兰余粮子草 /1874
角蒿 /1377，1381
条参 /519，1649
条裂黄堇 /503
卵叶马兜铃 /465
卵叶毛茛 /421
卵叶茜草 /1173
卵叶韭 /1683
卵叶鸭跖草 /1781
卵果鹤虱 /1197
卵唇粉蝶兰 /1885
迎春花 /1084
迎春柳 /770
饭包草 /1781
饭米果 /1022
饭豆子 /754
饭沙子 /1753
亨氏拟旱蕨 /93
库莎红门兰 /1879
疔药 /419
冷水花 /224
冷水草 /217
冷地卫矛 /845
冷饭果 /1428
冷卷子 /109
庐山石韦 /134
序叶苎麻 /214
忘忧草 /1702
间型沿阶草 /1717
闷头黄 /961
弟夏 /504
沙木 /144
沙朴 /192
沙虫药 /1274
沙红三七 /1040
沙连泡 /216
沙针 /233
沙苑子 /1776
沙和尚 /1456
沙参 /1456
沙柳 /904
沙树 /144
沙姜 /1870
沙棂果 /606
沙棘 /891
沟酸浆 /1336
怀香 /978
怀胎草 /939
良枣 /863
良姜 /1818
补肺参 /1461
补骨脂 /737

诊其加布 /781
君木扎 /282
君只 /282
君迁子 /1076
灵芝草 /46
灵寿茨 /826
灵香草 /1042
灵疾草 /1037
尾叶雀舌木 /786
尾叶樱 /602
尾膝 /1390
陆英 /1423
阿木塔图 – 哲格斯 /943
阿不答石 /933
阿氏槭 /822
阿尔泰狗娃花 /1578
阿尔泰紫菀 /1578
阿皮卡 /1700
阿母辛败 /386
阿西得 /106
阿里山十大功劳 /448
阿拉伯婆婆纳 /1366
阿莱皮 /1798
阿哦吐都西 /1028
阿墩子龙胆 /1108
阿墩沙参 /1453
孜花沙参 /1454
陇桧 /149
陇塞忍冬 /1419
陈龙茄 /1323
附子 /362
附地菜 /1202
邵格 – 札拉 /442
劲直菝葜 /1734
鸡儿头 /696
鸡儿肠 /316，1588
鸡子花 /1855
鸡毛蕨 /82
鸡爪大王 /257
鸡爪山药 /1757
鸡爪草 /438
鸡心七 /246，1877
鸡心果 /1409
鸡矢藤 /1169
鸡白柴 /232
鸡包谷 /1812
鸡肉果 /794
鸡肉参 /1377，1380
鸡舌头叶 /827
鸡血七 /274
鸡血生 /1172
鸡血莲 /104
鸡血藤 /714
鸡苏 /1281
鸡足莲 /129
鸡肝散 /1273
鸡肠子 /298
鸡肠子草 /300
鸡肠狼毒 /780
鸡刺根 /1534
鸡肾子 /1867
鸡肾参 /1866
鸡肾草 /1867，1868，1889
鸡肶草 /574
鸡肫梅花草 /574
鸡油果 /353
鸡挂骨草 /1268
鸡骨头 /598，1407
鸡骨草 /926
鸡骨柴 /1237，1408
鸡骨常山 /567
鸡冠参 /1785
鸡素苔 /450
鸡桑 /203
鸡菊花 /1661
鸡脚手 /819
鸡脚玉兰 /1831
鸡脚刺 /441
鸡脚参 /519，1261，1831
鸡脚草 /89，90
鸡脚莲 /129
鸡脚黄连 /444
鸡蛋花 /1137
鸡蛋参 /1464
鸡掌 /544
鸡嗉子 /211
鸡嗉子果 /211
鸡嗉子榕 /211
鸡嘴儿 /677
鸡糠树 /1080

驱蛔虫草 /1042
纯淳三七 /310
驳骨丹 /1094
驳骨莲 /248
驴蹄草 /382，383
纽子七 /835

八画

青木香 /465，1624
青冈 /183，185，186
青冈栎 /183
青叶胆 /1128
青叶紫苏 /1263
青白麻叶 /228
青皮木 /232
青朴 /192
青竹标 /1811
青羊参 /1147，1447
青阳参 /1146，1147
青松 /143
青刺尖 /632
青鱼胆 /1127
青荚叶 /951
青骨藤 /315
青菜子 /527
青菜参 /1190
青梅 /1084
青蛇胆 /1153
青蛇斑 /85
青蛇藤 /1152
青葙 /328
青蛙皮 /55
青稞 /1793
青榨槭 /819
青蜡树 /1091
青影子 /257
青藏垫柳 /170
青藤 /360，455，1384
玫瑰茄 /871
拔白哥 /1097
拔地麻 /1440
坤草 /1245
抽麻苔 /975
抽葶党参 /1469
抽葶藁本 /990
抽筋草 /303，317
拐牛膝 /330
拐棒参 /1480
拐膝 /331
顶芽狗脊 /109
抱石莲 /122
抱茎凤仙花 /828
抱茎柴胡 /971
抱茎葰薁 /1733
抱茎眼子菜 /1672
抱茎葶苈 /533
拉瓦色玛 /743
拉冈 /764，1774
拉巴子 /394
拉狗蛋 /269
拉萨大黄 /277
拂风草 /1247
坡参 /1870
坡柳 /824
披针叶黄花木 /735
披针新月蕨 /104
披麻草 /1741，1742
披散木贼 /75
其米 /1579
其玛甲吉 /733
耶悉茗 /1085
茉莉 /1086
茉莉花 /1086
苦丁茶 /1090
苦山药 /1754
苦牛大力 /714
苦龙胆 /1538
苦苣菜 /1646
苦连翘 /483
苦良姜 /1760
苦刺 /741
苦味散 /1090
苦参 /742
苦草 /1109，1128
苦荞头 /247
苦荞麦 /249
苦荬菜 /1587
苦骨 /742
苦胆草 /1128，1132
苦籽 /1785

苦蚕子 /715，729
苦莴苣 /1589
苦菜 /145，542，1553
苦菜药 /1667
苦葛 /739
苦蒿 /1508，1538
苦蒿尖 /1538
苦楝 /803
苦颠茄 /1320
苜蓿草 /725
苜蓿菟丝子 /1179
苗德花楸 /668
苞叶大黄 /276
苞叶风毛菊 /1629
苞叶雪莲 /1629
直打洒曾 /581
直立点地梅 /1033
直苎麻 /226
直角荚蒾 /1429
直距耧斗菜 /381
茄叶细辛 /1529
茄参 /1315
茎花南蛇藤 /842
茅山树 /771
茅瓜 /916
茅丝栗 /182
茅草 /1794
茅莓 /660
茅铁香 /612
茅膏菜 /491
枝子皮 /337
杯花凤仙 /832
杯花韭 /1676
枢木 /945
柜柳 /732
枇杷 /616
枇杷木 /357
枇杷仁 /616
板蓝根 /537
板凳果 /853
松下兰 /1006
松上寄生 /59
松毛火草 /1492
松毛火绒草 /1592
松叶青兰 /1231
松叶接骨草 /1356
松叶蒿 /1356
松兰 /1747
松柏钝果寄生 /240
松香疳药 /958
松萝 /58
松梧 /142
松寄生 /240
松蒂 /582
松蒿 /1355
松潘黄芪 /683
松潘黄耆 /683
枪子菜 /857
枪刺果 /632
枫木鞘花 /237
枫本寄生 /237
枫杨 /166
构皮荛花 /887
构树 /199
卧生水柏枝 /904
刺飞廉 /1525
刺天茄 /1319
刺毛卫矛 /844
刺毛忍冬 /1413
刺毛金银花 /1413
刺石榴 /644，1323
刺龙袍 /955
刺叶冬青 /837
刺叶点地梅 /1035
刺红花 /1532
刺红珠 /441
刺花莲子草 /325
刺花椒 /796
刺芹儿 /1443
刺苞果 /1481
刺苞菊 /1481
刺齿贯众 /110
刺果卫矛 /844
刺果茶藨子 /576
刺参 /519
刺茶 /654
刺柏 /146
刺栗 /181
刺球 /713
刺黄连 /441，654

刺革藓 /1730
刺梨 /576，638
刺梨子 /648
刺梨根 /646
刺萼悬钩子 /650
刺蒴麻 /881
刺椿头 /955
刺槟榔根 /645
刺蕊草 /1268
刺簕悬钩子 /659
刺藤果 /453
枣 /863
欧贝 /513
欧贝赛保 /516
欧斗 /302
欧洲千里光 /1641
欧洲凤尾蕨 /88
欧洲菟丝子 /1179
轮叶蟹甲草 /1611
软木栎 /191
软枝地豆草 /747
软枣 /1076
软梗蛇扭 /626
鸢尾 /1772
齿叶马先蒿 /1337
齿叶灯台报春 /1065
齿叶赤瓟 /918
齿叶报春 /1065
齿叶虎耳草 /586
齿叶蓼 /250
齿果草 /811
齿果酸模 /284
齿裂千里光 /1644
齿瓣开口箭 /1740
虎子桐 /789
虎耳草 /583，593
虎耳藤 /839
虎舌 /1153
虎杖 /275
虎尾草 /1036，1274
虎其尾 /1725
虎刺 /1156
虎须草 /1777
虎掌草 /379
虎掌荨麻 /220
虎掌南星 /1804
肾子草 /1879
肾叶山蓼 /252
肾叶龙胆 /1110
肾叶金腰 /565
肾叶变豆菜 /1000
肾阳草 /1866
肾唇虾脊兰 /1840
肾蕨 /119
具叶绿绒蒿 /515
味牛膝 /1390
果上叶 /1844，1876
果巴籽木纳 /1685
果东樟 /343
昆明木兰 /717
昆明木蓝 /717
昆明沙参 /307
昆明樱 /603
明油子 /824
明麻 /1859
呼崩 – 奥日耐特 /938
岩七 /555
岩川芎 /989
岩生杜鹃 /1016
岩生忍冬 /1417
岩生南星 /1806
岩白菜 /563
岩兰花 /1460
岩边香 /1438
岩芋 /1801，1805，1810
岩豆瓣 /461
岩连姜 /137
岩谷伞 /60
岩陀 /580
岩青藤 /845
岩坡卫矛 /843
岩林 /989
岩居马先蒿 /1349
岩参 /1396
岩胡椒 /835
岩柏 /69
岩柏枝 /69
岩菖蒲 /563，1736
岩菠菜 /1003
岩匙 /1003

岩银花 /1418
岩棕 /995
岩楞子 /613
岩飘子 /1736
罗仪草 /1005
罗伞 /959
罗勒 /1259
罗圈树 /681
罗锅底 /918
岷归 /969
败火草 /1083
败毒草 /728
败酱草 /546
垂叶黄精 /1723
垂叶榕 /204
垂头虎耳草 /590
垂头菊 /1542
垂花报春 /1057
垂花穗状报春 /1053
垂序商陆 /289
垂枝双盾木 /1408
垂枝柏 /147
垂榕 /204
垂穗石松 /67
刮金板 /784
刮筋板 /784
和气草 /1882
和氏槭 /820
和兰苋 /737
和尚头 /1443
和尚菜 /1483
委陵菜 /622
侧茎垂头菊 /1605
侧茎橐吾 /1605
侧柏 /145
爬山虎 /611
爬岩姜 /135，137
爬树龙 /1811
金山水黄连 /376
金丸 /617
金木 /282
金不换 /1383
金毛三七 /561
金毛狗 /86，98
金毛狗脊 /86
金毛铁线莲 /390
金毛裸蕨 /99
金凤仙 /832
金凤花 /832，836，1141
金玉叶 /229
金兰 /1851
金边莲 /253
金丝马尾连 /433
金丝木 /477
金丝木通 /390
金丝毛 /86
金丝杜仲 /846，850
金丝草 /91
金丝荷叶 /456
金丝桃 /483，489
金丝桃虎耳草 /587
金丝海棠 /489
金丝黄连 /431
金丝楸 /1373
金老梅 /627
金刚刺 /1729
金刚树 /960
金刚兜 /1728
金网鸢尾 /1768
金灯藤 /1179
金江火把花 /1228
金江炮仗花 /1228
金江槭 /823
金汤匙 /1288
金花草 /68，726，748
金佛花 /1582
金佛草 /1582
金龟莲 /913，914
金沙槭 /823
金沙藤 /84
金鸡米 /1795
金鸡尾 /72，89，90
金鸡独立草 /73
金纹鸢尾 /1768
金钗石斛 /1853
金河牛膝 /330
金宝树 /930
金线吊白米 /1676
金线吊芙蓉 /593
金荞麦 /247

金星草 /124
金钟茵陈 /1360
金钩如意草 /506
金钩莲 /1371
金脉鸢尾 /1768
金冠鳞毛蕨 /111
金珠柳 /1028
金莲花 /438
金柴胡 /589，970
金钱吊葫芦 /1464
金钱回 /664
金钱标 /630
金钱树 /858
金钱豹 /1462
金钱暗消 /455
金铁锁 /307
金铃子 /804
金瓶花 /1015
金黄花滇百合 /1705
金雀花 /734
金银花台 /1141
金盘 /914
金盘七 /914
金锁匙 /454，488
金腰花 /1084
金腰草 /566
金慈菇 /913
金罂子 /648
金蝴蝶 /312
金薯 /1183
金露梅 /627
乳汁草 /777
乳芎 /985
乳豆草 /305
乳腺草 /1663
肺形草 /653
肺经草 /1513
肺筋草 /1676
肿足蕨 /98
肿柄菊 /1659
胀萼蓝钟花 /1474
肥田草 /750
肥肉草 /226
肥皂豆 /698
肥皂树 /698
肥猪菜 /1642
鱼公草 /111
鱼公草根 /111
鱼肠草 /1049
鱼尾菊 /1668
鱼香草 /1252
鱼胆 /1210
鱼眼草 /1555，1556
兔子拐棒 /1402
兔耳兰 /1847
兔耳草 /1882
忽布筋骨草 /1221
忽地笑 /1749
狗牙还阳 /559
狗牙菜 /558
狗爪爪 /474
狗头七 /1575
狗头赤芍 /413
狗地芽皮 /1314
狗舌紫菀 /1515
狗肝菜 /1386
狗屁藤 /880，1169
狗尾巴子 /328
狗尾巴香 /1238
狗英子 /975
狗骨头 /345，1029
狗屎瓜 /916
狗屎花 /1189
狗屎粘 /840
狗核桃 /1311
狗脊 /86
狗黄瓜 /916
狗筋蔓 /303
变异鳞毛蕨 /113
变黑女娄菜 /314
变黑蝇子草 /314
夜丁香 /1309
夜合 /621
夜合叶 /685
夜合树 /724
夜交藤 /251
夜关门 /685，721，723
夜来香 /1309
夜饭花 /292
夜夜青 /1815

夜香花 /1309
夜香树 /1309
夜息香 /1252
夜麻光 /937
底木萨 /405，407
疝气草 /1133
疝气药 /1868
疙瘩七 /962
兖州卷柏 /68
闹虫草 /1042
闹羊花 /1312
卷毛蓼 /264
卷丹 /1709
卷叶贝母 /1699
卷叶凤尾 /91
卷叶黄精 /1722
卷丝苣苔 /1394
卷丝珊瑚苣苔 /1394
卷耳 /302
单子卷柏 /70
单毛刺蒴麻 /879
单叶米口袋 /745
单叶灯心草 /1779
单叶波罗花 /1378
单守根 /710
单花荠 /539
单花遍地金 /484
单齿玄参 /1359
单肾草 /1873
单孢卷柏 /70
单面针 /798
单籽卷柏 /70
单蕊败酱 /1434
单瓣白木香 /639
浅圆齿堇菜 /894
浅裂毛茛 /422
河白草 /269
河乳豆草 /305
河柏 /904
河柳 /171
沾沾草 /1171
油甘子 /787
油头草 /1608
油杉寄生 /240
油草 /1814
油茶 /472
油茶籽 /472
油炸条 /353
油桐 /789
油葫芦 /234
油葱 /1686
油樟 /342
泊桐寄生 /236
沿阶草 /1716
泡八角 /794
泡火桐 /1212
泡花树 /826
泡泡草 /127
泡参 /1454，1455，1465
泡骨丹 /1279
泡核桃 /165
泥冰子 /1886
泥胡菜 /1577
泥菖蒲 /1799
沼生扁蕾 /1106
波罗花 /1377，1686
波罗果 /203
波斯婆婆纳 /1366
波棱瓜 /915，920
波缘艾纳香 /1523
泽泻 /1669
泽泻虾脊兰 /1838
泽珍珠菜 /1037
泽漆 /773
宝巾 /291
宝石茶藤 /850
宝兴马兜铃 /464
宝兴百合 /1708
宝兴淫羊藿 /446
宝兴棱子芹 /992
宝兴翠雀花 /407
宝剑草 /896
宝铎草 /1695
宝盖草 /1245
宝塔花 /1252
空壳洞 /959
空茎鸢尾 /1767
郎白达松洗 /347
房县槭 /821
衫钮子 /1313

录豆 /754
帚枝唐松草 /437
帚枝鼠李 /861
刷把草 /939
降龙门 /826
参三七 /963
参草 /296
参薯 /1751
线叶丛菔 /544
线叶地榆 /664
线叶百部 /1743
线叶眼子菜 /1673
线纹香茶菜 /1277
线麻 /200
练实 /804
细子藤 /462
细木香 /466
细牛草 /806
细风轮菜 /1224
细风带 /705
细叶十大功劳 /447
细叶小苦荬 /1586
细叶云香草 /1775
细叶丛菔 /544
细叶青 /105
细叶益母草 /1246
细叶假樟 /346
细叶蓝钟花 /1470
细叶楷木 /815
细叶零余子草 /1874
细叶榕 /204
细竹叶高草 /1787
细羊巴巴花 /1228
细红背叶 /1562
细花荆芥 /1258
细芦子藤 /462
细杉树 /599
细针果 /1663
细苞忍冬 /1418
细茎双蝴蝶 /1133
细茎石斛 /1853
细茎驴蹄草 /384
细茎蓼 /259
细枝绣线菊 /671
细齿稠李 /621
细果角茴香 /512
细果野菱 /928
细狗闹花 /780
细点根节兰 /1838
细毡毛忍冬 /1418
细翅卫矛 /843
细梗附地菜 /1200
细密草 /1224
细葛缕子 /976
细萼沙参 /1450
细裂叶松蒿 /1356
细锥香茶菜 /1273
细蝇子草 /312
细瘦六道木 /1407
绊脚刺 /655
经如草 /625
贯众 /111，113
贯金 /760

九画

春草 /49
春琼 /781
珍珠七 /1877
珍珠伞 /1026
珍珠米 /1797
珍珠花 /1010
珍珠草 /309，1567
珍珠莲 /436，1245
珊瑚豆 /1323
毒鱼药 /783
毒鱼藤 /715，729
毒药草 /1737
挂金灯 /1318
垣上黄 /489
哉果 /991，994
挺茎遍地金 /487
指叶凤尾蕨 /89
指甲花 /830，833
垫状山岭麻黄 /156
垫状虎耳草 /590
垫状卷柏 /71
垫状点地梅 /1035
垫紫草 /1194
挣桃 /205
挖耳草 /1284

荆芥 /1251
荆条 /872
荆桃 /604
茸毛木蓝 /718
革草 /1401
革本菜 /983
革叶耳蕨 /116
革叶兔耳草 /1327
革叶荛花 /888
革叶蓼 /257
革叶算盘子 /791
革命菜 /1541
茜草 /1171
荚蒾 /1432
荜豆 /736
荜澄茄 /349
草三七 /1277
草三角枫 /999
草木犀 /728
草贝母 /1704
草乌 /367，375
草乌叶 /362
草玉梅 /379
草龙胆 /1115
草龙珠 /870
草地老鹳草 /763
草地糖芥 /536
草芍药 /415
草血结 /268
草血竭 /268
草甸阿魏 /977
草补药 /1473
草果 /1819
草果仁 /1819
草果药 /1826
草金沙 /1615
草珠子 /1792
草烟 /1317
草黄连 /405，430
草麻黄 /285
草粘子 /1001
草蒿 /1500
茼蒿 /1532
茵芋 /795
茵陈蒿 /1500
茴心草 /60
茴茴蒜 /420
茴香 /978
荞子莲 /272
荞麦 /248
荞麦叶 /574
茯苓 /47
茶 /475
茶叶篷落子 /1092
茶花叶杜鹃 /1018
茶条树 /232
茶果冬青 /840
茶核桃 /164，165
茶袖巴 /472
茶麸 /472
茶寄生 /236
茶棵子 /814
茶蓝 /537
荠 /528
茨口木蓝 /717
胡枝子 /689
胡韭子 /737
胡桃 /164
胡黄连 /1357
胡麻 /200
胡颓子 /890
胡蔓藤 /1102
荫地蒿 /1504
荔枝草 /1292
南山茶 /474
南艾蒿 /1508
南投斑叶兰 /1861
南沙参 /1455，1456
南京树 /947
南烛 /1010，1022
南黄堇 /498
南薄荷 /1252
药王茶 /627
药瓜 /924
药用大黄 /280
药虱药 /1688
药茴香 /986
标记虎耳草 /592
标竿花 /1765
枯芩 /1298

柄叶香茶菜 /1279
柄花茜草 /1175
柄果海桐 /599
柘树 /201
栌菊木 /1610
查那－其其格 /415
柏子仁 /1690
柏拉 /631
柏寄生 /238
栀子 /1161
栀子皮 /893
栎枣子 /863
枸杞 /1314
栅枝垫柳 /169
柳叶忍冬 /1414
柳叶钝果寄生 /241
柳叶鬼针草 /1520
柳叶菜 /940
柳兰 /938
柳条花 /1136
柳寄生 /241
柱茎风毛菊 /1623
柿子 /1075
柿树 /1075
柠檬寄生 /238
树八角 /335
树五加 /952
树龙 /133
树头发 /50
树豆 /687
树胡椒 /1034
树菊 /1610
树梅 /161
树番茄 /1310
威灵仙 /389，395，1583
威美多 /649
歪头菜 /752
砖子苗 /1816
厚叶栒子 /611
厚叶清香桂 /855
厚皮香 /480
厚朴 /334
厚茎雀儿豆 /693
厚果崖豆藤 /729
厚瓣玉凤花 /1867
砂柳 /903
砚壳花椒 /798
面山药 /1759
耐冬 /471
牵牛 /1186
鸦片 /524
鸦跖花 /413
韭叶麦冬 /1716，1718
韭莲 /1750
背花草 /1035
背单紫苏苏让 /1285
背蛇生 /77
点叶荚蒾 /1431
点地梅 /1031
点花黄精 /1726
临时救 /1038
竖枝景天 /552
省头草 /728
哇牙巴 /1330
哇日哇达 /512
显柱南蛇藤 /842
显脉荚蒾 /1430
显脉猕猴桃 /468
显脉旋覆花 /1583
显脉獐牙菜 /1131
禺毛茛 /419
星毛金锦香 /934
星毛朝天罐 /934
星叶草 /386
星舌紫菀 /1509
星状雪兔子 /1634
星宿草 /309
胃友 /854
贵州小檗 /441
贵景天 /555
虹香藤 /701
虾公菜 /229
虾火菜 /229
虾钳草 /1521
虾脊兰 /1839
思休 /818
思行嘎布 /818
蚂蟥梢 /670
盅盅花 /933
响杨 /168

响铃豆 /695
哈拉海 /230
咳嗽草 /711，1223，1233
贴生石韦 /133
贴骨散 /1190
贴梗海棠 /605
骨碎补 /132，135
钝叶桂 /342
钝叶崖爬藤 /865
钝叶楼梯草 /219
钝头瓶尔小草 /78
钝萼铁线莲 /399
钟花报春 /1066
钟花垂头菊 /1543
钟花蓼 /255
钟萼草 /1401
钩吻 /1102
钩苞大丁草 /1568
钩距黄堇 /501
钩槐 /701
钮子七 /962，965
钮子跌打 /462
看麦娘 /1790
矩裂藁本 /984
毡毛风毛菊 /1638
毡毛雪莲 /1638
毡毛薯蓣 /1762
香大活 /968
香丹皮 /416
香叶子 /815
香叶树 /346
香芝麻蒿 /1238
香麦 /1791
香花崖豆藤 /730
香苏 /1262
香丽木 /346
香针树 /482
香附子 /1815
香青 /1496
香茅 /1794
香果树 /346
香疙瘩 /233
香油果 /345
香泽兰 /1567
香茶菜 /1272
香柏 /142
香面叶 /345
香桂子 /355
香铃草 /873
香烛干子 /262
香海仙报春 /1072
香菜 /1259
香智赛饶 /1044
香蒿 /1505
香蒲 /1799
香樟 /342，343
香薷 /1209
秋分草 /1621
秋丹参 /1290
秋海棠 /906
秋鼠麹草 /1572
重齿沙参 /1454
重冠紫菀 /1512
重楼 /1719
重穗排草 /1036
复生草 /1735
复伞房蔷薇 /641
复序南梨 /620
俅江蔷薇 /649
修仙果 /1236
保山乌头 /369
保山附片 /369
保科参 /1453
俄力冈叶 /1260
俄尕 /1544
俄阿杂热 /1472
俄罗斯鸢尾 /1771
鬼天麻 /1858
鬼见愁 /691，1402
鬼目草 /1321
鬼吹箫 /1409
鬼针草 /1521
鬼柳杨 /166
鬼脸刺 /1419
鬼箭羽 /848
鬼箭锦鸡儿 /691
追风散 /466
追风藤 /959
追骨风 /1212
盾叶荠膏菜 /491

须弥红豆杉 /154
须弥紫菀 /1514
剑丹 /127
剑叶开口箭 /1739
剑叶盾蕨 /130
剑叶铁角蕨 /106
剑兰 /1744
剑麻 /1686，1745
胆草 /1114，1115
胆黄草 /941
胜红蓟 /1485
胖母猪果树 /162
胖柳 /1062
胖婆娘 /1484
脉花党参 /1466
脉瓣卫矛 /849
匍生沟酸浆 /1335
匍茎通泉草 /1333
匍茎蓼 /265
匍枝斑叶兰 /1861
匍匐风轮菜 /1227
匍匐灰栒子 /609
匍匐栒子 /609
狭叶十大功劳 /447
狭叶人生果 /631
狭叶人参果 /631
狭叶山黄麻 /193
狭叶火棘 /635
狭叶百部 /1743
狭叶吊兰 /1691
狭叶红景天 /554
狭叶垂头菊 /1542
狭叶委陵菜 /631
狭叶卷柏 /72
狭叶珍珠菜 /1045
狭叶香茶菜 /1273
狭叶崖爬藤 /865，866
狭叶蜡莲绣球 /569
狭叶獐牙菜 /1127
狭叶醉鱼草 /1094
狭序唐松草 /429
狭距紫堇 /502
狭萼茶藨 /578
狮儿七 /1736
狮子草 /554，1041
独一味 /1243
独牛 /907
独叶一支箭 /78
独叶一枝花 /1873
独叶白芨 /1888
独头蒜 /1681
独行千里 /1431
独行菜 /537
独钉子 /307
独尾草 /1698
独根草 /1402
独脚当归 /1002
独蒜兰 /1886
弯曲碎米荠 /529
弯花筋骨草 /1220
弯枝桧 /147
弯果黄堇 /504
亭珠子 /1792
亮毛杜鹃 /1015
亮毛蕨 /102
亮火虫 /995
亮叶杜鹃 /1020
亮叶鸡血藤 /731
亮叶崖豆藤 /731
疣鞘独蒜兰 /1887
荞血草 /217
荞麦细辛 /1142
美人蕉 /1833
美龙胆 /1111
美叶青兰 /1231
美头火绒草 /1592
美花报春 /1052
美花鸡血藤 /732
美丽小檗 /440
美丽风毛菊 /1632
美丽乌头 /371
美丽金丝桃 /482
美丽胡枝子 /723
美丽栒子 /611
美丽绿绒蒿 /521
美丽棱子芹 /991
美丽紫堇 /492
美丽蓝钟花 /1472
美枣 /863

美国紫堇 /494
美饰悬钩子 /662
美脉茴芋 /794
美美隆 /386
美洲野百合 /697
美高量 /344
美黄橐吾 /1597
美紫堇 /492
美穗草 /1370
美穗拳参 /255
姜 /1832
姜三七 /1820
姜叶 /1832
姜皮 /1832
姜花 /1824
姜豆 /753
逆刺 /1175
总状花藜 /321
总状绿绒蒿 /519
总状蓟 /1534
炮仗花 /1228
炮仗筒 /1409
炮姜 /1832
洱源橐吾 /1602
洱源囊瓣芹 /990
洗澡草 /1042
活血 /907
活血草 /98，1171
染用卫矛 /849
染饭花 /1096
染菽 /1022
洛阳花 /497
洛神花 /871
济地燕 /227
济把燕 /227
洋丁香 /1309
洋羌 /1576
洋素馨 /1309
洋桑 /202
洋棕 /1744
津恰起利 /848
恒山 /567
恒河山绿豆 /690
恰马曼巴 /689
恰冈 /412
恰布子子巧 /497
宫麻 /226
突隔梅花草 /571
穿山龙 /1758
穿山薯蓣 /1758
穿心莛子藨 /1424
穿龙薯蓣 /1758
穿叶眼子菜 /1672
穿耳菝葜 /1733
穿路萁 /82
穿鞘菝葜 /1733
窃衣 /1001
扁化冷水花 /226
扁叶石松 /64
扁竹 /254，1770
扁竹兰 /1770
扁竹根 /1770
扁豆 /720
扁豆子 /720，725
扁枝石松 /64
扁刺蔷薇 /648
扁核木 /632
祖司麻 /885
祖师麻 /885
神仙叶子 /1407
神血宁 /256
神投时 /71
退血草 /1222
屋顶鸢尾 /1772
眉毛草 /74
孩儿参 /1580
娃儿菜 /1480
娃娃拳 /116
姚丹 /416
怒江山茶 /474
怒江红山茶 /474
怒江枇杷 /617
蚤休 /1719，1720
柔毛山黑豆 /709
柔毛艾纳香 /1524
柔毛委陵菜 /629
柔毛秋海棠 /907
柔毛黑豆 /709
柔软草莓 /619
柔垂缬草 /1438

绒毛叶黄花木 /736
绒毛钟花蓼 /256
绒毛绣线菊 /673
绒毛葡萄 /869
绒叶黄花木 /736
绒舌马先蒿 /1343
绒茎楼梯草 /220
绒柄梳子梢 /689
绒紫萁 /79
绒蕨 /79
结骨草 /943
结筋草 /1301
结赫斗 /1106
绕昼兰 /1008
绛头 /250
绛花醉鱼草 /1096
络石 /1138
绞股蓝 /912

十画

耗子响铃 /711
耙草 /1444
艳山红 /1015
艳山姜 /1818
秦艽 /1110
秦归 /969，1788
秦岭白蜡树 /1081
秦岭梣 /1081
秦椒 /798
珠子参 /962
珠木树 /480
珠光香青 /1494
珠红 /161
珠芽艾麻 /222
珠芽景天 /557
珠芽蓼 /275
珠草 /1643
珠根老鹳草 /764
珠钱草 /958
素方花 /1085
素馨花 /1083
素馨针 /1083
蚕茧草 /262
匪夹给 /629
栽秧花 /482，486
栽秧藤 /868
赶山鞭 /1299
盐抱叶 /162
盐肤木 /816
盐酸木 /816
盐霜柏 /816
都力色布 /501
都拉 /1770
都拉色布 /501
都拉参 /1446
都草 /725
都格里巴 /937
热豆玛保 /371
热衮巴 /1043
热噶达尼 /371
壶托榕 /209
壶花沙参 /1450
壶瓶花 /1242
埃叶西 /694
埃年茶蘼子 /576
莲 /459
莲子草 /326
莲叶点地梅 /1034
莲叶橐吾 /1604
莲台夏枯草 /1245
莲花 /459
莲花还阳 /559
莲状绢毛菊 /1648
莲座叶通泉草 /1332
莲座参 /1351
莪卡卜尔 /1217
莓叶委陵菜 /625
荷莲豆草 /305
荷猪草 /685
荽叶委陵草 /623
莸叶醉鱼草 /1095
获梁 /1796
恶实 /1499
莎草兰 /1846
莨菇 /1754
莺桃 /604
桂花矮陀陀 /884
桔梗 /310，1478
栲栗 /180
桐树 /478

桤木树 /174
栝楼 /924
桦叶荚蒾 /1424
桦叶葡萄 /867
桦皮树 /175
桦秧 /700
栓皮栎 /191
桧 /146
桃 /602
桃儿七 /450
桃耳七 /450
栒子木 /614
枸刺木 /613
格枝糯 /778
格脉黄精 /1726
核桃窗 /164
桉 /929
根朴 /334
索鲁卡鲁 /545
豇豆 /753
栗 /178
栗色鼠尾草 /1285
栗柄金粉蕨 /93
贯贝 /764
翅果菊 /1589
翅柄千里光 /1650
翅柄合耳菊 /1650
翅柄菝葜 /1733
翅柄蓼 /273
唇萼苣苔 /1393
夏古贝 /1628
夏至草 /1244
夏枯草 /1244，1269，1270
砰鸠占 /1208
破子草 /1000
破血丹 /1008，1222，1280
破故纸 /737
破凉伞 /1035
破帽草 /1155
破碗花 /1375
原拉拉藤 /1157
柴木通 /398
柴布日－萨巴乐干纳 /493
柴胡 /974
柴胡红景天 /550
柴胡景天 /550
柴栎 /185
柴党 /1463，1466
党参 /1467，1469
晒不死 /100，461
鸭子草 /1671
鸭子菜 /1782
鸭公子 /857
鸭舌草 /1763
鸭食草 /1782
鸭脚爪子草 /294
鸭脚板 /420
鸭脚罗伞 /959
鸭脚树 /140
鸭掌木 /820
鸭跖草 /1782
鸭嘴菜 /1763
蚊子花 /430
蚊草 /1263
峨眉木荷 /479
峨眉豆 /720
峨眉蔷薇 /644
圆叶小堇菜 /897
圆叶节节菜 /927
圆叶瓜子菜 /461
圆叶肋柱花 /1125
圆叶报春 /1048
圆叶牵牛 /1185
圆叶黄堇菜 /897
圆舌粘冠草 /1608
圆苞大戟 /772
圆齿狗娃花 /1579
圆齿荆芥 /1258
圆柏 /146
圆柱根老鹳草 /758
圆麻参 /1379
圆景天 /551
圆锥山蚂蝗 /703
圆锥南芥 /526
圆锥莓 /659
圆锥悬钩子 /659
钱麻 /230
钻之灵 /1184
钻子七 /1424
钻叶风毛菊 /1634

钻叶紫菀 /1517
钻形紫菀 /1517
钻顶羽瑚菌 /50
钻裂风铃草 /1458
铁马草 /1216
铁马胡烧 /741
铁牛七 /374
铁牛角 /416
铁石元 /1271
铁石榴 /1139
铁丝报春 /1067
铁丝草 /95，96
铁扫把 /728，824，1550
铁夹藤 /1152
铁光棒 /95
铁光棍 /857
铁色草 /1270
铁色箭 /1749
铁灯草 /1778
铁连环 /1842
铁角蕨 /108
铁郎鸡 /106
铁刷子 /718
铁线牡丹 /400
铁线草 /96
铁线蕨 /96
铁贯藤 /1391
铁指甲 /558
铁香樟 /355
铁扁担 /1739
铁核桃 /165
铁秤铊 /222
铁凉伞 /101
铁梗报春 /1067
铁梨树 /637
铁脚一把伞 /60
铁脚凤尾草 /91
铁脚草 /92
铁脚威灵仙 /389
铁脚莲 /556
铁象杆 /817
铁棒锤 /365，374
铁椆 /183
铁道板 /1190
铁蒿 /380
铁膏药 /457
铁藤 /862
铃当麦 /1791
铃钟锯子力刚 /397
铃铛子 /1307
铃铛花 /1478
缺刻乌头 /369
秤杆树 /953
秤砣子 /889
秧草 /1778
透茎冷水花 /226
透骨草 /830，1403
笔鸡冠子 /328
笔筒草 /74
笔管草 /76
倒水莲 /656
倒龙盘 /656
倒生根 /658
倒吊黄 /807
倒花草 /1389
倒挂金钟 /1372
倒挂金钩 /1765
倒挂草 /106
倒挂铁角蕨 /106
倒钩刺 /641，643
倒钩草 /323
倒钩藤 /699
倒梗草 /323
倒提壶 /1189
俯垂报春花 /1054
臭八宝 /1211
臭毛虫草 /1001
臭皮 /599
臭耳子 /621
臭红柳 /904
臭芙蓉 /1654
臭李子 /621
臭牡丹 /1211，1213
臭灵丹 /1591
臭茉莉 /1213
臭枇杷 /1324
臭荆芥 /321
臭荚蒾 /1428
臭草 /321，1215，1250，1422

臭香茹 /1233
臭屎花 /1324
臭党 /1466
臭党参 /1463
臭梧桐 /1211，1212
臭麻 /385
臭麻子 /1311
臭棱子芹 /993
臭蒿 /321，1502
臭蒿子 /1281
臭蒲 /1799
臭椿 /802
臭樟 /343
臭藤子 /1169
射干 /1764
豹子花 /1715
豹足 /71
翁格尔 /373
胰哨子 /825
胭脂花 /292
胭脂菜 /297
脆萝卜 /540
脓泡药 /1332
狼山芹 /968
狼牙刺 /741
狼牙委陵菜 /624
狼尾花 /1036
狼怕怕 /757
狼毒 /780
狼萁 /80
留行子 /319
皱毛红素馨 /1082
皱叶毛建草 /1230
皱叶绢毛苣 /1648
皱叶醉鱼草 /1096
皱皮木瓜 /605
皱皮葱 /1292
皱果苋 /328
皱波黄堇 /496
饿蚂蝗 /705
凌霄 /1372
浆果苋 /329
高山大黄 /280
高山大戟 /781
高山木姜子 /348
高山四方麻 /1370
高山白茶 /54
高山老鹳草 /758
高山豆 /745
高山枞 /141
高山金挖耳 /1528
高山金腰子 /565
高山柏 /149
高山栎 /190
高山韭 /1685
高山唐松草 /428
高山粉蝶兰 /1885
高山黄花 /743
高山梅花草 /571
高山雪莲花 /378
高山野决明 /743
高山象牙参 /1828
高山蓍 /1482
高山锥 /181
高山蓼 /264
高山薯蓣 /1756
高山露珠草 /936
高河菜 /538
高原天名精 /1528
高原毛茛 /426
高原鸢尾 /1769
高原唐松草 /430
高原黄檀 /701
高原蛇根草 /1168
高原景天 /559
高粱 /1796
高粱泡 /656
高葶菜 /542
高獐牙菜 /1129
高穗花报春 /1071
高露珠草 /936
亳升麻 /385
郭氏悬钩子 /653
唐川那保 /1308
唐古特忍冬 /1419
唐古特青兰 /1233
唐古特莨菪 /1308
唐古特雪莲 /1635
唐古特瑞香 /885
旁古契 /264

旁布连察 /426
旁阿玛保 /371
瓶尔小草 /78
瓶刷木 /930
瓶蕨 /85
拳参 /257
拳距瓜叶乌头 /368
粉毛素馨 /1086
粉叶小檗 /444
粉叶玉凤花 /1868
粉叶南蛇藤 /841
粉防己 /457
粉花月见草 /941
粉花绣线菊 /670
粉豆花 /292
粉条儿菜 /1676
粉茎覆盆子 /650
粉枝莓 /652
粉桦 /175
粉菜草 /322
粉葛 /738
粉渣渣 /1757
益母宁精 /417
益母草 /1245
益母蒿 /1245
烤烟 /1317
烧盏花 /1518
烟草 /1317
烟袋草 /1527
烟管头草 /1399，1527
烟管草 /1288
酒仙草 /234
酒药花醉鱼草 /1100
酒瓶果 /644
消炎草 /1290
消毒药 /688
海仙花 /1061
海百合 /1690
海州常山 /1212
海岛十大功劳 /448
海罗松 /142
海金沙 /84
海定蒿 /1502
海带七 /1746
海草 /128
海南须蕊木 /1060
海桐叶白英 /1322
海哥斯梭利 /1595
海菜花 /1670
海棠梨 /637
浮小麦 /1791
流石风铃草 /1461
流苏贝母兰 /1844
流苏龙胆 /1112
流苏虎耳草 /594
浪柏 /149
浪麻 /691
涩疙瘩 /554
涩草 /630
害鲁西 /743
宽叶千斤拔 /709
宽叶母草 /1331
宽叶红景天 /552
宽叶兔儿风 /1489
宽叶荨麻 /230
宽叶韭 /1679
宽叶绿绒蒿 /520
宽叶景天 /551
宽叶蝇子草 /314
宽苞柴胡 /971
宽果秃疮花 /511
宽药隔玉凤花 /1869
宽剑叶盾蕨 /130
宽距翠雀花 /405
宽瓣红景天 /551
宽瓣重楼 /1720
窄叶火包谷 /635
窄叶火棘 /635
窄叶野豌豆 /749
窄叶鲜卑花 /665
窄瓣鹿药 /1727
扇子草 /1764
扇耳树 /361
扇把草 /131
扇唇舌喙兰 /1873
袖珍斑叶兰 /1861
调经草 /847
展毛银莲花 /378
剧草 /1767
娱蛤柳 /166

娘村金净 /88
娘呕介 /88
娘恣植雅巴 /403
通气跌打 /360
通奶草 /777
通花 /900
通肠香 /1496
通经草 /91
通骨藤 /1411
通泉草 /1332
预知子 /452
桑 /202
桑上寄生 /242，243
桑斗 /1130
桑粒 /202
桑寄生 /238，241，242
绢毛木蓝 /716
绢毛苣 /1648
绢毛蔷薇 /646
绢毛蓼 /264
绢叶旋覆花 /1585
绣花针 /1156
绣线梅 /620
绣球防风 /1247
绣球藤 /398

十一画

球子参 /491
球花荚蒾 /1429
球花紫云英 /679
球花溲疏 /566
球果牧根草 /1457
球思尔查通 /859
球穗千斤拔 /711
理肺散 /1162
琉璃草 /1190
措其新 /859
排草 /1444
掐迟 /652
接骨木 /829
接骨风 /223
接骨丹 /821，1162
接骨草 /391，1162，1245，1252，1423
接筋草 /317，727
接管草 /76
菝葜 /1728
菱叶红景天 /553
菱叶冠毛榕 /207
菱叶雾水葛 /227
菱角树 /1139
菥蓂 /546
菘蓝 /537
堇叶芜花 /888
勒多道吉曼巴 /1455
勒每雷 /386
黄三七 /427
黄大蒜 /1765
黄山药 /1753
黄山桂 /795
黄马胎 /1062
黄开口 /1037
黄天竹 /447
黄木 /482
黄木香 /640
黄水枝 /595
黄毛草莓 /618
黄毛铁线莲 /394
黄丹木姜子 /350
黄凤仙 /832，836，1434
黄心楠 /357
黄龙须 /655
黄瓜仁草 /809
黄瓜米 /153
黄瓜香 /664
黄皮条 /703
黄地榆 /669
黄色悬钩子 /657
黄芙蓉 /514
黄花 /1571
黄花一炷香 /1363
黄花山莨菪 /1308
黄花丹参 /1287，1289
黄花石蒜 /1749
黄花地丁 /695，895，1657
黄花地草果 /895
黄花地桃花 /881
黄花百合 /1713
黄花夹竹桃 /1139
黄花米口袋 /746

黄花报春花 /1066
黄花杓兰 /1848
黄花角蒿 /1379
黄花岩黄耆 /714
黄花败酱 /145
黄花树 /361
黄花韭 /1684
黄花香 /482，486
黄花香草 /770
黄花香茶菜 /1281
黄花香薷 /1235，1236
黄花珠 /1038
黄花倒水莲 /807
黄花高山豆 /746
黄花棉芪 /684
黄花蒿 /1500
黄花鼠尾草 /1289，1294
黄花痴头婆 /879
黄芥子 /527
黄杆楸 /1195
黄杞 /163
黄杨叶栒子 /610
黄杨栒子 /610
黄杨栒子木 /610
黄连 /403
黄连三七 /964
黄连木 /814
黄连翘 /1214
黄牡丹 /413
黄饭花 /1101
黄刺泡 /1224
黄果悬钩子 /657
黄金凤 /835
黄金印 /807
黄全花 /725
黄金铁 /312
黄狗头 /1666
黄狗茄 /1320
黄泡 /661
黄波罗花 /1379
黄荆子 /1217
黄草乌 /366，375
黄茶根 /860
黄药 /1752
黄栌 /813
黄栀 /1161
黄背栎 /188
黄钟花 /1471
黄独 /1752
黄亮橐吾 /1597
黄姜花 /1825
黄总花草 /669
黄冠菊 /1664
黄秦艽 /1135
黄桔鹃 /1312
黄根藤 /1170
黄柴 /859
黄桑 /201
黄琐梅 /650
黄菜本 /983
黄常山 /567
黄野百合 /697
黄脚鸡 /1156
黄猪屎豆 /697
黄断肠草 /498
黄绿香青 /1497
黄葛树 /212
黄腊藤 /852
黄道栌 /813
黄榉 /163
黄鹌菜 /1667
黄鼠草 /1585
黄鼠狼 /98
黄蜡一支蒿 /370
黄缨菊 /1664
黄檀 /699
黄藤 /852
菽草翘摇 /748
菖蒲 /1799
萝卜 /540
萝卜母 /1575
萝卜参 /993，1447
萝卜秦艽 /1266
萝蒿 /1381
菌灵芝 /46
萎软紫菀 /1513
萸叶五加 /952
菜子泡 /658
菜木香 /1558
菜虫药 /852

菟丝子 /1179
菊三七 /1574
菊叶刺藜 /321
菊叶鱼眼草 /1557
菊叶香藜 /321
菊芋 /1576
菊苣 /1533
菊花参 /1580
菊状千里光 /1639
菊藷 /1576
菠麦 /249
菠萝麻 /1745
菰腺忍冬 /1414
梦兰花 /1007
梗盘花麻 /223
梗麻 /880
梅朵松巴 /426
梓桐 /1373
桫椤 /87
梭沙韭 /1678
梭果黄芪 /680
梭砂贝母 /1700
救军粮 /636
救兵粮 /635
硕苞蔷薇 /641
硃砂根 /1026
盛末花 /1755
雪三七 /279
雪上一支蒿 /370
雪上一支篙 /374
雪山小报春 /1058
雪山甘草 /1265
雪山厚叶报春 /1052
雪山雀儿豆 /693
雪山鼠尾草 /1288
雪里青 /1292
雪灵芝 /299
雪松 /142
雪茶 /54
雪胆 /914
雀儿舌头 /785
雀儿蛋 /300
雀儿酥 /890
雀不站 /838
雀舌草 /487
雀果贝 /408，410
常山 /567
常春小黄馨 /1083
常春藤 /959
常绿茶 /1006
匙叶甘松 /1433
匙叶翼首花 /1445
眼子菜 /1671
眼斑贝母兰 /1844
野丁香 /1164
野人瓜 /452
野八角 /335
野土瓜藤 /1183
野大烟 /523
野山芋 /1808
野山豆 /1759
野山茶 /473
野川芎 /989
野马豆 /755
野木耳菜 /1562
野木鱼 /1810
野牛膝 /835
野凤仙 /834
野巴子 /1238
野艾 /1504
野艾蒿 /1504
野石榴 /850
野田菜 /1333
野生紫苏 /1263
野兰 /1028
野地瓜藤 /211
野芋 /1808
野芋头 /1808
野芝麻 /1242，1294
野西瓜苗 /873
野百合 /1706
野当归 /1002
野竹兰 /1854
野灯心草 /1778
野灯笼花 /1313
野红苕 /1183
野麦冬 /1716，1717
野苋 /328
野苋菜藤 /329
野花生 /698

野花椒 /796
野花椒寄生 /243
野芹菜 /424
野苏子 /1218，1236，1242，1298
野苏麻 /1223
野杜仲 /846
野杨梅 /199
野鸡草 /1748
野鸡冠花 /328
野鸡膀子 /622
野青菜 /1639
野拔子 /1238
野苦荬 /1647
野苜蓿 /725
野苞麦 /1331
野金银花 /1410
野卷单 /879
野油菜 /541
野春桂 /353
野荆芥 /1224
野草莓 /619
野茼蒿 /1541
野茶花 /474
野茶树 /470
野荠菜 /530
野南芥菜 /525
野柿 /1075
野厚 /893
野韭 /1678
野韭菜 /1685
野蚂蟥 /702
野香芹 /981
野香薷 /1253
野洋芋 /1315
野莴苣 /1589
野桂花 /599
野豇豆 /755
野党参 /1469
野党参果 /1462
野高粱 /1780
野凉粉草 /1224
野烟 /1306，1476
野扇花 /854
野黄花 /145
野萝卜 /1376
野菊花 /1579
野菰 /1399
野脚板薯 /1759
野麻 /226，1245
野麻藤 /214
野葡萄 /867，1322
野落松 /509
野萱花 /1764
野葵 /876
野棉花 /380
野棕 /1747
野蒜 /1684
野榧 /151
野槟榔 /184
野罂粟 /523
野漆 /817
野漆树 /817
野樱桃 /854，1428
野豌豆 /749，751，752
野靛 /1268
野薄荷 /1252
野藿香 /1256
曼陀罗 /1311
距花忍冬 /1411
距药姜 /1821
蛆儿草 /1676
蛆芽草 /1674，1676
蚰蜒草 /1482
蚯疽草 /1555
蛇儿参 /1884
蛇头草 /1753
蛇芋头 /1805
蛇床茴芹 /996
蛇果黄堇 /504
蛇泡草 /615
蛇泡簕 /660
蛇总管 /1267，1272
蛇莓 /615
蛇辣子 /1145
蛇踝节 /225
蛇箭卓 /1399
蛇磨芋 /1805
鄂赤瓟 /918
鄂报春 /1060

崖枣树 /860
崖爬藤 /865
崖姜 /137
铜皮 /375
铜皮石斛 /1853
铜丝草 /91
铜钱叶蓼 /267
铜钱花 /1493
铜钱树 /858
铜钻 /1062
铜脚一支蒿 /793
铜脚威灵 /1490
铜棒锤 /503
铜锤玉带草 /1479
铜锤紫堇 /503
银木荷 /477
银叶委陵菜 /630
银叶铁线莲 /392
银半夏 /1803
银丝杜仲 /849
银老梅 /629
银合欢 /724
银杏 /140
银周色尔瓦 /503
银钱菊 /1510
银粉背蕨 /91
银紫丹参 /1287
银锁匙 /1007
银露梅 /629
牻牛儿苗 /757
甜麦 /248
甜枣 /890
甜茶 /184
甜格缩缩草 /1221
甜党 /1468
甜锥 /182
梨果仙人掌 /332
梨果寄生 /239
梨寄生 /243
犁头草 /546
偷偷还阳 /1056
偏花报春 /1063
偏翅唐松草 /431
兜被兰 /1878
假天麻 /1889
假木豆 /702
假水蓑衣 /1388
假斗那绕 /1106
假玉桂 /163
假地豆 /685
假耳环 /133
假百合 /1715
假向日葵 /1659
假多色马先蒿 /1346
假红参 /1159
假红蓝 /1386
假苋菜 /328
假花生 /691
假杜鹃 /1384
假连翘 /1214
假柿木姜子 /351
假香附 /1816
假秦艽 /1265
假桂皮 /342
假桂皮树 /344
假栝楼 /922
假烟叶树 /1324
假通脱木 /966
假桑子 /927
假绿豆 /702
假韩酸草 /1224
假朝天罐 /933
假紫苏 /1303
假蓬 /1540
假楼梯草 /223
假槟榔树 /1747
假酸浆 /1316
假蒌斗菜 /417
盘薯 /1754
舶梨榕 /210
舵叶橐吾 /1599
斜茎獐牙菜 /1131
斜柱苣苔 /1396
鸽子花树 /948
鸽子树 /948
领春木 /361
脚皮菜 /306
脚板薯 /1751
脚根兰 /1874
脚斯蹬 /324

脱皮马勃 /48
匐地风毛菊 /1634
匐行狼牙委陵菜 /624
匍枝蓼 /258
象牙红 /1295
象牙参 /1830，1831
象头花 /1805
象治赛保 /1066
象南星 /1803
象鼻藤 /700
猪力子 /714
猪不拱 /1800
猪毛刚 /97
猪毛蒿 /1506
猪耳风 /1581
猪耳朵 /1789
猪耳朵叶 /1484
猪耳草 /1404
猪耳菜 /1763
猪伢草 /1789
猪血柴 /480
猪肝菜 /1386
猪草 /1789
猪屎豆 /698
猪屎青 /698
猪兜菜 /1577
猪婆蔓 /293
猪鬃草 /97
猪鬃漆 /95
猫儿子 /451
猫儿瓜 /918
猫儿刺 /838
猫儿屎 /451
猫巴虎 /1218
猫耳朵草 /99
猫屎瓜 /451，1858
猫眼草 /773
猫脚迹 /424
毫白紫地榆 /766
麻子 /1382
麻木树 /477，479
麻布草 /1225
麻叶树 /215
麻叶秋海棠 /909
麻叶蟛蜞菊 /1662，1663
麻芋子 /1803
麻芋果 /1810
麻吼 /1819
麻栎 /185
麻柳 /166
麻桐树 /196
麻配 /1416
麻黄 /157
麻雀蛋 /119
麻蛇饭 /1804
麻脚树 /193
庵摩勒 /787
痒漆树 /817
康边茶藨子 /577
康定玉竹 /1725
康定紫堇 /499
康南党 /1469
康藏荆芥 /1256
鹿仙草 /245
鹿耳韭 /1683
鹿耳菜 /514
鹿含草 /1006
鹿角七 /217
鹿啣草 /1009
鹿踭叶 /252
鹿蹄草 /1008
鹿蹄橐吾 /1602
章柳 /288
商陆 /288
旋叶香青 /1492
旋栗 /177
旋覆花 /1582
望果 /787
阎王刺 /643
着色风铃草 /1459
盖墙风 /1138
粘人草 /879
粘口薯 /1755
粘山药 /1755
粘毛鼠尾草 /1294
粘巴头 /879
粘头婆 /1664
粘狗苕 /1761
粘粘草 /1000
粘粘袜 /692

粘萼蝇子草 /315
粘黏黏 /1755
粗叶水锦树 /1177
粗皮青冈 /191
粗花乌头 /364
粗茎凤仙花 /832
粗茎秦艽 /1110
粗茎棱子芹 /992
粗齿冷水花 /226
粗点栝楼 /923
粗距紫堇 /499
粗距翠雀花 /412
粗筒苣苔 /1392
粗榧 /151
断肠花 /906
断肠草 /498，1102，1150
断续菊 /1646
剪刀七 /1692
剪子果 /890
剪子梢 /890
清水山石斛 /1853
清水胆 /380
清明花 /1084
清明草 /1495
清明粑 /1571
清明菜 /1493，1571
清香木 /815
清香树 /815
清香桂 /854
渍糖树 /1248
添饭果 /469
淮木通 /387，398
淮通 /387，464
淡竹叶 /1795
淡红忍冬 /1410
淡黄泡 /657
淡黄香青 /1493
淡黄藨 /657
深山露珠草 /936
深红龙胆 /1116
深红茵芋 /795
深波线叶景天 /555
深圆齿堇菜 /894
深裂竹根七 /1693
深紫糙苏 /1264
婆妇草 /1688
婆婆丁 /1657
婆婆针 /1519
婆婆纳 /1369
梁山草 /1007
惊风草 /428，437
寄生 /236，242
寄生子 /244
寄生黄 /245
宿根亚麻 /768
密马专 /880
密毛绣球 /568
密毛紫菀 /1518
密叶荆芥 /1254
密生波罗花 /1376
密生荚蒾 /1425
密花小根蒜 /1681
密花千里光 /1650
密花石豆兰 /1837
密花过路黄 /1042
密花合耳菊 /1650
密花荚蒾 /1425
密花树 /1029
密花虾脊兰 /1841
密花香薷 /1233
密花根节兰 /1841
密花滇紫草 /1203
密花橐吾 /1598
密蒙花 /1101，1228
密碎子 /1050
密穗黄堇 /499
隆结路恩 /496
隆恩 /496
隐瓣蝇子草 /311
续随子 /779
续筋草 /1847
绵毛果委陵菜 /625
绵毛参 /1241
绵头雪兔子 /1627
绵头雪莲花 /1627
绵参 /1241
绵萼香薷 /1235
绶草 /1890
绸春花 /642
绿玉树 /782

绿兰花 /1332
绿苋 /328
绿茎还阳参 /1550
绿珊瑚 /782
绿黄葛树 /212

十二画

斑叶兰 /1862
斑叶唇柱苣苔 /1393
斑鸠菊 /1661
斑鸠窝 /704
斑鸠酸 /756
斑鸠嘴 /1391
塔日布斯 /911
塔黄 /280
塔琼 /781
搭肉刺 /838
越西木香 /1558
博落 /595
喜山葶苈 /534
喜马山旌节花 /899
喜马拉雅耳蕨 /114
喜马拉雅沙参 /1452
喜马拉雅虎耳草 /581
喜马拉雅茶藨子 /576
喜马拉雅鹿藿 /740
喜马拉雅紫菀 /1514
喜马拉雅蝇子草 /313
喜冬草 /1005
喜阳蓟 /1534
喜旱莲子草 /324
喜栎小苞爵床 /1387
喜树 /947
搜山虎 /778，1145，1692，1847
葫芦叶马兜铃 /463
散生女贞 /1088
散生木贼 /75
散血王 /1234
散血丹 /808，1159
散血叶 /77
散血草 /1035，1220，1487，1529
散血莲 /104，271
散斑竹根七 /1693
散斑假万寿竹 /1693
葛 /738
葛叶大黄 /276
葛花 /245
葛麻 /739
葛藟葡萄 /868
葛藤 /738
萩 /1496
董棕 /1798
葡萄 /870
葱 /1677
葱状灯心草 /1773
葶苈 /542
葶花 /1304
葶菊 /1530
蒂达 /1134
落叶鼠李 /859
落地金钱 /1865
落葵薯 /297
落新妇 /561
萱草 /1702
萹蓄 /254
韩信草 /1299，1302
戟叶火绒草 /1593
戟叶酸模 /285
朝鲜艾 /1505
朝颜 /1186
菓耳 /1664
棒子头 /1445
棒距玉凤花 /1871
楮头红 /935
楮实子 /199
棋盘叶 /876
棋盘花 /875
棋盘菜 /876
棵结 /192
棍儿茶 /627
椎果月见草 /942
棉毛橐吾 /1607
棉苍狼 /1643
棉杜仲 /850
棉筋 /703
棕毛根 /1739
棕包头 /1737
棕榈三七 /1739

棕鳞瓦韦 /126
椭圆叶花锚 /1123
椭圆悬钩子 /655
粟米草 /294
棘刺卫矛 /844
酢浆草 /756
硬毛地笋 /1249
硬毛南芥 /525
硬毛夏枯草 /1269
硬枝万年荞 /250
硬枝野荞麦 /250
硬齿猕猴桃 /467
硬根藤 /731
雁打巴 /1061
裂叶红景天 /555
裂叶报春 /1054
裂叶忍冬 /1421
裂叶荼藨子 /578
裂叶秋海棠 /909
裂瓣穗状报春 /1054
雄黄兰 /1765
雅片花 /514
雅杂滚卜 /49
雅灯心草 /1775
雅安紫云菜 /1388
雅美鹿蹄草 /1009
雅榕 /206
紫大贯众 /80
紫云英 /682
紫云英岩黄耆 /714
紫丹参 /1293，1296
紫乌藤 /251
紫石蒲 /1771
紫叶兔耳草 /1329
紫地榆 /758，759，762
紫色黄华 /743
紫红獐牙菜 /1132
紫花王蕊草 /667
紫花五蕊梅 /667
紫花丹参 /1288
紫花地丁 /896
紫花百合 /1711
紫花报春 /1047
紫花苣苔 /1396
紫花沿阶草 /1717
紫花鸭跖柴胡 /971
紫花黄华 /743
紫花雪山报春 /1069
紫花野决明 /743
紫花鹿药 /1728
紫花碎米荠 /532
紫花醉鱼草 /1097
紫苏 /1262，1263
紫茉莉 /292
紫苜蓿 /725
紫茎大黄 /280
紫茎垂头菊 /1548
紫金龙 /508
紫金标 /1073
紫参 /1176
紫参七 /274
紫草皮 /1205
紫草根 /1205
紫药女贞 /1089
紫药红荚蒾 /1427
紫柄假瘤蕨 /131
紫背天葵 /1575
紫背金牛草 /1008
紫背金盘 /1222
紫背倒提壶 /1524
紫背鹿衔草 /1786
紫背鹿蹄草 /1008
紫点杓兰 /1849
紫脉花鹿霍 /740
紫脉花鹿藿 /740
紫珠 /1210
紫柴胡 /972
紫党参 /1466
紫萁 /80
紫菀 /383，619
紫雀花 /734
紫鹿药 /1728
紫绿草 /226
紫葳 /1372
紫萼 /1703
紫萼蝴蝶草 /1362
紫晶报春 /1047
紫鹃报春 /1052
紫楠 /357
紫蓼 /262

紫蝴蝶 /1772
辉花菜 /834
辉菜花 /834
棠梨 /637
棠梨刺 /638
掌叶大黄 /282
掌叶木 /959
掌叶梁王茶 /960
掌叶蝎子草 /220
掌脉蝇子草 /309
掌裂蟹甲草 /1612
喇叭花 /872，1185，1336
喇嘛棍 /1062
遏蓝菜 /283，546
景天点地梅 /1032
跌打药 /1188
蛔样地衣 /54
蛤蟆草 /622，717
喉毛花 /1104
喉花草 /1104
喀西茄 /1320
赐紫樱桃 /870
黑七 /279
黑子赤飑 /921
黑牛筋 /613
黑毛黄芪 /682
黑毛黄耆 /682
黑毛雪兔子 /1633
黑升麻 /385，1370
黑乌骚 /1152
黑心虎耳草 /588
黑节草 /1277
黑龙骨 /1153
黑龙须 /50
黑头草 /1274
黑花茜草 /1172
黑花野韭 /1678，1685
黑足金粉蕨 /92
黑疔草 /1034
黑沉香 /882
黑苞橐吾 /1603
黑茄子 /1322
黑枣 /1076
黑果子 /857
黑果清香桂 /854，855
黑疙瘩 /1277
黑荚苜蓿 /727
黑威灵 /1583
黑骨梢 /1060
黑钩叶 /785
黑珠芽薯蓣 /1757
黑根药 /1515
黑弹子 /1757
黑搜山虎 /1855
黑锁梅 /653
黑蕊虎耳草 /588
铺地红 /776
铺地梅 /1005
铺地蜈蚣 /67，611，613
铺散亚菊 /1491
锈毛二型豆 /676
锈毛两型豆 /676
锈毛金腰 /564
锈毛草莓 /618
锈毛楼梯草 /218
锐齿凤仙花 /829
短毛独活 /980
短片藁本 /984
短生胡枝子 /722
短生黄华 /744
短花杜鹃 /1012
短序越橘 /1021
短枝六道木 /1407
短柄龙胆 /1118
短柱对叶兰 /1878
短柱侧金盏花 /376
短柱金丝桃 /483
短柱络石 /1138
短矩黄堇 /894
短冠鼠尾草 /1284
短梗山兰 /1881
短梗柳叶菜 /939
短梗亮叶冬青 /840
短距黄花堇菜 /894
短距翠雀花 /406
短萼海桐 /598
短葶飞蓬 /1563
短蒟 /462
短腺小米草 /1326
短蕊万寿竹 /1695

短瓣雪灵芝 /299
短瓣瑞香 /883
鹅巴掌 /420
鹅耳伸筋 /316
鹅肠菜 /306，316
鹅脚板 /998
鹅蛋菜 /306
鹅掌柴 /967
等苞紫菀 /1514
筛子花 /405
筛子簸箕果 /862
筛箕藴 /1027
筒鞘蛇菰 /245
筒瓣兰 /1834
筋角拉子 /1186
筋骨草 /66，303，317
傲加措布哇 /260
傅氏青兰 /1231
傅氏槭 /821
集桑 /203
番木瓜 /905
番石榴 /931
番瓜 /905
番红花 /1766
番茄 /1314
番柿 /1314
番麻 /1744
番缅花 /1137
番薯 /1183
腋花杜鹃 /1017
腋花点地梅 /1031
猢狲节根 /1383
猢狲接根 /1383
猩猩草 /771，774
猴子蕨 /132
猴柿刺 /641
猴香子 /352
猴娃七 /275
猴栗子树 /548
猴楸树 /346
敦朴江区 /1850
痢止蒿 /1220
痢疾普儿 /760
阔叶女娄菜 /314
阔叶梁王茶 /961
阔叶缬草 /1438
普雨茶 /470
普洱茶 /470
普通鹿蹄草 /1009
普渡 /1261
道拉基 /1478
道旁谷 /1790
焮麻 /230
湖白草 /269
渣加哈梧 /1394
湿生扁蕾 /1106
湿地银莲花 /380
滑叶花椒 /799
滑滑菜 /874
游藤卫矛 /850
割谷镰藤 /868
寒瓜 /911
寒豆 /736
寒刺泡 /653
寒莓 /653
富氏槭 /821
富民沙参 /1451
遍山红 /938
遍地生根 /912
遍地青 /811
遍地金 /485
遍地黄 /1038
裤裆花 /1419
疏花婆婆纳 /1366
疏齿银莲花 /378
疏果山蚂蝗 /703
疏果假地豆 /703
疏穗姜花 /1826
隔山消 /1144
缅茄 /1310
缅桂花 /339
骚羊股 /998
骚独活 /979
缘毛鸟足兰 /1889
缘毛紫菀 /1516

十三画

瑞香缬草 /1437
摇钱树 /858
塘葛菜 /541

蓍草 /1482
蓝玉簪龙胆 /1120
蓝布裙 /1189
蓝耳草 /1785
蓝亚麻 /768
蓝芙蓉 /1531
蓝花十瓜 /1185
蓝花天仙子 /1316
蓝花水豌豆 /696
蓝花岩陀 /563，1073
蓝花参 /1480
蓝花荆芥 /1254
蓝花草 /1384
蓝花密蒙花 /1097
蓝花棵 /1385
蓝果木 /1089
蓝果忍冬 /1412
蓝钟花 /1472
蓝钟喉毛花 /1104
蓝紫草 /1188
蓝蝴蝶 /1772
蓖麻 /788
蓖麻子 /788
蓑参 /1149
蒺藜 /767
蒴莲 /901
蒴藋 /1423
蒲儿根 /1645
蒲公英 /1657
蒲陶 /870
蒙古蒲公英 /1657
蒙自藜芦 /1741
蒙花 /1101
蒙花枝 /883
蒙茯苓 /1400
蒲梗花 /1407
楔叶山莓草 /666
楔叶王蕊草 /666
楔叶五蕊莓 /666
楔桃 /604
椿根皮 /802
楠木 /356
楠树 /356
楝 /803
楝枣子 /803
楝实 /804
楷树 /814
楸 /1373
楸木 /1373
楸树 /1374
椴树 /878
槐蓝 /719
槌果月见草 /942
榆莫得乌锦 /417
榔木 /955
楼台花 /1052
楼梯草 /217
榅树 /675
赖师草 /1292
碎米果 /1428
碎米荠 /529，530
碎米椏 /1280
碎米柴 /704
碎骨子 /1795
碎骨还阳 /559
碗公花 /1186
碗花草 /1391
碗栎 /185
雷公七 /1439
雷公草 /1815
雷公藤 /852
雷真子 /1179
零余子荨麻 /222
零余子景天 /557
零余子薯蓣 /1752
零陵香 /1259
暖地大叶藓 /60
暗淡倒提壶 /1192
暗绿紫堇 /503
畸变剑叶盾蕨 /130
路边青 /619，1386
路边金 /1271
路萁子柴 /82
蜈蚣草 /115，258，776，1356
蛾药 /1596
蜂子芪 /626
蜀黍 /1796
锡仗花 /1006
锡金灯心草 /1778

锡金报春 /1066
锡金岩黄耆 /715
锡金蒲公英 /1658
锥栗 /177
锦鸡儿 /692
锦线镖 /630
锦葵 /875
锯叶千里光 /1652
锯叶长尾栲 /179
锯叶合耳菊 /1652
锯齿草 /1482
锯锯藤 /1171
矮山栎 /187
矮子常山 /1214
矮龙胆 /1121
矮生虎耳草 /589
矮生胡枝子 /722
矮生黄华 /744
矮生野决明 /744
矮地榆 /664
矮红子 /609
矮杞树 /451
矮陀 /854
矮陀陀 /883，887
矮垂头菊 /1545
矮变豆菜 /1000
矮胡枝子 /722
矮星宿菜 /1046
矮狮花 /1830
矮桐子 /1211，1213
矮高山栎 /187
矮探春 /1083
矮脚凤毛 /73
矮紫苞鸢尾 /1771
鼠尾草 /1290
鼠刺 /569
鼠掌老鹳草 /760
鼠麹草 /1571
鼠麹雪兔子 /1625
微毛爪哇唐松草 /435
微毛忍冬 /1412
微孔草 /1199
微柱麻 /214
微绒绣球 /568
腺毛小叶蔷薇 /650
腺毛马蓝 /1390
腺花女娄菜 /309
腺花香茶菜 /1271
腺茎独行菜 /537
腺独行菜 /537
腺梗菜 /1483
腺梗豨莶 /1643
腺萼落新妇 /562
解息尔 /1626
馍叶树 /681
酱钗树 /1324
酱瓣子 /692
鹿子果 /234
新都桥乌头 /373
新疆卫矛 /848
满山红 /625，1014
满天星 /380
满塘红 /677
滇丁香 /1165
滇小叶葎 /1158
滇山茶 /474
滇千斤拔 /712
滇川山罗花 /1334
滇川沙参 /1451
滇川唐松草 /432
滇川翠雀花 /405
滇川醉鱼草 /1098
滇水金凤 /836
滇石栎 /184
滇龙胆草 /1115
滇北球花报春 /1055
滇白芷 /981
滇白药子 /1756
滇白前 /315
滇西百蕊草 /235
滇西绿绒蒿 /513
滇百部 /1688
滇合欢 /676
滇羌活 /995
滇沙棘 /891
滇苦荬菜 /1646
滇苦菜 /1617
滇虎榛 /176
滇岩白菜 /563
滇败酱 /1639

滇荆芥 /1251
滇茜草 /1160
滇草莓 /617
滇南千里光 /1537
滇南铁线莲 /394
滇南磨芋 /1801
滇韭 /1682
滇钩吻 /1722，1726
滇香薷 /1260
滇重楼 /1720
滇独活 /979
滇姜花 /1827
滇素馨 /1086
滇桂兔儿风 /1488
滇高山豆 /747
滇拳参 /273
滇润楠 /355
滇绣线菊 /674
滇黄芩 /1135，1298
滇黄芪 /684
滇黄堇 /507
滇黄精 /1724
滇常山 /1213
滇野豌豆 /751
滇假夜来香 /1151
滇鹿藿 /741
滇棘 /733
滇紫地榆 /766
滇紫草 /1205
滇瑞香 /883
滇蜀豹子花 /1714
滇鼠刺 /570
滇黔黄檀 /701
滇黔紫花苣苔 /1395
滇磨芋 /1801
滇藏五味子 /340
滇藏荨麻 /230
滇藏柳叶菜 /941
滇藏钝果寄生 /243
滇鳔冠花 /1385
溪黄草 /1267
滂藤 /845
塞木 /683
塞仁交木 /589
塞玛 /733
塞玛木波 /683
塞玛莫保 /733
裸麦 /1793
媳妇菜 /1433，1440
媳蟋巴 /1233

十四画

墙下红 /1295
嘉庆子 /633
截叶山黑豆 /708
截叶铁扫帚 /721
截形野扁豆 /708
聚合草 /1207
聚伞花荼李 /620
聚花艾纳香 /1522
聚花过路黄 /1038
聚花荚蒾 /1429
蔓生百部 /1688
蔓茎堇菜 /896
蔓孩儿参 /308
蔓黄菀 /1641
蔓假繁缕 /308
蔊菜 /529，541
蔚 /1503
蓼子草 /263
蓼叶远志 /809
蓼蓼花 /261
榧子木 /153
榜参布柔 /1267
酸木瓜 /605
酸吊吊 /576
酸汤杆 /275
酸杨梅 /160
酸冷果 /606
酸刺 /891
酸枣子藤 /468
酸茜果 /900
酸浆草 /252，756
酸梅 /161
酸猪草 /253
酸筒秆 /935
酸楂 /607
酸溜溜 /283
酸模 /283
酸模叶蓼 /262

酸酸草 /756
碱地蒲公英 /1655
豨莶 /1642
嘎布得罗 /411
嘎海苏 /442
蜡莲绣球 /569
蜡烛花 /1889
蜡瓣花 /548
蜘蛛香 /1439
罂子桐 /789
罂粟 /524
罂粟莲花 /377
舞花姜 /1822
獐合山 /579
箐姑草 /317
算盘七 /1877
算盘果 /1462
管仲 /628
管花马先蒿 /1350
管花党参 /1468
管钟党参 /1463
僧给白马 /631
膜叶星蕨 /129
膜苞藁本 /988
鲜花刺 /639
馒头果 /203
豪猪刺 /442
瘌痢头花 /1058
瘦狗还阳草 /1237
瘦柄榕 /209
瘦珠珠 /1792
辣子草 /425，1567
辣角 /1308
辣味根 /809
辣姜草 /1815
辣菜 /1557
辣蒿 /261
辣蓼 /270
辣蓼子棵 /261
辣辣草 /373
端丽醉鱼草 /1098
漆 /818
漆姑草 /309
漫胆草 /1226
漾濞核桃 /165
漏子多吾 /1632
漏芦 /1697
漏绿根 /1188
漏紫多保 /1635
赛尔赛保 /413
赛西林 /1219
赛拐 /331
赛哇 /646
赛嘎 /733
察瓦龙小檗 /445
察隅婆婆纳 /1364
蜜蜂花 /1251
翠云草 /73
翠雀叶蟹甲草 /1612
翠翎草 /73
翠管草 /1817
熊柳 /857
熊胆草 /1538
缫丝花 /645

十五画

髯毛无心菜 /298
髯毛蚤缀 /298
髯毛缬草 /1436
鞑新菊 /1620
鞍叶羊蹄甲 /685
蕨叶千里光 /1640
蕨叶风毛菊 /1632
蕨叶藁本 /989
蕨麻 /622
蕨麻委陵菜 /622
蕤参 /1149
蕺菜 /460
蕃花 /1137
蕃花仔 /1137
横断山绿绒蒿 /517
槭叶千里光 /1644
樗根皮 /802
樱草 /1059
樱桃 /604
橡树 /191
橡根藤 /869
槲叶雪兔子 /1633
槲栎 /186
槲寄生 /244

槲蕨 /137
樟 /342
樟叶越橘 /1022
樟柳 /1308
敷烟树 /816
豍豆 /736
豌豆 /736
豌豆七 /508，553
飘带草 /970，974
飘游卫矛 /850
醋栗 /576
醉鱼草 /1099
蝴蝶凤 /685
蝴蝶花 /1824
蝎子草 /230
墨妥色尔坚 /438
墨菜 /1561
箭头虎耳草 /592
箭栗 /177
德氏贝母 /1700
德氏蛇葡萄 /864
德钦石莲 /560
德钦红景天 /550
德钦景天 /560
鲤鱼 /1250
澜沧马蓝 /1388
澜沧荛花 /886
澜沧翠雀花 /410
澜沧囊瓣芹 /990
潺菜 /297
澄茄子 /349
鹤虱 /1191，1526
鹤首马先蒿 /1342
缬草 /1440

十六画

鞘花 /237
燕麦 /1791
燕草叶蟹甲草 /1612
薤白 /1681
薤根 /1681
薯蓣 /1759
薏苡 /1792
薮春 /471
薄叶山矾 /1077
薄叶冬青 /1077
薄叶柳叶菜 /941
薄叶铁线莲 /396
薄叶新耳草 /1167
薄荷 /1252
颠茄 /1319
橙舌狗舌草 /1619
橙色鼠尾草 /1282
橙花开口箭 /1737
橙花瑞香 /882
橙黄虎耳草 /581
蹄叶 /382
螃蜞菊 /324
黔桂黑钩叶 /786
穆坪醉鱼草 /1096
廪蒿 /1500
糙点栝楼 /923
糙独活 /981
糖茶藨子 /576
糕叶 /1818
潞党 /1467
懒蛇上树 /1890
避瘟贯众 /80

十七画

戴氏蚤缀 /300
螯麻子 /230
藏丁香 /1165
藏大蓟 /1486
藏木通 /464
藏丹参 /1285
藏杉 /150
藏茄 /1307
藏茵陈 /1130
藏象牙参 /1831
藏蒲公英 /1659
藏滇还阳参 /1549
檓 /798
檀香树 /1078
檀梨 /234
霞红灯台报春 /1049
霞红报春 /1049
螺距翠雀花 /408
蟋蟀巴 /1223
穗花玄参 /1360

穗花报春 /1054
穗花荆芥 /1255
穗序木蓝 /717
穗序鹅掌柴 /966
黏人花 /706
魏氏五加 /956
簕杜鹃 /291
簕钩菜 /954
繁缕 /316
爵床 /1389
辫子草 /704
豁啪格波累 /1677
翼茎羊耳菊 /1584
翼齿六棱菊 /1591
翼柄厚喙菊 /1560
翼首草 /1445
骤尖楼梯草 /217
骤折老鹳草 /764

十八画及以上

鞭打绣球 /1316，1327
鞭叶铁线蕨 /95
鞭枝虎耳草 /593
藜 /320
藤木 /841
藤五加 /953
藤乌 /367，375
藤石松 /65
藤白芍 /1146
藤菊 /1537
藤麻 /229
藤藤黄 /464
瞿麦 /312
鹭鸶草 /1696
镰翅羊耳蒜 /1876
鼬瓣花 /1242
翻天印 /1737
翻天雷公 /1279
翻白叶 /628，1426
癞头参 /312
癞克巴草 /1273
癞痢藤 /865
藿香 /1218
藿香蓟 /1485
攀茎耳草 /1162
籁箫 /1496
蟹钳草 /1521
靡草 /528
麒麟叶 /1809
耀英根 /839
鳞叶龙胆 /1117
鳞果变豆菜 /1000
鳞轴小膜盖蕨 /120
鳞桧 /149
鳞斑荚蒾 /1431
糯白芨 /1888
糯米团 /221
糯米条 /1424
糯米草 /221
糯蒿 /1355
霸王树 /333
霸王鞭 /1290
露珠珍珠菜 /1040
露珠草 /937
露笋 /1689
鳢肠 /1561
囊托羊蹄甲 /685
囊果黄华 /744
囊距紫堇 /494

拉丁学名索引

A

Abelia engleriana (Graebn.) Rehd. /1407

Abelia forrestii (Diels) W. W. Smith/1407

Abies delavayi Franch. /141

Acanthopanax evodiaefolius Franch. /952

Acanthopanax leucorrhizus (Oliv.) Harm/953

Acanthopanax trifoliatus (Linn.) Merr. /954

Acanthospermum australe (L.) Kuntze/1481

Acer davidii Franch. /819

Acer forrestii Diels/820

Acer Franchetii Pax/821

Acer oliverianum Pax/822

Acer paxii Franch. /823

Achillea alpina L. /1482

Achillea wilsoniana Heimerl ex Hand.-Mazz. /1482

Achyranthes aspera Linn. /323

Achyranthes bidentata Blume/324

Aconitum carmichaelii Debx./362

Aconitum contortum Finet et Gagnep. /363

Aconitum crassiflorum Hand. -Mazz. /364

Aconitum flavum Hand. -Mazz. /365

Aconitum forrestii Stapf/366

Aconitum hemsleyanum Pritz. /367

Aconitum hemsleyanum Pritz. var. *circinatum* W. T. Wang/368

Aconitum incisofidum W. T. Wang/369

Aconitum nagarum Stapf/369

Aconitum nagarum Stapf var. *heterotrichum* Fletch. et Lauener/370

Aconitum pendulum Busch/374

Aconitum pulchellum Hand. -Mazz. /371

Aconitum rockii Fletcher et Lauener /372

Aconitum tanguticum (Maxim.) Stapf /373

Aconitum tongolense Ulbr. /373

Aconitum vilmorinianum Kom./375

Acorus calamus L. /1799

Actinidia callosa Lindl. /467

Actinidia venosa Rehd. /468

Acystopteris japonica (Luerss.) Nakai/102

Adenia heterophylla (Bl.) Koord. /901

Adenocaulon himalaicum Edgew. /1483

Adenophora aurita Franch. /1449

Adenophora capillaris Hemsl. subsp. *leptosepala* (Diels) Hong/1450

Adenophora coelestis Diels/1451

Adenophora himalayana Feer/1452

Adenophora jasionifolia Franch. /1453

Adenophora khasiana (Hook. f. et Thoms.) Coll. et Hemsl. /1454

Adenophora liliifolioides Pax et Hoffm. /1455

Adenophora stricta Miq. /1456

Adenostemma lavenia (L.) O. Kuntze/1484

Adiantum capillus-veneris L. /96

Adiantum caudatum L. /95

Adiantum davidii Franch. /97

Adonis brevistyla Franch. /376

Aeginetia indica L. /1399
Agastache rugosa (Fisch. et Mey.) O. Ktze./1218
Agave americana L. /1744
Agave sisalana Perr. ex Engelm. /1745
Ageratum conyzoides L. /1485
Agrimonia pilosa Ldb. /601
Ailanthus altissima (Mill.) Swingle/802
Ainsliaea glabra Hemsl. /1487
Ainsliaea henryi Diels/1488
Ainsliaea latifolia (D. Don) Sch.-Bip. /1489
Ainsliaea yunnanensis Franch. /1490
Ajania khartensis (Dunn) Shih/1491
Ajuga bracteosa Wall. ex Benth. /1219
Ajuga campylantha Diels/1220
Ajuga forrestii Diels/1220
Ajuga lupulina Maxim. /1221
Ajuga nipponensis Makino/1222
Alangium chinense (Lour.) Harms/945
Alangium kurzii Craib/946
Albizia cbinensis (Osbeck) Merr. /675
Albizia mollis (Wall.) Boiv. /676
Aletris glabra Bur. et Franch. /1674
Aletris pauciflora (Klotz.) Franch. /1675
Aletris spicata (Thunb.) Franch. /1676
Aleuritopteris anceps (Blanf.) Panigrihi/91
Aleuritopteris argentea (Gmél.) Fée/91
Alisma plantago-aquatica Linn. /1669
Allium cyathophorum Bur. et Franch./1676
Allium fistulosum L. /1677
Allium forrestii Diels/1678
Allium hookeri Thwaites/1679
Allium humile Kunth var. *trifurcatum* Wang et Tang/1680
Allium macranthum Baker/1681
Allium macrostemon Bunge/1681
Allium mairei Lévl. /1682
Allium ovalifolium Hand.-Mzt. /1683
Allium prattii C. H. Wright apud Forb. et Hemsl. /1684
Allium sikkimense Baker/1685
Allium wallichii Kunth/1685
Alnus nepalensis D. Don/174
Alocasia cucullata (Lour.) Schott/1800
Aloe vera L. var. *chinensis* (Haw.) Berg. /1686
Alopecurus aequalis Sobol. /1790
Alpinia zerumbet (Pers.) Burtt. & Smith/1818
Alsophila spinulosa (Wall. ex Hook.) R. M. Tryon/87
Alternanthera philoxeroides (Mart.) Griseb. /324
Alternanthera pungens H. B. K. /325
Alternanthera sessilis (L.) DC. /326
Amaranthus tricolor L. /327
Amaranthus viridis L. /328
Amomum tsao-ko Crevost & Lemarie/1819
Amorphophallus yunnanensis Engl. /1801
Ampelopsis delavayana Planch. /864
Amphicarpaea rufescens (Franch.) Y. T. Wei/676
Amygdalus persica L. /602
Anaphalis bicolor (Franch.) Diels/1491
Anaphalis contorta (D. Don) Hook. f. /1492

Anaphalis flavescens Hand.-Mazz. /1493
Anaphalis margaritacea (L.) Benth. et Hook. f. /1494
Anaphalis nepalensis (Spreng.) Hand.-Mazz. /1495
Anaphalis sinica Hance/1496
Anaphalis virens Chang/1497
Anaphalis yunnanensis (Franch.) Diels/1498
Androsace axillaris (Franch.) Franch. /1031
Androsace bulleyana G. Forr. /1032
Androsace erecta Maxim. /1033
Androsace henryi Oliv. /1034
Androsace spinulifera (Franch.) R. Knuth/1035
Androsace tapete Maxim. /1035
Anemoclema glauciifolium (Franch.) W. T. Wang/377
Anemone demissa Hook. f. et Thomson /378
Anemone obtusiloba D. Don subsp. *ovalifolia* Bruhl/378
Anemone rivularis Buch. -Ham. /379
Anemone rupestris Hook. f. et Thoms. /380
Anemone vitifolia Buch. -Ham. ex DC. /380
Angelica dahurica (Fisch. ex Hoffm.) Benth. et Hook. f. ex Franch. et Sav. cv. *Hangbaizhi*/968
Angelica sinensis (Oliv.) Diels/969
Anisodus acutangulus C. Y. Wu et C. Chen/1306
Anisodus luridus Link et Otto/1307
Anisodus tanguticus (Maxim.) Pascher/1308
Anredera cordifolia (Tenore) Steenis/297
Anthogonium gracile Lindl./1834
Antiotrema dunnianum (Diels) Hand.-Mazz. /1188
Apios carnea (Wall.) Benth. ex Baker/677
Aquilegia rockii Munz/381
Arabis hirsuta (L.) Scop. /525
Arabis paniculata Franch. /526
Araiostegia perdurans (Christ) Cop. /120
Aralia chinensis L. /955
Aralia wilsonii Harms/956
Aralia yunnanensis Franch. /958
Arctium lappa L. /1499
Ardisia crenata Sims/1026
Arenaria barbata Franch. /298
Arenaria brevipetala Y. W. Tsui et L. H. Zhou/299
Arenaria delavayi Franch. /300
Arenaria serpyllifolia L. /300
Arenaria yunnanensis Franch. /301
Arisaema aridum H. Li/1802
Arisaema elephas Buchet/1803
Arisaema erubescens (Wall.) Schott/1804
Arisaema franchetianum Engl. /1805
Arisaema lobatum Engl. /1805
Arisaema saxatile Buchet/1806
Arisaema yunnanense Buchet/1807
Aristolochia cucurbitoides C. F. Liang/463
Aristolochia griffithii Hook. f. et thoms. ex Duchartre/464
Aristolochia moupinensis Franch. /464
Aristolochia ovatifolia S. M. Hwang /465
Aristolochia yunnanensis Franch. /466
Artemisia annua Linn. /1500
Artemisia argyi Lévl. et Van. /1501

Artemisia hedinii Ostenf. et Pauls. /1502
Artemisia japonica Thunb. /1503
Artemisia lavandulaefolia DC. /1504
Artemisia leucophylla (Turcz. ex Bess.) C. B. Clarke/1505
Artemisia sacrorum Ledeb. /1505
Artemisia scoparia Waldst. et Kit. /1506
Artemisia sieversiana Ehrhart ex Willd. /1507
Artemisia verlotorum Lamotte/1508
Asclepias curassavica L. /1141
Asparagus cochinchinensis (Lour.) Merr. /1687
Asparagus filicinus Ham. ex D. Don/1688
Asparagus myriacanthus Wang et S. C. Chen/1688
Asparagus officinalis L. /1689
Asparagus taliensis Wang et Tang/1690
Asplenium crinicaule Hance/105
Asplenium ensiforme Wall. /106
Asplenium normale Don/106
Asplenium pekinense Hance /107
Asplenium trichomanes L. Sp. /108
Aster albescens (DC.) Hand.-Mazz. /1509
Aster asteroides (DC.) O. Ktze. /1509
Aster auriculatus Franch. /1510
Aster batangensis Bur. et Franch. /1511
Aster diplostephioides (DC.) C. B. Clarke/1512
Aster flaccidus Bge. /1513
Aster himalaicus C. B. Clarke/1514
Aster homochlamydeus Hand.-Mazz. /1514
Aster senecioides Franch. /1515
Aster souliei Franch. /1516
Aster subulatus Michx. /1517
Aster vestitus Franch. /1518
Aster yunnanensis Franch. /1519
Astilbe chinensis (Maxim.) Franch. et Sav. /561
Astilbe rubra Hook. f. et Thoms. /562
Astragalus acaulis Baker/678
Astragalus bhotanensis Baker/679
Astragalus ernestii Comb. /680
Astragalus lucidus Tsai et Yü/681
Astragalus polycladus Bureau et Franch. /681
Astragalus pullus Simps. /682
Astragalus sinicus L. /682
Astragalus sungpanensis Pet. -Stib. /683
Astragalus yunnanensis Franch. /684
Asyneuma chinense Hong/1457
Asystasiella neesiana (Wall.) Lindau/1383
Athyrium niponicum (Mett.) Hance /103
Avena sativa L. /1791

B

Balanophora fargesii (Tiegh.) Harms/245
Balanophora involucrata Hook. f. /245
Balanophora polyandra Griff. /246
Barleria cristata L. /1384
Bauhinia brachycarpa Wall. ex Benth./685
Bauhinia touranensis Gagnep. /685
Begonia grandis Dry./906
Begonia henryi Hemsl. /907
Begonia labordei Lévl. /908
Begonia muliensis Yu/908

Begonia palmata D. Don/909

Belamcanda chinensis (L.) DC. /1764

Berberis amoena Dunn/440

Berberis cavaleriei Lèvl. /441

Berberis dictyophylla Franch. /441

Berberis jamesiana Forrest et W. W. Smith/442

Berberis julianae Schneid. /442

Berberis muliensis Ahrendt/443

Berberis pruinosa Franch. /444

Berberis thibetica C. K. Schneid. /445

Berberis tsarongensis Stapf/445

Berchemia floribunda (Wall.) Brongn. /856

Berchemia sinica Schneid. /857

Berchemia yunnanensis Franch. /857

Bergenia purpurascens (Hook. f. et Thoms.) Engl. /563

Berneuxia thibetica Decne. /1003

Betula platyphylla Suk. /175

Bidens bipinnata L. /1519

Bidens cernua L. /1520

Bidens pilosa L. /1521

Bletilla formosana (Hayata) Schltr. /1835

Bletilla striata (Thunb. ex A. Murray) Rchb. f. /1836

Blumea fistulosa (Roxb.) Kurz /1522

Blumea laciniata (Roxb.) DC. /1523

Blumea mollis (D. Don) Merr. /1524

Boehmeria clidemioides Miq. var. *diffusa* (Wedd.) Hand. -Mazz. /214

Boenninghausenia sessilicarpa Levl. /793

Borreria stricta (L. f.) G. Mey. /1155

Boschniakia himalaica Hook. f. et Thoms/1400

Bothriospermum secundum Maxim. /1187

Botrychium ternatum (Thunb.) Sw. /77

Bougainvillea glabra Choisy/291

Brassaiopsis glomerulata (Bl.) Regel/959

Brassica juncea (L.) Czern. et Coss. /527

Briggsia amabilis (Diels) Craib/1392

Broussonetia papyrifera (Linn.) L' Hér. ex Vent. /199

Buddleja asiatica Lour. /1094

Buddleja caryopteridifolia W. W. Smith /1095

Buddleja crispa Benth. /1096

Buddleja davidii Franch. /1096

Buddleja fallowiana Balf. f. & W. W. Smith/1097

Buddleja forrestii Diels/1098

Buddleja lindleyana Fortune /1099

Buddleja myriantha Diels/1100

Buddleja officinalis Maxim. /1101

Bulbophyllum cylindraceum Lindl. /1837

Bulbophyllum odoratissimum (J. E. Smith) Lindl. /1837

Bupleurum candollei Wall. ex DC. /970

Bupleurum commelynoideum de Boissieu/971

Bupleurum longicaule Wall. ex DC. var. *amplexiaule* C. Y. Wu. /971

Bupleurum marginatum Wall. ex DC. /972

Bupleurum petiolulatum Franch. /973

Bupleurum rockii Wolff/974

Bupleurum yunnanense Franch. /974

C

Cajanus cajan (Linn.) Millsp. /687
Cajanus crassus (Prain ex King) Vaniot der Maesen/747
Calanthe alismaefolia Lindl. /1838
Calanthe brevicornu Lindl. /1840
Calanthe densiflora Lindl. /1841
Calanthe discolor Lindl. /1839
Calanthe hancockii Rolfe/1841
Calanthe tricarinata Lindl. /1842
Callicarpa giraldii Hesse ex Rehd. /1210
Callistemon rigidus R. Br. /930
Calotropis gigantean (L.) Dry. ex Ait. f. /1150
Caltha palustris L. /382
Caltha scaposa Hook. f. et Thomson/383
Caltha sinogracilis W. T. Wang/384
Calystegia dahurica (Herb.) Choisy/1178
Camellia assamica (Mast.) Chang /470
Camellia japonica L. /471
Camellia oleifera Abel. /472
Camellia pitardii Coh. Stuart/473
Camellia reticulata Lindl. /474
Camellia saluenensis Stapf/474
Camellia sinensis (L.) O. Ktze. /475
Campanula aristata Wall. /1458
Campanula cana Wall. /1459
Campanula colorata Wall. /1460
Campanula crenulata Franch. /1461
Campanumoea javanica Bl. /1462
Campsis grandiflora (Thunb.) Schum. /1372
Camptotheca acuminata Decne. /947
Campylotropis delavayi (Franch.) Schindl. /687
Campylotropis polyantha (Franch.) Schindl. /688
Campylotropis tomentosipetiolata P. Y. Fu /689
Canna indica L. /1833
Cannabis sativa L. /200
Capsella bursa-pastoris (L.) Medic. /528
Capsicum frutescens L. /1308
Caragana bicolor Kom. /689
Caragana erinacea Kom. /690
Caragana franchetiana Kom. /691
Caragana jubata (Pall.) Poir. /691
Caragana sinica (Buc'hoz) Rehd. /692
Cardamine flexuosa With./529
Cardamine gracilis (O. E. Schulz) T. Y. Cheo et R. C. Fang/530
Cardamine hirsuta L. /530
Cardamine macrophylla Willd. var. *polyphylla* (D. Don) T. Y. Cheo et R. C. Fang/531
Cardamine tangutorum O. E. Schulz. /532
Cardiocrinum giganteum (Wall.) Makino/1690
Cardioteucris cordifolia C. Y. Wu/1223
Carduns acanthoides L. /1525
Carduus crispus L. /1526
Carex cruciata Wahlenb. /1814
Carica papaya L. /905
Carpesium abrotanoides L. /1526
Carpesium cernuum L. /1527
Carpesium lipskyi Winkl. /1528
Carpesium minum Hemsl. /1529

Carpinus monbeigiana Hand. -Mazz. /175
Carthamus tinctorius L. /1532
Carum buriaticum Turcz. /975
Carum carvi L. f. gracile (Lindl.) Wolff/976
Caryopteris forrestii Diels/1208
Caryopteris terniflora Maxim. /1224
Caryopteris trichosphaera W. W. Smith /1209
Caryota urens L. /1798
Castanea henryi (Skan) Rehd. et Wils. /177
Castanea mollissima Bl. /178
Castanopsis delavayi Franch. /181
Castanopsis hystrix Miq./180
Castanopsis orthacantha Franch. /182
Catalpa bungei C. A. Mey. /1373
Catalpa fargesii Bur. /1374
Catharanthus roseus (L.) G. Don /1140
Caulokaempferia yunnanensis (Gagnep.) R. M. Smith/1820
Cautleya gracilis (Smith) Dandy/1821
Cavea tanguensis (Drumm.) W. W. Smith et J. Small/1530
Cedrus deodara (Roxb.) G. Don/142
Celastrus glaucophyllus Rehd. et Wils. /841
Celastrus stylosus Wall. /842
Celosia argentea L. /328
Celtis sinensis Pers. /192
Celtis tetrandra Roxb. /192
Centaurea cyanus L. /1531
Cephalanthera longifolia (L.) Fritsch/1843
Cephalotaxus fortunei Hooker/150
Cephalotaxus sinensis (Rehd. et Wils.) Li /151
Cerastium arvense L. /302
Cerasus caudata (Franch.) Yü et Li/602
Cerasus duclouxii (Koehne) Yü et Li/603
Cerasus pseudocerasus (Lindl.) G. Don/604
Ceratostigma minus Stapf ex Prain/1073
Ceropegia aridicola W. W. Sm. /1148
Ceropegia dolichophylla Schltr. /1149
Cestrum nocturnum L. /1309
Chaenomeles speciosa (Sweet) Nakai/605
Chamabainia cuspidata Wight/214
Chenopodium album L. /320
Chenopodium ambrosioides L. /321
Chenopodium foetidum Schrad. /321
Chenopodium serotinum L. /322
Chesneya nubigena (D. Don) Ali/693
Chesneya polystichoides (Hand. -Mazz.) Ali/694
Chimaphila japonica Miq. /1005
Chionocharis hookeri (Clarke) Johnst. /1194
Chirita pumila D. Don/1393
Chlorophytum chinense Bur. et Franch. /1691
Chrysanthemum coronarium L. /1532
Chrysosplenium davidianum Decne. ex Maxim. /564
Chrysosplenium griffithii Hook. f. et Thoms. /565
Chrysosplenium nepalense D. Don /566
Cibotium barometz (L.) J. Sm. /86
Cichorium intybus L. /1533
Cimicifuga foetida L. /385
Cinnamomum bejolghota (Buch. -Ham.)

Sweet/342
Cinnamomum camphora (L.) Presl /342
Cinnamomum glanduliferum (Wall.) Nees /343
Cinnamomum tonkinense (Lec.) A. Chev. /344
Circaea alpina L. /936
Circaea cordata Royle/937
Circaeaster agrestis Maxim. /386
Cirsium eriophoroides (Hook. f.) Petrak/1486
Cirsium griseum Lévl. /1534
Cirsium lidjiangense Petrak ex Hand.-Mazz. /1535
Cirsium shansiense Petrak/1536
Cissampelopsis volubilis (Bl.) Miq. /1537
Citrullus lanatus (Thunb.) Matsum. et Nakai/911
Cladostachys frutescens D. Don/329
Clematis akebioides (Maxim.) H. J. Veitch/386
Clematis armandii Franch. /387
Clematis buchananiana DC. /388
Clematis chinensis Osbeck/389
Clematis chrysocoma Franch. /390
Clematis connata DC. /391
Clematis delavayi Franch. /392
Clematis finetiana Lévl. et Vant. /393
Clematis fulvicoma Rehd. et Wils. /394
Clematis gouriana Roxb. ex DC. /395
Clematis gracilifolia Rehd. et Wils./396
Clematis lasiandra Maxim. /397
Clematis montana Buch. -Ham. ex DC. /398
Clematis peterae Hand. -Mazz. /399
Clematis ranunculoides Franch. /400
Clematis rehderiana Craib/401
Clematis yunnanensis Franch. /402
Clerodendrum bungei Steud. /1211
Clerodendrum trichotomum Thunb. /1212
Clerodendrum yunnanense Hu ex Hand.-Mazz. /1213
Clethra delavayi Franch. /1025
Clinopodium gracile (Benth.) Matsum. /1224
Clinopodium megalanthum (Diels) C. Y. Wu et Hsuan ex H. W. Li/1225
Clinopodium polycephalum (Vaniot) C. Y. Wu et Hsuan ex P. S. Hsu/1226
Clinopodium repens (D. Don) Wall. ex Benth. /1227
Clintonia udensis Trautv. et Mey. /1692
Cocculus orbiculatus (L.) DC. /454
Codonopsis bulleyana Forrest ex Diels/1463
Codonopsis convolvulacea Kurz /1464
Codonopsis deltoidea Chipp/1465
Codonopsis nervosa (Chipp) Nannf. /1466
Codonopsis pilosula (Franch.) Nannf. /1467
Codonopsis subscaposa Kom. /1469
Codonopsis tubulosa Kom. /1468
Coelogyne corymbosa Lindl. /1844
Coelogyne fimbriata Lindl. /1844
Coelogyne ovalis Lindl. /1845
Coix lacryma-jobi L. /1792
Colocasia antiquorum Schott/1808
Colquhounia coccinea Wall. var. *mollis* (Schlecht.) Prain/1228
Colquhounia compta W. W. Smith/1228

Colquhounia elegans Wall. /1229

Comastoma cyananthiflorum (Franch. ex Hemsl.) Holub/1104

Comastoma pulmonarium (Turcz.) Toyokuni/1104

Commelina bengalensis Linn. /1781

Commelina communis L. /1782

Commelina diffusa Burm. f. /1783

Commelina maculata Edgew. /1783

Commelina paludosa Bl. /1784

Conyza blinii Lévl. /1538

Conyza canadensis (L.) Cronq. /1539

Conyza japonica (Thunb.) Less. /1540

Conyza sumatrensis (Retz.) Walker/1541

Coptis teeta Wall. /403

Corallodiscus flabellatus (Craib) Burtt/1393

Corallodiscus kingianus (Craib) Burtt/1394

Cordyceps sinensis (Berk.) Sacc. /49

Coriaria nepalensis Wall. /812

Corydalis adrienii Prain/492

Corydalis adunca Maxim. /493

Corydalis benecincta W. W. Sm. /494

Corydalis calcicola W. W. Smith/495

Corydalis corymbosa C. Y. Wu et Z. Y. Su/496

Corydalis crispa Prain/496

Corydalis curviflora Maxim. /497

Corydalis davidii Franchet/498

Corydalis densispica C. Y. Wu/499

Corydalis eugeniae Fedde/499

Corydalis gracillima C. X. Wu/500

Corydalis hamata Franch. /501

Corydalis hemidicentra Hand. -Mazz. /501

Corydalis kokiana Hand. -Mazz. /502

Corydalis linarioides Maxim. /503

Corydalis melanochlora Maxim. /503

Corydalis ophiocarpa Hook. f. et. Thoms. /504

Corydalis oxypetala Franch. /505

Corydalis taliensis Franch. /506

Corydalis yunnanensis Franch. /507

Corylopsis sinensis Hemsl. /548

Cotinus coggygria Scop. /813

Cotoneaster acuminatus Lindl. /608

Cotoneaster adpressus Bois/609

Cotoneaster buxifolius Lindl. /610

Cotoneaster coriaceus Franch. /611

Cotoneaster dielsianus Pritz. /612

Cotoneaster horizontalis Dcne. /613

Cotoneaster microphyllus Lindl./613

Cotoneaster multiflorus Bge. /614

Crassocephalum crepidioides (Benth.) S. Moore/1541

Crataegus chungtienensis W. W. Smith/606

Crataegus pinnatifida Bge. /607

Crataegus scabrifolia (Franch.) Rehd./606

Crawfurdia campanulacea Wall. et Griff. ex C. B. Clarke/1103

Cremanthodium angustifolium W. W. Smith/1542

Cremanthodium campanulatum (Franch.) Diels/1543

Cremanthodium ellisii (Hook. f.) Y. Kitam. /1544

Cremanthodium humile Maxim. /1545

Cremanthodium principis (Franch.) Good/1546
Cremanthodium rhodocephalum Diels. /1547
Cremanthodium smithianum (Hand.-Mazz.) Hand.-Mazz. /1548
Crepis elongata Babcock/1549
Crepis lignea (Vaniot) Babcock/1550
Crepis napifera (Franch.) Babcock/1551
Crepis phoenix Dunn/1552
Crepis rigescens Diels/1553
Crinum asiaticum L. var. *sinicum* (Roxb. ex Herb.) Baker/1746
Crocosmia crocosmiflora (Nichols.) N. E. Br. /1765
Crocus sativus L./1766
Crotalaria albida Heyne ex Roth/695
Crotalaria mairei Lévl. /696
Crotalaria micans Link/697
Crotalaria pallida Ait. /698
Crotalaria yunnanensis Franch. /698
Cryptolepis buchananii Roem. et Schult. /1136
Ctenitopsis devexa (Kunze) Ching et C. H. Wang/117
Cucubalus baccifer L. /303
Cudrania tricuspidata (Carr.) Bur. ex Lavallee/201
Cunninghamia lanceolata (Lamb.) Hook. /144
Curculigo capitulata (Lour.) O. Kuntze/1747
Curculigo orchioides Gaertn. /1747
Cuscuta chinensis Lam. /1179
Cuscuta europaea L. /1179
Cuscuta reflexa Roxb. /1180
Cyananthus chungdianensis C. Y. Wu/1470
Cyananthus delavayi Franch. /1470
Cyananthus flavus Marq. /1471
Cyananthus formosus Diels/1472
Cyananthus hookeri C. B. Cl. /1472
Cyananthus incanus Hook. f. et Thoms. /1473
Cyananthus inflatus Hook. f. et Thoms. /1474
Cyananthus longiflorus Franch. /1475
Cyananthus macrocalyx Franch. /1475
Cyanotis vaga (Lour.) Rome et Schult. /1785
Cyathula capitata Moq. /330
Cyathula officinalis Kuan/331
Cyclobalanopsis glauca (Thunb.) Oerst. /183
Cymbidium elegans Lindl. /1846
Cymbidium lancifolium Hook. /1847
Cynanchum anthonyanum Hand. -Mazz. /1142
Cynanchum atratum Bunge/1142
Cynanchum auriculatum Royle ex Wight /1144
Cynanchum forrestii Schltr. /1145
Cynanchum officinale (Hemsl.) Tsiang et Zhang/1146
Cynanchum otophyllum Schneid. /1147
Cynoglossum amabile Stapf et Drumm. /1189
Cynoglossum lanceolatum Forsk. /1191
Cynoglossum triste Diels/1192
Cynoglossum wallichii G. Don/1193
Cynoglossum zeylanicum (Vahl) Thunb. /1190
Cyperus rotundus L. /1815
Cyphomandra betacea Sendt. /1310

Cypripedium flavum P. F. Hunt et Summerh. /1848
Cypripedium guttatum Sw. /1849
Cypripedium tibeticum King ex Rolfe/1850
Cyrtomium caryotideum (Wall. ex Hook. et Grev.) Presl/110
Cyrtomium macrophyllum (Makino) Tagawa/111
Cystacanthus yunnanensis W. W. Smith /1385

D

Dactylicapnos lichiangensis (Fedde) Hand. -Mazz. /508
Dactylicapnos scandens (D. Don) Hutch. /508
Dactylicapnos torulosa (Hook. f. et Thoms.) Hutch. /509
Dahlia pinnata Cav. /1554
Dalbergia dyeriana Prain ex Harms/699
Dalbergia mimosoides Franch. /700
Dalbergia yunnanensis Franch. /701
Damnacanthus indicus Gaertn. f. /1156
Daphne aurantiaca Diels/882
Daphne feddei Lévl. /883
Daphne papyracea Wall. ex Steud. /883
Daphne retusa Hemsl. /884
Daphne tangutica Maxim. /885
Darura stramonium Linn. /1311
Davidia involucrata Baill. var. *vilmoriniana* (Dode) Wangerin/948
Debregeasia longifolia(Burm. f.) Wedd. /215
Debregeasia orientalis C. J. Chen/216
Decaisnea insignis (Griff.) Hook. f. et Thoms. /451
Delphinium beesianum W. W. Smith/405
Delphinium delavayi Franch. /405
Delphinium forrestii Diels/406
Delphinium pachycentrum Hemsl. /412
Delphinium smithianum Hand. -Mazz. /407
Delphinium spirocentrum Hand. -Mazz. /408
Delphinium tenii Levl. /409
Delphinium thibeticum Finet et Gagn. /410
Delphinium trichophorum Franch. /411
Delphinium yuanum Chen/411
Dendrobenthamia capitata (Wall.) Hutch. /949
Dendrobium chrysanthum Lindl. /1851
Dendrobium longicornu Lindl. /1852
Dendrobium moniliforme (L.) Sw. /1853
Dendrobium nobile Lindl. /1853
Dendrolobium triangulare (Retz.) Schindl. /702
Dendrophthoe pentandra (L.) Miq. /236
Desmodium elegans DC. /703
Desmodium griffithianum Benth. /703
Desmodium microphyllum (Thunb.) DC. /704
Desmodium multiflorum DC. /705
Desmodium sequax Wall. /706
Desmodium yunnanense Franch. /707
Deutzia glomeruliflora Franch. /566
Dianthus chinensis L. /304
Diapensia purpurea Diels/1004
Dichroa febrifuga Lour. /567
Dichrocephala auriculata (Thunb.) Druce/1555
Dichrocephala benthamii C. B. Clarke/1556

Dichrocephala chrysanthemifolia DC. /1557

Dicliptera chinensis (L.) Juss./1386

Dicranopteris ampla Ching et Chiu/81

Dicranopteris dichotoma (Thunb.) Bernh. /82

Dicranostigma platycarpum C. Y. Wu et H. Chuang /511

Dioscorea alata L. /1751

Dioscorea bulbifera L. /1752

Dioscorea collettii Hook. f. /1753

Dioscorea glabra Roxb. /1754

Dioscorea hemsleyi Prain et Burkill/1755

Dioscorea henryi (Prain et Burkill) C. T. Ting /1756

Dioscorea melanophyma Prain et Burkill/1757

Dioscorea nipponica Makino/1758

Dioscorea opposita Thunb. /1759

Dioscorea parviflora C. T. Ting/1760

Dioscorea subcalva Prain et Burkill/1761

Dioscorea velutipes Prain et Burkill/1762

Diospyros kaki Thunb. var. *silvestris* Makino/1075

Diospyros lotus L. /1076

Dipelta yunnanensis Franch. /1408

Diphasiastrum complanatum (L.) Holub/64

Diplopterygium glaucum (Thunberg ex Houttuyn) Nakai/83

Dipsacus asperoides C. Y. Cheng et T. M. Ai/1443

Dipsacus chinensis Bat. /1444

Dipteris chinensis Christ/101

Disporopsis aspera (Hua) Engl. ex Krause/1693

Disporopsis pernyi (Hua) Diels/1693

Disporum bodinieri (Lévl. et Vnt.) Wang et Tang/1694

Disporum brachystemon Wang et Tang/1695

Diuranthera major Hemsl. /1696

Diuranthera minor (C. H. Wright) Hemsl. /1697

Dodonaea viscosa (L.) Jacq. /824

Dolomiaea edulis (Franch.) Shih/1558

Dolomiaea platylepis (Hand.-Mazz.) Shih/1558

Dolomiaea souliei (Franch.) Shih var. *mirabilis* (Anth.) Shih/1559

Draba amplexicaulis Franch. /533

Draba oreades Schrenk/534

Draba yunnanensis Franch. /535

Dracocephalum bullatum Forrest ex Diels/1230

Dracocephalum calophyllum Hand.-Mazz. /1231

Dracocephalum forrestii W. W. Smith/1231

Dracocephalum isabellae Forrest ex W. W. Sm. /1232

Dracocephalum tanguticum Maxim. /1233

Dregea yunnanensis (Tsiang) Tsiang et P. T. Li/1151

Drosera peltata Sm. ex Willd. /491

Drymaria diandra Bl. Bijdr. /305

Drymotaenium miyoshianum Makino/121

Drynaria delavayi Christ. /135

Drynaria mollis Bedd. /136

Drynaria roosii Nakaike /137

Dryopteris chrysocoma (Christ) C. Chr. /111

Dryopteris sinofibrillosa Ching/112

Dryopteris varia (L.) O. Ktze. /113

Dryopteris wallichiana (Spreng.) Hyl. /113

Dubyaea pteropoda Shih/1560

Duchesnea indica (Andr.) Focke/615

Dumasia cordifolia Benth. ex Baker/707

Dumasia truncata Sieb. et Zucc. /708

Dumasia villosa DC. /709

Duranta repens L. /1214

E

Eclipta prostrata (L.) L. /1561

Ehretia corylifolia C. H. Wright/1195

Elaeagnus delavayi Lecomte/888

Elaeagnus multiflora Thunb. /889

Elaeagnus pungens Thunb. /890

Elaeagnus umbellata Thunb. /890

Elatostema cuspidatum Wight/217

Elatostema involucratum Franch. et Sav. /217

Elatostema monandrum (D. Don) Hara/218

Elatostema nasutum Hook. f. /219

Elatostema obtusum Wedd. /219

Elatostema parvum (Bl.) Miq. /220

Elsholtzia densa Benth. /1233

Elsholtzia eriocalyx C. Y. Wu et S. C. Huang/1235

Elsholtzia eriostachya (Benth.) Benth./1234

Elsholtzia flava (Benth.) Benth. /1236

Elsholtzia fruticosa (D. Don) Rehd. /1237

Elsholtzia rugulosa Hemsl. /1238

Elsholtzia souliei Lévl. /1239

Embelia parviflora Wall. /1027

Emilia prenanthoidea DC. /1562

Emilia sonchifolia (L.) DC. /1562

Engelhardia roxburghiana Wall. /163

Engelhardia spicata Lesch. /164

Engelhardia spicata var. *colebrookeana* (Lindley) Koorders & Valeton/162

Ephedra gerardiana Wall. ex Stapf/156

Ephedra likiangensis Florin/157

Epilobium amurense Hausskn. /937

Epilobium angustifolium L. /938

Epilobium pyrricholophum Franch. et Savat. /940

Epilobium royleanum Hausskn. /939

Epilobium wallichianum Hausskn. /941

Epimedium davidii Franch. /446

Epimeredi indica (Linn.) Rothm. /1240

Epipactis helleborine (L.) Crantz. /1854

Epipactis mairei Schltr. /1855

Epipremnum pinnatum (L.) Engl. /1809

Equisetum arvense L. /74

Equisetum diffusum D. Don/75

Equisetum ramosissimum Desf. /76

Eremurus chinensis Fedtsch. /1698

Eria coronaria (Lindl.) Rchb. f. /1856

Eria graminifolia Lindl. /1857

Erigeron breviscapus (Vant) Hand.-Mazz. /1563

Erigeron multiradiatus (Lindl.) Benth. /1564

Eriobotrya japonica (Thunb.) Lindl. /616

Eriobotrya salwinensis Hand. -Mazz. /617

Eriophyton wallichii Benth. /1241

Eritrichium brachytubum (Diels) Lian et J. Q. Wang /1196

Erodium stephanianum Willd. /757

Erysimum hieraciifolium L. /536

Eucalyptus robusta Smith/929

Eucommia ulmoides Oliv. /197

Euonymus alatus (Thunb.) Sieb. /842

Euonymus clivicolus W. W. Smith/843

Euonymus echinatus Wall. ex Roxb./844

Euonymus fortunei (Turcz.) Hand. -Mazz. /845

Euonymus frigidus Wall. ex Roxb. /845

Euonymus grandiflorus Wall. /846

Euonymus japonicus Thunb. /847

Euonymus nanoides Loes. et Rehd./848

Euonymus semenovii Regel et Herd./848

Euonymus tingens Wall. /849

Euonymus vagans Wall. ex Roxb. /850

Euonymus yunnanensis Franch. /850

Eupatorium chinense L. /1565

Eupatorium heterophyllum DC. /1566

Eupatorium odoratum L. /1567

Euphorbia cyathophora Murr. /771

Euphorbia griffithii Hook f. /772

Euphorbia helioscopia Linn. /773

Euphorbia heterophylla L. /774

Euphorbia hirta L. /775

Euphorbia humifusa Willd. ex Schlecht. /776

Euphorbia hypericifolia L. /777

Euphorbia jolkinii Boiss. /778

Euphorbia lathylris L. /779

Euphorbia prolifera Hemilt. ex D. Don/780

Euphorbia stracheyi Boiss. /781

Euphorbia tirucalli L. /782

Euphorbia wallichii Hook. f. /783

Euphrasia regelii Wettst. /1326

Euptelea pleiosperma Hook. f. et Thoms. /361

Evolvulus alsinoides (L.) L. /1182

Exbucklandia populnea (R. Br.) R. W. Br. /549

Excoecaria acerifolia Didr. /784

F

Fagopyrum dibotrys (D. Don) Hara/247

Fagopyrum esculentum Moench/248

Fagopyrum tataricum (L.) Gaertn. /249

Fagopyrum urophyllum (Bur. et Franch.) H. Gross/250

Fagus longipetiolata Seem. /184

Fallopia denticulata (Huang) A. J. Li/250

Fallopia multiflora (Thunb.) Haraldson/251

Ferula kingdon-wardii Wolff/977

Ficus auriculata Lour. /203

Ficus benjamina L. /204

Ficus carica L. /205

Ficus concinna (Miq.) Miq. /206

Ficus gasparriniana Miq. var. *laceratifolia* (Levl. et Vant.) Corner/207

Ficus henryi Warb. ex Diels/208

Ficus ischnopoda Miq. /209

Ficus pyriformis Hook. et Arn. /210

Ficus semicordata Buch. -Ham. ex J. E. Sm. /211

Ficus tikoua Bur. /211

Ficus virens Ait. /212

Flemingia latifolia Benth. /709
Flemingia philippinensis Merr. et Rolfe/710
Flemingia strobilifera (Linn.) Ait. /711
Flemingia wallichii Wight et Arn. /712
Flueggea suffruticosa (Pall.) Baill. /790
Foeniculum vulgare Mill. /978
Fragaria moupinensis (Franch.) Card./617
Fragaria nilgerrensis Schlecht. ex Gay/618
Fragaria vesca L. /619
Fraxinus chinensis Roxb. /1080
Fraxinus paxiana Lingelsh. /1081
Fritillaria cirrhosa D. Don/1699
Fritillaria delavayi Franch. /1700

G

Galeola lindleyana (Hook. f. et Thoms.) Rchb. f. /1858
Galeopsis bifida Boenn. /1242
Galinsoga parviflora Cav. /1567
Galium aparine Linn. /1157
Galium asperifolium Wall. var. *verrucifructum* Cuf. /1158
Galium asperuloides Edgew. ssp. *hoffmeisteri* (Klotzsch) Hara /1156
Galium bungei Steud. /1159
Galium elegans Wall. ex Roxb. /1160
Ganoderma lucidum (Leyss. ex Fr.) Karst. /46
Gardenia jasminoides Ellis/1161
Gastrodia elata Bl. /1859
Gelsemium elegans (Gardn. & Champ.) Benth. /1102
Gentiana arethusae Burk. var. *delicatula* Marq. /1107
Gentiana atuntsiensis W. W. Smith/1108
Gentiana cephalantha Franch. ex Hemsl. /1109
Gentiana crassicaulis Duthie ex Burk. /1110
Gentiana crassuloides Bureau et Franch. /1110
Gentiana decorata Diels/1111
Gentiana panthaica Prain et Burk. /1112
Gentiana phyllocalyx C. B. Clarke/1112
Gentiana pubiflora T. N. Ho/1113
Gentiana rhodantha Franch. ex Hemsl. /1114
Gentiana rigescens Franch. ex Hemsl. /1115
Gentiana rubicunda Franch. /1116
Gentiana squarrosa Ledeb. /1117
Gentiana stipitata Edgew. /1118
Gentiana szechenyii Kanitz/1118
Gentiana tongolensis Franch. /1119
Gentiana veitchiorum Hemsl. /1120
Gentiana wardii W. W. Smith/1121
Gentiana yunnanensis Franch. /1122
Gentianopsis grandis (H. Smith) Ma/1105
Gentianopsis paludosa (Hook. f.) Ma/1106
Geranium delavayi Franch. /758
Geranium donianum Sweet/758
Geranium nepalense Sweet/759
Geranium pratense L. /763
Geranium pylzowianum Maxim. /764
Geranium refractum Edgew. et Hook. f. /764
Geranium robertianum L./765

Geranium sibiricum L. /760

Geranium sinense R. Knuth/761

Geranium strictipes R. Knuth/762

Geranium yunnanense Franch. /766

Gerbera delavayi Franch. /1568

Gerbera nivea (DC.) Sch.-Bip. /1569

Gerbera piloselloides (L.) Cass. /1570

Geum aleppicum Jacq. /619

Ginkgo biloba Linn. /140

Girardinia diversifolia (Link) Friis/220

Globba racemosa Smith/1822

Glochidion daltonii (Muell. Arg.) Kurz/791

Glycyrrhiza yunnanensis Cheng f. et L. K. Dai ex P. C. Li/713

Gmelina delavayana P. Dop/1214

Gnaphalium affine D. Don/1571

Gnaphalium hypoleucum DC. /1572

Gochnatia decora (Kurz) A. L. Cabrera/1572

Gonatanthus pumilus (D. Don) Engl. et Krause. /1810

Gonostegia hirta (Bl.) Miq. /221

Goodyera biflora (Lindl.) Hook. f. /1860

Goodyera repens (L.) R. Br. /1861

Goodyera schlechtendaliana Rchb. f. /1862

Gymnadenia conopsea (L.) R. Br. /1863

Gymnadenia orchidis Lindl. /1864

Gymnopteris vestita (Wall. ex Presl) Underw. /99

Gynostemma pentaphyllum (Thunb.) Makino/912

Gynura cusimbua (D. Don) S. Moore/1573

Gynura japonica (Thunb.) Juel. /1574

Gynura pseudochina (L.) DC. /1575

H

Habenaria aitchisonii Rchb. f. /1865

Habenaria davidii Franch. /1866

Habenaria delavayi Finet/1867

Habenaria glaucifolia Bur. et Franch. /1868

Habenaria limprichtii Schltr. /1869

Habenaria linguella Lindl. /1870

Habenaria mairei Schltr. /1871

Halenia elliptica D. Don/1123

Haloragis micrantha (Thunb.) R. Br. ex Sieb. et Zucc. /944

Hedera nepalensis K. Koch var. *sinensis* (Tobl.) Rehd. /959

Hedychium coccineum Buch. -Ham. /1823

Hedychium coronarium Koen. /1824

Hedychium flavum Roxb. /1825

Hedychium spicatum Ham. ex Smith/1826

Hedychium yunnanense Gagnep. /1827

Hedyotis scandens Roxb. /1162

Hedysarum citrinum E. Baker/714

Hedysarum pseudoastragalus Ulbr. /714

Hedysarum sikkimense Benth. ex Baker/715

Helianthus tuberosus L. /1576

Helwingia chinensis Batal. /950

Helwingia himalaica Hook. f. et Thoms. ex C. B. Clarke/951

Helwingia japonica (Thunb.) Dietr. /951

Hemerocallis forrestii Diels/1701

Hemerocallis fulva (L.) L. /1702

Hemiphragma heterophyllum Wall. /1327

Hemipilia cordifolia Lindl. /1872

Hemipilia cruciata Finet/1873

Hemipilia flabellata Bur. et Franch. /1873

Hemistepta lyrata (Bunge) Bunge/1577

Hemsleya amabilis Diels/913

Hemsleya chinensis Cogn. ex Forbes et Hemsl. /914

Heracleum candicans Wall. ex DC. /979

Heracleum moellendorffii Hance/980

Heracleum scabridum Franch. /981

Heracleum yungningense Hand. -Mazz. /982

Herminium lanceum (Thunb. ex Sw.) Vuijk/1874

Herminium monorchis (L.) R. Br. /1875

Herpetospermum pedunculosum (Ser.) C. B. Clarke/915

Heteropappus altaicus (Willd.) Novopokr./1578

Heteropappus crenatifolius (Hand. -Mazz) Griers. /1579

Hibiscus sabdariffa L. /871

Hibiscus syriacus L. /872

Hibiscus trionum Linn. /873

Hieracium umbellatum L. /1579

Hippolytia delavayi (Franch. ex W. W. Smith) Shih/1580

Hippophae rhamnoides L. subsp. *yunnanensis* Rousi/891

Hippuris vulgaris L. /943

Hiptage benghalensis (Linn.) Kurz/805

Holboellia fargesii Reaub. /452

Holboellia latifolia Wall. /453

Hordeum vulgare L. var. *nudum* Hook. f. /1793

Hosta ventricosa (Salisb.) Stearn/1703

Houpoea officinalis (Rehder & E. H. Wilson) N. H. Xia & C. Y. Wu/334

Houttuynia cordata Thunb. /460

Hydrangea davidii Franch. /596

Hydrangea heteromalla D. Don/568

Hydrangea strigosa Rehd. /569

Hyoscyamus niger L. /1312

Hypecoum leptocarpum Hook. f. et Thoms. /512

Hypericum acmosepalum N. Robson/482

Hypericum beanii N. Robson/486

Hypericum bellum Li/482

Hypericum elodeoides Choisy/487

Hypericum hookerianum Wight et Arn. /483

Hypericum japonicum Thunb. ex Murray/488

Hypericum monanthemum Hook. f. et Thoms. ex Dyer/484

Hypericum monogynum Linn. /489

Hypericum petiolulatum Hook. f. et Thoms. ex. Dyer subsp.*yunnanense* (Franch.) N. Robson/484

Hypericum wightianum Wall. ex Wight et Arn. /485

Hypodematium crenatum (Forssk.) Kuhn/98

Hypoxis aurea Lour. /1748

I

Idesia polycarpa Maxim. /892

Ilex dipyrena Wall. /837

Ilex pernyi Franch. /838

Ilex polyneura (Hand. -Mazz.) S. Y. Hu/839

Ilex triflora Bl. /840

Illicium simonsii Maxim. /335

Illigera cordata Dunn/359

Illigera grandiflora W. W. Sm. et J. F. Jeff. /360

Impatiens amplexicaulis Edgew. /828

Impatiens arguta Hook. f. et Thoms. /829

Impatiens balsamina L. /830

Impatiens chungtienensis Y. L. Chen/831

Impatiens crassicaudex Hook. f. /832

Impatiens cyathiflora Hook. f. /832

Impatiens delavayi Franch. /833

Impatiens noli-tangere L. /834

Impatiens siculifer Hook. f. /835

Impatiens uliginosa Franch. /836

Imperata cylindrica (L.) Beauv. /1794

Incarvillea arguta (Royle) Royle/1375

Incarvillea compacta Maxim. /1376

Incarvillea delavayi Bur. et Franch. /1377

Incarvillea forrestii Fletcher/1378

Incarvillea lutea Bur. et Franch. /1379

Incarvillea mairei (Lévl.) Grierson/1380

Incarvillea sinensis Lam. /1381

Indigofera hancockii Craib/716

Indigofera monbeigii Craib/717

Indigofera spicata Forsk. /717

Indigofera stachyodes Lindl. /718

Indigofera tinctoria L. /719

Inula cappa (Buch.-Ham.) DC. /1581

Inula japonica Thunb. /1582

Inula nervosa Wall. /1583

Inula pterocaula Franch. /1584

Inula sericophylla Franch. /1585

Iphigenia indica Kunth/1704

Ipomoea batatas (L.) Lam. /1183

Iris bulleyana Dykes/1767

Iris chrysographes Dykes/1768

Iris collettii Hook. f. /1769

Iris confusa Sealy/1770

Iris ruthenica Ker-Gawl. var. *nana* Maxim. /1771

Iris tectorum Maxim. /1772

Isatis indigotica Fortune/537

Itea chinensis Hook. et Arn. /569

Itea yunnanensis Franch. /570

Itoa orientalis Hemsl. /893

Ixeridium chinense (Thunb.) Tzvel. /1585

Ixeridium gracile (DC.) Shih/1586

Ixeris polycephala Cass. /1587

J

Jasminum beesianum Forrest et Diels/1082

Jasminum grandiflorum Linn. /1083

Jasminum humile L. /1083

Jasminum nudiflorum Lindl. /1084

Jasminum officinale L. /1085

Jasminum sambac (L.) Ait. /1086

Jasminum subhumile W. W. Smith/1086

Juglans regia L. /164

Juglans sigillata Dode/165
Juncus allioides Franch. /1773
Juncus amplifolius A. Camus/1774
Juncus concinnus D. Don/1775
Juncus effusus L. /1777
Juncus modicus N. E. Brown/1776
Juncus setchuensis Buchen. /1778
Juncus sikkimensis Hook. f. /1778
Juncus unifolius A. M. Lu et Z. Y. Zhang/1779

K

Kalimeris indica (L.) Sch.-Bip. /1588
Keteleeria evelyniana Mast. /142
Koenigia islandica L./260

L

Lablab purpureus (Linn.) Sweet/720
Laggera alata (D. Don) Sch.-Bip. ex Oliv. /1590
Laggera pterodonta (DC.) Benth. /1591
Lagopsis supina (Steph.) Ik.-Gal. ex Knorr. /1244
Lagotis alutacea W. W. Smith /1327
Lagotis integra W. W. Smith/1328
Lagotis praecox W. W. Smith/1329
Lamiophlomis rotata (Benth.) Kudo/1243
Lamium amplexicaule L. /1245
Lancea tibetica Hook. f. et Thoms./1330
Lantana camara L. /1215
Laportea bulbifera (Sieb. et Zucc.) Wedd. /222
Lappula patula (Lehm.) Aschers. ex Gurke/1197
Lasiosphaera fenzlii Reich. /48
Lecanthus peduncularis (Wall. ex Royle) Wedd. /223
Leontopodium andersonii C. B. Clarke/1592
Leontopodium calocephalum (Franch.) Beauv. /1592
Leontopodium dedekensii (Bur. et Franch.) Beauv. /1593
Leontopodium franchetii Beauv. /1594
Leontopodium leontopodioides (Willd.) Beauv. /1595
Leontopodium sinense Hemsl. /1596
Leonurus artemisia (Lour.) S. Y. Hu/1245
Leonurus sibiricus L. /1246
Lepidium apetalum Willd. /537
Lepidogrammitis drymoglossoides (Baker) Ching/122
Lepisorus bicolor Ching/122
Lepisorus contortus (Christ) Ching/123
Lepisorus macrosphaerus (Baker) Ching/124
Lepisorus morrisonensis (Hayata) H. Ito/125
Lepisorus pseudonudus Ching/125
Lepisorus scolopendrium (Ham. ex D. Don) Menhra et Bir/126
Lepisorus thunbergianus (Kaulf.) Ching/127
Leptodermis pilosa Diels/1163
Leptodermis potanini Batalin/1164
Leptopus chinensis (Bunge) Pojark. /785
Leptopus esquirolii (Levl.) P. T. Li/786
Lespedeza cuneata (Dum. -Cours.) G. Don/721
Lespedeza formosa (Vog.) Koehne/723

Lespedeza forrestii Schindl. /722
Lethariella flexuosa (Nyl.) J. C. Wei/57
Leucaena leucocephala (Lam.) de Wit/724
Leucas ciliata Benth. /1247
Leucosceptrum canum Smith/1248
Leycesteria formosa Wall. /1409
Ligularia caloxantha (Diels) Hand.-Mazz. /1597
Ligularia confertiflora Chang/1598
Ligularia cymbulifera (W. W. Smith) Hand.-Mazz. /1599
Ligularia dictyoneura (Franch.) Hand.-Mazz. /1600
Ligularia duciformis (C. Winkl.) Hand.-Mazz. /1601
Ligularia hodgsonii Hook. /1602
Ligularia lankongensis (Franch.) Hand.-Mazz. /1602
Ligularia melanocephala (Franch.) Hand.-Mazz. /1603
Ligularia nelumbifolia (Bur. et Franch.) Hand.-Mazz. /1604
Ligularia pleurocaulis (Franch.) Hand.-Mazz. /1605
Ligularia tsangchanensis (Franch.) Hand.-Mazz. /1606
Ligularia vellerea (Franch.) Hand.-Mazz. /1607
Ligusticum acuminatum Franch. /983
Ligusticum angelicifolium Franch. /983
Ligusticum brachylobum Franch. /984
Ligusticum chuanxiong Hort. /985
Ligusticum daucoides (Franch.) Franch. /986
Ligusticum oliverianum (de Boiss.) Shan/988
Ligusticum pteridophyllum Franch. /989
Ligusticum scapiforme Wolff/990
Ligustrum compactum (Wall. ex G. Don) Hook. f. & Thoms. ex Brandis /1087
Ligustrum confusum Decne. /1088
Ligustrum delavayanum Hariot/1089
Ligustrum japonicum Thunb. /1090
Ligustrum lucidum Ait. /1091
Ligustrum sinense Lour. /1092
Lilium bakerianum Coll. et Hemsl. var. *aureum* Grove et Cotton/1705
Lilium brownii F. E. Brown ex Miellez/1706
Lilium davidii Duchartre/1707
Lilium duchartrei Franch. /1708
Lilium lancifolium Thunb. /1709
Lilium lophophorum (Bureau et Franch.) Franch. /1710
Lilium nanum Klotz. et Garcke/1711
Lilium souliei (Franch.) Sealy/1711
Lilium taliense Franch. /1712
Lilium xanthellum Wang et Tang var. *luteum* Liang /1713
Lindenbergia philippensis (Cham.) Benth. /1401
Lindera caudata (Nees) Hook. f. /345
Lindera communis Hemsl. /346
Lindera obtusiloba Blume /346
Lindera thomsonii Allen/347
Lindernia crustacea (L.) F. Muell/1330

Lindernia nummularifolia (D. Don) Wettst. /1331

Linum perenne L./768

Linum usitatissimum L./769

Liparis bootanensis Griff. /1876

Liparis japonica (Miq.) Maxim. /1877

Listera mucronata Panigmhi et J. J. Wood/1878

Lithocarpus craibianus Barn./179

Lithocarpus dealbatus (Hook. f. & Thoms. ex Miq.) Rehd. /184

Litsea chunii Cheng/348

Litsea cubeba (Lour.) Pers. /349

Litsea elongata (Wall. ex Nees) Benth. et Hook. f. /350

Litsea monopetala (Roxb.) Pers. /351

Litsea pungens Hemsl. /352

Litsea rubescens Lec. /353

Lobaria kurokawae Yoshim. /56

Lobaria yunnanensis Yoshim. /55

Lobelia pleotricha Diels/1477

Lobelia sequinii Lévl. et Van. /1476

Lomatogonium carinthiacum (Wulf.) Reichb. /1124

Lomatogonium oreocharis (Diels) Marq. /1125

Lonicera acuminata Wall. /1410

Lonicera calcarata Hemsl. /1411

Lonicera cyanocarpa Franch. /1412

Lonicera hispida Pall. ex Roem. et Schult. /1413

Lonicera hypoglauca Miq. /1414

Lonicera lanceolata Wall. /1414

Lonicera ligustrina Wall. /1415

Lonicera microphylla Willd. ex Roem. et Schult. /1416

Lonicera rupicola Hook. f. et Thoms. /1417

Lonicera similis Hemsl. /1418

Lonicera tangutica Maxim. /1419

Lonicera trichosantha Bur. et Franch. var. *xerocalyx* (Diels) Hsu et H. J. Wang/1420

Lonicera webbiana Wall. /1421

Lophatherum gracile Brongn. /1795

Lotus corniculatus Linn. /725

Loxostigma cavaleriei (Lévl. et Van.) Burtt/1395

Loxostigma griffithii (Wight) Clarke/1396

Luculia pinceana Hook./1165

Luzula multiflora (Retz.) Lej. /1780

Lycianthes biflora (Lour.) Bitter/1313

Lycium chinense Mill./1314

Lycopersicon esculentum Mill. /1314

Lycopodiastrum casuarinoides (Spring) Holub ex Dixit/65

Lycopodium japonicum Thunb. ex Murray/66

Lycopus lucidus Turcz. ex Benth. var. *hirtus* Regel /1249

Lycoris aurea (L'Her.) Herb. /1749

Lygodium japonicum (Thunb.) Sw. /84

Lyonia ovalifolia (Wall.) Drude/1010

Lysimachia christinae Hance/1038

Lysimachia chungdienensis C. Y. Wu/1039

Lysimachia circaeoides Hemsl. /1040

Lysimachia congestiflora Hemsl. /1038

Lysimachia decurrens Forst. f. /1041

Lysimachia foenum-graecum Hance/1042
Lysimachia hemsleyi Franch. /1043
Lysimachia lobelioides Wall. /1044
Lysimachia longipes Hemsl. /1044
Lysimachia pentapetala Bunge /1045
Lysimachia pumila (Baudo) Franch. /1046
Lysimachia barystachys Bunge/1036
Lysimachia candida Lindl. /1037
Lysimachia deltoidea Wight var. *cinerascens* Franch. /1042
Lythrum salicaria L. /926

M

Machilus thunbergii Sieb. et Zucc. /354
Machilus yunnanensis Lec. /355
Macrosolen cochinchinensis (Lour.) Van Tiegh. /237
Maesa indica (Roxb.) A. DC. /1027
Maesa montana A. DC. /1028
Magnolia delavayi Franch. /336
Magnolia wilsonii (Finet & Gagnep.) Rehder/338
Mahonia duclouxiana Gagrep./447
Mahonia longibracteata Takeda/449
Mahonia oiwakensis Hayata/448
Malva crispa Linn. /874
Malva sinensis Cavan. /875
Malva verticillata Linn. /876
Mandragora caulescens C. B. Clarke/1315
Manglietia insignis (Wall.) Bl. /337
Mariscus umbellatus Vahl/1816
Mazus japonicus (Thunb.) O. Kuntze /1332
Mazus lecomtei Bonati/1332
Mazus miquelii Makino/1333
Meconopsis impedita Prain/513
Meconopsis integrifolia (Maxim.) French. /514
Meconopsis lancifolia (Franch.) Franch. ex Prain/515
Meconopsis napaulensis DC. /516
Meconopsis pseudointegrifolia Prain/517
Meconopsis pseudovenusta Tayl. /518
Meconopsis racemosa Maxim. /519
Meconopsis rudis (Prain) Prain/520
Meconopsis speciosa Prain /521
Meconopsis venusta Prain/522
Medicago lupulina L. /727
Medicago sativa L. /725
Meehania fargesii (Lévl.) C. Y. Wu /1250
Meehania henryi (Hemsl.) Sun ex C. Y. Wu/1250
Megacarpaea delavayi Franch. /538
Megacodon stylophorus (C. B. Clarke) H. Smith/1126
Melampyrum klebelsbergianum Soo/1334
Melia azedarach L. /803
Melia toosendan Sieb. et Zucc./804
Melilotus albus Medic. ex Desr. /726
Melilotus officinalis (L.) Pall. /728
Meliosma cuneifolia Franch. /826
Melissa axillaris (Benth.) Bakh. f. /1251
Mentha haplocalyx Briq. /1252
Merremia hungaiensis (Lingelsh. et Borza) R. C.

Fang/1183
Merremia sibirica (L.) Hall. f. /1184
Merremia yunnanensis (Courch. et Gagn.) R. C. Fang/1185
Michelia alba DC. /339
Microsorum insigne (Blume) Copel. /128
Microsorum membranaceum (D. Don) Ching/129
Microsorum membranaceum (D. Don) Ching var. *carinatum* W. M. Chu et Z. R. He/127
Microtoena delavayi Prain/1253
Microula bhutanica (Yamazaki) Hara/1197
Microula pseudotrichocarpa W. T. Wang/1198
Microula sikkimensis (Clarke) Hemsl. /1199
Millettia dielsiana Harms/730
Millettia nitida Benth. /731
Millettia pachycarpa Benth. /729
Millettia pulchra (Benth.) Kurz/732
Mimulus bodinieri Vant. /1335
Mimulus szechuanensis Pai/1336
Mimulus tenellus Bunge/1336
Mirabilis jalapa L. /292
Mollugo stricta L. /294
Monochoria vaginalis (Burm. f.) Presl/1763
Monotropa hypopitys Linn. /1006
Monotropa uniflora Linn. /1007
Morchella esculenta (L.) Pers./51
Morina nepalensis D. Don var. *alba* (Hand.-Mazz.) Y. C. Tang/1441
Morina nepalensis D. Don var. *delavayi* (Franch.) C. H. Hsing/1442
Morus alba L. /202
Morus australis Poir/203
Murdannia divergens (C. B. Clarke) Bruckn. /1786
Murdannia triquetra (Wall.) Bruckn. /1787
Mussaenda macrophylla Wall. /1166
Mussaenda pubescens Ait. f. /1166
Myosoton aquaticum (L.) Moench/306
Myriactis nepalensis Less. /1608
Myrica esculenta Buch. -Ham. /160
Myrica nana Cheval. /160
Myrica rubra (Lour.) Sieb. et Zucc. /161
Myricaria paniculata P. Y. Zhang et Y. J. Zhang/903
Myricaria rosea W. W. Sm. /904

N

Nardostachys jatamansi (D. Don) DC. /1433
Neanotis hirsuta (L. f.) W. H. Lewis/1167
Neillia thyrsiflora D. Don/620
Nelumbo nucifera Gaertn. /459
Neolepisorus ensatus (Thunb.) Ching/130
Neottianthe cucullata (L.) Schltr. /1878
Nepeta coerulescens Maxim. /1254
Nepeta laevigata (D. Don) Hand.-Mazz. /1255
Nepeta prattii Lévl. /1256
Nepeta stewartiana Diels/1257
Nepeta tenuiflora Diels/1258
Nepeta wilsonii Duthie/1258
Nephrolepis cordifolia (Linnaeus) C. Presl/119
Nerium indicum Mill. /1136

Nicandra physalodes (Linn.) Gaertn. /1316

Nicotiana tabacum L. /1317

Nomocharis forrestii Balf. f. /1714

Nomocharis pardanthina Franch. /1715

Notholirion bulbuliferum (Lingelsh.) Stearn/1715

Nothopanax davidii (Franch.) Harms ex Diels/961

Nothopanax delavayi (Franch.) Harms ex Diels /960

Notoseris henryi (Dunn) Shih/1609

Nouelia insignis Franch. /1610

O

Ocimum basilicum L. /1259

Oenothera rosea L. Herpt. ex Ait. /941

Oenothera tetraptera Cav. /942

Onosma album W. W. Smith et Jeffr./1202

Onosma confertum W. W. Smith /1203

Onosma hookeri Clarke var. *hirsutum* Y. L. Liu /1204

Onosma multiramosum Hand.-Mazz. /1204

Onosma paniculatum Bur. et Franch. /1205

Onosma waddellii Duthie /1206

Onychium contiguum Hope/92

Onychium japonicum (Thunb.) Kze. var. *lucidum* (Don) Christ /93

Ophioglossum vulgatum L. /78

Ophiopogon bodinieri Lévl. /1716

Ophiopogon intermedius D. Don/1717

Ophiopogon japonicus (L. f.) Ker-Gawl. /1718

Ophiorrhiza succirubra King ex Hook. f. /1168

Opuntia ficus-indica (Linn.) Mill. /332

Opuntia stricta (Haw.) Haw. var. *dillenii* (Ker-Gawl.) Benson/333

Orchis chusua D. Don/1879

Orchis diantha Schltr. /1880

Oreorchis erythrochrysea Hand. -Mazz. /1881

Origanum vulgare L. /1260

Orobanche coerulescens Steph. /1402

Orthosiphon wulfenioides (Diels) Hand.-Mazz. /1261

Osbeckia crinita Benth. /933

Osbeckia sikkimensis Craib/934

Osmunda claytoniana L. /79

Osmunda japonica Thunb. /80

Ostryopsis nobilis Balf. f. et W. W. Sm. /176

Osyris quadripartita Salzm. ex Decne. /233

Ottelia acuminata (Gagnep.) Dandy/1670

Oxalis corniculata L. /756

Oxybaphus himalaicus Edgew. /293

Oxygraphis glacialis Bunge/413

Oxyria digyna (Linn.) Hill/252

Oxyria sinensis Hemsl. /253

Oxytropis kansuensis Bunge /733

Oxytropis yunnanensis Franch/733

P

Pachysandra axillaris Franch. /853

Padus obtusata (Koehne) Yü et Ku/621

Paederia scandens (Lour.) Merr. /1169

Paederia yunnanensis (Lévl.) Rehd. /1170

Paeonia delavayi Franch. var. *lutea* (Delavay ex Franch.) Finet et Gagnep. /413
Paeonia lactiflora Pall. /415
Paeonia suffruticosa Andr. /416
Palhinhaea cernua (L.) Vasc. et Franco/67
Paliurus hemsleyanus Rehd. /858
Panax japonicus (T. Nees) C. A. Meyer var. *major* (Burkill) C. Y. Wu Q. K. M. Feng/962
Panax pseudoginseng Wall. var. *bipinnatifidus* (Seem.) Li/964
Panax pseudoginseng Wall. var. *japonicus* (C. A. Mey.) Hoo et Tseng/965
Panax pseudo-ginseng Wall. var. *notoginseng* (Burkill) Hoo & Tseng/963
Papaver nudicaule L. /523
Papaver somniferum L. /524
Paraquilegia microphylla (Royle) Drumm. et Hutch. /417
Pararuellia delavayana (Baill.) E. Hossain/1387
Parasenecio cyclotus (Bur. et Franch.) Y. L. Chen/1611
Parasenecio delphiniphyllus (Lévl.) Y. L. Chen/1612
Parasenecio palmatisectus (J. F. Jeffrey) Y. L. Chen/1612
Parasenecio quenquelobus (Wall. ex DC.) Y. L. Chen/1614
Paris polyphylla Smith/1719
Paris polyphylla Smith var. *yunnanensis* (Franch.) Hand.-Mazz./1720
Paris pubescens (Hand.-Mzt.) Wang et Tang/1721
Parnassia cacuminum Hand. -Mazz. /571
Parnassia delavayi Franch. /571
Parnassia mysorensis Heyne ex Wight et Arn. /572
Parnassia submysorensis J. T. Pan/573
Parnassia wightiana Wall. ex Wight et Arn./574
Parochetus communis Buch. -Ham. ex D. Don/734
Passiflora caerulea L. /902
Patrinia monandra C. B. Clarke/1434
Patrinia speciosa Hand.-Mazz. /1435
Pecteilis susannae (L.) Rafin. /1882
Pedicularis cephalantha Franch. ex Maxim. /1337
Pedicularis cymbalaria Bonati/1338
Pedicularis dolichocymba Hand.-Mazz. /1339
Pedicularis dunniana Bonati/1340
Pedicularis gracilis Wall. /1341
Pedicularis gruina Franch. ex Maxim. /1342
Pedicularis integrifolia Hk. f. /1343
Pedicularis lachnoglossa Hk. f. /1343
Pedicularis longiflora Rudolph/1344
Pedicularis oxycarpa Franch. ex Maxim. /1345
Pedicularis pseudoversicolor Hand.-Mazz. /1346
Pedicularis rex C. B. Clarke ex Maxim. /1347
Pedicularis rhodotricha Maxim. /1348
Pedicularis rupicola Franch. ex Maxim. /1349
Pedicularis siphonantha Don/1350
Pedicularis superba Franch. ex Maxim. /1351
Pedicularis tenuisecta Franch. ex Maxim. /1352
Pedicularis trichoglossa Hook. f. /1353

Pedicularis tricolor Hand.-Mazz/1354
Pedicularis verbenaefolia Franch. ex Maxim. /1355
Pegaeophyton scapiflorum (Hook. f. et Thoms.) Marq. et Shaw/539
Pellaea nitidula (Hook.) Baker/93
Pentanema indicum (L.) Ling/1615
Peperomia tetraphylla (Forst. f.) Hook. et Arn. /461
Perilla frutescens (L.) Britt. /1262
Perilla frutescens (L.) Britt. var. *acuta* (Thunb.) Kudo /1263
Periploca calophylla (Wight) Falc. /1152
Periploca forrestii Schltr. /1153
Peristylus coeloceras Finet/1883
Pertya phylicoides J. F. Jeffrey/1615
Petasites tricholobus Franch. /1616
Petrocosmea duclouxii Craib/1397
Petrocosmea sinensis Oliv. /1397
Pharbitis nil (Linn.) Choisy/1186
Pharbitis purpurea (L.) Voigt/1185
Philadelphus delavayi L. Henry/575
Phlomis atropurpurea Dunn /1264
Phlomis betonicoides Diels/1265
Phlomis medicinalis Diels/1266
Phoebe neurantha (Hemsl.) Gamble/356
Phoebe sheareri (Hemsl.) Gamble/357
Pholidota articulata Lindl. /1883
Phryma leptostachya L. ssp. *asiatica* (Hara) Kitamura/1403
Phtheirospermum japonicum (Thunb.) Kanitz/1355
Phtheirospermum tenuisectum Bur. et Franch. /1356
Phyllanthus emblica Linn. /787
Phyllophyton complanatum (Dunn) Kudo/1267
Phymatopteris crenatopinnata (C. B. Clarke) Pic. Serm. /131
Physaliastrum yunnanense Kuang et A. M. Lu/1318
Physalis minima L. /1318
Phytolacca acinosa Roxb. /288
Phytolacca americana L. /289
Phytolacca polyandra Batalin/290
Picris divaricata Vaniot/1617
Picris hieracioides L. /1618
Picrorhiza scrophulariiflora Pennell/1357
Pilea martinii (Levl.) Hand. -Mazz. /223
Pilea notata C. H. Wright/224
Pilea plataniflora C. H. Wright/225
Pilea pumila (L.) A. Gray/226
Pilea sinofasciata C. J. Chen/226
Pimpinella candolleana Wight et Arn. /997
Pimpinella cnidioides Pearson ex Wolff/996
Pimpinella diversifolia DC. /998
Pinellia ternata (Thunb.) Breit. /1810
Pinus yunnanensis Franch. /143
Piper mullesua D. Don/462
Piptanthus nepalensis (Hook.) D. Don/735
Piptanthus tomentosus Franch. /736
Pistacia chinensis Bunge/814

Pistacia weinmannifolia J. Poisson ex Franch. /815

Pisum sativum L. /736

Pittosporum brevicalyx (Oliv.) Gagnep. /598

Pittosporum heterophyllum Franch. /599

Pittosporum podocarpum Gagnep. /599

Plantago asiatica L. /1404

Plantago depressa Willd. /1405

Plantago major L. /1406

Platanthera chlorantha Cust. ex Rchb. /1884

Platanthera minor (Miq.) Rchb. f. /1885

Platycladus orientalis (L.) Franco/145

Platycodon grandiflorus (Jacq.) A. DC. /1478

Pleione bulbocodioides (Franch.) Rolfe/1886

Pleione praecox (J. E. Smith) D. Don/1887

Pleione yunnanensis (Rolfe) Rolfe/1888

Pleurospermum amabile Craib ex W. W. Smith/991

Pleurospermum crassicaule Wolff/992

Pleurospermum davidii Franch. /992

Pleurospermum foetens Franch. /993

Pleurospermum hookeri C. B. Clarke var. *thomsonii* C. B. Clarke/994

Plumbago zeylanica L. /1074

Plumeria rubra Linn. cv. *Acutifolia*/1137

Pogostemon glaber Benth. /1268

Polygala arvensis Willd. /806

Polygala fallax Hemsl. /807

Polygala japonica Houtt. /808

Polygala persicariifolia DC. /809

Polygala sibirica L. /810

Polygala tatarinowii Regel/811

Polygonatum cirrhifolium (Wall.) Royle/1722

Polygonatum curvistylum Hua/1723

Polygonatum kingianum Collett et Hemsl. /1724

Polygonatum prattii Baker/1725

Polygonatum punctatum Royle ex Kunth/1726

Polygonatum tessellatum Wang et Tang/1726

Polygonum aviculare L. /254

Polygonum calostachyum Diels/255

Polygonum campanulatum Hook. f. /255

Polygonum campanulatum Hook. f. var. *fulvidum* Hook. f. /256

Polygonum capitatum Buch. -Ham. ex D. Don/257

Polygonum coriaceum Sam. /257

Polygonum emodi Meisn. /258

Polygonum filicaule Wall. ex Meisn. /259

Polygonum hydropiper L. /261

Polygonum japonicum Meisn. /262

Polygonum lapathifolium L. /262

Polygonum microcephalum D. Don/263

Polygonum molle D. Don/264

Polygonum muricatum Meisn. /265

Polygonum nepalense Meisn. /266

Polygonum nummularifolium Meisn. /267

Polygonum paleaceum Wall. /268

Polygonum perfoliatum L. /269

Polygonum plebeium R. Br. /270

Polygonum polystachyum Wall. ex Meisn. /270

Polygonum runcinatum Buch. -Ham. ex D. Don/271

Polygonum runcinatum Buch. -Ham. ex D. Don var. *sinense* Hemsl. /272
Polygonum sinomontanum Samuelss. /273
Polygonum suffultum Maxim. /274
Polygonum viviparum L. /275
Polypodiodes amoena (Wall. ex Mett.) Ching/132
Polystichum brachypterum (Kuntze) Ching/114
Polystichum deltodon (Bak.) Diels/115
Polystichum neolobatum Nakai/116
Populus davidiana Dode/168
Porana racemosa Roxb. /1181
Poria cocos (Schw.) Wolf/47
Portulaca oleracea L. /295
Potamogeton distinctus A. Benn. /1671
Potamogeton perfoliatus L. /1672
Potamogeton pusillus L. /1673
Potentilla anserina L. /622
Potentilla chinensis Ser. /622
Potentilla coriandrifolia D. Don var. *dumosa* Franch. /623
Potentilla cryptotaeniae Maxim. /624
Potentilla eriocarpa Wall. ex Lehm. /625
Potentilla fragarioides L. /625
Potentilla freyniana Bornm. /626
Potentilla fruticosa L. /627
Potentilla fulgens Wall. ex Hook. /628
Potentilla glabra Lodd. /629
Potentilla griffithii Hook. f. /629
Potentilla leuconota D. Don /630
Potentilla parvifolia Fisch. ap. Lehm. /631
Potentilla stenophylla (Franch.) Diels/631
Pouzolzia elegans Wedd. var. *delavayi* (Gagn.) W. T. Wang/227
Pouzolzia sanguinea (Bl.) Merr. /228
Pratia nummularia (Lam.) A. Br. et Aschers./1479
Primula amethystina Franch. /1047
Primula baileyana Ward/1048
Primula bathangensis Petitm. /1048
Primula beesiana Forr. /1049
Primula bella French. /1051
Primula boreio-calliantha Balf. f. et Forr. /1050
Primula calliantha Franch. /1052
Primula cernua Franch. /1053
Primula deflexa Duthie/1054
Primula denticulata Smith subsp. *sinodenticulata* (Balf. f. et Forr.) W. W. Smith et Forr. /1055
Primula dryadifolia Franch. /1056
Primula flaccida Balakr. /1057
Primula forbesii Franch. /1058
Primula malacoides Franch. /1059
Primula minor Balf. f. et Ward/1058
Primula obconica Hance/1060
Primula poissonii Franch. /1061
Primula polyneura Franch. /1062
Primula pulchella Franch. /1062
Primula secundiflora Franch. /1063
Primula septemloba Franch. /1064
Primula serratifolia Franch. /1065
Primula sikkimensis Hook. f. /1066
Primula sinolisteri Balf. f. /1067

Primula sinoplantaginea Balf. f. /1068

Primula sinopurpurea Balf. f. ex Hutch. /1069

Primula sonchifolia Franch. /1070

Primula tibetica Watt/1070

Primula vialii Delavay ex Franch. /1071

Primula wilsonii Dunn/1072

Prinsepia utilis Royle /632

Procris wightiana Wall. ex Wedd. /229

Pronephrium penangianum (Hook.) Holtt. /104

Prunella hispida Benth. /1269

Prunella vulgaris L. /1270

Prunus salicina Lindl. /633

Psammosilene tunicoides W. C. Wu et C. Y. Wu/307

Pseudostellaria davidii (Franch.) Pax /308

Psidium guajava L. /931

Psoralea corylifolia Linn. /737

Psychotria rubra (Lour.) Poir. /1168

Pteracanthus forrestii (Diels) C. Y. Wu/1390

Pteracanthus yunnanensis (Diels) C. Y. Wu et C. C. Hu/1388

Pteris cretica L. /88

Pteris dactylina Hook. /89

Pteris multifida Poir. /90

Pternopetalum delavayi (Franch.) Hand.-Mazz./990

Pternopetalum vulgare (Dunn) Hand. -Mazz. /995

Pterocarya stenoptera C. DC. /166

Pterocephalus hookeri (C. B. Clarke) Hock. /1445

Pterocypsela indica (L.) Shih/1589

Pterula umbrinella Bres/50

Pueraria lobata (Willd.) Ohwi/738

Pueraria peduncularis (Grah. ex Benth.) Benth. /739

Punica granatum L. /634

Pyracantha angustifolia (Franch.) Schneid. /635

Pyracantha fortuneana (Maxim.) Li/636

Pyrethrum tatsienense (Bur. et Franch.) Ling ex Shih/1620

Pyrola atropurpurea Franch. /1008

Pyrola calliantha H. Andr. /1008

Pyrola decorata H. Andr./1009

Pyrrosia adnascens (Sw.) Ching/133

Pyrrosia sheareri (Baker) Ching/134

Pyrularia edulis (Wall.) A. DC. /234

Pyrus betulifolia Bunge/637

Pyrus calleryana Dcne. /637

Pyrus pashia Buch. -Ham. ex D. Don/638

Q

Quercus acutissima Carruth. /185

Quercus aliena Bl. /186

Quercus monimotricha Hand. -Mazz. /187

Quercus pannosa Hand. -Mazz. /188

Quercus rehderiana Hand. -Mazz. /189

Quercus semecarpifolia Smith/190

Quercus variabilis Bl. /191

R

Rabdosia amethystoides (Benth.) Hara/1272

Rabdosia angustifolia (Dunn) Hara/1273
Rabdosia coetsa (Buch.-Ham. ex D. Don) Kudo/1273
Rabdosia eriocalyx (Dunn) Hara/1274
Rabdosia grandifolia (Hand.-Mazz.) Hara/1275
Rabdosia inflexa (Thunb.) Hara/1276
Rabdosia lophanthoides (Buch.-Ham. ex D. Don) Hara/1277
Rabdosia phyllopoda (Diels) Hara/1279
Rabdosia phyllostachys (Diels) Hara/1280
Rabdosia pleiophylla (Diels) C. Y. Wu et H. W. Li/1278
Rabdosia rubescens (Hemsl.) Hara/1280
Rabdosia sculponeata (Vaniot) Hara/1281
Rabdosia adenanthus (Diels) Kudo/1271
Ranunculus brotherusii Freyn/418
Ranunculus cantoniensis DC. /419
Ranunculus chinensis Bunge/420
Ranunculus ficariifolius Levl. et Vaniot/421
Ranunculus japonicus Thunb. /421
Ranunculus lobatus Wall. /422
Ranunculus longicaulis C. A. Mey. var. *nephelogenes* (Edgew.) L. Liou/423
Ranunculus sceleratus L. /424
Ranunculus sieboldii Miq. /425
Ranunculus tanguticus (Maxim.) Ovcz. /426
Rapanea neriifolia (Sieb. et Zucc.) Mez/1029
Raphanus sativus L. /540
Reinwardtia indica Dum. /770
Reynoutria japonica Houtt. /275
Rhamnella gilgitica Mansf. et Melch. /859
Rhamnus henryi Schneid. /859
Rhamnus heterophylla Oliv. /860
Rhamnus virgata Roxb. /861
Rhaphidophora decursiva (Roxb.) Schott/1811
Rheum alexandrae Batal. /276
Rheum forrestii Deils/278
Rheum lhasaense A. J. Li et P. G. Hsiao/277
Rheum likiangense Sam. /279
Rheum nobile Hook. f. et Thoms. /280
Rheum officinale Baill. /280
Rheum palmatum L. /282
Rhodiola atuntsuensis (Praeg.) S. H. Fu/550
Rhodiola bupleuroides (Wall. ex Hk. f. et Thoms.) S. H. Fu/550
Rhodiola crenulata (HK. f. et Thoms.) H. Ohba/551
Rhodiola fastigiata (HK. f. et Thoms.) S. H. Fu/552
Rhodiola henryi (Diels) S. H. Fu/553
Rhodiola kirilowii (Regel) Maxim. /554
Rhodiola nobilis (Franch.) S. H. Fu/555
Rhodiola sinuata (Royle ex Edgew.) S. H. Fu/555
Rhodiola yunnanensis (Franch.) S. H. Fu/556
Rhodobryum giganteum (Hook.) Par. /60
Rhododendron anthosphaerum Diels/1011
Rhododendron brachyanthum Franch. /1012
Rhododendron delavayi Franch. /1012
Rhododendron fortunei Lindl. /1013
Rhododendron mariesii Hemsl. et Wils. /1014

Rhododendron microphyton Franch. /1015
Rhododendron mucronatum (Bl.) G. Don/1016
Rhododendron racemosum Franch. /1017
Rhododendron rubiginosum Franch. /1018
Rhododendron rupicola W. W. Smith/1016
Rhododendron simsii Planch. /1019
Rhododendron vernicosum Franch. /1020
Rhus chinensis Mill. /816
Rhynchoglossum obliquum Bl. /1398
Rhynchosia himalensis Benth. ex Baker var. *craibiana* (Rehd.) Peter-Stibal/740
Rhynchosia yunnanensis Franch. /741
Rhynchospermum verticillatum Reinw. /1621
Ribes burejense Fr. Schmidt/576
Ribes himalense Royle ex Decne. /576
Ribes kialanum Jancz. /577
Ribes laciniatum Hook. f. et Thoms. /578
Ricinus communis L. /788
Rodgersia aesculifolia Batalin/579
Rodgersia pinnata Franch. /580
Rorippa dubia (Pers.) Hara/541
Rorippa elata (Hook. f. et Thoms.) Hand.-Mazz. /542
Rosa banksiae Ait. /640
Rosa banksiae Ait. var. *normalis* Regel/639
Rosa bracteata Wendl. /641
Rosa brunonii Lindl. /641
Rosa chinensis Jacq. /642
Rosa longicuspis Bertol. /643
Rosa omeiensis Rolfe/644
Rosa roxburghii Tratt. /645
Rosa sericea Lindl. /646
Rosa soulieana Crep. /648
Rosa sweginzowii Koehne/648
Rosa taronensis Yü et Ku/649
Rosa willmottiae Hemsl. var. *glandulifera* Yu et Ku/650
Roscoea alpina Royle/1828
Roscoea cautleoides Gagnep. /1829
Roscoea chamaeleon Gagnep. /1830
Roscoea purpurea Smith/1830
Roscoea tibetica Bat. /1831
Rostellularia procumbens (L.) Nees/1389
Rotala rotundifolia (Buch. -Ham. ex Roxb.) Koehne/927
Rubia dolichophylla Schrenk/1171
Rubia haematantha Airy Shaw/1171
Rubia mandersii Coll. et Hemsl. /1172
Rubia ovatifolia Z. Y. Zhang/1173
Rubia podantha Diels/1175
Rubia schumanniana Pritzel/1174
Rubia yunnanensis Diels/1176
Rubus alexeterius Focke/650
Rubus biflorus Buch. -Ham. ex Smith/652
Rubus buergeri Miq. /653
Rubus cockburnianus Hemsl. /653
Rubus delavayi Franch. /654
Rubus ellipticus Smith/655
Rubus inopertus (Diels) Focke/656
Rubus lambertianus Ser. /656

Rubus lutescens Franch. /657

Rubus multibracteatus Levl. et Vant. /658

Rubus paniculatus Smith/659

Rubus parvifolius L. /660

Rubus pectinellus Maxim. /661

Rubus pinfaensis Lévl. et Vant. /662

Rubus subornatus Focke/662

Rubus sumatranus Miq. /663

Rumex acetosa L. /283

Rumex dentatus L. /284

Rumex hastatus D. Don/285

Rumex japonicus Houtt. /286

Rumex nepalensis Spreng. /287

S

Sabia yunnanensis Franch. /827

Sabina chinensis (Linn.) Ant. /146

Sabina recurva (Buch. -Hamilt.) Ant. /147

Sabina saltuaria (Rehd. et Wils.) Cheng et W. T. Wang/148

Sabina squamata (Buch. -Hamilt.) Ant. /149

Sageretia gracilis Drumm. et Sprague/862

Sagina japonica (Sw.) Ohwi /309

Salix cathayana Diels/168

Salix clathrata Hand. -Mazz. /169

Salix floccosa Burkill/170

Salix lindleyana Wall. apud Anderss /170

Salix matsudana Koidz. /171

Salix pseudospissa Gorz/172

Salix wallichiana Anderss. /173

Salvia aerea Lévl. /1282

Salvia bifidocalyx C. Y. Wu et Y. C. Huang/1283

Salvia brachyloma Stib. /1284

Salvia castanea Diels/1285

Salvia cynica Dunn/1286

Salvia digitaloides Diels/1287

Salvia evansiana Hand.-Mazz. /1288

Salvia flava Forrest ex Diels/1289

Salvia japonica Thunb. /1290

Salvia miltiorrhiza Bunge/1291

Salvia plebeia R. Br. /1292

Salvia przewalskii Maxim. /1293

Salvia roborowskii Maxim. /1294

Salvia splendens Ker-Gawl. /1295

Salvia trijuga Diels/1296

Salvia yunnanensis C. H. Wright/1297

Sambucus adnata Wall. /1422

Sambucus chinensis Lindl. /1423

Sanguisorba filiformis (Hook. f.) Hand. -Mazz/664

Sanguisorba officinalis L. /664

Sanicula astrantiifolia Wolff ex Kretschmer/999

Sanicula hacquetioides Franch. /1000

Sapindus delavayi (Franch.) Radlk. /825

Sarcococca hookeriana Baill. /854

Sarcococca ruscifolia Stapf/854

Sarcococca wallichii Stapf/855

Sarcopyramis nepalensis Wall. /935

Satyrium ciliatum Lindl. /1889

Saurauia napaulensis DC. /469

Saussurea centiloba Hand.-Mazz. /1622

Saussurea columnaris Hand.-Mazz. /1623
Saussurea costus (Falc.) Lipech. /1624
Saussurea gnaphalodes (Royle) Sch.-Bip. /1625
Saussurea graminea Dunn/1625
Saussurea hieracioides Hook. f. /1626
Saussurea laniceps Hand.-Mazz. /1627
Saussurea likiangensis Franch. /1627
Saussurea medusa Maxim. /1628
Saussurea obvallata (DC.) Edgew. /1629
Saussurea pachyneura Franch. /1630
Saussurea parviflora (Poir.) DC. /1631
Saussurea polypodioides Anth. /1632
Saussurea pulchra Lipsch. /1632
Saussurea quercifoia W. W. Smith/1633
Saussurea stella Maxim. /1634
Saussurea subulata C. B. Clarke /1634
Saussurea tangutica Maxim. /1635
Saussurea tridactyla Sch.-Bip. ex Hook. f. /1637
Saussurea velutina W. W. Smith/1638
Saussurea wardii Anth. /1636
Saxifraga aurantiaca Franch. /581
Saxifraga brunonis Wall. ex Ser./581
Saxifraga candelabrum Franch. /582
Saxifraga diversifolia Wall. ex Ser. /583
Saxifraga egregia Engl. /583
Saxifraga gemmipara Franch. /584
Saxifraga hirculus L. /585
Saxifraga hispidula D. Don/586
Saxifraga hypericoides Franch. /587
Saxifraga melanocentra Franch. /588
Saxifraga montana H. Sm. /589
Saxifraga nana Engl. /589
Saxifraga nigroglandulifera Balakr. /590
Saxifraga pulvinaria H. Smith/590
Saxifraga rufescens Balf. f. /591
Saxifraga signata Engl. et Irmsch. /592
Saxifraga stenophylla Royle/593
Saxifraga stolonifera Curt. /593
Saxifraga wallichiana Sternb. /594
Schefflera delavayi (Franch.) Harms ex Diels/966
Schefflera octophylla (Lour.) Harms/967
Schima argentea Pritz. ex Diels/477
Schima superba Gardn. et Champ. /478
Schima wallichii (DC.) Choisy/479
Schisandra neglecta A. C. Smith/340
Schisandra rubriflora (Franch.) Rehd. et wils./341
Schoepfia jasminodora Sieb. et Zucc. /232
Scirpus validus Vahl/1817
Scrophularia delavayi Franch. /1358
Scrophularia spicata Franch. /1360
Scrophularia mandarinorum Franch. /1359
Scurrula parasitica L. /238
Scurrula philippensis (Cham. et Schlecht.) G. Don/239
Scutellaria amoena C. H. Wright/1298
Scutellaria barbata D. Don/1299
Scutellaria chungtienensis C. Y. Wu/1300
Scutellaria discolor Wall. var. *hirta* Hand.-Mazz. /1301
Scutellaria forrestii Diels/1302

Scutellaria indica L. /1302

Scutellaria likiangensis Diels/1303

Sedum bulbiferum Makino/557

Sedum lineare Thunb. /558

Sedum przewalskii Maxim. /559

Selaginella involvens (Sw.) Spring/68

Selaginella mairei Levl./72

Selaginella moellendorffii Hieron. /69

Selaginella monospora Spring /70

Selaginella pulvinata (Hook. et Grev.) Maxim. /71

Selaginella sanguinolenta (L.) Spring /72

Selaginella uncinata (Desv.) Spring/73

Senecio laetus Edgew. /1639

Senecio pteridophyllus Franch. /1640

Senecio scandens Buch.-Ham. ex D. Don/1641

Senecio vulgaris L. /1641

Sesamum indicum L. /1382

Sibbaldia cuneata Hornem. ex Ktze. /666

Sibbaldia purpurea Royle var. *macropetala* (Muraj.) Yü et Li/667

Sibiraea angustata (Rehd.) Hand. -Mazz/665

Siegesbeckia orientalis L. /1642

Siegesbeckia pubescens Makino/1643

Silene asclepiadea Franch. /309

Silene delavayi Franch. /310

Silene gonosperma (Rupr.) Bocquet /311

Silene gracilicaulis C. L. Tang/312

Silene grandiflora Franch. /312

Silene himalayensis (Rohrb.) Majumdar/313

Silene nigrescens (Edgew.) Majumdar/314

Silene platyphylla Franch. /314

Silene viscidula Franch. /315

Sinocrassula indica (Decne.) Berger/559

Sinocrassula techinensis (S. H. Fu) S. H. Fu/560

Sinopodophyllum hexandrum (Royle) Ying/450

Sinosenecio euosmus (Hand.-Mazz.) B. Nord. /1644

Sinosenecio oldhamianus (Maxim.) B. Nord. /1645

Siphonostegia chinensis Benth. /1360

Sisymbrium altissimum L. /543

Skapanthus oreophilus (Diels) C. Y. Wu et H. W. Li/1304

Skimmia arborescens Anders./794

Skimmia multinervia Huang/794

Skimmia reevesiana Fort. /795

Smilacina paniculata (Baker) Wang et Tang/1727

Smilacina purpurea Wall. /1728

Smilax china L. /1728

Smilax discotis Warb. /1729

Smilax ferox Wall. ex Kunth/1730

Smilax lanceifolia Roxb. var. *impressinervia* (Wang et Tang) T. Koyama/1730

Smilax mairei Lévl. /1731

Smilax menispermoidea A. DC. /1732

Smilax ocreata A. DC. /1733

Smilax perfoliata Lour. /1733

Smilax rigida Wall. ex Kunth/1734

Solanum indicum L. /1319

Solanum khasianum C. B. Clarke/1320

Solanum lyratum Thunb. /1321

Solanum nigrum L. /1322

Solanum pittosporifolium Hemsl. /1322

Solanum pseudocapsicum L. var. *diflorum* (Vell.) Bitter/1323

Solanum torvum Swartz /1325

Solanum verbascifolium L. /1324

Solena amplexicaulis (Lam.) Gandhi/916

Solms-laubachia linearifolia (W. W. Smith) O. E. Schulz/544

Solms-laubachia minor Hand. -Mazz. /544

Solms-laubachia pulcherrima Muschl. /545

Solms-laubachia xerophyta (W. W. Smith) Comber/546

Sonchus arvensis L. /1647

Sonchus asper (L.) Hill/1646

Sonchus oleraceus L. /1646

Sophora davidii (Franch.) Skeels/741

Sophora flavescens Alt./742

Sorbus rehderiana Koehne/668

Sorbus vilmorinii Schneid. /669

Sorghum bicolor (L.) Moench. /1796

Soroseris glomerata (Decne.) Stebbins/1648

Soroseris hookeriana (C. B. Clarke) Stebbins/1648

Souliea vaginata (Maxim.) Franch. /427

Spatholirion longifolium (Gagnep.) Dunn/1788

Spenceria ramalana Trimen/669

Spiraea japonica L. f. /670

Spiraea myrtilloides Rehd. /671

Spiraea schneideriana Rehder/672

Spiraea velutina Franch. /673

Spiraea yunnanensis Franch. /674

Spiranthes sinensis (Pers.) Ames/1890

Stachyurus himalaicus Hook. f. et Thoms ex Benth. /899

Stachyurus yunnanensis Franch. /900

Stebbinsia umbrella (Franch.) Lipsch. /1649

Stellaria media (L.) Cyr. /316

Stellaria vestita Kurz /317

Stellaria yunnanensis Franch. /318

Stemona mairei (Lévl.) Krause/1743

Stephania delavayi Diels/455

Stephania epigaea Lo/456

Stephania japonica (Thunb.) Miers/457

Streptolirion volubile Edgew. /1789

Striga masuria (Ham. ex Benth.) Benth./1361

Swertia angustifolia Buch. -Ham. ex D. Don/1127

Swertia cincta Burk. /1128

Swertia elata H. Smith/1129

Swertia macrosperma (C. B. Clarke) C. B. Clarke /1130

Swertia mussotii Franch. /1130

Swertia nervosa (G. Don) Wall. ex C. B. Clarke /1131

Swertia patens Burk. /1131

Swertia punicea Hemsl. /1132

Swertia tibetica Batal. /1133

Symphytum officinale L. /1207

Symplocos anomala Brand /1077

Symplocos glomerata King ex Gamble/1077

Symplocos paniculata (Thunb.) Miq. /1078

Synotis alata (Wall. ex DC.) C. Jeffrey et Y. L. Chen/1650

Synotis cappa (Buch.-Ham. ex D. Don) C. Jeffrey et Y. L. Chen/1650

Synotis erythropappa (Bur. et Franch.) C. Jeffrey et Y. L. Chen/1651

Synotis nagensium (C. B. Clarke) C. Jeffrey et Y. L. Chen/1652

Synurus deltoides (Ait.) Nakai/1653

Syringa yunnanensis Franch. /1093

T

Tagetes erecta L. /1654

Tagetes patula L. /1654

Talinum paniculatum (Jacq.) Gaertn. /296

Taraxacum borealisinense Kitam. /1655

Taraxacum calanthodium Dahlst. /1656

Taraxacum lugubre Dahlst. /1656

Taraxacum mongolicum Hand.-Mazz. /1657

Taraxacum sikkimense Hand.-Mazz. /1658

Taraxacum tibetanum Hand.-Mazz. /1659

Taxillus caloreas (Diels) Danser/240

Taxillus delavayi (Van Tiegh.) Danser/241

Taxillus sutchuenensis (Lecomte) Danser/242

Taxillus thibetensis (Lecomte) Danser/243

Taxus chinensis (Pilger) Rehd. /153

Taxus yunnanensis Cheng et L. K. Fu/154

Tectaria coadunata (Wall. ex Hook. & Grev.) C. Chr. /118

Tephroseris rufa (Hand. -Mazz.) B. Nord./1619

Ternstroemia gymnanthera (Wight et Arn.) Beddome/480

Tetrastigma hypoglaucum Planch. ex Franch. /865

Tetrastigma obtectum (Wall.) Planch. /865

Tetrastigma serrulatum (Roxb.) Planch. /866

Tetrataenium nepalense (D. Don) Manden./980

Thalictrum alpinum L. /428

Thalictrum atriplex Finet et Gagnep. /429

Thalictrum cultratum Wall. /430

Thalictrum delavayi Franch. /431

Thalictrum fargesii Franch. ex Finet et Gagnep. /432

Thalictrum finetii Boivin/432

Thalictrum glandulosissimum (Finet et Gagnep.) W. T. Wang et S. H. Wang/433

Thalictrum javanicum Bl. /434

Thalictrum javanicum Bl. var. *puberulum* W. T. Wang/435

Thalictrum squamiferum Lecoy. /435

Thalictrum trichopus Franch. /436

Thalictrum virgatum Hook. f. et Thoms. /437

Thamnolia vermicularis (Sw.) Ach. ex Schaer. /54

Thermopsis alpina (Pall.) Ledeb. /743

Thermopsis barbata Benth. /743

Thermopsis smithiana Pet. -Stib. /744

Thesium longifolium Turcz. /234

Thesium ramosoides Hendrych/235

Thevetia peruviana (Pers.) K. Schum. /1139

Thladiantha cordifolia (Blume) Cogn. /917

Thladiantha dentata Cogn. /918

Thladiantha hookeri C. B. Clarke/918

Thladiantha setispina A. M. Lu et Z. Y. Zhang/920

Thladiantha villosula Cogn. /921

Thlaspi arvense L. /546

Thunbergia fragrans Roxb. /1391

Tiarella polyphylla D. Don/595

Tibetia himalaica (Baker) Tsui/745

Tibetia tongolensis (Ulbr.) Tsui/746

Tibetia yunnanensis (Franch.) Tsui/747

Tilia tuan Szyszyl. /878

Tithonia diversifolia A. Gray/1659

Tofieldia divergens Bur. et Franch. /1735

Tofieldia thibetica Franch. /1736

Torenia violacea (Azaola) Pennell/1362

Torilis japonica (Houtt.) DC. /1000

Torilis scabra (Thunb.) DC. /1001

Torreya yunnanensis W. C. Cheng & L. K. Fu/155

Toxicodendron delavayi (Franch.) F. A. Barkl. /817

Toxicodendron succedaneum (L.) O. Kuntze/817

Toxicodendron vernicifluum (Stokes) F. A. Barkl. /818

Trachelospermum brevistylum Hand. -Mazz. /1138

Trachelospermum jasminoides (Lindl.) Lem. /1138

Trapa maximowiczii Korsh. /928

Trema angustifolia (Planch.) Bl. /193

Trema levigata Hand. -Mazz. /195

Trema orientalis (L.) Bl. /196

Tribulus terrester L. /767

Trichosanthes cucumeroides (Ser.) Maxim. /922

Trichosanthes dunniana Lévl. /923

Trichosanthes kirilowii Maxim. /924

Trichosanthes lepiniana (Naud.) Cogn. /925

Tridax procumbens L. /1660

Trifolium pratense L. /749

Trifolium repens L. /748

Trigonotis gracilipes Johnst. /1200

Trigonotis microcarpa (A. DC.) Benth. ex Clarke/1201

Trigonotis peduncularis (Trev.) Benth. ex Baker et Moore/1202

Trillium tschonoskii Maxim. /1736

Triosteum himalayanum Wall. /1424

Triplostegia glandulifera Wall. ex DC. /1446

Triplostegia grandiflora Gagnep. /1447

Tripterospermum filicaule (Hemsl.) H. Smith/1133

Tripterospermum volubile (D. Don) Hara/1134

Tripterygium wilfordii Hook. f. /852

Triumfetta annua L. /879

Triumfetta cana Bl. /879

Triumfetta pilosa Roth/880

Triumfetta rhomboidea Jacq. /881

Trollius ranunculoides Hemsl. /438

Trollius yunnanensis (Franch.) Ulbr. /439

Tupistra aurantiaca Wall. ex Baker/1737

Tupistra chinensis Baker/1738

Tupistra ensifolia Wang et Tang/1739

Tupistra fimbriata Hand.-Mzt. /1740

Typhonium omeiense H. Li/1812

U

Urtica atrichocaulis (Hand. -Mazz.) C. J. Chen /229

Urtica laetevirens Maxim. /230

Urtica mairei Levl. /230

Usnea florida (L.) Weber ex F. H. Wigg. /58

Usnea longissima Ach. /59

V

Vaccaria segetalis (Neck.) Garcke/319

Vaccinium ardisioides Hook. f. ex C. B. Clarke/1020

Vaccinium brachybotrys (Franch.) Hand.-Mazz. /1021

Vaccinium bracteatum Thunb. /1022

Vaccinium delavayi Franch. /1023

Vaccinium dunalianum Wight /1022

Vaccinium fragile Franch. /1024

Valeriana barbulata Diels/1436

Valeriana daphniflora Hand.-Mazz. /1437

Valeriana flaccidissima Maxim. /1438

Valeriana hardwickii Wall. /1438

Valeriana jatamansi Jones/1439

Valeriana officinalis L. /1440

Vandenboschia auriculata (Bl.) Cop. /85

Veratrilla baillonii Franch. /1135

Veratrum mengtzeanum Loes. f. /1741

Veratrum taliense Loes. f. /1742

Verbascum thapsus L. /1363

Verbena officinalis L. /1216

Vernicia fordii (Hemsl.) Airy Shaw/789

Vernonia esculenta Hemsl. /1661

Veronica chayuensis Hong/1364

Veronica laxa Benth. /1366

Veronica persica Poir. /1366

Veronica rockii Li /1365

Veronica serpyllifolia L. /1367

Veronica szechuanica Batal subsp. *sikkimensis* (Hook. f.) Hong/1368

Veronica undulata Wall. /1369

Veronicastrum brunonianum (Benth.) Hong/1370

Veronicastrum yunnanense (W. W. Smith) Yamazaki/1371

Viburnum betulifolium Batal. /1424

Viburnum congestum Rehd. /1425

Viburnum cylindricum Buch.-Ham. ex D. Don/1426

Viburnum erubescens Wall. var. *prattii* (Graebn.) Rehd. /1427

Viburnum foetidum Wall. /1428

Viburnum foetidum Wall. var. *rectangulatum* (Graebn.) Rehd. /1429

Viburnum glomeratum Maxim. /1429

Viburnum nervosum D. Don/1430

Viburnum punctatum Buch.-Ham. ex D. Don/1431

Viburnum sympodiale Graebn. /1432

Vicatia thibetica de Boiss. /1002

Vicia angustifolia L. ex Reichard/749

Vicia cracca L. /750

Vicia sepium L. /751

Vicia unijuga A. Br./752

Vigna umbellata (Thunb.) Ohwi et Ohashi/754

Vigna unguiculata (L.) Walp. /753

Vigna vexillata (Linn.) Rich. /755

Viola biflora L. /894

Viola davidii Franch. /894

Viola delavayi Franch. /895

Viola diffusa Ging. /896

Viola philippica Cav. /896

Viola rockiana W. Beck. /897

Viscum coloratum (Kom.) Nakai/244

Vitex negundo L. var. *microphylla* Hand.-Mazz. /1217

Vitis betulifolia Diels et Gilg/867

Vitis flexuosa Thunb. /868

Vitis heyneana Roem. et Schult. /869

Vitis vinifera L. /870

Vittaria flexuosa Fée. /100

W

Wahlenbergia marginata (Thunb.) A. DC. /1480

Wedelia urticifolia DC. /1662

Wedelia wallichii Less. /1663

Wendlandia scabra Kurz/1177

Wikstroemia delavayi Lecomte/886

Wikstroemia dolichantha Diels/887

Wikstroemia scytophylla Diels/888

Woodwardia unigemmata (Makino) Nakai/109

X

Xanthium sibiricum Patrin ex Widder/1664

Xanthopappus subacaulis C. Winkl. /1664

Y

Youngia henryi (Diels) Babcock et Stebbins/1665

Youngia heterophylla (Hemsl.) Babcock et Stebbins/1666

Youngia japonica (L.) DC. /1667

Z

Zanthoxylum acanthopodium DC. var. *timbor* Hook. f. /796

Zanthoxylum armatum DC. /797

Zanthoxylum bungeanum Maxim. /798

Zanthoxylum dissitum Hemsl. /798

Zanthoxylum laetum Drake/799

Zanthoxylum nitidum (Roxb.) DC. /800

Zanthoxylum scandens Bl. /801

Zea mays L. /1797

Zephyranthes grandiflora Lindl. /1750

Zingiber officinale Rosc. /1832

Zinnia elegans Jacq. /1668

Ziziphus jujuba Mill. /863